Ingrid Moll
begründet 1989 von Ernst G. Jung

Duale Reihe
Dermatologie

Die überdurchschnittliche Ausstattung dieses Buches wurde
durch die großzügige Unterstützung von einem Unternehmen ermöglicht,
das sich seit langem als Partner der Mediziner versteht.

Wir danken der
MLP Marschollek, Lautenschläger & Partner AG

Nähere Informationen hierzu siehe am Ende des Buches.

Duale Reihe
Dermatologie

Herausgeberin: Ingrid Moll
begründet 1989 von Ernst G. Jung

Reihenherausgeber Alexander und Konstantin Bob

unter Mitarbeit von:

Matthias Augustin   Margitta Grimmel   Xavier Miller
Friedrich A. Bahmer   Ina Hadshiew   Astrid Rauterberg
Judith Bahmer   Elisabeth Herz   Ute Siemann-Harms
Christiane Bayerl   Heidelore Hofmann   Athanasios Tsianakas
Hugo P. J. Boonen   Wolfgang Kimmig   Volker Voigtländer
Esther Coors   Elke Knußmann-Hartig   Jürgen Weiß
Pia Girbig   Frank-Michael Köhn   Robert Weßbecher

6., komplett überarbeitete und erweiterte Auflage
600 Abbildungen, 119 Tabellen

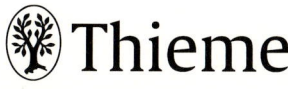

Bibliografische Information Der Deutschen Bibliothek
Die Deutsche Bibliothek verzeichnet diese Publikation in der Deutschen Nationalbibliografie;
detaillierte bibliografische Daten sind im Internet über <http://dnb.ddb.de> abrufbar.

Anschrift der Reihenherausgeber

Dr. med. Alexander Bob
Weschnitzstraße 4
69469 Weinheim

Dr. med. Konstantin Bob
Weschnitzstraße 4
69469 Weinheim

CD-Produktion: mb Film & Video, Michael Blanz, Korb
Zeichnungen: Gerhard Kohnle, Bad Liebenzell, Joachim Hormann, Stuttgart;
              Helmut Holtermann, Dannenberg; Franziska Lorenz, Hamburg
Layout: Arne Holzwarth, Stuttgart
Umschlaggestaltung: Thieme Verlagsgruppe

Wichtiger Hinweis:

Wie jede Wissenschaft ist die Medizin ständigen Entwicklungen unterworfen. Forschung und klinische Erfahrung erweitern unsere Erkenntnisse, insbesondere was Behandlung und medikamentöse Therapie anbelangt. Soweit in diesem Werk eine Dosierung oder eine Applikation erwähnt wird, darf der Leser zwar darauf vertrauen, dass Autoren, Herausgeber und Verlag große Sorgfalt darauf verwandt haben, dass diese Angabe *dem Wissensstand bei Fertigstellung des Werkes* entspricht.
Für Angaben über Dosierungsanweisungen und Applikationsformen kann vom Verlag jedoch keine Gewähr übernommen werden. *Jeder Benutzer ist angehalten*, durch sorgfältige Prüfung der Beipackzettel der verwendeten Präparate und gegebenenfalls nach Konsultation eines Spezialisten festzustellen, ob die dort gegebene Empfehlung für Dosierungen oder die Beachtung von Kontraindikationen gegenüber der Angabe in diesem Buch abweicht. Eine solche Prüfung ist besonders wichtig bei selten verwendeten Präparaten oder solchen, die neu auf den Markt gebracht worden sind. *Jede Dosierung oder Applikation erfolgt auf eigene Gefahr des Benutzers.* Autoren und Verlag appellieren an jeden Benutzer, ihm etwa auffallende Ungenauigkeiten dem Verlag mitzuteilen.
Geschützte Warennamen (Warenzeichen) werden **nicht** besonders kenntlich gemacht. Aus dem Fehlen eines solchen Hinweises kann also nicht geschlossen werden, dass es sich um einen freien Warennamen handele.

Das Werk, einschließlich aller seiner Teile, ist urheberrechtlich geschützt. Jede Verwertung außerhalb der engen Grenzen des Urheberrechtsgesetzes ist ohne Zustimmung des Verlages unzulässig und strafbar. Das gilt insbesondere für Vervielfältigungen, Übersetzungen, Mikroverfilmungen und die Einspeicherung und Verarbeitung in elektronischen Systemen.

© 1989, 2003, 2005 Georg Thieme Verlag KG
Rüdigerstraße 14, D-70469 Stuttgart
Unsere Homepage: www.thieme.de

Printed in Germany 2005

Satz: Druckhaus Götz, Ludwigsburg
Druck: Appl, Wemding

ISBN 3-13-126686-4   1   2   3   4   5

Inhalt

Vorwort zur 1. Auflage XXI
Vorwort zur 6. Auflage XXII

Teil A

1 Unsere dynamische Haut 2
I. Moll

1.1	**Makroskopische Struktur der Haut**	2
1.2	**Mikroskopische Struktur und Differenzierung der Haut**	3
1.2.1	Epidermis	3
	Histologischer Aufbau	3
1.2.2	Dermoepidermale Junktionszone	7
1.2.3	Haarfollikel	8
1.2.4	Drüsen der Haut	10
1.2.5	Dermis	11
1.3	**Funktionen der Haut**	13

2 Die Körperabwehr 16
Ch. Bayerl

2.1	**Angeborenes Immunsystem**	16
2.1.1	Struktur und Eigenschaft der Hautbarriere	16
2.1.2	Komplementsystem	16
2.1.3	Zellen und Mediatoren	18
	Granulozyten	18
	Monozyten-Makrophagensystem	19
	Natürliche Killerzellen	19
2.2	**Erworbenes Immunsystem**	19
2.2.1	Auslösende Substanzen	20
2.2.2	Komponenten und Abläufe spezifischer Abwehrmaßnahmen	20
	T-Lymphozyten	20
	B-Lymphozyten	22
	Immunglobuline	22
	Zytokine	24
	Zytokine und differente Induktion von TH1- oder TH2-Antwort ...	25
2.3	**Abstoßungsreaktion**	27
2.4	**Autoimmunerkrankungen**	27
2.5	**Tumorimmunologie**	28

3 Dermatologische Diagnostik 30
E. Knußmann-Hartig

3.1	**Anamnese und klinische Untersuchung**	30
3.1.1	Anamnese	30
3.1.2	Klinische Untersuchung	30
3.2	**Effloreszenzen**	31
3.3	**Befundbeschreibung**	37
3.4	**Technische Hilfsmittel**	38
3.4.1	Spatel	38
3.4.2	Dermatoskopie	39
3.4.3	Ultraschall (Sonographie)	40
	Niederfrequente Sonographie (7,5–10 MHz)	41
	Hochfrequente Sonographie (20–50 MHz)	41

3.5	**Photodynamische Diagnostik (PDD)**	42
3.6	**Histologische Verfahren**	43
3.6.1	Grundlagen	43
3.6.2	Histopathologie	43
3.6.3	Immunhistopathologie	45
	Immunhistochemie	45
	Immunfluoreszenz (IF)	45
3.7	**Allergologische Diagnostik**	47
3.8	**Mykologische Diagnostik**	47
3.9	**Untersuchung der Haare**	47
3.10	**Phlebologische Diagnostik**	47
3.11	**Andrologische Diagnostik**	47

4	**Therapieprinzipien in der Dermatologie**	**48**
4.1	**Phototherapie und Klimatherapie**	48
	I. Hadshiew	
4.1.1	Phototherapie	48
	Grundlagen	48
	Anwendung in der Dermatologie	49
	UV-B-Phototherapie	51
	UV-A-Phototherapie	51
	PUVA-Therapie (Psoralen und UV-A-Therapie)	51
	Photodynamische Therapie (PDT)	52
	Übersicht über Indikationen einer Phototherapie	53
4.1.2	Klimatherapie	53
	Totes Meer (Balneo-Helio-Therapie)	54
	Gemäßigtes Seeklima (z. B. Nordseeinseln)	55
	Hochgebirgsklima (über 1000m)	55
4.2	**Dermato-chirurgische Therapieverfahren**	55
	I. Hadshiew, W. Kimmig	
4.2.1	Allgemeines	55
	Vorbereitung vor operativen Eingriffen	55
	Anästhesietechniken	56
4.2.2	Dermatochirurgische Verfahren	57
	Probe-Exzision (Biopsie)	57
	Inzision, Drainage	57
	Kurretage	58
	Dermabrasion	58
	Elektrokaustik	58
	Kryotherapie und Kryochirurgie	59
	Einfache Exzision	59
	Nageloperationen	59
	Dehnungsplastik	59
	Lappenplastiken	59
	Transplantate	61
	Liposuktion	62
	Phlebochirurgie	63
	Sentinel-Lymph-Node-Dissektionen (SLND)	63
4.3	**Lasertherapie**	64
	W. Kimmig	
4.3.1	Grundlagen	64
4.3.2	Anwendungen	65
	Gefäßveränderungen	65
	Pigmentveränderungen	66
	Laserepilation	67
	Abtragungslaser	68
	Laserphototherapie	68

	IPL (Intense Pulse Light) Technologie	68
	Ausblick	68
4.3.3	Nachbehandlung	68
4.3.4	Qualifikation des behandelnden Arztes	69
4.4	**Lokaltherapie**	**69**
	I. Hadshiew, W. Kimmig	
4.4.1	Allgemeines	69
4.4.2	Wirkstoffe (Auswahl)	70
	Lokale Steroide	70
	Lokale Immunmodulatoren	70
	Lokale Virustatika	72
	Lokale Antimykotika	72
	Lokale Vitamin-D3-Analoga	72
	Lokale Vitamin-A-Säure-Derivate	73
	Lokale Antibiotika	73
	Oberflächendesinfektion bei Hauterkrankungen	73
	Galenische Wirkstoffe	73
	Lokales Dithranol (Anthralin, synthetisches Chrysarabin)	74
4.4.3	UV-Schutz für die Haut	75
	Grundlagen	75
	Schutzmechanismen	75
	Wichtige Definitionen und Normen	76
4.4.4	Verbände	77
4.5	**Systemische Therapie**	**79**
	I. Hadshiew, W. Kimmig	
4.5.1	Grundlagen	79
4.5.2	Antibiotika	80
4.5.3	Virustatika	81
4.5.4	Antimykotika	81
4.5.5	Antihistaminika	82
4.5.6	Retinoide	83
4.5.7	Fumarsäureester	83
4.5.8	Immunsuppressiva	84
	Immunmodulierende Stoffe	85
4.5.9	Biologicals	85
4.6	**Ästhetische Dermatologie**	**87**
	U. Siemann-Harms	
4.6.1	Faltenbehandlung	87
	Faltenbehandlung mittels Botulinumtoxin	87
	Faltenaugmentation	89
	Chemical Peeling	91
	Lasertherapie	92
4.6.2	Hyperpigmentierungen	92

Teil B

1	**Wichtige Leitsymptome**	**94**
	M. Augustin	
1.1	**Pruritus**	**94**
1.1.1	Grundlagen	94
1.1.2	Strategie	94
1.1.3	Differenzialdiagnostische Einordnung	95
1.2	**Hämorrhagien der Haut**	**97**
1.2.1	Grundlagen	97
1.2.2	Strategie	98
1.3	**Wunden (Erosionen, Ulzera)**	**99**
1.3.1	Grundlagen	99

1.3.2	Strategie	99
1.3.3	Differenzialdiagnostische Einordnung	100
1.4	**Blasen**	**102**
1.4.1	Grundlagen	102
1.4.2	Strategie	102
1.4.3	Differenzialdiagnostische Einordnung	102
1.5	**Trockene Haut**	**103**
1.5.1	Grundlagen	103
1.5.2	Strategie	103
1.6	**Lokalisierte Makula**	**104**
1.6.1	Strategie und differenzialdiagnostische Einordnung	104
1.7	**Ekzemartige Hautveränderungen**	**105**
1.7.1	Grundlagen	105
1.7.2	Strategie	106
1.7.3	Differenzialdiagnostische Einordnung	106
1.8	**Exantheme**	**107**
1.8.1	Grundlagen	107
1.8.2	Strategie	108

Teil C

1	**Allergische Krankheiten**	**110**
	R. Weßbecher, V. Voigtländer	
1.1	**Häufigkeit**	**110**
1.2	**Definitionen**	**110**
1.3	**Klassifikation pathogener Immunreaktionen**	**110**
1.4	**Allgemeine allergologische Diagnostik**	**111**
1.4.1	Überblick und allgemeine Anmerkungen	111
1.4.2	Hauttestungen	112
	Nachweis von Typ-I- oder Typ-IV-Reaktionen mittels Hauttestungen	112
1.4.3	In-vitro-Diagnostik	115
1.5	**Typ-I-Reaktionen vom Soforttyp (Reaktionen vom anaphylaktischen Typ)**	**116**
1.5.1	Pathogenese	116
1.5.2	Urtikaria	116
	Ätiologie	116
	Klinik	120
	Diagnostik	120
	Therapie	122
	Prognose	122
1.5.3	Angioödem	122
	Hereditäres Angioödem	123
1.5.4	Anaphylaktischer Schock	124
1.5.5	Anaphylaktoide Reaktionen	125
1.6	**Typ-II-Reaktion vom zytotoxischen Typ**	**125**
1.7	**Typ-III-Reaktion vom Immunkomplex-Typ**	**125**
1.7.1	Vasculitis allergica	126
1.7.2	Exogen Allergische Alveolitis (EAA)	128
1.8	**Typ-IV-Reaktionen vom Spättyp, Ekzemkrankheiten**	**129**
1.8.1	Ekzemkrankheiten	129
1.8.2	Allergisches Kontaktekzem	130
1.8.3	Toxische Kontaktekzeme	135
1.8.4	Windeldermatitis	136
1.8.5	Kumulativ-subtoxische (irritative) Kontaktekzeme	137
1.8.6	Exsikkationsekzem	139
1.8.7	Nummuläres Ekzem	139
1.8.8	Seborrhoisches Ekzem	140

1.8.9	Seborrhoische Säuglingsdermatitis	141
1.8.10	Dyshidrotisches Ekzem	141
1.9	**Arzneimittelreaktionen**	**143**
1.9.1	Ampicillin-Exanthem	146
1.9.2	Purpura chronica progressiva	147
1.9.3	Erythema nodosum	148
1.9.4	Fixes Arzneimittelexanthem	150
1.9.5	Erythema exsudativum multiforme	151
1.9.6	Toxische Epidermale Nekrolyse (TEN)	152
1.9.7	Photoallergische Reaktionen	154

2 Formenkreis der Atopien 158

2.1	**Atopische Dermatitis**	**158**
	Ch. Bayerl, V. Voigtländer	
2.2	**Respirationsallergien**	**166**
	Ch. Bayerl	
2.2.1	Pollenallergie	166
2.2.2	Allergie gegen andere Inhalationsallergene	169
2.2.3	Hymenopteren-Allergie	170
	Spezifische Immuntherapie (SIT)	171

3 Kollagenosen 173

3.1	**Lupus erythematodes**	**173**
	I. Moll, A. Rauterberg	
3.1.1	Systemischer Lupus erythematodes (SLE)	173
3.1.2	Subakut kutaner Lupus erythematodes (SCLE)	179
3.1.3	Arzneimittelinduzierter SLE	179
3.1.4	Diskoider Lupus erythematodes (DLE)	179
	Lupus erythematodes profundus	181
3.2	**Systemische Sklerodermie (SS)**	**181**
	I. Moll	
	Verlaufsformen	182
	Diagnostik	186
	Therapie und Prognose	186
3.3	**Dermatomyositis**	**187**
	I. Moll	

4 Physikalisch und chemisch bedingte Hauterkrankungen 190
E. G. Jung, I. Moll

4.1	**Mechanische Hautschäden**	**190**
4.2	**Hautveränderungen durch Temperatur, Strahlen und chemische Einwirkungen**	**190**
4.2.1	Sonnenbrand	192
4.2.2	Wiesengräserdermatitis	194

5 Erregerbedingte Krankheiten 196

5.1	**Mykosen der Haut**	**196**
	H. Hofmann	
5.1.1	Allgemeines	196
5.1.2	Infektionen durch Dermatophyten (Tinea)	197
	Grundlagen	197

		Klinische Formen	197
		Diagnostik	200
		Therapie	202
5.1.3		Infektionen durch Hefen (Levurosen)	203
		Kandidose	203
		Pityriasis versicolor	206
		Kryptokokkose	208
5.1.4		Biphasische (dimorphe) Pilze als Erreger von Systemmykosen	209
5.2		**Viruskrankheiten der Haut**	**209**
		M. Grimmel	
5.2.1		Molluscum contagiosum	209
5.2.2		Hand-Fuß-Mund-Exanthem	210
5.2.3		Herpangina Zahorsky	211
5.2.4		Melkerknoten	212
5.2.5		Ecthyma contagiosum	213
5.2.6		Varizellen	214
5.2.7		Zoster	215
5.2.8		Variola	217
5.2.9		Masern	218
5.2.10		Röteln	219
5.2.11		Erythema infectiosum	219
5.2.12		Exanthema subitum	220
5.2.13		Acrodermatitis papulosa eruptiva infantilis	221
5.2.14		Infantiles akrolokalisiertes papulovesikuläres Syndrom	222
5.2.15		Infektionen durch Herpes-simplex-Virus	222
		Gingivostomatitis herpetica	223
		Vulvovaginitis herpetica	223
		Eczema herpeticatum	224
		Herpes simplex und Herpes simplex recidivans in loco	224
		Herpes genitalis	225
5.2.16		Erkrankungen durch Papillomviren	226
		Plane Warzen	226
		Verrucae vulgares	227
		Verrucae plantares	228
		Condylomata acuminata	228
		Epidermodysplasia verruciformis	229
5.3		**Bakterielle Erkrankungen der Haut**	**230**
		H. Hofmann	
5.3.1		Die mikrobielle Besiedelung der Haut	230
5.3.2		Pathogenese von bakteriellen Infektionen	230
5.3.3		Erkrankungen durch Bakterien der Standortflora	231
		Erythrasma	231
		Trichobacteriosis palmellina	232
		Keratolysis sulcata plantaris	232
		Hidradenitis suppurativa	233
		Kutane Aktinomykose	233
5.3.4		Primär bakterielle Infektionen der Haut – Pyodermien	234
		Impetigo contagiosa	235
		Ecthyma	236
		Erysipel	236
		Nekrotisierende Fasziitis	237
		Follikulitis	238
		Phlegmone	239
		Panaritium	240
		Staphylogenes Lyell-Syndrom	240
5.3.5		Sekundäre bakterielle Infektionen der Haut – Superinfektionen	241
		Superinfiziertes Ekzem	241
		Gramnegativer bakterieller Fußinfekt	242
		Gramnegative bakterielle Follikulitis	242

5.3.6	Systemische bakterielle Infektionen mit Hautbeteiligung	242
	Borrelia-burgdorferi-Infektion	242
	Erysipeloid	247
	Anthrax	248
	Toxisches Schocksyndrom	248
	Scharlach	249
5.4	**Mykobakteriosen**	**250**
	F. A. Bahmer	
5.4.1	Hauttuberkulosen	250
	Inokulationstuberkulose	251
	Sekundäre Tuberkulose	254
	Tuberkulide	254
5.4.2	Atypische Mykobakteriosen	255
	Schwimmbadgranulom	255
5.4.3	Lepra	256
5.5	**Leishmaniosen**	**259**
	F. A. Bahmer	
	Sonstige tropische Hauterkrankungen	261
5.6	**Parasitäre Hauterkrankungen (Epizoonosen)**	**262**
	H. Hofmann	
5.6.1	Hauterkrankungen durch Milben	262
	Skabies	262
	Trombidiose	264
	Weitere Milbenerkrankungen	264
5.6.2	Erkrankungen durch Läuse	264
	Pediculosis capitis	264
	Pediculosis vestimentorum	265
	Pediculosis pubis	265
5.6.3	Erkrankungen durch Wanzen	266
5.6.4	Erkrankungen durch Flöhe	266
5.6.5	Erkrankungen durch Zeckenstiche	267
5.7	**Sexuell übertragbare Krankheiten**	**268**
	H. Hofmann	
5.7.1	Sexuell übertragbare Krankheiten durch Bakterien	268
	Gonorrhö	268
	Genitale Chlamydieninfektionen	271
	Genitale Mykoplasmeninfektion	274
	Syphilis	275
	Ulcus molle	280
5.7.2	Sexuell übertragene Krankheiten durch Viren	281
	HIV-Infektion	281
	Genitale Infektionen durch humane Papillomviren (HPV)	289

6	**Benigne Tumoren und Nävi**	**290**
	I. Moll, E. G. Jung	
6.1	**Benigne Tumoren**	**290**
6.1.1	Seborrhoische Keratose	290
6.1.2	Fibrome	291
6.1.3	Keloide	292
6.1.4	Zysten	293
6.1.5	Andere Tumoren	293
6.2	**Nävi**	**294**
6.2.1	Melanozytäre Nävi	294
	Epidermale melanozytäre Nävi	294
	Dermale melanozytäre Nävi	295
6.2.2	Nävuszellnävi	296
	Besondere Nävus-Formen	297

		Dysplastischer Nävus	298
		Das Syndrom der dysplastischen Nävi (DNS)	298
6.2.3		Epidermale Nävi	299
6.2.4		Talgdrüsen-Nävus	300
6.2.5		Andere Nävi	301
6.2.6		Gefäßnävi und Hämangiome	301
		Naevus flammeus	301
		Hämangiome	303
		Multiple und erworbene Hämangiome	304
		Granuloma pyogenicum	304

7 Maligne Tumoren und Paraneoplasien — 306
E. Herz

7.1	**Präkanzerosen**	306
7.1.1	Aktinische Präkanzerosen	306
7.1.2	Weitere – nicht UV-induzierte – Präkanzerosen	307
7.1.3	Bowenoide Präkanzerose	308
7.1.4	Erythroplasie Queyrat	309
7.1.5	Morbus Paget der Mamille	309
7.1.6	Extramammärer Morbus Paget	310
7.1.7	Lentigo maligna (LM)	311
7.1.8	Leukoplakie	312
7.1.9	Präkanzerosen am Genitale	313
7.2	**Spinaliom und Basaliom**	**313**
7.2.1	Spinaliom	313
7.2.2	Basaliom	319
7.3	**Malignes Melanom**	**323**
7.3.1	Allgemeines	323
	Diagnostik	329
	Differenzialdiagnose	331
	Therapie	333
	Prognose	335
7.4	**Mesenchymale maligne Tumoren der Haut**	**336**
7.4.1	Fibrosarkom	336
7.4.2	Dermatofibrosarkom	337
7.4.3	Hämangiosarkom	338
7.4.4	Lymphangiosarkom	339
7.4.5	Kaposi-Sarkom	340
	Disseminiertes Kaposi-Sarkom bei AIDS (DKS)	340
	Klassisches idiopathisches Kaposi-Sarkom	341
7.4.6	Kutane Metastasen	342
7.5	**Pseudokanzerosen**	**343**
7.5.1	Keratoakanthom	343
7.5.2	Pseudokarzinomatöse Hyperplasie	344
7.5.3	Bowenoide Papulose des Genitales	345
7.6	**Paraneoplastische Syndrome der Haut**	**346**
7.6.1	Obligate kutane paraneoplastische Syndrome	347
	Acanthosis nigricans maligna	347
	Acrokeratosis (psoriasiformis) Basex	348
	Erythema gyratum repens Gammel	348
	Erythema necroticans migrans	348
	Hypertrichosis lanuginosa acquisita	348
7.6.2	Fakultative kutane paraneoplastische Syndrome	349

8 Maligne Lymphome und ähnliche Erkrankungen .. 350
E. Coors, J. Weiß

8.1	**Allgemeines**	350
8.1.1	Parapsoriasis en plaques (Brocq)	351
8.2	**Primär kutane T-Zell-Lymphome (CTCL)**	352
8.2.1	Mycosis fungoides	352
8.2.2	Sézary-Syndrom	355
8.2.3	Großzelliges CD30-positives kutanes T-Zell-Lymphom	356
8.2.4	Großzelliges CD30-negatives kutanes T-Zell-Lymphom	356
8.2.5	Pleomorphes klein-/mittelgroßzelliges T-Zell-Lymphom der Haut	357
8.2.6	Lymphomatoide Papulose	357
8.3	**Primär kutane B-Zell-Lymphome (CBCL)**	358
8.3.1	Kutanes Keimzentrumslymphom	358
8.3.2	Immunozytom	359
8.3.3	Großzelliges B-Zell-Lymphom der unteren Extremität	360
8.4	**Leukämien der Haut**	360
8.4.1	Allgemeines	360
8.4.2	Spezifische Hautveränderungen	360
8.4.3	Unspezifische Hautveränderungen (Leukämide)	361
8.5	**Morbus Hodgkin**	362
8.6	**Pseudolymphome**	362
8.6.1	Allgemeines	362
8.6.2	Lymphozytom	362
8.6.3	Lymphocytic infiltration of the skin (Jessner-Kanof)	363
8.6.4	Aktinisches Retikuloid	364
8.7	**Histiozytosen**	365
8.7.1	Allgemeines	365
8.7.2	Juveniles Xanthogranulom	365
8.7.3	Langerhanszell-Histiozytosen	366
8.8	**Mastozytosen**	368

9 Granulomatöse Erkrankungen ... 370
H. P. J. Boonen

9.1	**Allgemeines**	370
9.2	**Sarkoidose**	370
9.3	**Granuloma anulare**	374
9.4	**Melkersson-Rosenthal-Syndrom**	376
9.5	**Necrobiosis lipoidica (diabeticorum)**	377
	Granulomatosis disciformis chronica et progressiva (Mischer)	378
9.6	**Lichen nitidus**	378
9.7	**Noduli rheumatosi**	379

10 Blasenbildende Erkrankungen ... 381
I. Moll

10.1	**Allgemeines**	381
10.2	**Pemphigus-Gruppe**	381
10.2.1	Pemphigus vulgaris	381
10.2.2	Pemphigus vegetans	385
10.2.3	Pemphigus foliaceus	386
	Brasilianischer Pemphigus foliaceus	387
10.2.4	Pemphigus erythematosus	387
10.2.5	Paraneoplastischer Pemphigus	389
10.3	**Pemphigoid-Gruppe**	389
10.3.1	Bullöses Pemphigoid	390
10.3.2	Vernarbendes Schleimhautpemphigoid	392

10.3.3	Pemphigoid gestationis	393
10.4	**Dermatitis herpetiformis Duhring**	**394**
10.5	**Lineare IgA-Dermatose**	**395**
10.6	**Pemphigus chronicus benignus familiaris**	**396**
10.7	**Übersicht über Blasen bildende Erkrankungen**	**397**

11 Exanthematische Hautkrankheiten 399
E. Coors

11.1	**Allgemeines**	**399**
11.2	**Pityriasis lichenoides**	**399**
11.3	**Lichen ruber**	**400**
11.4	**Pityriasis rosea**	**404**
11.5	**Morbus Reiter**	**405**
11.6	**Morbus Behet**	**407**
11.7	**Polymorphe Lichtdermatose (PLD)**	**408**
11.8	**Prurigo-Gruppe**	**409**
11.8.1	Prurigo simplex acuta	410
11.8.2	Prurigo simplex subacuta	410
11.8.3	Prurigo nodularis Hyde	411
11.9	**Pruritische und urtikarielle Papeln und Plaques in der Schwangerschaft**	**412**
11.10	**Differenzialdiagnostische Übersicht**	**413**

12 Umschriebene Dermatosen 415
I. Moll, E. G. Jung

12.1	**Lichen Vidal**	**415**
12.2	**Zirkumskripte Sklerodermie**	**416**
12.3	**Lichen sclerosus et atrophicans**	**417**

13 Ablagerungskrankheiten 419
H. P. J. Boonen

13.1	**Metallablagerungen**	**419**
13.1.1	Argyrose	419
13.1.2	Hydrargyrose	419
13.1.3	Hämochromatosen	419
13.2	**Kalzinosen**	**420**
13.3	**Hyalinosen**	**421**
13.3.1	Lipoidproteinose	421
13.4	**Purinstoffwechselstörungen**	**422**
13.4.1	Gicht	422
13.5	**Tätowierungen**	**423**
13.6	**Störungen im Fettstoffwechsel**	**424**
13.6.1	Xanthomatosen	424
13.7	**Amyloidosen**	**426**
13.8	**Muzinosen**	**428**
13.8.1	Diffuses Myxödem	428
13.8.2	Myxoedema circumscriptum praetibiale symmetricum	429
13.8.3	Mucinosis follicularis	430
13.8.4	Mucinosis erythematosa reticularis	431
13.8.5	Lichen myxoedematosus	431
13.8.6	Skleromyxödem	432

14 Erbkrankheiten der Haut 433

14.1	**Neurofibromatosis generalisata**	433
	I. Moll, E. G. Jung	
14.2	**Tuberöse Hirnsklerose**	434
	I. Moll, E. G. Jung	
14.3	**Xeroderma pigmentosum (XP)**	436
	I. Moll, E. G. Jung	
14.4	**Vergreisungssyndrome**	438
	I. Moll, E. G. Jung	
14.5	**Die Porphyrinkrankheiten**	439
	I. Moll, E. G. Jung	
14.5.1	Allgemeines	439
14.5.2	Erythropoetische Protoporphyrie (EPP)	440
14.5.3	Porphyria erythropoetica congenita (CEP)	442
14.5.4	Porphyria cutanea tarda (PCT)	443
14.6	**Hereditäre Ichthyosen**	445
	I. Moll, V. Voigtländer	
14.6.1	Ichthyosis vulgaris (ADI)	446
14.6.2	X-chromosomale rezessive Ichthyose (XRI)	447
14.6.3	Lamelläre Ichthyosen	448
	Netherton-Syndrom	448
14.6.4	Epidermolytische Ichthyosen	449
	Bullöse ichthyosiforme Erythrodermie Brocq	449
	Ichthyosis bullosa Siemens	450
	Therapie der hereditären Ichthyosen	450
14.7	**Symptomatische Ichthyosen**	451
	I. Moll, V. Voigtländer	
14.8	**Hereditäre Epidermolysen**	451
	I. Moll, V. Voigtländer	
	I. Epidermolysis bullosa simplex (EBS)	451
	II. Epidermolysis bullosa junctionalis (EBJ)	452
	III. Epidermolysis bullosa dystrophica (EBD)	452
	Diagnostik hereditärer Epidermolysen	453
	Therapie hereditärer Epidermolysen	453
14.9	**Palmoplantarkeratosen (PPK)**	454
	I. Moll, V. Voigtländer	
	Hereditäre Palmoplantarkeratosen	454
	Syndrome mit PPK	454
	PPK als Teilmanifestation erblicher Verhornungsstörungen	455
	Diagnostik einer PPK	455
	Therapie der PPK	455
14.10	**Erythrokeratodermien**	456
	I. Moll, V. Voigtländer	
	Erythrokeratodermia figurata variabilis (Mendes da Costa)	456
	Erythrokeratodermia symmetrica progressiva (Gottron)	456
14.11	**Follikularkeratosen**	456
	I. Moll, V. Voigtländer	
14.11.1	Keratosis follicularis	456
14.11.2	Dyskeratosis follicularis (Darier)	456
14.12	**Ehlers-Danlos-Syndrom**	458
	I. Moll, E. G. Jung	
14.13	**Pseudoxanthoma elasticum**	460
	I. Moll, E. G. Jung	

15 Psoriasis ... 462
A. Tsianakas, E. G. Jung

15.1	**Grundlagen**	462
15.2	**Klinik**	463
15.2.1	Psoriasis vulgaris	463
15.2.2	Psoriasis arthropathica	466
15.2.3	Psoriasis pustulosa	467
15.3	**Diagnostik und Differenzialdiagnose**	467
15.4	**Therapie**	469
15.4.1	Lokaltherapie	469
15.4.2	Phototherapie	470
15.4.3	Systemische Therapie	470
15.5	**Prognose**	471

16 Akne und akneähnliche Erkrankungen ... 472
P. Girbig, U. Siemann-Harms

16.1	**Acne vulgaris**	472
	Sonderformen	475
16.2	**Rosazea**	479
16.3	**Periorale Dermatitis**	482

17 Venen und Venenkrankheiten ... 485
F. A. Bahmer

17.1	**Allgemeine Grundlagen**	485
17.1.1	Anatomie, Physiologie, Pathophysiologie	485
17.1.2	Klinik	486
17.1.3	Phlebologische Diagnostik	487
17.1.4	Apparative Diagnostik	487
17.2	**Varikose-Syndrom**	488
17.3	**Oberflächliche Thrombophlebitis**	491
17.4	**Phlebothrombose**	492
17.5	**Chronisch-venöse Insuffizienz (CVI) und Folgezustände**	493

18 Proktologie ... 496
F. A. Bahmer

18.1	**Allgemeine Grundlagen**	496
18.2	**Analekzem**	496
18.3	**Marisken**	497
18.4	**Perianalvenenthrombose**	498
18.5	**Hämorrhoiden**	498
18.6	**Analfissur**	500
18.7	**Weitere proktologische Krankheitsbilder**	500

19 Erkrankungen der Arterien ... 501
F. A. Bahmer

19.1	**Anatomie und Physiologie der Gefäßversorgung der Haut**	501
19.2	**Erkrankungen mit permanenter Gefäßerweiterung**	501
19.2.1	Primäre, lokalisierte und generalisierte Teleangiektasien	502
	Allgemeines	502
	Hereditäre hämorrhagische Teleangiektasien (Morbus Osler)	502
	Ataxia teleangiectatica (Louis-Bar-Syndrom)	502

19.2.2	Sonstige teleangiektatische Fehlbildungen	503
	Spider-Nävus (Naevus araneus)	503
19.3	**Funktionelle Gefäßkrankheiten**	**503**
19.3.1	Akrozyanose	503
19.3.2	Erythrocyanosis crurum puellarum	504
19.3.3	Livedo reticularis (Cutis marmorata)	504
19.3.4	Erythromelalgie	505
19.3.5	Raynaud-Phänomen	506
19.3.6	Sonstige Gefäßerkrankungen	507
19.4	**Organische Angiopathien**	**507**
19.4.1	Periarteriitis nodosa	508
19.4.2	Wegener-Granulomatose	508
19.4.3	Arteriitis cranialis	509
19.4.4	Arteriolitiden	509
	Vasculitis allergica	509
	Dermatitis ulcerosa (Pyoderma gangraenosum)	509
	Livedo racemosa	511
19.4.5	Arterielle Verschlusskrankheit	511
19.4.6	Thrombangiitis obliterans (v. Winiwarter-Buerger)	513
19.4.7	Diabetes mellitus und Haut	513

20 Erkrankungen der Haare 515
X. Miller

20.1	**Entwicklung, Aufbau und Wachstum der Haare**	**515**
20.2	**Alopezien**	**517**
20.2.1	Diffuse Alopezien	517
	Diffuse kongenitale Alopezien	517
	Diffuse erworbene Alopezien	518
20.2.2	Alopezien bei subakuten und chronischen Krankheiten	524
20.2.3	Zirkumskripte Alopezien	524
	Nicht vernarbende, zirkumskripte Alopezien	524
	Vernarbende zirkumskripte Alopezien	527
	Spezifische Krankheitsbilder	528
	Dermatosen der Kopfhaut	529
20.3	**Veränderungen des Haarschaftes**	**529**
20.3.1	Kongenitale Haarschaftveränderungen	529
	Monilethrix	529
	Trichorrhexis nodosa	529
	Trichorrhexis invaginata	530
	Trichothiodystrophie	530
	Pili anulati	530
	Pili torti	531
	Weitere Haarschaftveränderungen	531
20.3.2	Erworbene Haarschaftveränderungen	531
20.4	**Hypertrichose**	**532**
	Angeborene umschriebene Hypertrichose	532
	Erworbene umschriebene Hypertrichosen	532
	Diffuse Hypertrichosen	532
20.5	**Hirsutismus**	**532**

21 Pigmentstörungen der Haut ... 534
I. Hadshiew, E. G. Jung

- **21.1 Grundlagen** ... 534
- **21.2 Hypopigmentierungen** ... 536
  - 21.2.1 Genetisch bedingte (angeborene) Hypopigmentierungen ... 536
    - Okulo-kutaner Albinismus (OCA) ... 536
    - Piebaldismus ... 537
    - Waardenburg-Syndrom ... 537
    - Hypomelanosis Ito ... 537
    - Naevus hypo-/depigmentosus ... 537
    - Tuberöse Sklerose ... 538
  - 21.2.2 Erworbene Hypopigmentierungen ... 538
    - Vitiligo ... 538
    - Andere erworbene Hypopigmentierungen ... 540
- **21.3 Hyperpigmentierungen** ... 541
  - 21.3.1 Erworbene generalisierte Hyperpigmentierungen ... 541
    - UV-induzierte Hyperpigmentierung (Bräune) ... 541
    - Weitere, seltenere Ursachen ... 542
  - 21.3.2 Umschriebene Hyperpigmentierungen> ... 542
    - Kongenitale umschriebene Hyperpigmentierungen ... 542
    - Erworbene umschriebene Hyperpigmentierungen ... 544
    - Toxische Hyperpigmentierungen ... 545

22 Nagelveränderungen ... 546
I. Moll, E. G. Jung

- **22.1 Anatomie des Nagels und morphologische Veränderungen** ... 546
- **22.2 Läsionen der Nagelplatte mit Matrixbeteiligung** ... 546
- **22.3 Läsionen der Nagelplatte ohne Matrixbeteiligung** ... 547

23 Andrologie ... 550
H. Hofmann, F. Köhn

- **23.1 Anatomie und Physiologie der männlichen Reproduktionsorgane** ... 550
- **23.2 Endokrine Regulation der männlichen Reproduktionsorgane** ... 551
- **23.3 Ursachen männlicher Fertilitätsstörungen** ... 552
  - 23.3.1 Primärer Hodenschaden ... 552
    - Angeborene Störungen ... 552
    - Erworbene Störungen ... 554
  - 23.3.2 Sekundärer Hodenschaden ... 555
  - 23.3.3 Extratestikuläre genitale Störungen ... 555
  - 23.3.4 Immunologische Fertilitätsstörungen ... 555
  - 23.3.5 Psychische Ursachen der Infertilität ... 556
  - 23.3.6 Infertilität ohne nachweisbare Ursache ... 556
- **23.4 Andrologische Diagnostik** ... 556
  - 23.4.1 Anamnese ... 556
  - 23.4.2 Klinische Untersuchung ... 556
  - 23.4.3 Apparative Diagnostik ... 557
  - 23.4.4 Laboruntersuchungen ... 557
    - Spermiogramm ... 557
  - 23.4.5 Mikroskopische Untersuchung des Ejakulats ... 558
  - 23.4.6 Biochemische Untersuchungen des Seminalplasmas ... 559
  - 23.4.7 Spermatozoenfunktionstests ... 560
  - 23.4.8 Hormonanalyse ... 561
  - 23.4.9 Chromosomenuntersuchung ... 561
  - 23.4.10 Hodenbiopsie ... 562

23.5	**Therapie der männlichen Fertilitätsstörungen**	**562**
23.5.1	Operative Therapie	562
	Maldescensus testis	562
	Varikozele	562
	Verschlüsse der samenableitenden Wege	563
23.5.2	Medikamentöse Therapie	563
	Hormontherapie	563
	Empirische Behandlung männlicher Fertilitätsstörungen	564
	Antibiotisch-antiphlogistische Therapie	565
	Retrograde Ejakulation	565
23.5.3	Intrauterine Insemination	565
23.5.4	In-vitro-Fertilisation (IVF) und intrazyto-plasmatische Spermatozoeninjektion (ICSI)	565
23.5.5	Kryospermakonservierung	566
23.5.6	Psychotherapie	566
23.6	**Hypogonadismus bei älteren Männern (late onset hypogonadism)**	**566**
23.7	**Diagnostik und Therapie der erektilen Dysfunktion**	**566**
23.7.1	Anamnese	566
23.7.2	Klinische Untersuchung	567
23.7.3	Labordiagnostik	567
23.7.4	Apparative Diagnostik	567
23.7.5	Medikamentöse Therapie	568

24 Psychodermatologie ... 569
J. Bahmer

24.1	**Einleitung**	**569**
24.1.1	Systematik und Nomenklatur	569
24.1.2	Klassifikation und Einteilung	569
24.1.3	Epidemiologie	570
24.2	**Chronische Hautkrankheiten mit psychischen Folgebelastungen**	**571**
24.2.1	Chronisch-entzündliche Hauterkrankungen	571
24.2.2	Psychische Belastung durch Hautkrebs	571
24.3	**Somatisierungsstörungen**	**572**
24.3.1	Körperdysmorphe Störungen	572
	Dysmorphophobie	572
	Obsessiv-kompulsive Zwangshandlungen	573
	Trichotillomanie und Trichoteiromanie	573
	Acne excoriée	574
24.3.2	Vorgetäuschte Störungen	574
	Artefaktkrankheit	574
	Münchhausen-Syndrom	575
24.3.3	Monosymptomatische Wahnstörungen	576

Weiterführende Literatur ... **577**

Quellenverzeichnis ... **578**

Sachverzeichnis ... **579**

Anschriften

Prof. Dr. Matthias Augustin
Klinik und Poliklinik für Dermatologie und
Venerologie
Universitätsklinikum Hamburg-Eppendorf
Martinistr. 52
20246 Hamburg

Prof. Dr. med. Friedrich A. Bahmer
Klinikum Bremen-Mitte GmbH
Klinikverbund Bremen
28177 Bremen

Dipl.-Psych. Judith Bahmer
Feldstraße 66
28203 Bremen

Prof. Dr. med. Christiane Bayerl
Klinik für Dermatologie,
Venerologie und Allergologie
Universitätsklinikum
Theodor-Kutzer-Ufer 1–3
68167 Mannheim

Dr. med. Hugo P. J. Boonen
Hautarzt
Laarsveld 21
B-2440 Geel

Dr. med. Esther Coors
Klinik und Poliklinik für Dermatologie und
Venerologie
Universitätsklinikum Hamburg-Eppendorf
Martinistr. 52
20246 Hamburg

Dr. med. Pia Girbig
Hautärztin
O7, 14
68161 Mannheim

Dr. med. Margitta Grimmel
Medizinischer Dienst der
Krankenversicherung
Rathausplatz 10–12
67059 Ludwigshafen

Dr. med. Ina Hadshiew
Klinik und Poliklinik für Dermatologie und
Venerologie
Universitätsklinikum Hamburg-Eppendorf
Martinistr. 52
20246 Hamburg

Dr. med. Elisabeth Herz
Hautärztin
Burgstr. 26
50321 Brühl

Prof. Dr. med. Heidelore Hofmann
Dermatologische Klinik
und Poliklinik der TU
Biedersteiner Str. 29
80802 München

Prof. Dr. med. Ernst G. Jung
Ehem. Klinik für Dermatologie,
Venerologie und Allergologie
Klinikum Mannheim
jetzt: Maulbeerweg 20
69120 Heidelberg

Dr. med. Wolfgang Kimmig
Klinik und Poliklinik für Dermatologie und
Venerologie
Universitätsklinikum Hamburg-Eppendorf
Martinistr. 52
20246 Hamburg

Dr. med. Elke Knußmann-Hartig
Klinik und Poliklinik für Dermatologie und
Venerologie
Universitätsklinikum Hamburg-Eppendorf
Martinistr. 52
20246 Hamburg

Prof. Dr. med. Frank-Michael Köhn
Dermatologische Klinik
und Poliklinik der TU
Biedersteiner Str. 29
80802 München

Dr. med. Xavier Miller
Centre Dr. Herr
Rue Dr. Bloc 3–2- etage
L-9048 Ettelbrück

Prof. Dr. med. Ingrid Moll
Klinik und Poliklinik für Dermatologie und
Venerologie
Universitätsklinikum Hamburg-Eppendorf
Martinistr. 52
20246 Hamburg

Dr. med. Astrid Rauterberg
Hautärztin
Maibachstr. 2a
35683 Dillenburg

Dr. med. Ute Siemann-Harms
Klinik und Poliklinik für Dermatologie und
Venerologie
Universitätsklinikum Hamburg-Eppendorf
Martinistr. 52
20246 Hamburg

Dr. med. Athanasios Tsianakas
Klinik und Poliklinik für Dermatologie und
Venerologie
Universitätsklinikum Hamburg-Eppendorf
Martinistr. 52
20246 Hamburg

Prof. Dr. med. Volker Voigtländer
Klinikum Ludwigshafen GmbH
Direktor der Hautklinik
Bremserstr. 79
67063 Ludwigshafen

Prof. Dr. med. Jürgen Weiß
Hautarzt
Osterstraße 24
30159 Hannover

Dr. med. Robert Weßbecher
Klinik und Poliklinik für Dermatologie und
Venerologie
Universitätsklinikum Hamburg-Eppendorf
Martinistr. 52
20246 Hamburg

Vorwort des Herausgebers zur 1. Auflage

Ein neues Lehrbuch vorzulegen ist bei der Fülle des Vorhandenen ein Wagnis. Und dennoch zeigt die tägliche Erfahrung als Hochschullehrer, dass jede Zeit auch ihre eigenen Bücher braucht. Diese Erkenntnis mag als Beweggrund und zusammen mit der bestechenden Konzeption der Reihe sowie der Tatkraft der Mitwirkenden auch als Rechtfertigung für das Unterfangen dienen.

Es stellte eine verlockende Herausforderung dar, in der neu konzipierten Lehrbuch-Reihe, welche die gesamte Breite des Medizinstudiums abdecken wird, den Band über die Dermatologie und Venerologie als einen der ersten zu gestalten. Im Zuge der Vorbereitung hat sich die Freude hinzugesellt. Das Konzept der Dualen Reihe „Lehrbuch und Repetitorium mit gemeinsamen, integrierten Illustrationen" stammt von den Gebrüdern Drs. *Alexander* und *Konstantin Bob*. Es ist aus deren studentischer Erfahrung, gepaart mit großem medientechnischen Geschick, entstanden und in steter Prüfung ideal auf die studentischen Bedürfnisse zugeschnitten worden. Das Konzept überzeugt und dient in bester Weise dem Leitsatz akademischen Lehrens, umfangreichen Stoff einfach und gut zugänglich anzubieten. Es zeigt eine gute Abstimmung auf den Lernzielkatalog, ohne diesem ungebührlich zu verfallen. Mitgewirkt haben an dem Buch Dozenten und Fachärzte der Dermatologie und Venerologie, Damen und Herren in gleicher Zahl, die mich als Mitarbeiter und als akademische Schüler in Heidelberg und Mannheim viele Jahre begleitet haben. Zudem verbindet uns, direkt oder indirekt, der gemeinsame Lehrer *Urs Walter Schnyder*. Ihm haben wir viel an Didaktik und Pragmatismus zu verdanken. Ganz besonders aber vermochte er uns die Liebe zu unserem Fach zu festigen und die Begeisterung, dieses an die akademische Jugend weiterzugeben.

Die Abbildungen entstammen der Photosammlung der Mannheimer Hautklinik (Photographin: Frau *K. Mayer*) und den Sammlungen der Universitäts-Hautkliniken Heidelberg, Zürich, Homburg und Essen. Wir danken den Photographen und den Kollegen *U. W. Schnyder, D. Petzoldt, H. O. Zaun* und *M. Goos* für die aussagekräftigen Bilder und die reichhaltigen Hilfen. Die Zeichnungen wurden von Herrn *G. Kohnle*, Schömberg, ausgeführt, die Schreibarbeiten durch Frau *D. Wagner*, Mannheim. Beiden danken wir sehr herzlich für die gute Arbeit.

Das Buch wird unseren Medizinstudenten zur Verfügung gestellt. Es möge gut aufgenommen werden und hilfreich wirken. Wenn es neben dem Zugang zur Dermatologie und Venerologie auch noch helfen kann, den jungen Kollegen ihre Berufswahl zu rechtfertigen und ihre Arztpersönlichkeit zu formen, so ist unsere Absicht erreicht. Gerne hoffen wir, dass unser Buch die jungen Kollegen begleiten wird und zur Beibehaltung der einmal gewonnenen Sicherheit verhilft. Man darf nie vergessen, dass unsere Patienten nicht nur kompetente und gewissenhafte Mediziner brauchen, sondern auch ausgeglichene, verständige und fröhliche Menschen.

Mannheim – Heidelberg, im Juli 1989
Ernst G. Jung

Vorwort der Herausgeberin zur 6. Auflage

Die Approbationsordnung für Ärzte wurde erneuert, und so wurden für die 6. Auflage unseres Lehrbuches größere Veränderungen in der Strukturierung nötig, um aktuell zu bleiben. Das Lehrbuch ist jetzt in 3 Abschnitte eingeteilt:
A Allgemeine Dermatologie
B Wichtige Leitsymptome
C Spezielle Dermatologie

Der Abschnitt „Allgemeine Dermatologie" wurde um die zwei wichtigen Kapitel „Diagnostik" und „Therapie" erweitert, die anderen Kapitel wurden aktualisiert.
Im Kapitel „Wichtige Leitsymptome" haben wir uns auf wesentliche Symptome und Aspekte beschränkt.
Zahlreiche Querverweise sollen dem Studierenden und Lernenden helfen, die zugehörigen Kapitel zu finden.
Im Abschnitt „Spezielle Dermatologie" sind eine Reihe von Kapiteln entsprechend den neuen Erkenntnissen aus der Grundlagenforschung aktualisiert, und der Abschnitt wurde um das Kapitel „Psychodermatologie" bereichert. In anderen Kapiteln haben wir für Studierende weniger Wichtiges – insbesondere Seltenes – gestrichen, um den Umfang des Buches nicht zu sprengen. Die Tabellen und Abbildungen im gesamten Buch wurden ausgebaut und aktualisiert. Die neu erstellte CD-ROM hat es uns ermöglicht über die gedruckten klinischen Fotos hinaus zahlreiche weitere Beispiele – auch Varianten – aufzunehmen, um den Lerneffekt zu vertiefen.
Eine stärkere Vernetzung mit Grundlagendisziplinen soll den Studierenden dazu dienen, die vielfältigen Phänomene in der Dermatologie zu verstehen und den Reiz unseres Faches zu vermitteln. Weiterhin ist unser Ziel, die gesamte Breite der Dermatologie, wie wir sie in Deutschland traditionell leben, beizubehalten. Dies war uns gerade in der aktuellen Situation unseres Faches ein großes Bestreben.
Mein inniger Dank gilt meinem verehrten akademischen Lehrer Herrn Prof. E. G. Jung für die kontinuierliche Unterstützung und Beratung, besonders aber für das große Vertrauen, die Herausgeberschaft dieses Buches von ihm zu übernehmen. Den Kolleginnen und Kollegen an der Klinik für Dermatologie und Venerologie des Universitätsklinikums Hamburg-Eppendorf und unserem Fotografen, Herrn Sebastian Schulz danke ich für die vielfältige Unterstützung. Ich danke dem gesamten Team des Thieme Verlags für die permanenten Hilfen und Beratung.
Unser Buch gestalteten wir für unsere Studierenden. Wir wünschen uns, dass es gut aufgenommen wird und hilft, Verständnis und Faszination für die Dermatologie und Venerologie zu entwickeln.

Hamburg, im September 2005   Ingrid Moll

1	**Unsere dynamische Haut**	**2**	3.4	Technische Hilfsmittel	38
1.1	Makroskopische Struktur der Haut	2	3.5	Photodynamische Diagnostik (PDD)	42
1.2	Mikroskopische Struktur und Differenzierung der Haut	3	3.6	Histologische Verfahren	43
			3.7	Allergologische Diagnostik	47
1.3	Funktionen der Haut	13	3.8	Mykologische Diagnostik	47
			3.9	Untersuchung der Haare	47
2	**Die Körperabwehr**	**16**	3.10	Phlebologische Diagnostik	47
2.1	Angeborenes Immunsystem	16	3.11	Andrologische Diagnostik	47
2.2	Erworbenes Immunsystem	19	**4**	**Therapieprinzipien in der Dermatologie**	**48**
2.3	Abstoßungsreaktion	27	4.1	Phototherapie und Klimatherapie	48
2.4	Autoimmunerkrankungen	27	4.2	Dermato-chirurgische Therapieverfahren	55
2.5	Tumorimmunologie	28	4.3	Lasertherapie in der Dermatologie	64
3	**Dermatologische Diagnostik**	**30**	4.4	Lokaltherapie	69
3.1	Anamnese und klinische Untersuchung	30	4.5	Systemische Therapie	79
3.2	Effloreszenzen	31	4.6	Ästhetische Dermatologie	87
3.3	Befundbeschreibung	37			

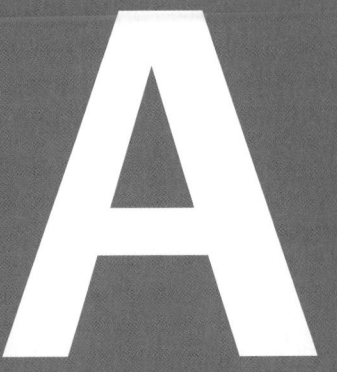

1 Unsere dynamische Haut

1.1 Makroskopische Struktur der Haut

Die Haut stellt die äußere Begrenzung des Menschen zu seiner Umwelt dar. Mit einer Gesamtfläche von 1,5–2 m² und einem Gewicht von 3,5–10 kg ist sie eines der größten Organe. Das äußere Erscheinungsbild der Haut ist gekennzeichnet durch Furchen und Falten sowie Felder beziehungsweise Leisten. Grobe Furchen treten als Bewegungsfurchen an den Gelenken und als mimische Furchen im Gesicht auf. Verliert die Haut durch Alterung oder Abmagerung ihre Elastizität, entstehen auch Furchen und Falten.

Von feinen Furchen, in deren Schnittpunkten die Haarfollikel liegen, wird das gesamte Integument in polygonale Felder eingeteilt, daher die Bezeichnung **Felderhaut**. Die Anordnung dieser Felder ist genauso individuell wie die der Papillarleisten in der **Leistenhaut** der Palmae und Plantae. Die Individualität der Papillarleistenmuster wird vielfältig von Anthropologen, Kriminologen und Genetikern benutzt. Unterbrechungen der Leisten kommen bei Dermatosen, wie zum Beispiel beim Morbus Darier (s. S. 456), vor.

Von klinischer Bedeutung sind die **Hautspaltlinien** (Abb. **A-1.1a**). Bei kreisförmigen Exzisionen werden sie daran erkennbar, dass diese sich rasch elliptisch mit der Längsachse in Richtung dieser Linien verziehen.

▶ **Merke.** Die Schnittführung bei Operationen sollte längs dieser Spaltlinien verlaufen, da die Wunden weniger klaffen und diskretere Narben resultieren.

Auch die Effloreszenzen vieler Dermatosen ordnen sich in diesen Linien an. Verursacht sind die Langer-Spaltlinien durch die Struktur und Anordnung der Kollagen- und elastischen Fasern in der darunter liegenden Dermis.

Hingegen folgen viele Genodermatosen und Nävi, aber auch manche erworbenen oft entzündlichen Dermatosen anderen Linien, den **Blaschko-Linien**, die weder mit Nerven- noch Gefäßverläufen der Haut übereinstimmen (Abb. **A-1.1b**). Ihr Zustandekommen ist unklar. Die segmentale Nervenversorgung der Haut bestimmt die Ausbreitung des Herpes zoster (s. S. 215).

A-1.1 Makroskopische Struktur der Haut

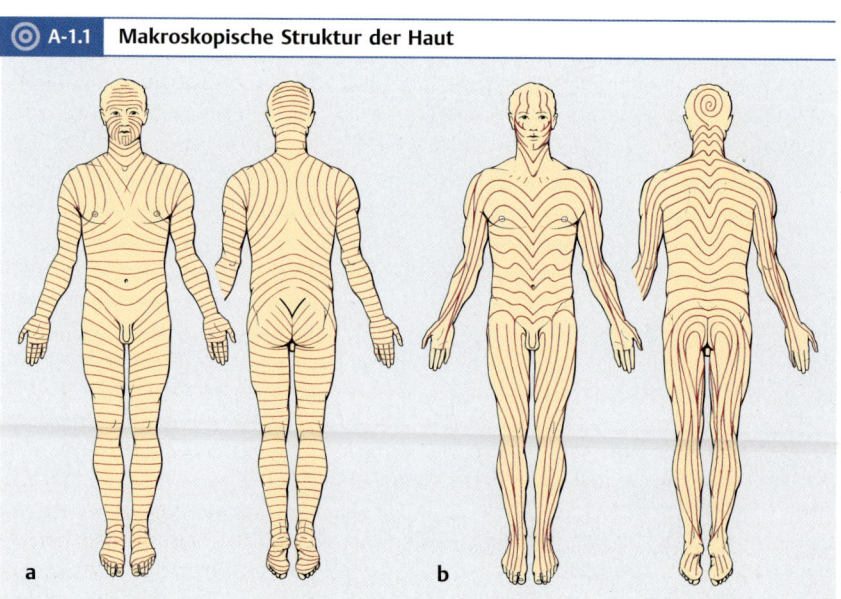

a Verlauf der Hautspaltlinien: Viele Effloreszenzen sind entlang dieser Spaltlinien ausgerichtet.
b Verlauf der Blaschko-Linien: Viele Genodermatosen und Naevi folgen den Blaschko-Linien.

1.2 Mikroskopische Struktur und Differenzierung der Haut

1.2.1 Epidermis

▶ **Definition:** Die Epidermis ist ein mehrschichtiges, verhorntes Plattenepithel, dessen Dicke in Abhängigkeit von Lokalisation, Alter und Geschlecht zwischen 30 und 300 µm variiert. Die Haupt-Zellpopulation sind die Keratinozyten.

Zellen der Epidermis:
- **Keratinozyten**
- Melanozyten
- Langerhans-Zellen
- Merkel-Zellen und
- Lymphozyten

Die Nicht-Keratinozyten sind in wesentlich geringerer Zahl vorhanden. Zusätzlich kommen **Nervenfasern** vor, jedoch **keine Gefäße**. Die Versorgung erfolgt durch Diffusion aus der darunter liegenden gefäßreichen Dermis. Dermis und Epidermis sind miteinander dreidimensional verzapft. **Epidermale Reteleisten** ragen in die Dermis, und bindegewebige **dermale Papillen** liegen dazwischen (s. S. 13).

Histologischer Aufbau

Im histologischen Bild sind mehrere Schichten zu unterscheiden (Abb. **A-1.2a**):
- Das **Stratum basale** ist eine Schicht kubischer Zellen, die sog. Basalzellen.
- Darüber befindet sich das vielschichtige **Stratum spinosum**, in dem die Keratinozyten größer und polygonal werden und sich in höheren Schichten zunehmend abflachen. Untereinander sind die Keratinozyten durch multiple „stachelartige" Interzellularbrücken, die Desmosomen, verbunden, weshalb sie auch Stachelzellen heißen. Die Verbreiterung, vornehmlich des Stratum spinosum, nennt man **Akanthose**.
- Das **Stratum granulosum** mit seinen Körnerzellen bildet eine bis mehrere Schichten aus. Die Körnerzellen enthalten basophile Keratohyalingranula und sind deutlich abgeflacht. Die Verbreiterung des Stratum granulosum wird als **Hypergranulose** bezeichnet.
- Das **Stratum corneum** ist die äußerste Zellschicht, bestehend aus ganz flachen, fest gepackten, kernlosen Hornzellen, die dicht gefüllt sind mit Tonofilamenten und einer amorphen Matrix. Die Dicke dieser Schicht beträgt zwischen 8–13 µm. Das Stratum lucidum, ausgeprägt an Palmae und Plantae, ist die unterste Zelllage dieser Schicht, in der die Zellen optisch dichter erscheinen.

Die **Epidermis ist ein** klassisches **Proliferationsgewebe**, d. h. sie unterliegt einer dauernden Erneuerung. Die Mitosen erfolgen normalerweise nur im Stratum basale **(Kompartiment der Proliferation)**; wahrscheinlich teilen sich nur wenige Stammzellen, die noch nicht exakt identifiziert sind. An Palmae und Plantae sowie unter pathologischen Bedingungen finden Zellteilungen jedoch auch suprabasal statt. Eine Tochterzelle bleibt jeweils basal erhalten, die sich nach ca. 20 Tagen erneut teilt. Die andere Tochterzelle wird in suprabasale Schichten entlassen **(Kompartiment der Differenzierung)** und wandert unter Veränderung ihrer Struktur (Stachelzelle, Körnerzelle, Hornzelle) zur Hautoberfläche, wo sie als Hornschuppe abgeschilfert wird. Diese komplexen Vorgänge werden **terminale epidermale Differenzierung** genannt. Die Turn-over-Zeit vom Stratum basale bis zum Stratum granulosum beträgt normalerweise ca. zwei Wochen, vom Stratum granulosum bis zur Hornschuppe nochmals zwei Wochen. Die Regulationsmechanismen der Epidermopoese und Differenzierung sind noch weit-

Keratinozyten

Die epidermalen Zellpopulationen im Einzelnen:
Keratinozyten

Die normale Verhornung ist **orthokeratotisch**. Die basalen Keratinozyten sind klein, kuboid, polar und basal von Hemidesmosomen verankert. Ihre Funktionen sind Zellteilung und Verankerung der Epidermis.

Keratine sind bereits in den Basalzellen in Form der Tonofilamente vorhanden, die die Keratinozyten durchziehen (Abb. **A-1.2 b**).

Chemisch sind die Tonofilamente aus **(Zyto)Keratin-Polypeptiden** aufgebaut.

Die **Desmosomen** sind die interzellulären Haftstellen, an denen auch die Tonofilamente ansetzen (Abb. **A-1.3**).

gehend unbekannt. Es ist jedoch ein komplexes Zusammenspiel von Dermis und Epidermis.
Im Folgenden sollen die epidermalen Zellpopulationen besprochen werden:

Keratinozyten

Die Keratinozyten, die im Laufe der terminalen Differenzierung ihre Gestalt wandeln (Basalzelle, Stachelzelle, Körnerzelle, Hornzelle) und schließlich im Stratum corneum kernlose Zellfragmente werden, sind das Parenchym der Epidermis. Diese Art der Verhornung nennt man **orthokeratotische Verhornung („Orthokeratose")**, im Gegensatz zur parakeratischen Verhornung („**Parakeratose**"), die unter manchen pathologischen Bedingungen auftritt (s. S. 44). Die basalen Keratinozyten mit großen Kernen und wenig Zytoplasma sind kuboid, klein, polar und basal in Hemidesmosomen verankert. Ihre Funktionen sind Zellteilung und Verankerung der Epidermis.

Das **Keratin** ist als wesentlicher Bestandteil des Stratum corneum schon seit langem bekannt. Es entsteht nicht in den toten Zellen dieser Schicht, sondern ist bereits in den Basalzellen in Form der Tonofilamente (oder Keratinfilamente) vorhanden und wird im Laufe der terminalen Differenzierung lediglich biochemisch verändert. Im elektronenmikroskopischen Bild durchziehen die **Tonofilamente** gebündelt das Zytoplasma der Keratinozyten, ähnlich einem Netz, weshalb man sie auch als Zytoskelett bezeichnet (Abb. **A-1.2 b**).

Der Filamentdurchmesser beträgt 7–10 nm, ihre Länge einige μm. Chemisch bestehen die Tonofilamente aus einer Familie von eng verwandten **Polypeptiden**, die **(Zyto)Keratine** heißen. Sie werden in den Keratinozyten in einer spezifischen Kombination (beim Menschen 7 Polypeptide) und in einer bestimmten Reihenfolge im Laufe der Differenzierung exprimiert. Die niedermolekularen Keratine Nr. 5 und 14 sind die typischen in den basalen Zellen, die höhermolekularen Keratine Nr. 1 und 10 werden erst im Stratum spinosum synthetisiert.

Verankert sind die Tonofilamente an den **Desmosomen**, den interzellulären Haftplatten, die sich aus einem intrazellulären und einem extrazellulären Anteil zusammensetzen (Abb. **A-1.3**). An gegenüberliegenden Plasmamembran-Abschnitten lagern sich intrazellulär Plaques an, die als Verankerung der Tonofilamente dienen. Von dort ziehen transmembranöse glykoproteinreiche Filamente in den interzellulären Raum, wo sie elektronenmikroskopisch als so genannte Mittelschicht erkennbar sind. Biochemisch sind die Desmosomen gut charakte-

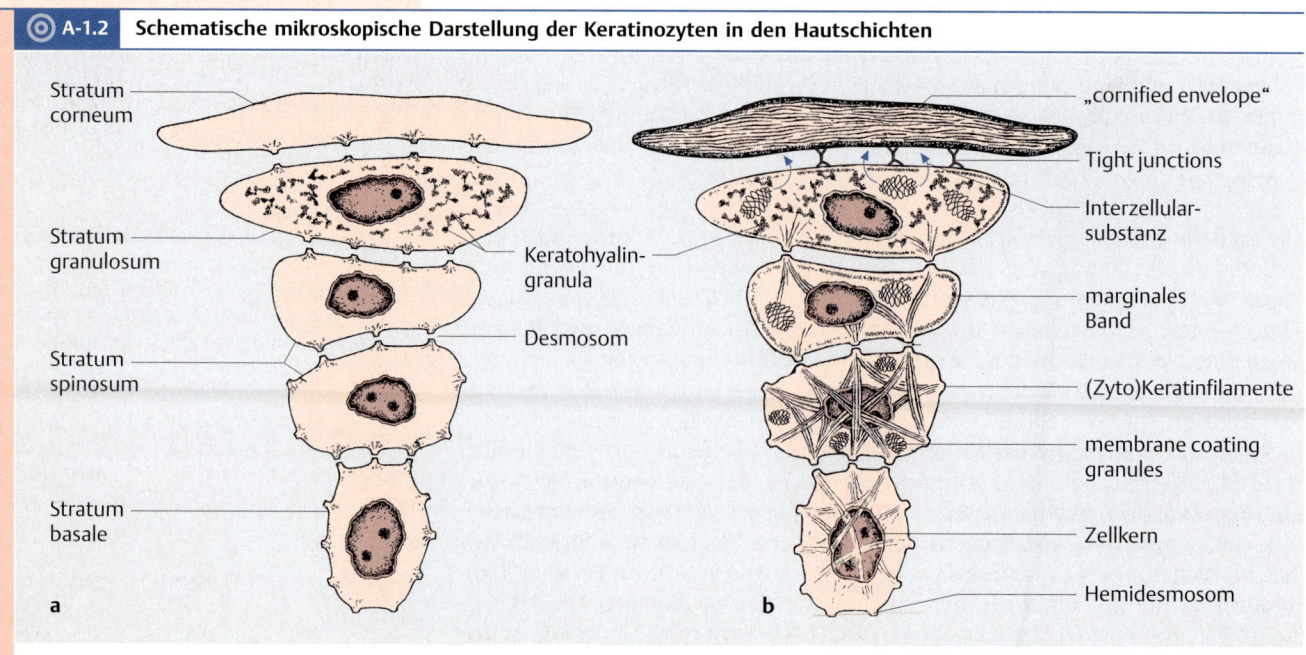

A-1.2 Schematische mikroskopische Darstellung der Keratinozyten in den Hautschichten

a Lichtmikroskopisch. **b** Elektronenmikroskopisch.

A   1.2 Mikroskopische Struktur und Differenzierung der Haut

A-1.3   Schematische Darstellung eines Desmosoms

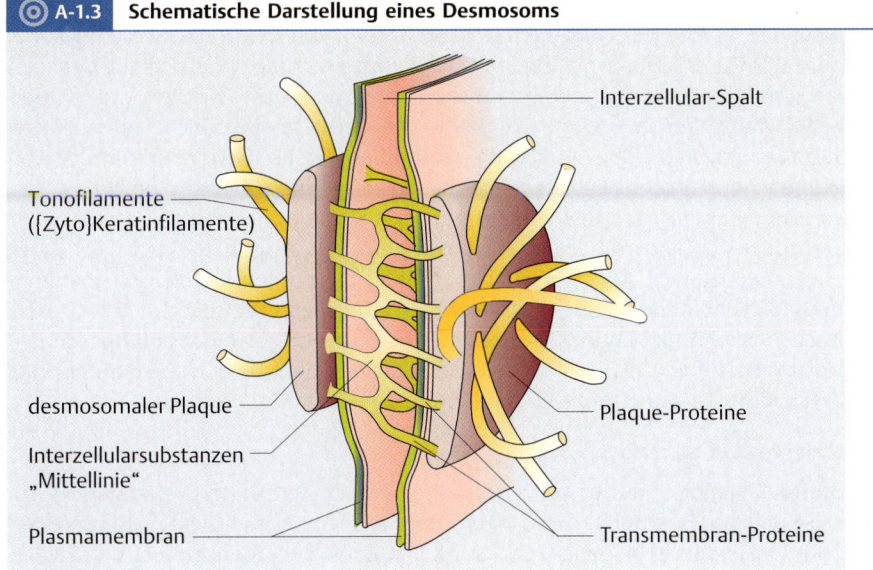

Im Plaque sind die (Zyto)Keratinfilamente verankert.

risiert. Man kennt eine Reihe von so genannten Plaqueproteinen (Desmoplakin I, II; Plakophilin, Plakoglobin) und Transmembranproteine der Cadherin-Familie (Desmogleine, Desmocolline). Zusätzlich gibt es zwischen den Keratinozyten Adhärenzverbindungen (Zonula adhaerentes), an denen die Aktinfilamente (Mikrofilamente) verankern, offene (gap junctions) und im obersten Str. granulosum auch dichte Zellverbindungen (tight junctions). Daneben sind die üblichen zytoplasmatischen Zellorganellen (Mitochondrien, Golgiapparat, endoplasmatisches Retikulum, Ribosomen, Pinozytosevesikel und Lipidtropfen) in den Basalzellen vorhanden.

Die Keratinozyten oberhalb des Stratum basale unterliegen der **terminalen epidermalen Differenzierung**, d.h. die Teilung wird beendet, die Zellen werden spindelförmig, verschiedene Gene werden an- bzw. abgeschaltet. Die Signale hierfür sind noch unklar. Dieser Prozess kann eingeteilt werden in Synthese-, Transformations- und Terminalstadium.

Am Anfang des **Synthesestadiums** der Keratinozyten im unteren Stratum spinosum steht eine deutliche Zunahme des Zytoplasmavolumens und der Zahl der Organellen, die Ausdruck einer intensiven Synthese sind (raues endoplasmatisches Retikulum, Ribosomen, Mitochondrien). Jene Proteine, die für die keratinisierte Epidermis nötig sind: Zytokeratine, Filaggrin, Loricrin, Involucrin und Lipide werden hier synthetisiert. Die typischen epidermalen Differenzierungsprodukte: dichtgebündelte Tonofilamente, Desmosomen, membrane coating granules (Keratinosomen, Odland-Körper), Keratohyalingranula und marginales Band entstehen (Abb. **A-1.2b**).

Die **Tonofilamente** zusammen mit den Desmosomen bewirken die mechanische Widerstandsfähigkeit der Epidermis. Die sog. **membrane coating granules** sind lichtmikroskopisch nicht sichtbare lamelläre Körperchen (Durchmesser etwa 200 nm), die von einer Plasmamembran umgeben und mit Lipiden angefüllt sind. Diese spezifischen Organellen verhornender Epithelien werden im mittleren Stratum spinosum vom Golgi-Apparat synthetisiert.

Bei weiter fortgeschrittener Differenzierung, im Stratum granulosum, entstehen die basophilen **Keratohyalingranula**. Sie sind lichtmikroskopisch erkennbare, amorphe Partikel (Durchmesser bis einige μm). Die Keratohyalingranula bestehen im Wesentlichen aus Proteinen, ein wichtiges ist das histidinreiche Filaggrin, das die Keratine bündelt.

Am Ende des Synthesestadiums bildet sich zuletzt das so genannte **marginale Band**, das sich der Plasmamembran innen anlegt und wesentlich an der Abdichtung der Zellen beteiligt ist.

Im unteren Stratum spinosum beginnt die **terminale epidermale Differenzierung**. Sie besteht aus drei Stadien.

■ **Synthesestadium**
Ausdruck dieses Syntheseprozesses ist das Auftreten der typischen epidermalen Differenzierungsprodukte: **Tonofilamente, Desmosomen** und bei weiterer Differenzierung **Keratohyalingranula** u.a.

Am Ende des Synthesestadiums bildet sich das **marginale Band**.

A 1 Unsere dynamische Haut

- **Transformationsstadium**
Hier erfolgt die Umwandlung vitaler in tote Keratinozyten. Die Hautbarriere entsteht.

Daran schließt sich das **Transformationsstadium** an, d.h. die Umwandlung lebender in tote Keratinozyten, sog. Hornzellen, die sehr flach sind. Eingeleitet wird der Prozess durch Ca-Ionen und Enzymfreisetzung, wodurch alle Organellen lysiert werden. Die membrane coating granules (s.o.) werden in den Interzellularraum ausgeschleust, wo sie die fest verhaftete fettreiche Interzellularsubstanz ergeben (Abb. **A-1.2b**), die wesentlich für die Barrierefunktion ist. Zur Hautbarriere tragen auch die dichten Zellverbindungen (tight junctions) bei, welche hier sehr zahlreich vorkommen. Aus Keratohyalingranula entstehen die amorphen Bestandteile des Stratum corneum. Das marginale Band wird durch Transglutaminasen dicht vernetzt und bildet zusammen mit der Plasmamembran die sehr stabile Hülle der Hornzellen (cornified envelope).

- **Terminalstadium**
Das Stratum corneum bildet sich aus Hornzellen.

Nach weiteren Umbauprozessen folgt schließlich das **Terminalstadium**, d.h. aus Hornzellen bildet sich das äußere Stratum corneum, welches Filament- und Zellhüllenreste der Hornzellen und amorphe Substanzen umfasst.

Melanozyten

Melanozyten kommen in der Basalschicht der Epidermis und im Haarfollikel vor (Abb. **A-1.4**).

Melanozyten (s. auch S. 534)

Die Melanozyten sind in der Basalschicht der Epidermis, in der äußeren Wurzelscheide und im Bulbus des Haarfollikels lokalisiert. Ihre Dichte ist individuell und lokalisationsabhängig sehr stark variabel. Durchschnittlich beträgt sie 1100–1500/mm^2. Vereinzelte Melanozyten kommen auch in der Dermis vor. Lichtmikroskopisch sind diese großen hellen Zellen mit Dendriten oft nicht sicher zu erkennen.

Sie enthalten **Melanosomen**, in denen **Melanin** synthetisiert und gespeichert wird. Sie geben die Melanosomen auch an benachbarte Keratinozyten ab.

1 melanosom 36 Keratinozyten

Sie lassen sich jedoch elektronenmikroskopisch anhand der charakteristischen, pigmentierten, strukturlosen Organellen, der **Melanosomen**, oder deren pigmentlosen Vorstufen, den Prämelanosomen, identifizieren (Abb. **A-1.4**). Ihr Zellkern ist groß, der Golgiapparat, wie bei allen sekretorisch aktiven Zellen, gut entwickelt. Daneben sind ultrastrukturell Filamente erkennbar, die biochemisch als Vimentinfilamente charakterisiert wurden. Desmosomen zu benachbarten Keratinozyten sind nicht vorhanden. Die Melanozyten synthetisieren und speichern das Hautpigment, **Melanin**, aus Tyrosin in den Melanosomen und geben diese an die benachbarten Keratinozyten ab. Sie sind somit sekretorisch aktive Zellen. An diesem komplexen Transport- und Übergabeprozess der Melanosomen sind die Mikrotubuli wesentlich beteiligt.

Die sog. **epidermale Melanineinheit** ist die strukturelle und funktionelle Einheit aus einem Melanozyten und der mit ihm verbundenen Keratinozyten.
Melanozyten wandern in der Fetogenese von der Neuralleiste in die Haut ein.

Die strukturelle und funktionelle Einheit aus einem Melanozyten und der mit ihm verbundenen Keratinozyten heißt **epidermale Melanineinheit**. Im Mittel versorgt ein Melanozyt 36 Keratinozyten.
Die Melanozyten wandern im Laufe des dritten Fetalmonats von der Neuralleiste in die Haut ein.

Langerhans-Zellen

Sie kommen suprabasal in der Epidermis und in der äußeren Wurzelscheide des Haarfollikels vor.

Die Langerhans-Zellen sind ebenfalls dendritische Zellen, die suprabasal in der Epidermis und in der äußeren Wurzelscheide des Haarfollikels oberhalb des Ansatzes des Musculus arrector pili lokalisiert sind. Ihre Dichte ist sehr variabel. Im Mittel beträgt sie 500/mm^2 Haut. Lichtmikroskopisch in HE-Färbung ist ihre Darstellung sehr schwer.

Typisch sind **Birbeck-Granula** (Abb. **A-1.4**).

Sie werden elektronenmikroskopisch anhand ihrer eingekerbten Kerne und der charakteristischen Granula, der **Birbeck-Granula** identifiziert, die tennisschlägerartig geformt und etwa 1 µm lang sind (Abb. **A-1.4**). Im Zytoplasma sind reichlich Mitochondrien und wenige locker angeordnete Vimentinfilamente vorhanden. Mit den benachbarten Keratinozyten sind sie nicht durch Desmosomen verbunden. In letzter Zeit wurden Antikörper hergestellt, die eine immunfluoreszenzmikroskopische Darstellung der Langerhans-Zellen erlauben. Dies gelingt zum Beispiel durch Antikörper gegen die Vimentinfilamente ihres Zytoskelettes, durch Antikörper gegen Zellmembranantigene unreifer T-Lymphozyten (T-6, die in der Epidermis nur auf den Langerhans-Zellen vorkommen) oder S 100.

Langerhans-Zellen entstammen dem Knochenmark. Sie spielen eine wesentliche Rolle bei der Entstehung von allergischen Typ-IV-Reaktionen (z.B. allergisches Kontaktekzem).

Akt. T-Helferzellen

Langerhans-Zellen entstehen aus Zellen der myeloischen Reihe, die vom Knochenmark unreif in die Haut einwandern und sich dort erst zu Langerhans-Zellen differenzieren. Ihre wesentliche Funktion ist T-Helferzellen zu aktivieren. Sie

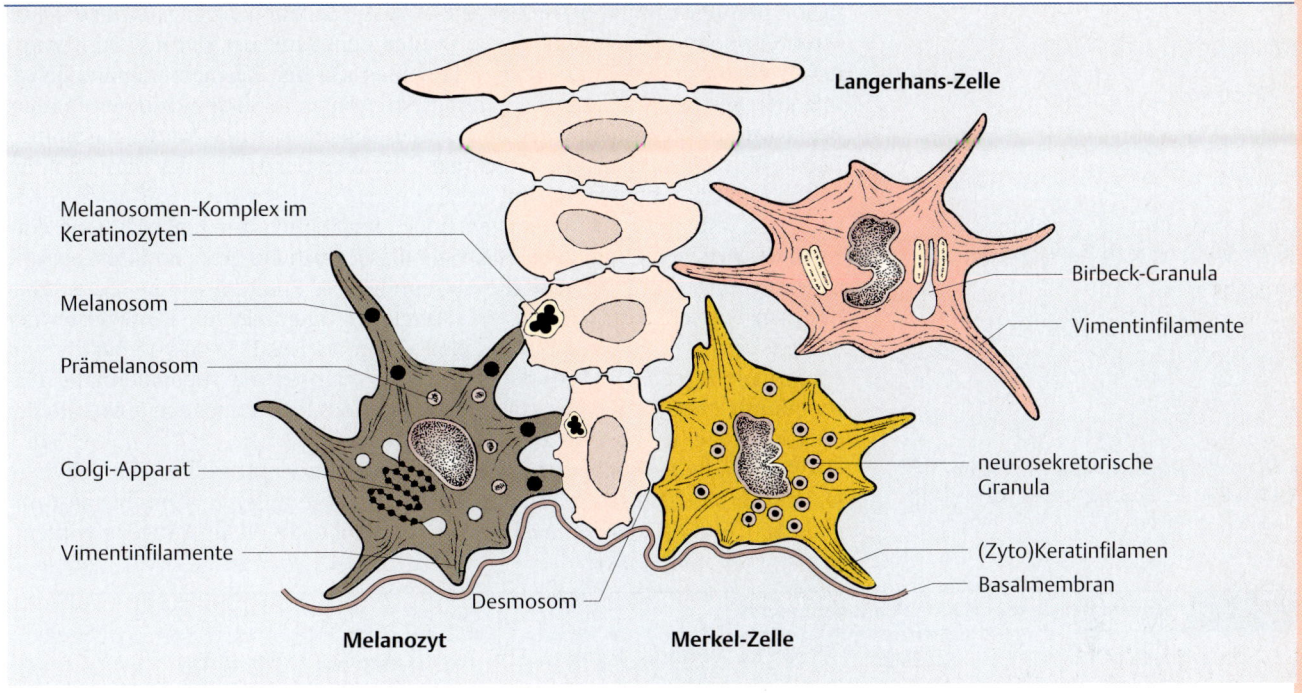

A-1.4 Schematische elektronenmikroskopische Darstellung der dendritischen epidermalen Zellen (Merkel-Zelle, Melanozyt, Langerhans-Zelle) und der Keratinozyten

spielen daher bei der Entstehung von allergischen Typ-IV-Reaktionen (z. B. allergisches Kontaktekzem) bei der Antigenpräsentation an das Immunsystem eine wesentliche Rolle (s. S. 129).

Merkel-Zellen

Die Merkel-Zellen sind einzeln in der Basalschicht der Epidermis und der äußeren Wurzelscheide lokalisierte Zellen mit kurzen Dendriten (Abb. **A-1.4**). Ihre Dichte variiert zwischen 20 und 300/mm², besonders zahlreich sind sie in den Fingerbeeren und Zehenballen.

Charakteristisch sind ihre von einer Membran umgebenen Granula mit elektronendichtem Zentrum (**neurosekretorische Granula**; Durchmesser 100 nm). Der elektronenmikroskopische Nachweis dieser Granula erlaubt die Identifizierung dieser Zellen, die lichtmikroskopisch als solche nicht erkennbar sind. Ihr Zytoskelett ist locker gebündelt aus Zytokeratinfilamenten, die sich biochemisch völlig von den Zytokeratinfilamenten der Keratinozyten unterscheiden. Vielmehr ähneln die Filamente denen von Drüsenepithelien. Die Merkel-Zellen sind mit benachbarten Keratinozyten durch Desmosomen verbunden (Abb. **A-1.4**). Viele sind auch mit einem Neuriten synapsenartig assoziiert. Dieser Merkel-Zell-Axon-Komplex könnte eine Perzeptionsfunktion haben. Beim Menschen wird seit langem eine langsam adaptierende Mechanorezeption postuliert, wofür Beweise jedoch fehlen. Ebenso sind der Inhalt der spezifischen Granula und auch die endokriner oder parakriner Funktionen umstritten. Embryologische Untersuchungen zeigen die Entstehung der Merkel-Zellen innerhalb der Epidermis. Merkelzell-Karzinome sind bekannt.

Merkel-Zellen

Die Merkel-Zellen kommen in der Basalschicht der Epidermis und der äußeren Wurzelscheide vor (Abb. **A-1.4**).

Typisch für die Merkel-Zellen sind **neurosekretorische Granula**.

Merkel-Zellen entstehen in der Epidermis. Es gibt Merkelzell-Karzinome.

1.2.2 Dermoepidermale Junktionszone

Die **Basalmembranen** sind ubiquitäre extrazelluläre Matrixstrukturen, die unterschiedliche Gewebe trennen. Ihre Aufgaben sind vielfältig. Sie kontrollieren den Austausch von Molekülen zwischen Zellen verschiedener Gewebe. Daher spielen sie auch eine Rolle bei Wundheilungsprozessen und bei der Tumorinva-

1.2.2 Dermoepidermale Junktionszone

Die **Basalmembranen** kontrollieren als Grenzmembranen den Austausch von Zellen und Molekülen. Struktur siehe Abb. **A-1.5**.

sion und -metastasierung. Die Basalmembran der Epidermis ist eine dünne Lamelle (Durchmesser 30–150 nm), die aus zwei Hauptschichten, der Lamina lucida und der Lamina densa besteht (Abb. **A-1.5**). Verankerungsfibrillen – und Mikrofibrillenbündel verbinden die Lamina densa mit der Dermis. Die Lamina lucida wird von den Verankerungsfilamenten mit der Plasmamembran der Basalzellen verbunden, die mittels Hemidesmosomen (Halbdesmosomen) haften. Beide Laminae, Fibrillen, dermale feine Kollagenfasern und Matrix zusammen bilden die lichtmikroskopisch sichtbare Basalmembran, die der dermoepidermalen Junktionszone entspricht.

Unter pathologischen Bedingungen findet im Bereich der Junktionszone eine Form der Blasenbildung (subepidermale Blase) statt. Elektronenmikroskopische Untersuchungen zeigten, dass die Abtrennung der Epidermis in mehreren Ebenen (im Bereich der Fibrillen, zwischen oder innerhalb der Laminae, in der oberen Dermis) erfolgen kann. In allen Fällen sind es lichtmikroskopisch subepidermale Blasen. Die Unterteilung der Dermatosen mit subepidermaler Blasenbildung erfolgt nach der exakten Lokalisation der Trennebene innerhalb der Junktionszone (s. Abb. **C-10.2**, S. 383).

Häufig ist die **Blasenbildung** durch autoimmunologische Prozesse bedingt, wobei die biochemischen Hauptkomponenten, die bullösen Pemphigoid-Antigene AG1 und AG2, Laminine, Integrine und Kollagen VII als Antigene wirken.

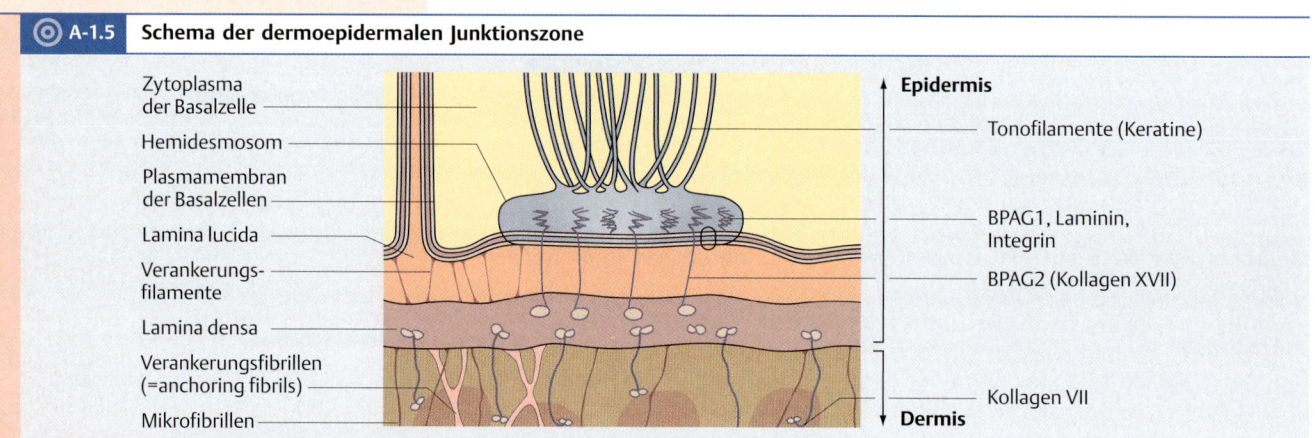

A-1.5 Schema der dermoepidermalen Junktionszone

1.2.3 Haarfollikel

▶ **Definition:** Als Haarfollikel bezeichnet man das Haar selbst zusammen mit seiner Wurzel, Talgdrüse und dem M. arrector pili.

Die Haare haben beim Menschen keine wesentliche biologische Funktion, dennoch spielen sie aus ästhetischen Gründen eine wichtige Rolle.

Entwicklung: Schon im frühen Fetalstadium um die 12. Schwangerschaftswoche sprossen Epidermiszapfen in die Dermis ein, an ihrer Spitze verdichtet sich das Mesenchym zur Haarpapille. Schließlich umhüllt der Epidermiszapfen die Papille, die später als gefäß- und nervenführendes Organ der Ernährung dient. Beide zusammen werden Bulbus genannt, der somit epitheliale und mesenchymale Anteile vereint. Das die Papille umgebende Epithel ist die Haarmatrix, die das Haar bildet. Ab etwa der 20. Schwangerschaftswoche sind im Follikel Lanugohaare enthalten.

Nach der Geburt entstehen keine neuen Follikel mehr. Die Haarfollikel durchlaufen dann Zyklen mit Haarwachstum und -ausfall.

Haartypen: Die fetalen **Lanugohaare** werden nach der Geburt durch **Velushaare**, die pigmentarm und marklos sind, ersetzt. Erst nach der Pubertät entsteht unter

1.2 Mikroskopische Struktur und Differenzierung der Haut

hormonellem Einfluss das **Terminalhaar** im Bereich des Caput, der Axillen, der Genitalregion, an den Brauen und Wimpern sowie weniger dicht an den Extremitäten und am Stamm. Dieses Haar ist dicker und markhaltig.

Aufbau des Haarfollikels. Der Follikel besteht aus dem **Haarschaft**, dem aus der Hautoberfläche herausragenden Haaranteil, **der Wurzel**, die in der Haut liegt, sowie den **Wurzelscheiden** und dem bindegewebigen **Haarbalg** (Abb. **A-1.6**).
Im **Haarschaft**, der totes, differenziertes Gewebe ist, findet sich zentral das Mark (Medulla), das aus avitalen, großen, polygonalen Zellen besteht. Bei kindlichen und dünnen Haaren fehlt es. Peripher schließt sich die verhornte Wurzelrinde (Kortex) an. Ihre längsorientierten spindeligen Zellen sind in differenziertem Zustand angefüllt mit massenhaft gebündelten Keratinfilamenten, die sich chemisch deutlich von den epidermalen Zytokeratinfilamenten unterscheiden, und mit amorpher Matrix. Daneben beinhalten sie Melanosomen. Bedeckt wird die Rinde vom Oberhäutchen (Kutikula), das aus flachen gewölbten Hornzellen besteht, die eine dachziegelartige Anordnung zeigen. Die **Haarwurzel**, deren unterster aufgetriebener Anteil der Bulbus ist, besteht aus der mesenchymalen, ganz an der Basis lokalisierten dermalen Haarpapille und der damit in Verbindung stehenden äußersten bindegewebigen Hülle des Follikels, die auch **Haarbalg** genannt wird (Abb. **A-1.6**). Epithelial sind alle übrigen Bestandteile des Follikels.

Die sich im Bulbus um die Haarpapille herum befindlichen, kleinen, wenig differenzierten **Matrixzellen** sind das germinative Epithel, dessen Zellen sich etwa zweimal pro Tag teilen (deshalb Haarausfall bei Chemotherapie). Daraus differenzieren sich zentral der **Haarschaft** (s. o.) und seitlich die **innere Wurzelscheide**, die früh verhornt und in Höhe der Talgdrüsenmündung abbröckelt.

Nach außen schließt sich die aus 2–6 Schichten plattenepithelialer Zellen bestehende, **äußere Wurzelscheide** an, die kontinuierlich in die Epidermis übergeht und wie diese von der Basalmembran umgeben wird (Abb. **A-1.6**). Man unterscheidet drei Abschnitte, den oberflächlichen Abschnitt oberhalb der Talgdrüsenmündung (Infundibulum), der wie die Epidermis differenziert, einen mittleren Abschnitt, der sich bis zum Bulbus erstreckt und den tiefsten Abschnitt, der den Bulbus umschließt. Im mittleren Abschnitt ist der sog. Wulst lokalisiert, wo sich wahrscheinlich die Stammzellen des Haarfollikels für die nachfolgenden Zyklen befinden. Die beiden letzteren Abschnitte verhornen nicht wie die Epidermis.

Aufbau des Haarfollikels. Der Follikel besteht aus:
– Haarschaft
– Haarwurzel
– Wurzelscheiden
– Haarbalg (Abb. **A-1.6**).

Die **Matrixzellen** des unteren Bulbus (um die dermale Haarpapille) sind das germinative Epithel, die sich ca. 2-mal/die teilen. Daraus differenzieren sich der Haarschaft und die innere Wurzelscheide.

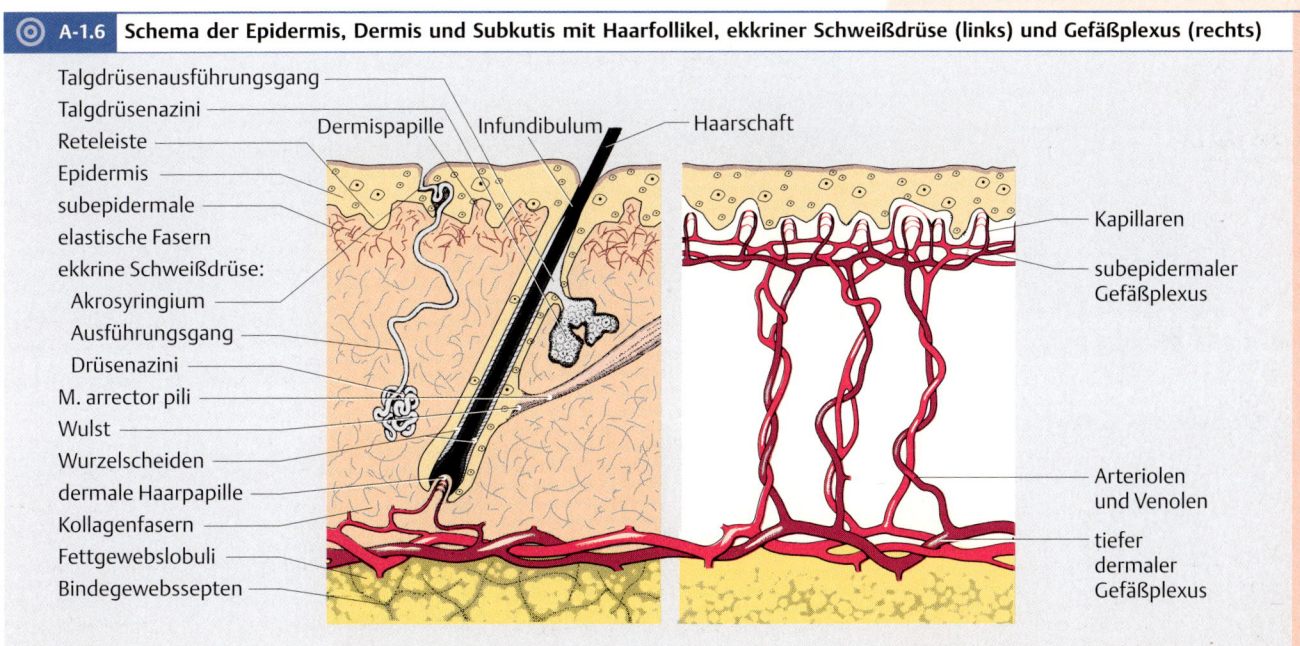

A-1.6 Schema der Epidermis, Dermis und Subkutis mit Haarfollikel, ekkriner Schweißdrüse (links) und Gefäßplexus (rechts)

In den Follikel mündet eine Talgdrüse und an manchen Lokalisationen auch eine apokrine Drüse (Abb. **A-1.7**).

1.2.4 Drüsen der Haut

1.2.4 Drüsen der Haut

Es gibt Talg- und apokrine Drüsen (mit dem Haarfollikel verbunden) und ekkrine Schweißdrüsen.

In der Haut kommen die bereits erwähnten, mit dem Haarfollikel verbundenen Talg- und apokrinen Drüsen vor, die im vierten Schwangerschaftsmonat als Ausstülpung des Haarfollikels entstehen. Daneben sind ekkrine Schweißdrüsen ohne Beziehung zum Haarfollikel sehr zahlreich.

Talgdrüsen

Talgdrüsen

Sie kommen am gesamten Integument vor.

Die Talgdrüsen sind lobulär aufgebaute Drüsen ohne Lumen, die **holokrin** sezernieren und in den Haarfollikelkanal einmünden. Am aktivsten und größten sind sie im Gesicht und am oberen Thorax. Die durch Zellteilung aus den äußeren Basalzellen entstandenen Tochterzellen wandern innerhalb von zwei Wochen zum Talgdrüsenausführungsgang, dabei wird ihr Zytoplasma zunehmend mit Lipoidtröpfchen ausgefüllt, ihr Zellvolumen nimmt zu, während ihre Organellen untergehen. Dies nennt man talgige Differenzierung. Anschließend platzt die Zelle unter Freisetzung des Talges. Der Talg ist ein gelbliches, dünnflüssiges Gemisch aus verschiedenen Lipiden, Triglyzeriden, Wachsestern und Squalen. Er dient der Einfettung der Hautoberfläche und der Haare. Bei verminderter Talgproduktion werden Haut und Haare trocken. Dies wird als **Sebostase** bezeichnet, die vermehrte Talgproduktion heißt **Seborrhö**. Androgene erhöhen die Talgproduktion, die Ernährung hat kaum Einfluss.

Sie sezernieren **holokrin** ein Gemisch aus Triglyzeriden, Wachsestern und Squalen in den Haarfollikelkanal. Die verminderte Talgproduktion wird als **Sebostase**, die vermehrte als **Seborrhö** bezeichnet.

Es gibt auch ektopische (freie) Talgdrüsen, die nicht follikelgebunden sind, vornehmlich in der Mund- und Lippenschleimhaut, am Präputium und an den Labia minora (Abb. **A-1.7**).

Die Verteilung von ektopischen Talgdrüsen, die nicht an Haarfollikel gebunden sind, zeigt Abb. **A-1.7**.

Apokrine Drüsen

Apokrine Drüsen

Zur Verteilung siehe Abb. **A-1.7**. Die apokrinen Drüsen gehören zum Haarfollikel. Beim Menschen beschränkt auf.

Die **apokrinen** Drüsen kommen beim Menschen nur im Anogenitalbereich, am Nabel, in den Axillen sowie in der Perimamillarregion und im Gehörgang vor (Abb. **A-1.7**). Es handelt sich um knäuelartig geformte Drüsen mit weiten End-

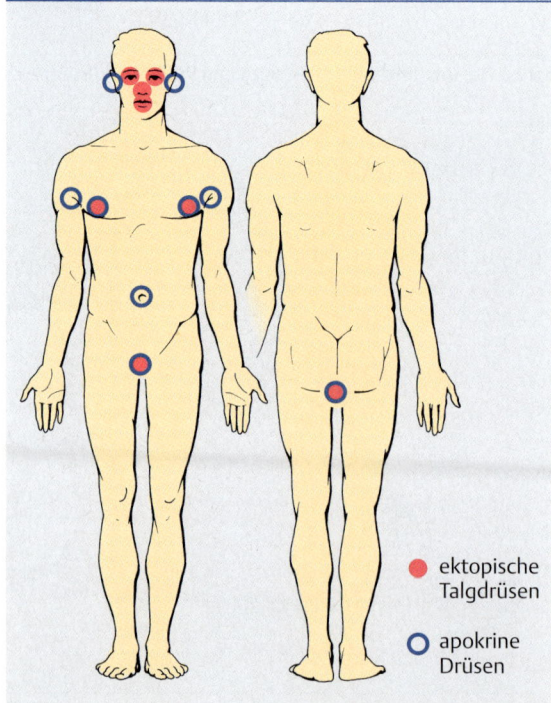

A-1.7 Verteilung der ektopischen Talgdrüsen und der apokrinen Drüsen

● ektopische Talgdrüsen
○ apokrine Drüsen

stücken im tiefen Corium, die aus inneren sekretorischen Zellen und äußeren Myoepithelzellen bestehen. Der Ausführungsgang verläuft gestreckt und mündet oberhalb des Talgdrüsenausführungsgangs in das Infundibulum des Haarfollikels.
Sie sezernieren ein viskröses Sekret, vornehmlich Fette. Das Sekret ist damit kein Schweiß im eigentlichen Sinn, weshalb die Bezeichnung apokrine Drüse zu bevorzugen ist. Die Sekretion ist hormonell abhängig, beginnt erst in der Pubertät und ist im Alter eingeschränkt. Das Sekret ist geruchlos. Der typische „apokrine" Schweißgeruch, z. B. der Axillen, entsteht erst durch bakterielle Zersetzung des Sekretes an der Hautoberfläche. Die Funktion der apokrinen Drüsen beim Menschen ist unbekannt. Bei Tieren spielen sie eine Rolle beim Sexualverhalten.

- Anogenitalbereich
- Axillen
- Perimamillarregion
- Gehörgang.

Sie sezernieren ein fettiges Sekret in das Infundibulum des Haarfollikels. Die Sekretion ist hormonell abhängig. Das Sekret ist geruchlos. Der typische „apokrine Schweißgeruch" entsteht erst durch bakterielle Zersetzung an der Hautoberfläche.

Ekkrine Schweißdrüsen

Die **ekkrinen** Schweißdrüsen entstehen ab der 15. Schwangerschaftswoche aus Epidermisknospen ohne Beziehung zu Haarfollikeln. Sie kommen am gesamten Integument vor, besonders zahlreich in der Leistenhaut der Palmae und Plantae. Ihre Gesamtzahl wird auf etwa 2 Millionen geschätzt. Es sind Drüsen mit stark geknäuelten Endstücken aus hellen und dunklen sekretorischen Zellen und umgebenden Myoepithelzellen im tiefen Corium, einem gestreckten dermalen Ausführungsgang und einem spiralig gewundenen intraepidermalen Ausführungsgang, der Akrosyringium genannt wird (s. Abb. **A-1.6**). An Palmae und Plantae sind die Mündungen auf dem Grat der Leisten mit der Lupe erkennbar. Der Schweiß ist eine wässrige Salzlösung, die vorwiegend Natriumchlorid enthält. Die Funktion der Schweißdrüsen liegt in der Thermoregulation durch Erzeugung von Verdunstungskälte an der Hautoberfläche. Daneben führen auch emotionale Reize zur Schweißproduktion.

Ekkrine Schweißdrüsen

Sie kommen am gesamten Integument vor, besonders zahlreich an Palmae und Plantae.

Ekkrine Schweißdrüsen sezernieren den Schweiß, eine wässrige Natriumchloridlösung und dienen der Thermoregulation.

1.2.5 Dermis

Die Dermis ist das unter der Epidermis gelegene Bindegewebe, das sich in die Tiefe bis zum subkutanen Fett erstreckt (s. Abb. **A-1.6**). Die Dicke der Dermis ist sehr variabel in Abhängigkeit von der Lokalisation. Ihre **Hauptkomponenten** sind Zellen und Bindegewebsfasern, die in eine gelartige Grundsubstanz eingebettet sind:

1.2.5 Dermis

Die Dermis ist das Bindegewebe unter der Epidermis (s. Abb. **A-1.6**). Ihre **Hauptkomponenten** sind:

Dermale Zellen

Die dominierenden Zellen sind die **Fibroblasten** (ihre inaktive Form wird Fibrozyt genannt). Es sind spindelförmige Zellen mit langen Zellfortsätzen, die ein Netz bilden. Ihr ausgeprägtes raues endoplasmatisches Retikulum und der sehr gut entwickelte Golgi-Apparat sprechen für hohe Syntheseaktivität. Sie synthetisieren die Fasern und die Grundsubstanz, meist extrazelluläre Matrix genannt. Recht zahlreich sind auch **Histiozyten**, deren Vorläufer, die Monozyten, wandern vom Knochenmark über die Blutbahn ein und differenzieren in der Dermis. Die aktive phagozytierende Form des Histiozyten, die viele Lysosomen enthält, wird Makrophage genannt. Sie phagozytieren und speichern abgestorbene Zellen, anfallende Abbaustoffe wie Melanin, Fette, Proteine und auch Antigene. Sie produzieren Interferon und nehmen an immunologischen Reaktionen teil.
Die **Mastzellen** sind in der gesamten Dermis verstreut. Es sind große Zellen, die neben den üblichen Organellen lange Mikrovilli und nach Toluidin-Blau-Färbung metachromatische Granula erkennen lassen. Diese charakteristischen Granula enthalten u. a. Histamin, Heparin und Serotonin, welche eine wichtige Rolle bei der Entstehung allergischer und anderer entzündlicher Prozesse in der Dermis spielen, sowie Wachstumsfaktoren.
Daneben kommen in der Dermis wenige Melanozyten vor.

Dermale Zellen

Fibroblasten: Sie synthetisieren Fasern und amorphe Matrix.

Histiozyten (aktive Makrophagen): Sie phagozytieren und sind immunologisch aktiv.

Mastzellen: Sie vermitteln allergische und entzündliche Reaktionen. Sie enthalten u. a. Histamin, Heparin und Serotonin.

In der Dermis kommen auch wenige Melanozyten vor.

Dermale Fasern

Die wichtigsten Fasern der Dermis sind die **Kollagenfasern**, die sich aus Kollagenfibrillen zusammensetzen. Sie formen ein Netzwerk, das vornehmlich parallel zur Hautoberfläche ausgerichtet ist (s. Abb. **A-1.6**).

Elektronenmikroskopisch zeigen die Kollagenfibrillen eine typische Querstreifung (Periode etwa 70 nm). Biochemisch bestehen sie aus Typ-I-Kollagen, dem wichtigsten Strukturprotein des Bindegewebes überhaupt. Jeweils drei Polypeptidketten, wobei jede dritte Position durch Glycin und jede fünfte durch Prolin (oder Hydroxyprolin) besetzt ist, sind zu einer Tripelhelix verdrillt. Die Synthese verläuft bis zur Tripelhelix, die Prokollagen genannt wird, intrazellulär in den Fibroblasten. Erst das Prokollagen wird aus der Zelle abgegeben. Im Extrazellularraum entsteht nach enzymatischer Abspaltung terminaler Peptide das Kollagen, das dann zu Fibrillen vernetzt wird. Die Fibrillen wiederum aggregieren zu den Kollagenfasern.

Die Kollagene verschiedener Bindegewebsformen wie Dermis, Knochen, Knorpel sind biochemisch nicht identisch. Ihre Prokollagenmoleküle sind aus unterschiedlichen Polypeptidketten aufgebaut. Es sind mindestens 17 Kollagene bekannt (Typ-I–XVII-Kollagen). In der Dermis herrscht Typ-I-Kollagen vor.

Sowohl die Kollagenbiosynthese als auch der Kollagenabbau durch Enzyme (verschiedene Kollagenasen) sind komplex reguliert (Störungen s. Kollagenosen S. 173).

Die Kollagenfasern bedingen wesentlich die mechanische Stabilität und Dehnbarkeit der Dermis.

Die Routinefärbung der Kollagenfasern erfolgt mit Eosin.

Die **Retikulinfasern** (auch Retikulumfasern oder wegen ihrer Anfärbbarkeit durch Silber auch argyrophile Fasern genannt) sind sehr zarte Fasern, die die Hautanhangsgebilde sowie die Basalmembran umgeben. Sie stellen eine andere Art von Kollagenfasern dar, aufgebaut allein aus Typ-III-Kollagen (s. o.).

Die **elastischen Fasern** sind neben den Kollagenfasern, mit denen sie häufig verbunden sind, die wichtigsten Fasern. Sie sind im gesamten Corium verteilt. Subepidermal bilden sie ein feines Netz, den Elastikaplexus (s. Abb. **A-1.6**), in der tieferen Dermis hingegen bilden sie gewellt verlaufende Bänder. Elastische Fasern sind besonders zahlreich im Gesicht und im Nacken. Ihre Dimensionen sind sehr variabel, teils sind sie nach speziellen Färbungen (Orcein, Resorcin-Fuchsin) lichtmikroskopisch erkennbar. Ultrastrukturell setzen sie sich aus zwei Komponenten zusammen, einem amorphen Anteil (vorherrschendes Protein: Elastin) und fibrillären Strukturen (aus Fibrillinen). Die Fibrillen dienen als Gerüst, an dem sich die Elastinmoleküle in einer Faserstruktur ausrichten können. Die elastischen Fasern sind für die Festigkeit und Elastizität der Dermis wesentlich verantwortlich. Auf welche Weise dies erreicht wird, ist noch unklar. Ab dem 30. Lebensjahr werden sie reduziert, was die schlaffe Altershaut mitbedingt.

Als letzte Faserart sind noch die Verankerungsfibrillen („anchoring fibrils"), einzelne quergestreifte Kollagen-Fibrillen (Kollagen VII), zu erwähnen. Sie ziehen von der Lamina densa der Basalmembran (s. S. 7) zu Kollagenfasern in der obersten Dermis. Ihre Hauptfunktion ist die Verankerung der Epidermis in der Dermis (s. Abb. **A-1.5**).

Dermale Matrix

▶ **Definition:** Die Zellen und Fasern sind eingebettet in ein poröses Gel, das sich aus vielen Komponenten zusammensetzt. Das Gerüst bilden die Proteoglykane, fadenartige Makromoleküle mit polysaccharidhaltigen Seitenketten.

Die Poren des Gels sind angefüllt mit Wasser, Proteinen, Kohlenhydraten, anorganischen Ionen, Histamin sowie Serotonin. Die Bewegungen dieser Moleküle und auch der Zellen und Fasern in der Dermis werden durch die Porengröße und elektrische Spannungsgradienten reguliert. Die Biosynthese der Matrix erfolgt in den Fibroblasten.

Histologischer Aufbau Die beschriebenen Fasern und Zellen der Dermis sind in zwei Schichten angeordnet: Stratum papillare und Stratum reticulare. Das oberflächliche schmale **Stratum papillare** erstreckt sich in die Räume zwischen den epidermalen Reteleisten (Dermispapillen) (s. Abb. **A-1.6**). Es überwiegen Matrix, Zellen und Kapillaren (s. u.), die Fasern treten in den Hintergrund. Die feinen elastischen Fasern bilden einen papillären Elastikaplexus. Feine Kollagenfasern ziehen in die Basalmembran.

Das breite **Stratum reticulare** ist vollgepackt mit kräftigen Kollagenfaserbündeln und elastischen Fasern, die in dicken, gewellten Bändern angeordnet sind. Zellen und Blutgefäße sind rar. Im tiefen Stratum reticulare entspringen die Haarfollikel sowie die Schweißdrüsen, deren Ausführungsgänge die Dermis durchziehen. Darunter schließt sich die Tela subcutanea an, das **Unterhautfettgewebe**. Es besteht aus Fettgewebe, das durch lockeres, lamellär angeordnetes Bindegewebe unterteilt wird.

Blutgefäß-Plexus und Nerven

Die Dermis enthält ein ausgedehntes System von **Blutgefäßen**. Es sind zwei parallel zur Hautoberfläche gelegene Plexus, ein **tiefer dermaler** und ein **oberflächlicher subpapillärer Plexus**, zu unterscheiden. Der tiefe dermale Plexus besteht aus kleinen bis mittelgroßen Arterien und Venen und verläuft an der Grenze zur Subkutis. Er gibt viele zur Oberfläche verlaufende Arteriolen ab (s. Abb. **A-1.6**). Diese Arteriolen versorgen den subpapillären Plexus, aus dem in jede Dermispapille Schlingen ziehen. Jede Dermis-Papille enthält demnach Papillarschlingen von 0,2 bis 0,4 mm Länge. Zusätzlich kommen in der Dermis vermehrt im Bereich der Akren noch arteriovenöse Anastomosen vor, die eine Umgehung der Kapillaren ermöglichen. Damit kann der Blutdurchfluss reguliert werden. Neben der metabolischen Versorgung von Dermis und Epidermis dient dieses Gefäßsystem der Temperatur- und Blutdruckregulation des Körpers.

In der Haut treten weit verzweigt sensible und vegetative **Nerven** auf, die in der Epidermis und oberen Dermis vornehmlich marklos, in der tieferen Dermis dagegen markhaltig sind. In der behaarten Körperhaut sind reichlich Pinkus-Haarscheiben vorhanden als Mechanorezeptoren. In der Leistenhaut, insbesondere der Fingerbeeren und Zehenballen, kommen in den Dermispapillen Meissner-Tastkörperchen vor, diese sind Tast- und Druckrezeptoren.

1.3 Funktionen der Haut

Schutzfunktion

Die Haut bietet einen ausgezeichneten Schutz vor **mechanischen** Einwirkungen, da sie stark elastisch und verformbar ist, zugleich aber auch eine große Zugfestigkeit aufweist. Zugfestigkeit, Dehnbarkeit und Elastizität können an Hautstreifen gemessen werden.

Durch den speziellen Aufbau der oberen Epidermis (Stratum granulosum und Stratum corneum) mit Transformation der Zellen in Schuppen, den dichten Zellverbindungen und dem Fettgehalt, stellt sie eine Barriere dar, welche Eindringen und Abgabe von Substanzen reguliert. Hinzu kommt der saure pH der Hautoberfläche (pH 5,7), der so genannte Säureschutzmantel, der eine enorme Pufferkapazität besitzt.

Die Epidermis ist eine Barriere gegen **Austrocknung**. Man errechnet eine Wasserverdunstung von 20 l pro Tag bei einem Menschen ohne Epidermis, deshalb ist bereits bei relativ kleinflächigen Hautläsionen eine Flüssigkeitssubstitution nötig.

Auch gegenüber **Strahleneinwirkungen** bietet die Haut Schutz (s. auch S. 354). Sie reflektiert den größten Teil des Lichtes. Der Rest wird absorbiert und verursacht photochemische Reaktionen, die in unterschiedlicher Weise schädigen. Die Schutzmechanismen der Haut bestehen in ihrer Möglichkeit zur Melaninsynthese, zur Reparatur der lichtbedingten DNA-Schäden sowie zur Akanthose und Hyperkeratose der Epidermis (Lichtschwiele).

Entsprechend der individuell sehr unterschiedlichen Hautreaktion auf Sonnenlicht (30 Min.) ist der **Hauttyp des Menschen** bestimmt (s. S. 534).

Der Hauttyp des Menschen wird durch die Hautreaktion auf Sonnenlicht bestimmt (s. S. 534).

Austauschfunktion

Die wichtigste Austauschfunktion der Haut ist die **Wärmeabgabe** an die Umgebung. Dies geschieht durch Schweißbildung und Wasserdiffusion.

Austauschfunktion

Die **Wärmeabgabe** an die Umgebung, um die Körpertemperatur aufrechtzuerhalten, ist die wichtigste Austauschfunktion der Haut. Dabei ist der Wärmeabstrom durch Verdunstung von Schweiß (glanduläre, sensible Wasserabgabe) und von Wasser, das durch die Hautoberfläche diffundiert (insensible Wasserabgabe), bei weitem am wichtigsten. Die trockene Wärmeabgabe durch Leitung und Konvektion sowie Strahlung ist deutlich geringer. Die Strahlung kann bei sehr kalten Lufttemperaturen und Sonnenbestrahlung auch umgekehrt in das Körperinnere gerichtet sein.

Der Austausch von Gasen, Schlacken oder Nahrungsstoffen spielt beim Menschen keine Rolle mehr. Eine Bedeutung hat lediglich die perkutane Resorption großflächig aufgetragener Substanzen, besonders wenn diese gut fettlöslich sind. Die Resorption kann über die Epidermis, die Haarfollikel oder über die Schweißdrüsen erfolgen (z. B. Pharmaka, Allergene). Dagegen werden wasserlösliche Substanzen (wie z. B. Zucker oder Elektrolyte) kaum resorbiert.

Reizaufnahme

Die Haut kann Tast-, Temperatur- und Schmerzempfindungen vermitteln.

Der **Tastsinn** wird durch verschiedene Endkörperchen vermittelt.

Reizaufnahme

Die Haut ist in der Lage, verschiedene Empfindungen durch Nerven (C-, Aγ-Fasern) zu vermitteln. Man unterscheidet Tastsinn (Mechanorezeptoren), Temperatursinn (Thermorezeption) und Schmerzsinn (Nozizeption).

Dem **Tastsinn** dienen unterschiedliche spezialisierte Endkörperchen (Meissner-Körperchen, Pinkus-Haarscheiben, Pacini- und Ruffini-Körperchen), die ein unterschiedliches Zeitverhalten (sehr rasch, rasch, langsam adaptierend) und verschiedene Lokalisationen zeigen.

Die **Temperatur-Rezeption** erfolgt durch freie Nervenendigungen. Es existieren Kälte- und Wärmerezeptoren.

Die **Temperatur-Rezeption** erfolgt durch freie Nervenendigungen. Zwischen „warm" und „kalt" besteht im menschlichen Erleben nicht nur ein qualitativer, sondern auch ein quantitativer Unterschied. Dies spiegelt sich auch in zweierlei Rezeptoren wider. Es gibt Kälte- und Wärmerezeptoren in der Haut. Die Aktivität dieser Rezeptoren hängt von der absoluten Temperatur und auch von der Änderungsgeschwindigkeit der Temperatur ab.

Der **Schmerzsinn** ist die Wahrnehmung aller auf den Körper einwirkenden Noxen (Nozizeptoren). Schmerz kann durch chemische, mechanische oder thermische Reize entstehen. Erlebt werden ein heller, gut lokalisierbarer und ein dumpfer, mehr diffuser Schmerz.

Der **Schmerzsinn** ist die Wahrnehmung aller auf den Körper einwirkenden Noxen (Nozizeptoren). Es gibt unterschiedliche Schmerzrezeptoren, die auf die verschiedensten Reize – chemische, mechanische oder thermische – oder nur auf spezifische Reize ansprechen. Alle diese Reize führen zu Schmerzen. Im Erleben lässt sich ein heller, gut lokalisierbarer und ein dumpfer, mehr diffuser Schmerz unterscheiden. Die zwei Schmerzarten sind mit verschiedenen Nervenfasern verknüpft. Den hellen Schmerz leiten markhaltige Fasern, den dumpfen marklose. Ein Charakteristikum der Nozizeptoren ist ihre geringe Adaptation, was ihrer Aufgabe, dem Schutz des Körpers vor Schädigung, entspricht.

Juckreiz ist dem Schmerz ähnlich.

Auch der **Juckreiz** gehört hierzu, da er von denselben marklosen Fasern geleitet wird.

Hautfunktionsteste

Der Alkaliresistenztest dient der Bewertung der intakten Barrierefunktion der Haut gegenüber chemischen Noxen. Hierbei wird die Reaktion auf Exposition mit 0,5 N NaOH beurteilt.

Hautfunktionsteste

Klinisch am bedeutsamsten zur Bewertung der intakten Barrierefunktion gegenüber chemischen Noxen ist der Alkaliresistenztest nach Burckhardt. Die Testung erfolgt mit 0,5 N NaOH, die auf die Innenseite des Unterarms getropft und mit Glasblöckchen bedeckt wird. Treten bereits nach 10 Min. Rötung und Erosionen auf, so ist sie stark vermindert. Das deutet auf erleichtertes Eindringen von chemischen Noxen durch Funktionsminderung des Säureschutzmantels hin. Toxische Schädigung mit erhöhter Ekzematisierungsbereitschaft sowie Kontaktsensibilisierung sind die Folgen dieser chronischen toxischen Schädigung.

2 Die Körperabwehr

Die Haut ist ein wichtiges Organ der Körperabwehr, die vom Immunsystem vermittelt wird. Man unterscheidet das
- Angeborene („unspezifische" oder natürliche) Immunsystem
- Erworbene (spezifische oder adaptive) Immunsystem.

Die angeborene, „unspezifische" Abwehr startet rasch („Kurzstreckenläufer"), während die erworbene, spezifische Abwehr langsam startet („Langstreckenläufer"), um Fremdsubstanzen oder Erreger zu vernichten.
Beide Formen der Abwehr haben humorale und zelluläre Anteile, die sich gegenseitig beeinflussen. Zur humoralen Abwehr (von lateinisch Humor = Feuchtigkeit) gehören z. B. von B-Lymphozyten gebildete Antikörper, zur zellulären Abwehr gehören z. B. die T-Lymphozyten.
An der Haut spiegeln sich somit immunologische Reaktionen des Gesamtorganismus (Nahrungsmittel-, Insektengift- und Medikamentenallergien, Vaskulitiden, Autoimmunerkrankungen oder Hautmetastasen interner Tumoren) wider.

2.1 Angeborenes Immunsystem

Diese entwicklungsgeschichtlich bereits früh angelegten Abwehrmaßnahmen richten sich zunächst gegen jeden eindringenden Erreger, z. B. Mikroorganismen, Viren und bakterielle Toxine.
Zu den natürlichen Abwehrmaßnahmen zählen:
- die Hautbarriere in Form einer intakten Epidermis und des Säureschutzmantels der Haut,
- das Komplementsystem,
- Zellen und Mediatoren (Granulozyten, Monozyten-Makrophagensystem, natürliche Killerzellen, antimikrobielle Enzymsysteme und unspezifische Mediatoren).

2.1.1 Struktur und Eigenschaft der Hautbarriere

Die intakte Epidermis stellt eine mechanische Barriere dar. Das Stratum corneum ist die äußere Grenzschicht und reguliert den Wasserhaushalt des Körpers, indem es vor transepidermalem Wasserverlust schützt. Es besteht aus zwei Komponenten, den hydrophilen Hornzellen und der lipophilen Interzellularsubstanz (Ceramide, freie Fettsäuren, Sterole; „Ziegelstein-Mörtel"-Modell); (siehe Kapitel 1, Aufbau und Differenzierung der Haut, S. 3).
Die Säureproduktion der Haut sorgt für einen niedrigen pH-Wert der Hautoberfläche, er liegt optimal bei pH 5,5. An der Säureproduktion sind Fettsäuren, Lysozym (Tränen, Schweiß) und antibakterielle Peptide wie Defensine beteiligt. Die Schleimhaut schützt sich durch Speichel und die Schleimhautflüssigkeiten, die Immunglobulin A und Komplement enthalten.

2.1.2 Komplementsystem

Ende des 19. Jahrhunderts bemerkte man, dass Bakterien in frischem Serum nach einiger Zeit absterben. Zwei Faktoren waren verantwortlich: Erstens Immunglobuline, die hitzestabil waren, und zweitens ein Faktor, der ab 56 °C seine Wirkung verlor. Dieser hitzelabile Faktor komplementierte den hitzestabilen, was zur Namensgebung „Komplement" führte.
Das Komplementsystem wird dem humoralen Immunsystem zugeordnet und besteht aus Proenzymen, die in ihrer aktiven Form im Blut enthalten sind. Sie werden als C1–C9 bezeichnet und sind nummeriert nach der Reihenfolge der Entdeckung, nicht nach der Reihenfolge der Aktivierung. Komplement macht 4 % der Plasmaeiweiße aus und ist bedeutsam in Abwehr und Entzündung.
Es gibt 3 Aktivierungswege des Komplementsystems (s. auch Abb. **A-2.1**):

A 2.1 Angeborenes Immunsystem

A-2.1 Komplementsystem

wichtigste biologische Effekte

- Erkennung von Antigen/Antikörperkomplexen (Virusneutralisation)
- Opsonisation (Verstärkung der Phagozytose)
- Chemotaxis
- Steigerung der Gefäßpermeabilität (Exsudat)
- Kontraktion der glatten Muskulatur

Aktivierungswege:
- klassischer Weg: Antigen/Antikörper-Komplex → C1, C4, C2
- alternativer Weg: bestimmte partikuläre Antigene
- Lektinvermittelter Weg

→ C3 → C3b → C5 → C5b–C9

Amplifikation

Membranattacke (Zelllysis)

Der **klassische Aktivierungsweg** des Komplementsystems setzt die Bindung von Antikörpern an das Antigen voraus. Am Fc-Stück von Antikörpern der Klasse IgM und IgG (aber nicht von IgA) wird dabei eine Bindungsstelle für den Faktor C1 zugänglich. Ist dann erst einmal C1 gebunden, verläuft die Kaskade der Aktivierung der weiteren Komplementfaktoren ab.
Beim **alternativen Aktivierungsweg** bindet gleich C3 an mikrobielle Strukturen (z. B. an raue Bakterien), wodurch dann die restlichen Komplementfaktoren schrittweise aktiv werden. Die einzelnen Intermediärprodukte zeigen unterschiedliche biologische Wirkungen.

Der alternative Weg: Über diesen Weg kann das Komplementsystem sofort reagieren, wenn ein Antigen eindringt und gehört daher zu den sehr frühen Verteidigungsmechanismen. Der Weg wird meist ausgelöst durch Mikroorganismen, Pilze, Viren, Röntgenkontrastmittel, Schlangengift. Dabei werden einige Komponenten des regelrechten „Staffellaufs" der Komplementfaktoren umgangen, was zu schnellerer Zielerreichung führt.

Der klassische Weg: Er wird induziert durch Immunkomplexe, Oberflächenbestandteile des IgG und IgM, Viren, Bakterien und Dextransulfat. Hierdurch erfolgt die Komplementfixation (= Reaktion des Komplementsystems) kaskadenartig seriell und immer in der gleichen Reihenfolge.

Der lektinvermittelte Weg: Dieser dritte Weg ist neu beschrieben. Bei ihm spielt das mannosebindende Lektin (MPL) auf Mikroorganismen eine Rolle.

Die Komplementreaktion erfolgt in **drei Phasen:**

- **Erkennen:** Komplement C1 erkennt ein Immunglobulin, das am Antigenort haftet, und bindet an den Fc-Anteil des Immunglobulins. Dadurch wird C1 zum aktiven Enzym.
- **Aktivieren:** Der C1-Komplex löst sich und C4 bindet danach C2 zum C4–C2-Komplex. C2 setzt ein Polypeptid frei, das ein Quincke-Ödem auslöst, wenn die C3-Konvertase nicht schnell genug arbeitet (kongenitales Quincke-Ödem). C3a ist ein Anaphylatoxin, das zur Mastzelldegranulation und Vasodilatation führt und chemotaktisch auf Neutrophile wirkt. C3b opsonisiert, d. h. umhüllt die Mikroorganismen und unterstützt dadurch das Erkennen durch Makrophagen (s. S. 19).
- **Zytotoxischer Angriff:** C5 wird fixiert und die Komplementfaktoren folgen seriell. Letztlich führt die Aktivierung von C8 und dann C9 zur Immunozytolyse und Zerstörung von Zellen, Bakterien und Viren.

Bei einigen Krankheiten wurde ein Mangel an Komplementfaktoren beobachtet (Tab. **A-2.1**).

- **Der klassische Weg** wird ausgelöst durch Immunkomplexe, Oberflächenbestandteile des IgG und IgM, Viren, Bakterien und Dextransulfat.
- **Der lektinvermittelte Weg** wird ausgelöst durch das mannosebindende Lektin (MPL) auf Mikroorganismen.

Die Komplementreaktion erfolgt in drei Phasen:
- **Erkennen:** Komplement C1 erkennt ein am Antigen haftendes Immunglobulin.
- **Aktivieren:** Sie erfolgt durch die Faktoren C4, C2 und C3.
- **Zytotoxischer Angriff:** Er erfolgt über C5–C9 und führt zur Immunozytolyse und Zerstörung von Zellen, Bakterien und Viren.

Es gibt Krankheiten mit Komplementmangel (Tab. **A-2.1**).

A-2.1 Mangel an Komplementfaktoren

Genetischer Mangel an Komplementfaktoren	Erkrankung
C1, C4, C2	Systemischer Lupus erythematodes, Immunkomplexnephritis
C3	wiederholte Infektionen im Kindesalter
C5, 6, 7, 8	wiederholte Infektionen mit Neisserien

Bei verstärkter Aktivierung des Komplementsystems durch **C1-Esterase-Inhibitor-Mangel** kommt es zu einem **Quincke-Ödem**.

2.1.3 Zellen und Mediatoren

Zelluläre Bestandteile des angeborenen Immunsystems sind Granulozyten, Monozyten und Makrophagen.
Das Phagozytensystem besteht aus Granulozyten, Monozyten und dendritischen Zellen.
Die **pattern recognition receptors (PRRs)** der Monozyten und Makrophagen erkennen die **Pathogen-assoziierten Molekularmuster (PAMPs)** von Mikroorganismen und werden in drei Gruppen eingeteilt:
Sezernierte Rezeptoren: Mannosebindendes Lektin = MBL
Endozytische Rezeptoren – Mannose-Rezeptor
Rezeptoren der Toll-Familie – TLR4 für Lipopolysaccharide gramnegativer Bakterien, TLR 2 für Peptidoglykane grampositiver Bakterien und Glykopeptide von Mykobakterien

Granulozyten

Die neutrophilen Granulozyten fangen z. B. Mikroorganismen ab und zerstören sie mit Hilfe von Enzymen und ihren Lysosomen.

A 2 Die Körperabwehr

Ein Mangel an C1-Esterase-Inhibitor führt dagegen zu einer verstärkten Aktivierung des Komplementsystems, da C1 übermäßig vorhanden ist und C4 und C2 aktiviert. Dabei entwickelt sich ein Quincke-Ödem. Die Symptomatik wird über einen anderen Signalweg verstärkt: der C1-Esterase-Inhibitor hemmt auch das Bradykinin, so dass bei einem C1-Esterase-Inhibitor-Mangel die Bremse im Bradykininsystem fehlt. So kommt es zu einer erhöhten Durchlässigkeit der Gefäße, was das Ödem mit unterhält.

2.1.3 Zellen und Mediatoren

Zu den **Zellen und Mediatoren** des angeborenen Immunsystems zählen die neutrophilen Granulozyten, die Monozyten im Blut, deren Gewebeform, die Makrophagen und die eosinophilen Granulozyten. Sie alle haben die Hauptaufgabe zu phagozytieren. Zum sog. **Phagozytensystem** (griech. phagein=essen) gehören neben den Granulozyten und Monozyten die sog. dendritischen Zellen.
Der Begriff „unspezifisch" für das natürliche Immunsystem ist nicht mehr zutreffend, da auch Monozyten und Makrophagen Rezeptoren besitzen, um Mikroorganismen zu erkennen. Die Rezeptoren erkennen Kohlenhydrate, die essenziell für die mikrobielle Zellfunktion sind und **Pathogen-assoziierte Molekularmuster (PAMPs)** genannt werden. Beispiele hierfür sind die Lipopolysaccharide gramnegativer Bakterien oder die Peptidoglykane grampositiver Bakterien. Die Rezeptormoleküle auf den Abwehrzellen des infizierten Menschen für diese PAMPs sind die sog. **pattern recognition receptors (PRRs)**. Diese Rezeptoren werden in drei Gruppen eingeteilt:
1. Sezernierende Rezeptoren: Mannosebindendes Lektin (MBL) auf Makrophagen und dendritischen Zellen. MBL wird in der Leber als „Akutphaseprotein" sezerniert. Es kann den häufigsten Antikörper, das IgM nachahmen und Komplement C1q aktivieren (s. Aktivierungswege des Komplementsystems S. 16) und hat dadurch vielseitige Effekte.
2. Endozytische Rezeptoren: Mannose-Rezeptor.
3. Rezeptoren der Toll-Familie: TLR4 für Lipopolysaccharide gramnegativer Bakterien, TLR 2 für Peptidoglykane grampositiver Bakterien und Glykopeptide von Mykobakterien.
Zudem exprimieren Monozyten chemotaktische Zytokine (**Chemokine**), d. h. lösliche Mediatoren (u. a. das Monozyten Chemotaktische Protein [MCP-1], RANTES oder Interleukin-8), die Effektorzellen der immunologischen Antwort anlocken und aktivieren können. Chemokine steuern die Zusammensetzung des entzündlichen Infiltrats.

Granulozyten

Die **neutrophilen Granulozyten** des zirkulierenden Blutes sind unter allen Leukozyten die schnellsten. Sie fangen z. B. Mikroorganismen ab und zerstören sie mithilfe von Enzymen und ihren Lysosomen. Durch die phagozytierten Toxine werden sie oft selbst zerstört. Die Fraktionen C3a und C5a des Komplementsystems haben eine „chemotaktische" Wirkung auf neutrophile Granulozyten.
Beispiel: Die akute Entzündungsreaktion
Sobald die Barriere der Haut unterbrochen ist und ein Erreger, z. B. ein Bakterium, eindringt, entwickelt sich eine unspezifische Reaktion, die akute Entzündung. Das Bakterium aktiviert den alternativen Weg des Komplementsystems. Die Fraktionen C3a und C5a des Komplementsystems (s. S. 16) wirken zusammen mit Chemokinen chemotaktisch auf neutrophile Granulozyten und Makrophagen. Die entlang der Blutgefäße in der Dermis liegenden Mastzellen entleeren sich aufgrund des umgebenden Milieus, setzen Histamin und andere Entzündungsmediatoren frei. Dies führt zu kapillarer Dilatation, erhöhter Gefäßpermeabilität und langsamerer Fließgeschwindigkeit der Blutzellen, die sich wandnah anordnen.
Es folgt eine Leukozyten-Endothel-Interaktion in mehreren Schritten. Granulozyten „haften" mithilfe der L-Selectine an den entsprechenden Rezeptoren der Gefäßwand an und „rollen" nur noch langsam (primäre Adhäsion). Dank der

Unterstützung von Adhäsionsmolekülen der Familie der zellulären Adhäsionsmoleküle (CAM, z. B. vaskuläres Zelladhäsionsmolekül VCAM-1, sekundäre Adhäsion) kommt es zum vollkommenen Stoppen oder „Arrest" der Zellbewegung. Die Granulozyten gelangen angelockt durch Chemokine ins Gewebe und durchdringen mithilfe ihrer Enzyme die Basalmembran. Danach phagozytieren sie das Fremdmaterial.

Die **eosinophilen Granulozyten** finden sich bei Allergien, bei der Parasitenabwehr und z. B. in der Spätphase eines allergischen Asthmaanfalls (nach ca. 6 Stunden). Die Degranulation von Mastzellen führt zur Freisetzung von Mediatoren, u. a. dem eosinophilen chemotaktischen Faktor (ECP), der eosinophile Granulozyten anzieht, und dem Plättchen aktivierenden Faktor (PAF). Der eosinophile Granulozyt selbst setzt zytotoxische Substanzen wie Major Basic Protein (MBP) und eosinophiles kationisches Protein (ECP) frei.

Monozyten-Makrophagensystem

Die **Monozyten** des Blutes verwandeln sich im Gewebe in **Makrophagen** mit ausgeprägtem Phagozytosepotenzial.

Rezeptoren der Makrophagen erkennen **„opsonisierte"** Antigene leichter. Beim Opsonisieren werden Mikroorganismen von Bestandteilen des Komplementsystems (s. S. 23) umhüllt. Dadurch wird eine erhöhte „Antigenität" für das Immunsystem vermittelt und es kommt zu einer schnelleren Phagozytose des Mikroorganismus. Mithilfe ihrer Oberflächenrezeptoren präsentieren die Makrophagen das Antigen den Lymphozyten, d. h. dem spezifischen Immunsystem. Durch die Bindung an den Makrophagen ist das Antigen noch immunogener als das frei zirkulierende Antigen.

Die **Langerhanszellen der Haut** haben ebenfalls Makrophagenfunktion. Mit ihren langen dendritischen Forsätzen bilden sie ein Netz in der Epidermis, das kleine Moleküle abfangen kann. Sie haben eine Affinität zu Kontaktallergenen wie z. B. Nickel und Chrom und spielen eine Rolle beim Kontaktekzem (siehe S. 130).

Natürliche Killerzellen

Die **natürlichen Killerzellen (Null-Zellen)** finden sich zu 10 % in den Lymphozyten des Blutes. Sie heißen so, weil sie auch bei Menschen vorkommen, die noch keinen Kontakt mit den Antigenen hatten, gegen die sie gerichtet sind. Sie erkennen die Antigenrezeptoren auf T- und B-Lymphozyten nicht, aber sie erkennen und eliminieren Zellen mit bisher unbekanntem MHC-Muster (virale Infektionen, Tumoren). Sie sind so tumorzytotoxisch und sorgen unspezifisch für die zytotoxische Vernichtung fremder Stoffe.

Ihre Zugehörigkeit ist nicht klar, da sie sowohl Marker von T-Zellen als auch solche der myeloischen Zellreihe tragen und einen Fc-Rezeptor (Rezeptorfamilie, die Immunglobuline an ihrer Fc-Region bindet) aufweisen, über den sie auf der Zellmembran spezifisch gebundenes IgG vernichten können. Sie werden von einem löslichen Botenstoff, dem γ-Interferon aktiviert und lysieren, ohne dass sie spezielle humane Leukozytenantigene A oder B (HLA,-B) des Haupthistokompatibilitätskomplexes (MHC) (s. S. 27) auf ihrer Oberfläche tragen. Für Killerzellen gilt keine MHC-Restriktion, d. h. spezifische Zelloberflächenproteine eines Individuums müssen nicht präsentiert werden. Das typische Beispiel für den Einsatz der natürlichen Killerzellen ist die Elimination virusinfizierter Zellen.

2.2 Erworbenes Immunsystem

Die Abwehrreaktion des erworbenen Immunsystems wird als **spezifisch** bezeichnet,
1. da die auslösende Substanz eine **bestimmte immunologische Antwort** erzeugt
2. die Zellsysteme **spezifisch** auf eine Substanz klonal expandieren, sodass auch „Gedächtnisreaktionen" erfolgen. Jeder reife Lymphozyt besitzt nur Rezeptoren mit einer einzigen Spezifität, die er auch an seine Abkömmlinge (Klon) weitergibt. Die klonale Selektionstheorie besagt, das **eine** B-Zelle nur **einen** Antikörper bildet, was zur Antikörperspezifität führt.

Monozyten-Makrophagensystem

Opsonisieren: Vorgang, bei dem Mikroorganismen von Bestandteilen des Komplementsystems umhüllt werden. Dadurch wird eine erhöhte „Antigenität" für das Immunsystem vermittelt und es kommt zu einer schnelleren Phagozytose des Mirkoorganismus.

Natürliche Killerzellen

NK finden sich zu 10 % in den Lymphozyten des Blutes. Sie erkennen die Antigenrezeptoren auf T- und B-Lymphozyten nicht, aber sie erkennen und eliminieren Zellen mit bisher unbekanntem MHC-Muster (virale Infektionen, Tumoren).

2.2 Erworbenes Immunsystem

Das erworbene Immunsystem ist **spezifisch**. Die auslösende Substanz erzeugt eine bestimmte immunologische Antwort in Form von Antikörperbildung. Dabei besagt die klonale Selektionstheorie, dass **eine** B-Zelle nur **einen** Antikörper bildet, was zur Antikörperspezifität führt.

A 2 Die Körperabwehr

Auch die Immunantwort des spezifischen Immunsystems ist eine **entzündliche Reaktion**, wird aber bestimmt durch ein spezifisches Zytokinmilieu. Das Antigen wird neutralisiert oder vernichtet.

2.2.1 Auslösende Substanzen

Eine spezifische Immunantwort wird ausgelöst durch **Antigene** – relativ große Moleküle (5000–100000 Dalton), die eine spezifische immunologische Reaktion auslösen. Man unterscheidet:

Superantigene aktivieren T-Zellen trotz Abwesenheit des spezifischen Antigens durch gleichzeitige Bindung an eine Bindungsstelle des HLA-Klasse-II-Moleküls und an eine Bindungsstelle des T-Zellrezeptors. Daraufhin expandieren alle T-Zell-Klone, die diesen Rezeptor tragen.

Allergene sind Antigene, die eine allergische, übersteigerte immunologische Reaktion auslösen.

Haptene sind kleine Moleküle (z. B. Nukleinsäuren, Medikamente), die erst nach Bindung an ein Trägerprotein auf Blutkörperchen oder in der Zellmembran als Antigen eine immunologische Antwort auslösen.

2.2.2 Komponenten und Abläufe spezifischer Abwehrmaßnahmen

An den spezifischen Abwehrmaßnahmen sind beteiligt: T-Lymphozyten, B-Lymphozyten, Immunglobuline, Zytokine.
Immunologisch tätige Zellen können zahlreiche Botenstoffe (= Mediatoren) freisetzen, die Funktionen mit dem Endziel erfüllen, Fremdsubstanz zu zerstören. T- und B-Lymphozyten reagieren dabei direkt mit den Antigenen und bilden spezifische Mediatoren, da sie die Information über ein Antigen speichern können. Sie phagozytieren jedoch nicht. Hauptsächlich sekretorisch tätige Zellen sind Lymphozyten, Plasmazellen, basophile Granulozyten und Thrombozyten. Klinische Beispiele sind das Kontaktekzem (u. a. durch Nickel, s. S. 134) oder das Arzneimittelexanthem (u. a. durch Antibiotika, s. S. 146).
Die direkte Wirkung spezifisch sensibilisierter Zellen heißt „**zelluläre Immunität**". Die mobilen Lymphozyten stammen aus dem Knochenmark und teilen sich danach in zwei Gruppen: Die T-Lymphozyten und die B-Lymphozyten.

T-Lymphozyten

T-Lymphoyzten wandern zum Thymus. Dort reifen sie und bilden zahlreiche Rezeptoren und Membranantigene auf ihrer Oberfläche aus. Sie verwandeln sich in Lymphoblasten, die sich wiederum in Immunolymphozyten oder Gedächtniszellen teilen. Elemente des Organismus, deren Reifung bis zum 10. Lebensjahr erfolgt, werden als körpereigen erkannt und angenommen (Toleranzentwicklung). Dies geschieht durch Kontakt mit Monozyten und Makrophagen im Thymus, die Informationen über Antigene vermitteln und das Wachstum stimulieren (Interleukine).
Die T-Lymphozyten screenen die Gewebe nach eigen und fremd und sind in den peripheren lymphatischen Organen an bestimmter Lokalisation zu finden, z. B. werden in den Lymphknoten Antigene phagozytiert, Antikörper gebildet und Lymphozyten sensibilisiert. Um Lymphozyten zu unterscheiden, ist die Anfärbung von Teilen ihrer Oberfläche mit spezifischen Antikörpern notwendig, die den membranständigen T-Zellrezeptor erkennen. Der T-Zellrezeptor besteht aus einer α- und β-Glykoproteinkette. Man unterscheidet je nach Art des Rezeptors:

T-Helferzellen

Der Antigen-Rezeptor auf T-Helferzellen (TH) heißt CD4$^+$ (CD = Cluster of Differentiation). Der membranständige CD4$^+$-Rezeptor reagiert mit MHC-Klasse-II, HLA-DR- und HLA-DQ-Molekülen, die den T-Lymphoyzten von Antigenen präsentiert werden.

2.2.1 Auslösende Substanzen

Superantigene binden gleichzeitig an HLA-Klasse-II-Moleküle und an T-Zellen und aktivieren so T-Zellen.

Allergene lösen eine übersteigert imunnologische Reaktion aus.

Haptene lösen erst nach Bindung an ein Trägerprotein eine immunologische Antwort aus.

2.2.2 Komponenten und Abläufe spezifischer Abwehrmaßnahmen

Beteiligt sind T-Lymphozyten, B-Lymphozyten, Immunglobuline und Zytokine.
T- und B-Lymphozyten reagieren direkt mit den Antigenen und bilden spezifische Mediatoren. Sie können Information über ein Antigen speichern (Gedächtnisfunktion), phagozytieren jedoch nicht.

Unter **zellulärer Immunität** versteht man die direkte Wirkung spezifisch sensibilisierter Zellen.

T-Lymphozyten

T-Lymphozyten reifen im Thymus und entwickeln dort Toleranz gegenüber Elementen des Organismus, deren Reifung bis zum 10 Lebensjahr erfolgt.

T-Lymphozyten screenen Gewebe nach eigen oder fremd, phagozytieren in den Lymphknoten Antigene, bilden Antikörper und werden sensibilisiert.

T-Helferzellen

A 2.2 Erworbenes Immunsystem

Der Name „Helferzelle" weist auf ihre Funktion hin, Mikroorganismen nicht direkt zu töten, sondern antimikrobielle Effektormechanismen zu steuern. Die TH-Zellen werden in zwei Gruppen mit unterschiedlicher Zytokinsekretion (s. auch Zytokine S. 24) unterschieden. TH1 fördern über die Zytokine IL-2, IFN-γ spezifische Immunantworten (TH-1 Antwort), vermitteln Überempfindlichkeit vom Spättyp, bakterielle Abwehr und Candida-Abwehr. TH2 antagonisieren diese Reaktion dadurch, dass sie über IL-4, IL-5 die IgE–Produktion in B-Lymphozyten induzieren (TH2-Antwort). Sie sorgen für die Wurmabwehr.
TH1 (Abb. **A-2.2**): IL-2, IFN-γ, vermittelt Überempfindlichkeit vom Spättyp, bakterielle Abwehr, Candida-Abwehr.
TH2 (Abb. **A-2.3**): IL-4, IL-5, vermittelt die Ig-E-Antwort, Wurmabwehr.

Sie töten Mikroorganismen nicht, sondern steuern antimikrobielle Effektormechanismen. Man unterscheidet:
TH1: Produzieren IL-2, IFN-γ, vermitteln Überempfindlichkeit vom Spättyp, bakterielle Abwehr, Candida-Abwehr.
TH2: Produzieren IL-4, IL-5, vermitteln die Ig-E-Antwort, Wurmabwehr.
Sowohl TH1, als auch TH2-Zellen produzieren IL-2, IL-3, IL-10, Il-13, TNF-α, GM-CSF.

A-2.2 TH1-Zellen-Effektorzellen

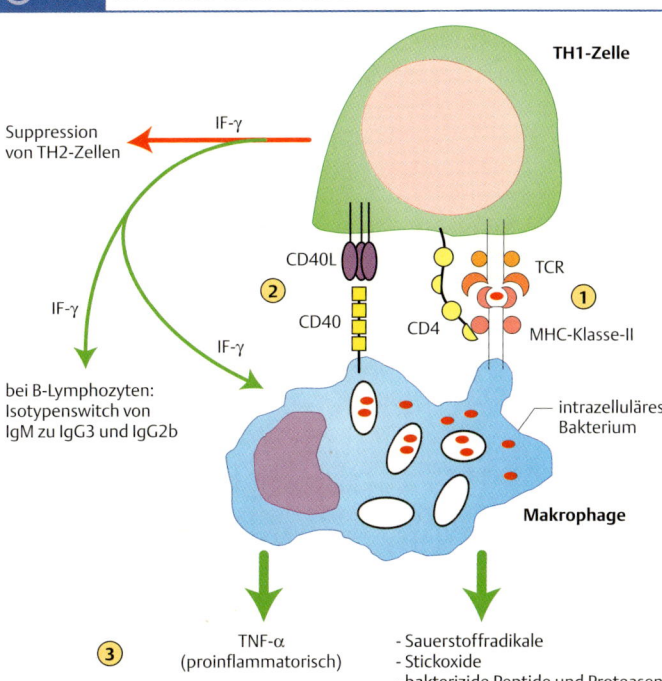

TH1-Effektorzellen wirken proinflammatorisch. Sie interagieren im Gewebe mit Makrophagen, die nach Antigenaufnahme aktiviert wurden und im Kontext mit MHC-Klasse-II-Molekülen antigene Peptide präsentieren (**1**). Durch das Engagement des CD40L mit dem makrophagenständigen CD40 und der Ausschüttung des für TH1-Zellen charakteristischen IFN-γ wird der Makrophage weiter stimuliert (**2**). Dies führt zur Sekretion von proinflammatorischem TNF-α und toxischen Substanzen (Sauerstoffradikale, Stickoxide und bakterizide Wirkstoffe) (**3**). Daneben hat die TH1-Zelle auch regulatorische Wirkung bei der Auslösung spezifischer Immunreaktionen. Sie supprimiert über IFN-γ TH2-Zellen und löst mit dem gleichen Zytokin bei B-Lymphozyten den Isotypenswitch von IgM zu IgG$_3$ und IgG$_{2b}$ aus.

A-2.3 TH2-Effektorzellen

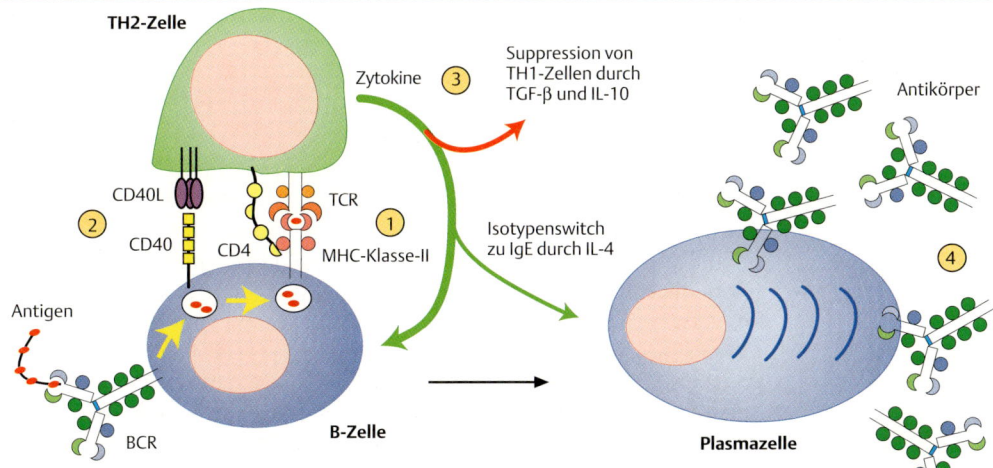

TH2-Effektorzellen wirken insbesondere als Helferzellen bei der antigenspezifischen Aktivierung von B-Lymphozyten. Sie binden über ihren TCR an MHC/Peptid-Komplexe, die von B-Lymphozyten präsentiert werden (**1**). Durch Engagement des CD40L mit dem B-Zellständigen CD40 (**2**) und durch die Sekretion verschiedener Zytokine (**3**) wird die B-Zelle in die Vermehrung und weitere Differenzierung zur antikörperszernierenden Plasmazelle getrieben (**4**). Außerdem wirken TH2-Zellen durch die Sekretion von TGF-β und IL-10 supprimierend auf TH1-Zellen und damit antiinflammatorisch. Von TH2-Zellen produziertes IL-4 fördert den Isotypenswitch zu IgE.

A 2 Die Körperabwehr

Sowohl TH-1, als auch TH2-Zellen produzieren IL-2, IL-3, IL-10, IL-13, TNF-α, GM-CSF.
Nullzellen (TH0) werden definiert durch die gleichzeitige Bildung von Zytokinen, die bei TH1 und TH2 ausschließlich vorkommen, IL-4 und IFN-γ.

Zytotoxische T-Zellen (Abb. A-2.4) (TC)

Der Antigen-Rezeptor auf zytotoxischen T-Zellen (TC) heißt CD8$^+$. TC sorgen spezifisch für die Vernichtung z.B virenbefallener zellulärer Elemente. Der membranständige CD8$^+$-Rezeptor erkennt Peptide, die von MHC-Klasse-I-Molekülen, HLA-A und HLA-B-Molekülen präsentiert werden und über die endogene Antigene wie virale oder Tumorantigene präsentiert werden.
Zur Interaktion mit der antigenpäsentierenden Zelle ist dann zusätzlich eine **Kostimulation** mit Adhäsionsmolekülen (ICAM-1 auf der antigenpäsentierenden Zelle, LFA-1 auf der T-Zelle) und anderen kostimulatorischen Molekülen notwendig.
Erreicht ein starkes Antigen zum ersten Mal den Organismus, entwickelt sich eine Immunantwort nach 3–4 Tagen mit Maximum nach 10 Tagen (Primärantwort), um danach wieder abzuklingen. Einige Lymphoyzten wandeln sich in spezifische Gedächtniszellen um. Trifft das ursprüngliche Antigen erneut auf den Organismus, erfolgt die immunologische Antwort wesentlich schneller (Sekundärantwort). Bei Krankheitserregern erfolgt die Abwehr, wenn das Individuum gegen den Erreger „immun" ist, bereits vor der Entwicklung von Symptomen.

A-2.4 Antigenspezifische Aktivierung von CD8$^+$-T-Lymphozyten

CD8$^+$-T-Lymphozyten benötigen sehr starke Signale für eine antigenspezifische Aktivierung. Wie für CD4$^+$-T-Lymphozyten auch, müssen 2 Signale gegeben werden: die Interaktion von TCR und MHC/Peptid-Komplex (**1**) und die Wechselwirkung zwischen CD28/B7-Molekülen (**2**). Das zweite Signal kann verstärkt werden, wenn gleichzeitig CD4$^+$-T-Lymphozyten mit der DC interagieren, da sie über CD40/CD40L-Interaktionen eine deutliche Hochregulierung von B7-Molekülen verursachen (**3**), von der auch CD8$^+$-T-Zellen profitieren.

B-Lymphozyten

B-Lymphozyten wandern direkt in die peripheren lymphatischen Organe (Lymphknoten, Milz, Peyer-Plaques, Gaumenmandel, Wurmfortsatz), nachdem sie im Knochenmark vorgeprägt worden waren. Sie werden von den T-Lymphozyten, die ihnen das Antigen präsentieren, stimuliert. Stimulierte B-Lymphozyten verwandeln sich in Plasmazellen, die Immunglobuline sezernieren, oder in B-Gedächtniszellen. Nach der Klon-Selektionstheorie bildet eine Plasmazelle immer nur gegen eine antigene Determinante einen Antikörper. Die Gedächtniszelle speichert Informationen über Antigene, mit denen vorausgehend Kontakt bestanden hatte und reagiert dann beschleunigt.

Immunglobuline (Abb. A-2.5)

Die immunologischen Reaktionen, die durch **Antikörper** vermittelt werden, nennt man „humorale Immunität". Antikörper zählen zu den Immunglobulinen. Die **Immunglobuline** stellen 1/5 der Proteine des Blutes dar und gehören dem

A 2.2 Erworbenes Immunsystem

humoralen Immunsystem an. Aus aktivierten B-Lymphozyten entstehen Plasmazellen, die pro Lymphozyt nur ein spezifisches Immunglobulin synthetisieren und ins Serum ausschütten.

Immunglobuline bestehen aus vier Polypeptidketten mit zwei langen, schweren Ketten (heavy chain) und zwei kurzen, leichten Ketten (light chain). Die vier Ketten sind durch Disulfidbrücken verbunden. Je nach Aufbau der schweren Ketten unterscheidet man die verschiedenen Immunglobuline (IgA, IgE, IgG, IgM). Schwere und leichte Ketten bestehen aus zwei Anteilen, einem konstanten Fab und einem variablen, der die Antikörperfunktion trägt. Der konstante Anteil bindet mit den Fc-Rezeptoren an Zellmembranen oder Komplement. Die konstanten Abschnitte haben bei allen Antikörpern einer Untergruppe die gleiche Zusammensetzung. Die Spaltung eines Immunglobulins mit dem Enzym Papain führt zu einer Sollbruchstelle, die den Fab- und den Fc-Anteil des Immunglobulins trennt.

Antikörper erkennen ihre Antigene direkt (ohne MHC-Klassenpräsentation, ohne Kostimulation). Ein Isotopenswitch (=Mannschaftswechsel) ist möglich über membranständige Rezeptoren, die sog. Januskinasen (JAK-Kinasen).

IgA hat eine dimere Struktur. Die Monomere sind durch die J-Kette verbunden. Es macht 15% der Serumimmunglobuline aus. IgA vermischt sich mit den Sekreten der Darmwand, Tränen, Speichel und Nasensekreten und verteidigt die Schleimhäute. Das gesamte Immunabwehrsystem der Schleimhäute heißt Mucous Associated Lymphoid Tissue (MALT). IgA ist auch in der Muttermilch angereichert und trägt zur passiven Immunität des Säuglings bei.

Dagegen ist SALT=Skin associated lymphoid tissue die Bezeichnung für in der Haut lokalisierte Zellen des lymphatischen und Monozyten-, Makrophagensystems als Bestandteil der angeborenen kutanen Abwehr (s.S.19). Dazu gehören Antigen präsentierende Langerhanszellen, Zytokin produzierende Keratinozyten, in die Epidermis einwandernde (=epidermotrope) T-Zellen, ableitende periphere Lymphknoten.

IgG ist der wichtigste Antikörper bei Infektionen und macht 80% der gesamten Immunglobulinmenge aus. Er ist besonders effektiv durch Opsonisierung (s.S.19). Es gibt 4 Untergruppen IgG 1, 2, 3, 4. IgG4 z.B. neutralisiert die Allergene, bevor sie mit dem IgE in Kontakt treten (blockierende Antikörper). IgG durchdringt die Plazentaschranke zum Schutz des Foetus, der beim Säugling noch 6 Monate anhält bis das mütterliche IgG abgebaut ist.

IgM bildet 10% der Immunglobuline, wirkt ebenfalls als Opsonin (s.S.19) und dient der Abwehr von Infekten, z.B. durch Viren. Es ist ein Pentamer mit der schweren μ-Kette. Bei einer Immunreaktion erscheint IgM als erstes. Daher und wegen seiner kurzen Lebensdauer zeigt es eine frische Reaktion an. Bei der humoralen Immunantwort werden beim ersten Kontakt mit einem Antigen zunächst Antikörper der IgM-Klasse gebildet, bei wiederholtem Kontakt dagegen rasch IgG-Antikörper. IgM kann die Plazentaschranke nicht überschreiten.

IgD hat unbekannte Abwehraufgaben, eine schwere ε-Kette und bindet an Komplement.

IgE ist das Immunglobulin der allergischen Soforttyp-Reaktion mit schwerer ε-Kette. Es sollte im gesunden Organismus nur in Spuren vorhanden sein (0,01% der Gesamt-Immunglobuline). IgE haftet sich an die Oberfläche von Mastzellen und basophilen Granulozyten.

Der Fcε-Part bestimmt die Funktion des IgE:
- Bindung an B-Lymphozyten, Makrophagen und eosinophile Granulozyten über FcεRII, CD23
- Bindung Mastzellen und Basophile über den hochaffinen IgE-Rezeptor FcεRI

Man unterscheidet verschiedene Immunglobuline (IgA, IgE, IgG, IgM).
Antikörper erkennen ihre Antigene direkt (ohne MHC-Klassenpräsentation, ohne Kostimulation). Ein Isotopenswitch (=Mannschaftswechsel) ist möglich über membranständige Rezeptoren, die sog. Januskinasen (JAK-Kinasen).

IgA hat eine dimere Struktur und macht 15% der Serumimmunglobuline aus. IgA vermischt sich mit den Sekreten der Darmwand, Tränen, Speichel und Nasensekreten und verteidigt die Schleimhäute. Das gesamte Immunabwehrsystem der Schleimhäute heißt Mucous Associated Lymphoid Tissue (**MALT**). IgA ist auch in der Muttermilch angereichert.
SALT=Skin associated lymphoid tissue ist die Bezeichnung für in der Haut lokalisierte Zellen des lymphatischen und Monozyten-, Makrophagensystems als Bestandteil der angeborenen kutanen Abwehr.
IgG ist der wichtigste Antikörper bei Infektionen und macht 80% der gesamten Immunglobulinmenge aus. Es gibt 4 Untergruppen IgG 1, 2, 3, 4.

IgM bildet 10% der Immunglobuline und dient der Abwehr von Infekten, z.B. durch Viren. Es ist ein Pentamer mit der schweren 109-Kette. Bei einer Immunreaktion erscheint IgM als erstes.

IgD hat unbekannte Abwehraufgaben und besitzt eine schwere ε-Kette.

IgE ist das Immunglobulin der allergischen Soforttyp-Reaktion mit schwerer ε-Kette. Es haftet sich an die Oberfläche von Mastzellen und basophilen Granulozyten.

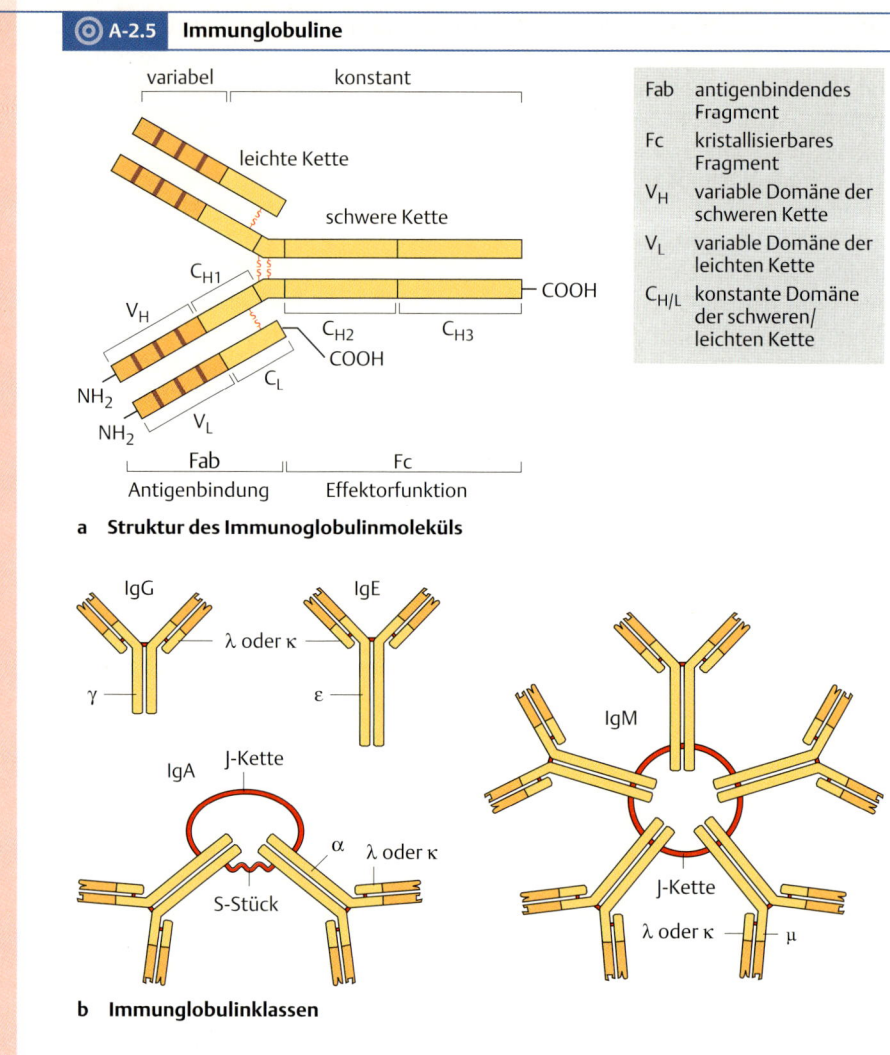

A-2.5 Immunglobuline

a Struktur des Immunoglobulinmoleküls

b Immunglobulinklassen

Fab	antigenbindendes Fragment
Fc	kristallisierbares Fragment
V_H	variable Domäne der schweren Kette
V_L	variable Domäne der leichten Kette
$C_{H/L}$	konstante Domäne der schweren/ leichten Kette

Zytokine

Gewebeständige Mastzellen speichern und sezernieren große Mengen von Entzündungsmediatoren.

Zytokine

Basophile Granulozyten tragen zum spezifischen Milieu bei Entzündungen bei. Sie finden sich im Blut, ihr Gewebeäquivalent wird Mastzelle genannt. Basophile und Mastzellen besitzen einen Oberflächenrezeptor mit starker Affinität zum **Fc-Fragment des IgE (Fc R1).** Durch eine Brückenbildung zwischen spezifischen IgE-Molekülen, die an der Oberfläche der Mastzellen gebunden sind, werden Mediatoren freigesetzt.

Die wichtigsten Entzündungsmediatoren sind Histamin, Serotonin, Leukotriene C, D, E, Prostaglandine PG F2 alpha, PG D2, PG E2, eosinophiler chemotaktischer Faktor ECF), neutrophiler chemotaktischer Faktor (NCF), Heparin, PAF, Chymotrypsin, Peroxidase, Bradykinin, Chemokine und Zytokine (Tab. **A-2.2**). Diese Mediatoren vermitteln nach ihrer schlagartigen Freisetzung die allergischen

A-2.2 Mediatoren der Mastzellen und basophilen Granulozyten

Mediator	Typische Aufgabe
Histamin, ECF, NCF, PAF	chemotaktisch
Histamin, Serotonin, Prostaglandine, Leukotriene, Bradykinin	vasoaktiv, Effekt am glatten Muskel
Chymotrypsin, Peroxidase, PAF	enzymatisch, zytolytisch
Heparin	gerinnungshemmend

Soforttyp-Reaktionen Asthma, Urtikaria und den anaphylaktischen Schock auf Allergene wie z. B. Nahrungsmittel oder Insektengifte. Eine Mediatorfreisetzung kann auch durch unspezifische Reize wie histamine releasing factors (HRF) ausgelöst werden, man nennt dies dann Pseudoallergie.

Zytokine und differente Induktion von TH1- oder TH2-Antwort

Zytokine sind lösliche Mediatoren, die von Zellen ausgeschieden werden. Die Mediatoren der Lymphozyten heißen Lymphokine oder Interleukine, die untereinander und mit anderen Makrophagen kommunizieren. Monozyten und Makrophagen, die durch ein Antigen stimuliert werden, bilden Interleukin-1 (IL-1). Das Erkennen des Monozyten durch den Lymphozyten basiert auf dem Vorhandensein von Membranantigenen der archaischen **Histokompatibilitätsgruppe (HLA)**. Die Lymphozyten, die diese Makrophagen erkennen, finden dann ein Oberflächenantigen aus dem Histokompatibilitätskomplex (HLA) auf dem Makrophagen, das passen muss. Der TH-Lymphozyt, der durch IL-1 angeregt wurde, sezerniert nun wiederum IL-2, das die Proliferation von T-Lymphozyten anregt. Als Rückmeldung an Makrophagen produzieren die Lymphozyten Lymphokine (MIF, MAF, PAF), die den Makrophagen in seiner Abwehrleistung anregen.
Eine Übersicht der Zytokine zeigt Tab. **A-2.3**.
Der Thymus und das Zytokinmilieu entscheiden, für welche Mannschaft ein Lymphozyt laufen wird. Lymphozyten entstehen, wie oben bereits beschrieben, aus Stammzellen, die während der frühen Embryonalentwicklung in den Thymus einwandern und nach der Geburt nur noch im Knochenmark vorkommen. Die beiden Hauptklassen der Lymphozyten TH1 und TH2 werden durch ihren Differenzierungsgang geprägt und können nicht ineinander übergehen. Ziel ist es, auf eine Infektion hin das richtige Zytokinmuster zu produzieren. Zytokine stimulieren die humorale aber auch die zelluläre Immunität, die Aktivierung und Differenzierung der T- und B-Lymphozyten. So ist IFN-γ unter den T-Lymphozyten ein TH1-Produkt und antagonisiert die Aktivität von IL-4 und damit die TH2-Antwort. Starke Induktoren einer TH1-Antwort sind IL-12 und IL-18, die zur IFN-Produktion führen. Zum Cross-talk mit den B-Lymphoyzten produziert der T-Lymphozyt IL-4 und IL-5, die ebenso wie IL-2 und IL-6 die B-Lymphozyten stimulieren.
Weiter haben Botenstoffe des Nervensystems, **Neuropeptide**, modulierende Einflüsse auf Entzündungszellen. Substanz P und das vasointestinale Peptid (VIP) fördern die Mastzelldegranulation und induzieren Chemotaxis. Das α-Melanozytenstimulierende Hormon (α-MSH) ist ein Neurohormon und induziert IL-10 und TNF-α.
Neuropeptide und Neurohormone werden sowohl in Zellen des Gehirns als auch in Keratinozyten exprimiert. Sie stellen ein Bindeglied zwischen dem zentralen Nervensystem und der Haut dar und haben über Interaktionen mit Zytokinen und Wachstumsfaktoren Einfluss auf das Immunsystem. So erklärt man sich den immunsupprimierenden Einfluss von Stress (Hypothalamus) damit, dass es zunächst zu einer Freisetzung des Stresshormons Corticotropin Releasing Hormone (CRH) in der Hypophyse kommt. In der Folge induziert CRH das α-MSH in der Haut, was zu einer Unterdrückung des Immunsystems führt. α-MSH fördert in antigenpäsentierenden Zellen die Produktion von Suppressorfaktoren wie IL-10 und hemmt die Expression von entzündungsfördernden Botenstoffe wie IL-1. Die „Psyche" hat also Einfluss auf die Haut.

Zytokine und differente Induktion von TH1- oder TH2-Antwort

Zytokine sind lösliche Mediatoren, die von Zellen ausgeschieden werden.
Durch Antigene stimulierte Lymphozyten bilden **Interleukin-1**, das Th-Lymphozyten stimuliert, die wiederum **Interleukin-2** sezernieren, das die Proliferation von T-Lymphozyten anregt.
Die Lymphozyten produzieren **Lymphokine** (MIF, MAF, PAF), die wiederum den Makrophagen in seiner Abwehrleistung anregen.

Th1- und Th2-Lymphozyten produzieren unterschiedliche Zytokinmuster. IFN-γ z. B. ist ein TH1-Produkt und antagonisiert die Aktivität von IL-4 und damit die TH2-Antwort. Starke Induktoren einer TH1-Antwort sind IL-12 und IL-18, die zur IFN-Produktion führen.
Zum Cross-talk mit den B-Lymphoyzten produziert der T-Lymphozyt IL-4 und IL-5, die ebenso wie IL-2 und IL-6 die B-Lymphozyten stimulieren.

Neuropeptide haben modulierende Einflüsse auf Entzündungszellen. Substanz P und VIP z. B. fördern die Mastzelldegranulation und induzieren Chemotaxis. Das α-MSH ist ein Neurohormon und induziert IL-10 und TNF-α.

A-2.3 Zytokine

Zytokine	Produktion durch	Funktion
IL-1 • IL-1α Zytosol, membranständig • IL-1β wird freigesetzt	Monozyten, Makrophagen, Endothelzellen, Keratinozyten, Mastzellen	• fördert Teilung und Wachstum von T- und B-Lymphozyten, wird stimuliert von Bakterien, Mykoplasmen, Pilzen • zentral pyrogen • Mediator des septischen Schocks • Hochregulation von Adhäsionsmolekülen
IL-2	TH-Lymphozyten	• Proliferation der aktivierten T-Lymphozyten • Hochregulation des IL-2 Rezeptors (CD 25) • Förderung von TC • Makrophagenaktivierung
IL-3	T-Lymphozyten, Mastzellen	• Anregung des Knochenmarks • fördert Teilung und Wachstum von Granulozyten
IL-4	T-Lymphozyten, Mastzellen, basophile, eosinophile Granulozyten	• IgE-Produktion • T-Zelldifferenzierung • Mastzellen in der Mukosa • Hochregulation von MHC II, CD 23
IL-5	TH2-Zellen, Mastzellen, Eosinophile	• Anregung von eosinophilen Granulozyten und B-Lymphozyten • Bereitstellung von $CD5^+$ B-Zellen, die IL-10 produzieren • Reifung und Aktivierung von Eosinophilen
IL-6	Makrophagen	• Aktivierung von B-Lymphozyten • dämmt Entzündung ein
IL-8	Monozyten	• Anregung der neutrophilen Ganulozyten • Hochregulation von Adhäsionsmolekülen
IL-10	Monozyten, Makrophagen, TH2-Zellen	• antiinflammatorisch • Zytokin-antagonisierend, z. B. IL-12 • Toleranzinduktion
IL-12	Monozyten, Makrophagen, Neutrophile, dendritische Zellen	• angeborerene Infektabwehr • NK-Zell-Aktivierung • initiiert rasche IFN-γ-Produktion
IL-18	Dendritische Zellen	• initiiert rasche IFN-γ-Produktion
GM-CSF	Mastzellen, T-Lymphozyten	• Leukozytenpriming
MIF (migrationsinhibierender Faktor)	Makrophagen	• T-Zellstimulation • Gegenspieler von Glukokortikoiden
TNF-α	Monozyten, Mastzellen, Makrophagen, NK-Zellen, Keratinozyten, Endothelzellen	• Immunmodulator • aktiviert Zytotoxizität der Makrophagen • Lyse von Tumorzellen • Stimulation von neutrophilen Ganulozyten, Bakterien und Viren • endogenes Pyrogen • Mediator des septischen Schocks • Hochregulation von Adhäsionsmolekülen
IFN-α		• hemmt das Wachstum von Viren • Immunstimulation
IFN-γ	Aktivierte T-Lymphoyzten, B-Lymphozyten, NK-Zellen	• hemmt das Wachstum von Viren • Immunsuppression regelt Funktion der Makrophagen • regt B-Lymphoyzten zur Immunglobulin-Produktion an • stimuliert Antigenpräsentation • hemmt IgE-Produktion
TGF-α	Thrombozyten	• antiinflammatorisch • Hemmung von IgE-Produktion und T-Zellaktivierung

2.3 Abstoßungsreaktion

Bei Gewebetransplantationen wurden die **Haupthistokompatibilitätskomplex-Proteine (MHC)** entdeckt. Nicht verwandte Individuen exprimieren fast immer verschiedene Gruppen von MHC-Genen. Das Transplantat weist den Empfänger („Wirt") ab und versucht ihn über immunkompetente T-Lymphozyten des Transplantats „abzustoßen".
Bei Transplantationen unterscheidet man:
- *Autologe Transplantation:* Das Gewebe war kurzzeitig außerhalb des Körpers und wird dann zurückgegeben
- *Syngene Transplantation:* Transplantation von Gewebe zwischen eineiigen Zwillingen, üblicherweise mit Annahme des Transplantats
- *Allogene Transplantation:* Transplantation zwischen genetisch nicht identischen Mitgliedern derselben Spezies mit hohem Abstoßungsrisiko
- *Xenogene Transplantation:* Transplantation zwischen verschiedenen Spezies mit hohem Risiko der Transplantatabstoßung.

Die schweren und teils tödlichen Reaktionen, z.B. bei Knochenmarktransplantationen, betreffen die inneren Organe und die Haut als **Graft-versus-Host-Reaktion** (=Transplantat-gegen-Wirt-Reaktion).
Das **HLA-System** steuert die Abstoßungsreaktion, aber auch die gewünschte Erkennung von körperfremdem infektiösem Material. Das HLA-System wird genetisch auf dem 6. Chromosom kodiert und hat 4 Hauptregionen A,B,C,D.
Am bedeutsamsten sind HLA-A und HLA-B, die Hauptloci, auf denen Proteine der Klasse I kodiert werden. Proteine der Klasse I sind auf den meisten Zelloberflächen (kernhaltige Zellen, Blutplättchen) enthalten.
HLA-D kodiert die Moleküle der Klasse II, die seltener sind und auf B-Lymphozyten, Makrophagen, Monozyten, epithelialen Zellen, aktivierten T-Lymphozyten und Tumoren gefunden werden.
HLA Klasse III umfasst die Komplementfaktoren.
Umgekehrt wird auch die Akzeptanz und eine sinnvolle Abwehrleistung von Oberflächemarkern über dieses System vermittelt. HLA-D- identische Spender-Empfänger-Kombinationen sind bedeutsam, aber auch HLA- und HLB-matching bei z.B. Nieren-Transplantationen.
Lymphozyten, die Makrophagen erkennen, finden ein Oberflächenantigen aus dem HLA auf dem Makrophagen. Der TH-Lymphozyt und sein Rezeptor CD4+ brauchen ein Antigen der HLA Klasse II. Der CD8+-Rezeptor des TC-Lymphozyten erkennt das Antigen nur, wenn es mit einem Molekül der HLA Klasse I auftritt.
Die Toleranzinduktion für T- und B-Zellen erreicht man am ehesten beim jungen Empfänger, bei sehr hoher oder extrem niedriger Antigendosis und bei genetisch geringen Unterschieden zwischen Empfänger und Spender, oder wenn das Antigen regelmäßig in Kontakt mit dem Organismus kommt.

2.4 Autoimmunerkrankungen

Normalerweise reagiert ein Organismus nicht gegen körpereigene Bestandteile oder Zellen (autologe Zellen). Bei einer Störung des Gleichgewichts werden humorale Antikörper oder T-Lymphozyten produziert, die sich gegen Gewebsantigene richten (z.B. Enzephalitis nach Tollwutimpfung, multiple Sklerose, Mumpsorchitis, Hashimoto-Thyreoditis, rheumatoide Polyarthritis, Autoimmundermatosen). Autoimmunerkrankungen können dabei gegen Strukturen eines einzigen Organs, z.B. der Haut (Pemphigus vulgaris) oder aber auch gegen verschiedene Gewebestrukturen (z.B. systemische Autoimmunerkrankung, systemischer Lupus erythematodes) gerichtet sein. Zur Ätiologie gibt es mehrere Hypothesen:
- **Freisetzung sequesterierter Antigene.** Antigene sind in Körperkompartimenten vom übrigen Organismus und vor allem vor dessen immunologischer Reaktion abgegrenzt, so z.B. im Glaskörper des Auges (so genanntes privilegiertes Organ). Durch Trauma oder Erkrankung wird der Kontakt mit dem

Gesamtorganismus und dessen Lymphozyten hergestellt (Ophthalmia sympathica). Die für das Immunsystem bisher fremden Zellen lösen eine schädigende immunologische Reaktion aus, die z.B. auch das nicht verletzte Auge betrifft.

- **Zirkulation kryptischer Antigenepitope.** Die im Thymus erworbene Toleranz besteht nur gegen dominante Epitope körpereigener Proteine. Durch schwere Infektionen, UV-Strahlung oder Medikamente kommen kryptische Epitope vermehrt in die Blutzirkulation (epitope spreading), gegen die eine immunologische Abwehr gestartet wird. Beim Lupus erythematodes werden virale Infektionen als auslösend angesehen, UV-Strahlung als Triggerfaktor. Durch das entzündliche Milieu werden nukleäre oder zytoplasmatische Antigene auf der Zelloberfläche von apoptotischen Keratinozyten präsentiert. Daraufhin entstehen z.B. antinukleäre Antikörper (ANA), die sich gegen Bestandteile des Zellkerns richten, vor allem gegen die DNS. Zellen, die durch ANA besetzt sind, werden einschließlich des Protoplasmas zerstört, sodass nur noch die Kerne zurückbleiben, von ANA umgeben und damit markiert. Die Granulozyten phagozytieren diese Kerne („Opferzelle"). So entsteht die Hargraves-Zelle oder LE-Zelle, mit dem eigenen und dem phagozytierten Zellkern. Zur Bildung von antinukleären Antikörpern kommt es z.B. bei Lupus erythematodes, Sklerodermie, Polymyositis, Sjögren-Syndrom und rheumatoider Arthritis.
- **Modifiziertes Antigen.** Ursache ist das Nichtwiedererkennen von körpereigenen Zellen, die durch Strahlung, chemische Einflüsse, Medikamente oder Entzündung beschädigt wurden. Als Beispiel wird das Auftreten des Antistreptokokken-Antiköpers genannt, der sich nicht nur gegen Streptokokken, sondern auch gegen gemeinsame Antigene auf Keratinozyten richtet. Der infektprovozierte Schub einer Psoriasis guttata wird daher in Zusammenhang mit einer Streptokokken-Infektion gesehen.
- **Molekulare Mimikry-Hypothese.** Homologien aufgrund der Aminosäurenabfolge oder aufgrund struktureller Ähnlichkeiten zwischen Selbst- und Fremdprotein können zu einem Toleranzverlust, z.B. auf der Ebene der T-Lymphozyten führen. Eine der ätiologischen Theorien zur multiplen Sklerose besagt, dass sich Immunreaktionen gegen Glykoproteine von Viren ausbilden, die auch mit Molekülen des zentralen Nervensystem interagieren.
- **Verbotene Klone (Burnet-Hypothese).** Erscheinen anomale Antikörper an der Oberfläche von B-Lymphozyten, werden sie von TS-Lymphozyten zerstört. Kommt es zu einer Störung der TS-Lymphozyten, könnten Antikörper gebildet werden, die gegen eigene Zellen des Organismus gerichtet sind. Erneuter Kontakt mit dem Autoantigen kann dann zur klonalen Expansion dieser „verbotenen Klone" führen. Bei der seltenen Sonderform der Urtikaria, der autoimmunen Urtikaria, entstehen gegen IgE gerichtete Autoantikörper, die Mastzellen zur Degranulation bringen.
- **Fehler in der Toleranzinduktion von T- und B-Zellen:** Durch Fehler in der Apoptose (kontrollierter, geplanter Zelltod, z.B. Fas-Defekt) gelangen vermehrt reife autoimmune T-Zellen in die Peripherie.

2.5 Tumorimmunologie

Die Abwehr gegen Krebs ist ein komplexer Prozess, bei dem immunologische Faktoren bedeutsam sind. Viele Tumoren rufen keine Immunreaktion hervor, andere eine starke.

Tumorantigene, die für die immunologische Tumorabwehr verantwortlich sind, umfassen:

- **Differenzierungsantigene** – aus bestimmten Entwicklungsstadien, die klonal expandieren
- **Retrogenetische Antigene** – Antigene fetaler Zellen, z.B. α-Fetoprotein
- Karzinoembryonales Antigen (CEA)
- **Tumorassoziierte Antigene** – Tumorantigene mit klonspezifischen Determinanten

- **Mutierte Proteine** – entstanden durch chromosomale Translokation oder Punktmutationen
- **Virale Proteine** – produziert von HTLV-1 in T-Zellleukämien oder dem Epstein-Barr-Virus in malignen Lymphomen.

Zellpopulationen, die gegen den Tumor tätig werden sind:
- **Monozyten des Bluts/Makrophagen des Gewebes**
- **TC-Lymphozyten**

Die Mechanismen des Tumors, diesen Angriffen zu entkommen (Tumorescape), sind jedoch vielfältig; z.B. werden die Tumorpeptide bei einigen Tumorzellen nicht transportiert, passen nicht zu den MHC-I-Molekülen, die üblicherweise die Präsentation gegenüber CD8+ übernehmen oder kostimulatorische Moleküle fehlen, die für die T-Zellaktivierung notwendig sind. Einige Tumoren stellen die Bildung von Tumorpeptiden ganz ein.

Folgende Zellpopulationen werden gegen den Tumor tätig: Monozyten des Bluts/Makrophagen des Gewebes, TC-Lymphozyten.

3 Dermatologische Diagnostik

3.1 Anamnese und klinische Untersuchung

3.1.1 Anamnese

Die Anamnese dient der Klärung der Entwicklung der Krankheit und soll später unter Zusammenschau der erhobenen Daten und Befunde zu einer Diagnose führen.

Daneben ist die Anamnese die erste wichtige Kontaktaufnahme mit dem Patienten, bevor er sich entkleidet. Man sollte behutsam vorgehen, um Hemmungen zu reduzieren. Beispielsweise sollten allgemeine, offene Fragen den intimeren Fragen vorausgehen. Suggestionsfragen oder Belehrungen sind strikt zu vermeiden. Je mehr emotionale Intelligenz der Untersuchende beweist, desto mehr wichtige Informationen wird er gewinnen.

Wichtige Fragen im Rahmen der Anamnese:
- Wann und wie hat die Krankheit begonnen?
- Hat sich der Befund ausgebreitet? Wenn ja, wohin? (Dynamik der Erkrankung).
- Besteht ein Zusammenhang mit den Jahreszeiten? (Rhythmik der Erkrankung), z. B. tritt beim atopischen Ekzem häufig eine Verschlechterung im Winter bei trockener Heizungsluft und reduzierter UV-Strahlung auf.
- Hat bei bestehenden Erkrankungen bereits eine Selbstmedikation oder eine Therapie stattgefunden? Wenn ja, mit welchem Erfolg?
- Darüber hinaus liefern Fragen nach internistischen Erkrankungen, Medikamenteneinnahme, früheren Hauterkrankungen, Erkrankungen bei Angehörigen, den Lebensumständen und dem Beruf wichtige Hinweise.

Vom Patienten vermutete Zusammenhänge zwischen der Erkrankung und den äußeren Umständen (z. B. Kontakt zu Noxen, Nahrungsmitteln, Pollen, Tieren) sollten ernst genommen, aber auch ausreichend hinterfragt werden; sie entspringen oft einem nachvollziehbaren „Kausalitätsbedürfnis" vieler Patienten, ein Zusammenhang ist aber in vielen Fällen bereits durch die Anamnese nicht objektivierbar.

3.1.2 Klinische Untersuchung

Die klinische Untersuchung des Patienten muss bei guter Beleuchtung stets vom Kopf bis zum Fuß erfolgen, nachdem man sein Augenmerk zunächst auf den führenden Befund richtet, der zum Arztbesuch Anlass gegeben hat. Der Patient sollte sich hierfür zunächst bis auf die Unterhose entkleiden. Die Inspektion der Genital- und Analregion kann während der Untersuchung oder im Anschluss durchgeführt werden.

▶ **Merke.** Niemals sollte man sich auf Bemerkungen wie „Meine Hautveränderungen sind nur am Kopf" verlassen! Immer den ganzen Körper untersuchen!

Für viele Hautkrankheiten gibt es spezielle Lokalisationen = Prädilektionsstellen oder Verteilungsmuster, die eventuell Hinweise auf mögliche Auslöser geben, z. B. mechanisch belastete oder dem Sonnenlicht ausgesetzte Areale. Unbedingt sollte man auch auf das gesamte Erscheinungsbild der Haut achten, z. B. Trockenheit oder Pigmentgehalt (Hauttyp sowie Bräunungsgrad).

Nicht zu vergessen ist auch die Untersuchung der Schleimhäute, Venen, arteriellen Pulse (insbesondere Fußpulse), Lymphknoten und des Dermographismus (S. 38).

Es hat sich bewährt, die Untersuchung nach einem bestimmten durchaus individuellen Schema durchzuführen, um keine wesentlichen Punkte zu vergessen; ein Beispiel für einen solchen „Fahrplan" finden Sie weiter unten (S. 37 „Befundbeschreibung"). Eine ganz entscheidende Grundlage für die Interpretation der Hautbefunde ist die Kenntnis der Effloreszenzen.

3.2 Effloreszenzen

▶ **Merke.** Jeder Arzt – nicht nur Dermatologen – sollte die Nomenklatur der Effloreszenzen beherrschen, um sich mit Kollegen detailliert und kompetent austauschen zu können.

▶ **Definition: Primäreffloreszenzen** entstehen direkt auf vorher gesunder Haut, während **Sekundäreffloreszenzen** auf vorhandene **Primäreffloreszenzen** folgen (Tab. **A-3.1**).

A-3.1 Effloreszenzen

Primäreffloreszenzen	Sekundäreffloreszenzen
■ Makula (Fleck)	■ Squama (Schuppe)
■ Urtika (Quaddel)	■ Nekrose
■ Papula (Knötchen, Papel)	■ Erosion
■ Nodus (Knoten)	■ Exkoriation
■ Vesikula (Bläschen)	■ Ulkus (Geschwür), Aphthe
■ Bulla (Blase)	■ Atrophie
■ Pustula (Pustel)	■ Cicatrix (Narbe)

Makula (Fleck): Farbveränderung der Haut. Sie kann durch Erweiterung von Gefäßen erythematös sein, durch Pigmenteinlagerung braun in allen Schattierungen, durch Pigmentverlust weiß oder durch exogenes Pigment (Schmutz, Tättowierung) viele Farben annehmen.

A-3.1 Macula (Fleck)

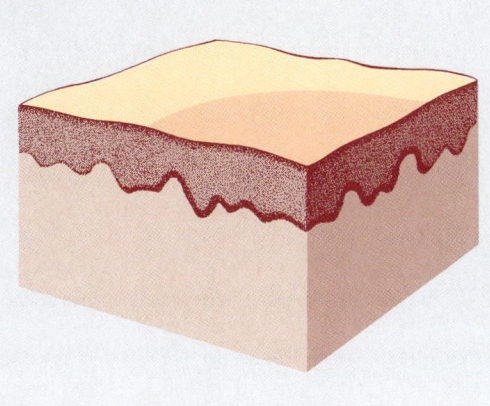
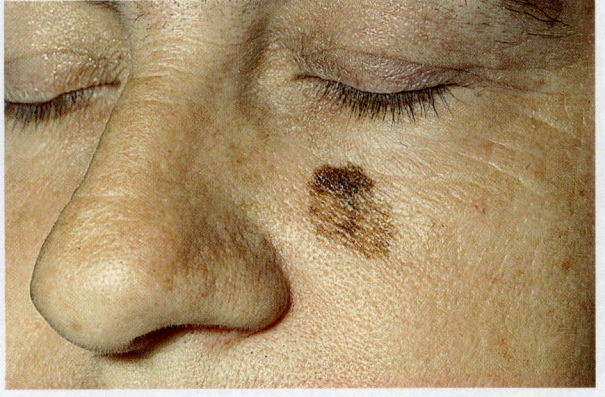

Farbveränderung ohne Substanzunterschied

Urtika (Quaddel): Die Urtica ist eine scharf begrenzte, rötlich-weißliche, weiche Effloreszenz, die zumeist auf einer Flüssigkeitsansammlung (Ödem) in der oberen Dermis beruht. Je nach Ausdehnung des Ödems ändern sich das Aussehen und die Größe (Millimeter bis Zentimeter). Charakteristisch ist die Flüchtigkeit der Urtika, sie besteht Stunden bis selten einige Tage.

A-3.2 Urtika (Quaddel)

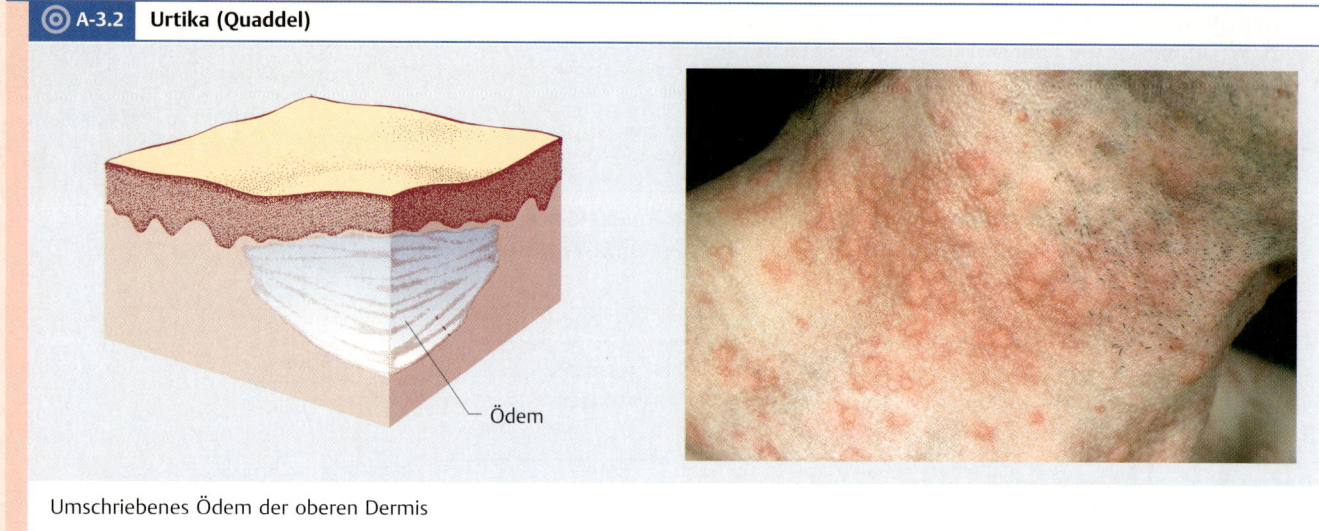

Umschriebenes Ödem der oberen Dermis

Papula (Knötchen, Papel): umschriebene Substanzvermehrung in der Epidermis oder Dermis.

Papula (Knötchen, Papel): Die Papula ist eine umschriebene Substanzvermehrung, die sowohl in der Epidermis als auch der Dermis sein kann. Bei Substanzvermehrung in der Epidermis handelt es sich um eine Verbreiterung der Epidermis, Vermehrung der Keratinozyten (Akanthose; S. 45). In der Dermis kann es sich z. B. um ein entzündliches Infiltrat, Einlagerung von Substanzen (Muzin, Amyloid, Kollagen; S. 426), reaktive wie auch neoplastische Gewebsvermehrungen handeln. Die Papel/Papula variiert von glatter zu rauer Oberfläche und von hautfarben, rot bis braun-schwarz.

A-3.3 Papula (Knötchen, Papel)

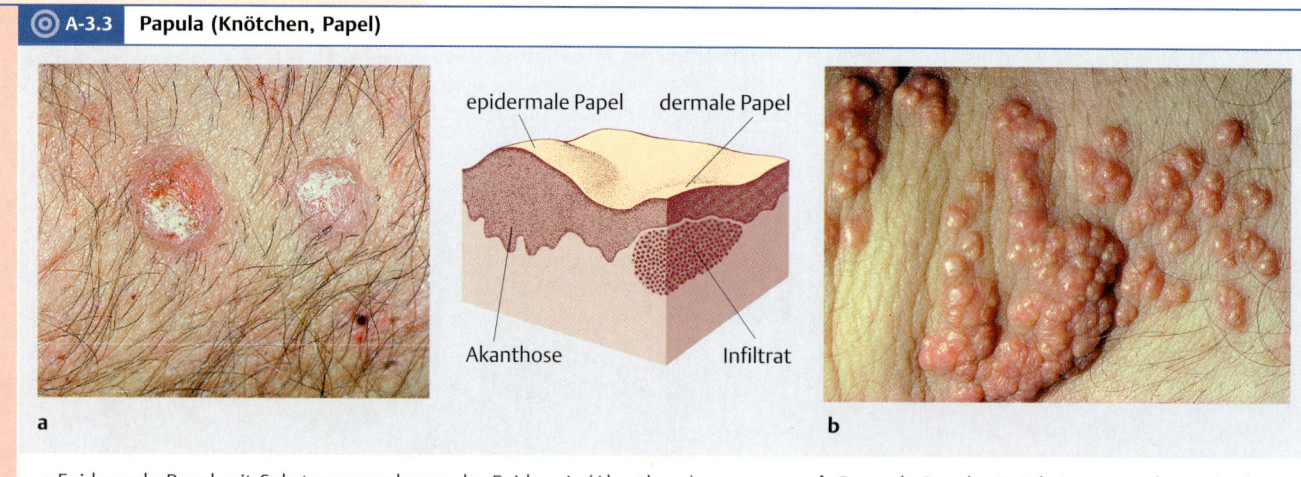

a Epidermale Papel mit Substanzvermehrung der Epidermis (Akanthose)

b Dermale Papel mit Substanzvermehrung in der oberen Dermis durch Infiltrat oder Tumor

Plaque: oberflächlich konfluierte Papeln.

Nodus (Knoten): größer als erbsgroße Papeln.

Plaque: Ein Plaque besteht aus oberflächlichen konfluierten Papeln, so dass eine flächige Gewebevermehrung entsteht.

Nodus (Knoten): Knoten sind Papeln, die größer als erbsgroß sind; ihre Substanzvermehrung kann auch in der Epidermis oder Dermis lokalisiert sein. Ein wichtiges Unterscheidungsmerkmal ist die Konsistenz und vor allem die Verschieblichkeit/Abgrenzbarkeit zu dem umgebenden Gewebe. Eine fehlende Verschieblichkeit ist ein Hinweis auf Malignität des Knotens.

⊚ A-3.4 Nodus (Knoten)

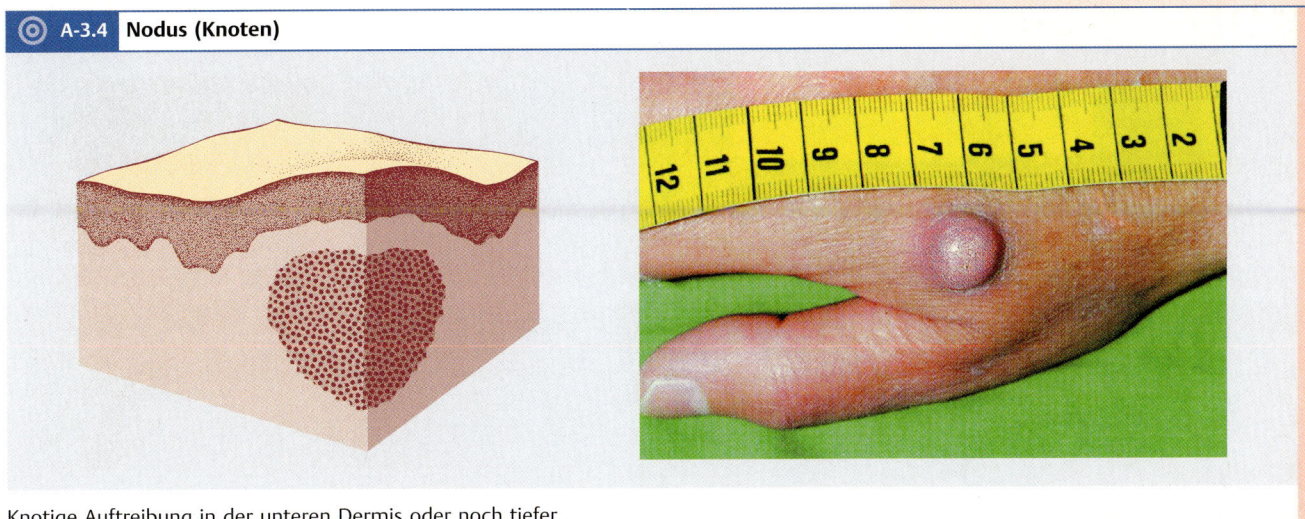

Knotige Auftreibung in der unteren Dermis oder noch tiefer

Vesikula (Bläschen) und Bulla (Blase): Beide stellen eine Flüssigkeitsansammlung intra- oder subepidermal dar. Sie unterscheiden sich lediglich durch die Größe. Bei oberflächlichem Sitz weisen sie ein schlaffes, leicht verletzliches Blasendach auf, bei subepidermalem Sitz ein festes, gespanntes. Beide Effloreszenzen können in anderen entstehen, z. B. auf einer Urtica oder einer erythematösen Makula. Ihr Inhalt kann z. B. serös oder hämorrhagisch sein. All diese Merkmale weisen auf die jeweilige Diagnose hin.

Vesikula (Bläschen) und Bulla (Blase): Flüssigkeitsansammlung intra- oder subepidermal.

⊚ A-3.5 Vesikula (Bläschen)

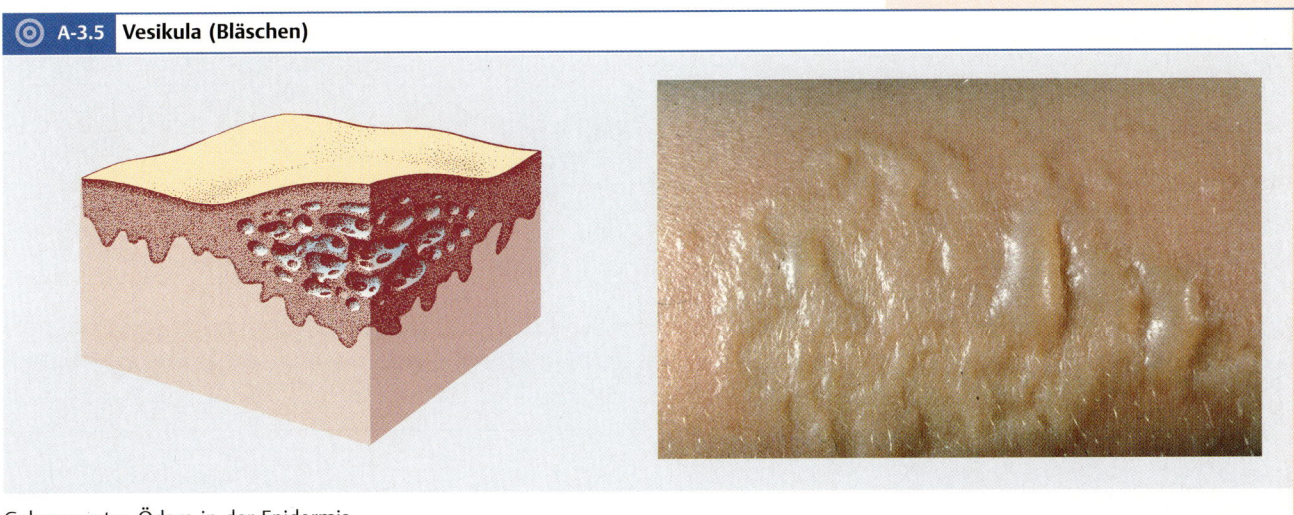

Gekammertes Ödem in der Epidermis

A-3.6 Bulla (Blase)

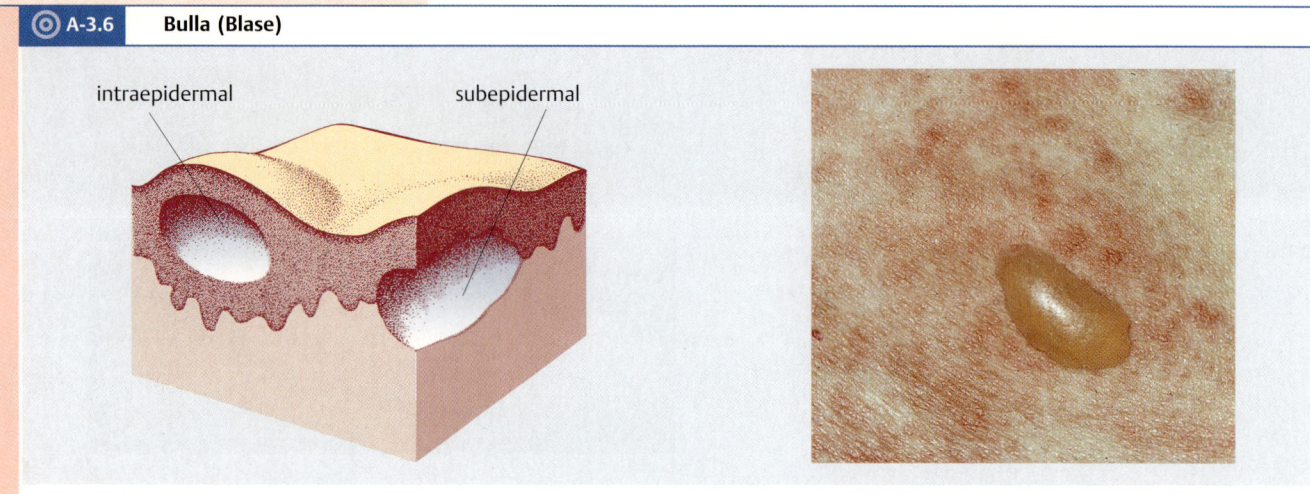

Umschriebene Flüssigkeitsansammlung in der Epidermis (intraepidermale Blase) oder zwischen Epidermis und Dermis (subepidermale Blase)

Pustula (Pustel): oberflächliche, eitergefüllte Spaltbildungen.

Pustula (Pustel): Pusteln sind oberflächliche, eitergefüllte Spaltbildungen. Man unterscheidet infektiöse, Erreger enthaltende und sterile, leukozytenreiche Pusteln.

A-3.7 Pustula (Pustel)

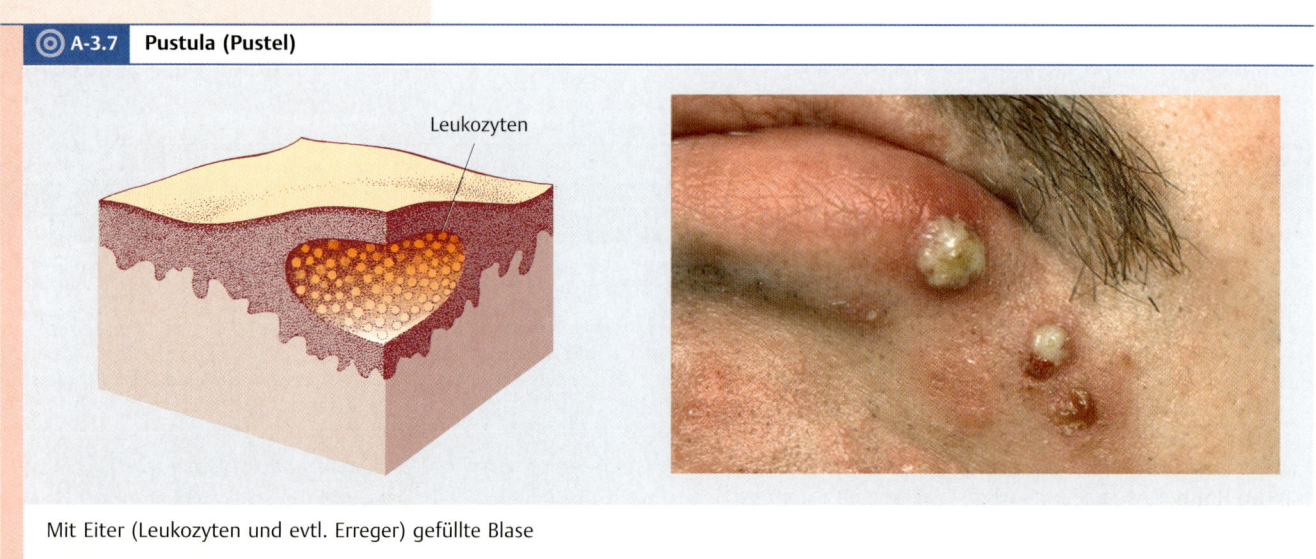

Mit Eiter (Leukozyten und evtl. Erreger) gefüllte Blase

Zyste: epithelbegrenzte Hohlräume.

Zyste: Zysten sind epithelbegrenzte Hohlräume. Man unterscheidet die Zysten nach dem Aufbau ihres Epithels und ihres Inhalts. Klinisch kann die Unterscheidung zwischen Nodus und Zyste Schwierigkeiten bereiten, wobei jedoch eine Zyste zumeist weicher zu tasten ist. Gelegentlich weist eine Zyste auch einen Porus, das heißt, einen Zugang zur Hautoberfläche auf **(Atherom)**.

Abszess: kutan bis subkutan gelegene Eiteransammlungen ohne Abgrenzung zum umgebenden Gewebe.

Abszess: Abszesse sind kutan bis subkutan gelegene Eiteransammlungen, die keine Abgrenzung zum umgebenden Gewebe aufweisen. Klinisch findet sich bei einem reifen Abszess zentral ein gelblich-grünliches Areal mit einer gut palpablen Fluktuation, umgeben von einem tiefen Erythem. Auf Berührung kann sich Eiter entleeren.

Squama (Schuppe)

Squama (Schuppe): Sie entstehen im Rahmen einer übermäßigen, häufig pathologischen Vermehrung der Verhornung (S. 4). Typischerweise lassen sie sich gut von ihrer Unterlage abheben. Die Art der Schuppung kann auf die zugrunde liegende Erkrankung hinweisen. Man unterscheidet zwischen fein- bis groblamellöser, psoriasiformer oder pityriasisformer Schuppung.

Nekrose (Schorf): Sie entsteht durch vollständiges Absterben des Gewebes. Kommt es zu Einblutungen, ist die Farbe schwarz, sonst gelblich-bräunlich. Eine Nekrose kann sehr klein und oberflächlich, aber auch großflächig (eine ganze Extremität betreffend) sein und bis in die Subkutis reichen. Durch Wasserverlust des nekrotisierten Gewebes liegt sie immer unterhalb des umgebenden Hautniveaus.

Erosionen sind oberflächliche, meist von Fibrin bedeckte Gewebedefekte.

Exkoriationen sind Gewebedefekte, die nur bis in die oberste Dermis (Str. papillare) reichen und dort die Kapillaren eröffnen, so dass es zu Blutungen kommt (S. 13). Typisch ist dieser Befund bei Schürfwunden oder als Artefakt: Kratzspuren durch Fingernägel.

Ein **Ulkus (Geschwür)** ist ein tiefer Defekt, der die Dermis und ggf. Subkutis betrifft. Ein typisches Beispiel ist das Ulcus cruris bei chronisch venöser Insuffizienz.

Nekrose (Schorf): vollständig abgestorbenes Gewebe.

Erosionen: oberflächliche Gewebedefekte.

Exkoriationen: Gewebedefekte bis in die oberste Dermis (Str. papillare) mit Eröffnung von Kapillaren und dadurch Blutungen.

Ulkus (Geschwür): tiefer Defekt von Dermis und ggf. Subkutis.

A-3.8 Substanzdefekte

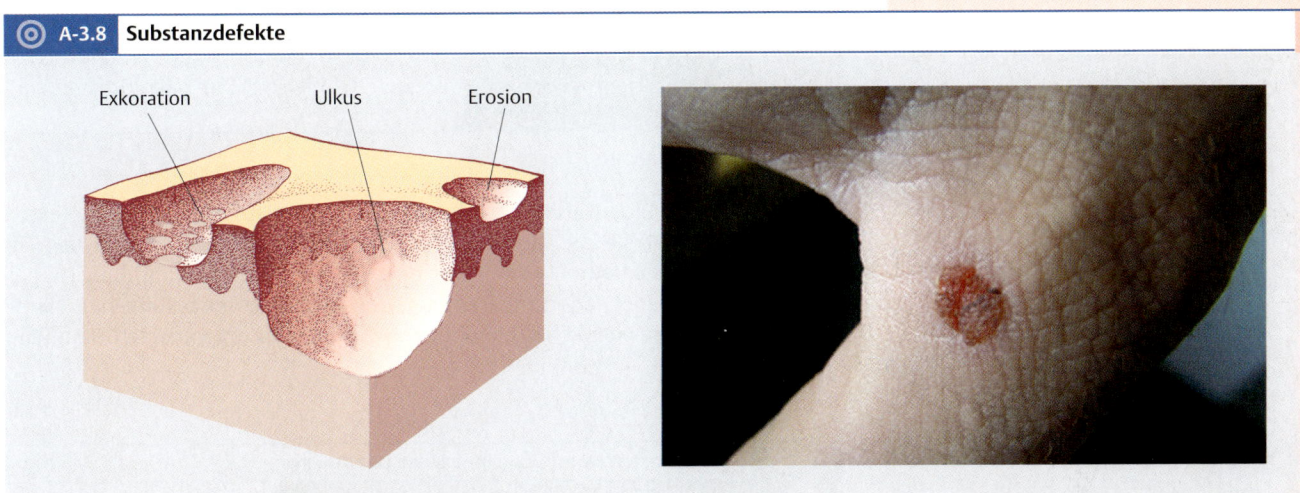

Erosion (oberflächlich), Exkoriation (Epidermis betreffend) und Ulkus (auch die Dermis betreffend)

Eine **Rhagade** ist ein schmaler, bis in die untere Dermis reichender Riss, wie er z. B. im Rahmen von Hand- und Fußekzemen entsteht.

Rhagade: schmaler, bis in die untere Dermis reichender Riss.

A-3.9 Rhagade

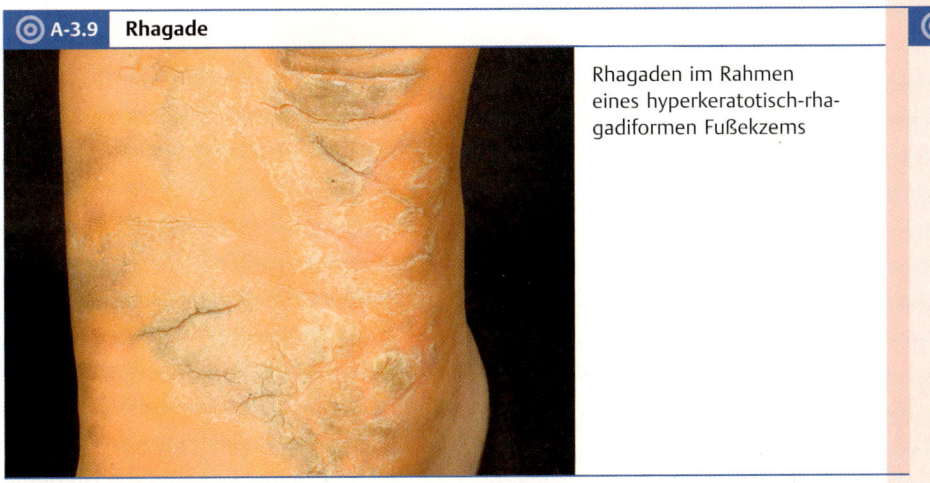

Rhagaden im Rahmen eines hyperkeratotisch-rhagadiformen Fußekzems

Erythem: rötliche Makula größerer Ausdehnung. Wenn das gesamte Integument betroffen ist, spricht man von **Erythrodermie**.

Aphthen: Substanzdefekte der Schleimhaut.

Ein **Erythem** ist eine rötliche Makula größerer Ausdehnung. Wenn das gesamte Integument betroffen ist, spricht man von **Erythrodermie**; bei großflächigen Erythemen, die aber noch nicht den gesamten Körper betreffen, von Suberythrodermie.

Aphthen sind Substanzdefekte der Schleimhaut, die einem flachen Ulkus entsprechen und von einem Erythem umgeben sind.

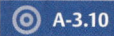

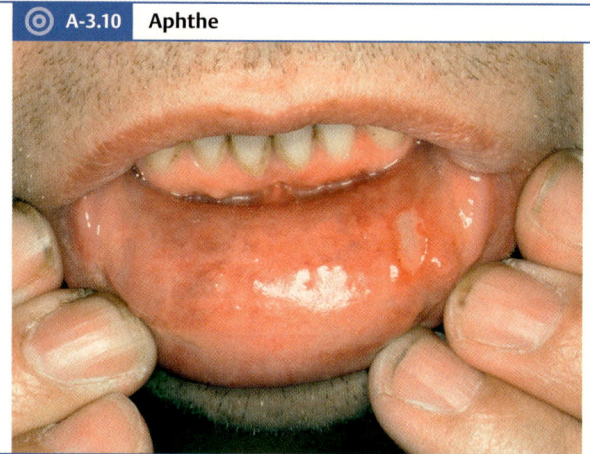

A-3.10 Aphthe

Cicatrix (Narbe): Zustand nach Heilung von Gewebedefekten. Eine überschießende Narbenbildung wird als hypertrophe Narbe oder Keloid bezeichnet.

Cicatrix (Narbe): Eine Narbe entsteht im Heilungsverlauf von Gewebedefekten. Im Idealfall weist sie die gleiche Farbe wie die Umgebung auf und liegt im Hautniveau. Häufig kommt es zu einer überschießenden Narbenbildung (hypertrophe Narbe, Keloid) oder zur Bildung einer atrophen, eingesunkenen Narbe. Auch eine stärkere oder schwächere Pigmentierung der umgebenden Haut kann vorkommen.

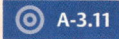

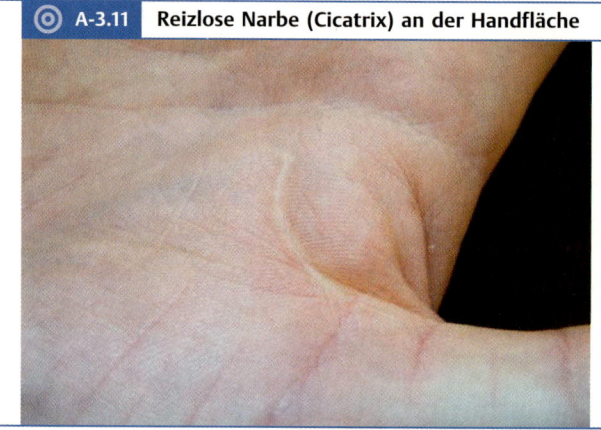

A-3.11 Reizlose Narbe (Cicatrix) an der Handfläche

Sklerose: Verhärtung der Haut mit Elastizitätsverlust.

Atrophien: Verlust von Gewebe einzelner Strukturen oder sämtlicher Hautschichten.

Lichenifikation: verdickte Haut mit hervortretenden Reteleisten und ggf. Hyper- oder Hypopigmentierung.

Sklerose: Klinisch zeigt sich eine Verhärtung der Haut mit Elastizitätsverlust, hervorgerufen durch eine Vermehrung von Bindegewebe in der Kutis, seltener in der Subkutis mit Verdrängung der Hautanhangsgebilde und des subkutanen Fettgewebes.

Atrophien sind gekennzeichnet durch den Verlust von Gewebe; dabei können sämtliche Schichten der Haut oder nur einzelne Strukturen betroffen sein.

Die **Lichenifikation** stellt eine Sekundäreffloreszenz dar, die klinisch als verdickte Haut imponiert, die Reteleisten treten stärker hervor und es kann eine Hyper- oder Hypopigmentierung hinzukommen. Sie kann z. B. durch ständiges Reiben an der Haut ausgelöst werden.

A-3.12 | Lichenifikation („Flechtenbildung")

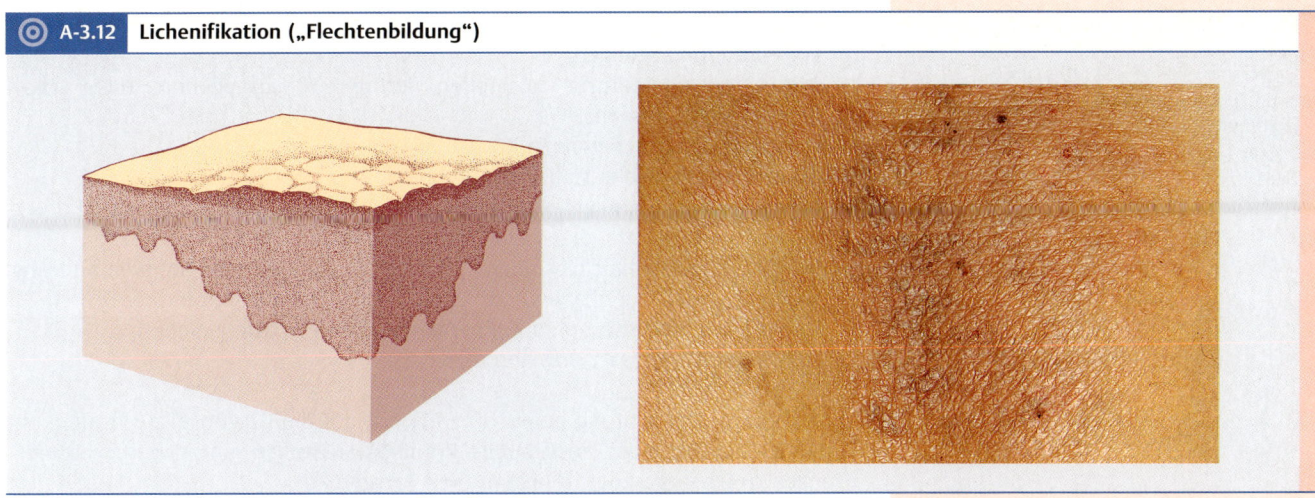

Teleangiektasien sind erweiterte Kapillaren. Bei gleichzeitigem Vorkommen von Hyper- und Depigmentierungen, Atrophie und Teleangiektasien spricht man von **Poikilodermie**.

Teleangiektasien: erweiterte Kapillaren.

A-3.13 | Teleangiektasien

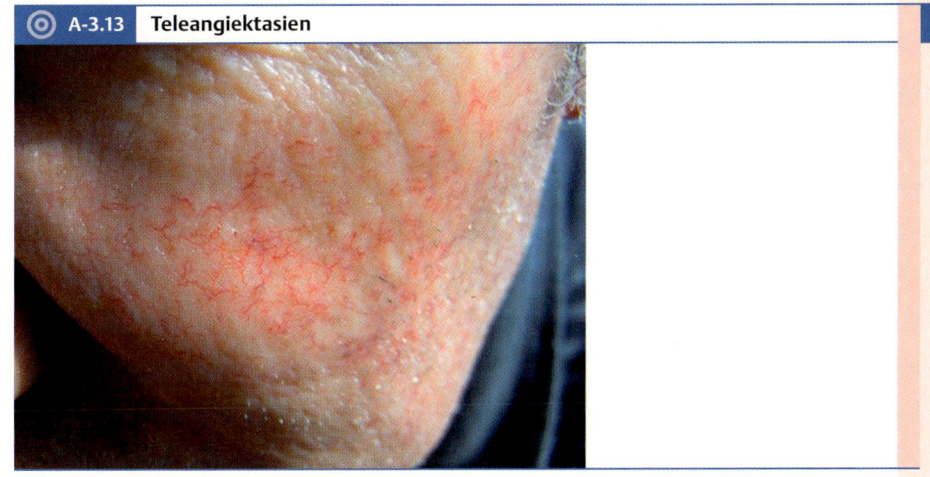

A-3.13

Bei einem **Exanthem** handelt es sich um das gleichzeitige Auftreten oder schnelle Ausbreiten von gleichartigen Effloreszenzen (z. B. makulo-papulöses Exanthem).

Exanthem: gleichzeitiges Auftreten oder schnelles Ausbreiten von gleichartigen Effloreszenzen.

▶ **Merke.** An den Schleimhäuten wird der gleiche Vorgang als **Enanthem** bezeichnet.

◀ Merke

3.3 Befundbeschreibung

Bei der Befundbeschreibung kommt es darauf an, die Effloreszenzen in ihrem Gesamtbild zu beurteilen und nach Möglichkeit ein krankheitsspezifisches Muster zu erkennen.

Erster Schritt: Beschreibung der **Lokalisation** und **Anzahl** der Effloreszenzen, um die Frage „**Generalisiert?**" (mit oder ohne Muster am ganzen Körper) oder „**Lokalisiert?**" beantworten zu können.
Zur näheren Beschreibung dienen folgende Begriffe:

3.3 Befundbeschreibung

Die Effloreszenzen müssen in ihrem Gesamtbild beurteilt werden, um ggf. ein spezifisches Muster erkennen zu können.

Erster Schritt: Beschreibung der **Lokalisation** und **Anzahl** der Effloreszenzen, um die Frage „**Generalisiert?**" oder „**Lokalisiert?**" beantworten zu können.

- Disseminiert (von lat. disseminare = aussäen): über das gesamte Integument verteilte Effloreszenzen.
- Diffus (von lat. diffusus = ausgießen, verbreiten): ausgedehnte, nicht scharf begrenzte Effloreszenz.
- Universell: über den ganzen Körper verbreitet.
- Gruppiert: identische Hautveränderungen liegen dicht beieinander.
- Exanthematisch (von gr. exanthein = aufblühen): multiple, auf größere Körperpartien ausgedehnte, meist entzündliche, gleichartige Effloreszenzen.
- Solitär (von lat. solitarius = einzeln, allein): einzeln stehende Hautveränderung.
- Multipel (von lat. multiplex = vielfach): Gegensatz von solitär.
- Homogen: Effloreszenzen von überall gleicher Struktur, gleichartig.
- Heterogen: Gegensatz von homogen.

Bereits diese Betrachtung liefert oft Hinweise auf die Diagnose, z.B. weil es für viele Hautkrankheiten so genannte **Prädilektionsstellen** gibt, d.h. die Effloreszenzen treten bevorzugt in bestimmten Arealen auf.

Zweiter Schritt: Konkrete Beschreibung der einzelnen Effloreszenzen:
- **Größe und Form:** z.B. anulär, unregelmäßig.
- **Begrenzung:** z.B. unscharf, scharf, randbetont.
- **Farbe:** homogen, inhomogen, apfelgeleeartig etc.
- **Konsistenz und Beschaffenheit** der Oberfläche: z.B. schuppig, glatt, erhaben, derb, teigig oder verschieblich?

▶ **Merke.** Die Effloreszenzen sollte man immer auch betasten, um Befunde zu erfassen, die durch die Inspektion alleine nicht adäquat erkannt werden können.

- Reaktion auf **Glasspateldruck**: wegdrückbar, Farbveränderung?

Dritter Schritt: Beschreibung von eventuellen Begleiterscheinungen (Beispiele): Entzündungszeichen (Erythem, Überwärmung), Exsudation, Schmerzhaftigkeit, Pruritus, Brennen, Hitze- oder Kältegefühl.

Vierter Schritt: Beschreibung von Befunden, die Lymphknoten, Venen, arterielle Pulse und Schleimhäute betreffen.

▶ **Merke.** Auch Sekundäreffloreszenzen müssen nach dem gleichen Schema beschrieben werden.

3.4 Technische Hilfsmittel

3.4.1 Spatel

Holzspatel: Der Holzspatel findet in der Dermatologie Anwendung zur Inspektion der Mundhöhle, zum mechanischen Bestreichen von Hautveränderungen (z.B. Mastozytose, Auspitz-Phänomen bei Psoriasis), und zur Auslösung des **Dermographismus**. Letzterer wird durch zügiges, festes, lineares Bestreichen der Haut mit der schmalen Kante des Holzspatels ausgelöst. Durch Reaktion des Gefäß-Nerven-Systems entsteht im Normalfall ein strichförmiges Erythem (**roter Dermographismus**). Dagegen zeigt sich bei Patienten mit atopischer Diathese ein heller Streifen (**weißer Dermographismus**) sowie bei Patienten mit Urticaria factitia eine strichförmige Quaddel (**urtikarieller Dermographismus**).

Glasspatel: Der Glasspatel besteht heutzutage in der Regel aus Plastik, um bei unsachgemäßem Druck Splitterverletzungen zu vermeiden. Durch eine aufgedruckte Zentimeterskala ist das Ausmessen von Effloreszenzen möglich. In modernen „Glasspateln" ist häufig eine Lupe integriert. Klassischerweise wird der Glasspatel dazu benutzt, um z.B. Farbveränderungen von Effloreszenzen auf

A-3.14 Dermographismus und Diaskopie

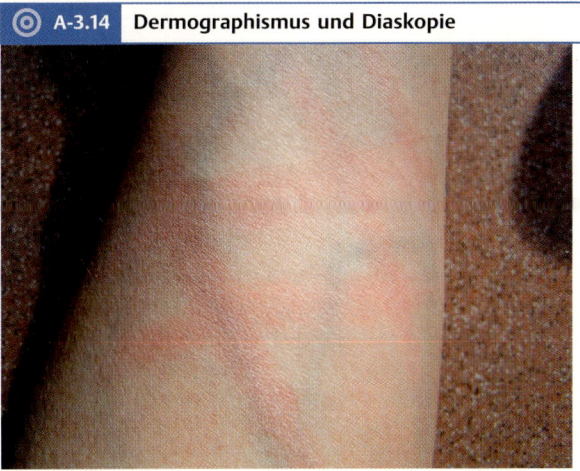
a. Dermographismus

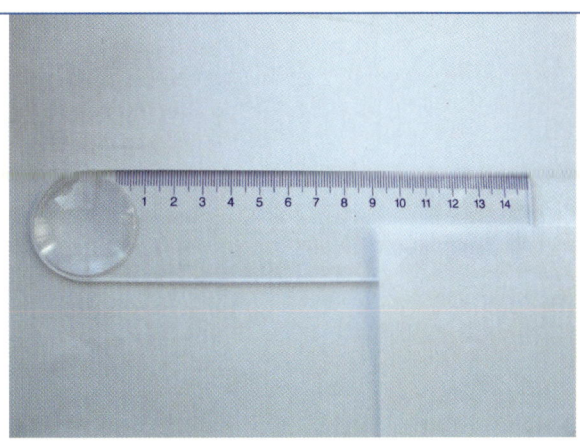
b. Diaskopie

Druck zu überprüfen (z. B. apfelgeleeartig bei Sarkoidose) sowie Einblutungen (z. B. nicht wegdrückbare Erytheme bei Vaskulitis) von Gefäßerweiterungen (wegdrückbar) zu unterscheiden.

3.4.2 Dermatoskopie

▶ **Synonym.** Auflichtmikroskopie.

Prinzip: Intravitale Betrachtung der Haut mit einer vergrößernden Optik. Die häufig genutzten monokularen Geräte weisen meist eine 10-fache Vergrößerung auf; es gibt aber auch Geräte mit bis zu 400-facher Vergrößerung.
Die **diagnostische Aussagekraft** der Dermatoskopie liegt zwischen klinischer und histologischer Diagnostik.

◀ **Synonym**

Prinzip: Intravitale Betrachtung der Haut mit einer vergrößernden Optik.

A-3.15 Beispiele für häufig genutzte monokulare Dermatoskope und deren Anwendung

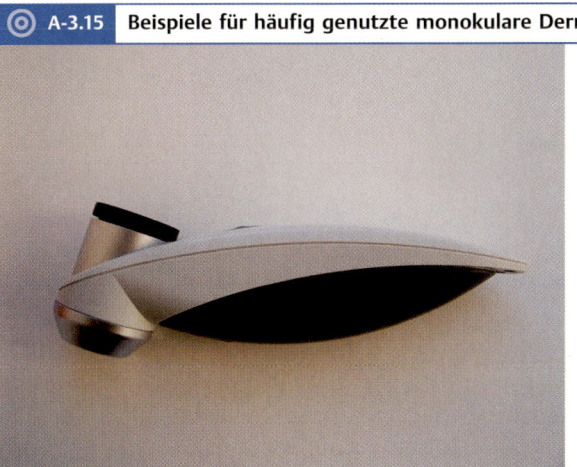
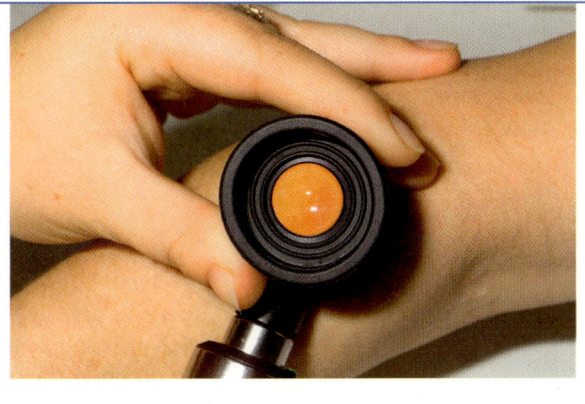

Varianten:
- **Monokulare Geräte:** zu unterscheiden sind Geräte, bei denen Schräglicht auf eine Glasplatte trifft und man ein Kontaktmedium (z. B. Paraffinöl oder Desinfektionsspray) benötigt und Geräte, die mit polarisiertem Licht arbeiten und ohne Kontaktflüssigkeit auskommen, dafür jedoch nur bei gedämpftem Licht optimal genutzt werden können.

Varianten
- Monokulare Geräte.

- Binokuläre Geräte.

- **Binokulare** (Stereomikroskope), videogestützte digitale Systeme: sehr teuer, deshalb eher selten eingesetzt.

Durch Einsatz von Digitalkameras mit dermatoskopischem Aufsatz bzw. gängiger monokularer Geräte zusammen mit einer Digitalkamera können Befunde besser dokumentiert und z. B. zu Verlaufskontrollen und auch Foschungs- und Lehrzwecken genutzt werden.

Einsatzgebiete der Dermatoskopie:
- Beurteilung von Hauttumoren (Tab. **A-3.2**).
- Beurteilung von Hautanhangsgebilden und Nägeln.

Einsatzgebiete der Dermatoskopie:
- **Beurteilung von Hauttumoren:** Ein wichtiges Feld der Dermatoskopie ist die Bewertung pigmentierter Tumoren (Abb. **A-3.16**), aber auch die nicht pigmentierten Tumoren weisen spezifische dermatoskopische Merkmale auf, die zur Diagnose hilfreich sind (Tab. **A-3.2**).
- **Beurteilung von Hautanhangsgebilden und Nägel.**

A-3.2 Dermatoskopische Kriterien von Hauttumoren

Tumortyp	Kriterien
Hauttumoren allgemein	Geometrie (Größe/Form), spezifische Strukturen, Farben, Gefäße und topographische Lage
pigmentierte Hauttumoren	Pigmentnetz (diskret, regulär, engmaschig, feintrabekulär, prominent, irregulär, weitmaschig und grobtrabekulär), Globuli, Pseudopodien, radiäre Ausläufer, schwarze Punkte („black dots"), weiße Schleier, grau-blaue Areale, Hypopigmentierung und stahlblaue Anteile
nicht pigmentierte Hauttumoren	Pseudohornzysten, komedoartige Öffnungen, rötlich-schwarze Lakunen, Teleangiektasien sowie ahornblattartige Pigmentierungen

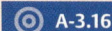

A-3.16 Dermatoskopisches Bild eines Nävus

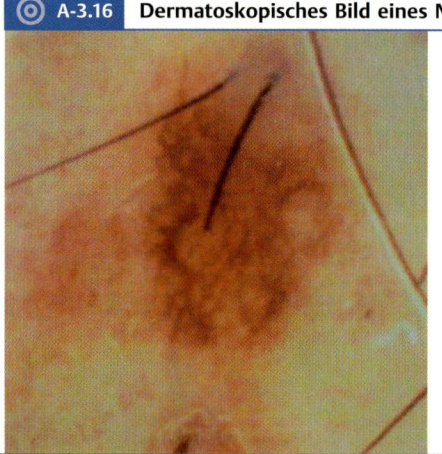

3.4.3 Ultraschall (Sonographie)

Prinzip: An Hautstrukturgrenzen werden Schallwellen in unterschiedlichem Maße und in unterschiedlicher Tiefe reflektiert, registriert und auf einem Bildschirm sichtbar gemacht.

3.4.3 Ultraschall (Sonographie)

Prinzip: Ein sog. Schallkopf sendet durch mechanisch gleichfrequente Schwingungen Schallwellen in das Gewebe. An Hautstrukturgrenzen werden diese Schallwellen in unterschiedlichem Maße und in unterschiedlicher Tiefe reflektiert. Diese reflektierten Schallwellen werden vom Schallkopf empfangen und dann verstärkt und auf einem Bildschirm sichtbar gemacht.

Anwendungen in der Dermatologie:
- Farbkodierte Duplexsonographie zur Gefäßdiagnostik
- Niederfrequente Sonographie
- Hochfrequente Sonographie

Anwendungen in der Dermatologie:
- **Farbkodierte Duplexsonographie zur Gefäßdiagnostik.**
- **Niederfrequente Sonographie** (Sendefrequenz 7,5–10 MHz) zur Darstellung der überwiegend tieferen Schichten der Haut (z. B. Subkutis) sowie von Muskulatur und Lymphknoten.
- **Hochfrequente Sonographie** (Sendefrequenz 20–50 MHz) zur Untersuchung der Epidermis, insbesondere jedoch der Dermis und Subkutis.

Niederfrequente Sonographie (7,5–10 MHz)

A-3.17 Befunde bei niederfrequenter Sonographie (10 MHz)

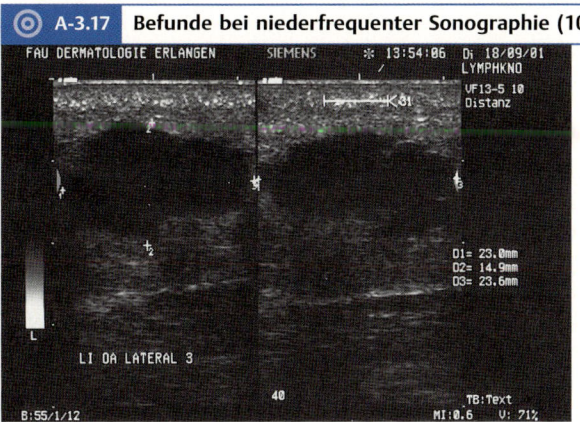
a. Melanom-Metastase

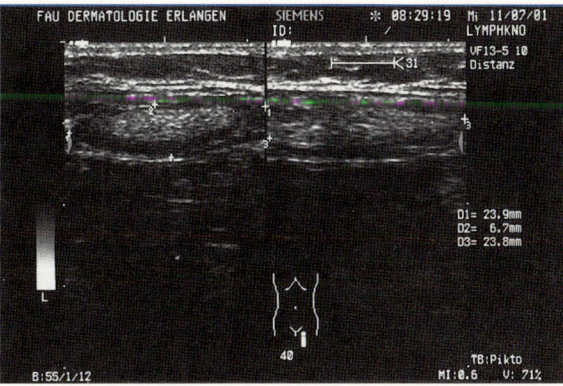
b. reaktiver Lymphknoten

Anwendungen: Im Rahmen der Basisdiagnostik maligner Tumoren ist eine präoperative Planung und Diagnostik sinnvoll. Hierbei wird nicht nur der Primärtumor (20-MHz-Ultraschall, s.u.) untersucht, sondern vor allem die Intransitstrecken (Lymphbahn zwischen Primärtumor und regionären Lymphknoten) und die regionären Lymphknoten.
Mithilfe der Sonographie können metastasen- oder lymphomverdächtige Lymphknoten (>3 mm) erkannt werden. Die Sensitivität für den Nachweis von Lymphknoten-Metastasen liegt bei 85–97 %, die Spezifität bei 80–95 %. Daher hat diese Methode auch eine wichtige Indikation in der Tumornachsorge, der Therapiekontrolle, der präoperativen Markierung von Metastasen, der Abgrenzung suspekter Palpationsbefunde und der Untersuchung von ggf. postoperativ auftretenden Narbenregionen.
Daneben können unklare Weichteilschwellungen sowie subkutane Raumforderungen sonographisch dargestellt werden. Sowohl in diesem Rahmen als auch in der Lymphknotendiagnostik ist eine diagnostische Punktion unter sonographischer Steuerung möglich.

Dokumentation: Wie bei allen medizinischen bildgebenden Verfahren sollte eine Bilddokumentation und eine Befundbeschreibung erfolgen, wobei die auszumessende Struktur in Längen-, Breiten- und Tiefenmaß in 2 Ebenen sowie Lage, Darstellbarkeit, Form, Oberfläche, Begrenzung, Binnenechomuster und Beziehung zu den umgebenden Strukturen angegeben wird. Malignitätsspezifische Einzelmerkmale gibt es jedoch nicht.

▶ **Merke.** Bei allen Untersuchungen müssen Ultraschallartefakte beachtet werden, wie Schallschattenartefakte, dorsale Schallverstärkung und Abtropfphänomene.

Hochfrequente Sonographie (20–50 MHz)

Anwendungen: Diese Methode wird zur präoperativen Tumordickenmessung beim malignen Melanom sowie zur präoperativen Darstellung weiterer maligner und semimaligner Tumoren der Haut genutzt. Die meisten Tumoren der Haut sind echoarm – vom malignen Melanom abgesehen – wodurch es zu erheblichen Einschränkungen der Beurteilbarkeit kommen kann.
Anwendung findet sie weiterhin in der Verlaufsbeobachtung von metastasierenden Tumoren sowie Morphaea und Psoriasis sowie bei bei der Darstellung von Adnexen, kavernösen Hämangiomen, Ekzemen, Strahlenfibrose oder die Beurteilung von Typ-IV-Reaktionen im allergologischen Bereich.

Dokumentation: Die Beschreibung sollte Lokalisation, Vermessung, Schnittebene, Eingangsecho, Echogenität des Coriums, der Subkutis und ggf. der Muskelfaszie, laterale und dorsale Abgrenzbarkeit sowie Vorhandensein und Verteilung von Binnenechos enthalten.
Auch bei dieser Methode kommen Schallartefakte vor.

3.5 Photodynamische Diagnostik (PDD)

Prinzip: Zunächst wird auf die verdächtige Läsion 10- bis 20-prozentige α-Aminolevulin-Säure (ALA) in einer Creme aufgetragen. Danach wird ein okklusiver (Erhöhung der Penetration), lichtundurchlässiger (Reaktion mit dem UV-Licht) Verband angelegt. Nach einer Einwirkzeit von ca. 4–6 Stunden wird der Verband entfernt. Die Applikation von ALA führt zu einer verstärkten Synthese von Porphyrinen selektiv in Tumoren. Wird das betroffene Hautareal dann mit **Wood-Licht** (Tab. **A-3.3**) bestrahlt, kommt es zu einer rötlichen Fluoreszenz.

A-3.3 Wood-Licht

- Wellenlänge 365nm (UV-Licht)
- nur in abgedunkelten Räumen anzuwenden
- Anwendung (korallenrote Fluoreszenz bei Anwesenheit von Porphyrinen):
  - Mykosen (z. B. Erythrasma)
  - Photodynamische Diagnostik (PDD, s.u.)
  - Rechtsmedizin (Nachweis von Blutspuren)

Anwendungen: Die PDD kann einerseits zur präoperativen Diagnostik von meist malignen Hauttumoren eingesetzt werden, andererseits können nichtoperative Therapieformen auf diese Weise kontrolliert werden.

▶ **Merke.** Da eine übermäßige Verhornung das Eindringen der ALA behindern kann, müssen Hyperkeratosen vor Beginn des Procederes abgetragen werden, z.B. bei aktinischen Keratosen oder spinozellulären Karzinomen.

Typische Befunde:
- **Intensive und gleichmäßige Fluoreszenz:** Da insbesondere Basalzellkarzinome, Morbus Bowen, aktinische Keratosen, spinozelluläre Karzinome und extramammärer Morbus Paget große Mengen von Porphyrinen bilden, weisen diese eine intensive und gleichmäßige rote Fluoreszenz auf. Dadurch können präoperativ z.B. die Ränder eines makroskopisch schlecht zu beurteilenden Basalzellkarzinoms oder Tumorreste nach erfolgter Therapie sichtbar gemacht werden.
- **Mäßige oder keine Fluoreszenz:** Andere Tumoren wie z.B. maligne Melanome, Lentigines senilis, seborrhoische Keratosen und Nävuszellnävi fluoreszieren nur mäßig oder gar nicht, daher kann diese Methode auch zur Differenzialdiagnostik (z.B. amelanotisches malignes Melanom versus Basalzellkarzinom) herangezogen werden.
- **Unregelmäßige Fluoreszenz:** Psoriasisherde zeigen meist eine deutliche Fluoreszenz, die jedoch unregelmäßig ist oder auch ganz fehlen kann.
- **Mittlere Fluoreszenz:** Bei der Mycosis fungoides zeigt sich eine mittlere Fluoreszenz in den Herden.

3.6 Histologische Verfahren

3.6.1 Grundlagen

Die Kenntnis der Morphologie der Haut bildet die Grundlage für das spätere Erkennen und funktionelle Verständnis von Hautkrankheiten.

Indikation: Die Indikation für eine Hautbiopsie ist gegeben, wenn die Diagnose unklar ist oder eine Diagnose bestätigt werden soll.

> ▶ **Merke.** Eine Kontraindikation besteht bei dringendem Melanomverdacht mit Ausnahme der Lentigo maligna (S. 311).

Biopsietechnik: Siehe S. 57.

3.6.2 Histopathologie

Physiologische Befunde

In der Übersichtsvergrößerung erkennt man **Epidermis** (Oberhaut), **Dermis** (Kutis, Lederhaut) und **Subkutis** (Abb. **A-3.18** und S. 3).

A-3.18 Übersichtsvergrößerung der Haut (HE-Färbung) mit Epidermis, Dermis und Subkutis

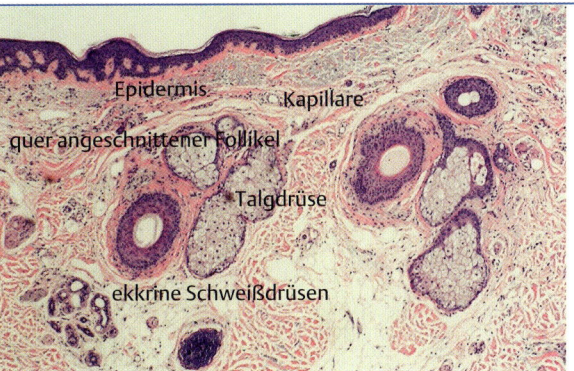

Die **Epidermis** stellt sich in der Hämatoxylin-Eosin(HE-)Färbung als dunkelblaues, basophiles Band dar.
Die Nicht-Keratinozyten (Melanozyten, Langerhans-Zellen, Merkelzellen, Lymphozyten) lassen sich in der HE-Färbung kaum identifizieren (S. 6). Um sie darzustellen sind spezielle Techniken notwendig (S. 45 Immunhistopathologie).
Die **Dermis** zeigt bei HE-Färbung sich eosinophil darstellende **kollagene Fasern**, die im Stratum papillare lockerer als im Stratum reticulare gitterartig geflochten sind. Dieser Aufbau ermöglicht einerseits eine gewisse Dehnbarkeit, andererseits zeigt er eine außerordentliche mechanische Festigkeit.
Die zwischen den kollagenen Fasern liegenden und mit diesen verbundenen **elastischen Fasern** sind dafür zuständig, die Dermis nach einer Dehnung wieder in ihren Ausgangszustand zurückzuführen. Nur sehr dicke elastische Fasern sind histologisch in der HE-Färbung als kurze, blaue gewundene Striche erkennbar. Um sie deutlicher darzustellen bedarf es Spezialfärbungen (z.B. Orcein-Färbung, (Abb. **A-3.19**).
Die **Subkutis** besteht aus dem **subkutanen Fettgewebe**, welches von **bindegewebigen Septen** durchzogen wird. Letztere bilden ein Maschenwerk, welches nach oben mit der Dermis und nach unten mit der Muskelfaszie verbunden ist. Weiterhin finden sich größere Blut- und Lymphgefäße sowie Nerven. Histologisch stellen sich die Fettzellen, die ursprünglich je einen großen Fetttropfen

A-3.19

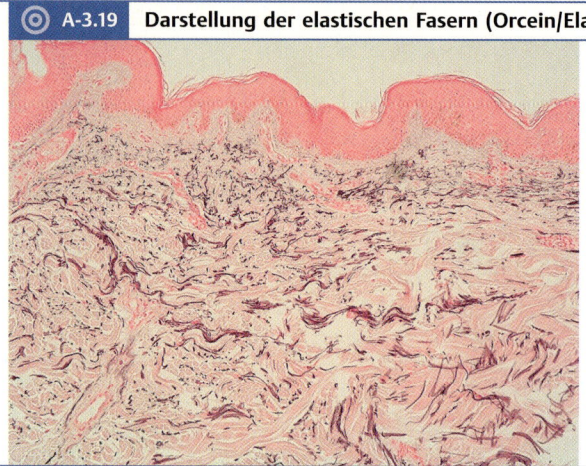

A-3.19 Darstellung der elastischen Fasern (Orcein/Elastika-Färbung)

enthalten, leer dar, da dieser beim Einbettungsprozess des Gewebes herausgelöst wird.

Die **Hautanhangsgebilde** (Adnexe) wie **Haarfollikel, Talgdrüsen** und **apokrine Schweißdrüsen** entstehen durch Einsprossung aus der Epidermis und sind miteinander assoziiert. **Ekkrine Schweißdrüsen** haben ihren Ursprung hingegen in einem eigenen Sproß (S. 11; Abb. **A-3.20**).

Hautanhangsgebilde:
- Haarfollikel
- Talgdrüsen
- apokrine Schweißdrüsen
- ekkrine Schweißdrüsen

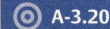 A-3.20

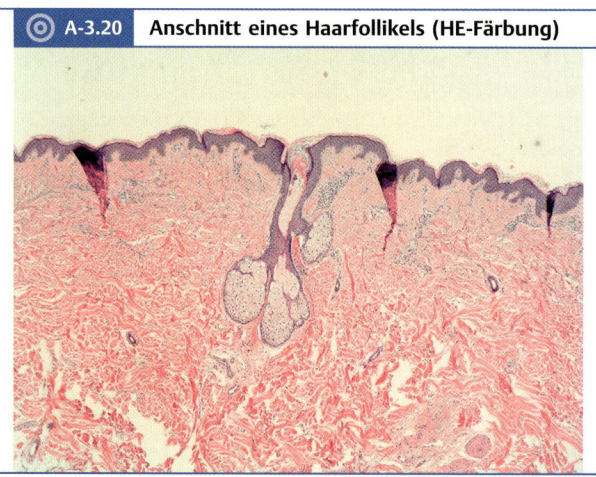

A-3.20 Anschnitt eines Haarfollikels (HE-Färbung)

Vom Haarfollikel sind erkennbar das Infundibulum und die Talgdrüse

In der HE-Färbung zeigt sich der Aufbau der **Talgdrüse** in Läppchen, die außen von einem zweischichtigen, basophilen Epithel umgeben sind. Die Zellen im Inneren der Läppchen lagern Lipide ein, daher nennt man sie Sebozyten.

Pathologische Befunde

Beurteilt man die pathologischen Veränderungen der Haut, beginnt man systematisch außen beim Stratum corneum und endet mit der Begutachtung der Subkutis.

Stratum corneum: Die normale Hornschicht wird als **Orthokeratose** bezeichnet, während das Auftreten von pyknotischen Zellkernen als **Parakeratose** bezeichnet wird. Ist die Hornschicht dicker als normal, aber kernlos, spricht man von einer **Orthohyperkeratose**. Bei einer Verdickung und gleichzeitigem Vorkommen von Zellkernen, nennt man dies **Hyperparakeratose** (z. B. bei der Psoriasis).

Stratum granulosum: Eine Verbreiterung (**Hypergranulose**) findet man z. B. beim Lichen ruber. Es kann auch reduziert sein oder fehlen, z. B. bei der Psoriasis.

Pathologische Befunde

Stratum corneum:
- **Parakeratose:** pyknotische Zellkerne
- **Orthohyperkeratose:** verdickte Hornschicht ohne Zellkerne
- **Hyperparakeratose:** verdickte Hornschicht mit Zellkernen

Stratum granulosum: Hypergranulose = Verbreiterung.

Epidermis insgesamt: Bei einer gleichmäßigen Verdünnung spricht man von einer **Atrophie**, bei einer Verbreiterung von einer **Akanthose**. Im letzten Fall kommt es meist gleichzeitig zu einer Verlängerung der Papillen (**Papillomatose**), welche krankheitsabhängig regelmäßig oder unregelmäßig sein kann.
Liegt ein interzelluläres Ödem in der Epidermis vor, kommt es zu einer Auflockerung zwischen den Keratinozyten, so dass die Zellgrenzen besser sichtbar werden (**Spongiose**). Verlieren die Keratinozyten dann ihren desmosomalen Halt kommt es zu einer intraepidermalen Blasenbildung (**Akantholyse**).
Verhornen einzelne Keratinozyten bereits basal oder im Stratum spinosum und enthalten noch Kernreste, so bezeichnet man sie als **dyskeratotische Zellen**.

Dermis: Hier unterscheidet man Veränderungen der Strukturen selbst, z. B. eine **Fibrose** (Vermehrung des Kollagens und der Fibroblasten) oder eine **Sklerose** (Vermehrung des Kollagens ohne Zellzunahme). Von einer **Muzinose** spricht man bei vermehrter Einlagerung von sauren Mukopolysacchariden. Ein weites diagnostisches Feld nehmen die so genannten **Infiltrate** ein, die man zum einen anhand ihrer Anordnung (perivaskulär, diffus, bandförmig, granulomatös), zum anderen anhand ihres vorherrschenden Zelltyps (Lymphozyten, Histiozyten, neutro- oder eosinophile Granulozyten, gemischtzellig) einteilen und Diagnosen zuordnen kann.

3.6.3 Immunhistopathologie

Immunhistochemie

Prinzip: Die Immunhistochemie beruht auf Antigen-Antikörper-Reaktionen auf den Gewebeschnitten und soll – wie die Spezialfärbungen – eine genauere Diagnostik ermöglichen. Sie wird an formalinfixiertem und in Paraffin eingebettetem Gewebe durchgeführt.
Ziel ist der Nachweis von antigenen Determinanten (so genannten Epitopen) durch spezifische Antikörper. Aber auch diese Antikörper reagieren meistens mit einer größeren Anzahl von Gewebe- bzw. Zellstrukturen, so dass sie für eine Diagnosestellung häufig wegweisend, aber nicht beweisend sind. Sie sollten deshalb immer im Zusammenhang mit der Routinehistologie bewertet werden. Außerdem ist in vielen Fällen erst nach Anwendung verschiedener, sich ergänzender Antikörper und deren Kombination eine Aussage möglich. Um Fehler durch falsch negative Färbungen zu vermeiden, sollte stets eine Kontrollfärbung durchgeführt werden.

Anwendung: Tumordiagnostik (Malignes Melanom, Dermatofibrosarcoma protuberans, Lymphome der Haut) bzw. -aktivität (Proliferation von Metastasen).

Immunfluoreszenz (IF)

Prinzip: Die Immunfluoreszenz dient der mikroskopischen Darstellung von Antigenen, Antikörpern, Komplementfaktoren und/oder Fibrin mithilfe spezifischer fluoreszenzmarkierter Antikörper.

Formen: Zu unterscheiden ist die **direkte** und **indirekte Immunfluoreszenz**:
- Bei der **direkten IF** wird das zu untersuchende Gewebe gleich nach der Entnahme tiefgefroren und Kryostatschnitte angefertigt. Die Schnitte werden nach Trocknung und Fixierung mit fluoreszierenden Anti-IgG, Anti-IgM, Anti-IgA, Anti-C3 und Anti-Fibrinogen in entsprechender Verdünnung beschichtet. Die Betrachtung ist nur mit einem Durchlichtfluoreszenzmikroskop in einem abgedunkelten Raum möglich. Auch hier sollten zur Sicherheit Kontrollen durchgeführt werden.
- Bei der **indirekten IF** wird Patientenserum mit der oben beschriebenen Methode dahingehend untersucht, ob Antikörper im Serum zirkulieren. Es werden fixierte Fremdgewebestücke mit Patientenserum inkubiert. Danach erfolgt mehrfaches Waschen mit Pufferlösung und Zugabe von konjugiertem antihumanem IgG oder antihumanem IgA.

Epidermis insgesamt:
- **Atrophie:** gleichmäßige Verdünnung
- **Akanthose:** Verbreiterung
- **Papillomatose:** Verlängerung der Papillen
- **Spongiose:** interzelluläres Ödem in der Epidermis.
- **Akantholyse:** intraepidermale Blasenbildung.
- **Dyskeratotische Zellen:** einzelne Keratinozyten verhornen bereits basals oder im Stratum spinosum und enthalten noch Kernreste

Dermis:
- **Fibrose:** Vermehrung von Kollagen und Fibroblasten
- **Sklerose:** Vermehrung von Kollagen ohne Zellzunahme
- **Muzinose:** vermehrte Einlagerungung von sauren Mukopolysacchariden
- **Infiltrate**

3.6.3 Immunhistopathologie

Immunhistochemie

Prinzip: Durch Antigen-Antikörper-Reaktionen auf Gewebeschnitten können bestimmte Antigenstrukturen (Epitope) besser dargestellt werden.

Anwendung: Tumordiagnostik bzw. -aktivität.

Immunfluoreszenz (IF)

Prinzip: Darstellung von Antigenen, Antikörpern, Komplementfaktoren und/oder Fibrin mithilfe spezifischer fluoreszenzmarkierter Antikörper.

Formen:
- **Direkte IF:** Entnommenes Gewebe wird direkt mit fluoreszenzmarkierten Antikörpern inkubiert.

- **Indirekte IF:** Im Serum des Patienten enthaltene Antikörper binden an Fremdgewebe; fluoreszenzmarkierte Antikörper binden an diese primären Antikörper.

A-3.21 Metastase eines malignen Melanoms

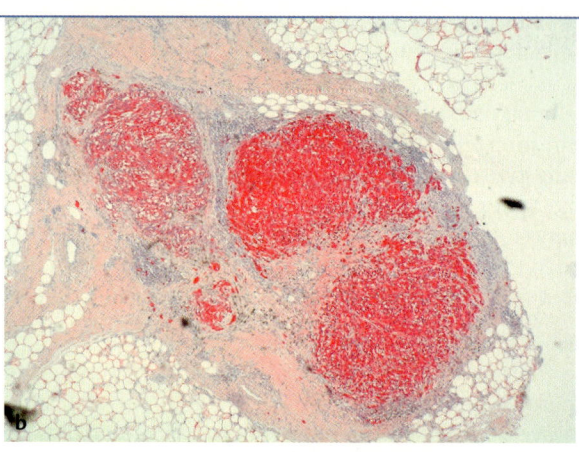
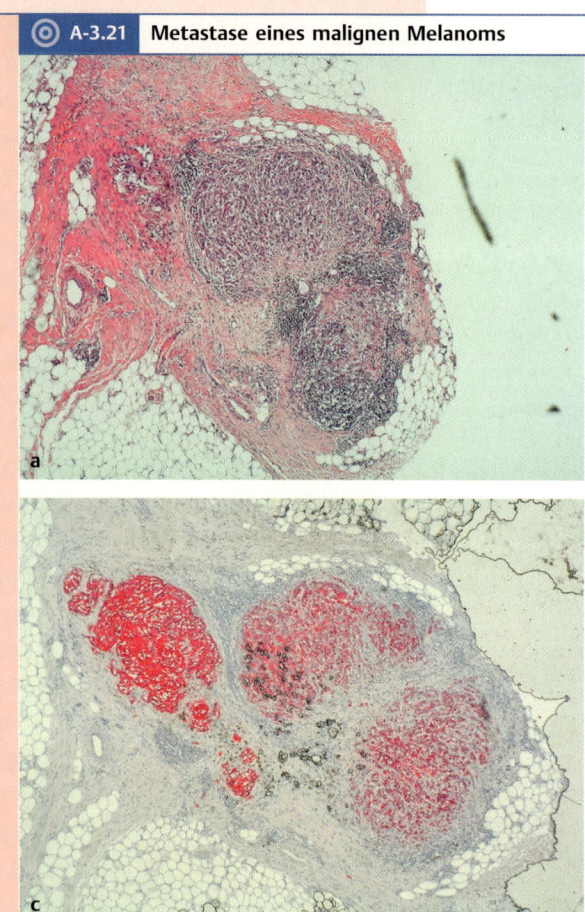

Darstellung einer Metastase eines malignen Melanoms mittels
a) HE-Färbung, b) S100 und c) HMB 45.
S100 besitzt eine zelluläre Reaktivität mit Melanozyten, Langerhans-Zellen, Schwann-Zellen, Knorpelzellen, dendritischen Zellen, Myoepithelzellen und Fettzellen. HMB 45 markiert Prämelanosomen in Nävi, malignen Melanomen aber auch anderen pigmentierten Tumoren, während z. B. amelanotische Melanome nicht markiert werden.

Anwendung: Beurteilung von Erkrankungen mit abgelagerten Ig oder zirkulierenden Antikörpern wie bei immunologischen und autoimmunologischen Krankheiten.

Anwendung: Die Immunfluoreszenz eignet sich insbesondere für die Beurteilung von Erkrankungen mit abgelagerten Ig oder zirkulierenden Antikörpern wie bei immunologischen und autoimmunologischen Krankheiten. Beispiele sind blasenbildende Erkrankungen (z. B. Bullöses Pemphigoid, Pemphigus vulgaris), Lupus erythematodes, leukozytoklastische Vaskulitis, Lichen ruber.

A-3.22 Bullöses Pemphigoid

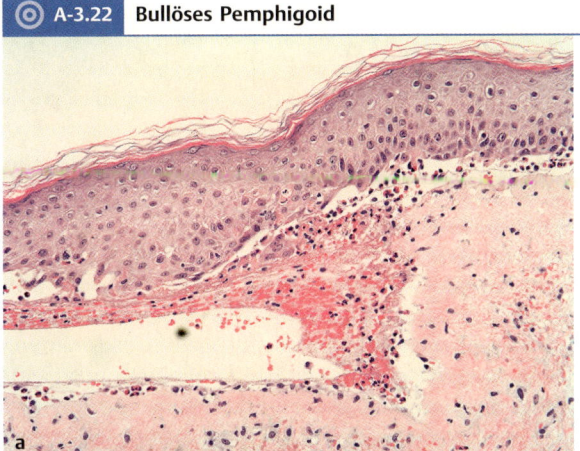
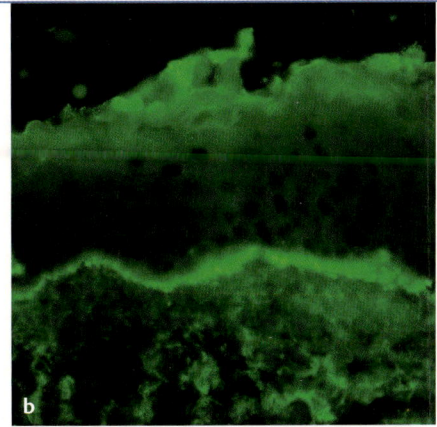
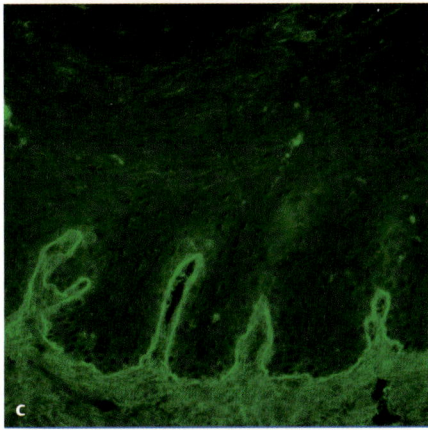

Die Abbildungen zeigen ein bullöses Pemphigoid (S. 390) **a)** in der HE-Färbung, **b)** in der direkten Immunfluoreszenz und **c)** in der indirekten Immunfluoreszenz.
Die für die HE-Färbung entnommene Probe stammt aus läsionaler Haut, so dass die subepidermale Blasenbildung sichtbar ist, während für die direkte Immunfluoreszenz klinisch (!) unbefallene Haut entnommen werden muss. Hier sieht man deutlich die Immunkomplex-Ablagerung als fluoreszierendes Band im Bereich der Basalmembran. Die indirekte Immunfluoreszenz zeigt ebenfalls Fluoreszenz entlang der Basalmembran.

3.7 Allergologische Diagnostik

Siehe S. 111

3.8 Mykologische Diagnostik

Siehe S. 206

3.9 Untersuchung der Haare

Siehe S. 515

3.10 Phlebologische Diagnostik

Siehe S. 487

3.11 Andrologische Diagnostik

Siehe S. 556

4 Therapieprinzipien in der Dermatologie

4.1 Phototherapie und Klimatherapie

4.1.1 Phototherapie

Grundlagen

Die Anwendung von Sonnenlicht zur Behandlung verschiedenster Erkrankungen ist bereits seit der Zeit der alten Ägypter bekannt. Heutzutage wird Strahlung unterschiedlicher Wellenlänge entweder allein oder in Kombination mit Lichtsensibilisatoren für eine Vielzahl dermatologischer Erkrankungen eingesetzt (Tab. **A-4.1** S. 53).

Die Wirkung dieser elektromagnetischen Strahlung hängt insbesondere von der Energie der Strahlung ab (je kurzwelliger, desto energiereicher) sowie von der absorbierenden Struktur (Chromophor), die diese Energie absorbiert und dann in chemische Reaktionen umwandelt.

Bei Exposition gegenüber natürlichem Sonnenlicht hängt das Spektrum der elektromagnetischen Strahlung zusätzlich vom Breitengrad des Aufenthaltsortes sowie von der Höhe über dem Meeresspiegel ab (Abb. **A-4.1**)). Relevant für die dermatologische Phototherapie ist das Spektrum vom ultravioletten bis hin zum sichtbaren Bereich (280–750 nm).

Ultraviolette Strahlung kann unterteilt werden in:
- einen extrem kurzwelligen, hochenergetischen Anteil (**UV-C**: 200–280 nm).
- eine ebenfalls energiereiche **UV-B**-Strahlung (280–320 nm).
- einen langwelligen, energiearmen **UV-A**-Anteil (320–400 nm, 1000fach energieärmer als UV-B).

Während **UV-C**-Strahlung typischerweise vollständig durch die Ozonschicht der Atmosphäre gefiltert wird, dringt **UV-B**-Strahlung bis zum Stratum basale der Epidermis in die Haut ein und löst Sonnenbrand-Reaktionen und die Induktion der Melanogenese (Bräunung) aus. **UV-A**-Strahlung kann Fensterglas durchdringen, gelangt bis in die Dermis der Haut und verursacht dort hauptsächlich oxidativen Stress (Entstehung reaktiver Sauerstoffspezies wie z. B. Superoxid-

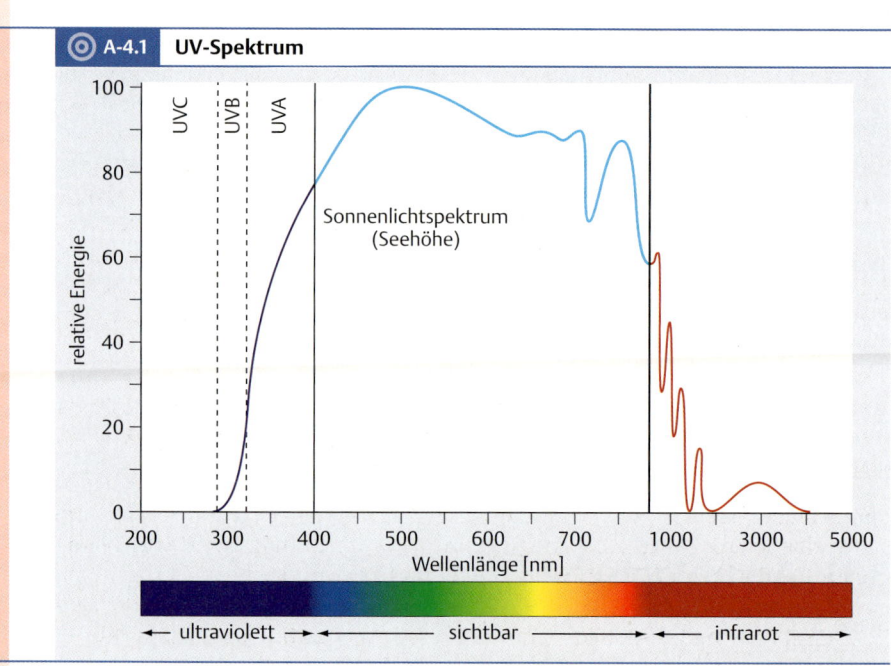

A-4.1 UV-Spektrum

Anionen, Hydroxyl-Radikale oder Peroxid) und induziert Matrix-Metalloproteinasen (insbesondere Elastasen und Kollagenasen; (Abb. **A-4.2**), die Bindegewebsstrukturen degradieren.

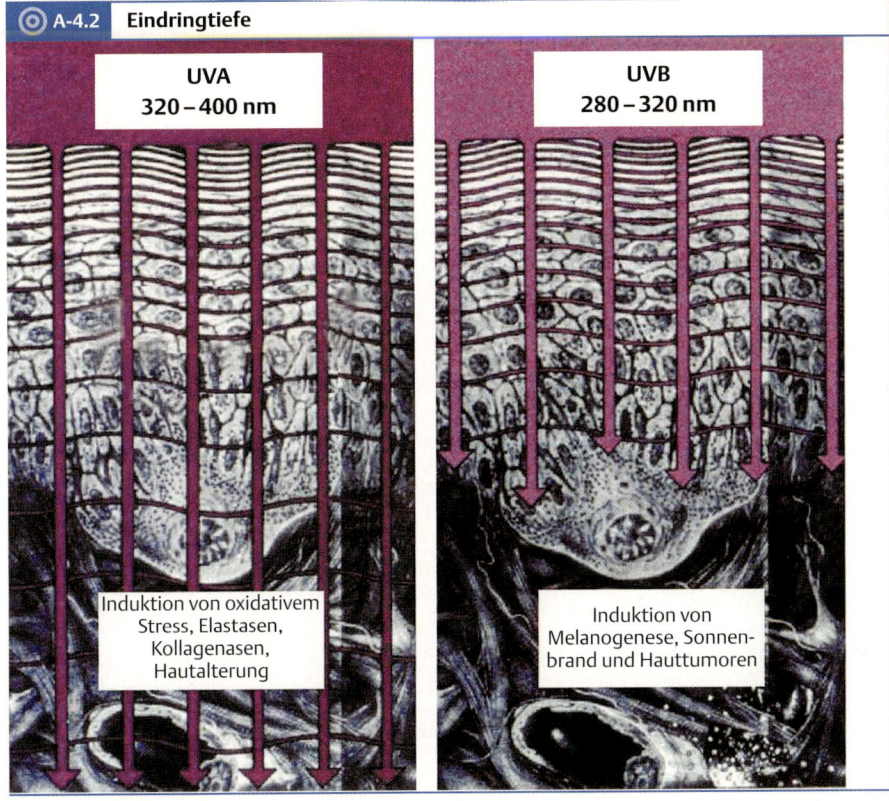

A-4.2 Eindringtiefe

Anwendung in der Dermatologie

Entsprechend dieser unterschiedlichen UV-Strahlungsqualitäten werden die einzelnen UV-Bereiche gezielt zur Therapie spezifischer Hauterkrankungen eingesetzt. Eine Vielzahl von **Bestrahlungsgeräten** ist hierfür auf dem Markt verfügbar:

- Häufig eingesetzt werden **Fluoreszenzstrahler**. Hierzu gehören Niederdruckstrahler (meist lange Röhren, die eine gleichmäßige Ausleuchtung großer Flächen bei einfacher Wartung ermöglichen, bei jedoch relativ geringer Strahlungsintensität). Sowohl UV-A- als auch UV-B-Geräte sind verfügbar. Niederdrucklampen sind meist Gasentladungslampen, z. B. Natrium-Dampflampen, die mit niedrigem Dampfdruck arbeiten und meist gelbliches Licht emittieren, da der Glaskolben nicht beschichtet ist, oder Quecksilber-Dampflampen, die innen mit Phosphorteilchen beschichtet sind, die dann leuchten/fluoreszieren.
- Zu den neueren Geräten gehören die **Hochdruckstrahler** (Hochdruck-Quecksilber-Lampen), die eine hohe Strahlungsintensität besitzen und kurze Bestrahlungszeiten ermöglichen. Auch hier sind UV-A- und UV-B-Geräte, insbesondere jedoch auch langwelliges UV-A1 („Kaltlicht"), verfügbar. Hochdrucklampen sind ebenfalls Gasentladungslampen mit einem hohen Druck (10^5 Pa), die höhere Leistungskonzentrationen erreichen und somit auch hohe Intensitäten im UVA- bzw. UVB-Bereich ermöglichen.

Voraussetzungen: Vor der Einleitung einer Photo- bzw. Bestrahlungstherapie sollte eine genaue Anamnese erfolgen, um eventuell bestehende **Kontraindikationen** für die Durchführung einer UV-Therapie zu ermitteln: hierzu gehören eine erhöhte Lichtempfindlichkeit – genetisch bedingt oder durch die Einnahme lichtsensibilisierender Medikamente (wie z. B. Antibiotika [z. B. Tetrazykline], Phenothiazine [z. B. Atosil®], Diuretika [z. B. Hydrochlorothiazid], Furocumarine

Anwendung in der Dermatologie

Jeder UV-Bereich eignet sich therapeutisch für unterschiedliche Hauterkrankungen. Es gibt zahlreiche Bestrahlungsgeräte:
- **Fluoreszenzstrahler**, z. B. Niederdruckstrahler (für UV-A- und UV-B verfügbar).
- **Hochdruckstrahler** (ebenfalls für UV-A- und UV-B verfügbar).

Vor einer Phototherapie muss eine genaue Anamnese zum Ausschluss von Kontraindikationen wie erhöhte Lichtempfindlichkeit (genetisch, medikamentös), maligne Hauttumoren, multiple dysplastische Naevuszell-Naevi erfolgen.

Wichtig Exakte **Aufklärung** der Patienten über potenzielle Nebenwirkungen (akut Hautrötung, Hautalterung und Hauttumoren als Spätfolge) sowie die Bestimmung der individuellen **minimalen Erythemdosis MED** bzw. – bei PUVA – der minimalen phototoxischen Dosis (s.u.).

▶ **Merke**

Dokumentation: Die applizierten Dosen sowie die kumulative UV-Dosis müssen genau dokumentiert werden (UV-Pass; Abb. **A-4.3**).

 A-4.3

[Meladinine] u.v.a. mehr) – sowie das Vorliegen maligner Hauttumoren oder multipler dysplastischer Naevuszell-Naevi.

Darüber hinaus sollten die Patienten vor jeder Therapie genau **aufgeklärt** werden über den Therapieablauf sowie potenzielle Nebenwirkungen, insbesondere Langzeitrisiken mit Entstehung verstärkter Hautalterung und Hauttumoren. Vor jeder Lichttherapie sollte die individuelle **minimale Erythemdosis (MED)** oder – bei PUVA (s.u.) – die minimale phototoxische Dosis (MPD) ermittelt werden (s.u. UV-Testung). Dies gewährleistet eine erhöhte Sicherheit für die Therapiedurchführung, ermöglicht den Einsatz therapeutisch relevanter Dosen bzw. vermeidet lange Bestrahlungen in therapeutisch nicht wirksamen Bereichen.

▶ **Merke.** Bei jeder Bestrahlung müssen die Augen geschützt (UV-Schutzbrille) sowie nicht befallene Haut und chronisch lichtexponierte Haut abgedeckt werden! **Ausnahme:** Bei der Bestrahlungstherapie des kutanen T-Zell-Lymphoms (CTCL) wird die gesamte Haut bestrahlt, um bereits befallene, jedoch klinisch inapparente Hautläsionen mitzubehandeln.

Dokumentation: Die bei der Bestrahlung applizierten Dosen sowie die kumulative UV-Dosis (Summe der Einzeldosen im Rahmen der einzelnen Sitzungen) sollten genauestens dokumentiert werden (UV-Pass; Abb. **A-4.3**).

A-4.3 UV-Pass

UV-Pass

Name..
Vorname...
Geburtsdatum..
Adresse...

Der UV-Pass muss zu jeder Therapie mitgebracht und die kumulative UV-Dosis muss eingetragen werden.

UV-Therapie

- UV-A
  - UV-A (Breitspektrum)
  - UVA-1

- UV-B
  - UV-B (Breitspektrum)
  - UV-B SUP
  - UV-B 311 nm

- PUVA
  - systemisch (oral)
  - Crème
  - Bade
  - Dusch

Die kumulative Dosis muss für jede Therapie (s. o.) einzeln berechnet und aufgelistet werden.

Verwendete Strahlung:...
Verwendetes Gerät:..

Datum	Kumulative Dosis	Nebenwirkungen

A 4.1 Phototherapie und Klimatherapie

UV-Testung (Ermittlung der MED)

Die Bestimmung der MED (minimalen Erythemdosis, angegeben in J/cm^2) kann entweder mit speziellen Geräten zur Phototestung durchgeführt werden oder auch mit dem Gerät, welches zur Lichttherapie verwendet werden soll. Getestet wird an zuvor nicht UV-exponierter Haut (meist Gesäßbereich) unter Beachtung des individuellen Hauttyps (S. 534). Die Ablesung der Hautreaktion erfolgt 24 h nach Bestrahlung.

Typische MED für UV-A1 (s.u.) liegen für Hauttyp I–II zwischen 5 und 30 J/cm^2, für Hauttyp III und IV zwischen 20 und 80 J/cm^2, für UV-B-Breitsprektrum bei Hauttyp I und II zwischen 25 und 150 mJ/cm^2, bei Hauttyp III und IV zwischen 75 und 200 mJ/cm^2. (Für die Umrechnung von Breitband-UV-B zu UV-B 311nm [s.u.] ist ein Faktor 8–10 anzuwenden.)

UV-B-Phototherapie

Eingesetzte Energiespektren: Sowohl **UV-B-Breitspektrum** (280–320nm) als auch **SUP** (selektive UV-Phototherapie, 305–325nm) sowie **UV-B-Schmalspektrum** (311nm, selten auch Spektrum von 308 nm [Excimer-„Laser"]) werden eingesetzt.

Häufigste **Indikation** ist die **Psoriasis vulgaris**, aber auch andere Erkrankungen sprechen sehr gut auf eine UV-B-Phototherapie an. Hierzu gehören insbesondere die **Vitiligo**, eine **Pityriasis lichenoides** sowie chronischer **Pruritus** verschiedenster Genese (vgl. Tab. **A-4.1**).

Durchführung: Typischerweise wird mit 70 % der zuvor ermittelten minimalen Erythemdosis begonnen und täglich bis zu 50 % gesteigert bis die individuelle minimale Erythemdosis (s.o.) erreicht ist. Die Bestrahlungsdosis sollte dann so dosiert werden, dass bei drei- bis fünfmaliger Bestrahlung pro Woche stets so bestrahlt wird, dass ein minimales, gerade sichtbares, flächiges Erythem (Erythemschwelle) erreicht wird.

Eine UV-B-Therapie kann hervorragend mit einer Vielzahl **topischer Therapien kombiniert** werden. Hierbei werden additive und ggf. sogar potenzierte Effekte erreicht. Kombinationen sind z.B. mit topischen Steroiden aber auch Vitamin-D-Analoga möglich. Die Applikation der Externa sollte stets **nach** der UV-Therapie erfolgen. Weitere Kombinationsmöglichkeiten sind mit Solebädern oder auch interner Medikation, wie z.B. Retinoiden möglich (s. auch S. 83).

UV-A-Phototherapie

Eingesetzte Energiespektren sind entweder konventionelles **Breitspektrum-UV-A** (320–400 nm) oder **Schmalspektrum-UV-A** (**UV-A1**, 340–400nm, so genannte Kaltlicht-Therapie); Letzteres wird durch spezielle Filtersysteme (u.a. Infrarot-Filter) erreicht.

Die häufigste **Indikation** zur UV-A-Therapie stellt das **atopische Ekzem** dar. Weitere Indikationen sind die zirkumskripte Sklerodermie, Prurigo simplex subacuta oder Juckreiz unterschiedlicher Genese (Tab. **A-4.1**).

Durchführung: Für Breitspektrum-UV-A werden typischerweise Dosen zwischen 2 und 14 J/cm^2 eingesetzt; für die UV-A1-Phototherapie gibt es verschiedene Schemata, entweder **low-dose** (10–30 J/cm^2), **medium-dose** (40–70 J/cm^2) oder **high-dose** (80–140 J/cm^2). Typischerweise werden 5-mal pro Woche Bestrahlungen durchgeführt, die bis zur Besserung des Hautbefundes fortgesetzt werden. Auch hier sollte vor Therapie-Einleitung eine MED-Testung zum Ausschluss einer erhöhten UV-Empfindlichkeit erfolgen. Die Bestrahlung selbst, bei normaler MED, erfolgt jedoch entsprechend der o.g. Dosisanleitung, unabhängig von der MED.

PUVA-Therapie (Psoralen und UV-A-Therapie)

Prinzip: Hierbei wird ein „Lichtsensibilisator", das so genannte **Psoralen** (8-MOP, 8-Methoxy-Psoralen, Meladinine®) oder auch 5-MOP eingesetzt. Anschließend wird die auf diese Weise sensibilisierte Haut mit UV-A-Strahlen bestrahlt. Durch die Sensibilisierung erreicht man eine erhöhte Lichtempfindlichkeit der Zellen, da sich das Psoralen an die DNA anlagert und so schon bei geringen UV-Dosen eine chemische Reaktion eingeleitet wird, die zu Strangbrücken der DNA und Apoptosereaktion führt.

Formen:

- **topisch:** Psoralen wird als Creme oder durch ein (Dusch-)Bad appliziert. Vorteil: nur die betroffenen Hautareale werden photosensibilisiert, die gesunde Haut wird geschont.

- **Topische PUVA-Therapie:** z. B. mittels Creme (8-MOP als 0,003 %ige Lösung in Ungentum cordes) oder als Bade- bzw. Dusch-PUVA mit einer Konzentration von 1 mg 8-MOP/l Wasser. Bei Creme-PUVA erfolgt die Applikation eine Stunde vor UV-Therapie, typischerweise unter einer Folie. Vorteil dieser Therapie ist, dass nur die betroffenen Hautareale photosensibilisiert werden, unter Schonung der gesunden Haut. Auch bei der Bade-PUVA (lokal oder Ganzkörper) erfolgt die Bestrahlung unmittelbar nach dem Bad.

- **systemisch:** Psoralen wird oral verabreicht; zuvor müssen Leber- und Nierenwerte, Blutbild sowie der Augenbefund kontrolliert werden.

- Bei der **systemischen PUVA-Therapie** wird 8-MOP oral verabreicht (in einer Dosierung von 0,6 mg/kg KG). Hierbei müssen die Tabletten 2 Stunden vor der Behandlung eingenommen werden. Aufgrund der potenziellen Hepato- und Nephrotoxizität von 8-MOP müssen vor einer systemischen PUVA die Leber- und Nierenwerte sowie das Blutbild kontrolliert werden. Obligat ist zudem eine augenärztliche Untersuchung zum Ausschluss vorbestehender Schäden der Kornea und Retina sowie zur Verordnung einer speziellen UV-(UVA)-Schutzbrille, die nicht zu stark getönt sein darf, damit sie auch problemlos in Innenräumen getragen werden kann.

▶ **Merke**

▶ **Merke.** Während bei topischer UV-Therapie eine Lichtsensibilisierung für etwa 3–4 Stunden anhält, besteht die UV-Empfindlichkeit nach oraler Psoralen-Einnahme für mindestens 12 Stunden. Der Patient muss über entsprechende Schutzmaßnahmen aufgeklärt werden: bei der oralen PUVA ist insbesondere das Tragen einer UV-Schutzbrille über einen Zeitraum von 12 Stunden wichtig, auch in Innenräumen.

Indikationen:

- **topisch:** Psoriasis, chronische Handekzeme, Lichen ruber, Morphea.
- **systemisch:** chronisch-kutanes T-Zell-Lymphom (CTCL, Mycosis fungoides), Vitiligo, parapsoriaforme Erkrankungen.

Durchführung: 4-mal pro Woche. Das PUVA-Erythem tritt verzögert (nach 72 Stunden) auf; nach Erreichen der Erythemschwelle keine weitere Dosissteigerung.

Indikationen:

- **Topische PUVA-Therapie** (Creme- und Bade-PUVA): Psoriasis, chronische Handekzeme, Lichen ruber oder Morphea (zirkumskripte Sklerodermie).
- **Systemische PUVA-Therapie:** Chronisch-kutanes T-Zell-Lymphom (CTCL, Mycosis fungoides), Vitiligo oder parapsoriaforme Erkrankungen.

Durchführung: Typischerweise erfolgt die PUVA-Therapie für alle Applikationsformen 4-mal pro Woche (Montag + Dienstag und Donnerstag + Freitag), wobei an den beiden aufeinanderfolgenden Tagen mit der gleichen Dosis bestrahlt wird, da das PUVA-Erythem verzögert (nach 72 Stunden) auftritt. Bei Erreichen der Erythemschwelle erfolgt keine weitere Steigerung.
Analog zur MED-Testung erfolgt vor Einteilung einer PUVA-Therapie die MPD-Testung mit Ablesung nach 72 h! Die therapeutische Bestrahlung wird dann mit 70% der ermittelten MPD begonnen.

Photodynamische Therapie (PDT)

Prinzip: Photosensibilisierung durch δ-Aminolävulinsäure (ALA). Anschließend Bestrahlung mit Rotlicht (630 nm).

Photodynamische Therapie (PDT)

Prinzip: Diese spezielle Photochemotherapie führt ebenfalls zur **Photosensibilisierung** der behandelten Hautareale (ähnlich PUVA, s.o.), als Sensibilisator wird jedoch δ-**Aminolävulinsäure (ALA)** verwendet. Durch Umwandlung in Protoporphyrin IX und anschließender Bestrahlung mit Rotlicht (630 nm) kommt es zur Bildung von Sauerstoffradikalen und sekundärer Zerstörung der Zellen.

Indikationen: aktinische Keratosen, flache Basaliome, Spinaliome.

Indikationen: Typischerweise wird diese Therapie zur Behandlung von aktinischen Keratosen und flachen Basaliomen und Spinaliomen eingesetzt.

Durchführung: Applizierung einer ALA-Creme auf die betroffenen Hautareale appliziert, nach etwa 4 h Bestrahlung mit Rotlicht für ca. 15 Minuten.

Durchführung: Eine 10%ige ALA-Creme wird für 4 Stunden auf die betroffenen Hautareale appliziert. Tumorzellen nehmen ALA stärker auf als gesunde Haut (daher relative Schonung der gesunden Haut). Die Bestrahlung erfolgt für ca. 15 Minuten (mit einer Gesamtdosis von 70 J/cm^2).

A 4.1 Photothérapie und Klimatherapie

▶ **Merke.** Bei der Bestrahlung kommt es oft zu Schmerzen, daher ist eine gute Analgesie indiziert (oral mit Tramadol, topisch mit Lokalanästhetika-Cremes, z. B. EMLA).

◀ **Merke**

Übersicht über Indikationen einer Phototherapie (Tab. A-4.1)

Übersicht über Indikationen einer Phototherapie (Tab. A 4–1)

A-4.1 Therapieindikationen für den Einsatz der Phototherapie

Diagnose	1. Wahl	2. Wahl	3. Wahl
Chronisches atopisches Ekzem	UV-A	▪ UV-A-1 (low-medium dose) ▪ UV-B ▪ UV-A und UV-B kombiniert	PUVA[1]
Akutes atopisches Ekzem	UV-A-1 (high dose)	UVA-1 (medium-dose)	
Kutane Mastozytose (Urticaria pigmentosa) Zirkumskripte Sklerodermie (Morphea) Progressive systemische Sklerodermie (PSS) Granuloma anulare	UV-A-1 (high dose)	1. Bade-/Dusch-PUVA 2. Creme-PUVA 3. System-PUVA	
Prurigo simplex subacuta	UV-A	UV-A-1	PUVA, UV-B
Prurigo nodularis Hyde	PUVA	UV-B	
Pruritus	UV-A	UV-B	UV-A + UV-B PUVA, (UV-A-1)
PLD (Polymorphe Lichtdermatose „Sonnenallergie")	UV-A[2] + UV-B	UV-B	PUVA
Lichen ruber CTCL (kutanes T-Zell-Lymphom) Lymphomatoide Papulose Histiozytosis X Lichturtikaria Chronisch aktinische Dermatitis (CAD) Eosinophile Follikulitis Purpura pigmentosa progressiva GvHD (Graf versus Host Disease), lichenoid und sklerodermiform Scleroedema adultorum Skleromyxödem	1. Bade-/Dusch-PUVA 2. Creme-PUVA 3. System-PUVA	UV-B	UV-A-1
Hand- und Fußekzeme palmoplantare Psoriasis pustulosa		UVA-1	
Psoriasis	UV-B (311 nm) UV-B (311 nm)-Kombi-Therapie[3]	1. Bade-PUVA oder Dusch-PUVA 2. Creme-PUVA 3. System-PUVA	UV-B-Breitband (280–320 nm)
PLC (Pityriasis lichenoides chronica)/PLEVA (Pityriasis lichenoides et varioliformis acuta)	UV-B	PUVA[4]	
Vitiligo	UV-B (311nm)	Creme-PUVA	Bade-PUVA

[1] vorsichtig steigern, niedrige Dosis
[2] wenn bekannt, nicht auslösende Wellenlänge bevorzugen
[3] insbesondere Retinoide oder Dithranol
[4] PUVA potenter als UV-B

Dosisstärken: UV-A-1 low dose = 10–30 J/cm^2, medium dose = 40–70 J/cm^2, high dose = 80–130 J/cm^2, low-medium = 10–70 J/cm^2 in Abhängigkeit der vom Patienten vertragenen Dosis

4.1.2 Klimatherapie

Bei chronischen Hauterkrankungen können unterschiedliche Klimatherapien zum Einsatz kommen. Man nutzt dabei die besondere geographische Lage bestimmter Regionen (z. B. äquatornah, große Höhen) hinsichtlich ihres unterschiedlichen UV-Strahlungsspektrums bzw. ihres anderen Allergenspektrums.

4.1.2 Klimatherapie

Die Klimatherapie eignet sich für chronische Hauterkrankungen, wobei die besondere geographische Lage bestimmter Regionen (anderes UV- und/oder Allergenspektrum) genutzt wird.

Totes Meer (Balneo-Helio-Therapie)

Grundlagen: Das Tote Meer ist ein Binnensee, der vom Jordan gespeist wird. Der See grenzt an Israel, das Westjordanland und an Jordanien und bildet einen ca. 1000 km² großen Salzsee ohne Abfluss, dessen Wasserspiegel 400 m unter NN liegt (Abb. A-4.4). Der Salzgehalt beträgt ca. 30 Prozent (zum Vergleich: der Salzgehalt des Mittelmeers liegt bei ca. 3 Prozent).

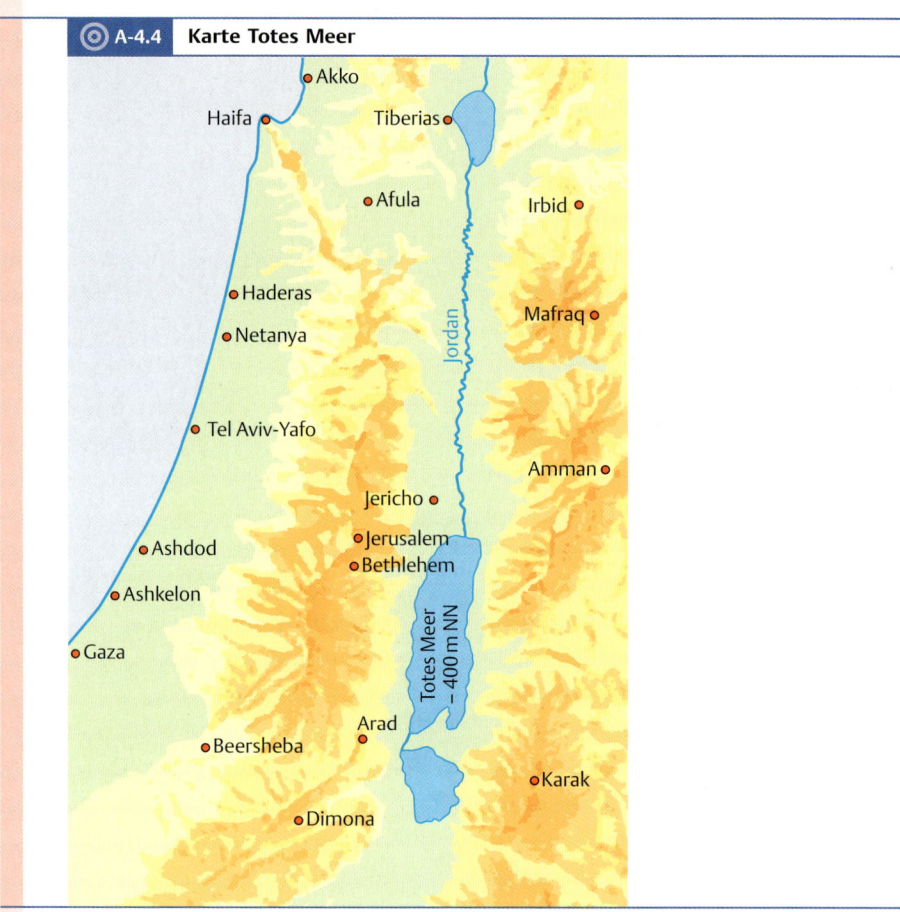

A-4.4 Karte Totes Meer

Entgegen seinem Namen ist das Tote Meer biologisch nicht tot, sondern enthält verschiedene Mikroorganismen, insbesondere anaerobe, Nitro-, Schwefel- und Cellulose-abbauende Bakterien. Auch manche Pflanzen mit großer Salztoleranz, sog. Halophyten, können in dieser extremen Umwelt überleben.

Im Vergleich zum „normalen Klima" in Nordeuropa bietet das **Tote Meer-Klima** folgende Vorteile:
- Trockene, pollenarme Luft.
- Hoher Anteil langwelliger UV-B Strahlung (geringer Anteil der erythemogenen, kurzwelligen UV-B Strahlung) sowie hohe Bestrahlungsintensität durch Äquatornähe.
- Meerwasser mit extrem hohem Salz- und Mineralienanteil.

Indikationen: Die Klimatherapie am Toten Meer wird insbesondere bei Patienten mit **Psoriasis** und **Vitiligo**, gelegentlich auch bei atopischem Ekzem eingesetzt.
- **Psoriasis:** Die beobachtete Wirkung bei der Therapie der Psoriasis kommt durch den kombinierten Effekt der Balneo- (Meerwasser) und Helio- (Sonnen-) Therapie zustande. Der hohe Salzgehalt bewirkt eine potenzielle Eluation (Herauslösen) von Entzündungsmediatoren aus der Haut, das im Meer enthaltene Bitumen wirkt zudem entzündungshemmend. Der hohe Anteil langwelliger (311nm) UV-B-Strahlung führt zu einer Immunsuppression sowie Apoptose-Induktion.

- **Vitiligo:** Durch das o.g. Spektrum kann eine maximale Stimulation der Melanozyten und somit Repigmentierung erreicht werden. Verstärkt werden kann dieser Effekt durch die Anwendung topischer Externa.

Gemäßigtes Seeklima (z. B. Nordseeinseln)

Das gemäßigte Seeklima bietet sich besonders für Patienten mit **atopischem Ekzem** und/oder **Asthma bronchiale** an. Der positive Effekt wird durch eher niedrige Lufttemperaturen und geringen Allergengehalt bei hoher Luftreinheit bewirkt. Hinzu kommen mineralienreiche Aerosole des Meerwassers sowie erhöhte UV-Exposition (durch Aufenthalt im Freien und Reflexion der UV-Strahlung durch das Wasser).

Hochgebirgsklima (über 1000m)

Diese Therapie wird besonders bei **atopischem Ekzem** und **Asthma bronchiale** eingesetzt. In diesen Höhen (z. B. Davos) ist die Luft besonders trocken, sauber sowie allergenarm. Insbesondere Hausstaubmilben können in solchen Höhen nicht gedeihen. Auch eine Vielzahl von Pflanzen (und somit deren Pollen) fehlen in diesen Höhenlagen oder sind nur über kurze Zeiträume nachweisbar. Ebenso ist die Luft-Schadstoffbelastung durch Stickoxide, Schwefeldioxid und Ozon und die hierdurch bedingte verstärkte „Aggressivität" der Pollen reduziert. Hinzu kommen die meist kühleren Temperaturen mit geringer Schwüle (Reizklima). Darüber hinaus hat die natürliche Heliotherapie mit ihrem hohen UV-B-Anteil mit hoher Intensität einen positiven Effekt auf Ekzemerkrankungen. Wichtig ist jedoch eine vorsichtige Dosierung, um Exazerbationen durch zu hohe Dosen und Sonnenbrände zu vermeiden.

4.2 Dermato-chirurgische Therapieverfahren

4.2.1 Allgemeines

Operative Eingriffe gehören zum Alltag der dermatologischen Praxis. Sie umfassen ein breites Spektrum, das von diagnostischen **Probe-Exzisionen (Biopsien)** über **kleinere Eingriffe**, wie Inzisionen/Drainage (z. B. von Abszessen), Entfernung oberflächlicher Hauttumoren (mittels Kurretage, Dermabrasion, Kryotherapie, Elektroakustik oder Exzision) bis hin zu **ausgedehnten Operationen** bei Tumoren – mit nachfolgender Hauttransplantation zur Derfektdeckung – reicht. Auch **kosmetische Verfahren**, z. B. Haarverpflanzung oder Liposuktion werden von Dermatologen durchgeführt. Hinzu kommen **phlebochirurgische Eingriffe** („Varizen-Stripping") sowie **Lymphknoten-Extirpationen**, z. B. Sentinel-Lymph-Node-Dissektionen (SLND, Wächter-Lymphknoten-Operation) oder therapeutische Lymphodektomien (TLND) bei der Frage nach Metastasierung von malignen Tumoren.

Im Folgenden werden die präoperative Vorbereitung sowie die einzelnen Verfahren kurz dargestellt. Für weitergehende Informationen zur genauen Operationstechnik verweisen wir auf Lehrbücher der Dermatochirurgie.

Vorbereitung vor operativen Eingriffen

Aufklärung

Vor jedem operativen Eingriff ist eine ausführliche, für den Patienten (medizinischen Laien) verständliche, mündliche und schriftliche Aufklärung erforderlich; ein operativer Eingriff stellt ansonsten eine strafrechtlich zu ahnende Körperverletzung dar.

Im Rahmen der Aufklärung sollten folgende Punkte besprochen werden:
- der **Eingriff** selbst,
- die Art der **Anästhesie**: Lokal-, Regionalanästhesie, Vollnarkose.
- **allgemeine Operationsrisiken**, z. B. Unverträglichkeiten auf das Betäubungsmittel, Blutungsgefahr, Nervenverletzung, Wundinfektionen, Narbenbildung, Thromboserisiko.

- **spezifische Operationsrisiken** (sie sollten handschriftlich in die Aufklärungsformulare eingefügt werden): besondere Risiken aufgrund der anatomischen Lokalisation (z.B. Nervenverletzungen), mehrzeitiges operatives Vorgehen (z.B. späterer Verschluss nach histologischer Schnittrandkontrolle), Nekroserisiko von Transplantaten, Rezidive (bei Tumoren), Keloidbildung oder Narbendehiszenz (bei besonderer Disposition oder ausgeprägten Zugkräften).

▶ **Merke.** Insbesondere die Einnahme von Antikoagulanzien und Thrombozytenaggregationshemmern („blutverdünnende Medikamente") sollte gezielt erfragt werden; speziell nichtsteroidale Antiphlogistika (z.B. Acetylsalicylsäure), da diese vom Patienten oft nicht mit dieser Wirkung in Verbindung gebracht werden!

Diagnostik

Wichtig ist die präoperative Abklärung weiterer Risiken wie aktuelle/chronische Allgemeinerkrankungen und/oder Medikamente/ Blutbild und Gerinnungsanalyse sollten zumindest vorliegen.

Diagnostik

Vor jeder größeren Operation sollte eine genaue Anamnese mit Erfassung besonderer internistischer Risiken erfolgen (Diabetes mellitus, arterielle Hypertonie, Medikamente, Medikamentenunverträglichkeiten/Allergien, Gerinnungsstörungen, Durchblutungsstörungen (chronisch venöse Insuffizienz, periphere arterielle Verschlusskrankheit, Diabetes mellitus, Neuropathien, Lähmungen), Immunsuppression, infektiöse Erkrankungen (Hepatitis, HIV, etc.) und entsprechende laborchemische Untersuchungen eingeleitet werden. Als Minimalanforderungen gelten die Bestimmung des Blutbildes und der Gerinnung.

Anästhesietechniken

Lokalanästhesie

Verfahren:
- **Topische Anästhesie** in Form einer Creme (EMLA®-Creme) oder als sog. Patch (EMLA®-Okklusivpflaster).

- **Kryo-Anästhesie:** Kurzzeitige Betäubung durch die Vereisung (meist wird Chlorethyl-Spray verwendet).

Infiltrations-Anästhesie mit Injektion eines Lokalanästhetikums mit und ohne Adrenalin-Zusatz.

Anästhesietechniken

Lokalanästhesie

Zu den lokalanästhetischen Verfahren gehören:
- **Topische Anästhesie** (EMLA®-Applikation): EMLA ist ein eutektisches Gemisch aus Lidocain und Prilocain im Verhältnis 1:1. Es ist als Creme und als sog. Patch (Okklusivpflaster) erhältlich und eignet sich zur Betäubung kleinerer Haut- und Schleimhautareale. Die Applikation sollte mindestens 30 Minuten vor dem Eingriff erfolgen, bei der Anwendung von Creme möglichst unter Okklusion (Plastikfolienverband).
- **Kryo-Anästhesie:** Meistens wird ein Chlorethyl-Spray eingesetzt, das eine kurzzeitige Betäubung durch die Vereisung auslöst. Es eignet sich vor allem bei lokalen Infektionen (Abszess-Spaltung), da hier die Infiltrations-Anästhesie durch das saure Milieu und nachfolgende schnelle Inaktivierung der Lokalanästhetika häufig nicht ausreichend wirksam ist.
- **Infiltrations-Anästhesie:** Eine Vielzahl von Lokalanästhetika finden heute Verwendung für eine lokale Betäubung (der Ester-Typ: z.B. Procain [Novocain®] oder Tetracain [Pantocain®] und Amid-Typ: z.B. Lidocain [Xylocain®], Prilocain [Xylonest®] oder Mepivacain [Scandicain®, Maeverin®] mit und ohne Adrenalin-Zusatz). Typischerweise wird unmittelbar im zu operierenden Areal injiziert und bei Zurückziehen der Nadel infiltriert. Mehrfache Einstiche sollten vermieden werden oder aber in den bereits betäubten Bereich erfolgen.

▶ **Merke.** Vor der Injektion muss immer aspiriert werden, um eine intravasale Applikation zu vermeiden.

Tumeszenz-Anästhesie

Prinzip: Größere Volumina eines mit isotonischer Kochsalzlösung verdünnten Lokalanästhetikums mit Adrenalinzusatz werden in die Haut und Subkutis injiziert. Dies führt zum Anschwellen des Gewebes, Separation einzelner Hautschichten und hervorragender Analgesie eines großen Operationsgebietes.

Tumeszenz-Anästhesie

Prinzip: Bei der Tumeszenz-Anästhesie werden größere Volumina eines stark mit isotonischer Kochsalzlösung verdünnten Lokalanästhetikums mit Adrenalinzusatz in die Haut und Subkutis injiziert (eine typische Tumeszenzlösung beinhaltet 1000 ml NaCl 0,9%, 1000 mg Lidocain, 1000 µg Adrenalin, 12,5 mmol Natriumbicarbonat [als Puffer]). Dies führt zum Anschwellen des Gewebes (tumescere = anschwellen), Separation einzelner Hautschichten, hervorragender Analgesie eines großen Operationsgebietes (ohne Überschreitung der zulässigen

Höchstmenge des Lokalanästhetikums), sowie verminderter Blutungsneigung durch Vasokonstriktion (durch den Adrenalinzusatz).

Anwendung: Haupteinsatzgebiet der Tumeszenzanästhesie sind die Phlebochirurgie, Liposuktion sowie größere Exzsionen.

Regionalanästhesie (Leitungs-Anästhesie)
Prinzip: Der Stamm eines Nervs wird durch Umspritzung mit Lokalanästhetika betäubt (Leitungsblockade). Als Nebeneffekt können vegetative Fasern vorübergehend deaktiviert werden (Sympathikolyse), was zu Vasodilatation und verstärkter Blutung führt.

Anwendung: Die Regionalanästhesie wird angewendet, um die gezielte Ausschaltung bestimmter Nerven bzw. Nervenäste und eine Anästhesie im Versorgungsgebiet dieser Nerven zu erreichen. Sie eignet sich besonders bei Operationen in akralen Bereichen (Finger, Zehen, Nägel, Penis, Ohr, Lippe, etc.).

▶ **Merke.** Adrenalinhaltige Lokalanästhetika dürfen **nicht** in akralen Bereichen eingesetzt werden! Nekrosegefahr durch Vasokonstriktion!

4.2.2 Dermatochirurgische Verfahren

Probe-Exzision (Biopsie)
Bei dieser **diagnostischen Maßnahme** werden Anteile der zu befundenen Hautveränderung exzidiert. Dies kann entweder mittel eines Stanzzylinders verschiedenen Durchmessers (2–8 mm) oder durch Exzision einer kleinen Hautspindel erfolgen. Wichtig ist eine minimale Traumatisierung des Biopsats bei der Entnahme, um das histologische Ergebnis nicht zu beeinträchtigen. Die Fixierung des entnommenen Gewebes erfolgt mittels Formalin, (Routinehistologie), in flüssigem Stickstoff (Spezial-Färbungen, direkte Immunfluoreszenz) oder Glutaraldehyd (elektronenmikroskopische Untersuchung). Ggf. kann eine Fixierung auch unterbleiben, z. B. bei geplanten mikrobiologischen Untersuchungen), dann Lagerung in 0,9 % NaCl.

Inzision, Drainage
Anwendung: Dieses Verfahren wird typischerweise zur Akuttherapie von abszedierenden Entzündungen (Abszessen) eingesetzt und dann häufig als Abszessspaltung bezeichnet. Typischerweise beginnen Abszesse als superfizielle Follikulitiden, die sich dann ausbreiten und bei Vorstellung des Patienten oft als große, erythematöse, druckdolente, fluktuierende Schwellungen imponieren.

Prinzip: Während bei Abszessen im Gesichtsbereich eine Spaltung unterbleiben sollte (Gefahr der Bakterienverschleppung und Sinusvenenthrombose) kann an anderer Lokalisation mit diesem Verfahren schnell eine Erleichterung und Schmerzreduktion erreicht werden. Nach kurzer Kryo-Anästhesie (S. 56) erfolgt eine Stichinzision (11er Skalpell) unmittelbar über dem Abszess. Hierbei entleert sich typischerweise spontan Eiter (Pus) (Abstrich!). Dieser kann vorsichtig exprimiert werden. Möglich sind auch Spülungen mit NaCl 0,9 % oder H_2O_2. Anschließend sollte eine jodgetränkte Gaze in die Abszesshöhle eingelegt werden (Iodoform-Tamponade), um einen vollständigen Abfluss des noch enthaltenen Pus zu gewährleisten. Zusätzlich empfiehlt sich die Durchführung einer systemischen antibiotischen Therapie mit penicillinasefesten Antibiotika (z. B. Dicloxacillin oder Cephalosporine).

▶ **Merke.** Ubi pus, ibi evacua.

Kurretage

Anwendung: Dieses Verfahren wird zur Entfernung oberflächlicher gutartiger Hautveränderungen eingesetzt. Hierzu gehören z.B. seborrhoische Keratosen oder Mollusca contagiosa.

Prinzip: Nach Lokalanästhesie erfolgt die oberflächliche Abtragung mit einer Kurrette (z.B. einmal verwendbare Kurrette) oder einem so genannten scharfen Löffel (sterilisierbare und wiederverwendbare Kurrette). Zur Blutstillung kann die chemokaustische Touchierung mit Eisen-III-Chlorid eingesetzt werden.

Dermabrasion

Anwendung: Dieses Verfahren kann z.B. zur Glättung von **Aknenarben** im Gesicht, zur Abtragung von **Talgdrüsenhyperplasien** (z.B. Rhinophym) oder Entfernung von **Fremdkörpereinsprengungen** (z.B. Pulvereinsprengung nach Explosionsverletzung) eingesetzt werden. Auch bei der frühen Therapie von kongenitalen Riesennaevuszellnaevi wird dieses Verfahren eingesetzt, um im frühen Säuglingsalter Pigmentzellen, die noch in oberen Hautschichten liegen, aus der Haut zu entfernen. Darüber hinaus wird die Dermabrasion noch selten zur Entfernung von **Tätowierungen** eingesetzt.

Prinzip: Mit Hilfe einer hochtourigen Diamantfräse (25.000 U/min) werden Hautareale oberflächlich abgetragen (abgeschliffen). Die Durchführung dieser Therapie sollte nur in einer ausreichenden Leitungsanästhesie oder Vollnarkose und nur durch erfahrene Dermatochirurgen erfolgen, da bei zu starker Abtragung ausgedehnte Narben oder bei unsachgemäßer Anwendung Abrisse der Haut (Ablederung) entstehen können.

▶ **Merke.** Während der Durchführung ist eine kontinuierliche Kühlung mit Kochsalzlösung erforderlich, um ein Überhitzen des Gewebes durch den rotierenden Schleifkopf zu verhindern.

Elektrokaustik

Anwendung: Die elektrokaustische Therapie wird sehr häufig in der Dermatologie angewandt. Sie eignet sich sowohl zur **intraoperativen Blutstillung** als auch zur **Abtragung oberflächlicher Hauttumoren**, wie z.B. Condylomata acuminata (Feigwarzen), Fibromen oder Angiomen.
Ebenfalls eingesetzt werden kann dieses Verfahren zur **Behandlung vaskulärer Läsionen**, z.B. Spider naevi oder Teleangiektasien („Besenreiser"). Hierbei wird das Gefäß exprimiert und die zentrale Austrittsstelle kurz touchiert. Bei kleinen Gefäßen kann eine sehr gute Verödung erfolgen, die jedoch zentral oftmals eine hypopigmentierte Macula (im Sinne einer kleinen Narbe) zurücklässt.
Die Elektrokaustik findet darüber hinaus Anwendung bei der **permanenten Haarentfernung**. Hierbei wird der Nadelaufsatz des Schwachstromgerätes bis zur Haarwurzel vorgeschoben und die Haarwurzel durch die entstehende Hitze oder elektrochemische Reaktionen zerstört. Nachteile sind häufige Entzündungsreaktionen und Narbenbildung. Für diese Indikation ist eine Laserepilation die bessere Alternative (S. 67).

Prinzip: Zur Behandlung werden Hochfrequenzstromgeräte eingesetzt, an deren Spitze eine kleine Nadel, Schlinge oder Kugel angebracht werden kann. Mittels der durch Strom erzeugten Hitze kommt es entweder zur Koagulation und Blutstillung oder zur Hitzeablation (Verdampfung) des touchierten Gewebes.

▶ **Merke. Vorteile** dieser Behandlung sind eine einfache Durchführung, unmittelbare Blutstillung bei Abtragung sowie Hitzeinaktivierung von infektiösem Material (z.B. von humanen Papillomviren [HPV] bei Abtragung von Condylomata acuminata).
Nachteile: Die Behandlung ist schmerzhaft und erfordert eine lokale Anästhesie. Durch die Gewebeabtragung mittels Hitze und vor allem bei unsachgemäßer Anwendung, (z.B. zu langen Kontakten, zu tiefer Abtragung) kann es zur Entstehung unschöner Narben kommen.

4.2 Dermato-chirurgische Therapieverfahren

Kryotherapie und Kryochirurgie
Anwendung: Typische Indikationen für diese Therapie sind z. B. aktinische Keratosen aber auch Verrucae vulgares. Ebenso kann dieses Verfahren eingesetzt werden zur Induktion der Regression von kindlichen Hämangiomen. Auch hypertrophe Narben und Keloide sprechen auf diese Behandlungsform an.

Prinzip: Bei der Kryotherapie wird durch Vereisung des Gewebes mit flüssigem Stickstoff (−196 °C) eine lokale Gewebezerstörung induziert. Die Applikation erfolgt entweder offen (Sprühverfahren) oder als Kontaktkryotherapie mittels eines metallischen Stempels, der gekühlt und dann auf die Haut aufgebracht wird. Die Zeitdauer der Kälteapplikation bestimmt die Tiefe der Vereisungszone und damit der Kältenekrose.

> ▶ **Merke. Vorteil** ist die einfache Durchführung, es ist nur eine kurzzeitige oberflächliche Anästhesie erforderlich. **Nachteil** ist die Blasenbildung durch die iatrogen induzierte Erfrierung (Gewebszerstörung) mit Risiko der Narbenbildung.

Einfache Exzision
Typischerweise wird zur Entfernung kleinerer Hautläsionen mittels eines Skalpells eine Spindel (spitzwinklige Ellipse) um die Läsion eingezeichnet, deren Enden einen Winkel von 30° nicht überschreiten sollten.
Zusätzlich sollte darauf geachtet werden, dass die Exzision parallel zu den Hautspannungslinien erfolgt, um einen möglichst spannungsfreien und kosmetisch günstigen Wundverschluss zu erreichen.

Nageloperationen
Auch im Bereich der Nägel kann die Notwendigkeit einer Exzision entstehen (z. B. bei Verdacht auf ein malignes Melanom) oder bei entzündlichen Prozessen, z. B. Paronychie oder Unguis incarnatus (eingewachsener Nagel). Zur Durchführung von Operationen im Nagelbereich soll stets eine Leitungsanästhesie (nach Oberst) erfolgen. Zudem wird eine Blutsperre angelegt, da aufgrund der Sympathikolyse ansonsten starke Blutungen auftreten können. Die Therapie des Unguis incarnatus erfolgte früher mittels eines speziellen Exzisionsverfahrens (Emmert-Plastik). Hierbei erfolgt eine Exzision des lateralen Nagelrandes und Nagelbettes bis zur Matrix bzw. zum Periost. Hierbei ist es wichtig, eine komplette Exzision der proximalen Nagelmatrix zu erreichen um Rezidive zu vermeiden. Heute wendet man den modifizierten Eingriff (Phenol-Emmert) an, bei dem ohne weitere Exzision nur die seitliche Nagelrandplatte entfernt wird. Der Wundgrund und die Nagelmatrix werden durch Betupfen mit konzentrierter Phenollösung verätzt und damit dauerhaft entfernt.

Dehnungsplastik
Die meisten kleineren Exzisionen werden mit einer einfachen Dehnungsplastik verschlossen (vgl. oben Exzision). Hierbei sollte nach Exzision der Spindel eine ausreichende Wundrandmobilisaton erfolgen, um so eine spannungsfreie Adaptation der Wundränder zu erreichen. Häufig ist hierzu eine invertierte, dermale Adaptationsnaht erforderlich, da sie den Zug auf die Hautnähte um ein Vielfaches verringern kann.

Lappenplastiken
Anwendung: Bei Exzision größerer Hautveränderungen kann es zur Entstehung von großen Hautdefekten kommen, die nicht durch eine einfache Dehnungsplastik zu schließen sind. Hierbei gibt es verschiedene Arten des Defektschlusses, die entsprechend der Lokalisation des Defektes sowie der Spannungsverhältnisse an der Haut individuell für jeden Patienten geplant werden müssen, um so das bestmögliche funktionelle und ästhetische Ergebnis zu erzielen.

Kryotherapie und Kryochirurgie
Anwendung: Aktinische Keratosen, Verrucae vulgares, kindliche Hämangiome, hypertrophe Narben, Keloide.

Prinzip: Lokale Gewebezerstörung durch Vereisung, entweder offen (Sprühverfahren) oder als Kontaktkryotherapie mittels eines metallischen Stempels.

◀ Merke

Einfache Exzision
Entfernung kleinerer Hautläsionen mittels eines Skalpells.

Die Exzision sollte parallel zu den Hautspannungslinien erfolgen.

Nageloperationen
Mögliche Indikationen sind der Verdacht auf ein malignes Melanom und/oder entzündliche Prozesse (z. B. Paronychie). Die Operationen werden nach Leitungsanästhesie und Blutsperre durchgeführt.

Dehnungsplastik
Sie wird bei den meisten kleineren Exzisionen durchgeführt; die Wundränder werden mobilisiert und möglichst spannungsfrei adaptatiert.

Lappenplastiken
Anwendung: Große Hautdefekte.

Prinzip: Der vorgesehene Lappen wird so präpariert, dass die Blutversorgung über den Lappen gewährleistet ist, dann positioniert und in der neuen Lokalisation fixiert.

Prinzip: Häufig angewendet werden **Verschiebe- oder Rotationsplastiken**. Hierbei ist vor der Präparation des Lappens zu gewährleisten, dass die Lappenbasis ausreichend vaskulär versorgt bleibt, um eine spätere Nekrose zu vermeiden. Nach Planung und Einzeichnung des geplanten Vorgehens am Patienten und ausreichender Anästhesie, erfolgt die Mobilisation des Lappens bis zur Faszie, dann die Positionierung und Adaptation des Lappens in neuer Lokalisation (dies sollte möglichst spannungsfrei erfolgen), Fixierung ggf. mit Haltenähten. Falls durch Winkelveränderung (z. B. bei Rotationsplastiken nach Adaptation des Lappens) ein so genanntes „dog-ear" (Burrow-Ecke) entsteht, kann dies nach Fixierung des Lappens entfernt werden.

A-4.5 Beispiele für Defektdeckungen durch Nahtlappenplastik

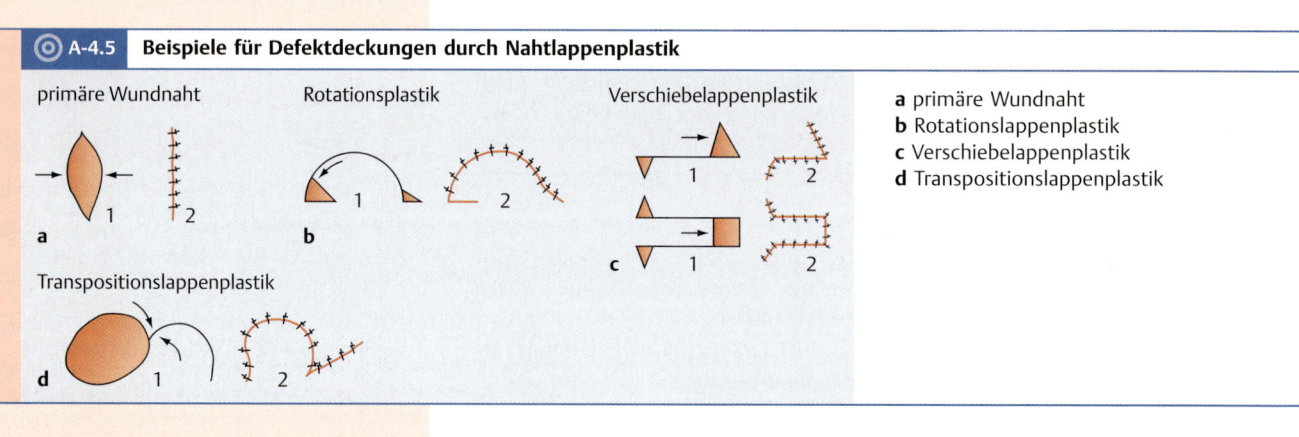

a primäre Wundnaht
b Rotationslappenplastik
c Verschiebelappenplastik
d Transpositionslappenplastik

A-4.6 Defektdeckung mit einem subkutan gestielten Lappen bei Zustand nach Basaliomexcision im medialen Lidwinkel

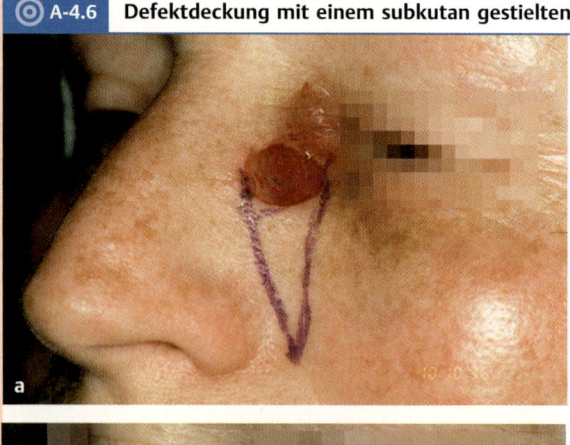
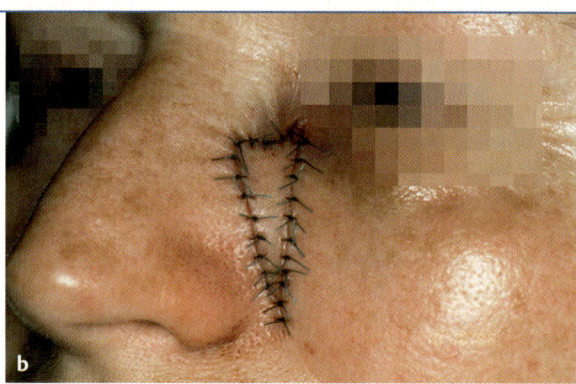
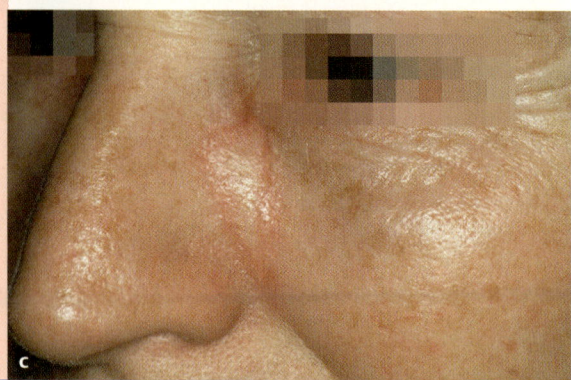

a: Einzeichnung des Lappens
b: Verschiebung des Lappens, Einpassung und Vernähung im Defektbereich
c: Eingeheilter Lappen 1 Jahr nach Op

Zu den häufigsten Lappenplastiken gehören **Rotationsplastik, Verschiebeplastik, Transpositionslappenplastik, V-zu-Y-Plastik, H-Lappenplastik, U-Lappenplastik** sowie **doppelte Rotationslappenplastik** (Abb. **A-4.5** und Abb. **A-4.6**).

Zu den häufigsten gehören: Rotationsplastik, Verschiebeplastik, Transpositionslappenplastik, V-zu-Y-Plastik, H-Lappenplastik, U-Lappenplastik sowie doppelte Rotationslappenplastik (Abb. **A-4.5** und Abb. **A-4.6**).

Transplantate

Vollhaut- und Spalthauttransplantation

▶ **Definition:**
- **Vollhauttransplantat** = Hauttransplantat aus Epidermis und gesamter Dermis.
- **Spalthaut** = Hauttransplantat aus Epidermis und oberster Dermisschicht.

◀ **Definition**

Anwendung: Bei großen Hautdefekten, die weder durch Dehnungsplastik noch durch Lappenplastiken verschlossen werden können, kann sich die Notwendigkeit eines freien Transplantates ergeben. Bei kleineren Transplantaten in kosmetisch auffälligen Bereichen (z. B. Gesicht) sollte ein **Vollhauttransplantat** aus der Nähe des zu deckenden Defektes erfolgen (z. B. von retroaurikulär für Gesichtsläsionen).
Bei anderen größeren Defekten werden **Spalthauttransplantate** eingesetzt, wobei die Spalthautentnahme häufig vom Oberschenkel bzw. der Glutealregion erfolgt.

Anwendung: Verschluss von großen Hautdefekten, wenn die Plastiken nicht ausreichen. An kosmetisch relevanten Stellen sollten **Vollhauttransplantate** zum Einsatz kommen.

Prinzip: Mittels eines mechanischen oder batteriebetriebenen Dermatoms erfolgt die flächige Abtragung der Haut an der Entnahmestelle mit einer Dicke zwischen 0,3 und 0,8 mm. Das entnommene Transplantat kann entweder in seinem originären Zustand verpflanzt werden, bei Deckung von größeren Defekten empfiehlt sich ein so genanntes **Meshen**, bei der der Transplantationslappen durch Einschnitte zu einem romboidalen Netz verarbeitet wird, wodurch man die ursprüngliche Entnahmefläche bis auf das sechsfache vergrößern kann. Das Transplantat kann entweder mit Fibrinklebern, Metallklammern oder Nähten fixiert werden. Wichtig ist eine Inzision des Transplantates an einigen Stel-

Prinzip: Mit einem Dermatom wird das Hauttransplantat abgetragen und dann – ggf. nach sog. **Meshen** zur Vergrößerung der Fläche – verpflanzt und fixiert.

⊚ **A-4.7** Hauttransplantation

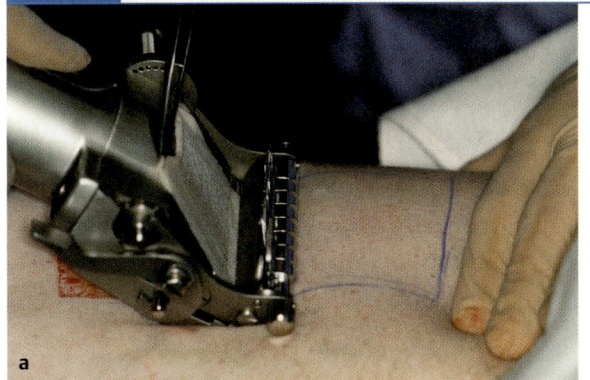
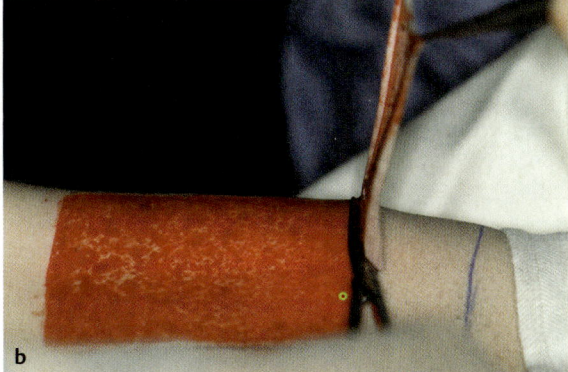
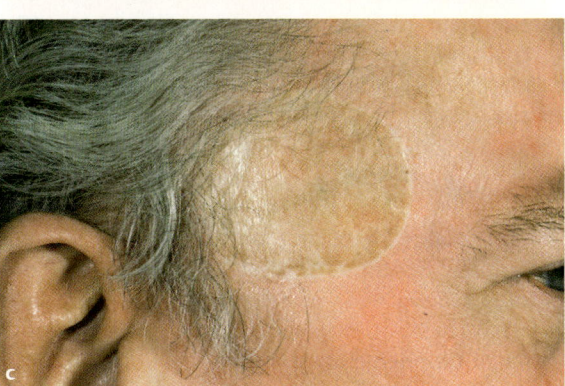

a Entnahme eines Spalthauttransplantates mit dem Elektrodermatom
b Abgelöstes Spalthauttransplantat über dem Wundbett der Entnahmestelle
c Eingeheiltes Transplantat im Schläfenbereich nach Defektverschluss nach Melanomexzision: Lokalbefund 1 Jahr nach Deckung

len, um den Abfluss von Wundsekret zu gewährleisten. Der Verband sollte abschließend mit semipermeablen Wundauflagen erfolgen. Zudem ist eine ausreichende Immobilisation (z. B. der Extremität) erforderlich, um ein Abreißen des Transplantates zu verhindern (Abb. A-4.7).

Bei Entnahme eines **Vollhauttransplantates**, das aus Epidermis und Dermis besteht, sollte beachtet werden, dass der Wundgrund im zu transplantierenden Areal ausreichend vaskularisiert und granuliert ist (flächig mit Granulationsgewebe überzogen ist) sowie keinerlei bakterielle Beläge aufweist. Das Vollhauttransplantat sollte weitgehend von subkutanem Fettgewebe befreit werden und bei der Größenanpassung geringfügig über die Ränder des Defektes hinausreichen, da es bei der Einheilung zur Schrumpfung kommt.

Keratinozyten-Transplantation

Anwendung: Schlecht heilende, therapierefraktäre Ulzerationen (z. B. chronische Ulcera cruris).

Prinzip: Die Wunde muss speziell vorbereitet werden. Kleine, an anderer Stelle entnommene Hautstücke des Patienten werden nach Kultivierung und Einbettung in eine Fibrinmatrix auf die Wunde aufgebracht.

Keratinozyten-Transplantation

Anwendung: Bei schlecht heilenden Ulzerationen (z. B. chronische Ulcera cruris bei chronisch venöser Insuffizienz) und vergeblichen Versuchen einer Deckung durch Transplantate kann das Verfahren der autologen Keratinozyten-Transplantation eingesetzt werden.

Prinzip: Vor Anwendung dieser Technik ist ein ausreichendes Wunddébridement (Abtragung avitaler Areale) und Wundgrundkonditionierung (insbesondere hinsichtlich bakterieller Superinfektionen, also Wundreinigung, sowie ausreichende Vaskularisierung und beginnende Granulation des Wundgrundes), erforderlich. Für die Durchführung der autologen Keratinozytentransplantation ist die Entnahme kleiner Hautstücke oder Haare vom Patienten erforderlich, die dann speziell aufbereitet, in ein besonderes Medium eingebracht werden und für ca. 3 bis 4 Wochen kultiviert werden. Nach Expansion (d. h. Vermehrung) der Keratinozyten bilden sich zum Teil konfluierende Keratinozytenschichten, die dann in eine Fibrinmatrix eingebracht werden, mit der sie auf die Wunde aufgebracht werden. Diese Fibrinmatrix ist ein Transportvehikel, das die Adhäsion, Proliferation und Migration der Keratinozyten auf den Ulzerationen fördert.

Haartransplantation

Prinzip: Bei der autologen Haartransplantation werden kahle Stellen im Kopfhautbereich durch Transplantation von Haaren (meist aus dem Hinterkopfbereich) aufgefüllt.

- **Verpflanzung von sog. Micrografts/Minigrafts:** Verpflanzung einzelner Follikel: Micrografts = 1 – 2 Haare, Minigrafts = 3 – 5 Haare.

- **Verpflanzung von Hautinseln:** Behaarte Hautstanzen werden verpflanzt.

Haartransplantation

Die autologe Haartransplantation bezeichnet einen mikrochirurgischen Eingriff zur Auffüllung des Haarbestandes in belichteten bzw. haarlosen Arealen. Hierbei werden Haare, meistens aus dem Hinterkopfbereich, auf kahle Stellen im Kopfbereich (z. B. bei androgenetischer Alopezie oder nach Trauma) transplantiert.

Formen:
- **Verpflanzung von sog. Micrografts/Minigrafts:** Mittels mikrochirurgischer Technik wird ein Hautstreifen aus dem Hinterkopfbereich in örtlicher Betäubung entnommen. Aus diesem Bereich werden dann die so genannten Grafts (einzelne Follikel) herauspräpariert und in den gewünschten Bereich transplantiert. Durch das Einsetzen nur weniger Haare (Micrografts: 1 – 2 Haare) oder Minigrafts (3 – 5 Haare) kann ein unauffälliger Übergang von haarlosen zu behaarten Bereichen gewährleistet werden. Typischerweise werden diese Behandlungen in mehreren Sitzungen durchgeführt, um optimale kosmetische Resultate zu erzielen.
- **Verpflanzung von Hautinseln:** Mehrere behaarte Hautstanzen aus dem Hinterkopfbereich werden entnommen und an den gewünschten Bereich verpflanzt. **Nachteil:** Kosmetisch oft unbefriedigendes Ergebnis, da die transplantierten Haare als Haarinseln (büschelförmig) imponieren und eine gleichmäßige Verteilung schwierig ist.

Liposuktion

Anwendung und Prinzip: Bei der Liposuktion werden Fettansammlungen in der Subcutis abgesaugt. Mögliche Indikationen sind **pathologische Fehlverteilung** von Fettdepots bzw. Neuentstehung von Fettpolstern (Lipomatosen, Lipomastie, flächige Lipome)

Liposuktion

Anwendung und Prinzip: Dieses Verfahren bezeichnet die umschriebene Absaugung von Fettansammlungen in der Subcutis. Eingesetzt werden kann dieses Verfahren bei **pathologischer Verteilung** von Fettdepots bzw. Neuentstehung von Fettpolstern (Lipomastosen, Lipomastie, flächige Lipome). Viel häufiger wird sie jedoch aus **kosmetischen Gründen** eingesetzt, z. B. zur Entfernung von Fettpolstern im Oberschenkel- und Hüftbereich. Ebenso kann dieses Verfahren

A 4.2 Dermato-chirurgische Therapieverfahren

zur **Gewinnung von Fettgewebe mit anschließender Reimplantation** an anderer Stelle zur Auffüllung von Substanzdefekten bzw. Augmentation von bestimmten Körperstrukturen (Lippen, Brust etc.) eingesetzt werden. Die Liposuktion wird typischerweise in Tumeszenzanalgesie (S. 56) durchgeführt. Durch die große Menge der Tumeszenzflüssigkeit können die Fettzellen leichter abgelöst werden, zudem stehen bei den neueren Verfahren zur Lösung des Fettgewebes sowohl Ultraschall als auch Vibrationsgeräte zur Verfügung, die zusätzlich zur Mobilisierung des Fettgewebes beitragen. Nach der Absaugung kann das Fett gesammelt und für entsprechende Augmentationsverfahren benutzt werden.

Gefahren und Nebenwirkungen sind Nervenverletzungen mit persistierenden Dysästhesien, großflächige Einblutungen in die Haut, Entstehung von Furchen bzw. Asymmetrien im behandelten Bereich, verstärkte Hautfaltenbildung (aufgrund fehlender Rückstellkräfte der Haut, insbesondere bei älteren Patienten), im Extremfall, Gefahr von Nekrosenbildung, Perforation von Körperhöhlen sowie Thrombosen.

Zu weiteren Augmentationsverfahren (z. B. Kollagen- oder Hyaluronsäureinjektionen) siehe Kapitel Kosmetik ab S. 87.

sowie **kosmetische Gründe.** Entnommenes Fettgewebe kann auch wieder reimplantiert werden, z. B. bei Substanzdefekten.

Gefahren und Nebenwirkungen: Nervenverletzungen, großflächige Einblutungen, Furchen/Asymmetrien, verstärkte Hautfaltenbildung, Nekrosen.

Phlebochirurgie

Anwendung: Phlebochirurgische Maßnahmen werden typischerweise zur Behandlung der **chronisch-venösen Insuffizienz** (CVI, Stadium I–III nach Widmer, S. 493) eingesetzt. Betroffen sind meist die V. saphena magna und/oder V. saphena parva, zum Teil mit Insuffizienz der Mündungsklappen. In vielen Fällen sind gleichzeitig auch die Vv. perforantes betroffen. Ausgeprägte Stammvarizen (Krampfadern) stellen nicht nur ein kosmetisches Problem dar, sondern können bei Persistenz über viele Jahre zu Hautveränderungen führen (S. 494).

Prinzip: Verschiedene operative Verfahren stehen bei der Therapie der chronisch-venösen Insuffizienz zur Verfügung und werden stadiengerecht durchgeführt: In Tumeszenz-Anästhesie (S. 56) wird nach einem Schnitt am Übergang zwischen Oberschenkel und Leiste intraoperativ die V. saphena magna an der Mündung zur V. femoralis dargestellt. Danach werden alle zuführenden Seitenäste der V. femoralis ligiert und die V. saphena magna durch Einführen eines Metalldrahtes von proximal nach distal kanalisiert, fixiert und nach Unterbindung der insuffizienten Seitenäste und Perforanzvenen extirpiert (**Varizenstripping**). Unmittelbar postoperativ sollte eine Kompressionstherapie mit maßangepassten Kompressionsstrümpfen erfolgen und 2 bis 3 Monate weitergeführt werden. Wichtig ist zudem, dass sich die Patienten viel bewegen.

Phlebochirurgie

Anwendung: Behandlung der **chronisch-venösen Insuffizienz** (CVI, Stadium I–III nach Widmer, S. 493), v. a. V. saphena magna und/oder V. saphena parva.

Prinzip: Beim sog. Venenstripping wird ein Metalldraht in die Vene eingeführt; nach Unterbindung aller Seitenäste wird die Vene unter Zug an diesem Draht entfernt. Postoperativ sind konsequente Kompressionstherapie und ausreichend Bewegung entscheidend.

▶ **Merke.** Keine Bettruhe nach Varizen-Operationen!

◀ Merke

Sentinel-Lymph-Node-Dissektionen (SLND)

Das maligne Melanom gehört zu den bösartigsten Tumoren, deren Inzidenz weltweit in den vergangenen Jahrzehnten drastisch zugenommen hat und weiter zunimmt. Nach der Exzision eines malignen Melanoms richtet sich das weitere therapeutische Vorgehen vor allem nach der Eindringtiefe des Tumors in das Gewebe (Breslow-Index und Clark-Level, S. 330). Überschreitet der Breslow-Index (Tumordicke) 1 mm, wird die Extirpation des Sentinel-Lymph-Nodes empfohlen.

Sentinel-Lymph-Node-Dissektionen (SLND)

Die Entfernung des sog. Sentinel-Lymph-Node spielt vor allem beim malignen Melnaom eine Rolle.

▶ **Definition:** Der Sentinel-Lymph-Node (SLN, Wächterlymphknoten) ist der erste Lymphknoten im Abflussgebiet der regionären Lymphknotenstation.

◀ Definition

Vor Durchführung der Operation muss der Sentinel-Lymph-Node zunächst identifiziert werden. Dies erfolgt mittels Einbringung eines radioaktiv markierten (^{99m}Tc) Kolloids, das peritumoral injiziert wird. Präoperativ wird dann zudem peritumoral der Farbstoff Patentblau injiziert, so dass intraoperativ der SLN sowohl visuell durch die Anreicherung des blauen Farbstoffs als auch mittels einer Gamma-Sonde (Identifizierung des angereicherten radioaktiven Kolloids)

Zum Auffinden des SLN muss dieser markiert werden; das geschieht mittels eines radioaktiven Kolloids (Detektion mit Gamma-Sonde) und durch peritumorale Injektion eines Farbstoffes (direkt sichtbare Verfärbung). Der entfernte Lymphknoten wird dann histologisch untersucht. Bei Befall mit malignen Zellen schließt sich die Entfernung aller Lymphknoten der Region an.

identifiziert werden kann. Der SLN wird dann freipräpariert, exzidiert und einer histologischen Untersuchung zugeführt. Konsequenz bei nachgewiesenem Befall des SLN ist eine radikale Ausräumung der gesamten Lymphknotenregion (TLND = therapeutische Lymph-Node-Dissektion). Ob diese Vorgehensweise die Überlebensrate verbessert, wird zur Zeit in größeren Studien geklärt.

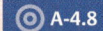

A-4.8 Sentinel-Lymphknotenbiopsie

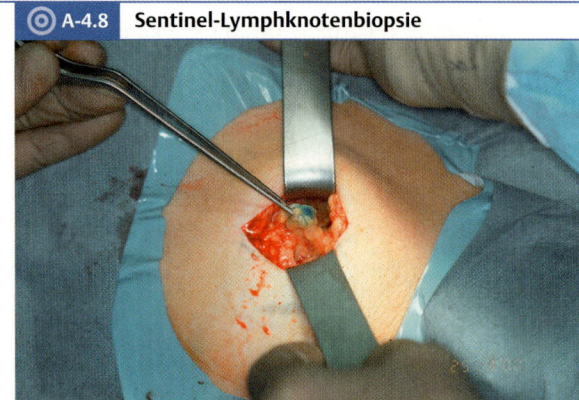

Blau markierter Lymphknoten im Wundbett vor der Extirpation

▶ Merke

▶ **Merke.** Sein Befall ist von außerordentlicher prognostischer Bedeutung: Bei positiver SLND, also dessen Befall mit Melanomzellen, beträgt die 5-Jahres-Überlebensrate 30 %, während sie bei negativer SLND 85 % beträgt.

4.3 Lasertherapie in der Dermatologie

4.3.1 Grundlagen

▶ **Definition**

▶ **Definition:** Bei der Laserstrahlung handelt es sich um hochenergetisches, einfarbiges, gebündeltes Licht, das pysikalisch gesehen zeitlich und räumlich kohärent ausgestrahlt wird.

Die Wellenlänge des erzeugten Laser-Lichtes hängt auch vom Medium des Lasers ab, so dass man zur Veränderung der Wellenlänge ein anderes Lasermedium heranziehen muss, d. h. ein komplett anderes Lasergerät benötigt.

Es gibt unterschiedliche Medien, in denen man Laserstrahlung durch „Einpumpen" von Lichtenergie erzeugen kann: **Kristalle** (Festkörperlaser wie Rubinlaser, Neodym:YAG-Laser, Alexandrit-Laser), **Gase** (Argonlaser, Helium Neon-Laser, Excimer-Laser) sowie **Flüssigkeiten** (Farbstofflaser). Die Wellenlänge des erzeugten Lichtes hängt hierbei vom Medium ab, so dass man zur Veränderung der Wellenlänge immer ein anderes Lasermedium heranziehen muss, d. h. ein komplett neues Lasergerät benötigt. Das macht diese Behandlungen sehr kostenaufwendig. Außer der Wellenlänge lassen sich noch die zugeführte Energie, die Pulsdauer und die Spotgröße (Behandlungsfleck) verändern.

Auf der anderen Seite haben die Zielstrukturen in der menschlichen Haut unterschiedliche Absorptionseigenschaften. So absorbiert der rote Blutfarbstoff Hämoglobin besonders gut im gelben und grünen Bereich des Lichtes, wohingegen größere Zielstrukturen wie pigmentierte Haarwurzeln verstärkt im nahen Infrarotbereich absorbieren. Diese Unterschiede in der Absorption des Lichtes werden ausgenutzt, um selektiv spezifische Zielstrukturen in der menschlichen Haut zu zerstören. Man spricht hierbei vom Prinzip der **selektiven Photothermolyse**. Das bedeutet vereinfacht, dass man eine Zielstruktur wie z. B. ein kleines Blutgefäß mit dem Laserlicht erhitzt und damit eine Verödung erzielt, ohne das umgebende gesunde Gewebe zu schädigen.

4.3.2 Anwendungen

> **Merke.** Wichtig ist immer ein ausführliches Aufklärungsgespräch über die Methode, die Alternativen und auch die Risiken der Behandlung. Zunächst muss geklärt werden, ob die zu behandelnde Hautveränderung überhaupt einer Lasertherapie zugänglich ist. Je eingreifender die Therapie ist, desto ausführlicher muss auch die Aufklärung sein. Sinnvoll sind auch Fotos vom Behandlungsverlauf, die zu einem besseren Verständnis bei den Patienten führen. Einige Laser hinterlassen nämlich – völlig normale – Verkrustungen oder extreme Blutergüsse, die erst nach 1–2 Wochen verblassen.

A-4.2 Lasertypen und deren Anwendungen an der menschlichen Haut

Laser	Wellenlänge	Hauptindikationen
Argon-Ionen-Laser	488 nm, 514 nm	noduläre Feuermale (bei Erwachsenen), Teleangiektasien, Hämangiome, eruptive Angiome, Xanthelasmen
Farbstofflaser (gepulst 0,3–40 ms)	577 nm, 585 nm, 590 nm, 595 nm, 600 nm	Feuermale (v. a. bei Kindern), Hämangiome, Teleangiektasien (Couperose), Besenreiser-Varizen (nur feine, rote)
Kupferdampflaser (CW)	511 nm, 578 nm	hypertrophe noduläre Feuermale
Kryptonlaser (CW und gepulst)	520 nm, 530 nm, 568 nm	Teleangiektasien, vaskuläre und pigmentierte epidermale Läsionen
Nd:YAG-Laser (CW)	1064 nm	noduläre Feuermale, tief liegende Hämangiome
Nd:YAG-Laser (lang gepulst 1–100 ms, frequenzverdoppelt)	532 nm	Besenreiser-Varizen, Teleangiektasien, Feuermale, Epilation
Nd:YAG-Laser (gütegeschaltet)	1064, 532 nm	
Rubinlaser (gütegeschaltet [q-switched] 25 ns, 40 ns)	694 nm	Tätowierungen (schwarz, blau, grün), Schmutzeinsprengungen, pigmentierte Hautveränderungen (Lentigo senilis ...)
Alexandritlaser (gütegeschaltet 100 ns)	755 nm	
Rubinlaser (lang gepulst 1–3 ms)	694 nm	
Alexandritlaser (lang gepulst 5–100 ms)	755 nm	Epilation (Haarentfernung)
Diodenlaser (bis 100 ms)	800 nm	
CO_2-Laser (CW)	10600 nm	superfizielle Vaporisation, „Lichtskalpell"
CO_2-Laser (gepulst 6 ms bis ultragepulst 0,6 ms, scannergeführt)	10600 nm	skin resurfacing, Aknenarben, benigne dermale Tumoren, aktinische Cheilitis, Syringome, Xanthelasmen
Erbium-YAG-Laser (gepulst 0,2–0,5 ms), „kalte Ablation"	2940 nm	Gewebeabtragung

CW = continuous wave; Nd:YAG = Neodymium:Yttrium-Aluminum-Garnet

Gefäßveränderungen

Zur Behandlung von Gefäßveränderungen der Haut wie **Feuermalen**, **Blutschwämmen**, **Spider naevi**, **Teleangiektasien** im Gesicht (Couperose) können mit dem **gepulsten Farbstofflaser** die besten Behandlungsergebnisse erzielt werden. In einer Farbstofflösung wird gelbes Laserlicht erzeugt, das in Einzelpulsen von 0,3 ms bis 15 ms Dauer in die Haut eingestrahlt wird. Dadurch werden die Erythrozyten in kleinen Gefäßen erhitzt, denaturiert und es kommt zum Zerbersten der Gefäßwände; das Gewebe wird sekundär organisiert/repariert und störende Gefäßveränderungen werden dadurch aufgehellt. Meist muss man diese Behandlungen **mehrfach wiederholen** (z. B. bei Feuermalen), weil pro Sitzung immer nur ein Teil der Gefäße in der jeweiligen Hautschicht verödet werden können. Insgesamt lassen sich mit dieser Methode aber **ausgezeichnete narbenfreie Behandlungsergebnisse** erzielen, wobei man im günstigsten Fall der behandelten Haut nicht mehr ansieht, dass in diesem Bereich vorher eine krankhafte Veränderung wie z. B. ein Feuermal bestand. Alternative Lasersysteme zur Behandlung von Gefäßveränderungen der Haut sind z. B. der Diodenlaser oder frequenzverdoppelte Neodym:YAG-Laser (KTP-Laser).

Die Behandlung der typischen bläulichen Besenreiservarizen an den Beinen ist allerdings bisher mit dem Laser noch nicht zufriedenstellend möglich, so dass hierbei überwiegend auf die herkömmliche Methode der Verödung zurückgegriffen wird.

Pigmentveränderungen

Pigmentveränderungen

Für Pigmentveränderungen (v. a. Tätowierungen, Pigmentstörungen) eignen sich insbesondere der gütegeschaltete **Rubinlaser**, der gütegeschaltete **Alexandrit-Laser** und der gütegeschaltete **Neodym:YAG-Laser**. Das Laserlicht führt zur Zerreißung der Pigmentpartikel durch photoakustische Schockwellen und zur nachfolgenden Resorption bzw. Ausschleusung dieser Partikel durch die Haut.

Zur Behandlung von Pigmentveränderungen der Haut werden insbesondere der gütegeschaltete **Rubinlaser**, der gütegeschaltete **Alexandrit-Laser** und der gütegeschaltete **Neodym:YAG-Laser** eingesetzt.

Diese Geräte, so genannte Festkörperlaser, geben durch eine spezielle Schaltung (sog. Güteschaltung) **extrem kurze Lichtblitze** ab (Pulsdauer 20–100 ns).

Wenn dieses rote oder infrarote Licht von den Zielstrukturen, d. h. dem natürlichen Pigment oder den Tätowierungsfarben aufgenommen wird, so kommt es zur Zerreißung dieser Pigmentpartikel durch photoakustische Schockwellen und zur nachfolgenden Resorption bzw. Ausschleusung dieser Partikel durch die Haut. Folge ist eine erwünschte Abblassung von störenden Hyperpigmentierungen oder Tätowierungen ohne Schädigung der Haut. Haupteinsatzgebiete dieser Laser sind die narbenlose Entfernung von **Tätowierungen** (dabei lassen sich sog. Laientätowierungen mit relativ wenig Farben am besten entfernen) und **Pigmentstörungen** wie z. B. Café-au-lait-Flecke oder Altersflecke (Lentigines seniles oder solares) (Abb. A-4.9, Abb. A-4.10 und Abb. A-4.11).

A-4.9

A-4.9 Einsatz des Rubin-Lasers zur Tätowierungsentfernung

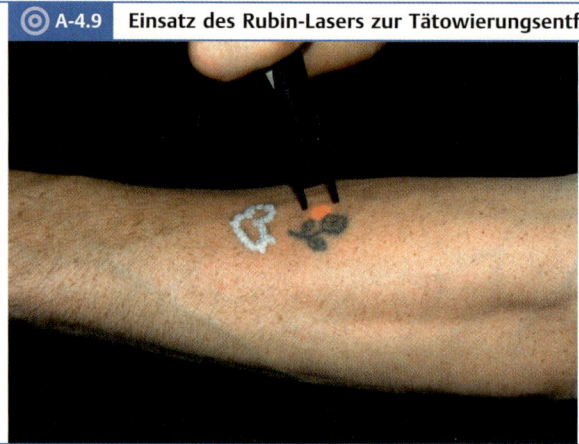

Links im Bild: Lokalbefund mit Weißverfärbung der Haut durch Dampfblasen in der Epidermis unmittelbar nach der Lasertherapie.

A-4.10 Narbenlose Entfernung einer Tätowierung mit dem Rubin-Laser

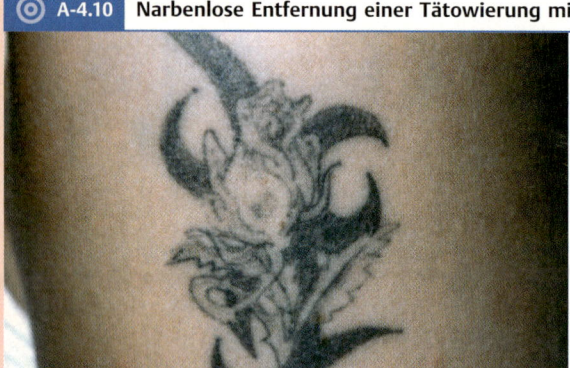

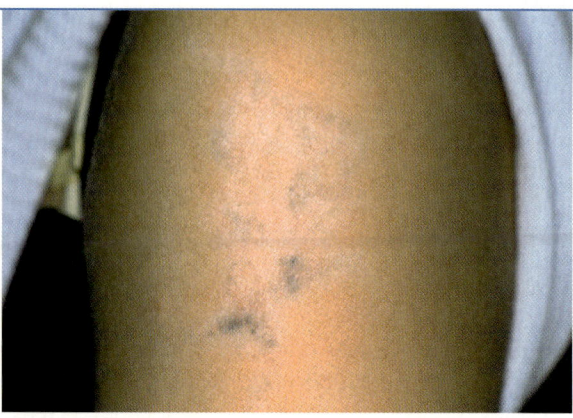

a vor Therapiebeginn

b nach 6 Behandlungen im Abstand von jeweils 6 Wochen

A-4.11 Narbenfreie Entfernung eines congenitalen Naevus pigmentosus vom oberflächigen Bautyp

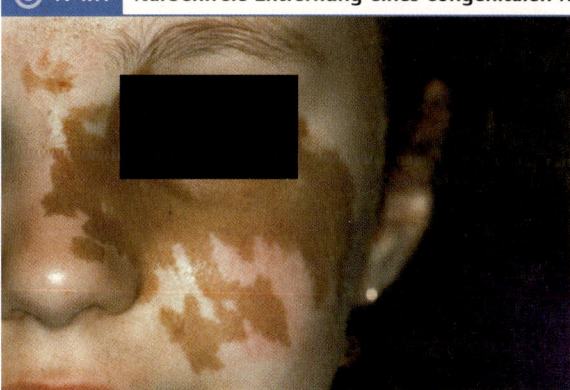
a: vor Therapiebeginn

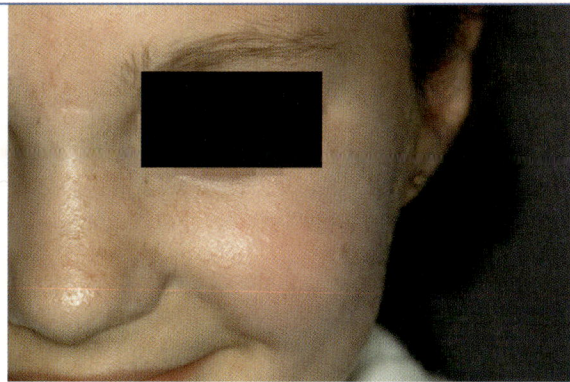
b: nach 3 Behandlungen mit dem gütegeschalteten Rubin-Laser in Intubationsnarkose im Abstand von jeweils 3 Monaten

Laserepilation

Die Entfernung von Haaren mit dem Laser ist ein weiteres Anwendungsgebiet der selektiven Lasertherapie der Haut. Hierbei wird die Haarwurzel mit dem so genannten Wulst und den Stammzellen durch **hochenergetisches, lang gepulstes Laserlicht** erhitzt, so dass eine dauerhafte Verödung der haarbildenden Strukturen stattfindet. Man benutzt hierzu in der Regel **Infrarotlaser**, die relativ tief in die Haut eindringen (bis zu 5 mm) mit Pulsdauern bis zu 100ms. Eingesetzt werden beispielsweise der lang gepulste Alexandrit-Laser, Diodenlaser, lang gepulste Neodym:YAG-Laser und auch spezielle hochenergetische Blitzlampen (IPL-Technologie: intense pulse light, s.u.).
Indikationen sind zum einen medizinische Haarentfernungen bei **Hirsutismus** (männlichem Behaarungstyp bei der Frau) oder **Transsexualität** (Umwandlungsbehandlung vom Mann zur Frau) mit Barthaarentfernung sowie **kosmetische Indikationen** wie beispielsweise die Entfernung von störendem Haarwuchs an Beinen, Bikinizonen, Axillen oder im Gesichtsbereich. Auch diese Behandlungen müssen **mehrfach wiederholt** werden, weil sich die Haare in unterschiedlichen Wachstumszyklen befinden. Insgesamt lässt sich mit diesem modernen Verfahren eine dauerhafte Reduktion der Haare in Zahl, Dicke und Pigmentierung erreichen, ohne dass die gesunde Haut geschädigt wird und ohne dass Narben entstehen (Abb. **A-4.12**).

Laserepilation

Zur Entfernung von Haaren mit dem Laser (meist Infrarotlaser) wird die Haarwurzel erhitzt, was zur dauerhaften Verödung der haarbildenden Strukturen führt. Mögliche Indikationen sind Hirsutismus, Transsexualität und rein kosmetische Indikationen.

A-4.12 Epilationstherapie mit dem gütegeschalteten Alexandrit-Laser bei Hirsutismus

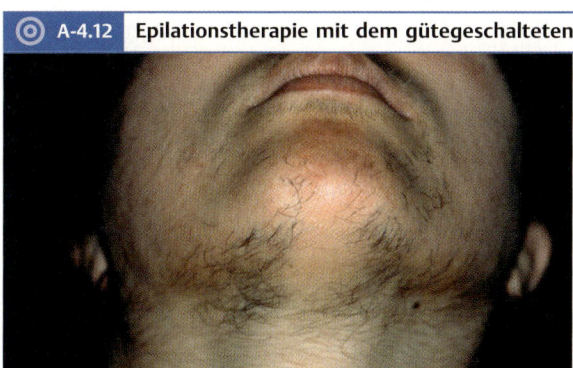
a vor Behandlungsbeginn

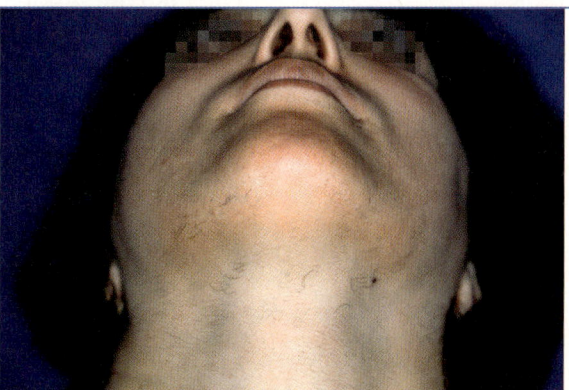
b nach 8 Behandlungen im Abstand von jeweils 8 Wochen

Abtragungslaser

Hierbei wird durch die Einstrahlung von gepulstem Infrarotlicht des **CO$_2$-** (Kohlendioxid) oder **Erbium:YAG-Laser** das Gewebe in sehr feinen Schichten verdampft. Das Infrarotlicht dieser Laser wird in den obersten Zelllagen der Haut absorbiert und führt zu einer sofortigen explosionsartigen Verdampfung des Gewebes. Man kann hiermit also sehr gezielt Strukturen der Oberhaut (Epidermis) abtragen. Der CO$_2$-Laser hat eine etwas größere thermische Tiefenwirkung, wohingegen der Erbium:YAG-Laser in Form einer so genannten kalten Ablation (Abtragung) wie ein mechanisches Abschleifen oder Abschälen der Haut wirkt. Diese Laser werden insbesondere zur **Glättung von Aknenarben** im Gesichtsbereich, zum Abtragen von Veränderungen an der Oberhaut (**Warzen, Fibrome, Syringome** etc.) und zum Glätten von **Gesichtsfalten** eingesetzt. Bei der kosmetischen Faltenbehandlung wird der Effekt ausgenutzt, dass diese Laser nicht nur die Oberhaut abtragen, sondern durch eine gewisse Hitzewirkung auch das Bindegewebe der Haut, also das Kollagen zum Schrumpfen bringen (Kollagen-Shrinking) und damit eine Straffung der Haut erzielen. Man spricht hierbei allerdings von einer kontrollierten Verbrennung mit allen Risiken einer Verbrennungswunde (Superinfektion, Wundheilungsstörungen, Narbenbildung). Diese Behandlungen haben auch die höchste Nebenwirkungsrate von allen modernen Lasereingriffen an der Haut.

Deshalb ist man heute verstärkt übergegangen zu dem so genannten Sub-Surfacing oder Skin-Rejuvenation mit Lasern, die durch die Hautoberfläche hindurchstrahlen und damit eine Gewebestraffung und Verjüngung erzielen ohne die oben genannten Risiken.

▶ **Merke.** Die ersten drei Gruppen („Gefäßlaser", „Pigmentlaser" und „Epilationslaser") zeichnen sich durch ein relativ geringes Nebenwirkungspotenzial aus, während Abtragungslaser eine Wunde an der Haut erzeugen und dies entsprechende Risiken (Superinfektion, Narbenentstehung, etc.) birgt. Der Einsatz dieser Geräte erfordert deshalb eine entsprechend hohe Qualifikation und Erfahrung des behandelnden Arztes.

Laserphototherapie

Es handelt sich um die Behandlung von **Psoriasis** und **Vilitigo** mit hochenergetischem UV-B Licht. Benutzt wird der **Excimer-Laser**, ein Gaslaser mit Xenonchlorid als Medium, der monochromatisches UV-B-Licht mit 308 nm Wellenlänge abgibt. Durch diese Hochdosis-Lichttherapie werden die erkrankten Hautareale von Psoriasis oder Vitiligo isoliert bestrahlt. Vorteile dieser Behandlung sind die Schonung der gesunden Haut und die Behandlung mit deutlich weniger Sitzungen als bei der herkömmlichen Lichttherapie.

IPL (Intense Pulse Light) Technologie

Bei allen oben genannten Indikationen mit Ausnahme der Gewebeabtragung kommen heute auch hochenergetische Blitzlampen zum Einsatz. Hierbei wird durch spezielle vorgeschaltete Filtersysteme das polychromatische Licht der Blitzlampe den entsprechenden Indikationen angepasst.

Ausblick

Für die Zukunft sind weitere Indikationsgebiete zu erwarten: Laserthermolyse von weiteren Zielstrukturen: Talgdrüsen (Acne vulgaris), Schweißdrüsen, Fettzellen, venöse Gefäße, Tumorzellen etc. Die Geräte werden in Zukunft durch den Einsatz von Dioden kompakter und auch billiger werden.

4.3.3 Nachbehandlung

Die Nachbehandlung ist bei manchen Lasereingriffen (Beispiel Skin Resurfacing) oft wichtiger als der eigentliche Lasereingriff und kann u.U. bei eingreifenden Therapien mehrere Wochen in Anspruch nehmen. Hierbei ist die Zusammenarbeit mit Kosmetikerinnen nützlich und sinnvoll. Bei unerwünschten Nebenwirkungen sollten die Patienten immer den behandelnden Arzt kurzfristig aufsuchen, damit dieser eine adäquate Therapie einleiten kann.

4.3.4 Qualifikation des behandelnden Arztes

▶ **Merke.** Lasereingriffe an der Haut sollten nur von Hautärzten mit spezieller Zusatzausbildung oder unter direkter ärztlicher Überwachung durchgeführt werden!

Die Behandlung der Haut mit Energielasern durch Kosmetikerinnen oder Angehörige anderer „körperpflegenden Berufe" ist abzulehnen! Dies fordert auch die Strahlenschutzkommission der Bundesregierung in ihren Empfehlungen „Gefahren bei Laseranwendung an der menschlichen Haut" (www.ssk.de). Aber auch nicht jeder Arzt, der sich als Laserspezialist ausgibt, hat auch wirklich die notwendige Ausbildung und Qualifikation. Nachdem es bisher keine gesetzlichen Qualifikationsrichtlinien für Lasertherapeuten gibt, die die menschliche Haut behandeln, ist die Deutsche Dermatologische Lasergesellschaft (www.ddl.de) bemüht, entsprechende Informationen und Qualifizierungsangebote anzubieten.

4.4 Lokaltherapie

4.4.1 Allgemeines

Die dermatologische Lokalbehandlung dient der Therapie von Hautkrankheiten durch umschriebene oder großflächige Applikationen von **Externa** (z. B. Cremes, Salben). Dazu stehen sowohl Fertigpräparate als auch individuelle Rezepturen zur Verfügung. Letztere umfassen einen großen, traditionellen Erfahrungsschatz und sind in wesentlichen Zügen im deutschen Arzneimittelbuch (DAB) unter Einschluss der europäischen Arzneimittelbücher, im deutschen Arzneimittelcodex (DAC) und in den neuen Rezeptformeln (NRF) zusammengefasst.
Alle äußerlich anzuwendenden Arzneimittel umfassen einen Träger (Grundlage), in den entsprechende Wirkstoffe eingearbeitet sind. Als Arzneimittelträger kommen feste Stoffe (Puder), Flüssigkeiten (Lösungen, Spülungen, etc.) sowie streichfähige Fette oder Öle (z. B. als Salben, Cremes, Gele und Pasten) infrage. Letztere bestehen aus zwei Phasen (Wasser und Öl), die mit Hilfe von Hilfsstoffen (z. B. Emulgatoren) miteinander gemischt werden. Daneben finden sich noch eine Reihe von speziellen Anwendungsformen wie Stifte, Sprays, Pflaster und therapeutische Systeme. Der Zusammenhang der Trägersysteme ist in Abb. **A-4.13** als Phasendreieck dargestellt.

A-4.13 Phasendreieck der Grundlagen zur lokalen Hautbehandlung

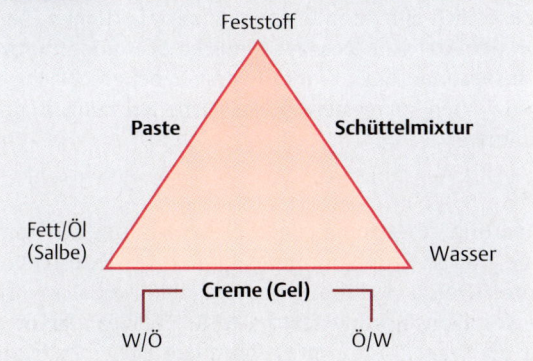

▶ **Merke.** Die Wahl der Grundlagen richtet sich nach der Körperregion und nach dem aktuellen Hautzustand (z.B. trocken, entzündet, nässend).

Bei intakter Hornschicht und Lipidbarriere sind lipophile Träger zur Vermittlung von lipophilen Wirkstoffen am effektivsten und vermitteln die beste Tiefenwirkung. Demgegenüber sind hydrophile Träger und hydrophile Wirkstoffe bei nässenden Dermatosen vorzuziehen.
Die weiteste Verbreitung finden **streichfähige Grundlagen**:

▶ **Definitionen:**
- **Salben** sind wasserfreie, streichfähige Grundlagen mineralischer (Vaseline), tierischer (Wollfette) oder synthetischer Herkunft.
- **Pasten** sind Salben mit einem Pulveranteil, der sie relativ fest, aber doch noch streichbar gestaltet. Sie haften der Hautoberfläche an und stoßen Wasser ab.
- **Cremes** sind streichfähige Emulsionssysteme, die fetthaltige Produkte, Wasser und Emulgatoren enthalten. Man unterscheidet **lipophile Cremes** (Wasser in Öl:W/Ö-System), in welchen Wassertröpfchen in der fetten äußeren Phase emulgiert sind und somit mit Fett mischbar sind, von **hydrophilen Cremes** (Ö/W-Systeme), die umgekehrt kombiniert und unbegrenzt mit Wasser mischbar sind. Wirkstoffe können in die wässrige oder ölige Phase eingearbeitet werden.
- **Gele** sind als Sonderformen von hydrophilen Cremes ähnlich aufgeteilt und typischerweise wasserreich.

Wegen der zunehmenden Sensibilisierung gegenüber Wollwachsbestandteilen werden wollwachsfreie Grundlagen immer wichtiger, z.B. Basiscreme DAC, Kühlsalbe DAB (Unguentum leniens), weiße Vaseline, hydrophile Salben DAB (Ung. emulsificans).

4.4.2 Wirkstoffe (Auswahl)

Lokale Steroide

Zur Behandlung von entzündlichen Hauterkrankungen haben sich die lokal angewandten Kortikosteroide dank ihrer exzellenten Wirksamkeit bewährt. Sie werden in **4 Gruppen** eingeteilt, wobei die **Gruppe I** (schwach) nur eine **antientzündliche Wirkung** ausübt und keine Proliferationshemmung bewirkt. Die **Gruppen II–IV** sind in der **antientzündlichen** und der **antiproliferativen Wirkung** gestaffelt. Sie sind, in verschiedenste Grundlagen eingearbeitet, bei einer Vielzahl von Hautkrankheiten einsetzbar. Dabei spielen Lebensalter, Körperregion, Zustand der Hauterkrankung, Anwendungs-Frequenz und -Dauer bei der Auswahl des Präparates, eine entscheidende Rolle. Eine Klassifikation der lokalen Kortikosteroide nach den Wirkgruppen I–IV zeigt Tab. **A-4.3**.
Die Anwendung lokaler Steroide ist limitiert durch das Risiko der Entstehung unerwünschter Nebenwirkungen; hierzu gehören vor allem die **Nebenwirkungen** der antiproliferativen Wirkung: **Atrophie**, Teleangiektasien, Blutungsneigung und **Striae distensae**. Zusätzlich auftreten können: **Superinfektionen** (bakterieller, mykotischer und viraler Art) eine **Rosazea-ähnliche Steroiddermatitis** (S. 476) oder **Hypertrichose**. Insbesondere bei Kindern kann es bei großflächiger Anwendung potenter Steroide auch zu systemischen Nebenwirkungen und einem Cushing Syndrom kommen.

Lokale Immunmodulatoren

Prinzip: Oft wird zur Minimierung der atrophogenen Nebenwirkung der topischen Steroide alternativ eine andere Gruppe immunsuppressiver Externa verwendet: **Calcineurin-Inhibitoren**. Durch Hemmung der Phosphatase Calcineurin unterbleibt die Aktivierung des Transkriptionsfaktors NFAT (nuclear factor of activated T-cells) und somit die Transkription proinflammatorischer Zytokine. Insbesondere T-Lymphozyten, aber auch Langerhanszellen und Mastzellen werden gehemmt.

A-4.3 Klassifikation lokaler Kortikosteroide

Freinamen	Konzentration	Handelsnamen (Beispiele)	Anwendungsform
Gruppe I (schwach)			
Hydrocortison	0,25–2%	Hydrogalen	S, L/S, Spray
Hydrocortisonacetat	1,0%	Ebenol, Cordes H	C, S
Prednisolon	0,4%	Linola H	E (O/W)
Dexamethason	0,1%	Dexamethason	C, S
Gruppe II (mittelstark)			
Clobetasonbutyrat	0,500%	Emovate	S, C
Flumetasonpivalat	0,2%	Locacorten	S, C, L, Sch
Triamcinolonacetonid	0,1–0,5%	Volon A, Triamgalen	C, S
Fluprednidenacetat	0,1%	Decoderm	C, Lo
Hydrocortisonbuyrat	0,1%	Alfason, Laticort	S, C, CreSa, L
Clocortolonpivalat	0,1%	Kaban	S, C
Fluorandrenolon	0,5%	Sermaka	S, C, Lo, Folie
Betamethasonvalerat	0,5%	Betnesol-V, Celestan-V	L, S, C
Prednicarbat	0,25%	Dermatop	S, FS, C
Fluocinolonacetonid	0,1%	Jellin Gamma	C
Desoximetason	0,5%	Topisolon mite	S
Fluodinoid	0,1%	Topsym	S
Gruppe III (stark)			
Betamethasonvalerat	0,1%	Betnesol-V crinale	L
		Betnesol-V	S, C, Lo
		Celestan-V crinale	L
		Celestan-V	S, C
	0,05%	Betnesol V mite	C, S
		Celestan V mite	
Betamethasondipropionat	0,5%	Diprosone, Diprosis	S, C, L
Fluocortolon	0,25%	Ultralan	C, S, FS, Spray, M
Fluocinolonacetonid	0,25%	Jellin	S, C, Sch, G, L, Lo
Amcinonid	0,1%	Amciderm	S, Fs, C, L
Difluocortolonvalerat	0,1%	Nerisona	S, FS, L
Methylprednisolonaceponat	0,1%	Advantan	S, FS, C
Mometasonfuroat	0,1%	Ecural	S, FS, L
Gruppe IV (sehr stark)			
Fluocinolonacetonid	0,2%	Jellin Ultra	C
Diflucortonvalerat	0,3%	Nerisona forte	FS
Clobetasolpropionat	0,5%	Dermoxinale	L
		Dermoxin	S, C

S = Salbe; C = Creme; E = Emulsion; Lo = Lotion; L = Lösung; FS = Fettsalbe; CreSa = Creme-Salbe; Sch = Schaum; T = Tinktur; G = Gel; M = Milch; HS = Haftsalbe

Anwendung: Zugelassen ist die Anwendung bei atopischem Ekzem, jedoch sprechen auch viele andere entzündliche Dermatosen auf eine Behandlung an.

Präparate: Zu den eingeführten Präparaten gehören Tacrolimus (z. B. Protopic® Salbe 0,1% und 0,03%) oder Pimecrolimus (Elidel® Salbe 1%, Douglan® Salbe 1%).

Vorteile sind eine gute anti-entzündliche Wirkung, kein Atrophie-Risiko, kein Rebound, lang-anhaltender Effekt mit Minimierung der Schübe (z. B. bei atopischem Ekzem). Anwendung auch im Gesicht und genital möglich. Nachteil: hohe Kosten.

Nebenwirkungen sind neben anfänglichem Brennen ein erhöhtes Risiko für bakterielle und virale Superinfektionen.

▶ **Merke.** UV-Schutz während der Behandlung mit Calcineurin-Inhibitoren ist obligat.

Anwendung: Atopisches Ekzem, andere entzündliche Dermatosen.

Präparate: Tacrolimus (Protopic®), Pimecrolimus (Elidel®).

Vorteile: Gute anti-entzündliche Wirkung, kein Atrophie-Risiko.

Nebenwirkungen sind Brennen bakterielle und virale Superinfektionen.

◀ Merke

Lokale Virustatika

Aciclovir (z. B. Zovirax® Creme/Augensalbe): Herpes simplex (HHV-1) und Herpes genitalis (HHV-2) sind empfindlich gegenüber Aciclovir. Die Wirkung kommt über die Hemmung der viralen DNA-Polymerase und somit Proliferationsinhibition zustande. Mehrmals tägliche und frühzeitige Anwendung sowie die entsprechende Aufnahme in die Haut bestimmen die Wirkung.

Imiquimod (z. B. Aldara® Creme): Anwendung bei Genitalwarzen (Condylomata acuminata, S. 228). Durch Immunmodulation, insbesondere Stimulation proinflammatorischer Zytokine wie z. B. Interferon, Interleukin (IL) 1, IL-6, IL-8 und TNF-α (Tumornekrosefaktor-alpha) kommt es zu Entzündungsreaktionen, sekundärer Proliferationshemmung und Zerstörung der HPV-befallenen Zellen. Dieses Präparat gehört somit sowohl in die Gruppe der Immunmodulatoren als auch der Virustatika.

Ein weiteres Einsatzgebiet für diese Substanz sind oberflächliche Basaliome. Auch hier wirkt die Creme über Immunmodulation, potenziell verbessertes Erkennen der karzinomatösen Zellen durch Immunzellen und nachfolgende Elimination.

Lokale Antimykotika

Die modernen Antimkotika zur lokalen Anwendung an der Haut und den hautnahen Schleimhäuten zeigen eine breite Wirksamkeit bei Dermatophyten, Hefen und Schimmelpilzen. In Tab. **A-4.4** sind lokale Antimykotika aufgeführt, welche die früher gebräuchlichen galenischen Zubereitungen weitgehend abgelöst haben.

A-4.4 Lokale Antimykotika (Auswahl)

Freinamen	Handelsnamen
wirksam bei Infektion mit Dermatophyten, Hefe- und Schimmelpilzen (DHS-System)	
Bifonazol	Mycospor, Canesten
Ciclopiroxolamin	Batrafen
Econazol	Epi-Pevaryl
Ketoconazol	Nizoral, Terzolin
Miconazol	Daktar, Vobamyk
Cotrimazol (Einschränkung bei Schimmelpilzen)	s. S. 202
wirksam bei Infektion mit Hefepilzen	
Amphotericin B	Ampho-Moronal
Nystatin	Biofanal
	Candio-Hermal
	Moronal
	Nystatin
Natamycin	Pimafucin

Lokale Vitamin-D3-Analoga

Prinzip und Anwendung: Vitamin-D3-Analoga werden primär zur Therapie der Psoriasis vulgaris, eingesetzt. Sie wirken anti-proliferativ und induzieren vor allem die normale Differenzierung (Ausreifung) v. a. der Keratinozyten; sie wirken darüber hinaus immunmodulierend und antientzündlich.

Die Kombination mit einer Phototherapie (UV-B, PUVA, S. 48) führt zu potenzierten Therapieeffekten.

Präparate: Calcipotriol (z. B. Psorcutan® S/C), Calcitriol (z. B. Daivonex® S/C), Tacalcitol (z. B. Curatoderm® S).

Nebenwirkungen sind minimal; nur bei großflächiger Anwendung besteht durch perkutane Resorption ein Risiko für die Induktion einer Hyperkalzämie.

Lokale Vitamin-A-Säure-Derivate

Prinzip und Anwendung: Retinoide werden vor allem in der Akne-Therapie und bei Verhornungsstörungen (Psoriasis, Morbus Darier) der Haut eingesetzt. Ähnlich wie Steroide wirken sie über spezifische nukleäre Rezeptoren und modulieren hierüber die Genexpression von Genen, die die Zelldifferenzierung beeinflussen.

Präparate: Retinoide (TretinoinC/S, VAS), **Tazaroten** (Zorac), **Adapalen** (Differin C/G).

Nebenwirkungen sind z.T. Rötung (Reizung) der Haut, Austrocknung (durch Hemmung der Talgproduktion) sowie eine erhöhte UV-Sensitivität.

Lokale Antibiotika

Lokale Antibiotika sind zur Behandlung oberflächlicher und umschriebener bakterieller Infekte geeignet.

▶ **Merke.** Es sollten nur solche Antibiotika angewendet werden, die selten oder gar nicht systemisch eingesetzt werden, um einer Resistenzentwicklung oder Sensibilisierung (Allergie-Entstehung) gegen systemische Antibiotika vorzubeugen.

Durch bakterielle Abstriche und ein Antibiogramm sollten zudem das Keimspektrum und etwaige Resistenzen vor Therapiebeginn eruiert werden.
Einen Anhalt bieten folgende **allgemeine Regeln**:
- Bei **Impetigo und Pyodermien** bieten sich Bacitracin, Erythromycin, Clindamycin und Fusidinsäure an (S. 234).
- Bei **Follikulitis** durch obligate Hautoberflächenkeime (Akne, S. 472, Follikulitis S. 238) sind Erythromycin, Clindamycin und Tetrazykline geeignet.
- Bei **gramnegativen Infekten** (gramnegative Follikulitis und gramnegativer Fußinfekt [S. 242], bieten sich Neomycin und Gentamicin an.

▶ **Merke.** Desinfizierende Maßnahmen (s.u.) sollten einer topischen Antibiose vorgezogen werden.

Oberflächendesinfektion bei Hauterkrankungen

Zur flächigen Desinfektion bei bakteriell, mykotisch oder viral bedingten bzw. superinfizierten Hauterkrankungen bieten sich **Halogene** (Jodlösungen oder -Salben, z.B. Betaisadona), **halogenierte Chinolinderivate** (z.B. Vioform), **Phenolderivate** (z.B. Hexachlorophen), **quaternäre Ammoniumverbindungen**, **Gerbsäure** (Tannin) und **halogenierte Salicylanilide** (Triclosan u.ä.) an.
Heute seltener angewendet werden Farbstoffe wie Eosin, Fuchsin, Gentianaviolett (Pyoktanin) und Brillantgrün. Große Nachteile der Farbstoffe sind die temporäre Verfärbung von Haut (und oft auch Kleidung), ein potenzieller karzinogener Effekt (bei Resorption) und insbesondere die Verlangsamung der Wundheilung aufgrund des antiproliferativen Effekts auf Keratinozyten und Fibroblasten.

Galenische Wirkstoffe

▶ **Definition:** Galenik, benannt nach dem griechischen Arzt Galen (129–200), bezeichnet die Lehre von den Arzneiformen. Sie beschäftigt sich mit der Verarbeitung eines Wirkstoffs (noch kein Arzneimittel!) und der Formgebung (durch Hilfsstoffe) in dosierfähige, gebrauchsfertig verpackte Arzneimittelzubereitungen.

Außer den Fertigpräparaten gibt es wirksame galenische Stoffe mit definierten Effekten, die in geeigneten Grundlagen zur Rezeptur verfügbar sind. Einige Beispiele sind in Tab. **A-4.5** aufgeführt.

Keratolytika: in Cremes und Salben.

- **Keratolytika** werden in Cremes und Salben eingearbeitet und führen zur Ablösung fest haftenden Hornmaterials (Schuppen, Schwielen). Der Stabilität und Haltbarkeit ist besondere Aufmerksamkeit zuzuwenden sowie auch der eingeschränkten Kompatibilität mit anderen Wirkstoffen.

Juckreizstillung: in Schüttelmixturen und Lotiones.

- **Juckreiz stillende Zusätze** werden zu Schüttelmixturen, Lotionen und Ö/W-Cremes gemischt und stehen für großflächige und wiederholte Anwendungen zur Verfügung.

Entzündungs- und Proliferationshemmung.

- Wirkstoffe zur **Entzündungs- und Proliferationshemmung** werden umschrieben angewandt. Es empfiehlt sich, zur Verträglichkeitsprüfung, Probetherapien durchzuführen, um Allergien oder Unverträglichkeiten frühzeitig zu erkennen. Anschließend wird die Behandlung mit 2-mal täglichen Applikationen über 3–12 Tage fortgesetzt, wobei die Wirkstoffe zwischendurch nicht abgewaschen werden.

Teere.

- Die therapeutische **Teeranwendung** führt bei chronischen, lichenifizierten Ekzemen zu sehr guten Ergebnissen. Photo-Sensibilisierung der behandelten Haut durch Teer als auch UV-Strahlen gelten als karzinogen, sodass während einer solchen Therapie eine UV-Exposition strikt gemieden werden muss. Teerbehandlungen sind verschmutzend und riechen charakteristisch, was von vielen Menschen als unangenehm empfunden wird.

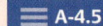 A-4.5

A-4.5 Ausgewählte Wirkstoffe zur Rezeptur in Lokaltherapeutika

Wirkung	Wirkstoffe	Konzentrationsbereich
Keratolyse	Acidum salicylicum (Salizylsäure)	3–30 %
	Urea pura (Harnstoff)	5–10 %
	Sulfur praecipitatum (Schwefel)	2–10 %
Entzündungshemmung	Ichthyol	5–40 %
	Tumenol	3–10 %
Proliferationshemmung	Dithranol und Anthralin	0,1–2,0 %
	Pix Lithanthracis, Liquor carbonis detergens (LCD) (Steinkohlenteer)	10–100 %
Juckreizstillung	Thesit (Polidocanol)	1–10 %
	Menthol	0,5–2,0 %

Lokales Dithranol (Anthralin, synthetisches Chrysarabin)

Prinzip und Anwendung: Therapie der Psoriasis vulgaris; immunmodulierende und antiproliferative Effekte werden diskutiert.

Präparate: Psoralon MT S, Psoralon MT Stift, Psoradexan C.

Anwendungsschemata
- **Konventionelle Therapie** über 12–24 h.
- **Hochdosierte Kurzkontakt- („Minuten"-) Therapie** über 5–30 Minuten.

Nebenwirkungen: Verfärbung von Haut und Kleidung, Hautreizung.

Lokales Dithranol (Anthralin, synthetisches Chrysarabin)

Prinzip und Anwendung: Dithranol wird vor allem zur Therapie der Psoriasis vulgaris zuweilen auch bei Alopezia areata, eingesetzt. Obwohl der genaue Wirkmechanismus nicht bekannt ist, scheinen sowohl immunmodulierende als auch antiproliferative Effekte sowie die Modulation des Zytokinmilieus eine Rolle zu spielen.

Präparate: Psoralon MT® S (0,5–3 %), Psoralon MT® Stift (2 und 5 %), Psoradexan® C (0,5–2 %).

Verschiedenen **Anwendungsschemata** stehen zur Verfügung:
- **Konventionelle Therapie:** Dithranol wird in Konzentrationen von 0,05 bis 5 % aufgetragen. Die Einwirkungsdauer beträgt ca. 12 bis 24 Stunden. Da Dithranol die Wäsche stark verschmutzt, ist diese Therapie der stationären Behandlung vorbehalten.
- **Hochdosierte Kurzkontakt- („Minuten"-) Therapie:** Die Konzentration beträgt 0,5 bis 5 %, bei einer Einwirkungsdauer von 5 bis 30 Minuten, danach wird abgeduscht. Die Einwirkungszeiten werden entsprechend der klinischen Reaktion langsam (Tag für Tag) gesteigert.

Nebenwirkungen sind vor allem Verfärbung von Haut und Kleidung durch Oxidationsprodukte des Dithranol (Dithranol-Braun) sowie eine Hautreizung, die jedoch bis zu einem gewissen Grad erwünscht ist.

4.4.3 UV-Schutz für die Haut

Grundlagen

Als Grenzfläche zwischen Umwelt und Körper kommt der menschlichen Haut eine besondere Schutzfunktion gegenüber Umweltfaktoren, insbesondere gegen Sonnenlicht, zu. Mit jedem Aufenthalt in der Sonne erhöht sich das Risiko für die Entstehung von Hautkrebs und treibt zudem die Hautalterung voran. Die hochenergetische UV-B-Strahlung ist primär für das Entstehen von Sonnenbrandreaktionen und Hautkrebs verantwortlich. Die langwellige UV-A-Strahlung dringt tiefer in die Haut ein (Abb. **A-4.2**) und führt über Abbau von Kollagen und elastischen Fasern primär zur Verstärkung der Hautalterung (vgl. Kapitel Phototherapie S. 48). Zudem schädigt UV-A durch Induktion von oxidativem Stress die zelluläre DNA sowie Mitochondrien.

Grundlagen

Jeder Aufenthalt in der Sonne erhöht das Hautkrebs-Risiko; v. a. UV-B-Strahlung ist hierfür verantwortlich. UV-A-Strahlung dringt tiefer in die Haut ein (Abb. **A-4.2**) und führt zur Verstärkung der Hautalterung (S. 48).

Schutzmechanismen

Natürliche Schutzmechanismen

Zu den natürlichen Schutzmechanismen zählen neben der Hautbräunung (Melanogenese), die Verdickung der Epidermis („Lichtschwiele"), die Induktion von antioxidativ wirksamen Enzymen und DNA-Reparaturmechanismen in der Haut. All diese Reaktionen werden jedoch erst durch bereits entstandene Schäden getriggert und bieten zwar vor weiteren UV-Schäden einen verbesserten Schutz, die bereits entstandenen Schäden können jedoch z. T. nicht vollständig eliminiert werden.

Natürliche Schutzmechanismen

- Hautbräunung (Melanogenese)
- Verdickung der Epidermis („Lichtschwiele")
- Induktion von antioxidativ wirksamen Enzymen und DNA-Reparaturmechanismen

Physikalischer UV-Schutz

Zur Unterstützung der photoprotektiven Mechanismen in menschlicher Haut ist daher ein vernünftiger Umgang und eine Minimierung der UV-Exposition sinnvoll. Den besten Schutz bietet Kleidung (entweder dicht gewebte Stoffe oder spezielle UV-Schutzkleidung sowie eine effektive Kopfbedeckung, z. B. breitkrempige Hüte). Eine Übersicht bietet Tab. **A-4.6**.

Durch Verwendung von UV-absorbierenden oder -reflektierenden Agenzien und besonders dicht gewebter Stoffe können UV-Schutzfaktoren von über 40 erzielt werden. Besonders sinnvoll ist eine solche Bekleidung für lichtempfindliche Hauttypen, für Kinder sowie beim Sport. Mittlerweile existiert eine Vielzahl von Anbietern (z. B. Sunblock, UV-protect oder Hyphen).

Physikalischer UV-Schutz

Den besten UV-Schutz bietet Schutzkleidung (v. a. dicht gewebte Stoffe, UV-Schutzkleidung)

Eine Übersicht über physikalische Maßnahmen bietet Tab. **A-4.6**.

A-4.6 Physikalischer UV-Schutz (nach Eichacker)

Schutzmaßnahmen	Lichtschutzfaktor (LSF)
UV-Schutzkleidung	20–80
dicht gewebte Baumwollbekleidung	ca. 20
Sonnenschutzcreme	0–100
Schatten unter einem Baum/Schirm	ca. 5–15
Sonnenhut mit breitem Rand	ca. 10

Lichtschutzfilter („Sonnencremes")

Neben diesen physikalischen Schutzmöglichkeiten können auch Lichtschutzfiltersubstanzen in Form von Cremes, Sprays oder Gels eingesetzt werden. Die UV-Schutzfilter lassen sich grob in **chemische** und **physikalische** UV-Filter einteilen. Während chemische Filter UV-Strahlung absorbieren (z. B. Cinnamate, Benzoate, Sulfonate), sind physikalische Filter (z. B. Titandioxid, Zinkoxid) in der Lage, UV-Strahlen zu reflektieren.

Lichtschutzfilter („Sonnencremes")

Lichtschutzfilter gibt es in Form von Cremes, Sprays oder Gels. **Chemische** Filter absorbieren UV-Strahlung (z. B. Cinnamate, Benzoate, Sulfonate), **physikalische** Filter (z. B. Titandioxid, Zinkoxid) reflektieren UV-Strahlen.

> ▶ **Merke.** Beim Schutz durch Sonnencremes muss stets der individuelle Hauttyp sowie der aktuelle UV-Index berücksichtigt werden (s. u.).

◀ **Merke**

Wichtige Definitionen und Normen

Lichtschutzfaktor (LSF) im UV-B-Bereich

▶ **Synonym:** sun protection factor (SPF)

▶ **Definition:** Der Lichtschutzfaktor gibt an, wieviel länger man sich mit geschützter Haut im Vergleich zu ungeschützter Haut in der Sonne aufhalten kann, bis ein Sonnenbrand entsteht.

▶ **Merke.** Der üblicherweise als LSF angegebene Wert bezieht sich ausschließlich auf den Schutz vor kurzwelligen UV-B Strahlen.

Während ein LSF 20 eine 95%ige Reduktion der UV-B-Strahlen ermöglicht, führt eine Verdopplung des LSF auf 50 nur zu einer geringen Steigerung des UV-B-Schutzes auf 98%. Wie gut ein Sonnenschutzmittel schützt, hängt neben dem LSF von weiteren Faktoren ab; hierzu gehört eine ausreichende Menge des Sonnenschutzmittels (häufig wird zu wenig aufgetragen) sowie eine ausreichende Wasserfestigkeit.

Randnotiz: Die Verdopplung des LSF (von 25 auf 50) führt nur zu einer geringen Steigerung des UV-B Schutzes! Entscheidend sind eine ausreichende Applikations-Menge und Wasserfestigkeit.

Lichtschutzfaktor (LSF) im UV-A Bereich

Die Bestimmung des LSF im UV-A-Bereich (320–400 nm) war bisher nicht standardisiert, sondern richtete sich nach dem so genannten Australischen Standard. Nach diesem Standard muss der UV-A-Schutz lediglich einen Mindestwert erfüllen (90%ige Reduktion der Transmission im UV-A-Bereich), ohne jedoch proportional mit der Höhe des UV-B-LSF anzusteigen. Insbesondere bei Sonnenschutzcremes mit hohem UV-B-LSF bedeutet dies jedoch, dass durch den längeren Aufenthalt in der Sonne auch eine höhere UV-A-Strahlenbelastung erfolgt, ohne dass ein ausreichender UV-A-Schutz gewährleistet ist. Seit Januar 2005 gilt jedoch eine neue deutsche Industrienorm (DIN 67502), die auch für UV-A-Strahlung eine genaue Bestimmung des LSF aufgrund einer neuen in-vitro-Methode ermöglicht. Sollte sich diese neue Norm auch weltweit etablieren, stünde ein einheitlicher Standard für den LSF für UV-A-Strahlung zur Verfügung.

Randnotiz: Der UV-A-LSF wird häufig nicht bzw. als sog. Australischer Standard angegeben. Sonnenschutzmittel mit hohem UV-B-LSF führen durch den längeren Aufenthalt in der Sonne auch zu einer höheren UV-A-Strahlenbelastung, ohne dass ein ausreichender UV-A Schutz gewährleistet ist.
Eine neue DIN-Norm zur Bestimmung des UV-A-LSF könnte hier Abhilfe schaffen.

UV-Index (UVI)

▶ **Definition:** Der UVI ist ein Maß für die zu erwartende UV-B-Strahlenbelastung.

Er ist international einheitlich festgelegt und informiert über die Sonnenintensität auf Meereshöhe und die daraus resultierende Sonnenbrandgefahr. Je höher der Index (0 bis > 8), desto größer die Sonnenbrandgefahr. Für die verschiedenen Hauttypen (S. 534) ergeben sich daher verschiedene Expositionszeiten (Tab. **A-4.7**). In den Monaten Juni bis August können täglich aktuelle regionale Ansagen zum UV-Index über den Deutschen Wetterdienst abgerufen werden (z. B. www.wetter.com).

Randnotiz: Je höher der Index (0 bis > 8), desto größer die Sonnenbrandgefahr. Für die verschiedenen Hauttypen (S. 534) ergeben sich daher verschiedene Expositionszeiten (Tab. **A-4.7**).

A-4.7 UV-Index und entsprechende Sonnen-Expositionszeiten (ungeschützte Exposition) für die Hauttypen I–IV

UV-Index	Hauttyp I	Hauttyp II	Hauttyp III	Hauttyp IV
0–1	> 60 min	keine Angabe	keine Angabe	keine Angabe
2–4	> 30 min	> 40 min	> 60 min	> 85 min
5–7	> 20 min	> 25 min	> 35 min	> 45 min
6–8	< 5 min	< 20 min	< 30 min	< 40 min

4.4.4 Verbände

In der Dermatologie sind Verbände von großer Bedeutung. Man unterscheidet dabei folgende Arten von Verbänden:
- **Deckverbände** zum Abdecken von verschmutzenden, geruchsintensiven und „schmierigen" Externa, zum Festhalten derselben und zum Schutz vor Lichteinwirkung. Sie werden vorteilhaft mit Baumwoll-Kompressen durchgeführt, die mit Mullbinden, Handschuhen oder Gesichtsmasken festgehalten werden (s. Abb. **A-4.14**).
- Bei großflächiger oder Ganzkörperanwendung wird der Verband durch ein **Salbentuch** oder **Schlauchverbände** (z.B. Tubifast^{210}) ersetzt, die 2-mal am Tag bis zu 2 Stunden zur Anwendung kommen können (s. Abb. **A-4.14**). Im Sommer und in sehr warmen Räumen ist auf die Möglichkeit eines Hitzestaus zu achten. Tuchverbände verdoppeln die Penetration von Wirkstoffen in die Haut gegenüber der unbedeckten Anwendung.
- **Okklusiv-Verbände** können umschrieben oder regional zur extremen Penetrationsverstärkung von Wirkstoffen in und durch die Haut angewendet werden. Die behandelten Hautstellen werden mit einer Folie umwickelt, die Hände mit Folienhandschuhen bedeckt und das Ganze mit einem Deckverband festgehalten. Das körperwarme und feuchte Milieu führt zu einer Quellung der Hornschicht und zu einer Steigerung der Penetration. Okklusiv-Verbände sollten 12 Stunden (über Nacht) bis maximal 24 Stunden zur Anwendung kommen. Die Haut erscheint anschließend mazeriert. Es besteht hierdurch die Gefahr einer Superinfektionen.
- **Kompressionsverbände** sind als Druckverbände bei Wunden und nach Operationen sowie zur Behandlung insuffizienter Beinvenen und deren Komplikationen indiziert (s. Abb. **A-4.14**). Kompressionsverbände sollten distal eine hö-

Deckverbände (s. Abb. **A-4.14**)

Salbentuch (s. Abb. **A-4.14**)

Okklusiv-Verbände zur Penetrationssteigerung der Wirkstoffe.

Kompressionsverbände (s. Abb. **A-4.14**)

A-4.14 Verbände

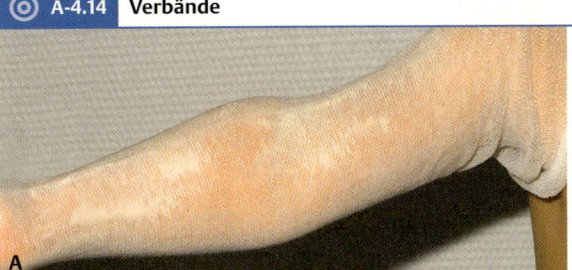
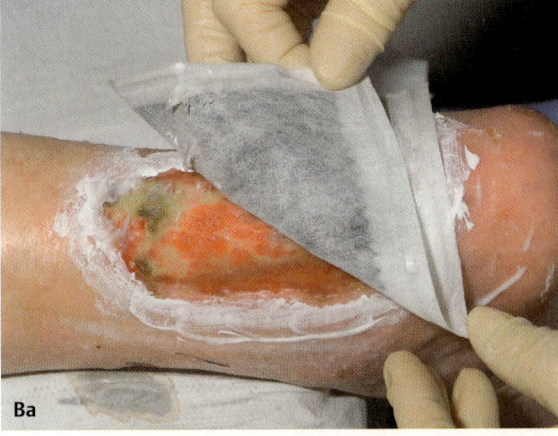
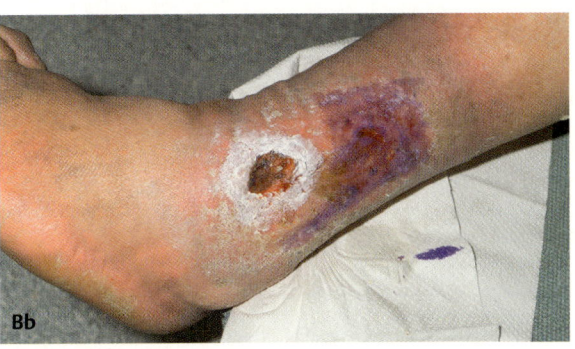
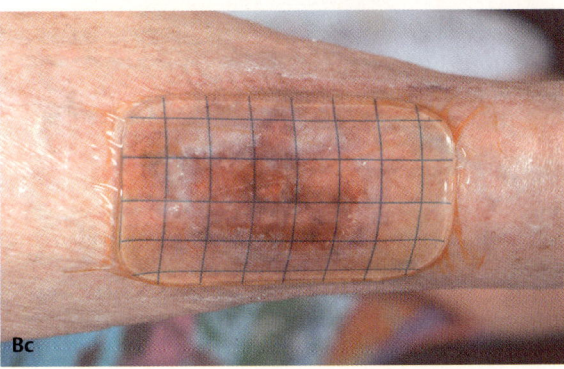

A Schlauchverband
B a. Ulkusverband mit Silber-haltiger Kompresse und Abdeckung des Ulkusrandes mit weicher Zinkpaste; **b.** Ulkusverband: Abdeckung des Ulkusrandes mit weicher Zinkpaste, Randbereich mit Gentianaviolett-Lösung 0,5% touchiert; **c.** Hydrokolloidverband bei Ulcus cruris

Fortsetzung ▶

⊙ A-4.14 Verbände (Fortsetzung)

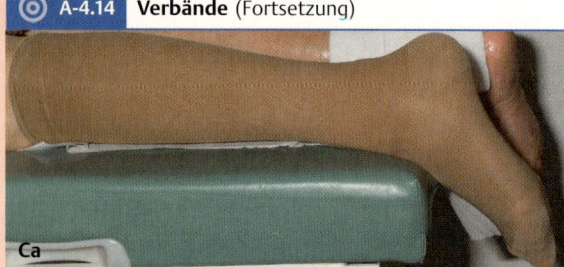
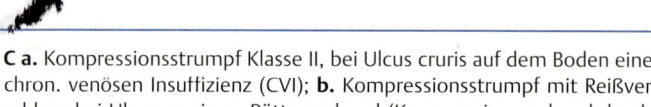

C a. Kompressionsstrumpf Klasse II, bei Ulcus cruris auf dem Boden einer chron. venösen Insuffizienz (CVI); b. Kompressionsstrumpf mit Reißverschluss bei Ulcus cruris; c. Pütterverband (Kompressionsverband durch elastische Kurzzugbinden)

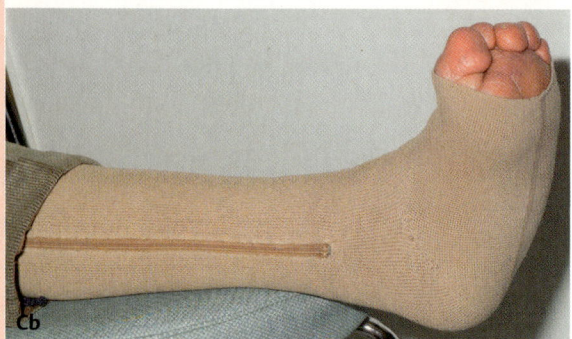
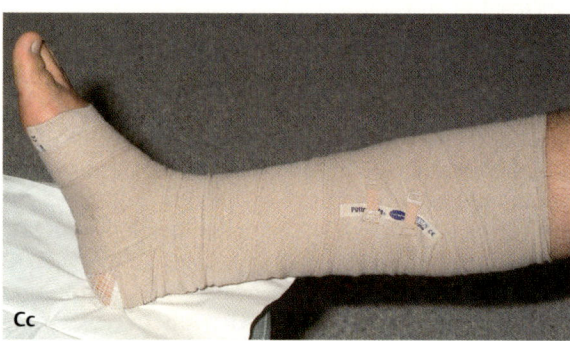

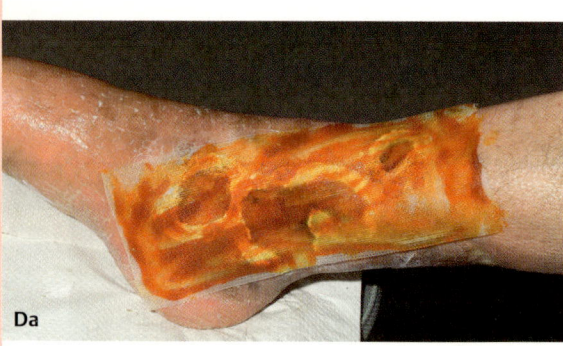
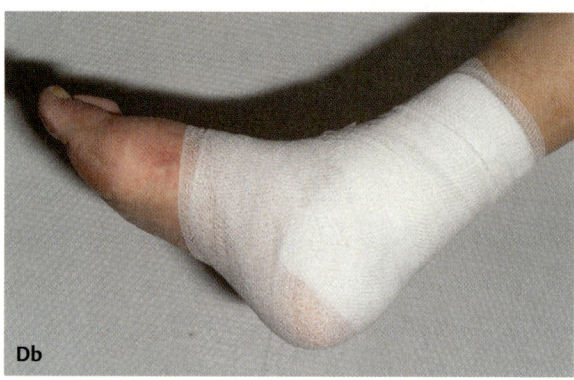

D a. Salbenverband aus Jodsalbe und Fettgaze (‚Beta-Adaptic') bei superinfiziertem Ulcus cruris; b. Mullverband über o.g. Verband (anderer Pat.)

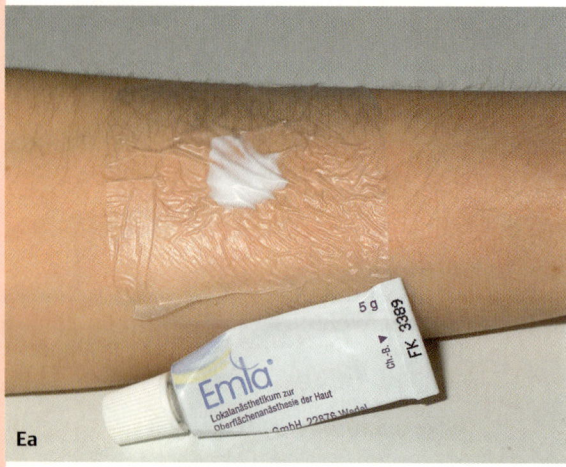
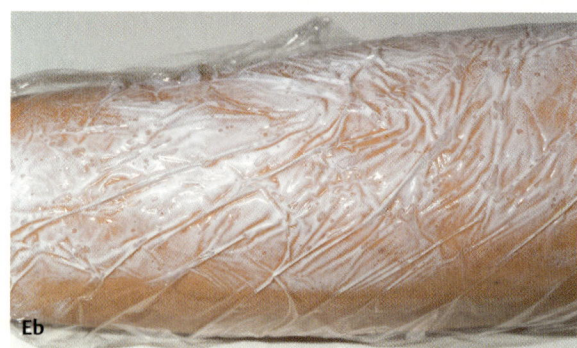

E a. Okklusiv-Verband mit einem topischen Lokalanästhetikum (EMLA®) vor Abtragung von Mollusca contagiosa (Dellwarzen) bei einem Kind; b. Okklusiv-Verband am UA (Steroidcreme unter Plastikfolie) bei Prurigo simplex subacuta;

Fortsetzung ▶

⊙ A-4.14 Verbände (Fortsetzung)

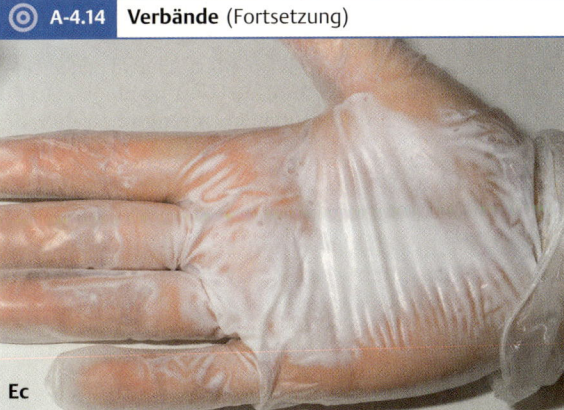

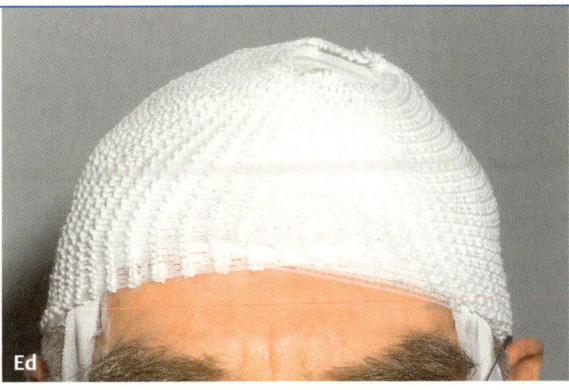

E c. Okklusiv-Verband an der Hand, bei hyperkeratotisch rhaghadiformen Handekzem;

d. Okklusiv-Verband am Kopf – ‚Kopfkappe' (z. B. mit Salicylvaseline zum Ablösen psoriatischer Plaques oder vor PDT Therapie)

F Zugsalben-Verband (Teerhaltige Salbe, darüber Watte), zur Therapie von Abszessen

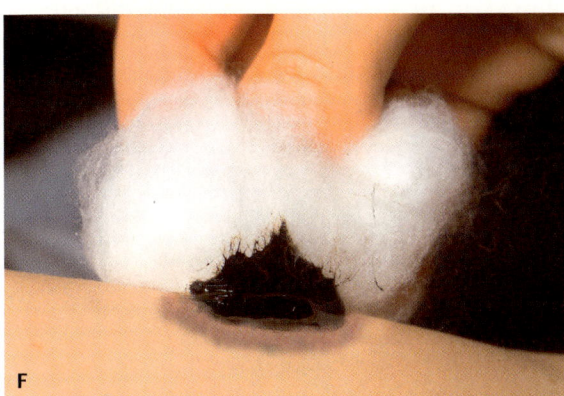

here Kompression ausüben als proximal. Sie können bei arterieller Minderdurchblutung kontraindiziert sein.

4.5 Systemische Therapie

4.5.1 Grundlagen

Dermatologische Erkrankungen können primär die Haut, häufig jedoch auch innere Organe betreffen. Neben den lokalen Therapieoptionen gibt es daher auch eine Vielzahl systemischer Therapien, die hier in einer Übersicht vorgestellt werden.

Typische Indikationen einer systemischen Therapie sind
- **Infektiöse Erkrankungen** (bakterieller, viraler und mykotischer Art), wenn diese einer topischen Therapie nicht ausreichend zugängig sind oder Zeichen einer systemischen Ausbreitung auftreten.
- **Allergische Erkrankungen** (S. 110), mit symptomatischer, antiallergischer Therapie.
- **Psoriasis** und **Acne vulgaris.**
- **Autoimmunerkrankungen**; insbesondere Kollagenosen werden meist primär von Dermatologen behandelt. Hier stehen neben den klassischen Immunsuppressiva einige besondere Medikamentengruppen inkl. der sog. Biologicals zur Verfügung.

4.5.2 Antibiotika

Penicilline (Tab. **A-4.8**): Penicilline werden bei einer Vielzahl von Hauterkrankungen eingesetzt, wobei in den vergangenen Jahren die Häufigkeit resistenter Erreger rapide zugenommen hat. Sie wirken über die Hemmung der Zellwandsynthese bakterizid, können jedoch bei einigen Erregern durch Penicillinase- und β-Lactamasebildung unwirksam werden, so daß Penicilline der neueren Generation oder andere Medikamentengruppen verwendet werden müssen.

Zu den **empfindlichen Keimen** zählen Staphylokokken und Streptokokken, die einen Großteil der oberflächlichen Hautinfektionen, wie z. B. Impetigo contagiosa, Follikulitiden, Furunkel und Erysipele verursachen. Weitere empfindliche Erreger sind Borrelien (Erythema chronicum migrans), Neisserien (z. B. Gonorrhoe) und Actinomyceten.

Breitspektrum-Penicilline erfassen auch gramnegative Bakterien (Enterokokkus, H. Influenzae, E. coli, Proteus, etc), die häufig bei Abszessen und Phlegmonen eine Rolle spielen.

Cephalosporine (Tab. **4.8**): Ähnlich wie die Penicilline erfassen sie als Erreger Staphylokokken und Streptokokken. Sie wirken ebenfalls bakterizid und sind auch wirksam gegen Penicillinase produzierende Keime. Die Cephalosporine der sog. 3. Generation wirken auch gegen gram-negative Erreger wie E. coli, Klebsiellen, Proteus etc.

A-4.8 Penicilline und Cephalosporine

Gruppe	Beispiele
Penicilline	
nicht Penicillinase-fest	Benzylpenicillin G, Penizillin V, Propicillin, Depot-Penicilline (Procain-Penicillin G, Clemizol-Penicillin, Benzathin-Penicillin)
Penicillinase-fest (Isoxazolyl-Penicilline)	Oxacillin, Dicloxacillin, Flucloxacillin
Breitspektrum-Penicilline (2. Generation) Amino(benzyl)-Penicilline	Ampicillin, Amoxicillin (beide nicht-Penicillinase-fest), Amoxicillin/Clavulansäure (Penicillinase- und β-Lactamase-fest)
Breitspektrum-Penicilline (3. Generation) (Carboxy-Penicilline)	Ticarcillin, Carbencillin
Breitspektrum-Penicilline (4. Generation) (Acylamino-Penicilline)	Azlocillin, Piperacillin, Mezlocillin
Cephalosporine	
1. Generation	Cefazolin, Cefalexin
2. Generation	Cefoxitin, Cefaclor
3. Generation	Cefotaxim, Ceftriaxon

Tetrazykline (z. B. Doxycyclin, Tetracyclin, Minocyclin): sie wirken bakteriostatisch gegen grampositive und gramnegative Bakterien; häufig bestehen jedoch Resistenzen. Typische Erkrankungen, bei denen sie zum Einsatz kommen, sind Akne, Rosazea, periorale Dermatitis und Borreliose.

Zu den **Makroliden** gehören Erythromycin, Roxithromycin, Clarithromycin, Azithromycin. Auch sie wirken „nur" bakteriostatisch und erfassen Stapylokokken und Streptokokken. Sie werden bei einer Reihe dermatologischer Erkrankungen eingesetzt, insbesondere bei Acne vulgaris, Rosazea, Borreliose und Diphtherie.

Sulfonamide: Diese können bakteriostatisch wirken (Sulfadiazin) und z. B. bei Toxoplasmose angewandt werden, oder bakterizid (Trimethoprim-Sulfamethoxazol), welches bei grampositiven Keimen eingesetzt wird, z. B. alternativ zur Therapie von Erysipelen.

▶ **Merke.** Sulfonamide verstärken die Wirkung von oralen Antikoagulanzien, oralen Antidiabetika und Methotrexat (MTX).

4.5 Systemische Therapie

Aminoglykoside wirken bakterizid und werden typischerweise bei schweren, oft nosokomialen Infektionen mit gram-negativen Erregern eingesetzt (z. B. Pseudomonaden). Häufig verwendete Präparate sind Gentamicin, Amikacin, Streptomycin, Tobramycin.

▶ **Merke.** Aminoglykoside haben nur eine geringe therapeutische Breite und ein hohes oto- und nephrotoxisches Risikopotenzial.

Zur Gruppe der **Fluorchinolone** gehören z. B. Norfloxacin, Ciprofloxacin, Ofloxacin, Levofloxacin. Sie werden insbesondere bei Harnwegsinfekten und Darminfektionen eingesetzt. Sensible Erreger sind u. a. Enterobakterien, Salmonellen, Shigellen und Gonokokken.

Metronidazol (Nitroimidazol) wird bei Infektionen mit Anaerobiern eingesetzt und wirkt bakterizid. Selten wird es noch bei therapieresistenter Rosazea eingesetzt, hat jedoch ein breites Nebenwirkungsspektrum (einschl. Neurotoxizität) und wird daher selten angewandt.

Vancomycin (aus der Gruppe der Glykopeptide) gilt als Reservemittel, das bakterizid gegen grampositive Bakterien wirkt. Es wird z. B. bei schweren Infektionen mit Staphylokokken und bestehender Penicillinallergie eingesetzt. Nebenwirkungen sind Oto- und Nephrotoxitiät.

4.5.3 Virustatika

Insbesondere zur Therapie von Herpes-Erkrankungen gibt es eine Reihe von Virustatika, die sich insbesondere durch ihre Bioverfügbarkeit nach oraler Aufnahme unterscheiden (Tab. **A-4.9**).

A-4.9 Virustatika

Wirkstoff (Handelsnamen)	Wirkprinzip	Indikationen	Nebenwirkungen
Aciclovir (Zovirax)	Nukleosid-Analogon; nach Phosphorylierung durch eine virusspezifische Thymidinkinase wird die virale DNA-Polymerase gehemmt → Hemmung der Virus-Replikation	Herpes simplex (HHV-1), Herpes genitalis (HHV-2), Varizella-zoster-Infektion (HHV-3)	Übelkeit, Erbrechen und Durchfall, sowie Kopfschmerzen und Schwindel. seltener Exantheme und Haarausfall
Valaciclovir (Valtrex)	s.o. Aciclovir; im Vergleich 2–3fach höhere Bioverfügbarkeit	s.o. Aciclovir	Kopfschmerzen, Übelkeit und Erbrechen, Schlaflosigkeit, Abgeschlagenheit, Exantheme sowie erhöhte UV-Sensibilität
Brivudin (Zostex)	s.o. Aciclovir; im Vergleich zu Aciclovir besitzt es in vitro eine mehr als 100fach höhere antivirale Aktivität	zugelassen für Zoster bei Immunkompetenz	Übelkeit, Erbrechen und Durchfall, sowie Kopfschmerzen, Schwindel Appetitlosigkeit und Schläfrigkeit. Selten Exantheme
Famciclovir (Famvir)	s.o. Aciclovir	Herpes genitalis, Zoster	Übelkeit und Kopfschmerzen. Selten: Verwirrtheitszustände

▶ **Merke.** Kreatinin- und Leberenzym-Kontrolle bei allen Präparaten!

Weitere Virustatika sind z. B. Ganciclovir, Cidofovir, Foscarnet (bei CMV-Infektion und Immunsupression), Zidovudin, Didanosin (bei HIV-Infektion).

4.5.4 Antimykotika

Infektionen mit Dermatophyten und Hefen, gehören zu den häufigsten Infektionen überhaupt. Neben der Haut/Schleimhaut und den Nägeln kann auch eine systemische Beteiligung auftreten (z.B: Systemische Candidosen und Aspergillosen), insbesondere bei Immunsuppression. Tab. **A-4.10** bietet eine Übersicht.

A-4.10　Antimykotika

Wirkstoff (Handelsnamen)	Wirkprinzip	Indikationen	Nebenwirkungen
Itraconazol (Sempera, Siros)	Hemmung der Ergosterol Biosynthese (Bestandteil der Pilzzellmembran)	Dermatomykosen (einschließlich Onychomykosen), systemische Candidosen, Aspergillosen	gastrointestinale Beschwerden, Hepatotoxizität
Fluconazol (Diflucan, Fungata)	siehe Itraconazol	Infektionen mit Dermatophyten und Hefen (einige Hefen sind wenig empfindlich [C. glabrata] oder resistent [C. krusei])	gastrointestinale Beschwerden, Hepatotoxizität, Leukopenie
Terbinafin (Lamisil)	Hemmung des Enzyms Squalenepoxidase → Hemmung der Umwandlung von Squalen zu Lanosterol und somit → Hemmung der Zellmembranbildung	Infektionen durch Dermatophyten; Hefen und Schimmelpilze sind nicht empfindlich!	Magen-Darm-Beschwerden, Geschmacksstörungen, Arzneimittelexantheme, Muskelschmerzen, Kopfschmerzen, Leberfunktionsstörungen
Amphotericin B (Amphotericin B, Ambisome)	Komplexbildung mit Sterolen der Pilzzellmembran	systemische Hefemykosen (Candidose, Kryptokokkose), Aspergillosen (Schimmelpilzen), Histoplasmosen (Histoplasma capsulatum)	Fieber, Nephro-, Hepato- und Neurotoxizität
Griseofulvin (Fulcin S, Likuden)	fungistatisch; Störung der Zellwandsynthese durch Mitosehemmung	wirkt nur gegen Dermatophyten (z. B. Trichophyton, Mikrosporum, Epidermophyton). Bei anderen Pilzen unwirksam!	Blutbildveränderungen (v. a. Leukopenie), gastrointestinale Beschwerden, Nephro- und Hepatotoxizität, verstärkte Photosensitivtät

4.5.5 Antihistaminika

Antihistaminika wirken über die Blockade der Histamin-(H_1- und H_2-)Rezeptoren.

In der Dermatologie werden v. a. H_1-Blocker eingesetzt. H_1-Blocker der 1. Generation wirken sedierend, bei Antihistaminika der 2. Generation ist der sedierende Effekt weniger stark.

4.5.5 Antihistaminika

Antihistaminika hemmen die Wirkung der körpereigenen Substanz Histamin, indem sie spezifisch Histamin-Rezeptoren (H_1- und H_2-Rezeptoren) blockieren. Während durch die Stimulierung der H_1-Rezeptoren vor allem allergische Reaktionen mediiert werden, löst eine Stimulierung der H_2-Rezeptoren eine gesteigerte Magensaftproduktion aus. In der Dermatologie kommen daher typischerweise H_1-Blocker zum Einsatz. H_1-Blocker der 1. Generation haben häufig eine zentral sedierende Wirkung, Antihistaminika der 2. Generation in geringerem Maße, da sie durch eine veränderte Löslichkeit nicht mehr oder nur noch in vernachlässigbaren Mengen in das zentrale Nervensystem gelangen.

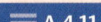

A-4.11　Antihistaminika

Antihistaminika der 1. Generation (sedierend)	Handelsname
Phenothiazine (Promethazin, Chlorpromazin)	Atosil, Thorazin (neuroleptisch wirksam)
Hydroxyzin	Atarax
Clemastin	Tavegil
Dimetinden	Fenistil
Ketotifen	Zaditen, Ketotifen (H_1-Antagonist, der zusätzlich Mastzellendegranulation hemmt)
Oxatomid	Tinset (H_1-Antagonist, der zusätzlich Mastzellendegranulation hemmt)
Antihistaminika der 2. Generation (nicht bzw. wenig sedierend)	
Cetirizin	Zyrtec
Levocetirizin	Xusal
Loratadin	Lorano
Desloratadin	Aerius
Ebastin	Ebastel
Mizolastin	Mizollen
Fexofenadin	Telfast

A 4.5 Systemische Therapie

Typische **Indikationen** für den Einsatz dieser Substanzklasse sind allergische Rhinitis, Rhinokonjunktivitis, allergisches Asthma bronchiale, akute und chronische Urtikaria, anaphylaktoide Reaktionen sowie Pruritus. Ein sedierender Effekt kann in einigen Fällen erwünscht sein.
Typische **Nebenwirkungen** der H_1-Rezeptorantagonisten sind gastrointestinale Beschwerden (Brechreiz, Übelkeit, Durchfall), Kopfschmerzen, Müdigkeit, Schwindelgefühle und Mundtrockenheit.

▶ **Merke.** Bei sedierenden Antihistaminika, aber **auch bei den nicht sedierenden** Antihistaminika kann es zu Müdigkeit kommen. Patienten müssen daher auf eine eventuell herabgesetzte Fahrtauglichkeit hingewiesen werden.

4.5.6 Retinoide

Retinoide sind synthetische Vitamin-A-Säure-Derivate, die über spezifische nukleäre Rezeptoren die Transkription von Genen modulieren; dadurch hemmen sie die Keratinozytenproliferation und fördern deren Differenzierung. Somit wirken sie regulierend auf Dermatosen, die mit Hyperkeratosen und Dyskeratosen einhergehen.

▶ **Merke:**
- Aufgrund der Teratogenität von Retinoiden müssen diese während der Schwangerschaft strikt gemieden werden.
- Bei Frauen im gebährfähigen Alter muß vor Gabe eine Schwangerschaft ausgeschlossen werden.
- Zudem müssen 2 kontrazeptive Methoden gleichzeitig verwendet werden.
- Monatliche Schwangerschaftstests (zum Ausschluss einer Schwangerschaft) während der Therapie und 1 Monat nach Absetzen des Medikaments sind obligat.
- Keine Kombination von Retinoiden mit Tetracyclinen wegen des erhöhten Risikos eines Pseudotumor cerebri.

A-4.12 Retinoide

Wirkstoff (Handelsnamen)	Wirkprinzip	Indikationen	Nebenwirkungen
Isotretinoin, 13-cis Retinsäure (z. B. Roaccutan®, Aknenormin®)	differenzierungsfördernd, Hemmung der Sebumproduktion, immunmodulierend, antiinflammatorisch	schwere, therapieresistente Acne vulgaris, Acne conglobata, Rosazea, kutane T-Zell-Lymphome	dosisabhängig: Xerosis cutis, insbesodere Cheilitis und Konjunktivitis, Nagelveränderungen (Paronychie), Haarausfall, Arthralgien, Muskel- und Knochenschmerzen (Hyperostosen), Hypertriglyzeridämie, Hypercholesterinämie, Depressionen, eine erhöhte Photosensitivität
Etretinat (Tigason®), **Acitretin** (Neotigason®)	s. Isotretinoin	Psoriasis vulgaris/pustulosa/arthropathica, Lichen ruber, Pityriasis rubra pilaris, CDLE, kutane T-Zell-Lymphome, Verhornungsstörungen (z. B. Ichtyosen)	

4.5.7 Fumarsäureester

Fumarsäureester wirken **antiinflammatorisch** und **antiproliferativ** auf Keratinozyten. Sie modulieren eine Vielzahl von Zytokinen, hemmen die Sekretion von IFN-γ (Interferon-gamma), TGF-α (transforming-growth-factor alpha) und IL-6 (Interleukin-6) und erhöhen die Konzentration von IL-10 (Interleukin-10). Hauptwirkstoff ist das Dimethylfumarat, beziehungsweise sein Metabolit Methylhydrogenfumarat. **Indikationen** sind ausgedehnte, schwere Formen der Psoriasis vulgaris und Psoriasis pustulosa.

Nebenwirkungen v. a. Flushsymptomatik, Magen-Darm-Beschwerden.

Aus klinischen Studien sind als häufigste (dosisabhängige) **Nebenwirkungen** Flushsymptomatik mit Gesichtsrötung und Wärmegefühl sowie Magen-Darm-Beschwerden (Durchfälle, Krämpfe, Übelkeit) beschrieben. Selten kommt es zu Müdigkeit, Kopfschmerzen oder Nephrotoxizität.

4.5.8 Immunsuppressiva

Immunsuppressiva werden v.a bei **Autoimmunerkrankung** eingesetzt; entweder als Monotherapie oder kombiniert.

4.5.8 Immunsuppressiva

Eine Vielzahl schwerer **Autoimmunerkrankung** erfordert oft den Einsatz eines oder mehrerer immunsupprimierender Mittel. Neben den Glukokortikoiden existiert heute ein großes Spektrum immer selektiver eingreifender Substanzen, von Azathioprin, über MTX und Cyclosporin A bis hin zu den Biologicals.

Als **Indikationen** gelten Autoimmunerkrankungen, bullöse Dermatosen (Pemphigus vulgaris, bullöses Pemphigoid), Kollagenosen (wie Lupus erythematodes, Dermatomyositis, Vaskulitiden, systemische Sklerodermie) oder Erkrankungen wie das EEM (Erythema exsudativum multiforme), TEN (toxische epidermale Nekrolyse), Sweet-Syndrom, schwerste Formen der Ekzeme (Erythrodermien), schwere Formen der Psoriasis, kutane T-Zell-Lymphome und viele andere.

Wichtig ist eine engmaschige Überwachung der Patienten mit Kontrolle von Blutbild, Transaminasen, Kreatinin, Blutfetten.

Der Einsatz dieser Medikamente erfordert eine engmaschige Überwachung der Patienten mit Kontrolle der Blutwerte (Blutbild, Transaminasen, Kreatinin, Blutfette, etc.), um schweren, z. T. irreversiblen, Nebenwirkungen vorzubeugen. Neben den Medikamenten-spezifischen Nebewirkungen sollte stets bedacht werden, dass eine fortgesetze Immunsuppression das Tumorrisiko deutlich erhöht.

A-4.13 Immunsuppressiva

Wirkstoff (Handelsnamen)	Wirkprinzip	Indikationen	Nebenwirkungen
Glukokortikoide (Prednisolon, Methylprednisolon, Flucortolon etc.)	antiproliferativ, antiinflammatorisch, immunsupressiv	universell einsetzbar	Hautatrophie, Striae distensae, Purpura, Myopathie, Osteoporose, Frakturen, Psychosen, Cushing-Syndrom u. a.
Azathioprin (Immurek®)	Prodrug, das in 6-Mercaptopurin umgewandelt wird und als Antimetabolit (Purinantagonist) fungiert	v. a. SLE und Kollagenosen, auch bullöse Erkrankungen (Pemphigus vulgaris, bullöses Pemphigoid), Pyoderma gangraenosum, Vaskulitiden, Morbus Behçet	gastrointestinale Beschwerden, Leber-/Nierenfunktionsstörungen, Hyperbilirubinämie, Panzytopenie, Neuropathien, Arthralgien, Myalgien, Herzrhythmusstörungen, Exantheme, Infektneigung, Haarausfall, Tumorrisiko ↑
Methotrexat (MTX®)	Folsäureantagonist (Antimetabolit); v. a. sich schnell teilende Zellen (z. B. aktivierte Lymphozyten) werden gehemmt	schwere Formen der Psoriasis vulgaris/arthropathica, bullöses Pemphigoid	NW in allen Geweben mit hoher Zellteilungsrate: Knochenmark (Panzytopenie), Schleimhäute (Mukositis, Zystitis), Magen-Darm-Bereich (Übelkeit, Erbrechen, Durchfall, Ulcera, Blutungen), Osteoporose, Azoospermie, Alopezie und Ulzerationen der Haut, etc.
Cyclophosphamid (Endoxan®)	stark wirksames Immunsuppressivum/Chemotherapeutikum aus der Gruppe der Alkylantien	Vaskulitiden, SLE, Dermatomyositis, Morbus Behçet, chronische Polyarthritis, Histizytosen, kutane T-Zell-Lymphome	Knochenmarkdepression (Panzytopenie), Alopezie, Hepatotoxizität und hämorrhagische Zystitis
Mycophenolatmofetil (CellCept®)	stark wirksamer, reversibler, selektiver Hemmer des Enzyms Inosinmonophosphat-Dehydrogenase (IMPDH), einem Schlüsselenzym der Guanosin-Nukleotid-Synthese in Lymphozyten	dermatologische Indikationen (üblicherweise eingesetzt zur Verhinderung der Organtransplantat-Abstoßung): Schwere Ekzeme, Psoriasis vulgaris, bullöse Dermatosen, Vaskulitiden, Pannikulitiden und Pyoderma gangraenosum	gastrointestinale Beschwerden (Übelkeit, Erbrechen, Durchfall), Panzytopenie, erhöhte Infektneigung, erhöhtes Tumorrisiko
Cyclosporin A (Sandimmun Optoral®, Immunosporin®)	Hemmung von CD4-Lymphozyten (T-Helferzellen), u. a. durch Suppression der Bildung von Interleukin 2 (IL-2); zusätzlich Hemmung weiterer Zytokine (IFN-γ, TNF-α, IL-1, -3 und -8)	dermatologische Indikationen (primär bei Organtransplantierten eingesetzt): Schwere Psoriasis vulgaris, schwere, therapierefraktäre Ekzeme, bullöse Dermatosen, SLE und andere Kollagenosen (s.o.).	Nierenschäden (irreversibel), Hypertonie, Neuropathien (Tremor, Dysästhesien, Psychosen), Leberschäden (Erhöhung von Transaminasen und Bilirubin), Übelkeit, Durchfällen, Hyperglykämie, Gingivitis oder Gingivahyperplasie, Infektanfälligkeit

A 4.5 Systemische Therapie

▶ **Merke.** Während einer immunsuppressiven Behandlung sollte ein konsequenter UV-Schutz erfolgen.

◀ Merke

Die folgende Tabelle (Tab. **A-4.13**) bietet einen kurzen Überblick über die einzelnen Substanzgruppen. Die Dosierungen oder Kombinationstherapien sind individuell.

Tab. **A-4.13** bietet eine Übersicht.

Immunmodulierende Stoffe
Sulfone

Die Gruppe der Sulfone (Diaminodiphenylsulfon [DADPS] Dapson®) wurde traditionell zur Therapie der Lepra eingesetzt. Weitere Indikationen sind die Dermatitis herpetiformis Duhring, Erythema elevatum et diutinum; als Mittel der 2. Wahl sind sie einsetzbar bei z. B. Pyoderma gangraenosum, bullösem Pemphigoid, Sweet-Syndrom, Morbus Behcet, leukozytoklastische Vaskulitis, Granuloma anulare, schwerer Acne inversa.

Sulfone wirken **immunmodulierend** und hemmen die Chemotaxis und Adhärenz von Immunzellen, v. a. von neutrophilen (und auch eosinophilen) Granulozyten. Darüber hinaus kommt es zu einer Hemmung der Synthese von Dihydrofolsäure, ähnlich wie bei Sulfonamiden. Der genaue Wirkmechanismus ist jedoch unbekannt. **Nebenwirkungen** sind Methämoglobinämie, Hämolyse, Neuropathie, Agranulozytose und Arzneimittelexantheme.

Immunmodulierende Stoffe
Sulfone

Sulfone werden primär bei Lepra, Dermatitis herpetiformis Duhring und Erythema elevatum et diutinum eingesetzt.

Sulfone wirken **immunmodulierend** und hemmen die Chemotaxis und Adhärenz von Immunzellen. **Nebenwirkungen** sind Methämoglobinämie, Hämolyse, Neuropathie, Agranulozytose und Arzneimittelexantheme.

▶ **Merke.** Vor Therapie: Kontrolle der Glc-6-Phosphat-Dehydrogenase, die zum Abbau von Dapson notwendig ist (sonst erhöhtes Risiko der Methämoglobinämie).

◀ Merke

Clofazimin

Clofazimin ist ein Phenazinderivat, das ebenfalls anti-inflammatorisch wirkt und typischerwesie zur Lepra-Therapie eingesetzt wurde. Darüber hinaus wird es bei Cheilitis granulomatosa, Granuloma anulare, Granuloma faciale, Necrobiosis lipoidica und Pyoderma gangränosum eingesetzt. Wie dieser **antigranulomatöse Effekt** entsteht, ist nicht geklärt; es kommt jedoch zur Stabilisierung von Lysosomen, vermehrter Phagozytosefähigkeit und Hemmung von Entzündungen. Typische **Nebenwirkungen** sind rötliche Verfärbung von Schweiß, Urin und Tränenflüssigkeit sowie eine erhöhte Photosensibilität.

Clofazimin

Clofazimin wirkt anti-inflammatorisch **und antigranulomatös** und wird z. B. bei Lepra, Cheilitis granulomatosa, Granuloma anulare eingesetzt.
Typische **Nebenwirkungen** sind rötliche Verfärbung von Schweiß, Urin und Tränenflüssigkeit, erhöhte Photosensibilität.

Thalidomid

Thalidomid ist ein Glutaminsäure-Derivat, das ebenfalls zur Lepra-Therapie eingesetzt wird, jedoch auch bei Sarkoidose, Langerhanszell-Histiozytosen, Lupus erythematodes, Pannikulitiden und chronisch rezidivierenden Aphthen eingesetzt wird. Thalidomid wirkt anti-entzündlich und **immunsupressiv**, z. B. über Hemmung von Zytokinen, wie TNF-alpha, wobei der genaue Wirkmechanismus bisher nicht eindeutig geklärt ist. Zu den häufigsten **Nebenwirkungen** gehören neben der Teratogenität vor allem periphere Neuropathie (reversibel nach Absetzen), Schwindel, Übelkeit und Müdigkeit.

Thalidomid

Thalidomid wirkt anti-entzündlich und **immunsupressiv**. Es wird bei Lepra, Sarkoidose, Lupus erythematodes eingesetzt. **Nebenwirkungen** sind Teratogenität, periphere Neuropathie (reversibel nach Absetzen), Schwindel, Übelkeit und Müdigkeit.

4.5.9 Biologicals

Biologicals stellen eine neue Generation von Medikamenten dar. Es handelt sich um verschiedenartige gentechnisch hergestellte Proteine, die spezifische Zytokine oder deren Rezeptoren blockieren und somit die Entzündungskaskade unterbrechen und das Missverhältnis zwischen pro-inflammatorischen und antiinflammatorischen Reaktionen regulieren. Sie können bei einer Vielzahl von Erkrankungen eingesetzt werden.
Im Einzelnen werden dabei **vier Wirkprinzipien** verfolgt:
- Die spezifische, frühe Blockierung der T-Zell-Aktivierung und Proliferation, ohne die T-Zellen zu zerstören (z. B. Efalizumab).
- Die selektive Zerstörung der für die Erkrankung verantwortlichen spezifischen T-Zellen (z. B. Alefacept).

4.5.9 Biologicals

Biologicals sind gentechnisch hergestellte Proteine, die spezifische Zytokine oder deren Rezeptoren blockieren. Die Entzündungskaskade wird somit unterbrochen.

Wirkprinzipien
- Blockierung der T-Zell-Aktivierung und Proliferation.
- Zerstörung spezifischer T-Zellen.

- Verhinderung der Auswanderung von T-Zellen aus den Blutgefäßen in die Haut.
- Hemmung/Zerstörung von T-Zell-aktivierenden Zytokinen.
- Wiederherstellung des Gleichgewichts zwischen entzündungsfördernden und entzündungshemmenden Faktoren.

- Die Verhinderung der Auswanderung von T-Zellen aus den Blutgefäßen in die Haut (z. B. Efalizumab).
- Die gezielte Hemmung oder Zerstörung von T-Zell-aktivierenden Zytokinen in der Haut und im Blut, die die Entzündungsreaktion auslösen oder unterhalten (z. B. Etanercept, Infliximab).
- Insgesamt soll es so zur Wiederherstellung des Gleichgewichts im Immunsystem zwischen entzündungsfördernden und entzündungshemmenden Faktoren kommen.

Zytokine erfüllen im gesunden Organismus wichtige Funktionen für die Immunabwehr, so dass eine langfristige Ausschaltung, wie bei den klassischen Immunsuppressiva, negative Effekte (z. B. erhöhtes Infektions- und Tumorrisiko) haben kann. Zudem besteht das Risiko, dass das zugeführte Protein vom Organismus als Fremdkörper erkannt wird und seinerseits eine Antikörperbildung auslöst.

A-4.14 Biologicals

Wirkstoff (Handelsnamen)	Wirkprinzip	Indikationen	Nebenwirkungen
Infliximab (Remicade)	monoklonaler Antikörper gegen TNF-α; Zellen, die transmembranes TNF-α exprimieren, werden nach Bindung von Infliximab entweder durch Komplement oder zellvermittelte Effektormechanismen lysiert	zugelassen (Stand 04–2005) für die schwere rheumatoide Arthritis und Morbus. Crohn. Auch wirksam bei schwerer Psoriasis vulgaris/arthropathica	anaphylaktische Reaktionen, Antikörper gegen Infliximab (→ Wirksamkeit ↓), andere Auto-Antikörper, erhöhtes Risiko für Infektionen und Tumorerkrankungen, Reaktivierung einer (in)aktiven Tuberkulose (vor Therapie abklären)
Etanercept (Enbrel)	Fusionsprotein; wirkt wie ein künstlicher TNF-α-Rezeptor, der je zwei Moleküle TNF-α bindet und somit die Konzentration von TNF-α im Blut reduziert	zugelassen für die schwere rheumatoide Arthritis sowie die schwere, therapieresistente Psoriasis arthropathica	Lokalreaktionen an der Injektionsstelle (Erythem, Juckreiz, Schwellung, Schmerz), erhöhtes Infektions- und Tumorrisiko
Alefacept (Amevive)	Fusionsprotein; bindet gezielt an membranständige CD2-Rezeptoren auf T-Lymphozyten → deren überschießende Aktivierung wird verhindert, ohne die spezifische Antigen-gesteuerte Interaktion zu stören.	mittelschwerere bis schwere, therapierefraktäre Plaque-Psoriasis.	Lokalreaktionen an der Injektionsstelle, Übelkeit, Kopfschmerzen, Myalgien, Infekte sowie Lymphopenien (CD4+ T Lymphozyten < 250/l)
Efalizumab (Raptiva)	rekombinanter, humanisierter monoklonaler Antikörper (IgG-1) gegen CD-11a (LFA-1, Lymphozyten-Funktion-assoziiertes Antigen-1), bindet an Adhäsionsmoleküle (z. B. ICAM-1) und hemmt die APC-Aktivierung, Reaktivierung und Einwanderung von T-Lymphozyten in die Haut	mittelschwerere bis schwere, therapierefraktäre Psoriasis vulgaris.	Reaktionen an der Applikationsstelle, grippeähnliche Symptome (Fieber, Kopfschmerzen, Schüttelfrost, Übelkeit und Muskelschmerzen), Überempfindlichkeitsreaktionen, Infektionen, Leukozytose und Lymphozytose Thrombozytopenie sowie Leberfunktionsstörungen.

A-4.15 Biologicals

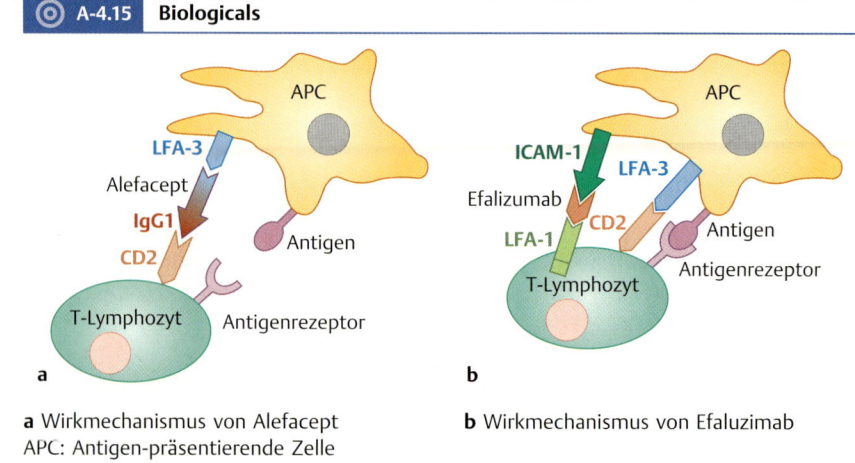

a Wirkmechanismus von Alefacept
APC: Antigen-präsentierende Zelle

b Wirkmechanismus von Efaluzimab

> **Merke.** Der große Vorteil der Biologicals liegt in ihrer hohen Spezifität, mit der sie einzelne Zytokine oder deren Bindungsstellen blockieren können.

4.6 Ästhetische Dermatologie

Die ästhetische Dermatologie beinhaltet kosmetische Anwendungen, Beratung über typgerechte Hautpflege und Behandlung von kosmetisch störenden Hautveränderungen. Einigen, nicht nur weiblichen Patienten reicht die Wirkung von frei verkäuflichen „Anti-Aging-Cremes" nicht aus, viele wollen sich erst einmal über die Wirksamkeit dieser Produkte informieren. Ein weiterer Bereich der ästhetischen Dermatologie ist die Entfernung von störenden Hautveränderungen, wie dermale Naevi im Gesichtsbereich, seborrhoischen Keratosen, die Verbesserung von Narben oder die Abdeckung störender Hautveränderungen mittels sog. Camouflage.

4.6.1 Faltenbehandlung

Patienten äußern immer häufiger den Wunsch nach einem jugendlicheren Aussehen und nach der Reduzierung von Falten. Unrealistische Erwartungen an Effekte und Haltbarkeit müssen in einem ausführlichen Vorgespräch erläutert werden. Je nach Lokalisation, Tiefe und Entstehungsmechanismus der Falten stehen verschiedene Therapieoptionen zur Verfügung. Der Patient muss ausführlich darüber informiert werden, welche Behandlung für ihn die beste Wahl ist; und auch die Alternativen müssen erläutert werden.
- Faltenbehandlung mittels Botulinumtoxin.
- Faltenaugmentation (mit Hyaluronsäure oder Kollagen).
- Chemical Peelings.
- Lasertherapie.

Faltenbehandlung mittels Botulinumtoxin

> **Definition:** Bei der Faltenbehandlung mit Botulinumtoxin („Botox") handelt es sich um eine temporäre Neurolyse der mimischen Muskulatur, wodurch es zur Glättung der darüber liegenden Haut kommt.

Botulinumtoxin ist ein von Clostridium botulinum gebildetes Exotoxin, das durch Hemmung der Acetylcholinfreisetzung an der neuromuskulären Synapse zu einer schlaffen Lähmung der quergestreiften Muskulatur führt. Es existieren 7 Serotypen A–G. Typ A hat die stärkste Wirkung und die längste Wirkdauer. Es besteht aus 2 Untereinheiten, die nur über eine Disulfidbrücke verbunden sind. Dies macht das Toxin instabil, besonders gegen Erschütterungen. Das Botulinumtoxin A wird in den Zielmuskel injiziert und entfaltet nach 1–3 Tagen seine Wirkung. Die maximale Wirkstärke wird nach ca. 10 Tagen erreicht. Die durchschnittliche Wirkdauer beträgt 3–6 Monate. Schon nach 2 Monaten beginnt eine Reinnervation der Muskeln durch erneute Einsprossung der Nerven – es bilden sich neue Synapsen aus. Die Wirkstärke des Botulinumtoxins wird in „mouse units" angegeben.

Indikationen:
- Faltentyp: mimische Falten.
- Faltenlokalisation: Beste Wirkung im oberen Gesichtsdrittel.

Zur Behandlung mit Botulinumtoxin eignen sich die mimischen Gesichtsmuskel, die für die Bildung von Glabellafalten („Zornesfalten"), Stirnfalten, periorbitalen Falten („Krähenfüßen") verantwortlich sind. Ebenfalls wirksam, aber mit erhöhten Nebenwirkungsraten einhergehend ist die Behandlung von perioralen Falten, Kinnfalten, sowie Falten im Halsbereich. Bei korrekter Injektion ist weiterhin das Anheben der Augenbrauen um bis zu 2 mm möglich, sowie ein „open-eye-look" durch Injektionen periokulär (Abb. **A-4.16**).

Im Folgenden wird näher auf die Hauptindikationen Zornesfalten, Stirnfalten und Krähenfüße eingegangen. Bei der Indikationsstellung ist die Erwartungshaltung der Patienten wichtig und sollte ggf. ein Ausschlusskriterium darstellen („An Stelle eines Liftings möchte ich Botulinumtoxin").

Aufklärung: Vor der Behandlung ist ein schriftliches Einverständnis und Fotodokumentation erforderlich.

Aufklärung: Der Patient muss schriftlich darüber informiert werden, dass Botulinumtoxin in Deutschland nicht zur Faltenbehandlung zugelassen ist. Der Patient sollte über alle möglichen Alternativen der Behandlung informiert werden. Zusätzlich muss der Patient über mögliche Nebenwirkungen, Wirkdauer („Haltbarkeit"), Kosten und Notwendigkeit der Fotodokumentation unterrichtet werden. Aufgrund der möglichen Nebenwirkungen sollte diese Behandlung nur von damit erfahrenen Ärzten durchgeführt werden.

Kontraindikationen: Störungen der Muskelaktivität, Schwangerschaft, Stillzeit, Infektion der Injektionsareale, Einnahme von Makrolid- u./o. Aminoglykosid-Antibiotika, Muskelrelaxantien, psychische Auffälligkeiten.

Kontraindikationen: Störungen der Muskelaktivität wie Myasthenia gravis, Lambert-Eaton-Syndrom, Schwangerschaft, Stillzeit, Infektion der Injektionsareale, gleichzeitige Einnahme von Makrolid- und/oder Aminoglykosid-Antibiotika (Wirkungsverstärkung möglich), Anästhetika, Muskelrelaxanzien, Überempfindlichkeit gegen Bestandteile, Voroperationen im Behandlungsareal, psychische Auffälligkeiten.

Ablauf: Nach Ansetzen der Botulinuntoxin-Lösung erfolgt die intramuskuläre Injektion der markierten, desinfizierten Areale.

Ablauf: Nach ausführlicher Beratung und Fotodokumentation des Ausgangsbefundes erfolgt die Markierung der Injektionspunkte. Hierzu kann ein weißer Kajalstift verwendet werden, ohne dass es zu nachfolgenden Tätowierungen kommt. Zur Hautdesinfektion empfiehlt sich Octenisept®- Lösung, welche komplett trocknen muss, da Botulinumtoxin sonst inaktiviert wird. Das gefriergetrocknete Botulinumtoxin darf erst kurz vor der Anwendung in NaCl gelöst werden. Die Haltbarkeit der Botulinumtoxinlösung beträgt laut Hersteller nur wenige Stunden. Je nach Hersteller sind verschiedene Verdünnungsmodalitäten streng zu beachten. Die Injektion erfolgt mit 30G-Kanülen.

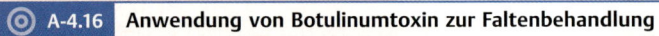

A-4.16 Anwendung von Botulinumtoxin zur Faltenbehandlung

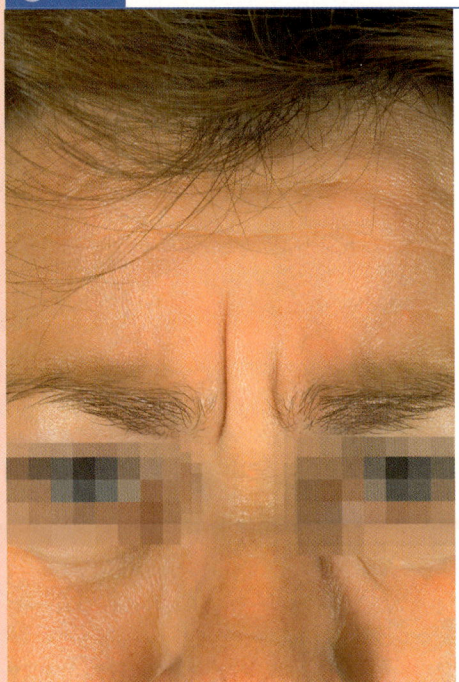
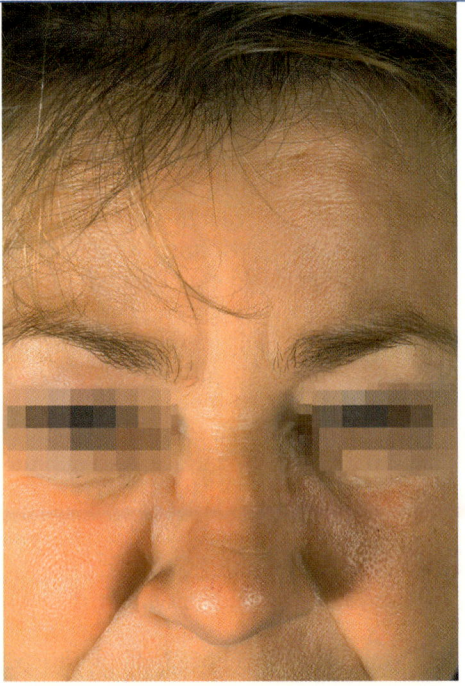

a Patienten mit deutlichen Stirnfalten vor Botulinumtoxininjektion

b Patienten 3 Wochen nach Botulinumtoxininjektion

Nebenwirkungen: Hämatome, Brennen, Druckgefühl, Infektion der Injektionsstelle, Taubheitsgefühl, Kopfschmerzen, Asymmetrien, Ptosis, Muskellähmungen, Absinken der Augenbrauen, selten allergische Reaktionen.

▶ **Merke.** Die Dauer der Nebenwirkung ist maximal so lange wie die Wirkung des Botulinumtoxins. Alle Lähmungen sind reversibel!

Faltenaugmentation

▶ **Definition:** Bei der Augmentation handelt es sich um das Auffüllen von Falten, Gewebedefekten oder Lippen mit resorbierbaren oder nicht resorbierbaren Materialien.

Zur Faltenaugmentation werden **permanente** und **nicht permanente** Füllmaterialien verwendet.
- Die Wirkung der **nicht permanenten Präparate** ist reversibel. Die heute am häufigsten verwendeten Materialien sind Kollagen, Hyaluronsäure, kristalline Polymilchsäure, Eigenfett und Plasmagel (Tab. **A-4.15**).
- **Permanente Füllmaterialien** wie Silikon und methacrylat-haltige Präparate haben den Nachteil, dass nicht nur die Wirkung, sondern auch die Nebenwirkungen lange persistieren, z.T. auch erst nach vielen Jahren auftreten. Auf diese wird hier nicht näher eingegangen.

A-4.15 Nicht permanente Substanzen zur Faltenaugmentation

Inhaltsstoff	Handelsname	Herkunft	Biokompatibilität
Hyaluronsäure	Hylaform	aviär	xenogen
Hyaluronsäure	Juvederm, Hydra Fill, Restylane	fermentativ	xenogen
Hyaluronsäure, Dextranmonomere	Matridex	fermenatativ	Mischprodukte
Kollagen	Dermalogen	human	allogen
Kollagen	Zyderm, Zyplast	bovin	xenogen
Polymilchsäure	Sculptra (New Fill)	synthetisches Polymer	alloplastisch
Eigenfett	–	Patient	isogen
Plasmagel	–	Patient	isogen

Hyaluronsäure

Die Hyaluronsäure ist ein Polysaccharid aus N-Acetylglukonsäure und Glukonsäure. In der Haut bestehen 50 % des extrazellulären Gewebes aus Hyaluronsäure, welche im Alter abnimmt. Sie bindet Wasser und freie Radikale in der Haut. Der Abbau erfolgt zu H_2O und CO_2.
Es befinden sich **vernetzte** und **nicht vernetzte** Präparate im Handel. Die **nicht vernetzten Präparate** werden sehr oberflächlich injiziert. Sie werden bei Elastizitätsverlust und feinen Knitterfältchen im Gesicht, Decolleté, Halsbereich und Handrücken eingesetzt (Abb. **A-4.17**).
Effekt ist eine verbesserte Hydratation der Haut, was sich in einem „frischeren", glatteren Hautbild zeigt. Nach mehreren Anfangsbehandlungen im Abstand von 2 Wochen erfolgt eine Erhaltungstherapie nach einigen Wochen. Die **Wirkung ist zeitlich sehr begrenzt** (Wochen bis Monate).

▶ **Merke.** Nicht vernetzte Produkte sind zur Faltenkorrektur nicht geeignet.

Die **vernetzten Hyaluronsäurepräparate** zeigen durch eine größere Molekülgröße einen langsameren Abbau. Zum Vernetzen wird in einigen Präparaten Formaldehyd, in anderen BDDE (Butanedioldiglycidether) zugesetzt. Sie werden zum

einen langsameren Abbau und längere Haltbarkeit von 3–12 Monaten.

Kontraindikationen: Schwangerschaft, Stillzeit, Autoimmunerkrankungen, ASS, Steroide, Allergien gegen Bestandteile.

Ablauf: Nach Aufklärung und Lokalanästhesie (Creme) Injektion in das obere Korium.

Nebenwirkungen: Erytheme, Ödeme, Schmerzen, Granulome, Blutungen und Wundinfektion.

Unterspritzen von Falten, wie z. B. Nasolabialfalten benutzt. Diese Präparate werden tiefer injiziert, wobei eine Überkorrektur vermieden werden muss. Bei zu oberflächlicher Injektion bleibt das Material lange sichtbar und tastbar. Je nach Präparat besteht eine **Haltbarkeit von ca. 3–12 Monaten**.

Kontraindikationen: Schwangerschaft, Stillzeit, Autoimmunerkrankungen, Acetylsalicylsäure-Therapie (ASS), Steroide, Koagulopathien, Allergien gegen Bestandteile; bei Präparaten, die aus Hahnenkämmen synthetisiert werden: Vogeleiweißallergie.

Ablauf: Nach Aufklärung des Patienten über Risiken, Nebenwirkungen, Komplikationen und Kosten erfolgt eine Fotodokumentation. 30–60 Minuten vorher sollte eine Lokalanästhetika-haltige Creme zur oberflächlichen Betäubung aufgetragen werden (z. B. Emla® C, S. 56). Die Injektion erfolgt im Bereich des oberen Koriums. In den darauffolgenden Tagen sollte keine direkte Sonnenexposition erfolgen. Kleine Hämatome oder Erytheme können problemlos mit Make-up abgedeckt werden. Nach ca. 10 Tagen sollte der Patient nochmals einbestellt werden. Es erfolgt eine erneute Fotodokumentation und ggf. eine weitere Korrektur.

Nebenwirkungen: Nach der Implantation kann es zu Erythemen, Ödemen, Schmerzen, Granulomen, Blutungen und Wundinfektionen kommen. Als seltene Nebenwirkung (< 3 %) können nach mehreren Wochen Granulome auftreten, welche z. T. nach Steroidinjektionen rückläufig sind, z. T. exzidiert werden müssen.

A-4.17 Anwendung von Hyaluronsäure zur Faltenbehandlung

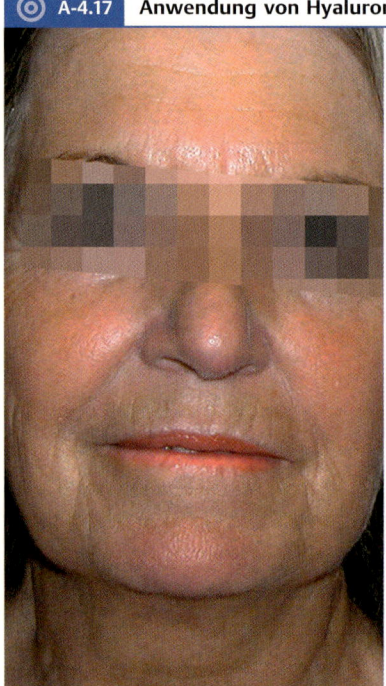 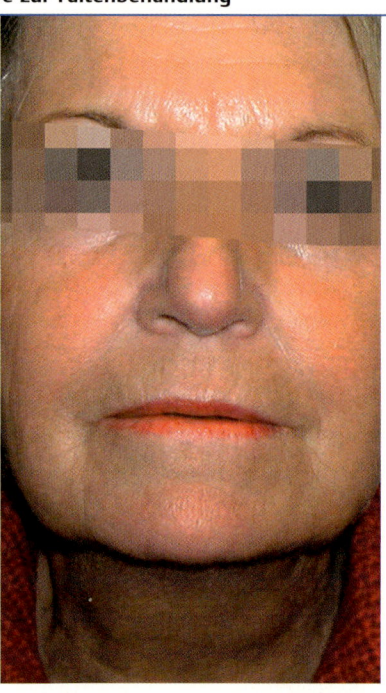

a Nasolabialfalte vor Behandlung mit Hyaluronsäure

b Nasolabialfalte nach Injektion von Hyaluronsäure

▶ **Merke.** Nach dem heutigen Stand der Wissenschaft gibt es außer dem patienteneigenen Material kein Material, welches nicht Sofort- oder Spätkomplikationen (u. U. erst nach Jahren) erzeugen kann.

Kollagen

Injizierbares Kollagen ist seit vielen Jahren erprobt. Es wird heute noch zumeist aus Rinderkollagen gewonnen. Da selten allergische Reaktionen auf tierische Eiweiße und/oder Lidocain auftreten, muss 4 Wochen vorher eine Testinjektion am Unterarm mit 0,1 ml intradermal durchgeführt werden. Die Implantation/Injektion erfolgt wie bei der vernetzten Hyaluronsäure (s.o.). Die Haltbarkeit, Nebenwirkungen, Kontraindikationen und Komplikationen entsprechen weitgehend denen der Hyaluronsäurepräparaten (s.o.).

Kollagen

Kollagen ist zumeist bovinen Ursprungs. Die Anwendung, Haltbarkeit und Komplikationsrate ist ähnlich den vernetzten Hyaluronsäurepräparaten (s.o.). Ein Allergietest vor der Anwendung ist obligatorisch.

Chemical Peeling

▶ **Definition:** Lokale Applikation von exfoliativ wirkenden Substanzen.

Chemical Peeling

◀ **Definition**

Anwendungsgebiete: Je nach Peelingtiefe behandelt man Akne, Aknenarben, Pigmentstörungen, Keratosen, Fältchen, Falten.

Peelingsubstanzen:
- α-Hydroxysäuren (AHA).
- β-Hydroxysäuren.
- Trichloressigsäure.

Die am häufigsten verwendeten Peelingsubstanzen sind die α-**Hydroxysäuren (AHA)** und deren Derivate wie Glykolsäure, Weinsäure, Milchsäure, Zitronensäure u.a. Die ursprüngliche Gewinnung aus Früchten gab ihnen auch den Namen Fruchtsäuren. Die Glykolsäure ist die einfachste AHA. Die Wirkung erfolgt über eine Reduktion der Keratinozytenadhäsion, Induktion der Zellproliferation, Zunahme der Epidermisdicke, bei tieferen Peelings auch die Zunahme von Kollagen und der Fibroblastenaktivität (in vitro).

Darüber hinaus werden auch β-**Hydroxysäuren** wie die **Salicylsäure** verwendet. Sie zeigt einen deutlichen Schäleffekt.

Eher für mitteltiefe und tiefe Peelings (s.u.) wird die **Trichloressigsäure** verwendet. In Reinform oder in fixen Zusammensetzungen mit anderen Substanzen erfolgt hierbei eine Proteindenaturierung mit nachfolgender Exfoliation.

Es werden 3 **Peelingebenen** unterschieden:
- **Oberflächliches Peeling:** Durch z.B. Glykolsäure 20–40 %, Trichloressigsäure bis 10 %, Tretionin, Azelainsäure und Salicylsäure kommt es zur Exfoliation epidermaler Anteile mit Verbesserung und Verfeinerung des Hautbildes. Aufgrund der milden Reizung mit nur kurzfristigem Erythem wird es auch als „Lunch-Peeling" oder „Soft-Peeling" bezeichnet. Indikationen sind Hyperpigmentierungen, Chloasma, milde Akne (Abb. **A-4.18**), Lentigines solaris, Xerosis cutis, Keratosis pilaris, grobporige Haut, Ichthyosen, oberflächliche Narben. Bei rezidivierendem Herpes simpex ist eine Aciclovir-Prophylaxe empfehlenswert.

Anwendungsgebiete: Akne, Aknenarben, Pigmentstörungen, Keratosen, Fältchen, Falten.

Peelingsubstanzen: Die α-**Hydroxysäuren** (AHA, Fruchtsäuren) sind die am häufigsten verwendeten Peelingsubstanzen. Daneben werden noch β-Hydroxysäuren und die Trichloressigsäure verwendet.

Es werden 3 **Peelingebenen** unterschieden:
- **Oberflächliches Peeling** mit Exfoliation epidermaler Anteile bei Hyperpigmentierungen, Chloasma, milde Akne, Lentigines solaris, Xerosis cutis, Keratosis pilaris, grobporige Haut, Ichthyosen, oberflächliche Narben.

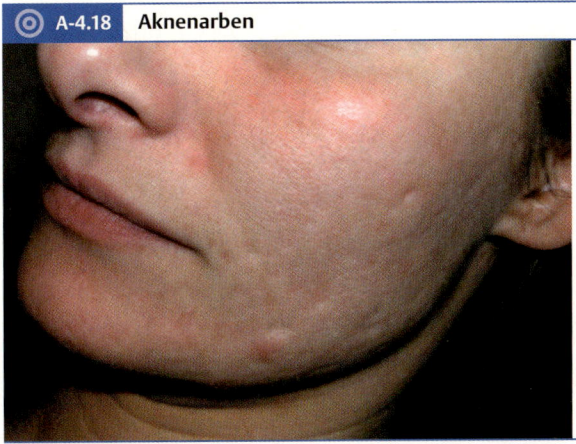

A-4.18 Aknenarben

- **Mittleres Peeling** mit einem Effekt auf die gesamte Epidermis bis zum Stratum papillare bei Chloasma, kleinen Fältchen, Acne papulosa, milden Aknenarben, aktinischen Keratosen, grobporiger Haut.

- **Tiefes Peeling** bis in das Stratum reticulare bei Falten, solarer Elastose, Lentigines.

Ablauf des Peelings: Nach ambulanter Vorbehandlung wird die Peelingsubstanz aufgetragen und je nach Reaktionsstärke nach wenigen Minuten neutralisiert.

Lasertherapie

Siehe S. 64.

4.6.2 Hyperpigmentierungen

Bei Hyperpigmentierungen stets strikter UV-Schutz! Zusätzlich lokale Applikation von Azelainsäure, Hydrochinon, Kojisäure.

- **Mittleres Peeling:** Durch Glykolsäure 50–70 %, Trichloressigsäure bis 35 % wird ein Effekt auf die gesamte Epidermis bis zum Stratum papillare erreicht. Als unerwünschte Wirkungen treten länger persistierende Erytheme auf, z. T. Narbenbildungen. Aufgrund der möglichen Pigmentstörungen sollte es nur bei Hauttyp 1–3 angewendet werden. Indikationen sind Chloasma, kleine Fältchen, Acne papulosa, milde Aknenarben, aktinische Keratosen, grobporige Haut.
- **Tiefes Peeling:** Durch Trichloressigsäure 50 %, oder 30 % mit Vorbehandlung durch Phenol oder AHA 50 % erfolgt eine Eindringtiefe bis in das Stratum reticulare. Aufgrund der Schmerzen ist eine Behandlung in Vollnarkose anzuraten. Narben, Pigmentstörungen, Rötungen, Superinfektionen können auftreten. Ebenfalls nur bei Hauttyp 1–3. Indikation sind Falten, solare Elastose, Lentigines.

Ablauf des Peelings: Nach Aufklärung und Fotodokumentation erfolgt vor dem Peeling eine ambulante Vorbehandlung über 4 Wochen mit Fruchtsäure-haltigen Externa (AHA 8–15 %). Wird diese nicht vertragen, sollte von einem Peeling Abstand genommen werden. Die Peelingsubstanzen liegen als Lösung oder Gel vor und werden mit Pinsel oder Schwämmchen aufgetragen. Je nach Peelingstärke und Erythementwicklung wird die Reaktion nach wenigen Minuten mit einer Neutralisationslösung gestoppt. Bei oberflächlichen und mittleren Peelings wird eine Wiederholung nach 1–4 Wochen durchgeführt, wobei die Konzentration und die Einwirkdauer gesteigert wird.

Lasertherapie

Hier kommt vor allem der Abtragungslaser zum Einsatz. Zu Details s. S. 64.

4.6.2 Hyperpigmentierungen

Bei Hyperpigmentierungen ist neben der Ursacheneliminierung ein strikter UV-Schutz mit Anwendung hoher Lichtschutzfaktoren erforderlich. Bei Chloasma (S. 544) sollte ein orales Kontrazeptivum gemieden werden. Bei Aknenarben sollten Manipulationen streng unterlassen werden. Zusätzlich können depigmentierende Externa appliziert werden:
- **Azelainsäure** (Skinoren®): Vermindert Hyperpigmentierungen durch Hemmung der Tyrosinase.
- **Hydrochinon** (Pigmanorm®): Hemmung der Oxidierung von Tyrosin zu Dopa; wirkt stärker depigmentierend und ist in Kosmetika nicht zugelassen.
- **Kojisäure:** Hemmung der Tyrosinase. Kojisäure wird aus Getreidekörnern gewonnen. In der Konzentration von 2 % ist sie leicht depigmentierend wirksam.

1	**Wichtige Leitsymptome**	**94**
1.1	Pruritus	94
1.2	Hämorrhagien der Haut	97
1.3	Wunden (Erosionen, Ulzera)	99
1.4	Blasen	102
1.5	Trockene Haut	103
1.6	Lokalisierte Makula	104
1.7	Ekzemartige Hautveränderungen	105
1.8	Exantheme	107

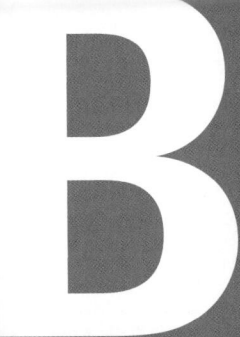

1 Wichtige Leitsymptome

1.1 Pruritus

1.1.1 Grundlagen

▶ **Synonym.** Juckreiz.

▶ **Definition:** Spezifisches Missempfinden an der Haut, das einen reflexartigen Kratzimpuls hervorruft.

Juckreiz ist ein subjektives Symptom, welches nur vom Patienten selbst beschrieben werden kann. Indirekte Zeichen sind Exkoriationen und Glanznägel, bei Säuglingen auch Unruhe und Schlaflosigkeit.
Je nach individueller Wahrnehmungsweise schwanken die Angaben der Patienten zur Häufigkeit und Intensität.

Pathophysiologie: Juckreiz wird durch Aktivierung freier Nervenendigungen im oberen Corium und der Epidermis generiert, zahlreiche Transmitter sind daran beteiligt, u. a. Histamine, Neuropeptide (Substanz P, NPY, CGRP). Es erfolgen starke Modulationen durch psychische Faktoren.

1.1.2 Strategie

Geht der Juckreiz mit sichtbaren Hautveränderungen einher?
→ **Ja** → s. Tab. **B-1.1**.
→ **Nein** → Pruritus sine materia → mögliche Ursachen:
- Medikamente (Tab. **B-1.6**).
- systemische Erkrankungen (Tab. **B-1.5**).
- psychologische Faktoren (S. 570).
- Atopische Diathese → Anamnese (S. 160).

An welchen Lokalisationen tritt er auf?
→ Differenzialdiagnostik nach Lokalisation (Tab. **B-1.2**).

Zu welchen Zeiten tritt der Juckreiz auf?
→ Differenzialdiagnostik nach zeitlichem Auftreten (Tab. **B-1.3**).

Gibt es Faktoren, die den Juckreiz aggravieren?
→ Differenzialdiagnostik der Modalitäten (Tab. **B-1.4**).

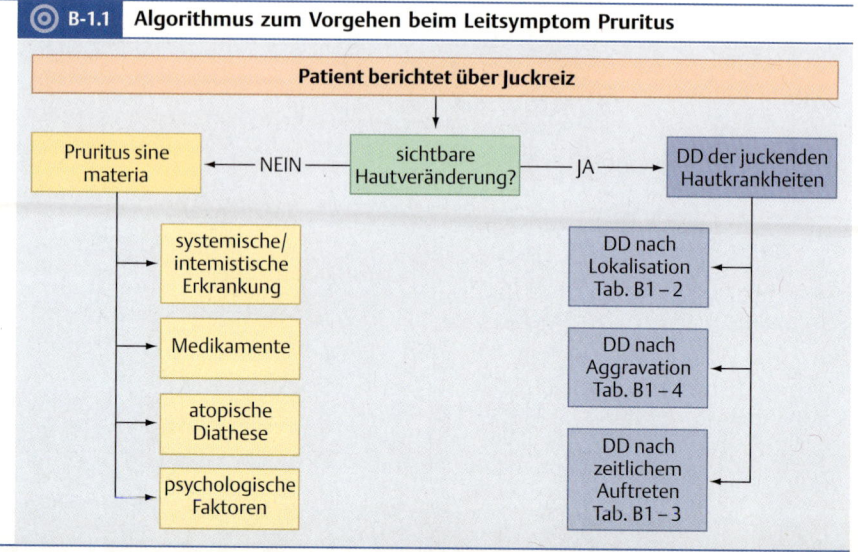

B-1.1 Algorithmus zum Vorgehen beim Leitsymptom Pruritus

B-1.1 Häufigkeit von Pruritus bei Hauterkrankungen

Erkrankung	Häufigkeit	mittlerer Schweregrad
Arzneiexanthem	variabel	+
Atopisches Ekzem	90–100 %	++
Chronische Urtikaria	90–100 %	+/++
Lichen ruber planus	70–80 %	+/++
Lichen simplex	80–90 %	+/++
Niereninsuffizienz	50–70 %	+/++
Patienten unter Dialyse	80–90 %	+/++
Pediculosis	90–100 %	++
Psoriasis vulgaris	70–80 %	+
Seborrhoisches Ekzem	50–70 %	+
Skabies	90–100 %	++
Tinea corporis	30–50 %	+
Xerosis cutis	variabel	+

+ = unangenehmer, aber zu tolerierender Juckreiz, Patient kann schlafen
++ = äußerst unangenehmer, quälender Juckreiz, führt zu Schlaflosigkeit

1.1.3 Differenzialdiagnostische Einordnung

Pruritus abhängig von dessen Lokalisation: Tab. **B-1.2**.

B-1.2 Differenzialdiagnose von Pruritus abhängig von dessen Lokalisation

Lokalisation	mögliche Ursachen	Details
Kopfhaut	• Pediculosis captitis (Kopfläuse)	S. 264
	• seborrhoisches Ekzem	S. 140
	• atopisches Ekzem	S. 158
	• Psoriasis capitis	S. 463
	• Tinea capitis	S. 199
	• Lichen ruber	S. 400
Ohren	• Gehörgangsekzem	
	• atopisches Ekzem	S. 158
Nacken	• Lichen simplex vidal	S. 415
Gesicht	• atopisches Ekzem	S. 158
	• Dunstekzem	S. 131
	• Kontaktallergien (S. 130)	S. 131
Beugen	• atopisches Ekzem	S. 158
Fingerzwischenräume	• dyshidrosiformes Ekzem	S. 141
	• Skabies	S. 262
Genitalien	• Mykosen	S. 196
	• Lichen ruber	S. 400
	• atopisches Ekzem	S. 158
	• Pediculosis pubis	S. 265
	• Kontaktekzem	S. 130
	• Skabies	S. 262
Analbereich	• Analekzem	S. 496
	• Lichen ruber	S. 400
	• Wurmerkrankungen	
	• Hämorrhoiden	S. 498
	• Candidose	S. 203
	• Kontaktdermatitis	S. 130
generalisierter Juckreiz	• internistische Erkrankungen	
	• Medikamentennebenwirkung	s. Tab. **B-1.6**
	• atopisches Ekzem	S. 158
	• Parasitose	S. 262
	• psychogen	S. 570
	• paraneoplastisch	S. 361

Abhängig vom zeitlichen Auftreten: Tab. **B-1.3**.

Pruritus abhängig von dessen zeitlichem Auftreten: Tab. **B-1.3**.

B-1.3 Differenzialdiagnose von Pruritus abhängig von dessen zeitlichem Auftreten

zeitliches Auftreten	mögliche Ursachen	Details
Tageszeit	*morgens:* Hausstaubmilben-Sensibilisierung	Anamnese, zusätzlich Schnupfen und Niesreiz S. 158
	abends: atopisches Ekzem	
	nachts:	
	▪ atopisches Ekzem	▪ S. 158
	▪ Skabies	▪ S. 262
Jahreszeit	*Frühjahr:* Pollenallergie	▪ Anamnese
	Winter:	
	▪ atopisches Ekzem	▪ S. 158
	▪ Xerosis cutis	▪ S. 103
Arbeitszeiten	Kontakt mit Irritanzien, Glasfasern, Kontaktallergien auf Berufsallergene	▪ Anamnese
Schwangerschaft	▪ Pruritus gravidarum	▪ S. 412
	▪ PUPPP	▪ S. 412
	▪ Pruritus gestationis	▪ S. 393
Senium	▪ Sebostase	▪ S. 10
	▪ Xerosis cutis (trockene Haut)	▪ S. 103

Abhängig von Verschlimmerungsfaktoren: Tab. **B-1.4**.

Pruritus abhängig von Verschlimmerungsfaktoren: Tab. **B-1.4**.

B-1.4 Differenzialdiagnose von Pruritus abhängig von Verschlimmerungsfaktoren

Verschlimmerungsfaktoren	mögliche Ursachen	Details
Wärme	▪ atopisches Ekzem	▪ S. 158
	▪ cholinerge Urtikaria	▪ S. 118
Anstrengung	▪ cholinerge Urtikaria	▪ S. 118
	▪ atopisches Ekzem	▪ S. 158
	▪ Mastozytose	▪ S. 368
mechanische Reizung	▪ Mastozytose	▪ S. 368
	▪ Urticaria factitia	▪ S. 118
Wollkontakt	▪ atopisches Ekzem	▪ S. 158
Wasserkontakt	▪ aquagener Pruritus	

Bei systemischen Erkrankungen: Tab. **B-1.5**.

Pruritus bei systemischen Erkrankungen: Tab. **B-1.5**.

B-1.5 Differenzialdiagnose von Pruritus bei systemischen Erkrankungen

System	mögliche konkrete Pruritus-Ursache
Nierenerkrankungen	▪ Hämodialyse
Lebererkrankungen	▪ Cholestase
hämatolische Erkrankungen	▪ Eisenmangel-Anämie
	▪ Polycythaemia vera
infektiöse Erkrankungen	▪ HIV, HCV
endokrine Erkrankungen	▪ Hyper-/Hypothyreose
	▪ Diabetes mellitus
	▪ Hyperkalzämie
	▪ Karzinoid-Syndrom
Malignome	▪ Lymphome (v. a. Hodgkin-Lymphom), Myelome, seltener solide Tumoren
neurologische Erkrankungen	▪ Multiple Sklerose
	▪ Z.n. ischämischem Insult
	▪ periphere Neuropathien (gehen eher mit Parästhesien einher)

Abklärung: Differenzialblutbild, Labor (Leber-, Nieren-, Schilddrüsenwerte, Glukose), Röntgen-Thorax, Oberbauch-Sonographie, ggf. Virusserologie, ggf. IgE, Atopiediagnostik (s. 111)

Pruritus bei psychiatrischen Erkrankungen bzw. psychischen Ursachen:
- Depressionen.
- somatoforme Störungen.
- Psychosen.
- Dermatozoenwahn.
- „Stress".

Bei psychiatrischen/psychischen Ursachen

Pruritus durch Medikamente: Alle Medikamentenunverträglichkeiten können von Pruritus mit (s. Arzneimittel-Exanthem) und ohne Hauterscheinungen begleitet sein (Tab. **B-1.6**).

Durch Medikamente: Tab. **B-1.5**, **B-1.6**

B-1.6 Medikamente als Ursache eines Pruritus	
direkte Induktoren eines Pruritus	*indirekte Induktoren eines Pruritus (über Induktion einer Cholestase)*
- Opiate - Niacinamid - Cimetidin - Acetylsalicylsäure - Chinidine, Chloroquin - Hydroxyäthylstärke (HAES)	- Chlorpromazin - Captopril - Trimethoprim/Sulfamethoxazol - orale Kontrazeptiva

1.2 Hämorrhagien der Haut

1.2.1 Grundlagen

▶ **Definition: Hämorrhagien/Einblutungen in die Haut** werden unter dem Oberbegriff **Purpura** zusammengefasst. Folgende Unterformen werden unterschieden.

◀ Definition

- **Petechien** sind pünktchenförmige Blutungen.
- **Sugillationen** sind münzgroße flächige Blutungen
- **Ekchymosen** sind ausgedehnt flächige Blutungen.
- **Hämatome** sind Einblutungen unter Beteiligung von Subkutis und/oder Muskulatur.

▶ **Merke.** Im Gegensatz zu Erythemen sind Einblutungen durch Glasspateldruck nicht wegdrückbar!

◀ Merke

Pathophysiologie: Die Purpura entsteht durch Extravasation von Erythrozyten. Diese kann auf 3 Faktoren beruhen (Tab. **B-1.7**):
- Störungen der Blutgerinnung (Koagulopathie).
- Störungen der Thrombozytenfunktionen oder -zahl (Thrombozytopathie, Thrombozytopenie).
- Störungen der Gefäßwand (Vasopathie).

Pathophysiologie: Die Purpura kann durch eine Koagulopathie, Thrombozytopathie, Thrombozytopenie und/oder Vasopathie entstehen.

B-1.7 Differenzialdiagnose der hämorrhagischen Diathese nach Pathomechanismen

	Koagulopathie	Thrombozytopathie, Thrombozytopenie	Vasopathie
Klinik	▪ Hämatome (Blutung in Subkutis und Muskulatur) ▪ bei schweren Formen: Hämarthros (v. a. Pat. < 15 Jahre)	▪ stecknadelkopfgroße Blutungen (Petechien) ▪ kleinflächige Kapillarblutungen, meist der unteren Extremität ▪ flächenhafte Blutungen (Ekchymosen oder Sugillationen), Schleimhautblutung	▪ uncharakteristisch, meist petechial mit Hauteffloreszenzen ▪ oft Ekchymosen
INR	erhöht	normal	normal
Quick	erniedrigt[1]	normal	normal
PTT	verlängert[2]	normal	normal
Blutungszeit	normal	verlängert	verlängert
Rumpel-Leede-Test[3]	normal	normal oder pathologisch	pathologisch

[1] normal bei Mangel an Faktor VIII, IX, XI, XII
[2] normal bei Faktor-VII-Mangel
[3] *Rumpel-Leede-Test:* Blutdruckmanschette 5 Minuten lang über den diastolischen Blutdruck aufpumpen. Bei Kapillarfragilität zahlreiche punktförmige Blutungen v. a. in der Ellenbeuge.

1.2.2 Strategie

Handelt es sich um eine Purpura?
→ mit Glasspatel prüfen, ob die Maculae auf Druck verbleiben – bei kompletter Abblassung liegt keine Purpura, sondern eine Hyperämie (Erythem) vor.

Liegen Petechien oder Sugillationen/Ekchymosen vor?
→ klinischer Befund
- **Petechien** entstehen tendenziell häufiger durch eine Vasopathie oder Thrombozytopathie/-penie.
- **Sugillationen/Ekchymosen** entstehen eher durch eine Koagulopathie (z. B. Antikoagulanzien-Überdosierung, Faktor-VIII-Mangel), aber auch durch Vasopathien (z. B. fragile Gefäße der senilen oder steroidgeschädigten Haut, Traumen).

Wie ist die Blutungszeit?
→ eine verlängerte Blutungszeit spricht gegen eine Koagulopathie, sondern für eine Thrombozytopathie oder Vasopathie.

Medikamenteneinnahme?
→ v. a. nach Antikoagulanzien, Thrombozytenaggregationshemmern fragen.

Welche Grunderkrankungen oder vorausgegangenen akuten Erkrankungen liegen vor?
→ siehe Tab. **B-1.8**.

Gibt es Anhalt für systemische Begleitreaktionen?
→ z. B. Arthralgien, Fieber, Lymphknotenbeteiligung, Hämaturie; vgl. Tab. **B-1.8**.

B-1.8 Erkrankungen mit Einfluss auf die Blutungsneigung

betroffenes System	mögliche Ursachen
thrombozytäre Störungen	
▪ Thrombozytopenie	*primär* durch Autoantikörper (idiopathische thrombozytopenische Purpura) entstanden *sekundär* durch Medikamente (Immunthrombozytopenie, v. a. Chinin und Chinidin, Heparin, Sulfonamide, Paraaminosalizylsäure, Rifampicin, Isoniazid, Cefalotin, Digitoxin), Strahlen, Knochenmarkerkrankungen, Kasabach-Merritt-Syndrom, Splenomegalie
▪ Thrombozytopathie	Wiskott-Aldrich-Syndrom
Störungen der Gerinnungsfaktoren (Koagulopathien)	▪ Disseminierte intravasale Gerinnung (DIC) ▪ angeborene und erworbene Defizite an Gerinnungsfaktoren

vaskuläre Störungen (Vasopathie)	▪ Vasculitis allergica
	▪ Vaskulitis mit Purpura und Arthralgien bei Kryoglobulinämie und Kryofibrinogenämie
	▪ Gefäßfehlbildungen: Teleangiectasia haemorrhagica hereditaria
	▪ Erhöhter intravaskulärer Druck: Stasis.
	▪ Toxische Gefäßschädigung durch Medikamente oder bakterielle Toxine
	▪ Purpura bei Bindegewebsschäden:
	  – Senile Atrophie, aktinische Atrophie
	  – Steroidatrophie
	▪ Genodermatosen: Pseudoxanthoma elasticum, Ehlers-Danlos-Syndrom, Marfan-Syndrom

idiopathisch	idiopathische Purpura

1.3 Wunden (Erosionen, Ulzera)

1.3.1 Grundlagen

▶ **Definition:** **Erosionen** sind flache, akute oder subakute Wunden durch Verlust des Epithels. **Ulzera** sind tiefe, ins Corium oder Subkutis reichende Substanzdefekte auf meist vorgeschädigter Haut.

◀ Definition

Pathophysiologie: **Erosionen** entstehen durch entzündliche oder traumatisch bedingte Ablösung der Epidermis. Oft entwickeln sie sich durch Platzen von Bläschen, Blasen oder Pusteln sowie nach oberflächlicher Abschilferung der Haut und verkrusten sekundär (Ausnahme: Schleimhaut). Die Abheilung erfolgt ohne Narbenbildung.
Ulzera entstehen durch tieferreichende, meist hypoxisch und/oder entzündlich bedingte Gewebezerstörung mit nachfolgender Wundheilungsstörung.

Pathophysiologie: Bei **Erosionen** löst sich die Epidermis ab. Ursachen sind z. B. Blasen oder Pusteln oder oberflächliche Abschilferung der Haut. Sie heilen ohne Narbenbildung ab.

Ulzera entstehen durch tieferreichende, meist hypoxisch und/oder entzündlich bedingte Gewebezerstörung.

1.3.2 Strategie

Liegt ein Ulkus oder eine Erosion vor?
→ klinische Untersuchung:
▪ **Erosion:** flacher Gewebeverlust, verbliebenes Epithel, kein Freiliegen korialer Gefäße, allenfalls diskrete Blutung
▪ **Ulkus:** tieferer Gewebeverlust, kein Epithel erhalten, Gefäße liegen frei oder sind arrodiert, Blick auf tiefere Gewebe (Corium, subkutanes Fettgewebe, Faszie, Muskulatur, Knochen), Blutungsneigung.

Lassen sich vorausgegangene äußerliche Einwirkungen ermitteln?
→ Anamnese, klinische Zeichen eines Traumas?

Liegt eine vorgeschädigte Haut vor?
→ Anamnese, Inspektion der Umgebung

Gibt es Grunderkrankungen mit gestörter Wundheilung?
→ bei **Ulzera**: s. Tab. **B-1.9**.
→ bei **Erosionen**: s. Tab. **B-1.11**.

Welche Lokalisation liegt vor?
→ s. Tab. **B-1.10** und Tab. **B-1.11**.

1.3.3 Differenzialdiagnostische Einordnung

B-1.9 Ursachen von Ulzera und Erosionen

Mechanismus	Ursachen	wegweisende Befunde/Symptome
vaskulär	• Ulcus cruris venosum (S. 493)	• meist distaler Unterschenkel oder Knöchel; Zeichen der chronischen Veneninsuffizienz
	• Ulcus cruris arteriosum (S. 511)	• Lokalisation wie UC venosum, jedoch oft stärker nekrotisch; klinische Zeichen der PAVK (Keine Fußpulse, Gehstrecke vermindert)
	• Ulcus mixtum (arteriell und venös)	• Kombination aus den beiden oben genannten Punkten
entzündliche (Autoimmun-) Genese mit Vaskulitis	• Livedo-Vaskulitis • ulzerierende Pannikulitis • Panarteriitis nodosa (S. 508) • Morbus Wegener (S. 508) • Necrobiosis lipoidica (S. 514) • Pyoderma gangraenosum	• Merkmale aller vaskulitischen Ulzera: Nekrotische, initial oft kleine, multipel auftretende Ulzera • unregelmäßige Konfiguration, scharfe Begrenzung • am Rand der Ulzera livid-rötliche Entzündung • oft Livedo-Zeichen: Livid-rötliche Gefäßzeichnung als Ausdruck vaskulitisch entzündeter Gefäße im Corium • Pyoderma gangraenosum: Verschlechterung durch Traumen
infektiöse Genese	• Ekthyma (S. 509) • Leishmaniose (S. 259) • Lepra (S. 256) • Tuberkulose (S. 250)	• scharf ausgestanzte, oft fibrinös oder eitrig belegte Ulzera • initial flache, später aufgeweichte, sulzige Ulzera, meist intaktes Gewebe in der Umgebung • granulomatöse Entzündung mit unscharf begrenzten, oft bräunlich-rötlichen Läsionen • granulomatöse Entzündung, fragile Haut (Sondeneinbruch)
traumatisch, posttraumatisch	• Verbrennung (S. 190) • Verätzung (S. 190) • Radiatio (S. 190)	• Anamnese, klinischer Befund • Anamnese, klinischer Befund • Anamnese, akut: klinischer Befund wie bei erstgradiger Verbrennung, chronisch: Vernarbte, sklerotische Haut
iatrogen	• Sklerosierungstherapie (S. 489)	• Anamnese
maligne Tumoren	• Plattenepithelkarzinom (S. 313) • Basalzellkarzinom (S. 319)	• anamnestisch schlecht heilende Wunde; meist langsam entstehende, unregelmäßig begrenzte, im Randbereich oft hyperkeratotische Ulzeration • oft erhaltender knotiger Randwall mit den typischen Zeichen das Basalzellkarzinoms
hämatologische Erkrankungen	• Thrombozytosen, Leukämie • Kryoglobulinämie • Hyperfibrinogenämie	• Anamnese: Grunderkrankungen, Labordiagnostik
genetische Ursachen	• Epidermolysis bullosa hereditaria (S. 451) • Ehlers-Danlos-Syndrom (S. 458) • kongenitale Störungen der Blutgerinnung (Faktor-V-Mutation, APC-Resistenz)	• Anamnese, dermatologische und genetische Untersuchung

B-1.10 Lokalisation von Ulzera

Lokalisation	Differenzialdiagnose	wegweisende Befunde/Symptome
Unterschenkel	• Ulcus cruris venosum und mixtum (S. 493) • Plattenepithelkarzinom (S. 313) • Basaliom (S. 319) • Necrobiosis lipoidica (S. 514) • leukozytoklastische Vaskulitis (S. 126) • posttraumatisches Ulkus • Pyoderma gangraenosum (S. 509) • infektiöses Ulkus (v. a. Ekthyma, Leishmaniose, nekrotisierendes Erysipel, Tbc)	• s. Tab. B-1.9
Fuß	• diabetischer Fuß (S. 513) • Malum perforans bei Polyneuropathie (S. 513) • akral: Nekrotisches Ulkus bei schwerer pAVK (S. 511)	• s. Tab. B-1.9
Finger, akral	• progressive systemische Sklerodermie (S. 181) • arterielle Embolie	• s. Tab. B-1.9

Fortsetzung ▶

B 1.3 Wunden (Erosionen, Ulzera)

B-1.10 Fortsetzung

Lokalisation	Differenzialdiagnose	wegweisende Befunde/Symptome
Lagerungsstellen	▪ Dekubitalulkus (v. a. Fersen, Sakralbereich)	▪ s. Tab. **B-1.9**
genito-anal	▪ Lues I (Primäraffekt) (S. 275) ▪ Ulcus molle (S. 280) ▪ Morbus Behçet (S. 407) ▪ andere Infektionen (z. B. Lymphogranuloma venereum) ▪ Plattenepithelkarzinom (S. 313) ▪ Morbus Crohn	▪ s. Tab. **B-1.9**
Gesicht, Kopfhaut	▪ Basaliom (S. 319) ▪ Plattenepithelkarzinom (S. 313) ▪ Herpes zoster (S. 215) ▪ nekrotisierendes Erysipel (S. 237) ▪ Arteriitis temporalis	▪ s. Tab. **B-1.9**
Mundschleimhaut und Lippe	▪ Plattenepithelkarzinom (S. 313) ▪ Morbus Behçet (S. 407) ▪ Lues I (Primäraffekt) (S. 275)	▪ s. Tab. **B-1.9**
disseminiert	▪ Arteriitiden (Vasculitis allergica, Panarteriitis nodosa) (S. 508) ▪ Parapsoriasis lichenoides at varioliformis acuta (S. 351) ▪ vernarbendes Pemphigoid (S. 392) ▪ Wegener-Granulomatose (S. 508) ▪ progressive systemische Sklerodermie (S. 181)	▪ s. Tab. **B-1.9**
allgemein	▪ Malignome und Metastasen der Haut (S. 306) ▪ Arteriitiden (Vasculitis allergica, Panarteriitis nodosa) (S. 508) ▪ Nebenwirkungen von Zytostatika ▪ ulzeriertes Radioderm ▪ Leishmaniose (S. 259)	▪ s. Tab. **B-1.9**

B-1.11 Lokalisation von Erosionen

Lokalisation	Differenzialdiagnose	wegweisende Befunde/Symptome
disseminiert	▪ Pemphigus-Erkrankungen (S. 381)	▪ scharf begrenzte Erosionen, z. T. mit diskreten randständigen Blasenresten, jedoch selten erhaltenen Blasen
	▪ Toxisch-epidermale Nekrolyse (TEN) (S. 152)	▪ flächige Epidermolysen, massiver Schleimhautbefall, schlechter AZ
	▪ Bullöse Staphylodermien (SSSS) (S. 240)	▪ Bild ähnlich TEN, jedoch weniger Schleimhautbeteiligung
genital	▪ Lichen ruber mucosae (S. 401)	▪ schmerzhafte Erosionen, evtl. streifige Wickham-Zeichnung
	▪ Fixes Arzneiexanthem (S. 150)	▪ wenig schmerzhafte, scharf begrenzte, oft nummuläre erythematöse Läsion
	▪ Balanitis (S. 406)	▪ wenig schmerzhafte, scharf begrenzte, unterschiedlich konfigurierte erythematöse Läsion, Scharf begrenzte Schleimhautläsion, evtl. LK-Schwellung
	▪ Lues I (Primäraffekt) (S. 275)	▪ meist sehr schmerzhafte, unregelmäßig konfigurierte Läsion; Dysästhesien
	▪ Herpes genitalis (S. 225)	
oral	▪ Lichen ruber mucosae (S. 401)	▪ wie genital (s. o.)
	▪ Pemphigus vulgaris (S. 381)	▪ meist sehr schmerzhafte, in allen Bereichen der Mundhöhle und im Hypopharynx auftretende Läsionen
	▪ Erythema exsudativum multiforme (S. 152)	▪ oft anuläre Läsionen, Kokarden an der Haut
	▪ allergisches Kontaktekzem (S. 132)	▪ Anamnese; Unspezifische Rötungen, Lokalisation an der Stelle des einwirkenden Kontaktallergens
	▪ Gingivostomatitis herpetica (S. 223)	▪ äußerst schmerzhafte Läsionen im Bereich der gesamten Mundhöhle
	▪ Fixes Arzneiexanthem (S. 150)	▪ wie genital (s. o.)
	▪ Varizella zoster (S. 214)	▪ an der Schleimhaut unspezifische Läsionen; Diagnosestellung über typisches Hautbild
	▪ Herpes zoster (S. 215)	▪ Mitbeteiligung im Rahmen eines kutanen H. zoster (maxillaris oder mandibularis)
	▪ seltener: Kollagenosen, sonstige Virus-Infektionen (z. B. Coxsackie-Viren)	

1.4 Blasen

1.4.1 Grundlagen

▶ **Definition:** Blasen sind umschriebene, makroskopisch sichtbare Hohlraumbildungen der Epidermis mit serösem Inhalt. Blasen und Bläschen werden nach Größe unterschieden (S. 33), histologisch und klinisch nach Lokalisation intraepidermale und subepidermale Blasenbildungen.

Pathophysiologie: Blasenbildende Dermatosen entstehen durch Dehiszenz des epidermalen Zellverbandes oder der Grenzfläche zwischen Epidermis und Dermis. Ursache können Traumen, entzündliche Veränderungen, Autoimmunerkrankungen, Infektionen und hereditäre Faktoren sein.

1.4.2 Strategie

Welche Morphe der Blasenbildung liegt vor?
→ s. Tab. B-1.12.

Lassen sich Kausalfaktoren der Blasenbildung finden?
→ Anamnese, klinischer Befund; mögliche Kausalfaktoren sind: autoimmunologisch, genetisch, allergologisch, infektiös, traumatisch.

Welche weiteren klinischen Merkmale liegen vor (z. B. Begleitentzündung, Schmerzen, Juckreiz)?
→ s. Tab. B-1.12.

Welche Lokalisationen liegen vor?
→ s. Tab. B-1.12.

1.4.3 Differenzialdiagnostische Einordnung

B-1.12 Merkmale verschiedener blasenbildender Erkrankungen

Symptome	Lokalisation	Ursachen
gruppiert stehend, kleine Bläschen	genital, perioral	Herpes simplex (meist brennend, Dysästhesien) (S. 224)
	linear, entlang Dermatom	Herpes zoster (brennend oder schmerzhaft) (S. 215)
	Extremitätenstreckseiten und Rücken-/Schulterbereich	Dermatitis herpetiformis Duhring (Juckreiz oder Brennen) (S. 394)
kleine, prall gespannte, heftig juckende Bläschen	Fingerseiten, Handinnenflächen und Fußsohlen	dyshidrotisches Hand- und Fußekzem (S. 143)
zentrale Blase auf umschriebenem Erythem, konzentrische Ringe	Extremitäten, Rumpf, auch Schleimhaut	Erythema exsudativum multiforme (S. 152)
Blasen mit Hyperpigmentierung, Krusten	v. a. Handrücken, Gesicht	Porphyria cutanea tarda (S. 443)
schlaffe Blasen bzw. Blasenreste und Erosionen	Rumpf, Mundschleimhaut	Pemphigus vulgaris (S. 381)
prall gespannte Blasen auf gerötetem Grund, ältere Patienten	gesamter Körper, nur selten Schleimhaut	Bullöses Pemphigoid (S. 390)
Erosionen der Schleimhäute, auch jüngere Patienten	Mundschleimhaut und Konjunktiven	benignes Schleimhaut-Pemphigoid (S. 392)
pralle Blasen oder sekundäre Erosionen	an mechanisch belasteten Arealen	„Epidermolysis-bullosa"-Gruppe, auch bei mechanischer Überlastung („Gartenarbeit") (S. 451)
pralle Blasen auf gerötetem Grund	an traumatisierten Arealen	Verbrennungen oder Erfrierungen (S. 190)

1.5 Trockene Haut

1.5.1 Grundlagen

▶ **Synonym.** Xerosis cutis, Xerodermie, exsikkierte Haut

▶ **Definition:** Hautzustand, bei dem es durch Mangel an Feuchtigkeit und/oder an Lipiden zu einer Störung der epidermalen Barriere kommt. Klinisch finden sich je nach Ausprägung und Dauer des Bestehens feine Schuppungen, Vergröberungen des Hautreliefs, Faltenbildungen und Risse.

Fehlende körpereigene Rückfettung wird auch als Sebostase bezeichnet. Folgen der anhaltenden trockenen Haut können Austrocknungsekzeme (Exsikkationsekzematid), erhöhte Anfälligkeit für mikrobielle Besiedlung und allergische Reaktionen sowie Juckreiz sein.

Pathophysiologie: Die Regulation der Feuchtigkeit beruht auf einem subtilen Zusammenwirken hydrophiler und lipophiler Faktoren in der Epidermis. Voraussetzung für eine strukturell und funktionell intakte Epidermis ist eine intakte Hautbarrierefunktion, die durch einen Hydrolipidfilm, wasserspeichernde Substanzen („natural moisturizing factor") sowie Zell-Zell-Verbindungen gewährleistet werden. Kommt es zu einer Schädigung der Barrierefunktion, so resultiert sowohl ein Verlust von Feuchtigkeit („transepidermaler Wasserverlust"), wie auch ein Verlust von Lipiden. Schädigungen der epidermalen Barriere treten insbesondere bei irritativ-toxischen Einflüssen sowie bei chronischen Entzündungen der Haut auf. Auch hereditäre Faktoren beeinflussen die epidermale Barrierefunktion, z. B. die Atopie.

1.5.2 Strategie

Liegt eine chronische Irritation der Haut vor?
→ Anamnese: zu häufiges Waschen, übermäßige Anwendung von Seifen, Irritanzien, Berufsstoffe?

Liegen Grunderkrankungen und Prädispositionsfaktoren vor?
→ s. Tab. **B-1.13**.

B-1.13 Ursachen für trockene Haut

mögliche Ursachen	wegweisende Befunde/Symptome
Altershaut	spröde, fein schuppende Haut, verminderter Turgor, evtl. Eczema craquelé, andere Zeichen der Altershaut (z. B. Falten, Lentigo senilis, seborrhoische Keratosen)
Atopische Hautdiathese	Anamnese, Stigmata der atopischen Hautdiathese
Atopisches Ekzem	Anamnese, starker Juckreiz, typische Lokalisationen, Stigmata der atopischen Hautdiathese
andere Ekzemerkrankungen	juckende Läsionen, Ekzemmorphen
Psoriasis vulgaris	typische erythemato-squamöse Plaques
Ichthyosen	flächige fischschuppenartige Haut
seltener: Hypothyreose, chronischer Zinkmangel, Hypovitaminosen	Anamnese
Medikamente (Retinoide, Diuretika)	Anamnese

1.6 Lokalisierte Makula

▶ **Synonym:** Umschriebener Fleck, Farbveränderung der Haut.

▶ **Definition:** Heterogene Gruppe makulöser Effloreszenzen, bei denen die Haut spontan einen Farbwechsel erfährt.

Pathophysiologie: Die Eigenfarbe der Haut ergibt sich im Wesentlichen aus der hell gelblich-weißen Eigenfarbe der Keratinozyten, dem rötlichen Durchscheinen der korialen Gefäße sowie dem Ausmaß der Melaninpigmentierung. Umschriebene Farbveränderungen können durch Vermehrung körpereigener Pigmente (z. B. Melanin, Hämoglobin) oder körperfremder Stoffe (Fremdpigmentierung) bedingt sein.

1.6.1 Strategie und differenzialdiagnostische Einordnung

Diese richtet sich nach der Morphe, Ausdehnung und weiteren klinischen Zeichen (Tab. **B-1.14**).

B-1.14 Lokalisierte Makula

Klinik	häufige Ursache	wegweisende Befunde/Symptome
rot **Gefäßerweiterung** (Erythem)	Naevus flammeus (S. 301)	Anamnese: meist seit Geburt bestehende Läsion; scharf begrenzte, oft livid-rötliche Makula, meist im Kopfbereich
	fixes Arzneiexanthem (S. 146)	Medikamenten-Anamnese; scharf begrenzte, meist rundliche Läsion, oft nur wenig Juckreiz; ggf. Biopsie
	Erysipel (S. 236)	scharf begrenzte, jedoch zur Ausdehnung neigende, flammende druckdolente Rötung; weitere Zeichen der bakteriellen Entzündung: Überwärmung, Schwellung der regionalen Lymphknoten, Fieber, Schüttelfrost Lokalisation am häufigsten an den Unterschenkeln und Füßen
	Verbrennungen und toxische Dermatitiden I. Grades (S. 191)	Anamnese der Schädigung; umschriebene Rötungen im Bereich der Einwirkungsstellen
Austritt von Erythrozyten (S. 97) ▪ klein = **Petechien** ▪ groß = **Ekchymosen**	Morbus Werlhof	disseminierte petechiale Blutungen, Hämaturie; Abklärung durch Labordiagnostik
	Vasculitis allergica	disseminierte petechiale Blutungen, oft an den Unterschenkeln; z. T. zusätzlich livid-rötliche, teils schmerzhafte, in schweren Fällen nekrotische Läsionen; Grunderkrankungen beachten; Diagnose durch Biopsie sichern
	Purpura senilis	Alter; fragile, atrophische Haut mit Zeichen der Altersveränderungen, Ekchymosen
	Purpura bei steroidgeschädigter Haut	Steroid-Anamnese; fragile, atrophische Haut mit Pseudonarben („Pseudocicatrices estellaires"), Ekchymosen
braun **Melanin- und/ oder Melanozytenvermehrung**	Sommersprossen (S. 544)	meist bei Hauttyp I und II, an lichtexponierten Stellen umschriebene, kleinfleckige, meist symmetrisch und disseminiert auftretende bräunliche Maculae
	Lentigo senilis (S. 544)	an lichtexponierten Arealen, v. a. Handrücken, Gesicht, scharf begrenzte, einzeln stehende, unterschiedlich große, homogen bräunliche Maculae
	Café-au-lait-Fleck	einzeln stehender scharf begrenzter, hellbrauner ausgedehnter Fleck
	melanozytärer Nävus (S. 295)	einzeln stehender scharf begrenzter, in sich z. T. unterschiedlich pigmentierter brauner Fleck variabler Größe
	Melasma (S. 544)	flächige, unscharf begrenzte Hyperpigmentierung, oft im Gesicht; Anamnese (meist Kontrazeptiva, Schwangerschaft)
	postinflammatorische Hyperpigmentierungen (S. 544)	unscharf begrenzte, unterschiedlich intensive Hyperpigmentierungen im Bereich vorausgegangener Entzündungen oder Traumen

Fortsetzung ▶

B-1.14 Fortsetzung

Klinik	häufige Ursache	wegweisende Befunde/Symptome
braun		
Hämosiderinablagerung	Purpura jaune d'ocre bei chronisch venöser Insuffizienz (CVI) (S. 493)	an den Unterschenkeln flächige, inhomogene bräunlich-gelbliche Hyperpigmentierungen; Zeichen der CVI
	Purpura pigmentosa progressiva	disseminierte kleinfleckige, rötlich-braune, von Petechien begleitete Maculae, meist Unter- oder Oberschenkel; ggf. Biopsie
weiß		
Pigmentverlust	Vitiligo (S. 538)	scharf begrenzte Hypo- oder Depigmentierungen
	Albinismus (S. 536)	generell Pigmentverlust aller Haut- und Schleimhautpartien
	Pityriasis versicolor (S. 206)	feinfleckige, mit feiner („pityriasiformer" = kleieförmiger) Schuppung einhergehende Hyper- oder Hypopigmentierungen; meist am Rumpf auftretend; in Zweifelsfällen Abstrich oder Tesa-Abriss
Gefäßverengung oder Gefäßarmut	Kälte	Anamnese; flächige Aufhellungen der Haut im Bereich der Kälteeinwirkung
	Raynaud-Syndrom (S. 506)	Anamnese; anfallsartige Gefäßspasmen der Akren mit Schmerzen, weißlicher oder livid-roter Verfärbung bei Einwirkung von Kälte; Diagnostik auf Autoimmunerkrankungen
	Naevus anaemicus	scharf begrenztes Areal mit fehlender Durchblutung (Hypoämie); auf Glasspateldruck gleiches Kolorit wie die normoämische Umgebung
Bindegewebsvermehrung (Sklerose)	Sklerodermie (S. 181)	Pigmentverlust durch Atrophie der Haut; auch andere Symptome der Sklerodermie: sklosierte, indurierte, glänzende Haut, akrale Nekrosen, Raynaud-Phämonen; weitere Klinik siehe Kap. Sklerodermie
	Lichen sclerosus et atrophicus (S. 417)	meist an den Genitalien auftretende, i.d.R. schmerzlose scharf begrenzte Indurationen und Atrophien; dadurch Aufhellung der Areale; Biopsie zur Sicherung der Diagnose
	Atrophie blanche (S. 493)	schmerzhafte, unscharf begrenzte Rötungen mit Atrophie und Sklerosierung bei chronischer Veneninsuffizienz, meist an den Knöcheln oder an den Unterschenkeln
	Narbengewebe	Anamnese eines Gewebetraumas; weißliche oder rötliche Läsionen unterschiedlicher Konsistenz und Ausdehnung

1.7 Ekzemartige Hautveränderungen

1.7.1 Grundlagen

▶ **Definition:** „Ekzem" ist ein historisch entstandener Begriff für eine heterogene Gruppe von Entzündungen der Haut, die mit typischer Morphologie und histologischem Bild einhergehen. Im **akuten** Stadium findet sich eine überwärmte, gerötete, juckende oder brennende, z.T. auch nässende Haut, im **chronischen** Stadium dominieren lichenifizierte, schuppende oder hyperkeratotische Läsionen mit Juckreiz, aber wenig Rötungen. Auch andere Dermatosen, z.B. die Psoriasis, können sekundär ekzematisieren.

◀ **Definition**

Die Begriffe „Dermatitis" und „Ekzem" werden in der Literatur oft gleichgesetzt. Beispielsweise wird das „atopische Ekzem" besonders im US-amerikanischen Sprachgebrauch auch „atopische Dermatitis" genannt. Andere Dermatologen unterscheiden zwischen der „Dermatitis" als allgemeiner Entzündung der Haut und dem Ekzem als spezieller Reaktion mit den typischen o.g. Ekzemzeichen. Das Ekzem wäre damit eine Sonderform der „Dermatitis".
Z.T. wird auch heute noch der Begriff „Ekzematid" verwendet, der allgemein eine „Vorstufe" des Ekzems oder eine „ekzemähnliche" Erkrankung bezeichnet.

Pathophysiologie: Das Ekzem ist eine T-Zell-vermittelte akute oder chronische Entzündungsreaktion unterschiedlicher Ätiologie. Typisch ist diese z.B. beim allergischen Kontaktekzem und beim atopischen Ekzem. Auch das kumulativ-toxische und das akute toxische Kontaktekzem weisen – obwohl eindeutig nicht allergischer Genese – die Merkmale der T-Zell-vermittelten Reaktion auf. Die

Pathophysiologie: Das Ekzem ist eine T-Zell-vermittelte akute oder chronische Entzündungsreaktion unterschiedlicher Ätiologie.

Ekzemreaktion stellt somit eine morphologische Endstrecke verschiedener Auslösefaktoren dar.

Histologisches Merkmal des **akuten** Ekzems ist die akute Spongiose und Akanthose mit lympho-histiozytären Infiltraten. Beim **chronischen** Ekzem dominieren chronische Akanthose und Hyperkeratose, es finden sich weniger Zellinfiltrate.

Es gibt starke Hinweise dafür, dass das reaktionsspezifische Muster auch auf genetischer Disposition beruht.

1.7.2 Strategie

Liegt anamnestisch ein akutes oder chronische Ekzem vor?
- **Akute Reaktion:** Am häufigsten akute toxische Dermatitis, allergisches Kontaktekzem oder Schub eines atopischen Ekzems.
- **Chronische Reaktion:** Am häufigsten kumulativ-toxisches oder atopisches Ekzem, beachte aber auch die vielen weiteren Ekzemformen (Tab. **B-1.15**).

→ Klärung durch Anamnese

Bei akuter Ekzemreaktion:
- **Gibt es Anhaltspunkte für eine toxische Schädigung?**

→ UV-Schaden, Kontakt mit Irritanzien; eher brennend-schmerzhafte Läsionen?
- **Gibt es Anhaltspunkte für Kontaktallergie?**

→ Anamnese, Kontakt mit potenziellen Kontaktallergenen, eher juckende Läsionen?

Bei chronischem Ekzem:
- **Ist eine Atopie bekannt?**

→ Atopie-Anamnese und -Familienanamnese, atopische Stigmata, weißer Dermographismus, allergologische Diagnostik
- **Gibt es Hinweise auf kumulativ-toxische Einflüsse von Irritanzien?**

→ Berufsanamnese, sonstige hautirritierende Tätigkeiten?

Liegen typische Lokalisationen vor?
→ Tab. **B-1.16**.

Bei unklarer klinischer Symptomatik
→ Biopsie.

1.7.3 Differenzialdiagnostische Einordnung

B-1.15 Differenzialdiagnostische Einordnung von Ekzemen

Ekzemform	wichtig für die Diagnosestellung	Klinik
Allergisches Kontaktekzem (S. 132)	Anamnese (Kontakt), Befund, ggf. Epikutantest	Juckreiz, Erythem, Tendenz zur Streuung
Akut-toxisches Kontaktekzem (S. 135)	Anamnese, Befund	akute Rötung, Überwärmung, meist eher brennend-schmerzende Läsionen, wenig Juckreiz; beschränkt auf Einwirkungsbereich der Noxe
Kumulativ-toxisches Ekzem (S. 138)	lange Ekzemanamnese	hyperkeratotisch-rhagadiformes, lichenifiziertes Bild, meist sehr trockene Haut, kein Nässen
Atopisches Ekzem (S. 158)	Anamnese, Klinik (Befund, Stigmata der Atopie), allergologische Diagnostik	teils akut entzündete, erythematöse Areale, Dermographismus, nässende Ekzeme, teils chronifizierte, wenig entzündete lichenifizierte Areale – stets Juckreiz, Stigmata der atopischen Hautdiathese, weißer Dermographismus
Dyshidrosiformes Handekzem (S. 143)	typisches klinisches Bild	je nach Akuität teils akut erythematöses, meist eher chronifiziertes Handekzem mit juckenden sagokorngroßen Bläschen; in schweren Fällen auch konfluierende Blasen (Cheiropompholyx, Polopompholyx)

Fortsetzung ▶

B-1.15 Differenzialdiagnostische Einordnung von Ekzemen

Ekzemform	wichtig für die Diagnosestellung	Klinik
Nummuläre Ekzeme (S. 139)	typische Morphe	meist münzförmige und -große, scharf begrenzte Ekzemherde an Extremitäten und Rumpf, keine Beugebetonung
Stauungsekzem (S. 493)	typisches klinisches Bild; Venendiagnostik	Lokalisation an den Unterschenkeln, meist symmetrisch, Zeichen der chronischen Veneninsuffizienz
Seborrhoisches Ekzem (S. 140)	typisches klinisches Bild	scharf begrenzte, meist „fettig" wirkende Ekzeme an Kopfhaaransatz, Kopfhaut, Gesicht und vorderer Schweißrinne; bei Kleinkindern auch disseminiert
Periorale Dermatitis (S. 482)	typisches klinisches Bild	juckende erythematöse oder erythemato-papulöse Effloreszenzen im perioralen, gelegentlich auch periorbitalen Bereich
Lichen simplex Vidal (S. 415)	lange Ekzemanamnese, typische Morphologie	über Monate bis Jahre persistierende umschriebene, meist rundliche ekzematöse Herde an Hals/Nacken oder unterer Extremität, meist keine atopische Diathese, hohe Therapieresistenz
ekzematisierte Dermatosen	klinisches Bild, oft Histologie nötig	Mischformen aus anderen Hautkrankheiten und Ekzemen; z. B. psoriasiformes Ekzem

B-1.16 Lokalisationsdiagnostik der Ekzeme

Loksalisation	häufige Ekzemart
Kopfhaut	seborrhoisches Ekzem; seltener allergisches Kontaktekzem
Gesicht	atopisches Ekzem, allergisches Kontaktekzem, seborrhoisches Ekzem, periorale Dermatitis
Extremitäten	atopisches Ekzem (meist beugebetont), nummuläres Ekzem (meist einzelnstehend, nicht seitenbetont), Lichen simplex Vidal (oft US, Fußgelenke); hyperkeratotisch-rhagadiforme Hand-/Fußekzeme; dyshidrotische Ekzeme
Rumpf	seborrhoisches Ekzem (Brust), atopisches Ekzem (disseminiert)
anogenital	Analekzem, intertriginöses Ekzem (v. a. inguinal), Windeldermatitis, Lichen simplex Vidal (oft Vulva)
generalisiert	atopisches Ekzem, bei Säuglingen auch seborrhoisches Ekzem

1.8 Exantheme

1.8.1 Grundlagen

▶ **Definition:** Unter dem Begriff „Exanthem" werden Hauterscheinungen verstanden, die akut entstehen und sich flächig über weite Teile des Integumentes ausbreiten. „Exanthem" steht für „Aussaat" oder „Aufblühen" und weist darauf hin, dass die Hautläsionen – oft beginnend an einem „Startort" – über größere Areale disseminieren.

▶ **Merke.** Wird das Exanthem von Schleimhautveränderungen begleitet, so nennt man diese ein Enanthem.

Das exanthematische Auftreten von Hautveränderungen gibt wichtige Hinweise auf die möglichen Differenzialdiagnosen, da es nur bei einem Teil der Hauterkrankungen anzutreffen ist.

Pathophysiologie: Exantheme können durch unterschiedliche Faktoren bedingt sein. Stets ist anzunehmen, dass ein systemischer Mechanismus für die Aussaat verantwortlich ist. Am häufigsten werden Exantheme durch Viren sowie durch Arzneimittelreaktionen beobachtet.

1.8.2 Strategie

Gibt es Hinweise auf vorausgegangene Infekte?
→ Anamnese, s. Tab. **B-1.17**.

Wurden vor Erscheinen des Exanthems Medikamente eingenommen?
→ Anamnese.

Kommen Kinderkrankheiten in Betracht?
→ Anamnese, Impfstatus.

Welche Primäreffloreszenzen liegen vor?
→ s. Tab. **B-1.17**.

In unklaren Fällen:
→ Biopsie.

1.8.3 Differenzialdiagnostische Einordnung

B-1.17 Differenzialdiagnostische Einordnung häufiger Exantheme

Exanthemform	wichtig für die Diagnosstellung	Klinik
Arzneimittelexantheme (S. 146)	Medikamenten-Anamnese	meist makulo-papulös, seltener bullös, hämorrhagisch
Virusexanthem (S. 214)	Anamnese, klinische Untersuchung; ggf. Serologie	*Masern, Röteln:* Makulös mit typischer Morphe *Varizellen:* erythemato-vesikulös, später polymorph; *Eczema herpeticatum:* erythemato-vesikulös, später auch papulo-pustulös; dazu Zeichen des atopischen Ekzems oft auch unspezifische Virusexantheme, diese meist erythemato-makulös; seltenere Virusexantheme (Coxsackie, HHV-6, HHV-7, HIV)
bakterielle Infektionen	Anamnese, typischer Befund; ggf. Serologie	*Scharlach:* typische Morphen, Enanthem *Lues II:* vielfältige Morphen möglich – kann andere Exantheme imitieren; z. T. erythemato-makulös, z. T. psoriasiform; Roseolen
exanthematischer Lichen ruber (S. 401)	typischer Befund	erythemato-papulös, oft auch an den typischen Stellen des Lichen ruber; hexagonale Papeln; z. T. Wickham-Streifung, v. a. Schleimhaut
Pityriasis rosea (S. 404)	Anamnese (Primärläsion), typischer klin. Befund	erythemato-makulös, teils auch pityriasiform schuppend, oft angedeutet entlang der Hautspaltlinien; v. a. Stamm, Hals
Pityriasis lichenoides et varioliformis acuta	typischer klinischer Befund	kleinfleckiges, erythemato-papulöses, teils auch varizellenähnliches pustulöses Bild mit Nekrosen; kein Pruritus, kein Fieber, Allgemeinbefinden meist o.B. (DD zu Varizellen)
Kollagenosen	Anamnese, Befund, Labordiagnostik	*systemischer Lupus erythematodes:* symmetrische, makulöse Erytheme; meist weitere Klinik der Kollagenosen (Arthritis, LK-Schwellung, Raynaud-Syndrom, Fieber) *Dermatomyositis:* ausgedehnte Erytheme an Streckseiten der Extremitäten, Brust, Stirn; später evtl. Poikilodermie des gesamten Integumentes

1	Allergische Krankheiten . 110	12	Umschriebene Dermatosen 415
2	Formenkreis der Atopien 158	13	Ablagerungskrankheiten . 419
3	Kollagenosen 173	14	Erbkrankheiten der Haut 433
4	Physikalisch und chemisch bedingte Hauterkrankungen 190	15	Psoriasis 462
5	Erregerbedingte Krankheiten 196	16	Akne und akneähnliche Erkrankungen 472
6	Benigne Tumoren und Nävi 290	17	Venen und Venenkrankheiten 485
7	Maligne Tumoren und Paraneoplasien 306	18	Proktologie 496
8	Maligne Lymphome und ähnliche Erkrankungen .. 350	19	Erkrankungen der Arterien 501
		20	Erkrankungen der Haare . 515
9	Granulomatöse Erkrankungen 370	21	Pigmentstörungen der Haut 534
10	Blasenbildende Erkrankungen 381	22	Nagelveränderungen 546
11	Exanthemische Hautkrankheiten 399	23	Andrologie 550
		24	Psychodermatologie 569

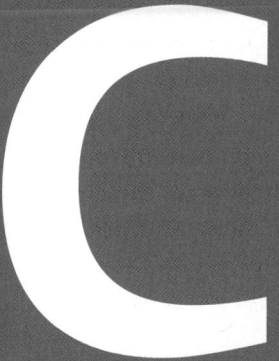

1 Allergische Krankheiten

1.1 Häufigkeit

Innerhalb der letzten Jahrzehnte haben allergische Erkrankungen in den westlichen Industrieländern signifikant zugenommen, insbesondere die atopischen Erkrankungen (S. 158).
Zwischen 5–11 % der Bevölkerung leiden innerhalb eines Jahres einmal an einem Kontaktekzem.

1.2 Definitionen

Allergie: Die Allergie ist eine erworbene Überempfindlichkeitsreaktion des Immunsystems gegenüber körperfremden Substanzen. Man teilt sie ein in eine **Sensibilisierungsphase** und eine **Effektorphase**. Im Zuge der Sensibilisierungsphase erwirbt das Immunsystem die Befähigung, eine Substanz als fremd, d. h. als Antigen zu erkennen. Durch den wiederholten Kontakt mit dem Antigen kommt es zur Effektorphase, der klinisch manifesten allergischen Reaktion.
Pseudoallergie: Bei der Pseudoallergie handelt es sich um nichtimmunologisch ausgelöste Unverträglichkeitsreaktionen **auf exogene Substanzen**. Die Symptome entsprechen klinisch denen einer echten allergischen Reaktion. Pathogenetisch spielen eine Rolle:
- Direkte Aktivierung von Mediatoren z. B. Histamin oder Komplement.
- Fibrinolyse.
- Kininsystem.
- Direkt aktivierbare Effektorsysteme, z. B. des Arachidonsäuremetabolismus.
- Enzymveränderungen.

In der Diagnostik stehen keine zuverlässigen Haut- oder Bluttests zur Verfügung. Der Nachweis muss über Provokationstestungen erfolgen.
Die häufigsten Auslöser pseudoallergischer Reaktionen s. Tab. **C-1.1**:

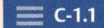

C-1.1 Häufige Auslöser pseudoallergischer Reaktionen

- Nahrungsmittel und -zusatzstoffe
- Arzneimittel
- häufiger
  - Analgetika, Antipyretika (Gruppe der NSAR)
  - Lokalanästhetika
  - Röntgenkontrastmittel
- seltener
  - i. v. Anästhetika
  - Muskelrelaxanzien
  - kolloidale Plasmaersatzmittel

1.3 Klassifikation pathogener Immunreaktionen

Coombs und Gell haben bereits 1963 die Pathophysiologie immunologischer Reaktionen in 4 verschiedene Typen eingeteilt. Diese Einteilung dient bis heute zum Verständnis (Abb. **C-1.1** und Tab. **C-1.2**).

C-1.1 Die 4 Haupttypen pathogener Immunreaktionen (Coombs und Gell)

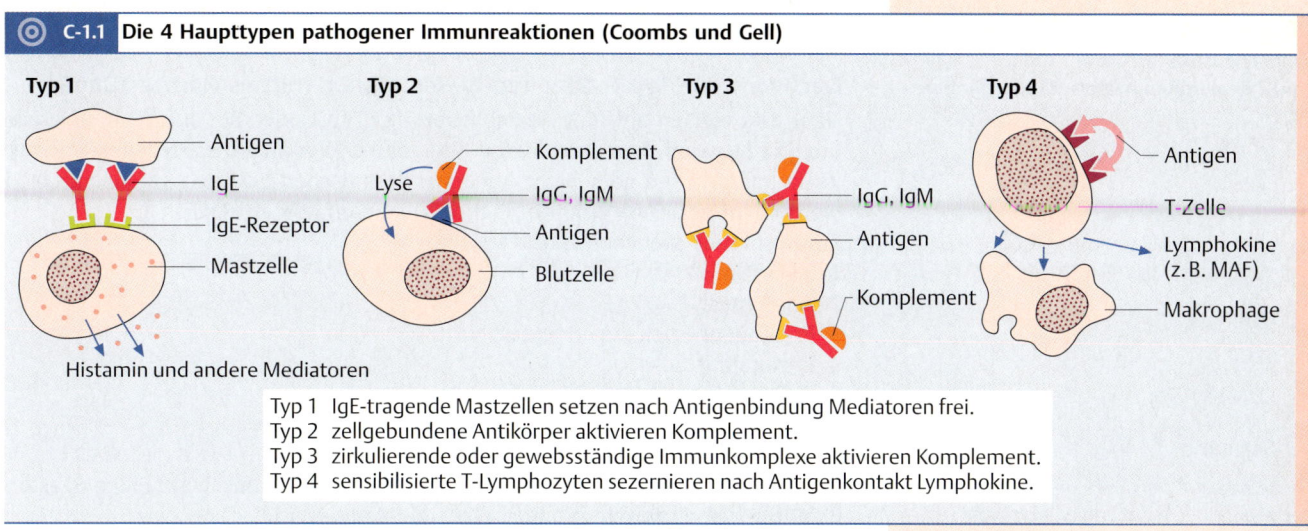

Typ 1 IgE-tragende Mastzellen setzen nach Antigenbindung Mediatoren frei.
Typ 2 zellgebundene Antikörper aktivieren Komplement.
Typ 3 zirkulierende oder gewebsständige Immunkomplexe aktivieren Komplement.
Typ 4 sensibilisierte T-Lymphozyten sezernieren nach Antigenkontakt Lymphokine.

C-1.2 Pathogene Immunreaktionen (Coombs und Gell)

Typ der Immunreaktion	vermittelt durch	allergische Reaktionen
I: anaphylaktisch (S. 116)	IgE	allergische Rhinitis, allergisches Asthma bronchiale, Urtikaria, Nahrungsmittelallergie, Insektengiftallergie, anaphylaktischer Schock (Maximalvariante)
II: zytotoxisch (S. 125)	IgG, IgM	Agranulozytose, thrombopenische Purpura, hämolytische Anämie
III: Immunkomplexe (S. 125)	IgG, IgM	Vasculitis allergica, Serumkrankheit, allergische Alveolitis
IV: zellvermittelt (S. 129)	T-Lymphozyten	allergisches Kontaktekzem, makulopapulöses Arzneimittelexanthem

1.4 Allgemeine allergologische Diagnostik

1.4.1 Überblick und allgemeine Anmerkungen

Die allergologische Diagnostik dient dem Nachweis einer spezifischen Sensibilisierung durch Antigene, üblicherweise Allergene genannt. Folgende Elemente gehören zur allergologischen Diagnostik: Anamnese, Hauttestungen, Provokationstests, In-vitro-Diagnostik.
Häufige Allergene sind Pollen, pflanzliche Stoffe, Insektengifte, Nahrungsmittel und eine Vielzahl lokal und systemisch applizierter Medikamente. Diese Allergene können Reaktionen nach dem immunologischen Typ I, Typ II, Typ III und Typ IV nach Coombs und Gell (1963) (S. 111) auslösen.
Hauttestungen: Die unterschiedlichen Typen immunologischer Reaktion bedingen unterschiedliche Hauttestungen: Typ-I-Reaktionen werden durch Einbringen der Allergene in die Haut mittels *Reibe-, Prick-, Scratch- oder Intrakutantest* getestet. Typ-IV-Reaktionen werden durch lokale Applikation sog. *Epikutantestung* (Läppchen- oder Pflastertest) geprüft. **In-vitro-Methoden:** Sie können in manchen Fällen die o.g. Untersuchungen sinnvoll ergänzen.

Allergologische Stufendiagnostik
1. Anamnese
2. Hauttestungen
3. In-vitro-Diagnostik
4. Provokationstest

▶ **Merke.** Alle Befunde zusammen mit der **Anamnese** und dem **klinischen Bild** werden bewertet und erlauben die Diagnose. Ein positiver Test ist kein Beweis für das Vorliegen einer Allergie!

Hauttestungen des Typ-I-Bereichs sind wegen des Einbringens von Allergenen in die Haut potenziell immer auch Provokationstestungen, die zu Reaktionen, Nebenwirkungen, aber auch zu Notfallsituationen führen können. Eine Notfallausrüstung und eingehende Kenntnisse in der Notfallversorgung sind deshalb für jeden Allergie testenden Arzt vonnöten.

1.4.2 Hauttestungen

Nachweis von Typ-I- oder Typ-IV-Reaktionen mittels Hauttestungen

Hauttests weisen auf eine Sensibilisierung (Typ I oder IV) durch ein Allergen hin. Die Auswahl der verwendeten Allergene erfolgt anamnesebezogen. Positive Reaktionen dürfen aber nicht mit einer allergischen Erkrankung gleichgesetzt werden. Immer muss eine Korrelation zur Anamnese erfolgen.

Zur Verfügung stehende Hauttests sind:
1. Reibetest
2. Scratchtest
3. Prick- oder Prick -zu- Pricktest
4. Intrakutantest
5. Epikutantest

Der Reibetest

Bedeutung: Der Reibetest dient dem Nachweis einer klinisch aktuellen Sensibilisierung bei vermutetem hohem Sensibilisierungsgrad.

Praktische Durchführung: Natives Allergenmaterial (z. B. Nahrungsmittel, Tierhaare) werden mit mäßigem Druck ca. 10 mal über ein ca. 5×5 cm großes Testareal an der Unterarminnenseite gerieben. Die Resorption der Allergene erfolgt perkutan über die Haarfollikel. Die Ablesung erfolgt nach ca. 15–20 min mit Beurteilung von Quaddel und Rötung.

▶ **Cave:** Ein negativer Reibetest schließt eine Sensibilisierung nicht aus.

Der Scratchtest

Bedeutung: Der Scratchtest ist ein diagnostisches Verfahren, um durch die intrakutane Applikation einer kleinen Allergendosis eine begrenzte allergische Reaktion vom Soforttyp auszulösen. Der Vorteil besteht darin, dass auch bei angenommener hochgradiger Sensibilisierung Allergene selbst in nativem Zustand (z. B. native Nahrungsmittel, Obst, Gemüse, Säfte) ohne wesentliche NW-Risiken getestet werden können. Nachteilig sind die fehlende Standardisierbarkeit, die schlechte Reproduzierbarkeit und geringe Empfindlichkeit. Es ist kein Routineverfahren und anaphylaktische Reaktionen sind möglich.

Praktische Durchführung: Testablauf wie beim Pricktest (s.u.); am Testort wird mit einer Impflanzette ein ca. 1 cm langer Hautritz gesetzt und die Extraktlösungen aufgetropft bzw. natives Material auf die eingeritzte Stelle gelegt oder gerieben.

Der Pricktest

Bedeutung: Der Pricktest ist die Methode der Wahl und die am häufigsten angewandte Hauttestmethode in der Allergologie überhaupt. Er wird eingesetzt:
- Zum Nachweis oder Ausschluss einer Sensibilisierung, d. h. dem Vorhandensein von allergenspezifischen Antikörpern vom IgE-Typ am Testort.
- Als Suchtest, wenn die Anamnese lediglich den Verdacht auf eine allergische Genese ergibt.
- Als Bestätigungstest, wenn die Anamnese begründeten Verdacht auf ein bestimmtes Allergen als Auslöser von Beschwerden ergibt.
- Zur Absicherung der Diagnose und/oder Festlegung des Sensibilisierungsgrades vor Einleitung einer spezifischen Immuntherapie.

Praktische Durchführung: Zur Testung werden Allergene am erscheinungsfreien Innenarm mit einer feinen Lanzette in die Haut eingestochen. Dafür stehen meist standardisierte Extraktlösungen zur Verfügung (Abb. **C-1.3**). Als Kontrolllösungen werden Histamindihydrochlorid (1: 10 000, 0,1 mg/ml) und NaCl 0,9 % mitgeführt. Die Ablesungen erfolgen nach 15–20 min.

C-1.2 Scratchtest

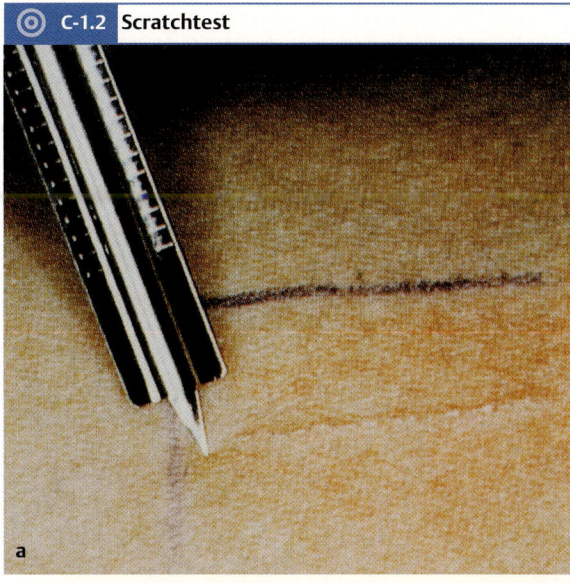
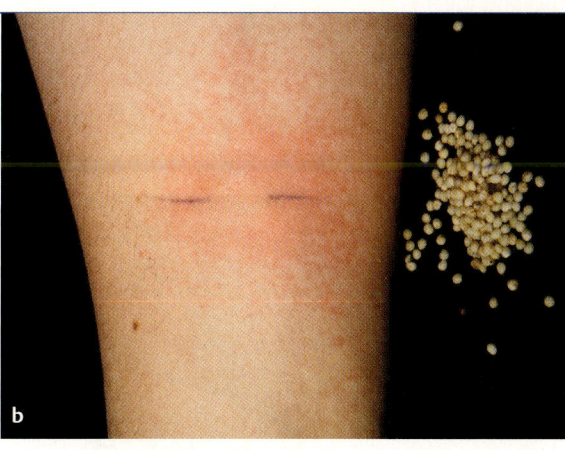
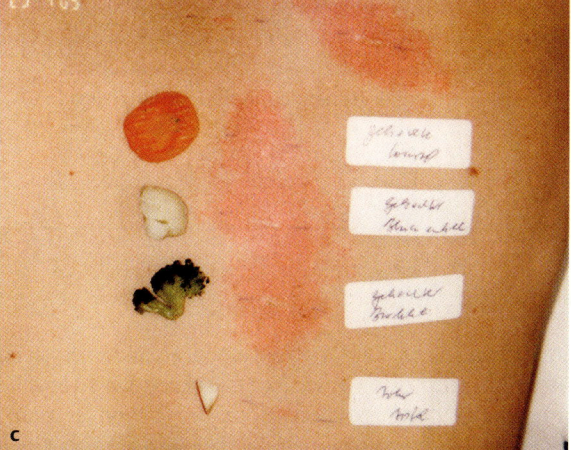

a Praktisches Vorgehen
b Scratchtestergebnis nach Testung mit Hirse
c Scratchtestergebnis nach Testung mit verschiedenen Nahrungsmitteln

C-1.3 Pricktestlösungen

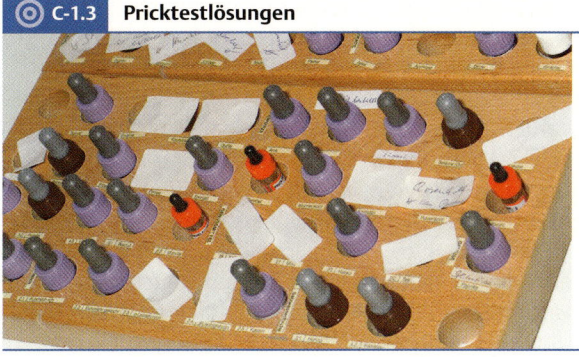

Der Intrakutantest

Bedeutung: Der Intrakutantest ist technisch und personell aufwendiger und risikoreicher als alle anderen Hautteste, verfügt aber über eine höhere Sensitivität. Er wird eher angewendet bei Insektengiften, Medikamenten, verschiedenen Pollen und Nahrungsmitteln sowie Milben. Die Indikationen sind vergleichbar dem Pricktest (s.o.).

Praktische Durchführung: Mit einer Tuberkulinspritze werden kommerziell geeignete Fertiglösungen, von denen eine breite Palette vorhanden ist bzw. eigens

Der Intrakutantest

Der Intrakutantest hat unter den Hauttests die höchste Sensitivität, ist aber auch risikoreicher.

hergestellte Testlösungen, z. B. Titrationsreihen von Medikamenten am erscheinungsfreien Rücken oder an der Unterarminnenseite intradermal appliziert und nach 15–20 min abgelesen. Die Beurteilung beinhaltet die Größe der Quaddel und des Reflexerythems. Die Extrakte müssen im Gegensatz zum Pricktest streng steril gehandhabt werden.

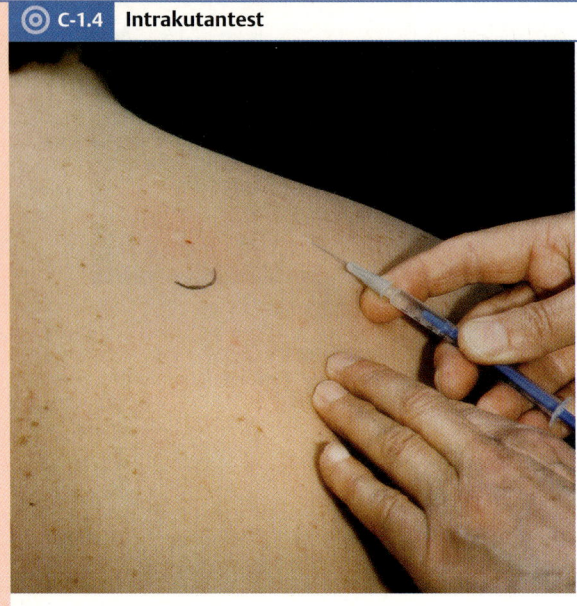

C-1.4 Intrakutantest

a Praktisches Vorgehen
b Intrakutantestreaktion bei Testung auf Nahrungsmittelallergie

Der Epikutantest

Der Epikutantest dient dazu, Typ-IV-Reaktionen, meist Kontaktekzeme, zu klären. Eingesetzt werden oft standardisierte Testserien.

Der Epikutantest

Bedeutung: Der Epikutantest dient dazu, Typ-IV-Reaktionen abzuklären. Er ist das einzige Routineverfahren zur Ermittlung eines Kontaktekzems als Ursache einer allergischen Kontaktdermatitis, Stomatitis oder fotoallergischen Dermatitis. Auch bei Kontakturtikaria-Syndrom, makulo-papulösen, multiforme-artigen Arzneiexanthemen, medikamentenbedingten Purpuraformen vom Typ der Purpura pigmentosa progressiva, fixen Arzneiexanthemen oder Komplikationen anderer Dermatosen, z. B. Mykosen, Stauungsdermatitis, atopischer Dermatitis, seborrhoischem und nummulärem Ekzem, kann der Epikutantest kausale Zusammenhänge aufdecken. Eingesetzt werden oft standardisierte Testserien.

Praktische Durchführung: Die Testsubstanzen sind meist in Vaseline eingearbeitet, selten in Aqua und werden in kleinen Testkammern auf den hauterscheinungsfreien Rücken aufgeklebt. Unmittelbar zuvor sollten keine fettenden Salben im Testbereich aufgetragen worden sein, eine Pflasterempfindlichkeit sollte vorher erfragt werden. Evtl. sollte ein alternatives Pflaster vorgetestet werden. Die erste Ablesung erfolgt nach 48, manchmal auch schon nach 24 Stunden. Dazu werden die Testfelder eingezeichnet und die Reaktionen entsprechend den Effloreszenzen des Ekzems (Erythem, Infiltrat, Papeln, Papulovesikel bis hin zur Blase) beurteilt. Nach 72 Stunden erfolgt die obligate 2. Ablesung. Je nach getesteter Substanz können auch nach mehreren Tagen noch Spätablesungen (z. B. bei Antibiotika wie Aminoglykoside, Kortikosteroide, Metallsalzverbindungen) erforderlich sein.

Kontraindikationen sind:
- Akute bis subakute Dermatitis.
- Hauterscheinungen auf dem Rücken in den vergangenen 2–3 Wochen vor Testdurchführung.
- Einnahme höherer Kortisonderivatdosen (20 mg Prednisolonäquivalent) oder topischer Immunmodulatoren (Ciclosporin, Zytostatika, Tacrolimus).

- Längerfristige lokale Kortikosteroidbehandlung (diese muss mindestens 7–14 Tage vorher abgesetzt werden!).
- Intensive Sonnenlicht- oder UV-Bestrahlung (ca. 4 Wochen).

▶ **Merke.** Allgemeine Praktische Regeln bei Hauttestungen (nach Bousquet und Michel 1993)
- Alle Hauttestungen sind auch Provokationstests. Sie dürfen niemals durchgeführt werden, wenn nicht ein Arzt erreichbar ist, der umgehend eine mögliche systemische Reaktion behandeln kann.
- Notfallmedikamente und ein entsprechendes Instrumentarium müssen griffbereit zur Verfügung stehen.
- Ein Patient soll nicht getestet werden, wenn er aktuelle allergische Symptome hat.
- Hauttests sind nur auf normaler Haut durchzuführen
- Die Qualität der zu benutzenden Allergenextrakte und ihre Stabilität müssen gewährleistet sein.
- Auf die richtige Testkonzentration ist zu achten.
- Eine Positiv- und eine Negativkontrolle müssen in jedem Fall durchgeführt werden.
- Ein urtikarieller Dermographismus muss ausgeschlossen sein, da sonst alle Testergebnisse falsch positiv werden.
- Auf die Dokumentation von Arzneimitteln, welche die Hautreaktionen beeinflussen können, sowie auf den Zeitpunkt ihrer letzten Einnahme ist zu achten.
- Die Ablesung der Reaktionen muss zur richtigen Zeit vorgenommen werden.

◀ Merke

1.4.3 In-vitro-Diagnostik

Bei Verdacht auf eine Allergie vom Typ I kann auch die weitere Abklärung durch Bestimmung der spezifischen IgE-Antikörper im Einzeltestverfahren erfolgen. Das Prinzip der Untersuchung beruht auf der Bindung der spezifischen IgE-Antikörper an eine Papierscheibe als feste Phase (=sog. **RAST-Verfahren**, Bewertungsskala bis Klasse 0–4) oder ein Zelluloseschwämmchen (=sog. **CAP-RAST**, Bewertungsskala bis Klasse 0–6). Hier können höhere Proteinmengen als dies an einer Papierscheibe möglich ist gebunden und direkt gemessen werden. Die Antikörperkonzentration wird in kU/l angegeben.

Zahlreiche weitere In-vitro-Methoden werden zur Bestimmung des spezifischen IgE angeboten, z. B. Chemolumineszenz-Assay (=CLA). Die Kombination der Allergene ist dabei fest vorgegeben; die Ergebnisse des CLA-Tests sind denen des RAST für klassische Allergene vergleichbar. Suchtests mit Mischung von Allergenen haben sich v. a. bei Säuglingen bewährt, da nur eine geringe Blutmenge erforderlich ist und Hauttests bei Säuglingen oft nicht durchführbar sind. Bei negativem Ergebnis ist eine IgE-vermittelte Sensibilisierung unwahrscheinlich. Die nachgewiesenen Sensibilisierungen werden im Allergiepass dokumentiert. Allergene sind, falls möglich, strikt zu meiden. In manchen Fällen von Typ-I-Reaktionen kann eine spezifische Immuntherapie (Hyposensibilisierung) zur Toleranz gegenüber dem Allergen führen und stellt somit heute eine wichtige kausale Therapiemaßnahme dar.

1.4.3 In-vitro-Diagnostik

Bei der In-vitro-Diagnostik werden spezifische IgE-Antikörper im Blut bestimmt. Hierzu werden zahlreiche Methoden angeboten; z. T. werden Suchtests mit Allergenmischungen eingesetzt (bewährt bei Säuglingen).

1.5 Typ-I-Reaktionen vom Soforttyp (Reaktionen vom anaphylaktischen Typ)

1.5.1 Pathogenese

Typ-I-Reaktionen werden durch IgE-Antikörper vermittelt, die mit ihrem Fc-Anteil am hochaffinen Fcε-RI Rezeptor der **Mastzellen** und **basophilen Granulozyten** binden. Durch Quervernetzung („bridging") benachbarter IgE-Moleküle durch ein „passendes Allergen" kommt es zur Degranulation und konsekutiv zur Freisetzung von Histamin und zahlreichen Entzündungsmediatoren (Proteoglykane, Protease, Zytokine etc.). Die klinischen Reaktionen treten innerhalb kurzer Zeit auf, meist innerhalb von 30 Minuten, und manifestieren sich als allergische Rhinokonjunktivitis, allergisches Asthma bronchiale, Nahrungsmittel- und Insektengiftallergie, Urtikaria, Angioödem und anaphylaktischer Schock. Der wichtigste Mediator ist **Histamin**, das die gesamten **Symptome der allergischen Soforttyp-Reaktion** auszulösen vermag:

- Vasodilatation (Erythem).
- Steigerung der Gefäßpermeabilität (Ödem).
- Kontraktion der glatten Muskulatur (Bronchospasmus, Koliken).
- Hypersekretion der Schleimhäute (Rhinitis).
- Juckreiz.

Eine verzögerte Freisetzung oder Neubildung von Mediatoren kann eine Latenz von 6–12 Sunden bewirken und erst verspätet zu klinischen Symptomen führen („Spät"-Reaktion, „Late phase allergic reaction").

Im Folgenden werden die Urtikaria, das Angioödem und der anaphylaktische Schock näher beschrieben.

1.5.2 Urtikaria

▶ **Synonym.** Nesselsucht, Nesselfieber.

▶ **Definition:** Die Urtikaria (Urtica = Brennnessel) ist gekennzeichnet durch ein flüchtiges Ödem der papillären Dermis, die durch eine vorübergehende Erhöhung der Gefäßpermeabilität zustande kommt. In der Regel besteht starker Juckreiz. Die auslösenden Mediatoren werden überwiegend aus der Mastzelle, seltener aus Eosinophilen oder Basophilen freigesetzt. Der Pathomechanismus ist z.T. immunologisch, meist aber nicht-immunologischer Art. Das Spektrum der klinischen Erscheinungsformen ist vielfältig.

Ätiologie

Als Auslöser der akuten Urtikaria kommen häufig Medikamente oder Infekte infrage. Man schätzt, dass eine akute Urtikaria bei ca. 20% der Bevölkerung mindestens einmal im Laufe ihres Lebens auftritt. Die Spontanheilungsrate ist mit ca. 90% hoch. Chronische Verlaufsformen (Dauer >6 Wochen) können sich über viele Monate bis Jahre hinziehen. Im Mittel dauert die chronisch idiopathische Urtikaria 4–6 Jahre, in Einzelfällen Jahrzehnte.

Ätiologie (Randspalte)

Urtikaria und Angioödem (S. 122) haben vielfältige Ursachen (Tab. **C-1.3**). Auslöser der akuten Urtikaria sind häufig Medikamente. Die spontane Abheilung ist mit ca. 90% sehr hoch.

C-1.3	Urtikaria und Angioödem: Klassifikation nach Ätiologie
immunologisch (s. u.)	anaphylaktischer Typ, Immunkomplex-Typ
pharmakologisch (S. 117)	Histaminliberatoren Aspirin-Additiva-Intoleranz
physikalisch (S. 118)	z. B. mechanisch, thermisch (21 Typen)
Ätiopathogenese ungeklärt („idiopathisch") (S. 119)	z. B. durch Fokal-Infekte, Magen-Darm-Erkrankungen, Neoplasien
Sonderform: hereditäres Angioödem (S. 123)	

C 1.5 Typ-I-Reaktionen vom Soforttyp (Reaktionen vom anaphylaktischen Typ)

Immunologisch bedingte Urtikaria

- **IgE-vermittelte Urtikaria**
  Dieser Urtikariatyp wird vor allem durch Nahrungsmittelallergene ausgelöst (z.B. durch Hülsenfrüchte, Gewürze, Fisch oder Schalentiere). Auch parasitäre und mikrobielle Antigene kommen infrage. Unter den medikamentösen Ursachen steht Penicillin an erster Stelle. Die IgE-vermittelte Urtikaria geht nicht selten mit Quincke-Ödemen (S. 123) einher. Sie kann im Vorfeld oder im Rahmen eines anaphylaktischen Schocks auftreten.
- **Immunkomplexvermittelte Urtikaria**
  Die Histaminfreisetzung erfolgt bei diesem Urtikariatyp IgE-unabhängig und wird durch die Anaphylatoxine C3a und C5a bewirkt, die im Zuge einer immunkomplexbedingten Komplementaktivierung gebildet werden. Beispiele sind die Urtikaria im Rahmen einer Serumkrankheit oder eines systemischen Lupus erythematodes.

Pharmakologisch bedingte Urtikaria

- **Urtikaria durch Histaminliberatoren**
  Röntgenkontrastmittel, bestimmte Plasmaexpander, i.v. Anästhetika, Muskelrelaxanzien u.a. können bei entsprechend disponierten Personen („Mastzellenlabilität", gesteigerte „releasability"=Freisetzbarkeit von Mediatoren) ohne IgE-Vermittlung Quaddeleruptionen allein oder im Rahmen einer anaphylaktoiden Reaktion hervorrufen.
- **Acetylsalicylsäure-Additiva-Intoleranz**
  20 bis 30% aller Patienten mit chronischer Urtikaria können durch Acetylsalicylsäure (ASS) und/oder Nahrungsmittelkonservierungs- und -farbstoffe (Additiva) zu einem Urtikariaschub provoziert werden (ASS-Additiva-Intoleranz). ASS stellt dabei nur selten die alleinige Ursache der Urtikaria dar, am häufigsten ist es Teilursache (**Intoleranzprovokation**). Auch Asthmaanfälle und Rhinitisattacken können bei Patienten mit entsprechender Grundkrankheit durch Aspirin ausgelöst werden (Tab. **C-1.4**). Unabhängig von einer solchen Intoleranzprovokation gibt es ein **Intoleranzsyndrom** (Rhinokonjunktivitis, Flush, Urtikaria, Schockfragmente), das isoliert bei sonst völlig gesunden Personen, aber auch zu Beginn einer Intoleranzprovokation auftreten kann. Kreuzreaktionen mit anderen nicht steroidalen Entzündungshemmern (z.B. Indometacin) sind häufig.

Immunologisch bedingte Urtikaria

- **IgE-vermittelte Urtikaria**
  Sie wird vor allem durch Nahrungsmittel und Medikamente ausgelöst.

- **Immunkomplexvermittelte Urtikaria**
  Für die Urtikaria im Rahmen der Serumkrankheit sind Immunkomplexe verantwortlich, die IgE-unabhängig zur Histaminfreisetzung führen.

Pharmakologisch bedingte Urtikaria

Urtikaria durch Histaminliberatoren
IgE-unabhängig können bestimmte Pharmaka (z.B. Plasmaexpander, i.v. Anästhetika) Histamin aus Mastzellen freisetzen und so Quaddeleruptionen hervorrufen.

Acetylsalicylsäure-Additiva-Intoleranz:
20–30% aller Patienten mit chronischer Urtikaria haben eine Acetylsalicylsäure-(ASS-)Additiva-Intoleranz. Bei ihnen kann durch ASS oder Nahrungsmittelkonservierungs- und -farbstoffe ein Urtikariaschub ausgelöst werden (Tab. **C-1.4**).

C-1.4	Manifestationen der Acetylsalicylsäure-Intoleranz (Intoleranzprovokation)			C-1.4
chronische Rhinitis		+ ASS	→ Fließschnupfen	
chronisches Asthma		+ ASS	→ Asthma-Anfall	
chronische Urtikaria		+ ASS	→ Urtikaria-Schub	
Schätzung der Prävalenz einer ASS-Intoleranz bei Patienten mit				
allergischer Rhinitis: 1–4%			nasaler Polyposis: 14–23%	
Asthma bronchiale: 8–20%			chronischer Urtikaria: 23–28%	

Immunologische Mechanismen spielen bei Intoleranzreaktionen keine Rolle, aber die Symptomatik ist klinisch den allergologischen Symptomen ähnlich. Man spricht deshalb auch von einer **Pseudoallergie** (s. auch S. 110). Pathogenetisch wird eine Störung im Arachidonsäuremetabolismus angenommen. Durch Inhibition der Zyclooxygenase (Schlüsselenzym der Prostaglandinsynthese) kommt es zur Aktivierung des Lipoxygenasestoffwechsels und der Leukotriensynthese (Leukotrien-C4-Synthetase) und damit zu vermehrter Bildung der Leukotrienen LTC4, LTD4, LTE4. Diskutiert werden auch ein Defekt der Plasmainhibitoren und Histaminliberation oder eine Komplementaktivierung mit Freisetzung von Anaphylatoxinen.

- **Urtikaria und Angio-Ödem durch Medikamente**
  Eine große Zahl von Medikamenten ist in der Lage, als unerwünschte Wirkung eine Urtikaria auszulösen. In der Regel betrifft dies aber <1% der Patienten.

Intoleranzreaktionen sind sog. Pseudoallergien. Leitsubstanz dieser Reaktion ist die Acetylsalicylsäure (Abb. **C-1.5a**).
Als Pathomechanismus der Pseudoallergien wird die Hemmung der Zyklooxygenase mit Aktivierung der Leukotriensynthese angenommen.

- **Urtikaria und Angioödem durch Medikamente**

Die meisten Medikamente können als unerwünschte Wirkung eine Urtikaria, viel seltener ein Angioödem (S. 122) auslösen. Echte allergische und pseudoallergische Reaktionen sind möglich.

ASS ist häufiger Auslöser (s.o.), ACE-Hemmer können auch noch nach langer Einnahme derartige Symptome auslösen.

Angioödeme treten insgesamt noch viel seltener auf. Beide Reaktionsformen können Teilsymptom einer Antigen-Antikörper-Reaktion sein (= anaphylaktische, echte IgE-vermittelte Typ-I-Reaktion nach Coombs und Gell) oder als anaphylaktoide, nichtallergische Reaktion in Erscheinung treten. Eine Unterscheidung anhand des klinischen Bildes ist dabei aber nicht möglich.
Acetylsalicylsäure ist der häufigste Auslöser einer medikamentös bedingten Urtikaria. Urtikarielle Exantheme und leichte bis lebensbedrohliche Angioödeme können durch ACE-Hemmer (z. B. Enalapril, Lisinopril, Captopril) ausgelöst werden. Das Risiko ist besonders in den ersten drei Einnahmewochen hoch, aber auch noch Jahre nach Behandlungsbeginn (Patientenanamnese!).

Physikalische Urtikaria

15–20 % aller Urtikarien sind physikalischer Genese. Die im klinischen Alltag am häufigsten anzutreffenden Typen sind:

Physikalische Urtikaria

15–20 % aller Urtikarien sind physikalischer Genese. Diese große Gruppe umfasst nach heutiger Kenntnis mindestens 21 verschiedene Typen, von denen nur die wichtigsten kurz besprochen werden sollen. Die Pathomechanismen sind in den meisten Fällen noch nicht genau bekannt. Hinsichtlich der Stimuli lässt sich eine Grobeinteilung nach mechanogen, thermisch und elektromechanisch vornehmen. Je nach Testqualität wird zwischen 5–20 Minuten am Oberschenkel, Rücken oder Schulter getestet.

- **Urticaria factitia**
Urtikarieller Dermographismus durch Druck-Reibe-Wirkung. Häufigste physikalische Form. Es bestehen zusätzlich Sonderformen.

- **Urticaria factitia (urtikarieller Dermographismus)** (Abb. **C-1.5b**)
Diese Form ist unter den physikalischen Formen die weitaus häufigste (bis 5 % der Bevölkerung). Die Einwirkung geringer Scherkräfte wie Bestreichen der Testlokalisation (Rücken, Oberschenkel) mit einem Holzspatel führt innerhalb weniger Minuten zu einer scharf begrenzten urtikariellen Reaktion. Folgende Sonderformen sind bekannt:
  - Die *Urticaria factitia tarda* wandelt sich im Verlauf in eine lang bestehende dunkelrote strichförmige Schwellung um.
  - Die *transiente Urticaria factitia* besteht für die Dauer einer Medikamenteneinwirkung wie z. B. von Acetylsalicylsäure, Penicilline u.a.
  - Die *Summationsurtikaria* besteht z. B. nur saisonal, d. h. nur im Winter.

- **Cholinergische Urtikaria (generalisierte Wärme-Urtikaria)**

- **Cholinergische Urtikaria (generalisierte Wärme-Urtikaria)** (Abb. **C-1.5c**)
Sie ist die zweithäufigste physikalische Urtikariaform mit einer Prävalenz von bis 0,7 % in der Gesamtbevölkerung. Eine neurovegetative Auslösung liegt der Symptomatik vermutlich zugrunde, insbesondere da körperliche Anstrengung, Schwitzen oder emotionale Erregung zum Auftreten dicht gestreuter, bis linsengroßer Quaddeln führt. Aktive körperliche oder passive Erwärmung (heißes Bad ab 34 °C aufsteigend) ist bei der Provokationstestung erforderlich.

- **Druckurtikaria**

- **Druckurtikaria** (Abb. **C-1.5d**)
Bei dieser viel seltener vorkommenden Urtikariaform kommt es nach starker Druckeinwirkung (u. a. durch Gewichte bis 10 kg) zu einer tiefen, tastbaren, z.T. schmerzhaften Schwellung mit nur diskreter Rötung. Zum größten Teil sind Männer in Berufen mit schwerer körperlicher Belastung betroffen.

- **Kälte-Urtikaria (lokale Kältekontakturtikaria, generalisierte Kälte-Urtikaria)**

- **Kälte-Urtikaria (lokale Kältekontakturtikaria, generalisierte Kälte-Urtikaria)** (Abb. **C-1.5f**)
Bei der lokalisierten Form führt entsprechender Kältekontakt am Einwirkort zu einer lokalisierten Quaddel- bzw. Ödembildung. Diese können sofort oder verzögert nach ca. 1 Stunde auftreten. Bei der generalisierten Form können Systemreaktionen wie Schwellung der Schleimhäute u. a. zu Kollapszuständen führen. Dies erfordert entsprechende Vorsichtsmaßnahmen bei der Testung und auch die Empfehlung, plötzlichen Kältekontakt, z. B. Sprung ins kalte Wasser bzw. Baden, zu vermeiden. Selten liegt eine Kryoglobulin- oder -Fibrinogenämie als Grunderkrankung zugrunde. Vorübergehendes Auftreten bei Virusinfekten oder bei Einnahme gewisser Medikamente wie Penicillin wurden beschrieben.

- **Lichturtikaria**

- **Lichturtikaria**
Auslöser dieser sehr seltenen Urtikariaform ist Licht unterschiedlicher Wellenlänge wie UVB (280–320 nm), UVA (320–400 nm) oder sichtbares Licht (400–760 nm).

1.5 Typ-I-Reaktionen vom Soforttyp (Reaktionen vom anaphylaktischen Typ)

Ungeklärte (idiopathische) Urtikaria-Formen

In diese Gruppe gehören ätiopathogenetisch unklare Fälle, z.B. die Urtikaria in der präikterischen Phase einer Virushepatitis, bei Mononucleosis infectiosa, bei Schilddrüsen- und Magen-Darm-Erkrankungen (Helicobacter-pylori- und Yersinien-Infektionen), bei Pilzinfektionen, Fokalinfekten, bei Dysproteinämien und malignen Tumoren.

Ungeklärte (idiopathische) Urtikaria-Formen

Es bleibt eine große Gruppe ätiopathogenetisch unklarer Urtikariafälle.

C-1.5 Formen der Urtikaria

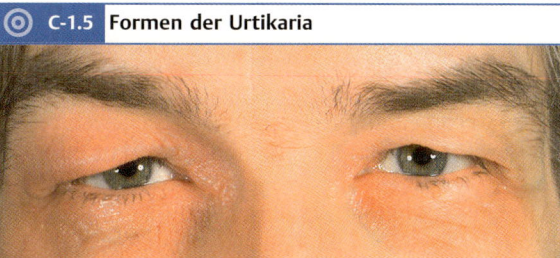
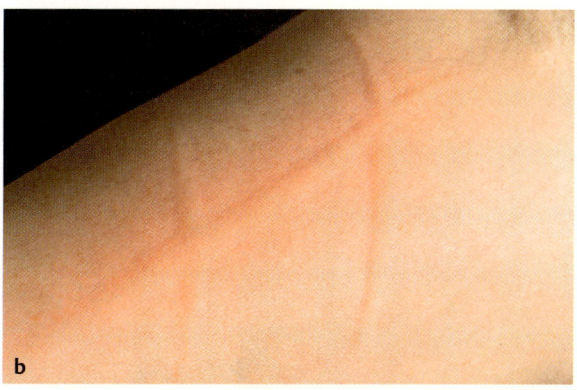
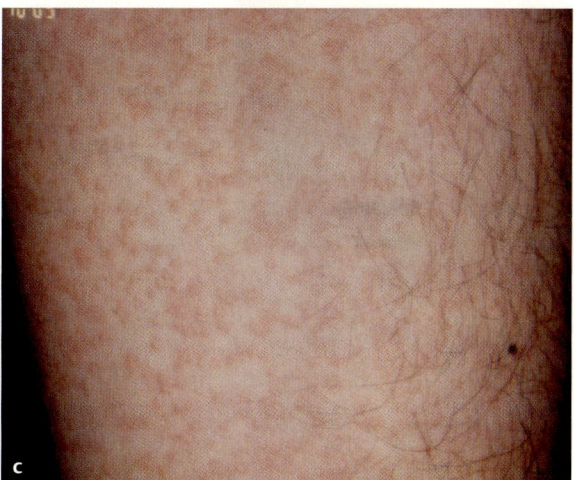
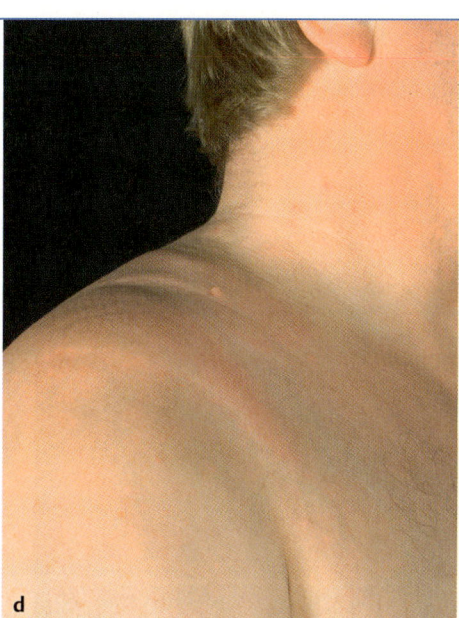
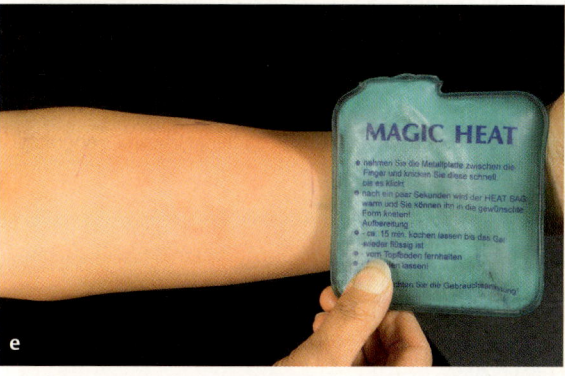
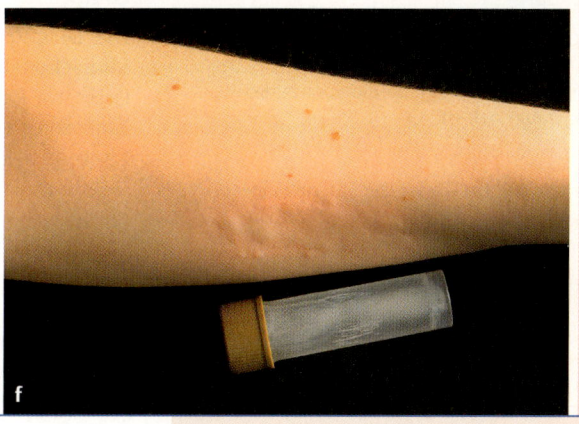

a Angioödem periokulär 15 min nach ASS-Einnahme (Intoleranzsyndrom)
b Urticaria factitia
c Cholinerge Urtikaria
d Druckurtikaria
e Wärmekontakturtikaria
f Kältekontakt-Urtikaria

Klinik

Eine Quaddel juckt, hat eine Bestandsdauer von oft nur wenigen Stunden und entsteht durch eine umschriebene kutane Histaminfreisetzung (Abb. **C-1.6**).

Klinik

Die Einzeleffloreszenz ist eine ödematöse, leicht erhabene, juckende und kurzlebige Quaddel mit peripherer Ausbreitungstendenz (Abb. **C-1.6a**). Sie kann nur linsengroß sein und isoliert stehen, oder großflächig und zu landkartenartigen Mustern konfluieren (Urticaria geographica, Abb. **C-1.6b**). Die Quaddelschübe treten bevorzugt in den Abend- und Nachtstunden auf, was wahrscheinlich mit der tagesrhythmisch verminderten körpereigenen Kortisolproduktion zusammenhängt. Extrakutane Manifestationen bis hin zum Schock sind möglich (S. 124).

Verlaufsformen: Nach dem Verlaufstyp werden eine **akute**, eine **akut intermittierende** und eine **chronische Urtikaria** unterschieden.

Verlaufsformen: Nach dem Verlaufstyp wird eine **akute Urtikaria** (< 6 Wochen) von einer **chronischen Urtikaria** (> 6 Wochen) unterschieden. Letztere kann chronisch rezidivierend, d.h. mit erscheinungsfreien Intervallen oder chronisch kontinuierlich ohne erscheinungsfreie Intervalle verlaufen. Eine **akut intermittierende Urtikaria** liegt dann vor, wenn es nach größeren Zeiträumen völliger Symptomfreiheit zu Quaddelschüben kommt. Bei dieser Form ist die ätiologische Abklärung am aussichtsreichsten, da die häufig identischen Auslösebedingungen auf die verdächtige Substanz hinweisen.

C-1.6 Urtikaria

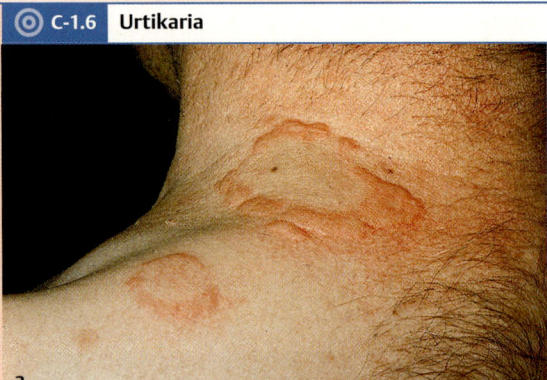
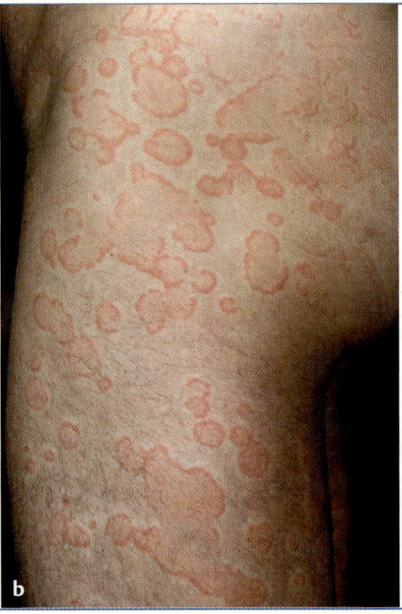

a Randbetonte Quaddeln, zentral durch Ödemdruck abgeblasst (hier linke Schulter und Nacken).
b Großflächig konfluierende Quaddeln, Urticaria geographica.

Diagnostik

Akute Urtikaria: Diagnostische Bemühungen sind nur bei gezieltem anamnestischen Verdacht notwendig, da die Spontanheilungsrate hoch ist.

Chronische Urtikaria: Der Versuch einer ätiologischen Abklärung erfolgt mithilfe eines standardisierten Suchprogramms:
- Anamnese

Diagnostik

Die Diagnostik einer „Urtikaria" lässt sich in der Regel einfach aufgrund des klinischen Bildes stellen. Wegen der hohen Spontanheilungsrate der akuten Urtikaria kann zunächst mit diagnostischen Maßnahmen abgewartet werden. Eine sofortige Karenz verdächtiger Nahrungsmittel, z.B. Kuhmilch, Hühnerei, Fisch oder Medikamente (z.B. Penicillin) ist indiziert!

In einem geringen Anteil von weniger als 10 % findet man einen Übergang zur chronischen Urtikaria, mit einem Verlauf > 6 Wochen. Zur Diagnostik empfiehlt sich dann ein Stufenplan. Die Basisdiagnostik umfasst:
- **Anamnese:** Die Dokumentation sollte in einem standardisierten Fragebogen vorgenommen werden. Zu vermerken sind: Häufigkeit, Dauer, tageszeitliche Veränderungen, Form, Ausprägung und Verteilungsmuster der Quaddeln, Atopiemerkmale, das Auftreten assoziierter Angioödeme, gleichzeitige systemische Reaktionen, Unverträglichkeiten gegenüber Nahrungsmitteln, Medikamenten, physikalischen Reizen; das Vorliegen häufiger Infekte oder bestehende Begleiterkrankungen; Medikamenteneinnahme und bisherige Therapien;

C 1.5 Typ-I-Reaktionen vom Soforttyp (Reaktionen vom anaphylaktischen Typ)

Verhalten (Rauchen; Beruf; Freizeit, Auslandsaufenthalte, bei Frauen Zyklusabhängigkeit).
- **Physikalische Testung**: Obligat sind mechanisch und anstrengungsbedingte Auslösbarkeit, Kälte, Wärme, Druck. Die Beurteilung wird unmittelbar nach Durchführung vorgenommen, aber auch 1 bis mehrere Stunden danach zur Erfassung von Reaktionen vom verzögerten Typ.
- **Stuhl- und Urinuntersuchung**: Stuhl wird untersucht auf pathogene Keime, Wurmeier, Parasiten, Hefen, die Urinkultur auf pathogene Keime und Leukozyten.
- **Allergologische Testungen**: Zunächst erfolgt nur ein Screening mit Atopenen und relevanten Nahrungsmitteln. Weitere Tests sind nur bei entsprechendem Verdacht (Abb. **C-1.7**) indiziert. Falls eine Hauttestung nicht möglich ist (u. a. wegen Antihistaminika), kann durch geeignete In-vitro-Methoden (CAP-RAST, S. 115) nach verdächtigen Nahrungsmitteln gesucht werden.

- **Stuhl- und Urinuntersuchung**

- **Allergologische Testungen** in begrenztem Ausmaß (Abb. **C-1.7**)

C-1.7 Möglichkeiten der Hauttestung (Scratch-Test) zur Diagnostik von Typ-I-Sensibilisierungen

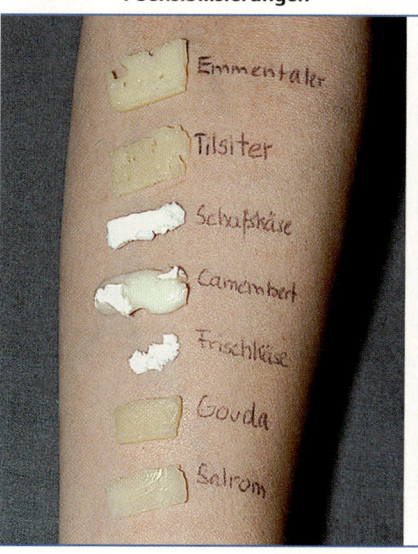
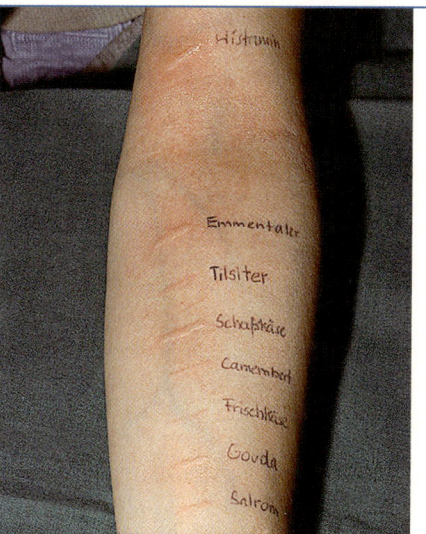

Laboruntersuchungen: Differenzialblutbild, Blutsenkung, Leber- und Nierenwerte, Hepatitis-B/-C, Helicobacter-pylori-Serologie, Schilddrüsenwerte (TSH, fT4) inkl. Schilddrüsen-Auto-Antikörper, ANA's und Gesamt-IgE.
- **Autologer Serumtest (Greaves-Test):** Dieser Intrakutantest bei chronischer Urtikaria dient dem Screening auf Autoantikörper, die bei ca. 30 % der Patienten vorkommen. 100 μl eigenes Serum werden unverdünnt intrakutan appliziert (positive Kontrolle Histamin, Negativkontrolle NaCl-Lösung). Die Reaktion gilt als positiv, wenn die auftretende Quaddel nach 30 Minuten gerötet und der Durchmesser ≥ 1,5 mm im Vergleich zur Negativkontrolle ist. Die Sensitivität dieses Tests wird mit ca. 70 %, die Spezifität mit etwa 80 % eingeschätzt. Bei positivem Ausfall bedeutet dies, dass Autoantikörper vom IgG-Typ gegen den hochaffinen IgE-Rezeptor RI vorliegen. Ob diese auch funktionell relevant sind, wird über zusätzliche Aktivierungstests (Basophilendegranulationstest, Histaminfreisetzungstest) überprüft. Diese Autoantikörper lassen sich z. B. auch im ELISA oder Western-Blot nachweisen.
- **Fokussuche:** v. a. in den Gebieten HNO, Zahnheilkunde, Urologie und Gynäkologie. Zusätzliche Abdomen-Sonographie, Röntgendiagnostik von Thorax und Sonographie- bzw. CT-Aufnahme der Nasennebenhöhlen. Bei Vorkommen von Schilddrüsenautoantikörpern schließt sich die Schilddrüsendiagnostik an.
- **Provokationstestungen:** Ist ein Nahrungsmittel oder -zusatzstoff verdächtig, werden sog. Suchdiäten im symptomfreien Intervall durchgeführt. Man be-

- **Laboruntersuchungen**

- **Autologer Serumtest** als Screeningmethode auf Antikörper

- **Allgemeine Fokussuche** v. a. im HNO- und zahnärztlichen Bereich

- **Provokationstestungen:** Eliminations- mit anschließenden Suchdiäten z. B. nach

ginnt mit einer Kartoffel-Reis-Diät (**Eliminationsdiät**) über 3–7 Tage, daran schließt sich der tageweise Kostaufbau an: **Stufe I** mit Milch und Milchprodukten, **Stufe II** mit Kohlenhydraten und Gemüsen, **Stufe III** mit Fleischprodukten, **Stufe IV** mit Geflügel und Hühnerei, **Stufe V** mit Fisch und Meeresfrüchten, **Stufe VI** mit Farb- und Konservierungsstoffe. Besteht der Verdacht auf eine „Pseudoallergie", wird der sog. „orale Provokationstest auf Idiosynkrasie" (OPTI) durchgeführt. Hierbei werden Nahrungszusatzstoffe als Auslöser der Urtikaria i.S. einer Pseudoallergie untersucht. Die Testung erfolgt plazebokontrolliert mit bis zu vier Einzelgaben pro Tag bei fortgesetzter additivafreier Diät und dauert mehrere Tage. Eine positive Reaktion sollte durch Reexposition verifiziert werden.

Therapie

Erstes Ziel der Behandlung ist die Ermittlung und die Elimination der verantwortlichen Substanz (**Expositionsprophylaxe**).
Externe Lokaltherapeutika mit antipruriginösen Zusätzen (z.B. Polidocanol) bringen Linderung. Urtikaria und Angioödem sprechen sehr gut auf **Antihistaminika** an. Verwendet werden vornehmlich die neuen, nicht sedierenden Substanzen (z.B. Cetirizin, Loratadin, Mizolastin, Ebastin). In manchen Fällen kann ein sedierender Effekt allerdings auch therapeutisch gewünscht sein (z.B. bei starker psychischer Anspannung, cave: ggf. beeinträchtigtes Reaktionsvermögen!). Ergeben sich in der Basisdiagnostik keine Anhaltspunkte für ursächliche Auslöser, kann über 4–6 Wochen ein Antihistaminikum zur symptomatischen Therapie verabreicht werden. Hierunter wird oft ein Sistieren der Symptomatik beobachtet. Wenig effektiv sind Antihistaminika bei den seltenen, nicht histaminvermittelten Formen der Kälte-, Wärme- und Druckurtikaria.
Bei einer **akuten Urtikaria**, die eine Notfallsituation darstellen kann, ist stets auf begleitende Angioödeme (z.B. Larynxödem) zu achten. In schwereren Fällen (quälender Juckreiz, Atemnot, Übelkeit, Hypotonie) ist die zusätzliche Gabe von **Kortikosteroiden in hoher Dosierung** (250 mg Prednisolonäquivalent) oder von Adrenalin nötig.

Prognose

Die spontane Rückbildung der akuten Urtikaria ist mit ca. 90 % sehr hoch. Die chronische Urtikaria, d.h. bei Dauer >6 Wochen, kann Monate bis Jahre anhalten (im Mittel 4–6 Jahre).

1.5.3 Angioödem

▶ **Synonym.** Angioneurotisches Ödem. Sonderform: hereditäres angioneurotisches Ödem (HANE) oder Quincke-Ödem.

▶ **Definition:** Das Angioödem ist ein Ödem der Subkutis. Es tritt in ca. 50 % zusammen mit einer Urtikaria auf, kann aber auch isoliert in Erscheinung treten.

Ätiologie s. Urtikaria S. 116
Klinik: Angioödeme treten meist innerhalb kurzer Zeit, manchmal sogar anfallsartig auf und können jede Körperstelle betreffen. Im Gesicht (periokulär, perioral) fallen sie wegen der monströsen Entstellung ganz besonders auf (Abb. **C-1.8**). Die umschriebenen Hautschwellungen sind prall-elastisch; subjektiv steht durch den starken Ödemdruck ein Spannungsgefühl im Vordergrund. Der Juckreiz ist meist nur gering. Bei Larynxödem besteht Erstickungsgefahr.

---

einzelnen Lebensmittelgruppen oder Nahrungsmittelzusatzstoffen.

Therapie

Erstes Ziel ist **Ermittlung und Eliminierung des Auslösers.**
Externa mit antipruriginösen Zusätzen bringen geringe Linderung. Fast jede Urtikaria spricht auf **Antihistaminika** an. Ausnahmen sind die sehr seltenen nicht histaminvermittelten Urtikariaformen.

Bei Larynxödem und Vorzeichen eines anaphylaktischen Schocks sind **hochdosierte Kortikosteroide** angezeigt.

Prognose

Die spontane Rückbildung der akuten Urtikaria liegt bei ca. 90 %, chronische Formen können über Jahre persistieren.

1.5.3 Angioödem

▶ Synonym

▶ Definition

Ätiologie wie bei der Urtikaria S. 116.
Klinik: Ein Angioödem tritt immer anfallsartig auf, kann zu grotesken Gesichtsschwellungen führen und bedeutet im Kehlkopfbereich Lebensgefahr. Juckreiz gering.

Diagnostik und Differenzialdiagnose: Die diagnostischen Maßnahmen entsprechen denen bei Urtikaria (S. 120). Differenzialdiagnostisch muss bei alleinigen Angioödemen auch an das Vorliegen eines hereditären Angioödems (HANE) gedacht werden, bei dem der Juckreiz fehlt (wichtiges Unterscheidungsmerkmal!). Weiterhin sollten ein Melkersson-Rosenthal-Syndrom, bei dem zusätzlich eine periphere Fazialisparese, Lingua plicata und Lippenschwellung vorliegen kann, sowie Ödeme im Rahmen von Leber-, Nieren- oder Schilddrüsenerkrankungen ausgeschlossen werden.

Therapie: Die Therapie entspricht der bei Urtikaria (S. 122). Kommt ein Medikament als Auslöser infrage (z. B. Einnahme eines ACE-Hemmers), sollte dies zunächst abgesetzt werden (S. 117). Das Angioödem spricht auf interne Gabe von **Antihistaminika** und **Kortikosteroiden** an, braucht aber einige Zeit (ca. 1 – 3 Tage) bis zur vollständigen Rückbildung.
Angioödeme im Kopfbereich stellen eine Notfallsituation dar und bedürfen dringend der stationären Überwachung, da der Verlauf nicht eindeutig vorhersehbar ist und die Gefahr einer vital bedrohlichen Atemwegsobstruktion besteht.

Diagnostik und Differenzialdiagnose: Die diagnostischen Maßnahmen entsprechen denen bei Urtikaria (S. 120). Differenzialdiagnostisch muss an das Vorliegen eines HAE (s.u.) gedacht werden, bei dem kein Juckreiz besteht, außerdem Ausschluss eines Melkersson-Rosenthal-Syndroms und renaler Ödeme.

Therapie: Absetzen eines verdächtigen Medikaments (S. 117); zusätzlich Gabe von Antihistaminika, ggf. Kortikosteroide erforderlich (s. auch Therapie der Urtikaria, S. 122). Larynxödeme stellen eine vital bedrohliche Situation dar. Stationäre Überwachung!

C-1.8 Angioödem

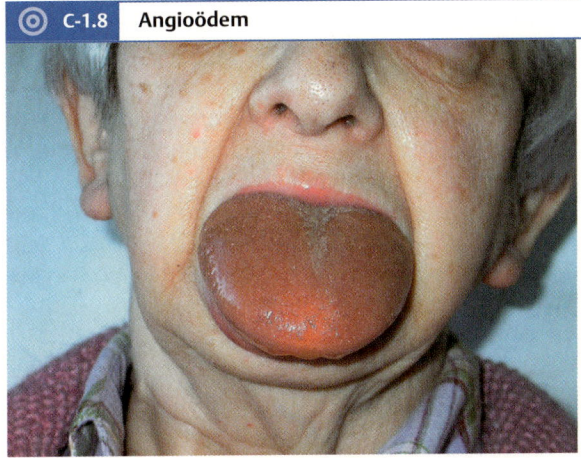

a. Angioödem der Zunge bei Ausschluss eines qualitativen + quantitativen C1-Esterase-Inhibitormangels

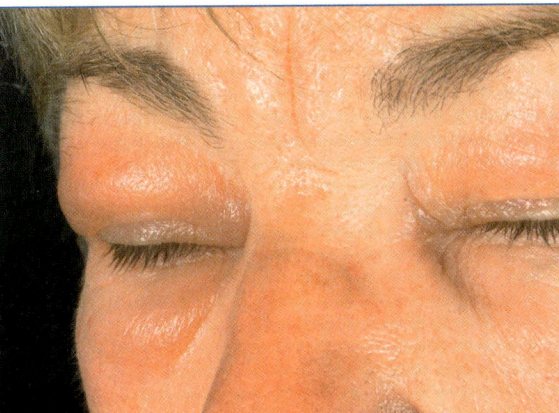

b. Angioödem periokulär bei chronischer Urtikaria + ASS-Einnahme

Hereditäres Angioödem

▶ **Synonym.** Quincke-Ödem

Epidemiologie: Insgesamt ist das hereditäre angioneurotische Ödem (HANE) außerordentlich selten. Die Prävalenz wird weltweit auf 1 zu 10.000 bis 1 zu 150.000 Personen geschätzt.

Ätiologie und Pathogenese: Das HANE ist ein autosomaldominant vererbter Defekt des **C1-Esterase-Inaktivators** (C1- INH). Er ist ein Proteaseinhibitor aus der Familie der Serpine (Sequenzhomologie mit Antithrombin III und α1-Antitrypsin) und hemmt im Komplementsystem als einziger Inhibitor die Aktivierung von C1 sowie die Esteraseaktivität der Spaltprodukte von C1 r und C1 s und damit die Spaltung von C2 und C4; ausserdem Kallikrein, die Gerinnungsfaktoren Faktor XIa und XIIa und im fibrinolytischen System die Aktivierung von Plasmin. Der C1-Inaktivator schützt damit den Organismus vor einer unkontrollierten Komplementaktivierung.

Formen: Man unterscheidet 3 Formen:
- Beim Typ I (ca. 85 % der Patienten) liegt ein Synthesedefekt, also eine quantitative Minderung von C1-Esterase-Inhibitor vor.

Hereditäres Angioödem

◀ Synonym

Epidemiologie: Das hereditäre Angioödem (HAE) ist sehr selten.

Ätiologie und Pathogenese: Basisdefekt des HAE ist ein **Mangel des C1-Esterase-Inaktivators**. Der C1-Esterase-Inhibitor schützt den Organismus vor einer unkontrollierten Komplementaktivierung. Scheinbar spontan oder nach Bagatelltraumen kommt es zu gefährlichen Ödemattacken in der Subkutis.

Klinik: Klinisch treten episodische Schwellungen im Bereich der Haut (umschriebene Ödeme), des Magen-Darm-Traktes (krampfartig wiederkehrende Schmerzen) und seltener der Luftwege (Erstickungsgefahr durch Larynxödem) auf.

Therapie: i.v. Gabe des synthetischen C1-Esterase-Inhibitors. Antihistaminika sind wirkungslos. Die Langzeitprophylaxe erfolgt mit dem Androgen Danazol.

1.5.4 Anaphylaktischer Schock

Der anaphylaktische Schock kündigt sich z.B. durch Juckreiz und Kribbeln im Bereich der Mundschleimhaut sowie der Handteller und Fußsohlen an.

Das **therapeutische Stufenschema** zeigt Tab. **C-1.5**.
Beim Vollbild des anaphylaktischen Schocks ist die sofortige Gabe von **Adrenalin** zwingend.

- Beim Typ II besteht eine funktionelle Insuffizienz des C1-INH, das quantitativ in normaler oder sogar erhöhter Menge vorliegt.
- Beim Typ III kommt es durch Autoantikörperbildung zur Inaktivierung des Inhibitors durch Proteinbindung.

Klinik: Klinisch treten episodische Schwellungen in Form umschriebener Ödeme im Bereich der Haut auf. Episodische Schwellungen treten auch im Bereich des Magen-Darm-Traktes auf und äußern sich dann in Form krampfartig wiederkehrender Schmerzen (Darmkoliken) und Diarrhöen. Seltener treten sie im Bereich der Luftwege auf. Dies führt dann zur Erstickungsgefahr durch ein Larynxödem. Selten kann es auch zu neurologischen Symptomen wie Kopfschmerzen und Hirndruckzeichen kommen.

Auslöser für solche Ödemattacken können neben Minimaltraumen (z.B. Injektionen), Tonsillektomien, Zahnoperationen sein. Aber auch spontanes Auftreten ohne erkennbare Ursache ist (relativ häufig) möglich. Nach Auftreten bestehen die Schwellungen durchschnittlich 1–3 Tage; dabei wird ein Spannungsgefühl, aber kein Juckreiz empfunden. Allgemeines Missbehagen, Fieber oder auch Gliederschmerzen gehen den Schwellungen voraus. Wegen des familiären Vorkommens sollten beim HAE auch die Familienangehörige untersucht werden.

Diagnostik: Quantitative und funktionelle Bestimmung von C1-Esterase-Inhibitor (auf < 30 % reduziert) sowie C3- und C4-Komplement. Letztere dienen zur Verlaufskontrolle.

Therapie: Therapeutisch wird der **synthetische C1-Esterase-Inhibitor** (C1-Inaktivator, Behring-Werke) verabreicht, der sowohl im akuten Anfall oder prophylaktisch (z.B. vor Zahnextraktionen) appliziert wird. Man beginnt mit 1 Amp. à 500 IE, bei unzureichendem Ansprechen wiederholte Gabe nach ca. 15–20 min. Zur Langzeitprophylaxe werden **attenuierte Androgene** eingesetzt. Man verabreicht Danazol initial 200–600 mg, im Verlauf wird entsprechend dem klinischen Befund auf die niedrigste Erhaltungsdosis eingestellt. Kortikosteroide und Antihistaminika sind beim HAE unwirksam.

1.5.4 Anaphylaktischer Schock

Der anaphylaktische Schock ist die lebensbedrohliche Maximalvariante einer Typ-I-Reaktion. Sekunden bis wenige Minuten nach Allergenkontakt kommt es zu generalisiertem Juckreiz, Flush, Urtikaria, Ödemen, Bronchospasmus, Nausea, Krämpfen, Urin- und Stuhlabgang, Blutdruckabfall bis hin zum Atem- und Kreislaufstillstand. Ein typisches Alarmsymptom kann das dramatische Geschehen einleiten: Brennen, Jucken und Hitzegefühl auf und unter der Zunge, im Rachen und besonders in den Handtellern und Fußsohlen. Es kann jedoch auch ohne jegliche Vorwarnung durch Hautsymptome direkt zum anaphylaktischen Schock kommen. Die häufigsten Auslöser sind Arzneimittel (z.B. Penicillin, Pyrazolone), Nahrungsmittel und Insektengift (Biene, Wespe).

Das **therapeutische Stufenschema** zeigt Tab. **C-1.5**.
Liegt das Vollbild des Schocks vor, muss sofort **Adrenalin** (1 ml Suprarenin auf 10 ml NaCl 0,9 % verdünnt) unter Puls- und Blutdruckkontrolle langsam i.v. injiziert werden. Die stationäre Überwachung für ca. 24 Stunden ist immer indiziert.

C 1.7 Typ-III-Reaktion vom Immunkomplex-Typ 125

C-1.5 Gradeinteilung zur Differenzierung anaphylaktischer Reaktionen und therapeutisches Vorgehen

Grad	Klinik	Therapie
I (leichte Allgemeinreaktion)	mögliche **Prodromalsymptome**: Brennen, Jucken und Hitzegefühl auf und unter der Zunge, an Rachen, Handtellern und Fußsohlen • Juckreiz, Urtikaria, Flush • Heiserkeit, Dyspnoe • Unruhe, Kopfschmerzen	▶ kühlende Umschläge mit Juckreiz stillendem Zusatz, z. B. Polidocanol, lokale Kortikosteroide ▶ Antihistaminikum oral oder i. v. z. B. Clemastin 4 mg (= 1 Amp.) ▶ bei protrahiertem Verlauf Prednisolon 0,5 – 1 mg/kg KG
II (ausgeprägte Allgemeinreaktion)	• Juckreiz, Urtikaria, Flush • Tachykardie, Hypotonie • Bronchospasmus, Dyspnoe, Larynxödem • Stuhldrang, Übelkeit	▶ i. v. Zugang mit Verweilkanüle ▶ Volumensubstitution mit 0,9%iger NaCl-Lösung ▶ Antihistaminikum i. v., z. B. Clemastin 4 mg (= 1 Amp.) ▶ Prednisolon 250 – 500 mg i. v.
III (bedrohliche Allgemeinreaktion)	• Juckreiz, Urtikaria, Flush • Schock mit Hypotension • Bronchospasmus mit bedrohlicher Dyspnoe • Bewusstseinstrübung • akutes Abdomen, Erbrechen, Stuhl- und Urinabgang	▶ Adrenalin i. v. (Suprarenin 0,1 ml aus Verdünnung 1: 1000, mehrfach wiederholbar) oder oral Epinephrin über Pumpspray (z. B. Infekto Krupp Inhal) ▶ inhalativ β-Mimetikum (z. B. Salbutamol Dosieraerosol, ggf. Theophyllin (5 mg/kg KG i. v. initial) ▶ Kontrolle von Atmung und Kreislauf über mindestens 60 min
IV (vitales Organversagen)	• Atem- und Kreislaufstillstand	▶ wie bei Grad II / III ▶ Prednisolon 500 – 1000 mg i. v. ▶ zusätzlich kreislaufwirksame Maßnahmen: Schockbehandlung, Volumen- und Sauerstoffgabe ▶ stationäre Aufnahme, ggf. Reanimation

1.5.5 Anaphylaktoide Reaktionen

Anaphylaktoide Reaktionen unterscheiden sich klinisch nur unwesentlich von anaphylaktischen Reaktionen, sind jedoch **nicht immunologisch** bedingt und gehören damit zu den **Pseudoallergien.** Pathogenetisch kommen in erster Linie eine direkte Histaminfreisetzung und eine antikörperunabhängige Aktivierung von Mediatorsystemen (z. B. Komplement) infrage. Häufige Beispiele sind die anaphylaktoiden Reaktionen durch Röntgenkontrastmittel, i. v. Anästhetika, Plasmaexpander (z. B. Gelatine, Tab. **C-1.1**). Die Therapie entspricht der des anaphylaktischen Schocks (Tab. **C-1.5**).

1.5.5 Anaphylaktoide Reaktionen

Anaphylaktoide Reaktionen sind **Pseudoallergien** mit den klinischen Zeichen einer Anaphylaxie. Pathogenetisch kommen in erster Linie eine direkte Histaminfreisetzung und eine antikörperunabhängige Aktivierung von Mediatorsystemen (z. B. Komplement) infrage. Therapie s. Tab. **C-1.5**.

1.6 Typ-II-Reaktion vom zytotoxischen Typ

Bei diesem Reaktionstyp (s. Tab. **C-1.2**) kommt es durch Bindung von Antikörpern zur Lyse der Zielzelle unter Beteiligung der Komplementkaskade. Der Befall des hämatopoetischen Systems führt zu hämolytischer Anämie, Agranulozytose oder thrombozytopenischer Purpura. Zytotoxische Reaktionen können als Transfusionsreaktionen oder Überempfindlichkeitsreaktionen gegen Medikamente (z. B. Analgetika, Antibiotika, Antikonvulsiva) auftreten.

1.6 Typ-II-Reaktion vom zytotoxischen Typ

Typ-II-Reaktionen sind häufig medikamentös bedingt und spielen sich als komplementvermittelte Zytolyse in erster Linie an Blutzellen ab.

1.7 Typ-III-Reaktion vom Immunkomplex-Typ

Bei Typ-III-Reaktionen (Tab. **C-1.1**) kommt es über Antigen-Antikörperkomplexe, die sich v. a. an der Basalmembran von Gefäßen ablagern, zu Entzündungsreaktionen und nachfolgender Zerstörung des Gewebes. Bekannt sind die **Immunkomplex-Anaphylaxie als Sofortreaktion**, die bei Gabe von Fremdserum auftreten kann, sowie die **Dextran-Unverträglichkeit**. Davon zu unterscheiden ist die sog. **Serumkrankheit**, die sich mit klinischen Symptomen wie Fieber, Arthritis, Vaskulitis und Urtikaria bemerkbar macht. Diskutiert wird derzeit, ob das Ery-

1.7 Typ-III-Reaktion vom Immunkomplex-Typ

Bei Typ-III-Reaktionen (Tab. **C-1.1**) kommt es über Antigen-Antikörperkomplexe zu Entzündungsreaktionen und Zerstörung des Gewebes. Man unterscheidet die **Immunkomplex-Anaphylaxie** und die **Dextran-Unverträglichkeit** als Sofortreaktionen von der sog. **Serumkrankheit**.

thema nodosum (S. 148) oder das Erythema exsudativum multiforme (S. 151) hier einzuordnen sind, da eine Vaskulitis vorliegt und Immunkomplexe beteiligt sind.

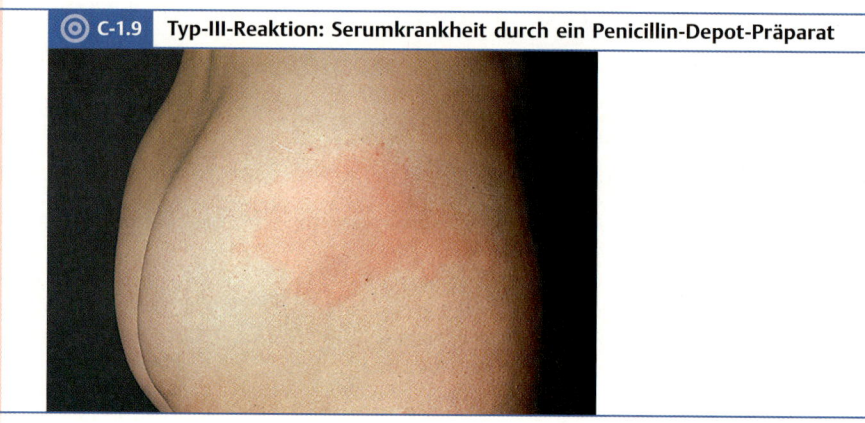

C-1.9 Typ-III-Reaktion: Serumkrankheit durch ein Penicillin-Depot-Präparat

1.7.1 Vasculitis allergica

▶ **Synonym.** Leukozytoklastische Vaskulitis, anaphylaktoide Purpura, Purpura Schoenlein-Henoch

▶ **Definition:** Immunkomplexmediierte nekrotisierende Vaskulitis (Typ-III-Reaktion) der postkapillaren Venolen. Betroffen ist insbesondere die Haut; durch Befall innerer Organe kommt es auch zu Allgemeinsymptomen.

Ätiologie und Pathogenese: In ca. 80 % der Fälle wird die allergische Vaskulitis durch medikamentöse und bakterielle Antigene (Streptokokken) ausgelöst. Besonders häufig gehen Infekte der oberen Luftwege voraus. Fast alle Medikamente können eine allergische Vaskulitis verursachen, besonders aber Antiphlogistika, Antibiotika und Diuretika (Thiazide). Andere Ursachen (Chemikalien, Fremdproteine u. a.) sind selten (s. Tab. **C-1.6**); Letztere können im Rahmen von Serumkrankheit, Desensibilisierungen oder Autoimmunerkrankungen, Kollagenosen und Neoplasien eine Rolle spielen.
Die allergische Vaskulitis entspricht einer Reaktion vom **Arthus-Typ.** Darunter versteht man eine lokalisierte Immunkomplexreaktion nach lokaler Injektion des Antigens. Dabei kommt es lokal innerhalb von 4–10 h zur lokalen Rötung, Schwellung, ggf. auch Hämorrhagien, Ulzerationen und Nekrosen. Beispiel ist eine lokale Reaktion nach Tetanusauffrischung bei hohem Tetanus-Antikörper-Titer.

C-1.6 Vasculitis allergica – Ursachen

Medikamente	Antibiotika, Antiphlogistika, Thiazide u. a.
Infekte	Bakterien z. B. Neisserien, Viren z. B. Hepatitis B/C, Mykobakterien z. B. M. tuberculosis, Spirochäten u. a.
Fremdproteine	Immunseren, Hyposensibilisierungslösungen
Grundkrankheiten	Kollagenosen, Hepatopathien, maligne Tumoren

Klinik und Verlauf: Grundeffloreszenz ist die **Petechie** („palpable Purpura"), ein kleinfleckiges, durch den Glasspatel nicht wegdrückbares, flach erhabenes, tastbares und schmerzhaftes Erythem (Abb. **C-1.10b**). Bevorzugte Lokalisation sind die Streckseiten der Beine, insbesondere der Unterschenkel (Abb. **C-1.10a**), bei

C 1.7 Typ-III-Reaktion vom Immunkomplex-Typ

ausgedehnterem Befall können auch Oberschenkel, Rumpf (Aufliegestellen!), Schleimhäute und Konjunktiven mitbetroffen sein. Klinisch-morphologisch können ein hämorrhagischer, ein papulo-nekrotischer und ein polymorph-nodulärer Typ unterschieden werden (Abb. **C-1.10c**; s. auch Abb. **C-1.10d, e**, S. 128). Das Exanthem tritt meist akut auf, kann ein einmaliges Ereignis sein oder in Schüben rezidivieren. Auch lokale Faktoren (Aufliegestellen) scheinen die Manifestation zu begünstigen. Im Schub ist der Rumpel-Leede-Test (S. 249) positiv.

Allgemeinerscheinungen wie Abgeschlagenheit, Arthralgien und Fieber können hinzukommen. Eine systemische Beteiligung kann Gelenke (Schmerzen; 40%), Magen-Darm-Trakt (Blutstühle, Koliken; 30%), Nieren (hämorrhagische Glomerulonephritis, Proteinurie; 30%), Lunge (Dyspnoe, Thoraxschmerzen; 20%) oder ZNS (Kopfschmerzen; 10%) betreffen. Die Prognose wird im Wesentlichen durch die Organbeteiligung bestimmt. Hinweise geben die klinischen Beschwerden, BKS, Fieber und antineutrophile zytoplasmatische Autoantikörper (ANCA); Letztere sind positiv bei systemischer Beteiligung. Die Abheilung der Hautherde nimmt meistens mehrere Wochen in Anspruch, auffällig ist das vorübergehende Wiederaufflammen nach anfänglich zügigem Ansprechen auf die medikamentöse Therapie.

kelstreckseiten werden bevorzugt (Abb. **C-1.10a**). Eine akute einmalige Manifestation (meist) oder ein schubweiser Verlauf sind möglich.

Allgemeinerscheinungen wie Fieber und Arthralgien können hinzukommen. Eine **systemische Beteiligung** betrifft vor allem den Magen-Darm-Trakt und die Nieren.

C-1.10 Vasculitis allergica

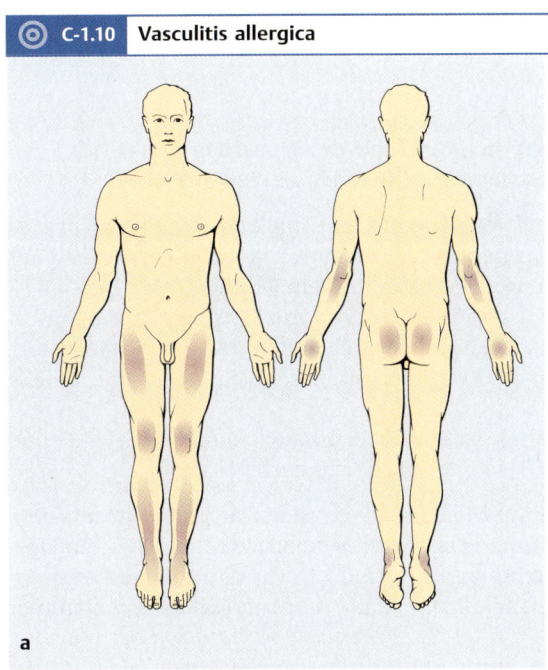
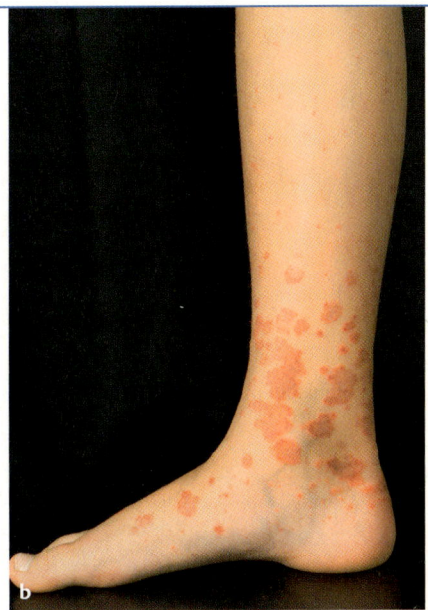
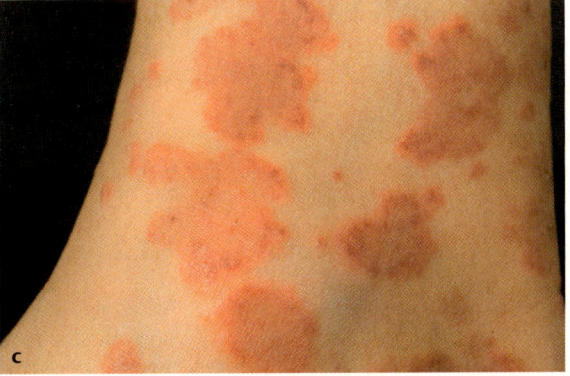

a Bevorzugte Lokalisation der Vasculitis allergica.
b Allergische Vaskulitis – hämorrhagischer Typ, z.T. mit Konfluenz der Einzelelemente.
c Entzündliche Petechien. Einzelelemente der allergischen Vaskulitis.

C-1.10 Fortsetzung

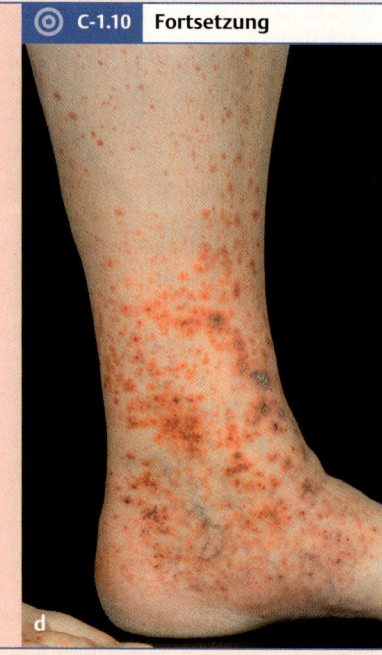
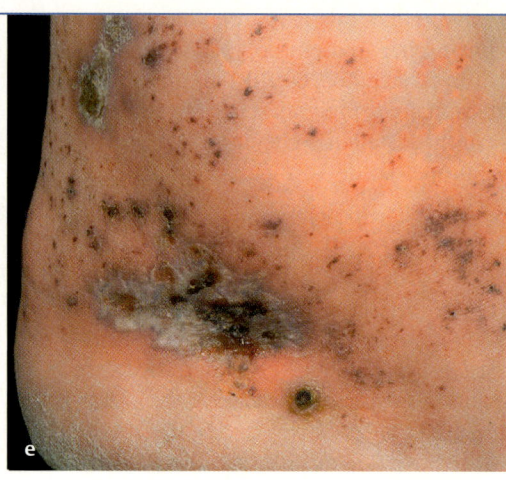
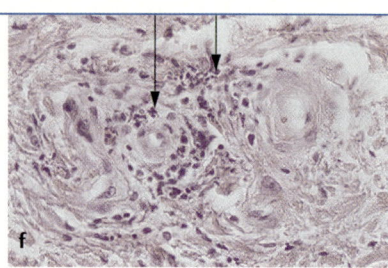

d + e Allergische Vaskulitis – papulo-nekrotischer Typ (Übersicht und Detail).
f Perivaskuläres leukozytoklastisches Infiltrat („Kernstaub" [Pfeile], HE × 400).

Diagnostik: Klinisches Bild (s.o.), Histopathologie und Laboruntersuchungen.

Histopathologie: Merkmal ist die Leukozytoklasie (zerfallende Neutrophile) (Abb. **C-1.10e**).

In der Gefäßwand lassen sich Immunglobuline (IgG, IgM) und Komplementkomponenten nachweisen.
Laboruntersuchungen: Häufig finden sich eine erhöhte BKS und eine Leukozytose.

Therapie: Elimination disponierender Faktoren, Medikamente und Fokussanierung. Zusätzlich Kortikosteroidgabe, ggf. mit Antibiotika. In schweren Fällen Immunsuppressiva.

Diagnostik: Die Diagnose lässt sich aufgrund des klinischen Bildes (s.o.), der Histopathologie und der laborchemischen Befunde stellen.

Histopathologie: Betroffen sind vor allem die postkapillaren Venolen im oberen Corium. Kennzeichnend ist das perivaskuläre Infiltrat, welches vorwiegend aus zerfallenden Granulozyten (Leukozytoklasie) besteht (Abb. **C-1.10e**). Die Gefäßwand ist fibrinös durchtränkt, nekrotisch und wird von Erythrozyten durchwandert (Erythrozytendiapedese). Die Granulozyten treten aus den Gefäßen aus, werden zerstört und bleiben als Kernstaub (Leukozytoklasie) um die Gefäße verteilt zurück.
Immunfluoreszenzmikroskopisch lassen sich Immunglobuline (IgG, IgM) und Komplementkomponenten (C3) in der Gefäßwand nachweisen.

Laboruntersuchungen: Bestimmt werden sollten Blutbild (Leukozytose!), BKS (erhöht!), CRP, Gerinnungswerte, Leber- und Nierenparameter, Kryoglobuline, Rheumafaktoren und Antistreptolysintiter (ASL) sowie die Autoantikörper p- und c-ANCA, Antikardiolipinantikörper (ACLA) und antinukleäre Antikörper (ANA).

Therapie: Kurzfristig werden systemisch **Kortikosteroide** (anfangs 60–80 mg Prednisolon-Äquivalent über 1–2 Wochen in dann absteigender Dosierung) verabreicht, evtl. in Kombination mit gezielter Antibiotikagabe. Bei schweren Verläufen sind ggf. **Immunsuppressiva** (z. B. Azathioprin, Ciclosporin A, Colchicin oder Dapson) erforderlich, insbesondere bei chronischen Verlaufsformen. Zusätzlich sind Bettruhe, Kompressionsverbände, Ausschalten disponierender Faktoren (Kälte, statische Überbelastung) angezeigt.

1.7.2 Exogen Allergische Alveolitis (EAA)

Ätiologie und Pathogenese: Die Exogen Allergische Alveolits wird z. B. durch Schimmelpilzsporen (Farmerlunge) und durch Proteine aus Vogelkot (Befeuchter- oder Vogelhalterlunge) hervorgerufen.

Ätiologie und Pathogenese: Zahlreiche Allergene für die Auslösung dieser Alveolitisform sind heute bekannt. Allgemein sind die Auslöser organische Allergene tierischer oder pfanzlicher Herkunft, aber auch Chemikalien und Medikamente. Beispiele sind z. B. die Farmerlunge durch Schimmelpilzsporen aus feuchtem Heu, die Vogelhalterlunge durch Vogelkot, die Waschmittellunge durch Alkalase und Maxatase (= Enzyme aus B. subtilis) bei der Waschmittelherstellung. Beruflich sind Isocyanate oder Säureanhydride in der Kunststoffherstellung von Bedeutung. Trotz ihres Anteils von ca. 2 % der Atemwegserkrankungen wird die EAA heute nach wie vor unterdiagnostiziert.

Die Immunkomplexreaktion spielt sich im Bereich der alveolären Basalmembran ab. Die EAA weist sowohl Typ-III- als auch Typ-IV-Reaktionen mit humoralen, lymphozytären und granulomatösen Reaktionen auf. Histopathologisch ist eine interstitielle sarkoidoseähnliche Granulombildung mit mehrkernigen Riesenzellen zu erkennen.

Klinik: In der *akuten Phase* kommt es ca. 6–8 Stunden nach Antigenkontakt zu einem grippeähnlichen Bild mit Fieber, Kopfschmerz, Husten, Dyspnoe, Abgeschlagenheit, welches nach Stunden bis wenigen Tagen von selbst wieder abklingt.

Bei der **chronischen Verlaufsform** besteht eine Monate anhaltende Dyspnoe mit trockenem, wenig produktivem Husten, oft leicht erhöhter Temperatur und allgemeinem Krankheitsgefühl.

Diagnostik: Bei akuter Allergenexposition lassen sich feinblasige Rasselgeräusche auskultieren. Die Lungenfunktion weist Zeichen einer restriktiven Ventilationsstörung auf, die Diffusionskapazität ist erniedrigt. Im Blutbild ist eine Leukozytose mit Linksverschiebung, z. T. mit Eosinophilie charakteristisch. Die BKS ist erhöht. Der Nachweis der Sensibilisierung gelingt über Antikörper vom IgG-Typ im Serum (sog. Präzipitine). Diese sind trotz Expositionskarenz 5 bis 10 Jahre später noch nachweisbar. Die chronischen Verläufe weisen zusätzlich noch eine Hypergammaglobulinämie auf. Im Röntgenbild ist die sich entwickelnde Lungenfibrose als diffuse, retikuläre, von den Lungenhili streifenförmig sich ausbreitende Verschattungen oder als kleine Zysten zu erkennen.

Therapie: Im Vordergrund steht die **strikte Allergenkarenz**, ggf. ist ein Tätigkeitswechsel notwendig, ansonsten auf jeden Fall eine Schutzausrüstung (Atemschutzmaske). Die medikamentöse Therapie beinhaltet die Verabreichung von **Glukokortikoiden** in der Dosierung von 0,5–1 mg/kg KG/Tag über 2–6 Wochen, dann langsam ausschleichend. Bei Therapieresistenz ggf. Gabe von **Immunsuppressiva** wie z. B. Azathioprin (50–100 mg/Tag).

Klinik: 6–8 Stunden nach Antigenkontakt entwickelt sich ein grippeähnliches Bild mit Fieber, Kopfschmerzen, Husten und Dyspnoe, welches nach Stunden bis Tagen wieder von selbst abklingt. Im chronischen Stadium bestehen Dyspnoe und Husten.

Diagnostik: Auskultatorisch Nachweis feinblasiger Rasselgeräusche. Antikörpernachweis (IgG). Bei chronischen Verläufen zeigen sich im Röntgenthorax Zeichen einer Lungenfibrose.

Therapie: Strikte Allergenkarenz! Medikamentös Glukokortikoide, bei Therapieresistenz ggf. Immunsuppressiva.

1.8 Typ-IV-Reaktionen vom Spättyp, Ekzemkrankheiten

Die Ekzemreaktion ist eine T-Zell-vermittelte Intoleranzreaktion gegen exogen auf die Epidermis einwirkende Noxen. Das lokal applizierte Antigen dringt in die Haut ein und wird von der Langerhanszelle (LH-Zelle) aufgenommen; das führt zur Prozessierung und anschließenden Migration der Zelle in den regionären Lymphknoten. Dort kommt es durch Kontakt der LH-Zellen zur Bildung spezifisch sensibilisierter T-Lymphozyten (Sensibiliserungsphase, S. 130). Bei erneutem Antigenkontakt resultiert daraus nach 24–28 Stunden eine lokale Entzündungsreaktion in der Haut (Auslöse- oder Effektorphase, S. 131). Klassische Beispiele sind die Tuberkulinreaktion, das allergische Kontaktekzem, aber auch die Transplantatabstoßung und zahlreiche Arzneimittelreaktionen.

1.8 Typ-IV-Reaktionen vom Spättyp, Ekzemkrankheiten

Die Typ-IV-Sensibilisierung wird durch **spezifisch sensibilisierte T-Lymphozyten** vermittelt (zelluläre Allergie). Klinische Beispiele sind das allergische Kontaktekzem, die Tuberkulinreaktion und die Transplantatabstoßung.

1.8.1 Ekzemkrankheiten

Das Ekzem ist mit ca. 20 % eine der häufigsten Hauterkrankungen überhaupt. Im deutschen Sprachgebrauch wird der akute Zustand gern als „Dermatitis", die chronische Verlaufsform als „Ekzem" bezeichnet. Die Ausprägung der Symptome hängt zum einen von der einwirkenden Noxe, aber auch von der individuellen Hautempfindlichkeit ab. Eine obligat toxische Noxe führt bei allen Menschen zu einer akuten Entzündungsreaktion der Haut, während eine geringer toxische Substanz erst nach wiederholtem Kontakt und über längere Zeit der Exposition zu einem kumulativ-(sub-)toxischen Hautschaden führt.

1.8.1 Ekzemkrankheiten

Ekzeme sind mit einem Anteil von 20 % weltweit die häufigsten Hautkrankheiten. Tab. **C-1.7** zeigt die wichtigsten Ekzemtypen.

Ekzemkrankheiten haben wegen ihrer Häufigkeit und ihren unterschiedlichsten Ausprägungsformen für den Betroffenen einen meist hohen Stellenwert; sie spielen heute außerdem in sozioökonomischer Hinsicht im Berufskrankheitenwesen eine wichtige Rolle.

C-1.7 Einteilung der Ekzeme

Nach Pathogenese	• Allergisches Kontaktekzem
	• (Sub-)toxisches Ekzem, kumulativ
	• Atopisches Ekzem
	• Exsikkationsekzem
	• Nummuläres Ekzem
	• Serborrhoisches Ekzem
	• Photoallergisches/- toxisches Ekzem
Nach klinischem Zustand	• Akut, chronisch
Nach Lokalisation	• z. B. Gesicht (perioral, periokulär)
	• Intertriginös (axillär, inguinal)
	• Hand-, Fußbereich
	• Windelekzem
Nach besonderen klinischen Merkmalen	• Bläschenbildend
	• (Dyshidrosiform)
	• Nummulär
	• Hyperkeratotisch-rhagadiform
	• Lokalisiertes oder streuendes Ekzem
Minimalvarianten	• Cheilitis sicca
	• Pityriasis alba
	• „atopic winter feet"

▶ **Definition:** „Ekzem ist eine nicht kontagiöse Epidermodermitis, ...klinisch charakterisiert durch Rötung, Knötchen, Bläschen, Nässen, Schuppenbildung, Lichenifikation, histopathologisch durch herdförmige Spongiose, Akanthose und Parakeratose. Subjektiv besteht ein mehr oder weniger ausgeprägter Pruritus" (Miescher 1962).

1.8.2 Allergisches Kontaktekzem

Das allergische Kontaktekzem ist der häufigste Ekzemtyp und die bekannteste klinische Manifestation einer Immunreaktion vom Typ IV.

Ätiologie und Pathogenese: Es handelt sich um eine T-Zell-vermittelte immunpathologische Reaktion (S. 129). In Anbetracht der vielen tausend Kontaktstoffe des täglichen und Berufslebens ist die allergologische Erkennung des Auslösers einer kontaktallergischen Typ-IV-Reaktion oft äußerst schwierig, teilweise unmöglich.

1. Sensibilisierungsphase: Kontaktallergene sind kleine, sehr reaktionsfreudige Moleküle (**Haptene**), die erst nach Bindung an ein Protein zum Vollantigen werden. Bei Erstkontakt wird der Hapten-Proteinkomplex durch epidermale (Langerhanszellen=LC) oder dermale dendritische Zellen aufgenommen und prozessiert; diese wandern über die afferente Lymphe in die regionalen Lymphknoten und präsentieren dort das haptenisierte Peptid an naive T-Zellen mit passendem T-Zell-Rezeptor. Durch deren Aktivierung (Blastentransformation) und Proliferation entstehen allergenspezifische Th1 (CD4+) und zytotoxische (CD8+) Zellklone, die sich über das Blut und durch ihre Adhäsionsmoleküle v. a. in der Haut am Ort des Allergenkontakts anreichern. Dieser Vorgang setzt die Interaktion verschiedener proinflammatorischer Interleukine (IL-1β, nachfolgend TNF-α, INF-γ u.a.) voraus. Diese haben folgenden Effekt: IL-2 bewirkt eine autokrine Wachstumsstimulation ihrer selbst und ihrer klonalen Schwestern, IFN-γ aktiviert die Endothelzellen (Induktion von ICAM-1), die Keratinozyten (Induktion von ICAM-1 und MHC II) sowie die Makrophagen (Induktion proinflammatorischer Zytokine wie IL-1, TNF-α, u.a.). Es folgt die Emigration der LC-Zellen und dermalen dendritischen Zellen ins lymphatische Gewebe. Dort erfolgt die „spezifische" Sensibilisierung von T-Zellen in den parakortikalen T-Zell-Arealen. Die sensibilisierten T-Zellen zirkulieren danach in die Haut zurück; damit besitzen diese Zellen eine „Memory"-Funktion, die bei erneutem Allergenkontakt schnell zu einer Reaktion führt.

2. Auslöse- oder Effektorphase: Bei erneutem Allergenkontakt kommt es nach einer Zeitspanne von wenigen Stunden zum Auftreten einer akuten Ekzemreaktion, die durch die antigen-spezifischen Th1-Memory-Zellen mediiert wird, die im Bereich der Reexposition ins Gewebe austreten. Hier werden sie durch Antigenpräsentation (dendritische Zellen, Makrophagen) zur Proliferation und Zytokinausschüttung (IL1, IL2, IFN-γ) stimuliert und die Generation antigenspezifischer zytotoxischer Zellen amplifiziert. Die entzündungsfördernden Vorgänge werden durch verschiedene Vorgänge weiter verstärkt: Aufregulierung der Klasse-II-Antigene an LC-Zellen und damit Verstärkung der Antigenpräsentation (IFN-γ); autokrine Stimulation der T-Zellen durch IL-2, Verstärkung der Zytokinproduktion aller beteiligten Zellen durch IFN-γ (IL-1, TNF-α, IL-6, IL-3, Gm-CSF); Aktivierung von Makrophagen durch IFN-γ, Induktion verschiedener Adhäsionsmoleküle an Endothel und Entzündungszellen durch die freigesetzten Zytokine und damit Attraktion weiterer T-Zellen, Neutrophiler und Basophiler. Einen gegenregulatorischen Einfluss haben hingegen CD4$^+$-Zellen durch Bildung von Il-2, Il-4 und IL-10; sie begrenzen das Ausmaß der Entzündungsreaktion. IL-10 wird von Keratinozyten produziert und hemmt die Antigenpräsentation und Zytokinproduktion. Heute weiß man, dass T-Zell-abhängige Immunantworten genetisch kontrolliert werden; die für das HLA-System verantwortlichen Gene liegen auf dem kurzen Arm von **Chromosom 6**.

2. Auslöse- oder Effektorphase:
- Sekretion von Zytokinen (INF-γ) durch sensibilisierte T-Lymphozyten.
- Nach erneutem Antigenkontakt Anlockung von Entzündungszellen.

T-Zell-abhängige Immunantworten werden genetisch kontrolliert (Gene auf Chromosom 6).

Klinik: Das akute Ekzem entwickelt sich an der Körperstelle, die mit dem Kontaktallergen in engste Berührung kommt, z.B. Jeansknopf am Bauch, Armbanduhr am Unterarm. Es weist klinisch Erythem, Ödem, Infiltration, Bläschen und Papeln auf, die entweder auf den Ort des einwirkenden Allergens beschränkt sind oder bei sehr heftiger Reaktion in die Umgebung streuen können. Bei längerem Bestehen und Übergang in den chronischen Zustand wandelt sich das makroskopische Bild mit Schuppen, Krusten, Lichenifikation, Hyperkeratosen und Rhagaden (Abb. **C-1.11**). Die Lokalisation der Ekzeme geben oft einen wichtigen Hinweis auf das ursächlich einwirkende Allergen oder die Noxe.

Klinik: Das akute Ekzem ist gekennzeichnet durch Erythem, Ödem und Papulovesikel, das chronische allergische Kontaktekzem durch Hyperkeratosen, Lichenifikation und Rhagaden (Abb. **C-1.11**).

▶ **Merke.** In Abhängigkeit von individuellen (z.B. Hautbarriere) und genetischen Faktoren, der allergenen Potenz des Kontaktstoffes und chemisch-physikalischen Faktoren (Einwirkungszeit, Löslichkeit) führt das allergische Kontaktekzem nicht nur zu lokalen Reaktionen, sondern auch zu Umgebungsreaktionen und zu weiter entfernten Streureaktionen.

◂ Merke

Ursache dafür ist die lymphogene oder hämatogene Verschleppung des Allergens oder der nach dem T-Lymphozyten-Allergenkontakt entstandenen Lymphokine. Besonders streufreudig sind Kontaktekzeme im Bereich der Unterschenkel. **Prädilektionsorte für Streuherde** sind das **Gesicht (Periorbitalregion)** und die **Streckseiten der Oberarme**. In seltenen Fällen kann das Allergen primär auf hämatogenem Weg in die Haut gelangen (hämatogenes Kontaktekzem). Aber auch durch Stäube wie Zementstaub, Holzstaub und Dunststoffe wie Parfümsprays, Dämpfe, ätherische Öle können diffuse Kontaktekzeme an exponierten Stellen entstehen, vor allem im Gesicht, das auf geringere Allergenkonzentrationen empfindlicher reagiert als die übrigen Körperregionen (Dunstekzem, „airborne contact dermatitis"). Allergische Kontaktekzeme sind bei Kindern sehr selten und nehmen im Laufe des Lebens mit Dauer und Intensität der lokalen Allergenexposition zu. Besonders gefährdet sind Patienten mit Unterschenkelgeschwüren, die jahrelang den verschiedensten Externa ausgesetzt sind. 70–80% dieser Patienten weisen eine epidermale Sensibilisierung gegen eine oder mehrere Kontaktsubstanzen auf. Ekzeme können auch isomorph gereizt werden (Kogoj-Phänomen).

70–80% aller Patienten mit einem Ulcus cruris haben eine Kontaktallergie.

C-1.11 Allergisches Kontaktekzem

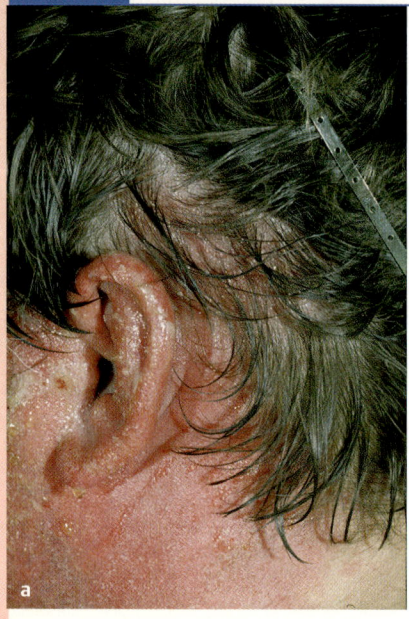
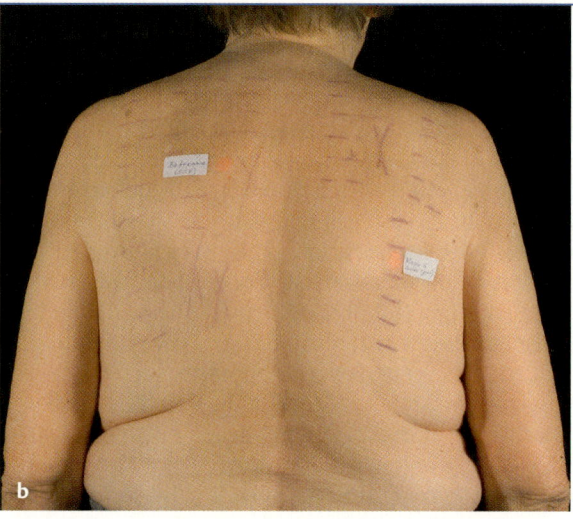
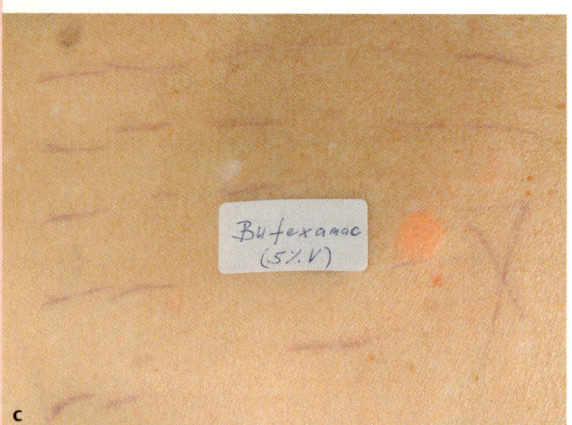
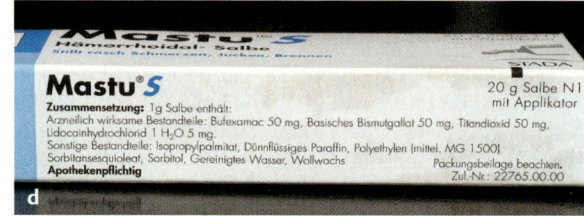
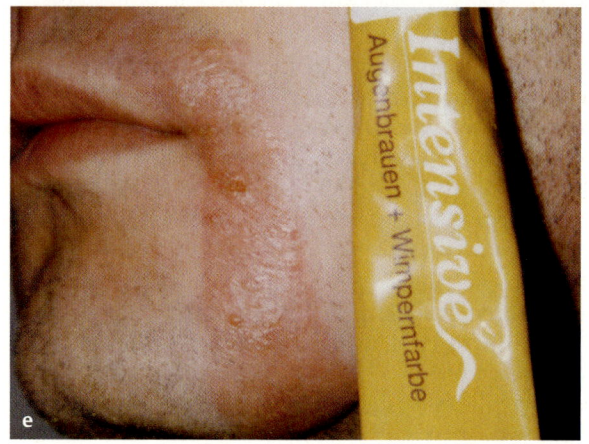

a Akut nässendes allergisches Kontaktekzem des Ohres bei Antibiotikaallergie.
b Übersichtsbild der Epikutantestung bei Bufexamacallergie.
c Positive kontaktallergische Reaktion gegen Bufexamac in Hämorrhoidensalbe.
d Auslösendes Präparat zur Hämorrhoidenbehandlung mit Bufexamac.
e Allergisches Kontaktekzem gegen Wimpernfärbemittel, das zur Färbung des Bartes angewandt wurde.

Anamnese
Oftmals weist die Lokalisation der ekzematösen Hautveränderungen auf den Auslöser hin.

Diagnostik: In einer **detaillierten Anamnese** werden Angaben zu Auftreten, Verlauf und möglichen Einflussfaktoren der Hauterkrankung erfasst. Von Interesse sind dabei Angaben zu Beruf, Hobbies, Kosmetika und Kontaktstoffe des täglichen Lebens. Oftmals weist die Lokalisation der ekzematösen Hautveränderungen auf mögliche Auslöser hin, so dass hier gezielt nachgefragt werden kann (s. Tab. **C-1.8**;). Besonders Personen mit chronischen Hauterkrankungen, die intensive Therapien erfordern, haben ein erhöhtes Risiko für allergische Kontaktekzeme durch den wiederholten Einsatz von Desinfizienzien, topischen Antibiotika, Externa zur Wundbehandlung. Bei einer ganzen Reihe von Berufen (Gesundheitsberufe, Floristen, Metall verarbeitendes Gewerbe) sind spezifische Kontaktstoffe und damit berufsspezifische Sensibilisierungen bekannt.

C 1.8 Typ-IV-Reaktionen vom Spättyp, Ekzemkrankheiten

Der **Epikutantest** (Läppchentest, Patchtest, Abb. C-1.12) ist das einzige Routineverfahren zur Ermittlung eines Kontaktallergens als Ursache einer allergischen Kontaktdermatitis, Stomatitis oder fotoallergischen Dermatitis. Es ist üblich, **routinemäßig eine Standardreihe mit den häufigsten Allergenen** (Tab. C-1.9) zu testen; dem schließen sich **eigene Kosmetika**, **mitgebrachte Externa** und **berufsspezifische Arbeitsstoffe** an. Positive Ergebnisse müssen untereinander in Beziehung gesetzt werden, da Stoffe aufgrund ihrer chemischen gleichen Eigenschaften innerhalb einer Gruppe (Gruppenallergie) oder mit chemisch unterschiedlichen Strukturen (Kreuzallergie) miteinander reagieren können. Testungen sollten nie in einer akuten Ekzemphase durchgeführt werden, da dies zu falsch positiven Reaktionen führen und ein erneuter Schub ausgelöst werden kann. Sinnvoller ist die Epikutantestung ca. drei Wochen nach Abheilung der Hautveränderungen vorzunehmen. Bei positiven Reaktionen im Epikutantest wird ein Allergieausweis ausgestellt.

Der **Epikutantest** ist der wichtigste Test beim allergischen Kontaktekzem. Routinemäßig wird immer eine Standardreihe getestet. Zahlreiche Berufe (Gesundheit, Floristen, Metallverarbeitung) haben spezifische Kontaktstoffe; sie können zu berufsspezifischen Sensibilisierungen führen. Nie in einer akuten Ekzemphase testen! Immer erst ca. 3 Wochen später! Positive Reaktionen werden in einem Allergieausweis dokumentiert und dem Patienten in ihrer Bedeutung erklärt

C-1.8 Typische Ekzemlokalisation und auslösendes Allergen (Auswahl)

Lokalisation	Allergen
Capillitium	Haarfärbemittel, Blondier-, Dauerwellmittel, Festiger (dabei oftmals Reaktion über Haargrenze hinaus), Shampoos
Gesicht:	
– periokulär	Augentropfen, Kosmetika (Mascara, Lidschatten, Nagellack), Aeroallergene (z. B. Pollen, Hausstaubmilbe; von Bedeutung bei atopischer Hautdiathese)
– periaurikulär	Kosmetika, Parfüms, Aeroallergene
Hals	Schmuck, Parfüms
Axillen	Desodoranzien
Hände	Berufliche Kontaktstoffe (Desinfektionsmittel, Pflanzen, Hölzer, Baustoffe, Harze, Klebstoffe, Kosmetika), Schmuck, (Nickel), Gummi, Latex etc.
Frei getragene Körperstellen (Gesicht, Dekolletée, Nacken, Arme)	Pollen, Pflanzenallergene, Stäube (früher z. B. Chromate in Zement), Dämpfe (Metallsalze, Isocyanate)
Beine, Unterschenkel	Textilien, Inhaltsstoffe von Externa (Grundlagen- und Wirkstoffe) v. a. bei Ulkustherapie
Füße	Inhaltsstoffe von Lederwaren (Azofarbstoffe, sonstige Textilfarbstoffe, Gummi, Chromatsalze), Antimykotika

▶ **Merke.** Hat sich eine positive Reaktion auf einen Berufsstoff ergeben, so ist der Arzt verpflichtet, die zuständige Berufsgenossenschaft darüber zu informieren (Hautarztbericht). Schon der begründete Verdacht ist meldepflichtig. Eine gewerbedermatologische Begutachtung hat dann zu klären, ob durch spezielle Maßnahmen ein Verbleiben im Beruf möglich oder eine Berufsaufgabe unumgänglich ist.

◀ Merke

Histopathologie: In der Frühphase (ca. 6 Stunden) der akuten Dermatitis finden sich Vasodilatation, Ödem des Coriums und ein perivaskuläres mononukleäres Infiltrat, das zwischen die Epidermiszellen vordringt (Exozytose). Das interzelluläre Ödem führt nach 12 Stunden zum deutlichen Auseinanderweichen der Interzellulärbrücken in den unteren Schichten der Epidermis (Spongiose), morphologisch erkennbar an der Bläschenbildung. Nach 48 Stunden zeigen sich parakeratotische Veränderungen. Die kontaktallergische Entzündung ist zu diesem Zeitpunkt maximal und bildet sich danach langsam wieder zurück. Im Verlauf verschwindet die Spongiose wieder, die akanthotische Epidermis weist nur noch ein geringes intraepidermales, mononukleäres Infiltrat auf, das perivaskuläre Entzündungsinfiltrat im Corium bildet sich ebenfalls wieder zurück.

Histopathologie: Führendes histopathologisches Merkmal ist die Spongiose der Epidermis (Abb. C-1.11d) mit der Bildung intraepidermaler Bläschen (Ekzembläschen).

C-1.12 Epikutantestung (Patchtest)

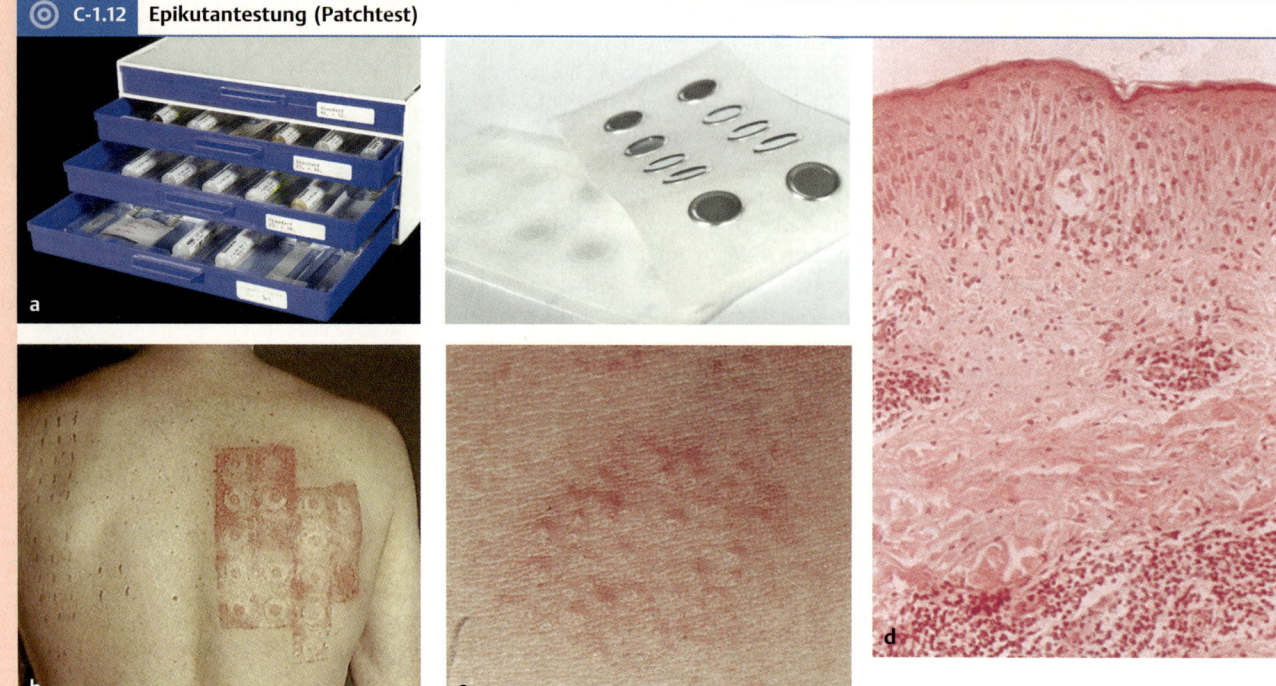

a Epikutantestset mit verschiedenen standardisierten Testsubstanzen (links) und Testpflaster (rechts). Die Testsubstanzen werden in standardisierten Konzentrationen mittels spezieller Testpflaster auf die gesunde Rückenhaut aufgeklebt und 48 h belassen.
b Nach 48 Stunden: Zahlreiche positive Reaktionen (und Juckreiz). Eine zusätzliche Testpflasterallergie lässt eine korrekte Ablesung nicht zu.
c Detailbild der ekzematösen Testreaktion mit einzeln stehenden Papeln auf geröteter Haut.
d Histopathologie von **c**: epidermale Spongiose und epidermotropes, perivaskuläres Rundzellinfiltrat (HE × 63).

C-1.9 Die häufigsten nachgewiesenen Epikutantestsensibilisierungen (Daten des IVDK, 1999)

Substanz	Testkonz. (Vaseline)	Häufigkeit
Nickelsulfat	5 %	17,0 %
Duftstoff-Mix	8 %	14,2 %
Perubalsam	25 %	9,9 %
Thiomersal	0,1 %	9,6 %
Kobaltchlorid	1 %	7,0 %
Wollwachsalkohole	30 %	5,1 %
Kolophonium	20 %	4,6 %
MDBGN/PE (Euxyl K 400)	1 %	4,6 %
p-Phenylendiamin	1 %	4,6 %
Kaliumchromat	0,5 %	3,9 %
Terpentin	10 %	3,5 %
Quecksilber-(II)-amidchlorid	1 %	2,9 %
Thiuram-Mix	1 %	2,6 %
Neomycinsulfat	20 %	2,2 %
CMI/MI (Kathon CG)	0,01 % aq.	2,1 %
Formaldehyd	1 % aq.	2,0 %

Anders ist der histologische Befund beim chronisch-allergischen Ekzem. Hier zeigt sich ein zellulär entzündliches Infiltrat im oberen Korium mit vermehrter und qualitativ gestörter Hornschichtbildung (Akanthose, Hyper-, Parakeratose) und nur stellenweise Spongiose.

Differenzialdiagnose: Die Abgrenzung vom toxischen Kontaktekzem kann schwierig sein.

Differenzialdiagnosen: Zu unterscheiden sind das **akut toxische** und das **kumulativ toxische Kontaktekzem**. Das klinische Bild bietet hierbei oftmals kein sicheres Unterscheidungsmerkmal. Ein akut toxisches Geschehen zeigt sich allerdings eher lokalisiert und scharf begrenzt; Streueffekte fehlen. Der Juckreiz ist geringer. Mykosen, insbesondere an Händen und Füßen, lassen sich durch entsprechende native und kulturelle Diagnostik ausschließen. Ein **atopisches Handekzem** unter Berücksichtigung weiterer Atopiekriterien ist differenzialdiagnostisch zu berücksichtigen. Das **seborrhoische und das nummuläre Ekzem** sind durch Lokalisation und typische Morphe zu unterscheiden (S. 139). Das **Erysipel** ann ähnlich aussehen, weist aber typischerweise eine scharfe Begrenzung bei flammender Rötung auf, ist schmerzhaft und mit Allgemeinsymptomen wie Fieber und Abgeschlagenheit verbunden.

Therapieresistente chronische Ekzemherde sollten auch an seltenere Erkrankungen wie einen **M. Bowen**, einen **M. Paget** oder einen **Lupus erythematodes** denken lassen.

Bei Hand- und Fußekzemen muss immer eine **Mykose** ausgeschlossen werden.

Therapie: Im Vordergrund steht die Anwendung **externer Kortikosteroide**. Sehr akute, dabei z.T. auch nässende Zustände werden **mit feuchten Umschlägen, Lotionen, Emulsionen oder wasserreichen Cremes** behandelt. Im chronischen Zustand werden **fettende Grundlagen wie Cremesalben oder Salben** eingesetzt. Initial sind potente Kortikosteroide zu bevorzugen, die im Verlauf zustandsadaptiert in Wirkstärke und Häufigkeit der Anwendung reduziert werden (Intervall-, Schaukeltherapie). Zusätzlich bieten sich auch **Gerbstoffe**, **Teerdestillate** (heute seltener verwendet) o.ä. an, die ergänzend in Kombination eingesetzt werden können.

Wichtig für einen langfristigen Therapieerfolg ist, **ursächliche Allergene bzw. die Noxe zu ermitteln und konsequent zu vermeiden**. Langfristige Ziele sind die dauerhafte Stabilisierung des Hautbefundes und Wiederherstellung der gestörten Barriere ca. 3 Wochen nach Abheilung bei konsequenter Meidung der Noxe. Rückschläge können sich einstellen, wenn potente Kortikosteroide plötzlich ausgesetzt und nicht stufenweise reduziert werden. Bei nachgewiesener berufsrelevanter Allergie sollte durch technische/organisatorische sowie geeignete Haut- und Arbeitsschutzmaßnahmen am Arbeitsplatz eine strikte Allergenkarenz erreicht werden. Auf diesem Weg lässt sich langfristig die Arbeitsfähigkeit erhalten.

Therapie: Lokale Kortikosteroide helfen rasch, sind aber keine Dauertherapie. Voraussetzung für eine dauerhafte Abheilung ist die Ermittlung und Elimination des Allergens.
Die Grundlage des Externums muss dem Hautzustand angepasst werden.

Langfristiges Ziel ist die Rehabilitation der Hautfunktion durch konsequente Hautpflege und Schutzmaßnahmen am Arbeitsplatz. Zur Verfügung stehen:
- strikte Allergenkarenz
- geeignete Haut- und Arbeitsschutzmaßnahmen
- technisch/organisatorische Umstrukturierungen.

1.8.3 Toxische Kontaktekzeme

1.8.3 Toxische Kontaktekzeme

▶ **Synonym.** Irritative Kontaktekzeme

◀ Synonym

▶ **Definition:** Toxische Kontaktekzeme entstehen durch unmittelbare Einwirkung einer exogenen Noxe (chemisch, thermisch, physikalisch) mit der Folge einer direkten Schädigung der Hautbarriere und einer Entzündungsreaktion. Im Gegensatz zur allergischen Entzündung ist eine vorausgegangene Sensibilisierungsphase nicht erforderlich; das Ausmaß der Entzündung hängt auch von der individuellen genetisch determinierten Belastbarkeit der Haut ab.

◀ Definition

Klinik: Die Epidermis ist Ziel zahlreicher exogener Noxen wie Säuren, Laugen, Detergenzien, UV-Strahlung, die am Ort des Einwirkens eine akute Entzündungsreaktion mit Freisetzung zahlreicher Mediatoren (Interleukine, TGF-α, Eikosanoide u.a.) auslöst: Es entstehen Erytheme, Ödeme und papulovesikulöse Veränderungen von stark exsudativem Charakter. Nach Elimination der auslösenden Noxe und Einleitung der reparativen Vorgänge kommt es zur Eintrocknung der interzellulären Flüssigkeit (Krustenbildung), nachfolgend zu Schuppung und folgenloser Abheilung. Im Falle einer tiefreichenden Hautschädigung können auch Blasen, Nekrosen und Narben hinzukommen (s. Kap. 3.2). Im Gegensatz zur allergischen Reaktion bleiben die Hautveränderungen streng auf den Einwirkbereich bestehen, d.h. es fehlen Streureaktionen (z.B. Dermatitis solaris, Abb. **C-1.13**; vgl. auch S. 192).

Klinik: Akute toxische Kontaktekzeme sind auf den Einwirkungsbereich der schädigenden Noxe (z.B. Säuren, Laugen) begrenzt. Es finden sich Zeichen der akuten Entzündung (Rötung, Ödem, Bläschen) und bei starker Hautschädigung Blasen und Nekrosen. Streuphänomene fehlen! Bekanntestes Beispiel einer akuten toxischen Kontaktdermatitis ist der Sonnenbrand (Abb. **C-1.13**).

C-1.13 Toxische Kontaktekzeme

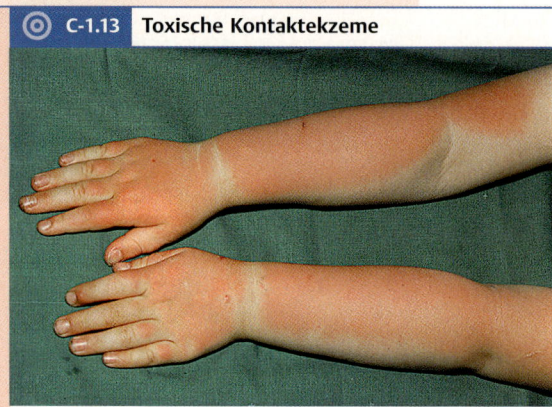

a Prototyp einer akuten toxischen Kontaktdermatitis.

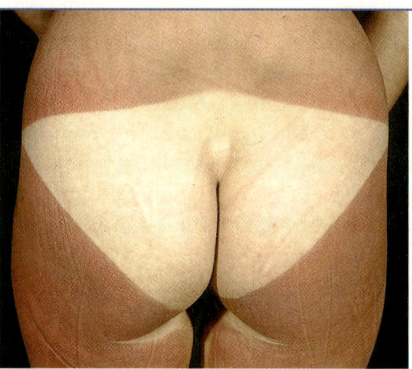

b Dermatitis solaris im Stadium erythematosum.

Therapie: **Externe Kortikosteroide** sind die Therapie der ersten Wahl; die Auswahl der Grundlage richtet sich nach der Akuität des Geschehens. Pflegepräparate begleiten die Therapie und werden nach Abschluss zur Restituierung der Hornschichtbarriere weitergeführt (ca. 3 Wochen).

1.8.4 Windeldermatitis

▶ **Synonym.** Dermatitis ammoniacalis

Ätiologie und Pathogenese: Die Windeldermatitis ist primär eine irritativ toxische Dermatitis des Windelbereichs bei Neugeborenen und Säuglingen, ausgelöst durch den wiederholten Kontakt mit Stuhl und Urin unter Okklusion (feuchte Kammer); ca. zwei Drittel der Säuglinge sind davon betroffen. Disponierend sind Faktoren wie die Besiedelung mit Candida albicans (bei ca. 75 %) und Staphylokokken (selten). Eine Verstärkung ist auch bei Infekten, Antibiotikaeinnahme (Veränderung der Darmflora) oder nach zu seltenem Windelwechsel zu beobachten.

Klinik: Zunächst macht sich ein flächiges Erythem und Nässen („Wundsein") bevorzugt perianal und in den Leisten bemerkbar, ggf. treten im Randbereich kleine Satellitenpusteln auf, die auch streuen können. Eine Intensivierung der Symptomatik tritt bei sekundärer Besiedelung mit Candida albicans auf; verbunden mit mäßig bis starkem Juckreiz oder Schmerzen. Bei schweren Verläufen gehen erythematosquamöse Streuherde über den Windelbereich hinaus.

Differenzialdiagnose: Atopische Dermatitis, seborrhoisches Ekzem, infantile Psoriasis, primäre Candidainfektion oder Impetigo können sich gelegentlich dahinter verbergen.

Therapie: Erfolg resultiert aus der Reduktion des Kontakts der Haut mit den Fäzes, durch häufiges **Windelwechseln.** Nässende entzündliche Herde werden mit **austrocknenden, desinfizierenden (Soft-)Pasten** (z.B. Chlorhexidindigluconat 1 %) behandelt, zusätzlich abdeckende weiche **Zinkpaste.** Bei sehr entzündlichem Bild gibt man kurzzeitig **schwache Kortisonpräparate** (Hydrocortisonstärke!) über 5 Tage täglich, danach jeden 2. Tag bis zum 10. Tage; eine Superinfektion mit Candida albicans sollte immer lokal mit **Antimykotika** (z.B. Nystatin, Miconazol) und intern mit einer oralen Therapie (Nystatin 3 × 100 000 IE/Tag über 10 Tage) behandelt werden.

1.8.4 Windeldermatitis

▶ **Synonym**

Ätiologie und Pathogenese: Ca. 75 % aller Windeldermatitiden sind mit Hefepilzen besiedelt. Begünstigende Faktoren sind: Pflegefehler, die systemische Gabe von Antibiotika und Infekte.

Klinik: Die Windeldermatitis stellt eine Sonderform des toxischen Kontaktekzems dar (Abb. **C-1.14**).

Differenzialdiagnose: atopische Dermatitis, seborrhoisches Ekzem, infantile Psoriasis, Candidainfektion, Impetigo.

Therapie: Die meist nässende Entzündung muss getrocknet werden (z.B. mit Softpasten), Umgebungsbehandlung mit schützender Zinkpaste. Mykotische Superinfektionen mitbehandeln.

C-1.14 Windeldermatitis

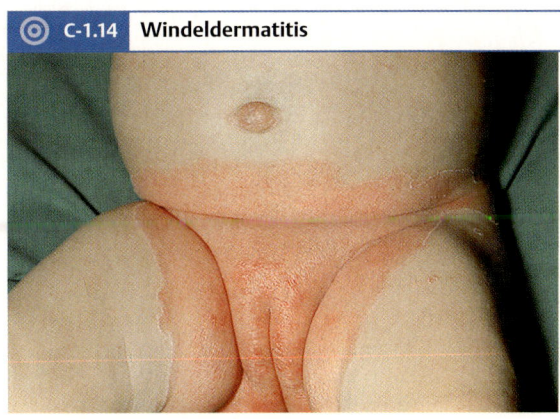

a Flächenhafte Hautrötung.

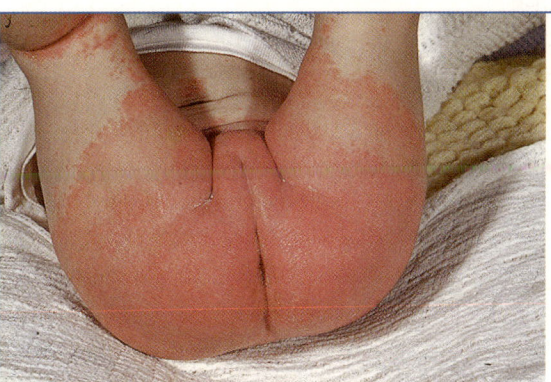

b Zusätzlich erythematosquamöse Streuherde außerhalb des Windelbereichs.

1.8.5 Kumulativ-subtoxische (irritative) Kontaktekzeme

▶ **Synonym.** Subtoxisch-degeneratives, irritatives Ekzem, traumiteratives Ekzem, Abnutzungsdermatose, Hausfrauenekzem

▶ **Definition:** Das kumulativ-subtoxische Ekzem ist das häufigste chronische Ekzem, ausgelöst durch längerfristigen Kontakt mit einer unterschwellig schädigenden Noxe. Häufigste Ursachen sind entfettende Substanzen (Alkalien, Detergenzien, Lösungsmittel u.a.), chronische Feuchtbelastung oder mechanische Belastungen.

Ätiologie und Pathogenese: In unserer Umwelt gibt es eine Vielzahl an obligat toxischen Kontaktstoffen. Dazu gehören **Alkalien**, **Säuren**, **organische und anorganische Öle und Lösungsmittel**, **pflanzliche Substanzen** (Schalen von Zitrusfrüchten, Kompositen), die durch den wiederholten, langfristigen Kontakt bei einer entsprechenden individuellen Disposition zur Schädigung der epidermalen Barriere führen. Das Ausmaß hängt dabei von Stoffeigenschaften, der Konzentration und der Einwirkzeit sowie fördernden bzw. hemmenden Begleitfaktoren ab. Beispiel ist das sog. **Hausfrauenekzem** durch ständigen Wasserkontakt mit Seifen, Spül- und Waschmitteln. Das führt zur Austrocknung und Rissbildung an den Kontaktstellen. Die Alkaliresistenz der Hornschichtbarriere nimmt nachweislich ab, wie dies anschaulich durch den Nitrazingelbtest (Abb. **C-1.15**) deutlich gemacht werden kann.

Klinik: Das Ekzem tritt erst nach einer lang dauernden Exposition auf und manifestiert sich zunächst als trockenes, im weiteren Verlauf dann hyperkeratotisch-rhagadiformes Ekzem; vorwiegend sind die Hände betroffen und hier v.a. die Handrücken, Fingerzwischenräume und -spitzen (besonders dünne Hornschichtbarriere). Es entsteht langsam und heilt langsam ab. Streuherde durch akute Exazerbationen sind selten.
Im Sinne eines Zwei-Phasengeschehens kann auf dem Boden eines kumulativ-subtoxischen Ekzems ein allergisches Kontaktekzem entstehen. Konstitutionelle Faktoren, z.B. atopische Diathese, Sebostase, Hyperhidrosis, sind für ihre Entstehung begünstigend.

Therapie: In der akuten Phase kommen **hoch potente Kortikosteroide** in fetter Grundlage in Kombination mit Pflegesalben zum Einsatz. Teersalben werden heute eher in zweiter Linie angewandt. Wichtig ist die **konsequente Vermeidung einer weiteren Schädigung** der epidermalen Barriere, d.h. hier sollten geeignete und im Umgang mit Arbeits- und Berufsstoffen zum Anforderungs-

---

1.8.5 Kumulativ-subtoxische (irritative) Kontaktekzeme

◀ Synonym

◀ Definition

Ätiologie und Pathogenese: Die Haut ist trocken, rissig und schuppt meist als Folge des ständigen Kontakts mit Wasser, Seifen, Detergenzien. Die Alkaliresistenz gemessen im Nitrazingelbtest (Abb. **C-1.15**) ist vermindert.

Klinik: Überwiegend sind die Hände betroffen. Rötung, Schuppung, Rhagaden und Juckreiz bestimmen das Bild (Abb. **C-1.16**).

Therapie: Kurzfristig lokale Kortikosteroide, später Teersalben und konsequente Hautschutzmaßnahmen.

C-4.12 Nitrazingelbtest

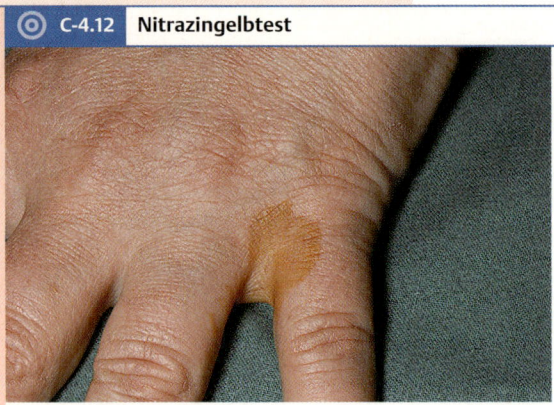
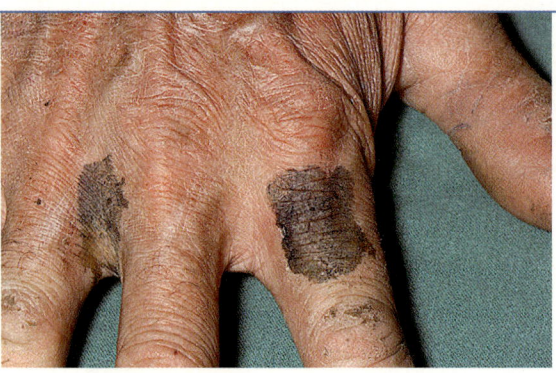

a Der Nitrazingelbtest zeigt die verminderte Alkaliresistenz der Hautoberfläche an, vornehmlich bei toxischen Schäden der Hornschicht. Die Ablesung erfolgt 30 Sekunden nach Auftropfen einer 1,0%igen Nitrazingelblösung. Gelbe Farbe zeigt die intakte Hornschicht an mit pH 5,6.

b Der **positive** Nitrazingelbtest mit flächigem, blauschwarzem Farbumschlag nach 30 Sekunden zeigt die defekte oder fehlende Hornschicht an (pH 7,4).

C-1.16 Kumulativ-toxisches Kontaktekzem und Exsikkationsekzem

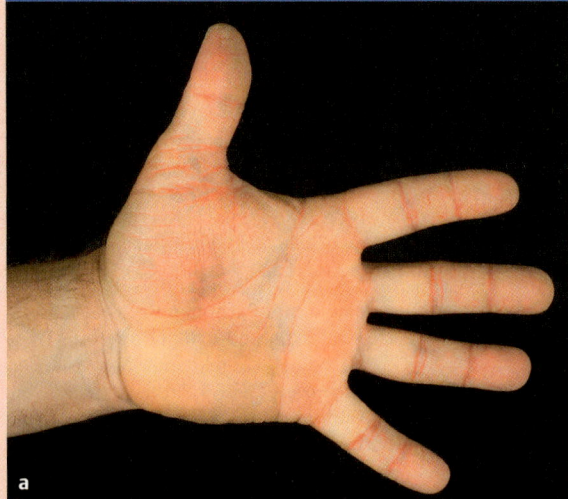
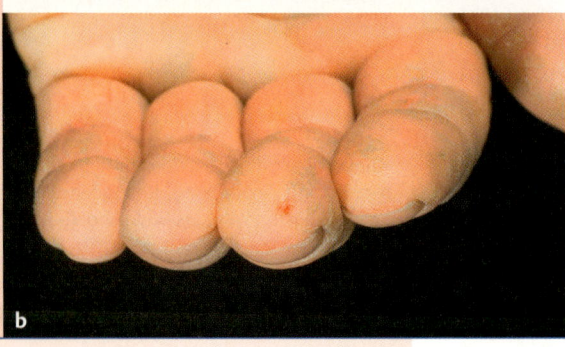
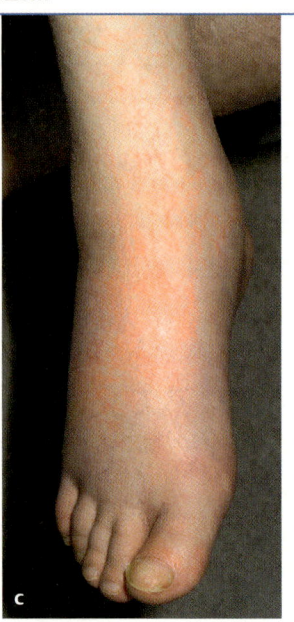

a Kumulativ-toxisches Handekzem mit flächiger Rötung, Schuppung und Rhagaden der Palma.
b Schuppung und Rhagadenbildung im Bereich der Fingerspitzen.
c Exsikkationsekzem (Eczema craquelé) mit ziselierter Oberfläche; diese stellte eine Eintrittspforte für bakterielle Erreger dar; es bestehen Entzündungen und Juckreiz.

profil passende Hautschutzpräparate und Schutzhandschuhe verwendet werden. Ein falscher Hautschutz kann die ohnehin geschädigte Haut noch weiter verschlechtern. Zu beachten ist ferner, dass irritative Traumen trotz fehlenden ursächlichen Bezugs zur Hauterkrankung eine Exazerbation auslösen können.

1.8.6 Exsikkationsekzem

Klinisch stellt es ein kumulativ-toxisches Ekzem dar, das häufig als generalisiertes Ekzem im höheren Lebensalter v. a. in der kalten Jahreszeit auftritt. Etwa ab dem 50. Lebensjahr macht sich ein vermindertes Wasserbindungsvermögen der Haut (Exsikkose) infolge einer Syntheseminderung des „natural moisturizing factors" bemerkbar. Verschiedene Faktoren wie übertriebenes Waschverhalten, intensive Anwendung von entfettenden Seifen, heiße Bäder kommen hinzu. Die Folge ist eine zunehmende Trockenheit der Haut bis hin zu feinen, netzförmigen Einrissen. Die Haut erinnert an eine „trockene Wüstenlandschaft" oder an eine „craquelierte" Vase. Lichenifikation und nummuläre Streuherde treten auf, quälender Juckreiz kann über Kratzeffekte zu Pyodermien führen.

Therapeutisch: Die Therapie besteht im Wesentlichen in **rückfettenden Maßnahmen** (Ölbäder, Körperöle, Salben); steht die entzündliche Komponente im Vordergrund, können kurzfristig **mittelpotente Kortisonsalben** einbezogen werden. Bei starkem Juckreiz ist ggf. auch die Gabe eines **Antihistaminikums** indiziert. Wichtig ist, den **Wasserkontakt deutlich zu reduzieren**.

Das Exsikkationsekzem (Abb. **C-1.16c**) entsteht fast immer durch übertriebene Hautreinigungsmaßnahmen. Patienten mit Ichthyosis vulgaris sind besonders betroffen. Die feinen, netzförmig angeordneten Hornschichteinrisse ergeben ein Bild, das einem eingetrockneten Flussbett ähnlich ist **(Eczéma craquelé)**.

Therapeutisch werden Ölbäder und Rückfettung nach jedem Wasserkontakt verordnet.

1.8.7 Nummuläres Ekzem

▶ **Synonym.** Nummulär-mikrobielles Ekzem

▶ **Definition:** Das nummuläre Ekzem ist ein aufgrund des makroskopischen Bildes als münzförmig (nummulär) bezeichneter Ekzemtyp mit mikrobieller Besiedelung; der Verlauf ist ausgesprochen chronisch und rezidivierend.

Ätiologie: Man geht davon aus, dass die mikrobiellen Antigene aus bakteriellen Foci, wie z.B. Tonsillitis, Sinusitis, chronische Bronchitis, Zähne etc. ausgeschwemmt werden und in der Haut die Ekzemreaktion auslösen. Zum Teil heilen die hartnäckigen Ekzeme nach Sanierung solcher Foci ab. Personen mit erhöhter Schmutzexposition, chronischem Alkoholabusus und Xerose sind häufiger betroffen.

Klinik: Die nummulären bis polyzyklischen, in der Regel relativ scharf begrenzten erythematösen Elemente zeigen sich insbesondere im Bereich der distalen Extremitätenstreckseiten und am Stamm. Sie weisen Ekzemmorphen und auch impetiginisierte Schuppenkrusten auf. Die Läsionen neigen zur Streuung, konfluieren aber nur selten. Häufig besteht starker Juckreiz.

Differenzialdiagnose: Psoriasis en plaques (scharfe Begrenzung, groblamellöse Schuppung), Plaquestadium der **Mycosis fungoides**. Auch das **allergische Kontaktekzem** kann nummulären Charakter und Streuherde in der Umgebung haben, ferner das **Exsikkationsekzem**. Eine oberflächliche Trichophytie (S.197) lässt sich nicht immer prima vista abgrenzen (mykologische Diagnostik!).

Therapie: Auffällige, oft bakterielle Foci sollten umgehend durch **antibiotische Therapie** saniert werden, was in Einzelfällen zu schneller Abheilung führt. Umschriebene Herde werden mit **externen Kortikosteroiden** in Kombination mit **Antiseptika** (z.B. Clioquinol 2% oder Chlorhexidin-haltige Präparate) behandelt. Bei disseminiertem Befall kurzfristig **interne Glukokortikoide** (Prednisolon 50mg mit rascher Dosisreduktion) oder **Phototherapie**.

◀ **Synonym**

◀ **Definition**

Ätiologie: Ursächlich wird eine lokale Sensibilisierung gegenüber mikrobiellen Antigenen diskutiert. Erhöhte Schmutzexposition, chronischer Alkoholabusus und Xerose stellen Dispositionsfaktoren dar.

Klinik: Das nummuläre Ekzem betrifft vor allem die Streckseiten der Extremitäten (Abb. **C-1.17**). Die scharf begrenzte scheibenförmige Einzeleffloreszenz juckt sehr stark.

Differenzialdiagnose: Die Abgrenzung zu nummulären Streuherden bei allergischem Kontaktekzem oder gegenüber einem Exsikkationsekzem kann schwierig sein. Eine oberflächliche Trichophytie muss ausgeschlossen werden.

Therapie: Kurzfristige Lokalbehandlung mit Kortikosteroiden und Antibiotika, gefolgt von ichthyol- bzw. teerhaltigen Präparaten.

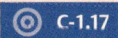

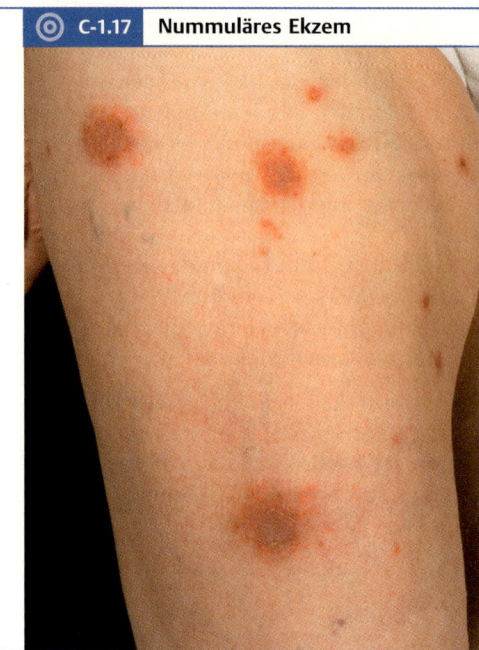

C-1.17 Nummuläres Ekzem

Meist einzeln stehende münzgroße, entzündlich gerötete, schuppende Elemente in regelloser Verteilung.

1.8.8 Seborrhoisches Ekzem

▶ **Synonym.** Seborrhoische Dermatitis

▶ **Definition:** Vorwiegend in seborrhoischen Arealen (Kopf, vordere und hintere Schweißrinne) gelegenes chronisch-rezidivierend verlaufendes stark schuppendes Ekzem mit Bevorzugung der Männer.

Ätiologie und Pathogenese: Unklar. Das seborrhoische Kopfhautekzem ist insgesamt häufiger bei Personen mit androgenem Effluvium anzutreffen, auch bei Frauen im Präklimakterium. Es wird daher häufig für den Haarausfall verantwortlich gemacht, was jedoch nicht zutreffend ist. Anzunehmen ist auch ein Zusammenhang zwischen Überfunktion der Talgdrüsen und der Hefe Pityrosporon ovale. Die Zusammensetzung der Oberflächenlipide und die Hautflora spielen eine Rolle. Es besteht eine deutliche Abhängigkeit von klimatischen Bedingungen (Besserung bei Sonnenexposition) und psychischen Faktoren (Verschlechterung unter Stress).

Klinik: Das seborrhoische Ekzem zeigt typischerweise fettig gelbe Schuppenkrusten auf diffus gerötetem Grund. Prädilektionsstellen sind Kapillitium (hier oft noch über die Haargrenze hinausreichend), retroaurikuär, Augenbrauen, Nasolabialfalten und Wangen (in Gesicht meist symmetrisch verteilt; Abb. **C-1.18**) sowie im Bereich der vorderen und hinteren Schweißrinne.

Diagnostik und Differenzialdiagnose: Psoriasis capillitii (hier sind die Schuppenauflagerungen eher silbrig weiß, groblamellös, kein Juckreiz), Pityriasis simplex capillitii (eher kleinlamellöse Schuppen), andere Kopfhautekzeme z. B. bei atopischer Diathese; Schuppung bei anderen generalisierten Dermatosen (z. B. Pityriasis rubra pilaris). Besonders schwere Formen auch mit Körperherden kommen bei der HIV-Erkrankung vor.

Therapie: Wegen des außerordentlich guten Ansprechens auf Kortikoid-**Lotionen** oder **Tinkturen** können diese bei Behandlungsbeginn kurzfristig erfolgreich eingesetzt werden.
Zur längerfristigen Stabilisierung des Hautbefundes haben sich insbesondere **schwefel-**, **ketokonazol-**, **metronidazol- oder erythromycinhaltige Cremes** oder

C-1.18 Seborrhoisches Ekzem

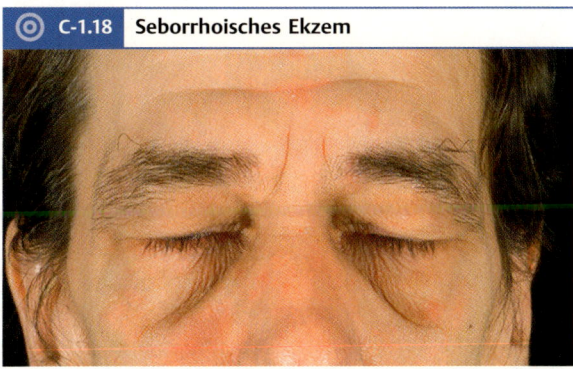
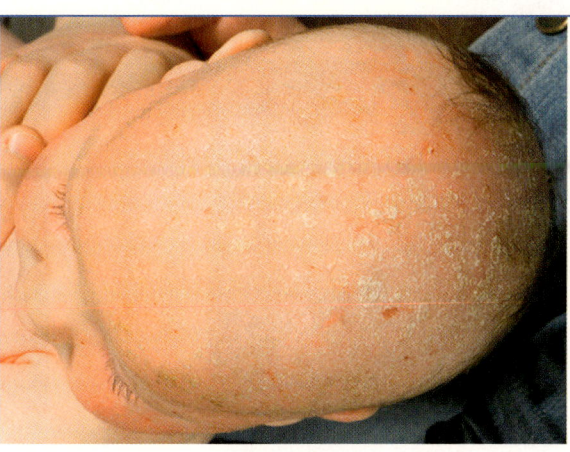

a Schuppende Erytheme (paranasal, Augenbrauen) bei einem Erwachsenen.

b Seborrhoisches Kopfekzem bei einem Säugling.

Lotionen bewährt. In den meisten Fällen sind auch ketokonazolhaltige Shampoos sehr hilfreich. Aufenthalte an der frischen Luft und in der Sonne wirken sich fast immer günstig aus.

1.8.9 Seborrhoische Säuglingsdermatitis

1.8.9 Seborrhoische Säuglingsdermatitis

▶ **Synonym.** Infantiles seborrhoisches Ekzem

◀ Synonym

Klinik: Die Symptome treten schon kurz nach Geburt auf und heilen nach einigen Monaten folgenlos wieder ab. Typisch sind fettige, fest haftende Schuppen auf gerötetem Grund an den bevorzugten Lokalisationen Nase, Stirn und Kopfmitte, die sich auch über den gesamten Kopf („Gneis", Abb. **C-1.19 a**) ausbreiten und zu scharf begrenzten Streuherden im Gesicht und am oberen Stamm führen können. Die Windelregion kann mitbefallen sein. Hier besteht die Gefahr einer Verwechslung mit der Windeldermatitis (S. 136). Mikrobielle Besiedelung, insbesondere Hefen, können einen nässenden Aspekt vermitteln. In seltenen Fällen kann bei generalisierter Verteilung das Bild der Erythrodermie entstehen (Erythrodermia desquamativa).

Klinik: Die seborrhoische Säuglingsdermatitis bevorzugt die Mittellinie (Nase, Stirn- und Kopfmitte) und die großen Körperfalten (Abb. **C-1.19**). Sie tritt meist schon innerhalb der ersten 4 Lebenswochen auf.

Therapie: Pflegerische Maßnahmen. In ausgeprägteren Fällen sollten **externe Glukokortikoide** kurzfristig eingesetzt werden (Wirkstärke I–II). Bei positivem Hefenachweis ist eine Sanierung mit **nystatinhaltigen Präparaten** indiziert.

Therapie: Kurzfristig Hydrokortisonderivate, bei Superinfektion mit Hefen Antimykotika.

1.8.10 Dyshidrotisches Ekzem

1.8.10 Dyshidrotisches Ekzem

▶ **Definition:** Dieser Begriff ist historisch, früher dachte man fälschlicherweise an eine Störung der Schweißdrüsenfunktion. Es handelt sich um akute bis subakute Hand- und Fußekzeme, die sich durch z. T. sehr ausgeprägte Bläschenbildung v. a. Fingerseitenkanten, die Handflächen und Fußsohlen auszeichnen. Der Juckreiz ist meist ausgesprochen stark. Der Verlauf chronisch bis rezidivierend.

◀ Definition

Ätiologie: Das dyshidrotische Ekzem kann toxisch, subtoxisch, allergisch oder atopisch verursacht werden. In letztem Fall stellt es dann eine Manifestation des atopischen Ekzems im Erwachsenenalter dar.

Ätiologie: Das dyshidrotische Ekzem hat vielfältige Ursachen (Tab. **C-1.10**).

Klinik: Im akuten Stadium zeigen sich multiple dicht stehende, prall gespannte und stark juckende Bläschen an Handflächen (oftmals stärker betroffen) und

Klinik: Die dyshidrotische Reaktion stellt ein typisches Reaktionsmuster der Haut an Händen und Füßen dar.

C-1.19 Seborrhoische Säuglingsdermatitis

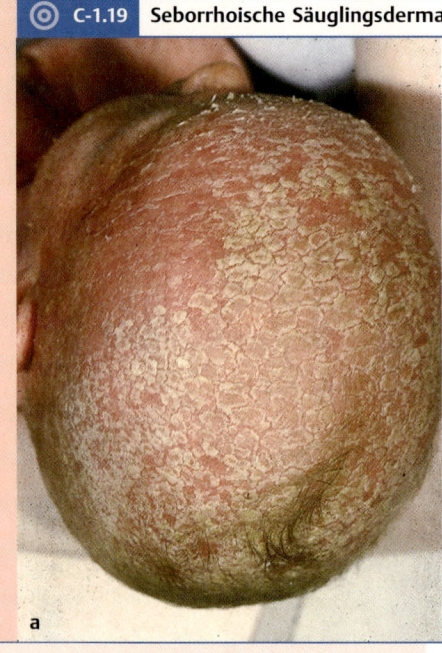
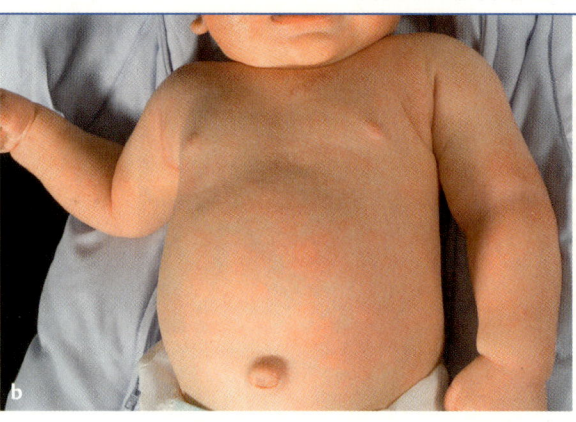

a Groblamellöse gelbliche, fettige Schuppen am gesamten Kapillitum bei einem Säugling.
b Unscharf abgrenzbare ekzematöse Herde über gesamten Stamm mit gelblich groblamellösen Schuppen.

Fußsohlen (Abb. **C-1.20**). Die sezernierte Flüssigkeit ist klar bis leicht gelblich (kein Eiter!). In ausgeprägten Fällen kommt es durch Konfluenz zu großen Blasen (Pompholyx). Eine Hyperhidrose kommt oftmals begleitend dazu und kann als Triggerfaktor für weitere Bläschen fungieren. Komplikationen entstehen, wenn sich nach dem Aufplatzen die offenen Stellen bakteriell oder mykotisch superinfizieren.

Diagnostik: Das klinische Bild ist sehr typisch und daher diagnoseweisend. Zusätzlich notwendig sind Ausschluss einer Kontaktallergie durch Epikutantestung, durch Atopiediagnostik (s. S. 114), daneben Mykologie und Hautfunktionsprüfung durch Alkaliresistenztest.

Differenzialdiagnose: Psoriasis palmoplantaris, Skabies, bullöses Pemphigoid.

Differenzialdiagnose: Zu denken ist in erster Linie an eine **Psoriasis palmoplantaris.** Hier zeigen sich eher gelb-bräunliche Pusteln, vom Charakter weniger entzündlich. Auch **Skabies**, insbesondere bei Befall der Fingerseitenkanten, **mechanisch ausgelöste Blasen** und ein **bullöses Pemphigoid**, insbesondere bei zusätzlichen Körperherden, müssen differenzialdiagnostisch berücksichtigt werden.

Therapie: Die Behandlungsmöglichkeiten reichen von lokaler oder systemischer Kortikosteroidapplikation über austrocknende Maßnahmen bis zur lokalen PUVA-Therapie.

Therapie: Bei schwerem und ausgeprägtem Befund sollte man durch eine kurzfristige Stoßtherapie mit **oralen Kortikosteroiden** versuchen, die Akutheit rasch zu mindern. Bei leichteren Formen Gabe von **externen Steroiden** (Klasse III), da die Penetration der Wirkstoffe durch die Leistenhaut insgesamt erschwert ist. Auch **lokale PUVA, Pflegemaßnahmen mit Gerbstoffen** in angepasster Form, d. h. in akutem Zustand als Hand- oder Fußbad, Gel oder Creme helfen; bei chronischem Charakter Umsteigen auf Fettcremes.

C-1.10 Ursachen des dyshidrotischen Ekzems

- allergisches Kontaktekzem
- Arzneimittelekzem
- dyshidrosiforme Mykose, Streureaktion einer Mykose (Mykid)
- Atopie

C-1.20 Dyshidrotisches Ekzem

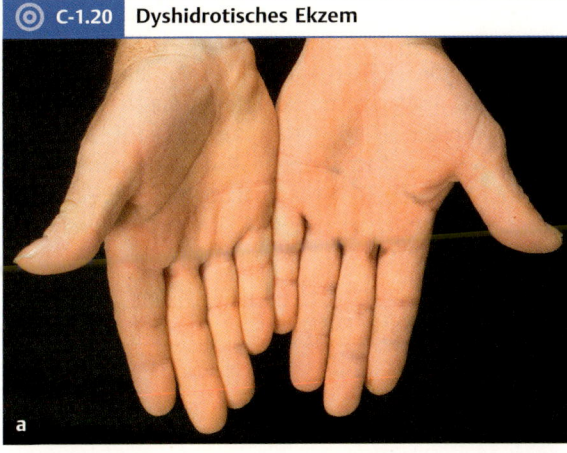

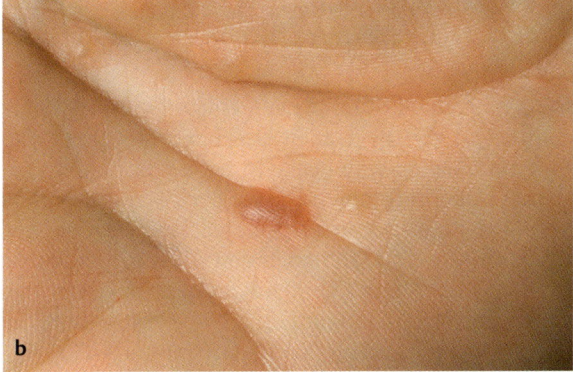

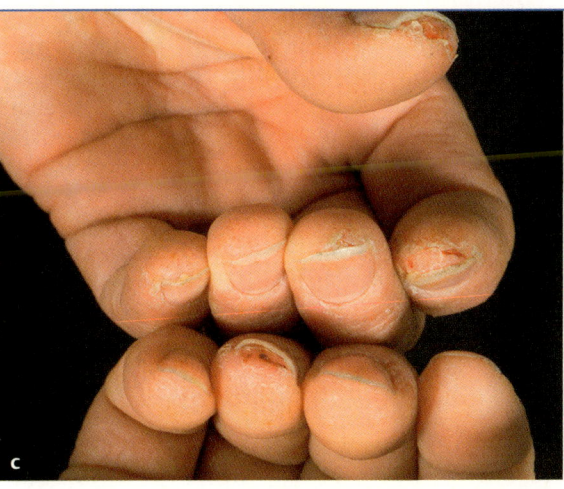

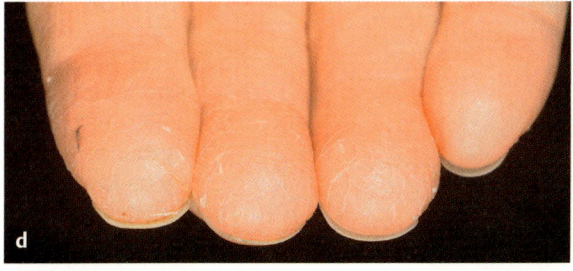

a Übersicht eines „dyshidrosiformen Ekzems", viele kleine und z. T. größere konfluierende Bläschen.
b Detailaufnahme der Handfläche mit transluzenten („sagokornartigen") und größeren konfluierenden Bläschen.

c Rhagaden und Schuppung der Fingerspitzen neben alten und frischen Bläschen.
d Dyshidrosis lamellosa sicca der Fingerspitzen (Abheilungszustand eines dyshidrosiformen Ekzems).

1.9 Arzneimittelreaktionen

▶ **Definition:** Eine **u**nerwünschte **A**rzneimittel**w**irkung (UAW) ist eine unbeabsichtigte und potenziell schädigende Reaktion auf ein Arzneimittel, das in der üblichen Dosis eingesetzt wird, die beim Menschen einem prophylaktischen, diagnostischen oder therapeutischen Zweck dient. Morphologisch führt sie zu vielfältigen Läsionen an Haut und Schleimhäuten (Edwards und Aronson 2000).

◀ Definition

Epidemiologie: Ca. 10–15 % der mit Medikamenten behandelten Patienten erleiden eine UAW, ca. 5 % der UAW's führen zur stationären Behandlung, ca. 15 % der stationären Patienten erleiden diese im Verlauf ihrer Behandlung, die Mortalität liegt bei 1–3 %.
Die Haut und die angrenzenden Schleimhäute sind als Organ in 80 % der Fälle am häufigsten betroffen; sie können aber auch im Rahmen von UAW innerer Organe mitbetroffen sein.
In Anbetracht einer immer älter werdenden Bevölkerung, einer Polypragmasie der Medikamentenversorgung sowie der Einführung neuer Therapeutika wie z. B. Zytokine, monoklonale Antikörper, ist nicht nur insgesamt von einer Zu-

Epidemiologie:
In ca. 15 % führen Medikamente zu UAW's, ca. 5 % werden deswegen stationär behandelt, 1–3 % verlaufen letal.
Haut und angrenzende Schleimhäute sind mit 80 % am häufigsten betroffen.

Betroffen sind v. a. ältere Menschen.

Makulöse, makulopapulöse Exantheme und Urtikaria sind die häufigsten kutanen UAW's.

nahme der Problematik, sondern möglicherweise auch mit bisher nicht bekannten Reaktionstypen zu rechnen.

Makulöse, makulopapulöse Exantheme und Urtikaria sind die häufigsten kutanen UAW's, wobei fast alle Medikamente solche Reaktionen hervorrufen können. Sie treten in der Regel bei weniger als 1 % der Exponierten auf; besonders häufige Reaktionen (>5 %) finden sich auf Aminopenicilline, Sulfonamide (z. B. Co-trimoxazol), kardiovaskuläre Medikamente (z. B. Enalapril), einige Antiinfektiosa (z. B. Indinavir, Nalidixinsäure), Analgetika (z. B. Naproxen), Schilddrüsenmedikamente (z. B. Thiamazol) u. a. (Tab. **C-1.11**).

C-1.11 Arzneimittelexantheme – häufigste Auslöser

1. Antibiotika	2. andere Medikamente
▪ Penicilline	▪ Kardiovaskuläre Substanzen, z. B. ACE-Hemmer
▪ Sulfonamide	▪ Antiinfektiosa
▪ Cephalosporine	▪ Analgetika (Pyrazolone, Naproxen, Barbiturate)
	▪ Schilddrüsenmedikamente

Ätiologie und Pathogenese:

Ätiologie und Pathogenese: Medikamente sind meist kleinmolekulare Substanzen (Molekulargewicht < 1000 kD), d. h. es handelt sich um inkomplette Antigene oder Haptene. Um eine immunologische Reaktion hervorzurufen, müssen sie an ein Trägermolekül (z. B. Albumin) gebunden werden. Manche reaktive Substanzen (z. B. Penicilline) können direkt an körpereigene lösliche oder zellgebundene Rezeptoren, z. B. MH**C**-Moleküle, anbinden und so eine immunologische Reaktion veranlassen. Bei vielen Medikamenten kommt es aber erst nach metabolischer Transformation zur reaktiven Bindung an ein Protein (z. B. Sulfonamide, Antiepileptika nach Metabolisierung durch Cytochrom-P-450).

Die Pathogenese der Arzneimittelexantheme ist sehr heterogen. Penicillinexantheme treten oft erst im Intervall von 8–12 Tagen auf.

Die Pathogenese von Arzneimittelreaktionen ist sehr heterogen. Bei immunologisch vermittelten Reaktionen kommt es in der Sensibilisierungsphase (dauert in der Regel 5–10 Tage) zur Bildung von spezifischen IgE-Antikörpern oder spezifischen T-Zellen, die nach einem zeitlichen Intervall von 8–12 Tagen zu klinischen Symptomen führen. Typisches Beispiel ist das makulopapulöse Exanthem auf Aminopenicilline.

Man unterscheidet heute **6 verschiedene Typen** von UAW'S (Typ A–F).
- toxisch-pharmakologisch (Typ A)
- unabhängig von der Dosis (Typ B)
- durch kumulative Dosen (Typ C)
- späte, dosisunabhängige Reaktionen (Typ D)
- Reaktionen durch Entzug des Medikaments (Typ E)
- Reaktionen durch Fehlschlagen der Therapie (Typ F)

Klassifikation: Man unterscheidet heute **6 verschiedene Typen** von unerwünschten Arzneimittelwirkungen (Typ A–F):

Typ-A-Reaktionen haben eine toxisch-pharmakologische Pathogenese. Die überwiegende Zahl der Reaktionen sind Typ A-Reaktionen. Sie sind weitgehend dosisabhängig und somit vorhersehbar (z. B. Hypokaliämie durch Diuretika).

Typ-B-Reaktionen treten unabhängig von der Dosis und dem Wirkspektrum auf, sie sind nicht vorhersehbar (ca. $1/3$ der Reaktionen). Dazu zählen alle allergischen, pseudoallergischen Intoleranz- und idiosynkratischen Reaktionen (z. B. Angioödeme nach ACE-Hemmern, Anaphylaxie nach Penicillinen, Urtikaria auf Acetylsalicylsäure etc.).

Typ-C-Reaktionen („cumulative") entstehen durch die kumulative Dosen bei langer Therapiedauer (z. B. Analgetikanephropathie).

Typ-D-Reaktionen („delayed") beziehen sich auf spät einsetzende, dosisunabhängige Reaktionen wie z. B. Karzinogenese (z. B. durch Immunsuppressiva) oder Teratogenität (z. B. durch Vitamin-A-Säure).

Typ-E-Reaktionen („end of treatment") treten durch den Entzug des Medikaments auf.

Typ-F-Reaktionen („failure") treten durch Fehlschlagen der Therapie durch ungenügende therapeutische Wirksamkeit auf.

Risikofaktoren sind: Alter, Geschlecht, HLA-Typ, Medikamentenmetabolismus, Grunderkrankungen.

Zu den **Risikofaktoren**, die das Auftreten einer UAW begünstigen, zählen Alter, Geschlecht, HLA-Typus, der Arzneimittelmetabolismus und Grunderkrankungen (renale, hepatische Einschränkungen). Bei manchen Autoimmunerkrankungen, lymphoproliferativen Erkrankungen und viralen Infekten (HIV, EBV, CMV, HHV-6) ist häufiger mit Exanthemen zu rechnen.

Klinik: Es besteht morphologisch eine sehr große Vielfalt, in der Gruppe der Exantheme stehen die makulösen und makulopapulösen im Vordergrund. Diese werden nach der Fleckgröße, der Verteilung, Ausdehnung und Dynamik beschrieben (Tab. C-1.12). Sie imitieren z. T. infektiöse Krankheiten (Masern, Scharlach, Röteln) oder eigenständige Krankheitsbilder wie das Erythema exsudativum multiforme, das Erythema nodosum oder den Lupus erythematodes. Insgesamt können UAW auf Arzneimittel jedes andere Organ (einzelne oder mehrere) mit einbeziehen. Die Morphologie kann typisch sein oder von vornherein mehrere Differenzialdiagnosen zulassen.

Klinik: Makulöse und makulopapulöse Formen stehen im Vordergrund.
Exantheme imitieren eigenständige Erkrankungen, z. B. Kinderkrankheiten.
Jedes Organ kann mitbetroffen sein.

Diagnostik: Im Vordergrund steht die ausführliche, oft detektivische **Anamnese**. Zu erfassen sind:
- alle infrage kommenden Medikamente;
- potenzielle andere Auslöser (Nahrungsmittel/Additiva, körperliche Anstrengung, psychische Belastungssituationen);
- bakterielle oder virale Grunderkrankungen.
- Die Testungen werden nach Abheilung der Hautveränderungen, frühestens nach ca. 3 Wochen, am besten innerhalb von 6 Monaten üblicherweise am Rücken durchgeführt.

Diagnostik: Ausführliche Anamnese, Begleitumstände beachten.

Danach erfolgt die **Testung** der wahrscheinlichsten Medikamente mit allen Inhaltsstoffen (Wirkstoffe, Farb- und Konservierungsstoffe). Je nach Reaktionstyp und klinisch berichtetem Verlauf werden Prick-, Scratch- oder Intrakutan- und auch Epikutantestungen (S. 112) durchgeführt. Die Sensitivität der Epikutantestung erreicht dabei nicht die Qualität der Diagnostik von Kontaktallergenen beim allergischen Kontaktekzem.
Allgemein gilt, dass bei lege artis durchgeführten Testverfahren positive Reaktionen eine diagnostische Aussage haben; negative Tests, mit Ausnahme der Provokation, sind hingegen wenig aussagekräftig.

Es erfolgt eine **Testung** der verdächtigen Medikamente inklusive der Inhaltsstoffe. Die Hauttestungen werden frühestens 3 Wochen nach Abklingen der Hautveränderungen durchgeführt.
Die Auswahl der Testmethode richtet sich nach dem klinischen Reaktionstyp und dem vermuteten Pathomechanismus.

▶ **Cave:** Hauttestungen sind immer auch Provokationstestungen! Es besteht das Risiko einer anaphylaktischen Reaktion. Nach Möglichkeit sollte deswegen immer eine Prick- oder Intrakutantestung ergänzend durchgeführt werden, um Soforttypreaktionen auszuschließen.

◀ Cave

Die **In-vitro-Diagnostik** von Arzneimittelunverträglichkeiten bietet nur ein geringes Spektrum an. Antigene der meisten Arzneimittel sind nicht bekannt, selten bilden sich spezifische IgE-Antikörper. Bestimmbar sind Antikörper von Penicillinen, ACTH, Insulin, Tetanus und Formaldehyd. Ein negatives Ergebnis schließt eine Sensibilisierung nicht aus. Der Nachweis arzneispezifischer IgG-AK ist oft ohne pathogenetische Bedeutung. Er spielt nur bei Typ-II- und III-Reaktionen eine Rolle, die insgesamt selten sind.

Nur wenige Substanzen können mit **In-vitro-Verfahren** überprüft werden.

Andere Testverfahren wie der Lymphozytentransformationstest (LTT) sind nur eingeschränkt durchführ- und verwertbar. Ihre Sensitivität und Spezifität sind weiter Gegenstand wissenschaftlicher Forschung. Falsch negative Resultate sind nicht selten.
Eine eindeutige Zuordnung zu einer der 4 bekannten immunpathologischen Reaktionsformen ist nicht möglich. Der „goldene Standard" der Arzneimittelprüfung ist nach wie vor die Reexposition, d. h. der orale Provokationstest.

Neuere Verfahren wie der LTT sind nur eingeschränkt aussagekräftig. Die Reexposition z. B. im oralen Provokationstest stellt weiterhin den Goldstandard dar.

Therapie: Das vermutete auslösende Medikament sollte umgehend **abgesetzt** werden. In seltenen Fällen mit geringfügigen Symptomen und vitaler Indikation für das Medikament kann es erforderlich sein, das Medikament langsam auszuschleichen oder die Therapie unter entsprechenden Kautelen fortzusetzen.
Eine symptomatische Therapie mit **topischen Kortikosteroiden**, **oralen Antihistaminika** und/oder **systemischen Kortikosteroiden** ist bei leichten bis mäßigen Hautsymptomen bzw. Juckreiz indiziert. Eine **lokale antipruriginöse Behandlung** stellen z. B. Menthol (1%ig)- oder Polidocanol (5%ig)-haltige Präparate oder Zinkschüttelmixtur (Lotio alba) dar.
Bei ausgeprägtem Haut- und Schleimhautbefall sollten in jedem Fall **Kortikosteroide oral** oder **i. v.** verabreicht werden.

Therapie: Verdächtige Medikamente umgehend absetzen, symptomatische Therapie mit lokalen Kortikosteroiden, ggf. noch zusätzlich Antihistaminika.

Anaphylaktische Reaktionen werden entsprechend den Richtlinien der Notfallbehandlung therapiert.

≡ C-1.12

Durch Ausstellen eines vorläufigen Allergiepasses werden die verdächtigen oder nachgewiesenen Auslöser dokumentiert und sind künftig strikt zu meiden. Anaphylaktische Reaktionen müssen sofort entsprechend den geltenden Richtlinien der Notfallbehandlung behandelt werden (S. 125).

≡ C-1.12 Arzneimittelexantheme – morphologische Vielfalt

- skarlatiniform, morbilliform, rubeoliform
- makulopapulös, makulourtikariell
- erythematovesikulös, -bullös, -hämorrhagisch
- akneiform, nodös, lichenoid
- fixes Arzneiexanthem
- progressive Pigmentpurpura u. a.

1.9.1 Ampicillin-Exanthem

▶ **Definition**

▶ **Definition:** Häufigstes, stammbetontes makulo-papulöses Exanthem, das nach einer charakteristischen Latenzzeit von ca. 7 – 10 Tagen bei ca. 10 % der mit Ampicillin Behandelten auftritt.

Ätiologie: Eine nicht allergische Genese ist wahrscheinlich. Eine Ampicillin-Therapie bei infektiöser Mononukleose führt in nahezu 100 % der Fälle zum Ampicillin-Exanthem. Das Ampicillinexanthem ist **keine Allergie.**

Ätiologie: Bei dem Ampicillin-Exanthem handelt es sich wahrscheinlich nicht um eine Allergie, sondern um eine unspezifische B-Zell-Stimulierung im Sinne eines toxischen Effekts durch das Zusammenwirken von Infekt und Medikament. Bei der infektiösen Mononukleose ist in nahezu 100 % mit dem Auftreten eines Ampicillinexanthems zu rechnen (pathognomonisch). Dies bedeutet allerdings nicht, dass Ampicillin zu einem späteren Zeitpunkt bei einer anderen Erkrankung nicht gegeben werden dürfte (es besteht **keine** Penicillinallergie!).

◉ C-1.21 Kleinfleckiges Ampicillin-Exanthem

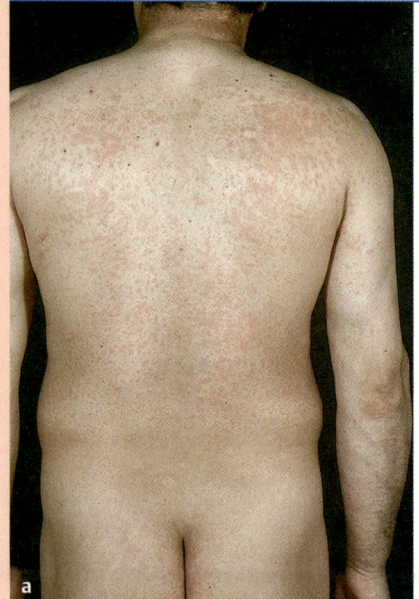
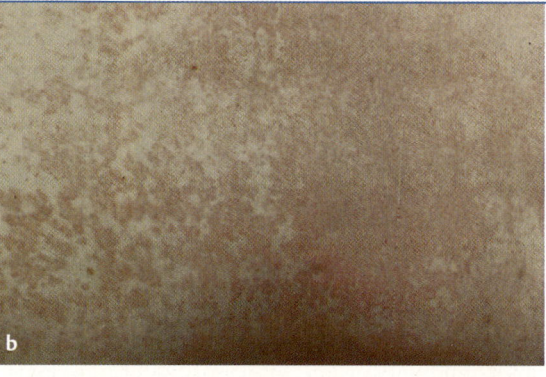
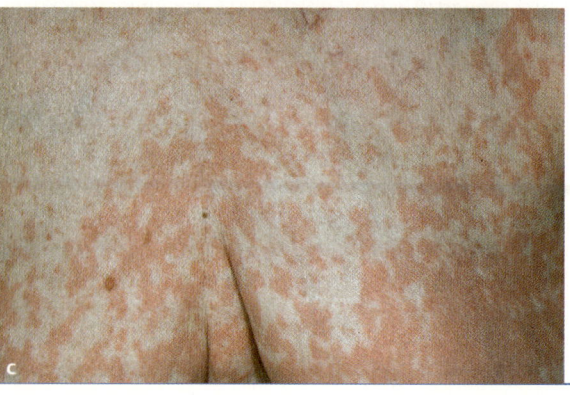

a Übersichtsbild mit auffallender Stammbetonung.
b Detail.
c Makulo-papulöses Exanthem am Dekolleté.

Klinik: Es handelt sich um ein kleinfleckig makulöses Exanthem, das in der Regel stammbetont und unter Aussparung des Gesichts nach einer Latenz von 7–10 Tagen auftritt. Juckreiz ist meist nur mäßig vorhanden.
Therapie: Als juckreizstillende Maßnahme können z. B. Menthol (1%ig)-, Polidocanol (5%ig)-haltige Präparate oder Zinkschüttelmixtur (Lotio alba) eingesetzt werden; bei stärkerer Ausprägung externe Steroide (Klasse II). Bei frühzeitigem Erkennen des Exanthems genügt in der Regel schon das Absetzen des Medikaments; die Rückbildung erfolgt auch ohne weiteres Zutun innerhalb von 1–2 Wochen.

Klinik: Das Ampicillin-Exanthem ist makulopapulös (Abb. **C-1.21**). Charakteristisch ist das Auftreten 7–10 Tage nach Ersteinnahme.

Therapie: Das Absetzen des Medikaments genügt meist. Eventuell zusätzlich juckreizstillende Maßnahmen.

▶ **Merke.** Da bei Patienten mit einer Epstein-Barr-Virus-Infektion die Gabe von Ampicillin in nahezu 100% zum Auftreten eines Exanthems führt, ist es bei diesem Krankheitsbild kontraindiziert. Zu berücksichtigen ist, dass trotz Absetzen des auslösenden Medikaments das klinische Bild sich vorübergehend erst noch verschlimmern kann, bevor es selbstlimitiert zum Stillstand kommt. Interne Steroide sind entbehrlich.

◀ Merke

1.9.2 Purpura chronica progressiva

1.9.2 Purpura chronica progressiva

▶ **Synonym.** Progressive Pigmentpurpura, Adalinpurpura, M. Schamberg

◀ Synonym

▶ **Definition:** Unter diesem Begriff wird eine Gruppe von Krankheiten mit gemeinsamen klinisch-morphologischen, mikro- und makroskopischen Eigenschaften zusammengefasst. Feinste Punktblutungen mit sekundärer Hämosiderose kennzeichnen diese schubweise auftretende Dermatose.

◀ Definition

Ätiologie und Pathogenese sind letztlich unbekannt. Diskutiert werden sedierend wirkende Substanzen (Carbamide, Benzodiazepine, Barbiturate), Analgetika (Paracetamol, ASS) und Antiepileptika (Carbamazepin). Früher war Adalin die Hauptursache, deshalb auch die Bezeichnung „Adalinpurpura". Als weitere Auslöser kommen Nahrungsmittel (u. a. chininhaltige) oder Kontaktstoffe (Textilappreturen) in Betracht. Oft bleibt die Genese aber unklar.
Klinik: Betroffen sind überwiegend Männer. Vorwiegend an den Beinen zeigen sich umschriebene stecknadelkopf- bis zu mehreren Zentimetern große Einzelherde, die zunächst durch punktförmige Einblutungen hellrot erscheinen und im weiteren Verlauf durch Hämosiderinablagerungen ockergelb bis dunkelbraun erscheinen (Abb. C-1.22). Die Herde sind unterschiedlich scharf begrenzt. Das fleckig gestreute Aussehen vermittelt einen cayennepfefferartigen Aspekt.
Diagnostik und Differenzialdiagnose: Aufgrund des **klinischen Bildes** ist die Diagnose prima vista leicht zu stellen. Unter dem Druck des Glasspatels lassen sich Einblutungen nicht wegdrücken. Der **Epikutantest** zeigt nur in ca. 25% der Fälle positive Ergebnisse. Differenzialdiagnostisch muss an andere Purpura-Formen gedacht werden, v. a. an eine Gerinnungsstörung, Vaskulitis, Bindegewebsschäden oder ein idiopathisches Erscheinungsbild. Eine Purpura bei chronisch venöser Insuffizienz (Purpura jaune d'ocre) sollte phlebologisch abgeklärt werden.
Histopathologie: Es zeigen sich perivaskulär lymphohistiozytäre Infiltrate im oberen Corium ein Papillarkörperödem mit Endothelschwellung mit diskreter Extravasation von Erythrozyten und Hämosiderinablagerungen im oberen Corium.
Therapie: Im Vordergrund steht nach Möglichkeit die Ermittlung und **Elimination des auslösenden Agens**. Dieses ist oft nur in begrenztem Umfang möglich. Oft dauert es Wochen bis zur definitiven Abheilung. Eine zufällige erneute Gabe des Auslösers führt zu einem Schub, der wochenlang andauern kann. Bei starker Ausdehnung mit Ausbreitung auf den Stamm ggf. **PUVA-Therapie**. Bei Lokalisation an den Beinen Kompressionsbehandlung mit Pütter-Verbänden, **lokal**

Ätiologie: Häufigste Auslöser sind (bromhaltige) Sedativa.

Klinik: Feinste Punktblutungen mit sekundärer Hämosiderose ergeben das charakteristische rostbraune Kolorit der progressiven Pigmentpurpura (Abb. **C-1.22**).

Diagnostik und Differenzialdiagnose: Die morphologische Diagnose fällt leicht, muss aber von Gerinnungsstörung, Bindegewebsschwäche, Stauungsdermatitis abgegrenzt werden. Der Epikutantest ist von begrenzter Aussagekraft.

Therapie: Auslösendes Agens eliminieren. Die Abheilung dauert oft Wochen, Schübe sind möglich.
Bei starker Ausdehnung PUVA; an den Beinen Kompressionstherapie, lokale Kortikosteroide.

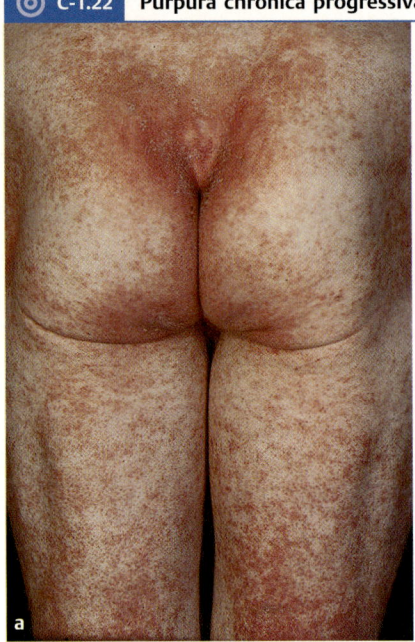
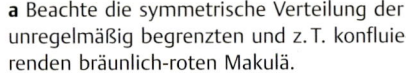
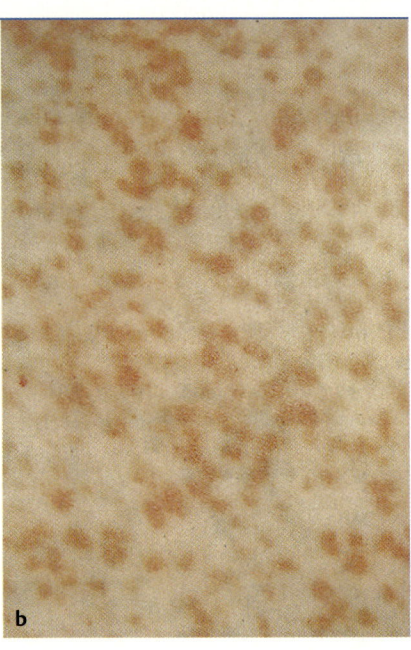

C-1.22 Purpura chronica progressiva

a Beachte die symmetrische Verteilung der unregelmäßig begrenzten und z. T. konfluierenden bräunlich-roten Makulä.

b Stecknadelkopfgroße Effloreszenzen mit typischem rostbraunem Kolorit (Detail).

schwach wirksame Kortikosteroide (Klasse I-II) und blande Therapie mit z. B. harnstoffhaltigen Präparaten.

1.9.3 Erythema nodosum

▶ **Synonym.** Erythema contusiforme, Knotenrose

▶ **Definition:** Polyätiologisches Krankheitsbild, das ein typisches klinisches Bild mit symmetrisch verteilten, schmerzhaften, tastbaren Knoten über den Streckseiten der Unterschenkel zeigt. Oft auch Arthralgien und leichte Allgemeinsymptome.

Epidemiologie und Ätiologie: Frauen sind in der Regel 3- bis 5-mal häufiger betroffen als Männer. Hauptmanifestationsalter ist zwischen dem 15.–30. Lebensjahr. Eine Vielzahl von Faktoren kommen als Auslöser in Betracht:
- Infektionen mit Bakterien (Streptokokken, Meningokokken, Mykobakterien, Yersinien, Chlamydien etc.), Pilzen (Kokzidoidomykose, Histoplasmose, Blastomykose, Sporotrichose), Protozoen (Toxoplasmose) und Viren (Herpesgruppe, Hepatitisviren).
- Eine Sarkoidose ist in ca. $1/3$ der Fälle mit einem Erythema nodosum assoziiert, insbesondere beim Löfgren-Syndrom (beidseitige Hiluslymphome, Erythema nodosum, flüchtige Polyarthritis).
- Maligne Erkrankungen: M. Hodgkin, Leukämien, manche Karzinome.
- Chronisch entzündliche Erkrankungen: M. Behçet, Colitis ulcerosa, M. Crohn, M. Reiter.
- Medikamente, z. B. Sulfonamide, Pyrazolone und Östrogene (seltener).

Klinik: Prodromalerscheinungen sind für einige Tage Fieber, Gelenkbeschwerden und seltener gastrointestinale Beschwerden. Danach treten akut symmetrisch meist an den Unterschenkelstreckseiten lokalisiert subkutane, sehr druck-

schmerzhafte hochrote, unscharf begrenzte Knoten auf. Diese sind von teigiger Konsistenz, die darüber liegende Epidermis ist gestrafft und glänzend. In selteneren Fällen treten die Knoten auch an Oberschenkel und Unterarmstreckseiten auf.
Die Restitutio ad integrum erfolgt innerhalb von Tagen bis wenigen Wochen.
Diagnostik: Bestimmung von Entzündungsparametern (BSG, CRP, Diff-BB.). Eine genaue Anamnese und die Kenntnis der Medikamente und Grundkrankheiten sind dringend erforderlich; bei entsprechendem Verdacht zusätzlich Röntgenuntersuchung des Thorax (bihiliäre Lymphadenopathie bei Löfgren-Syndrom).

schmerzhafte, subkutan gelegene Knoten v. a. an Unterschenkeln.

Restitutio ad integrum in wenigen Tagen.
Diagnostik: Anamnese, Blutbild, Entzündungsparameter, Suche nach der Grunderkrankung.

C-1.23 Erythema nodosum

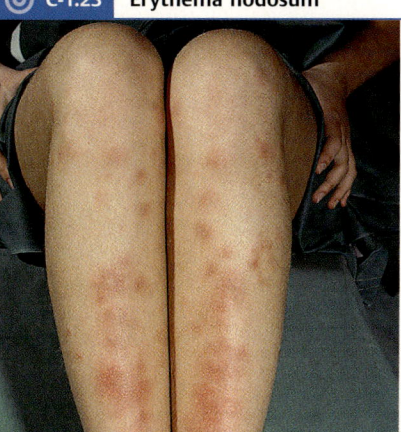

Druckschmerzhafte, infiltrierte Knoten über den Unterschenkelstreckseiten.

C-1.23

Histopathologie: In der Subkutis Zeichen einer akuten Pannikulitis mit entzündlichen Infiltraten entlang der bindegewebigen Fettgewebssepten. Charakteristisch sind septale histiozytäre Granulome mit vielkernigen Riesenzellen in radiärer Anordnung um eine zentrale Lücke (Miescher-Radiärknötchen).
Differenzialdiagnose: In erster Linie Sweet-Syndrom (Herde wirken hier meist sukkulenter, nodöse Erytheme (z. B. noduläre Pannikulitis bei Pankreaserkrankung), kutane Periarteriitis nodosa, Erythema induratum und Sarkoidose.
Therapie: Bettruhe, feuchte Umschläge und **entzündungshemmende Lokaltherapie** sowie **nichtsteroidale Antiphlogistika** (z. B. Diclofenac, Indometacin) sind in der symptomatischen Therapie ausreichend. Bei starker lokaler Schmerzhaftigkeit der Läsionen potente **lokale Kortikosteroide**; bei starken Allgemeinerscheinungen kurzfristig auch **interne Kortikosteroide**. Diese können den Verlauf erheblich verkürzen, dürfen aber nur gegeben werden, wenn eine infektiologische Genese ausgeschlossen bzw. gleichzeitig mitbehandelt wird. Immer Behandlung der zugrunde liegenden Grunderkrankungen!

Histopathologie: Pannikulitis und Vaskulitis (Phlebitis).

Differenzialdiagnose: Sweet-Syndrom, Periarteriitis nodosa und noduläre Pannikulitis sind auszuschließen.

Therapie: Symptomatische Therapie mit Bettruhe und nicht steroidalen Antiphlogistika; bei starken Beschwerden Kortikosteroidstoßtherapie.
Immer Mitbehandlung einer infektiologischen Ursache oder Grunderkrankung.

1.9.4 Fixes Arzneimittelexanthem

▶ **Definition:** Das fixe Arzneimittelexanthem ist durch seine typische Klinik mit einem oder mehreren scharf begrenzten livid-erythematösen, z. T. ödematösen Läsionen pathognomonisch. Die Herde pigmentieren nach Abheilung und rezidivieren an gleicher Stelle nach erneuter Zufuhr des auslösenden Agens.

Ätiologie und Pathogenese: Fixe toxische Exantheme können durch eine Vielzahl von Medikamenten (Sulfonamide, Tetrazykline, Pyrazolon- und Phenazonderivate, Barbiturate, Carbamazepin und Acetylsalicylsäure) ausgelöst werden. Pathogenetisch ist aufgrund von Hauttestergebnissen und histologischen Untersuchungen eine T-Zell-vermittelte Reaktion mit Nachweis von $CD8^+$-T-Zellen in aktiven Herden wahrscheinlich.

Klinik: Initial kommt es oft in Gelenknähe oder an Schleimhäuten (v. a. orale Mukosa, Genitalbereich) zum Auftreten solitärer, münzgroßer, scharf begrenzter, livid-roter, z. T. auch ödematöser Herde. Diese können zentral eine Vesikel oder Bulla aufweisen. Brennen und Pruritus sind nur mäßig ausgeprägt. Die Abheilung erfolgt unter Zurücklassung einer bräunlichen Hyperpigmentierung, die jahrelang persistieren kann (Abb. **C-1.24**). Nach erneuter Zufuhr des auslösenden Medikaments kommt es typischerweise innerhalb weniger Stunden zu Rezidiven an gleicher („fixer") Lokalisation. In größeren Herden finden sich oft auch helle Inseln normaler oder wenig betroffener Haut.

C-1.24 Fixes Arzneimittelexanthem

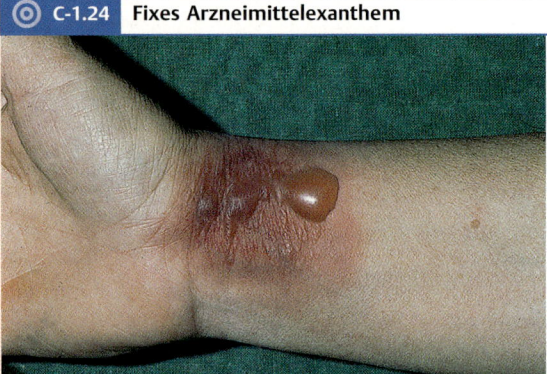
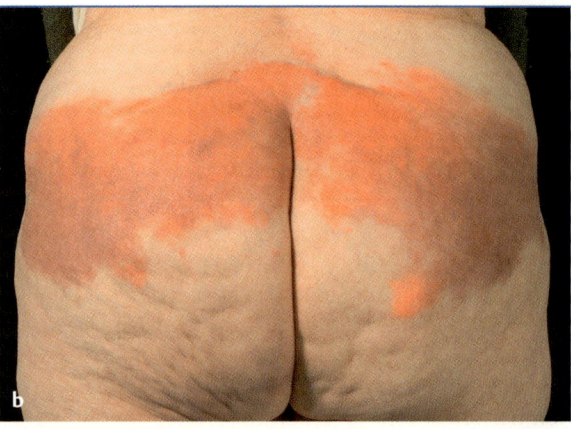
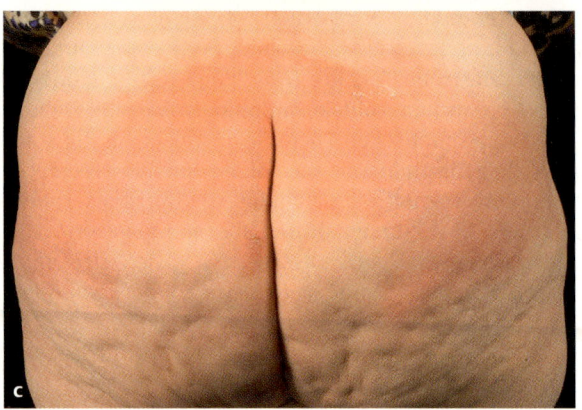

a Fixes, bullöses Arzneimittelexanthem am Handgelenk nach Butazolidin. Die umschriebene, scharf begrenzte und schmerzhafte Rötung tritt jeweils wenige Stunden nach Einnahme des Medikamentes auf und persistiert 2 bis 3 Wochen. Am 2. oder 3. Tag können sich pralle, sterile Blasen ausbilden. Die Abheilung erfolgt mit einer post-eruptiven Pigmentierung, die noch von der letzten, etwas kleineren Eruption stammt.
b Scharf begrenztes, flächiges, bräunlich-rotes fixes toxisches Exanthem am Gesäß in akuter Phase.
c nach Abheilung.

Diagnostik: Aufgrund der pathognomonischen Morphe ist die Diagnose relativ einfach. Die Epikutantestung des Medikaments erfolgt im jeweiligen Herd (nach Abheilung). Im positiven Fall kommt es dort zur Aufflammreaktion.

Therapie: Im Vordergrund steht die konsequente Meidung des Auslösers. Bei Bedarf können lokale Kortikosteroide eingesetzt werden, um die Abheilung zu beschleunigen.

1.9.5 Erythema exsudativum multiforme

▶ **Synonym.** Erythema multiforme, Kokarden-Erythem

▶ **Definition:** Akute, selbstlimitierte Entzündungsreaktion im oberen Corium mit Ausbildung typischer kokardenförmiger Läsionen. Man unterscheidet eine Minor- und eine Majorform.

Ätiologie und Pathogenese: Unter der sog. Minorform des Erythema exsudativum multiforme (EEM) versteht man ein makulopapulöses Exanthem mit typischer kokardenförmiger Läsion („Target lesions"). Selten kommt eine geringfügige Cheilitis dazu. Ätiologisch liegen häufig Infektionskrankheiten, insbesondere Herpes-simplex-Infektionen zugrunde, die zur Ablagerung von DNA und Proteinen der Herpes-simplex-Viren sowie von IgG-AK in den Läsionen führen.. Fast alle rezidivierenden EEM sind postherpetisch. Als weitere Auslöser kommen Infekte (Streptokokken, Mykoplasmen) und Arzneimittel (Sulfonamide, Pyrazolone, Hydantoin), selten Paraneoplasien infrage. Ein guter Teil bleibt ätiologisch unklar.

Klinik: Variable Prodromi mit Symptomen eines banalen Infekts gehen voraus. Die typischen Einzeleffloreszenzen mit zwei bis drei konzentrisch aufgebauten Ringen mit zentraler Papel oder Blase schießen dann sehr rasch auf (Abb. **C-1.25**). Eine Konfluenz der Einzelherde ist möglich. Je nach Schwere unterscheidet man eine **Minorform**, bei der es bevorzugt an Handrücken und Streckseiten der Arme zu den typischen Läsionen kommt; oft rezidivieren sie in Frühjahr und Herbst. Bei der **Majorform** tritt zusätzlich eine deutliche Beeinträchtigung des Allgemeinzustandes ein und es bestehen ausgeprägte Schleimhauterosionen. Die schwerste Verlaufsform stellt das **Stevens-Johnson-Syndrom** (SJS) dar, bei dem die Schleimhäute von Mund, Augen und Genitale schwer betroffen sind. Grundsätzlich besteht die Gefahr der narbigen Synechienbildung. Der Schleimhautbefall ist hier verlaufsbestimmend, Komplikationen entstehen oft durch Sekundärinfektionen.

Diagnostik und Differenzialdiagnose: Die Diagnose kann prima vista bei Auftreten der typischen Kokardenelemente gestellt werden (Blickdiagnose). In der direkten Immunfluoreszenz (DIF) zeigen sich Ablagerungen von IgM-AK, C3-Komplement und Fibrin an den Gefäßwänden. Stehen die Schleimhautveränderungen im Vordergrund, müssen Pemphigus vulgaris, bullöses Pemphigoid, Lichen ruber mucosae, Gingivostomatitis herpetica, die polymorphe Lichtdermatosen und Sweet-Syndrom (Neutrophilie) ausgeschlossen werden. Hauttestungen sind nicht zielführend, da Immunkomplexreaktionen damit nicht erfasst werden. Keine diagnostischen Reexpositionen!

Histopathologie: Nekrotische Keratinozyten, vakuoläre Degeneration der Basalzellen, Papillarkörperödem, subepidermale Blasenbildung, perivaskuläre Rundzellinfiltrate mit Beimengung von neutrophilen und eosinophilen Granulozyten.

Therapie: Nach Absetzen der verdächtigen Medikamente reicht bei leichtem Befall eine lokale Behandlung mit schwachen Kortikosteroid-Lotionen/-Cremes aus. Bei ausgeprägtem Befall intern Glukokortikoide (1–2 mg/kg KG Prednisolon-Äquivalent), lokal desinfizierende Lösungen, feuchte Umschläge, Mundspüllösungen (Kamillosan, Bepanthen), ophthalmologisches Konsil (Gefahr der Symblepharonbildung), breiige Kost und Verhinderung von Sekundärinfektionen (Candida, Staphylokokken).

Therapie Konsequente Meidung des Auslösers; bei Bedarf lokale Kortikosteroide.

◀ **Synonym**

◀ **Definition**

Ätiologie und Pathogenese: Die Erkrankung tritt häufig auf nach Infektionskrankheiten v. a. nach Herpes-simplex-Infektionen, aber auch nach Infektionen durch Streptokokken und Mykoplasmen. Arzneistoffe können Auslöser sein, selten auch Paraneoplasien.

Klinik: Prodromi sind Symptome eines banalen Infekts, danach rasches Auftreten konzentrisch aufgebauter Ringe mit zentraler Papel/Blase (Kokarden) (Abb. **C-1.25**).
Bei der **Majorform** kommt es auch zu Allgemeinsymptomen mit Schleimhautbefall. Die schwerste Verlausform stellt das **Stevens-Johnson-Syndrom** (SJS) dar. Komplikationen entstehen durch Sekundärinfektionen.

Diagnostik und Differenzialdiagnose:
Die kokardenartigen Läsionen erlauben eine Blickdiagnose. Bei Schleimhautbefall müssen Pemphigus vulgaris, bullöses Pemphigoid, Lichen ruber mucosae, Gingivostomatitis herpetica, polymorphe Lichtdermatose und Sweet-Syndrom ausgeschlossen werden.

Histopathologie: Subepidermale Blasenbildung mit perivaskulären Rundzellinfiltraten mit Neutrophilen und Eosinophilen.

Therapie: Absetzen der verdächtigen Medikamente, lokale Behandlung mit Desinfizienzien und Kortikosteroiden. Bei starkem Befall interne Glukokortikoide. Gefahr der Symblepharonbildung (ophthalmologisches Konsil!).

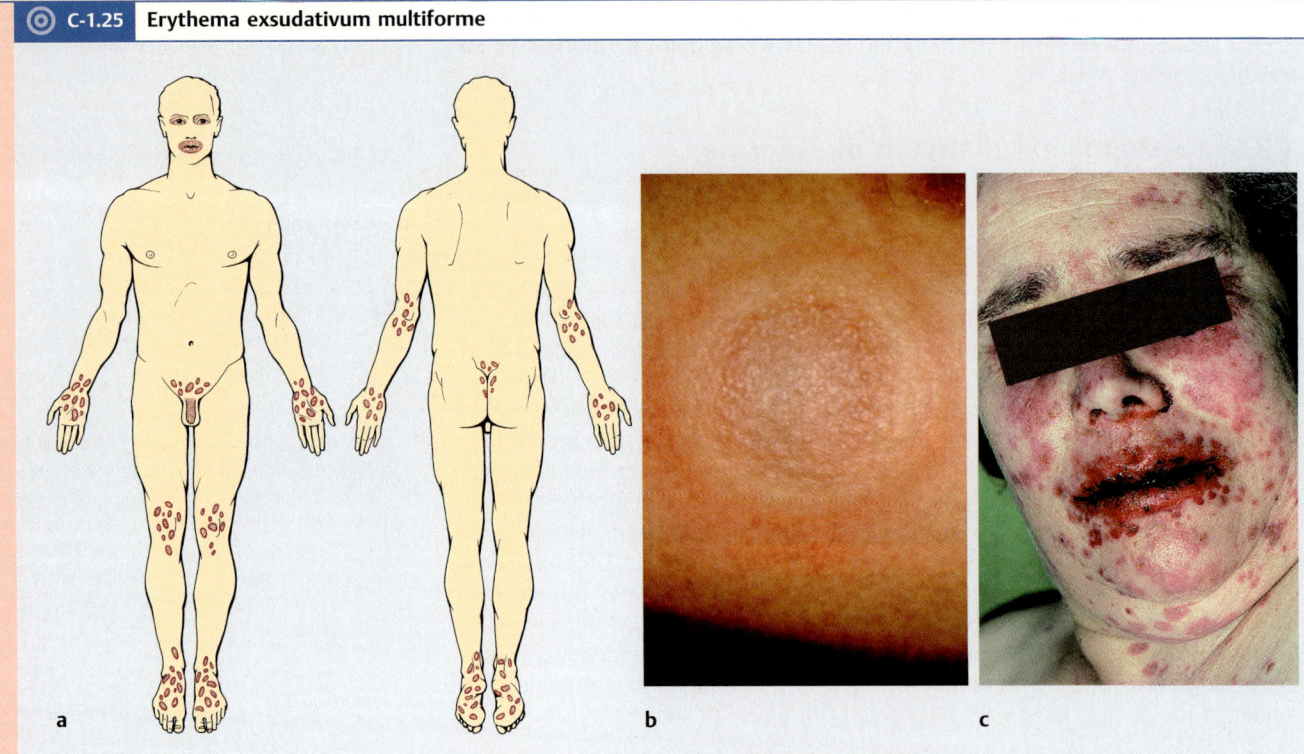

C-1.25 Erythema exsudativum multiforme

a Bevorzugte Lokalisation des Erythema exsudativum multiforme.
b Kokardenförmige Effloreszenzen mit zentraler Blasenbildung.
c Stevens-Johnson-Syndrom. Erytheme, Blasen und Erosionen, besonders in der Mund- und Augenumgebung. Hämorrhagische Stomatitis.

1.9.6 Toxische Epidermale Nekrolyse (TEN)

▶ **Synonym.** Epidermolysis acuta toxica, Lyell-Syndrom

▶ **Definition:** Schweres, akut auftretendes Krankheitsbild mit generalisierter Ablösung der Epidermis und des Schleimhautepithels und vitaler Gefährdung (Letalität ca. 30 %).

Ätiologie und Pathogenese: Die TEN ist eine sehr seltene Arzneimittelnebenwirkung. Frauen mittleren und höheren Alters und HIV-positive jüngere Männer sind häufiger betroffen. Unter den auslösenden Medikamenten stehen Sulfonamide, Antikonvulsiva und NSAID an erster Stelle. Sie induzieren in Kombination mit Infekten oder Malignomen dieses schwere Krankheitsbild. Typisch ist eine Auslösung bei Hirntumoren nach Bestrahlung und Phenytoin-Einnahme bzw. bei HIV-Infizierten mit multiplen Medikamenten. Die Pathogenese ist noch nicht eindeutig geklärt. In der Diskussion stehen zytotoxische $CD8^+$-T-Lymphozyten und die durch FAS-Liganden vermittelte Apoptose der Keratinozyten (programmierter Zelluntergang).

Klinik: Meist besteht nur eine kurze Prodromalphase von 1–2 Tagen. Ein charakteristisches Frühsymptom ist die schmerzhafte Haut. Danach bilden sich rötlich-livide Erytheme, in denen die Epidermis weißlich nekrotisch wird (EEM-artig) und sich in großen Fetzen und Flächen ablöst. Das Nikolski-Phänomen (S. 381) ist positiv. Schleimhautbefall der Lippen, des Mundraums und der Konjunktiven sowie der Anal- und Genitalschleimhaut treten in 85–95 % der Patienten auf. Die Erosionen sind hämorrhagisch verkrustet und bluten leicht. Insgesamt entsteht das Bild einer großflächigen, schweren Verbrennung. Die

Ablösung von Fingernägeln und der Verlust der Haare sind möglich. Regelmäßig bestehen hohes Fieber und ein schweres Krankheitsgefühl mit Elektrolyt-Entgleisung, Eiweißverlust, Leukozytose und Transaminasenerhöhung.
Histopathologie: Entspricht dem EM. Ausgeprägte epidermale Nekrose mit basaler Spaltbildung und Ablösung der gesamten Epidermis; dabei nur wenig oder kein entzündliches Infiltrat.

Nikolski-Zeichen ist positiv. Meist kommt es zu Schleimhautbefall, Nagel- und Haarverlust.

C-1.26 Toxische Epidermale Nekrolyse

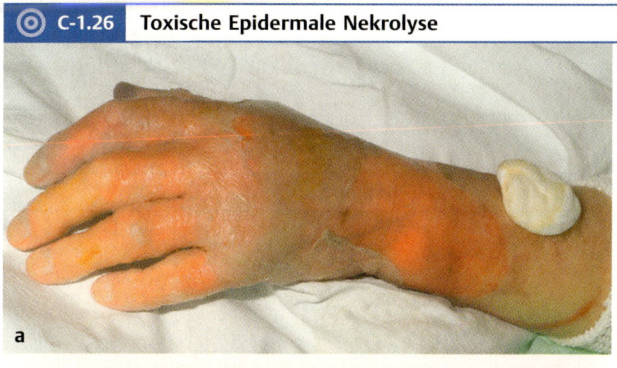
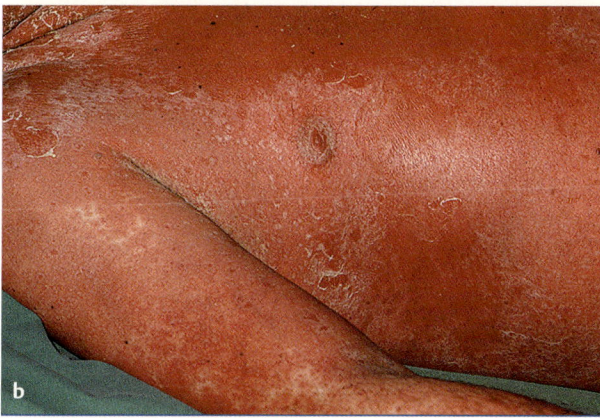

a + **b** Syndrom der „verbrühten Haut" mit großflächiger Ablösung der Epidermis.

Diagnostik: Das typische klinische Bild der **„verbrühten Haut"**, der **fulminante Verlauf** und das **schwere Krankheitsgefühl** verbunden mit dem einprägsamen histologischen Befund der „Nekrose der gesamten Epidermis" sichern die Diagnose.

Diagnostik: Klinisches Bild, schweres Krankheitsgefühl und histologisches Bild sichern die Diagnose.

Differenzialdiagnose: Differenzialdiagnostisch muss vor allem ein staphylogenes Lyell-Syndrom (staphylococcal scalded skin syndrome, Dermatitis exfoliativa neonatorum Ritter) ausgeschlossen werden. Dieses kommt v. a. bei Kleinkindern und immunsupprimierten älteren Menschen vor, zeigt eine großflächige Blasenbildung, meist ohne Schleimhautbeteiligung. Histopathologisch liegt die Spaltebene subkorneal, die epidermale Nekrosezone fehlt. Es spricht sehr gut auf Antibiotika an. EEM-artige Exantheme, disseminierte fixe Arzneimittelexantheme und bullöse Dermatosen anderer Genese müssen ebenfalls erwogen werden.

Differenzialdiagnose: Wichtigste Differenzialdiagnose ist das staphylogene Lyell-Syndrom (SSSS, v. a. bei Neugeborenen und Immunsupprimierten); schwere Formen des EEM (Stevens-Johnson-Syndrom), fixe Arzneimittelexantheme und bullöse Dermatosen sind möglich. Histopathologisch liegt die Spaltebene subkorneal, die epidermale Nekrosezone fehlt.

Therapie: Das Erkennen und Ausschalten des Auslösers steht im Vordergrund (Medikamentenanamnese!). Sonst gelten die Therapieregeln wie bei Verbrennungspatienten: Intensivmedizinische Maßnahmen in Form von Behandlung des Flüssigkeits-, Eiweiß-, Elektrolytverlusts, Herz-Kreislauf-Überwachung, strenge Infektionsprophylaxe. Wichtig ist das frühzeitige Durchführen bakteriologischer Abstriche und Infektionsprophylaxe mit penicillinasefesten Penicillinen. Die hochdosierte Gabe von Kortikosteroiden ist umstritten und wurde in jüngster Zeit durch ermutigende Ergebnisse durch eine hoch dosierte Gabe von Immunglobulinen (1–2 g/kg KG über 3 Tage) ergänzt. Ein früher Therapiebeginn

Therapie: Die Behandlung erfolgt nach intensivmedizinischen Gesichtspunkten; wichtig sind dabei Ausgleich des Flüssigkeits- und Eiweißverlusts und eine antiseptische Therapie entsprechend der Bakteriologie. Interne Kortikosteroide sind umstritten; gute Ergebnisse wurden erzielt mit ergänzend hoch dosierter Immunglobulin-(IVIG's)-Gabe. Ggf. parenterale Ernährung. Regelmäßiges augenärztliches Konsil!

wirkt sich hierbei positiv aus. Eine parenterale Ernährung kann bei erschwerter Nahrungsaufnahme indiziert sein. Lokaltherapie mit desinfizierenden Lösungen. Durch augenärztliche Kontrollen und Einsatz von Kortikoid-Antibiotika-Kombination der Entwicklung eines Symblepharons entgegenwirken.

1.9.7 Photoallergische Reaktionen

▶ **Definition:** Bei der Photoallergie handelt es sich pathophysiologisch um eine T-Zell-vermittelte immunologische Spättypreaktion (Typ-IV-Reaktion nach Coombs und Gell).

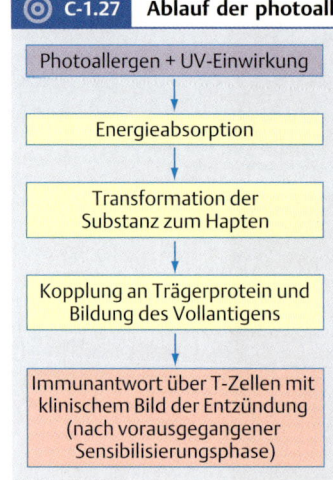

C-1.27 Ablauf der photoallergischen Reaktion

Epidemiologie: Schätzungsweise 1–2 % der allergischen Spättypreaktionen haben einen photoallergischen Hintergrund.

Ätiologie und Pathogenese: Voraussetzung für die Entstehung einer photoallergischen Reaktion ist eine Sensibilisierung durch ein Photoallergen (Auswahl wichtiger Photoallergene s. Tab. **C-1.13**). Meist liegt das Aktionsspektrum (d.h. der Spektralbereich des Lichts, der in der Lage ist, eine Photosensibilisierung zu induzieren) im UVA-, seltener im sichtbaren und UVB-Bereich. Moleküle, sog. Photosensibilisatoren in der Haut absorbieren Energie in Form von Licht und initiieren damit chemische Reaktionen, die zu einer photoallergischen Reaktion führen. Die Besonderheit liegt darin, dass das Allergen (meist ein kleinmolekulares Hapten) erst unter dem Einfluss des Lichts eine chemische Reaktion mit Trägerproteinen eingeht und dann das vollwertige Allergen entsteht. Für die Photosensitivitätsreaktion wird nur eine kleine Menge des Photosensibilisators und eine geringe Strahlendosis benötigt. Das absorbierte Photon hebt in dem Zusammenhang ein Elektron in einen energiereicheren angeregten Zustand und kehrt danach in seinen alten Ausgangszustand zurück. Das entstandene Photoaddukt (zunächst ein Hapten = Halbantigen) wird durch Konjugation an ein körpereigenes Protein zum Vollantigen. Es wird nun als fremd erkannt und führt zu einer klassischen CD4-vermittelten Spättypreaktion, dadurch entsteht das klinische und histologische Bild eines allergischen Kontaktekzems.

Im Gegensatz dazu kommt es bei phototoxischen Reaktionen schon bei Erstkontakt mit toxischen Substanzen nach kurzer Zeit zu typischen klinischen Reaktionen mit Ausbildung eines scharf begrenzten Erythems, Juckreiz und Brennen. Die Reaktion betrifft jedes exponierte Individuum.

Klinik: Photoallergische Reaktionen treten nach topischer oder systemischer Zufuhr des Allergens auf und manifestieren sich wenige Stunden später an allergen- und lichtexponierten Stellen als allergisches Kontaktekzem. Dabei besteht meist starker Juckreiz. Innerhalb von 24–48 Stunden tritt eine Verstär-

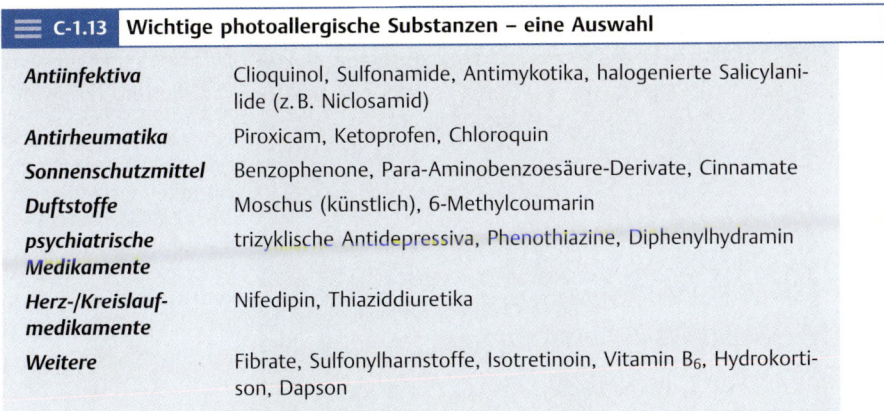

C-1.13 Wichtige photoallergische Substanzen – eine Auswahl

Antiinfektiva	Clioquinol, Sulfonamide, Antimykotika, halogenierte Salicylanilide (z. B. Niclosamid)
Antirheumatika	Piroxicam, Ketoprofen, Chloroquin
Sonnenschutzmittel	Benzophenone, Para-Aminobenzoesäure-Derivate, Cinnamate
Duftstoffe	Moschus (künstlich), 6-Methylcoumarin
psychiatrische Medikamente	trizyklische Antidepressiva, Phenothiazine, Diphenylhydramin
Herz-/Kreislaufmedikamente	Nifedipin, Thiaziddiuretika
Weitere	Fibrate, Sulfonylharnstoffe, Isotretinoin, Vitamin B_6, Hydrokortison, Dapson

kung mit Bildung von Papeln, Papulovesikeln und selten auch Blasen auf. In diesem Zusammenhang können auch Streuphänomene in nicht-lichtexponierten Bereichen auftreten. Nach 48 Stunden ist i.d.R. das Maximum erreicht und die Reaktionen bilden sich langsam über Wochen zurück. Der Abheilung kann eine postinflammatorische Hyperpigmentierung folgen. Bei erneutem Allergenkontakt treten die genannten klinischen Symptome rasch wieder auf. Bei langjähriger Allergenzufuhr kann die Photoallergie – nach Meiden des Auslösers – in eine chronische Form übergehen (chronisch aktinische Dermatitis oder „persistant light reaction" s. Abb. **C-1.28**).

mum erreicht, danach erfolgt eine langsam Rückbildung.

C-1.28 Persistierende Lichtreaktion

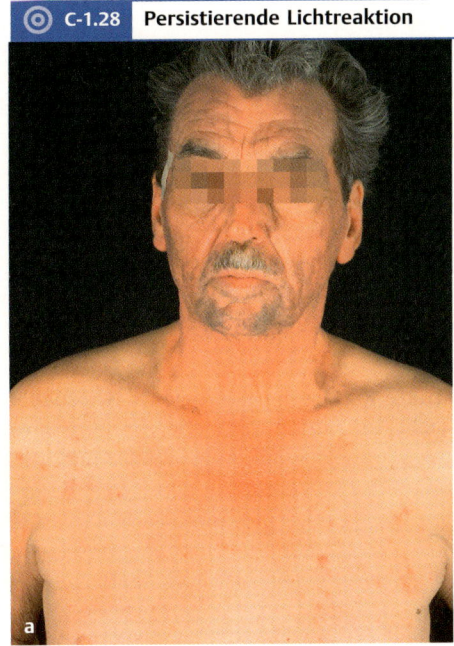
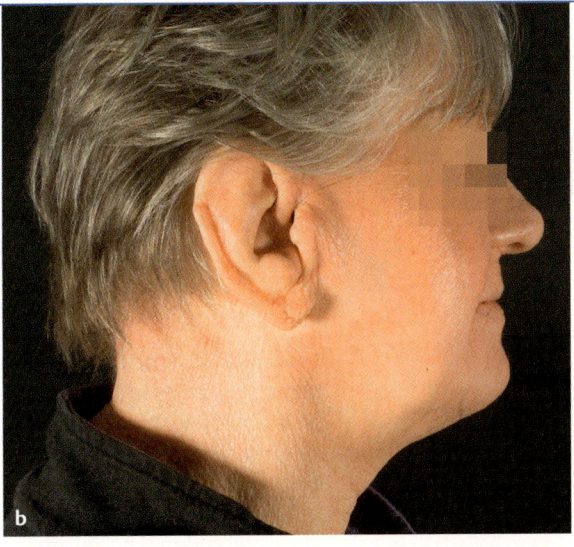

Im Bereich der lichtexponierten Areale flächige Rötung mit Lichenifikation, ggf. Nässen, Schuppung, Infiltration; kann je nach Zustand das Bild eines akuten (**a**) oder chronischen (**b**) Ekzems imitieren.

Diagnostik: Im Vordergrund steht die **eingehende Anamnese**, durch die mögliche Auslöser eruiert werden.
Nach Abklingen der Hautveränderungen wird zur weiteren Diagnostik der **belichtete Epikutantest** (Photo-Patch-Test) (Abb. **C-1.29**) durchgeführt. Wichtig ist, im Vorfeld die Bestimmung der minimalen Erythemdosis (MED) mit UVA und UVB vorzunehmen, um die Lichtempfindlichkeit der Haut generell zu prüfen.

Diagnostik: Anamnese und klinischer Verdacht werden durch den belichteten Epikutantest (Photo-Patch-Test) unter paralleler Epikutantestung der gleichen Substanzen überprüft.
Die belichtete Testseite wird 24 Stunden nach Applikation mit einer UVA Dosis von 5–10 J/cm^2 bestrahlt.

C-1.29 Photoallergische Reaktion im Photo-Patchtest

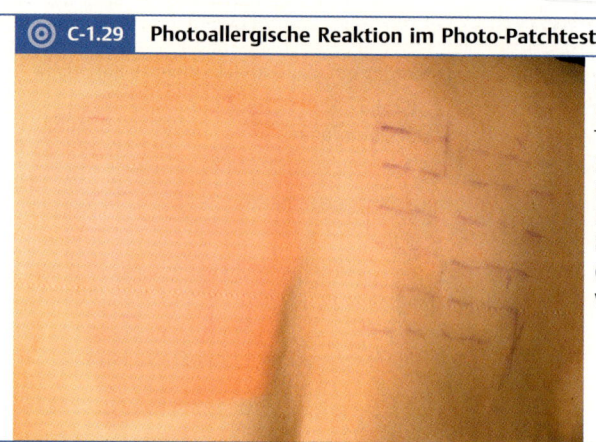

Flächige Sofortreaktion der mit UVA belichteten linken Testseite, im Vergleich dazu keine Reaktion auf der unbelichteten rechten Seite. Fazit: verminderte UVA-Empfindlichkeit. (Testdiagnostisch nicht verwertbar)

Beim Photo-Patch-Test werden analog zum herkömmlichen Epikutantest infrage kommende Substanzen zweimal auf den erscheinungsfreien Rücken geklebt und 24 Stunden belassen. Eine Testseite wird nach 24 Stunden mit einer suberythematösen Dosis von 5–10 J/cm^2 UVA-Licht belichtet und unmittelbar sowie nach 24, 48 und 72 Stunden abgelesen. Die unbelichtete Testseite dient als Kontrolle (Ausschluss/Nachweis einer lichtunabhängigen Kontaktsensibilisierung) und wird nach 48 und 72 Stunden abgelesen. Durch die Ablesung über einen Zeitraum von 72 Stunden hinaus ist es möglich, phototoxische von allergischen Reaktionen (verzögerter Beginn, Crescendo-Verlauf) zu unterscheiden. Kommt es nur auf der belichteten Seite zu einer positiven Reaktion und bleibt die unbelichtete unauffällig, dann handelt es sich um eine photoallergische Reaktion. Kommt es hingegen auf beiden Testseiten zu einer Reaktion, liegt eine Kontaktallergie vor.

▶ **Merke.** Durch die Photo-Patch-Testung gelingt es meist nur in einem Teil der Fälle, das auslösende Agens herauszufinden. Eigene Kosmetika inklusive Sonnenschutzmittel immer mittesten!

Differenzialdiagnose: Phototoxische Reaktion, allergisches Kontaktekzem, polymorphe Lichtdermatose.

Differenzialdiagnose: In erster Linie sind eine **phototoxische Reaktion** (Unterscheidungsmerkmale s. Tab. **C-1.14**), ein **allergisches Kontaktekzem** und eine **polymorphe Lichtdermatose** (klinisch charakteristische Exantheme, typischer Verlauf) auszuschließen.

Therapie: Im Vordergrund steht strikte Karenz des potenziellen Photoallergens. Wichtig ist immer eine Aufklärung zur UV-Prophylaxe.
Lokale Kortikosteroide verkürzen den Krankheitsverlauf.

Therapie: Im Vordergrund steht die **strikte Karenz des potenziellen Photoallergens** besonders in Kombination mit Licht. Im akuten Geschehen verkürzen **topische Kortikosteroide** den Krankheitsverlauf erheblich. Allgemeine Aufklärungen zur UV-Prophylaxe haben im Rahmen der Prävention in den letzten Jahren ganz erheblich an Bedeutung gewonnen. Dazu zählen geeignete Verhaltensmaßnahmen und sachgerechte Verwendung geeigneter Sonnenschutzmittel (mit absorbierenden UV-Filtern und/oder reflektierenden, d.h. pigmenttragenden Wirksubstanzen).

Prognose: Durch Meidung des Auslösers bilden sich photoallergische Reaktionen langsam zurück. Bei Exazerbation können sich Folgereaktionen manifestieren:

Prognose: Nach strikter Meidung des Allergens bilden sich photoallergische Reaktionen langsam zurück; die Sensibilisierung bleibt aber bestehen und führt bei wiederholter Exposition relativ rasch zum gleichen Beschwerdebild. Bei wiederholter Exazerbation verzögert sich die Rückbildung immer mehr und geht in Folgereaktionen über:

Persistierende Lichtreaktion: Sie zeichnen sich durch lichenoide, stark juckende Ekzeme in belichteten Arealen aus.
Das **aktinische Retikuloid** ist oft therapierefraktär und ähnelt klinisch einem kutanen Lymphom.

Persistierende Lichtreaktion: In manchen Fällen kommt es trotz Meiden des ursächlichen Photoallergens durch das Sonnenlicht zu jahrelangen oder immer bestehenden Ekzemschüben. Diese zeichnen sich klinisch durch chronisch lichenoide stark juckende Ekzeme der belichteten Hautareale aus. Erneute Lichtexposition führt hier auch ohne Photoallergen zur Verschlechterung. In beson-

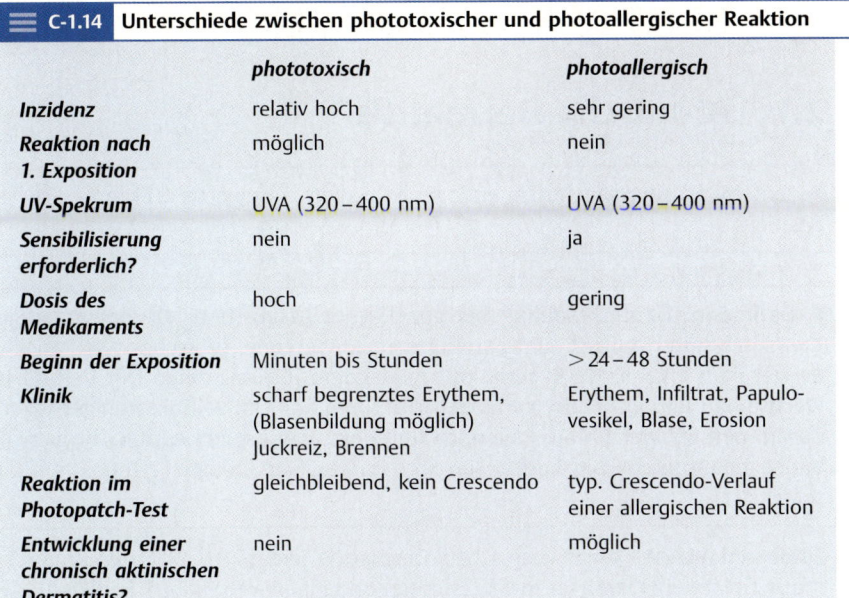

C-1.14 Unterschiede zwischen phototoxischer und photoallergischer Reaktion

	phototoxisch	photoallergisch
Inzidenz	relativ hoch	sehr gering
Reaktion nach 1. Exposition	möglich	nein
UV-Spektrum	UVA (320–400 nm)	UVA (320–400 nm)
Sensibilisierung erforderlich?	nein	ja
Dosis des Medikaments	hoch	gering
Beginn der Exposition	Minuten bis Stunden	> 24–48 Stunden
Klinik	scharf begrenztes Erythem, (Blasenbildung möglich) Juckreiz, Brennen	Erythem, Infiltrat, Papulovesikel, Blase, Erosion
Reaktion im Photopatch-Test	gleichbleibend, kein Crescendo	typ. Crescendo-Verlauf einer allergischen Reaktion
Entwicklung einer chronisch aktinischen Dermatitis?	nein	möglich

dern Fällen entsteht das **aktinische Retikuloid** (s. Abb. **C-1.28a**), das mit oft therapieresistenten ekzematösen lichenifizierten Hautveränderungen mit quälendem Juckreiz einhergeht und klinisch an ein Lymphom denken lässt. Differenzialdiagnostisch muss hier an eine Mycosis fungoides oder ein Sézary-Syndrom gedacht werden.

2 Formenkreis der Atopien

2.1 Atopische Dermatitis

▶ **Synonym.** Neurodermitis, endogenes Ekzem, atopisches Ekzem, Prurigo Besnier

▶ **Definition:** Hauterkrankung bei genetischer Disposition, die bevorzugt im Kleinkindesalter auftritt und chronisch rezidivierende, typischerweise an den Beugeseiten lokalisierte Ekzeme mit quälendem Juckreiz zeigt. Der Verlauf ist wechselhaft und wird durch endogene Faktoren und Umweltfaktoren getriggert. Zusammen mit der Rhinitis allergica und dem allergischen Asthma bronchiale bildet die atopische Dermatitis den Formenkreis der Atopien (a-topos = am falschen Ort).

Epidemiologie: An einer atopischen Dermatitis leiden 10–20 % der Kinder in Industrieländern (häufiger in Großstädten und kleinen Familien). Bei Erwachsenen liegt die Prävalenz bei 1–3 %. Das Krankheitsbild wurde im Jahre 2000 2–3-mal häufiger diagnostiziert als noch 30 Jahre früher. $1/3$ der betroffenen Kinder entwickelt zusätzlich ein allergisches Asthma bronchiale (durchschnittlich um das 5. Lebensjahr) oder eine allergische Rhinitis (durchschnittlich um das 10. Lebensjahr).

Erbgang: Die atopische Dermatitis wird multigen vererbt, häufiger von der Mutter als vom Vater. Sind beide Eltern betroffen, ist das Risiko für das Kind an einer atopischen Dermatitis zu erkranken auf 70 % erhöht. Zwillingsstudien zeigen eine 85 %ige Konkordanz für die atopische Dermatitis bei monozygoten Zwillingen und 21 % bei dizygoten, was die Bedeutung der Gene für die atopische Dermatitis verdeutlicht.
Für den multifaktoriellen Erbgang sind Gene von Bedeutung, die für den erhöhten Gesamt-IgE-Wert, die spezifische IgE-Antwort und für entzündliche Mediatoren verantwortlich sind.

Pathogenese: Immunologische, neurovegetative und hautkonstitutionelle Abweichungen wirken auf dem Boden einer erblichen Disposition zusammen.
Bei atopischer Dermatitis ist die **zelluläre Immunität** herabgesetzt. Der Neurodermitiker neigt zu bakteriellen und viralen Hautinfektionen (s. Komplikationen, S. 162) und zeigt eine reduzierte Antwort auf Kontaktallergene. Dagegen ist die T-Zellantwort in den entzündlichen Hautregionen ausgeprägt vorhanden, typischerweise wird sie von T-Helferzellen vom Typ 2 (Th2) bestimmt.
Das **Ungleichgewicht zwischen Th1/Th2-Antwort** charakterisiert die atopische Diathese. Ein Th1-Muster ist assoziiert mit Reaktionen vom verzögerten Typ (Tuberkulinreaktion, Kontaktekzem); ein Th2-Muster findet sich dagegen bei IgE-vermittelten Soforttypreaktionen (z. B. Rhinoconjunctivitis allergica). Die atopische Dermatitis nimmt hier einen Zwischenstatus ein und wird mit einem Zwei-Phasen-Modell erklärt. Durch ein Übergewicht der Th2-Zellen kommt es zu einer vermehrten Aktivierung von Th1-Zellen (Abb. **C-2.1**). Klinisch wird dieser „Switch" von der Th2- zur Th1-Immunantwort vom Wechsel des akuten papulovesikulösen Stadiums des Ekzems zur Ausbildung von Lichenifikation, epidermaler Hyperplasie und dermaler Fibrose begleitet.
Auch der Wechsel von unreifen B-Lymphozyten zu Antigen präsentierenden Zellen wird von Zytokinen kontrolliert, die unter der Kontrolle von T-Zellen stehen. So wird die IgE-Produktion von Il-4 und Il-13 gefördert und von Interferon γ (IFN-γ) unterdrückt. Dies begründet eine weitere systemische immunologische Auffälligkeit bei Neurodermitis, nämlich die mitunter erhöhten IgE-Spiegel aufgrund einer **abnormen IgE-Regulation**.

C 2.1 Atopische Dermatitis

Atopie ist aber nicht allein bedingt durch den intrinsischen Zytokin-Spiegel und dessen Einfluss auf die T-Zelldifferenzierung. So wurde bei Atopikern mit hohem IgE-Spiegel **IgE auf Antigen präsentierenden Langerhanszellen** gefunden, gebunden an den hochaffinen IgE-Rezeptor (FcεR1). Er wird exprimiert auf Antigen präsentierenden Zellen, Monozyten und dendritischen Zellen, aber auch auf Effektorzellen, Mastzellen und Basophilen. Allergenkontakt mit der Haut führt zur Bildung von Allergen-IgE-Komplexen, die an FcεR1 auf der Oberfläche epidermaler Langerhanszellen binden und zur Zellaktivierung und Freisetzung von Entzündungsmediatoren (Histamin und gefäßaktive Mediatoren) führen. Der chronisch entzündliche Charakter der Neurodermitis und die Verschlechterung des Hautzustandes bei Neurodermitikern mit gleichzeitiger saisonaler Pollinosis oder ganzjähriger relevanter Hausstaubsensibilisierung ließe sich demnach mit wiederholter Antigenexposition erklären.

Bei Atopikern mit hohem IgE-Spiegel wurde auch **IgE auf Antigen präsentierenden Langerhanszellen** gefunden, gebunden an den hochaffinen IgE-Rezeptor FcεR1. Allergenkontakt mit der Haut führt zur Bildung von Allergen-IgE-Komplexen, die an FcεR1 binden und zur Freisetzung von Entzündungsmediatoren führen.

C-2.1 Pathogenese der atopischen Dermatitis (modifiziert nach Leung)

Akute Hautläsionen der atopischen Dermatitis bewirken eine erhöhte systemische T-Helfer-Zell-(Th2-)Antwort mit erhöhten IgE-Spiegeln und eine Eosinophilie. Mit zunehmender Infiltration mit Eosinophilen und Makrophagen in der chronischen atopischen Dermatitis steigt die Il-12-Expression und es entwickelt sich ein „Switch" zu einer T-Helfer-Typ 1-(Th1-)Zellantwort, die das entzündliche Milieu über IFN-γ bestimmen.
LC Langerhans Zelle, MC Mastzelle

In den Ekzemherden und im peripheren Blut zeigt sich eine **Eosinophilie**. Auch Eosinophile zählen zu den FcεR1-exprimierenden Effektorzellen bei IgE-vermittelten allergischen Entzündungen. Daher wurde das **eosinophile kationische Protein** als Marker der Erkrankungsaktivität des atopischen Ekzems etabliert. Auffällig ist, dass Eosinophile in der atopischen Dermatitis eine verzögerte Apoptose aufweisen, was die Eosinophilie erklärt.
Auch Störungen des **vegetativen Nervensystems** sind bei der atopischen Dermatitis nachweisbar. Ein Beispiel hierfür ist der **weiße Dermographismus**, ein Phänomen, das sich neben anderen erythematösen Hautveränderungen häufiger bei Patienten mit atopischer Dermatitis findet: nach linearem kräftigem Bestreichen der Haut in den geröteten Herden bleibt für einige Minuten eine weiße Linie zurück. Diese Reaktion basiert – nach der Szentivanyi-Hypothese – auf einer veränderten Funktion der Adrenorezeptoren mit partieller Hemmung der β-Rezeptorenaktivität.
Charakteristisch sind zudem **Störungen funktioneller Hauteigenschaften**. Die **Juckreizschwelle** ist herabgesetzt, so dass Juckreiz leichter durch einen Histaminreiz oder unspezifische Reize wie Wolle ausgelöst wird. Menschen mit atopischer Dermatitis haben typischerweise „trockene Haut" (**Xerosis**) mit **gesteigertem transepidermalem Wasserverlust** und verminderter Talgproduktion (**Sebostase**). Der **Hautschutzmantel** wie auch die **Alkaliresistenz** ist bei gestei-

In den Ekzemherden und im peripheren Blut zeigt sich eine **Eosinophilie**.

Es besteht ein Ungleichgewicht der **vegetativen Rezeptormechanismen** (endogene Blockade der β-Rezeptoren).

Charakteristisch sind **Störungen funktioneller Hauteigenschaften**: „trockene Haut" mit gesteigertem transepidermalem Wasserverlust, verminderte Talgproduktion (**Sebostase**) und Verminderung der **Alkaliresistenz**.

gerter Irritabilität der Haut **reduziert**. Die herabgesetzte Barrierefunktion wird unter anderem durch Änderungen der **Fettsäurezusammensetzung** der atopischen Haut erklärt; vor allem Linolensäure fehlt. Häufig zeigen die Patienten eine Besiedlung der Haut mit Staphylococcus aureus.

Zur multifaktoriellen Genese der atopischen Dermatitis s. Abb. **C-2.2**.

Die multifaktorielle Genese der atopischen Dermatitis fasst Abb. **C-2.2** zusammen.

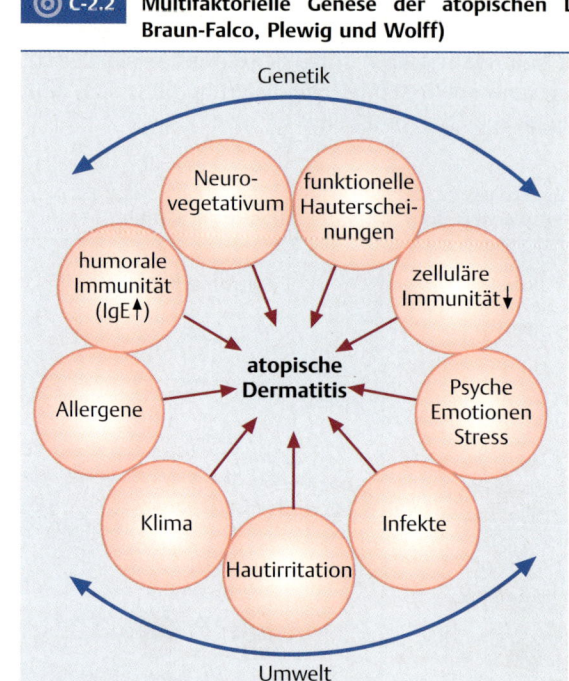

C-2.2 Multifaktorielle Genese der atopischen Dermatitis (modifiziert nach Braun-Falco, Plewig und Wolff)

Klinik: Das klinische Bild ist äußerst variabel (Tab. **C-2.1**). Die Erstmanifestation tritt als **Milchschorf** auf (Abb. **C-2.3a**). Später entwickeln sich umschriebene juckende **Ekzeme**, v. a. in Gelenknähe (Beugeekzem, Abb. **C-2.3c**, in Körperfalten oder am Handrücken (Abb. **C-2.3b**).

Klinik: Das klinische Bild ist sehr vielgestaltig und wechselt typischerweise im Leben eines Patienten (Tab. **C-2.1**). Im Säuglingsalter beginnt die Krankheit mit **Milchschorf**, der als gelb/bräunlich festhaftende Kruste am behaarten Kopf in der Farbe von „Milch, die im Topf angebrannt ist" imponiert (Abb. **C-2.3a**). Später entwickeln sich nässende juckende **Ekzeme** mit Papulovesikeln an den konvexen Körperpartien, Stirn, Kinn und Wangen und nummuläre Herde am Rumpf (≥ 3. Monat), die Effloreszenzen neigen zur Superinfektion. Im Kindesalter sind primär Beugen (Abb. **C-2.3c**) oder Körperfalten und Handrücken betroffen (Abb. **C-2.3b**). Das Bild ist geprägt von Kratzspuren und Exkoriationen, durchbrochen durch neue Ekzemschübe. Eine **Lichenifikation** der Ekzeme folgt im jugendlichen Alter mit stabilen flächigen Ekzemen mit dem typischen vergröberten Hautfaltenrelief (>4 Jahre). Im Erwachsenenalter überwiegen nummuläre Ekzemherde und pruriogartige Läsionen, geprägt von **Papeln**, die zerkratzt werden (>12 Jahre) oder auch alle Veränderungen nebeneinander.

C-2.1 Atopische Dermatitis: Phasen und vorherrschende Effloreszenzen

Phase	Morphe
≥ 3 Monate	Ekzem, Papulovesikel (oft exsudativ und impetiginisiert)
2–12 Jahre	Lichenifikation, Erosionen, Pünktchennägel
≥ 13 Jahre	Papel, schuppende Plaques, Mikrovesikel, Erosionen, Lichenifikation

C-2.3 Atopische Dermatitis

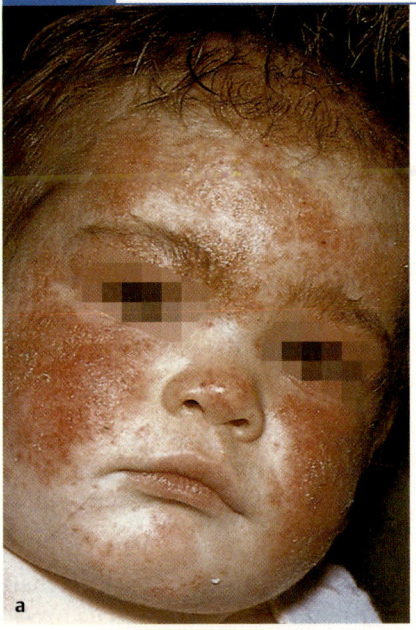
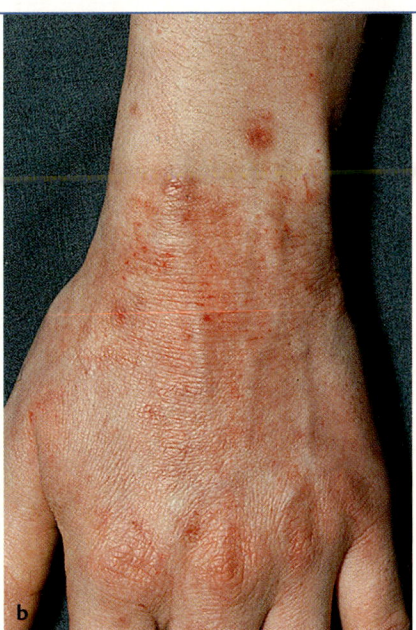
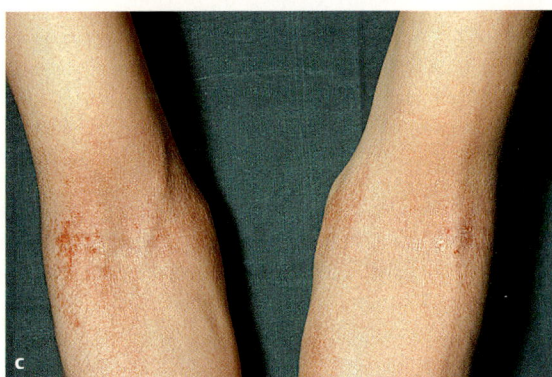

a Milchschorf (Crusta lactea): Schuppenkrusten auf erythematösem Grund mit Betonung der seitlichen Gesichtspartien.
b Vergröberung des Hautfaltenareals (Lichenifikation) und Exkoriationen über dem linken Handgelenk und Handrücken.
c Befall der Ellenbeugen, bevorzugte Lokalisation der atopischen Dermatitis (Beugenekzem).

Subjektiv steht für die Patienten die trockene Haut und der **Juckreiz** mit quälenden und den Schlaf störenden Juckreizattacken im Vordergrund der Beschwerdesymptomatik.
Der **chronisch rezidivierende Verlauf** der atopischen Dermatitis ist unberechenbar.
Die Krankheitsschübe können jedoch auch eine deutliche Abhängigkeit von **Provokationsfaktoren** zeigen. Diesen ist z. B. die **Jahreszeit** zuzurechnen; im Herbst zeigt sich häufig eine Verschlechterung des Hautbildes. Auch relevante **Allergene** spielen eine Rolle als Triggerfaktoren, wenn z. B. gleichzeitig eine Nahrungsmittelallergie oder eine Pollinosis vorliegt. So können Ekzeme saisonal aerogen durch Pollen ausgelöst oder verschlechtert oder ganzjährig durch Hausstaubmilben, Haustierkot oder den Schimmelpilz Alternaria unterhalten werden. Scharfe Gewürze, Kaffee, Cola, Zitrusfrüchte und -säfte, Tomaten und Nahrungsmittel mit Konservierungsstoffen sind den unspezifischen Provokationsfaktoren zuzurechnen. Häufiger sind jedoch berufliche oder häusliche **Irritanzien** für die Auslösung eines Ekzems verantwortlich. Entsprechend ist in der Berufsberatung eines Neurodermitikers Vorsicht bei Berufen mit der Notwendigkeit zu häufigem Händewaschen und -desinfizieren geboten (z. B. Krankenpflege, Berufe in der Nahrungsmittelverarbeitung, Friseur).
Neben den **Hauptkriterien** sind typische **Nebenkriterien** oder Minimalvarianten typisch (Tab. **C-2.2**).

Trockene Haut und v. a. nächtlicher **Juckreiz** wechselnder Intensität bestimmen das Bild.

Der **chronisch rezidivierende Verlauf** ist unberechenbar.

Im Herbst zeigt sich häufig eine Verschlechterung.

C-2.2 Diagnostische Kriterien der atopischen Dermatitis (nach Hanifin und Rajka)

Hauptkriterien	Nebenkriterien
▶ **Pruritus** (v. a. nächtlich)	▶ **Trigger der atopischen Dermatitis** ■ kutane Irritationen (z. B. Wolle, Schwitzen) ■ Nahrungsmittelunverträglichkeit ■ Umweltfaktoren ■ emotionale Faktoren
▶ **typische Morphe** ■ Ekzem ■ Lichenifikation ■ Papel	▶ **Besonderheiten des atopischen Gesichtes** ■ Gesichtsblässe ■ Gesichts-, Perioral-, Lidekzem ■ Konjunktivitis, gedoppelte Lidfalte, halonierte Augen ■ Cheilitis ■ periorale Fältchen
▶ **typische Lokalisation** ■ beim Kind: Gesicht und Extremitätenaußenseiten ■ beim Jugendlichen: Beugen ▶ **Verlauf:** chronisch undulierend, rezidivierend	▶ **andere** ■ früher Beginn ■ trockene Haut, Ichthyose ■ Hyperlinearität der Handflächen ■ Pityriasis alba ■ Keratosis pilaris ■ Hand-, Fuß-, Mamillenekzem ■ weißer Dermographismus
▶ **atopische Eigen- und Familienanamnese** ■ allergische Rhinokonjunktivitis ■ allergisches Asthma bronchiale ■ atopische Dermatitis	▶ **Immunologische Auffälligkeiten** ■ positive Hauttests (Typ I) ■ erhöhtes Serum IgE ▶ **Komplikationen** ■ bakterielle und virale Hautinfektionen

Neben den **Hauptkriterien** sind **Nebenkriterien** oder Minimalvarianten typisch (Tab. **C-2.2**).
Zu den **Stigmata** der atopischen Dermatitis, die bei Erkrankten häufiger zu finden sind als in der Normalbevölkerung zählen z. B. die Pulpitis sicca (Abb. **C-2.4a**), die Dennie-Morgan-Fältelung und das Hertoghe-Zeichen.

Komplikationen: Es besteht eine Neigung zu bakterieller und viraler Superinfektion: **Eczema herpeticatum** (Abb. **C-2.5**), Eczema molluscatum.

Diagnostik: Klinisches Bild (Tab. **C-2.2**), Familienanamnese und allergologische Abklärung.

Das Serum-IgE ist in 80 % der Fälle erhöht.

Weiterhin werden **Stigmata** der atopischen Dermatitis beschrieben, die bei Erkrankten häufiger zu finden sind als in der Normalbevölkerung; hierzu zählen: Hyperlinearität an Handflächen und Fußsohlen, Ekzematisierung der Fingerkuppen (Pulpitis sicca, Abb. **C-2.4a**) und Zehenkuppen (atopische Winterfüße), zwei zusätzliche infraorbitale Falten (Dennie-Morgan-Fältelung), Pityriasis alba als feine Schuppung in hypomelanotischen Flecken (atopisches Pseudoleukoderm), periorbitale Pigmentierung („orbital darkening", Abb. **C-2.4c**), Ausdünnung des lateralen Anteils der Augenbrauen (Hertoghe-Zeichen), tiefer Haaransatz (pelzmützenartiger Haaransatz) und Blässe der Gesichtshaut.

Komplikationen: Systemische Infektionskrankheiten oder Besiedlung der Haut mit Keimen wie Staphylococcus aureus, Streptokokken oder Pityrosporon-Hefen fördern die Entzündung der Haut. Virale herpetische Infektionen sind gefürchtet, da die Aussaat auf der ekzematösen Haut zu einem ausgedehnten oder generalisierten **Eczema herpeticatum** führen kann (Abb. **C-2.5**). Humane Papillomviren (Warzenviren) oder das Pockenvirus (Mollusca contagiosa) zeigen bei atopischer Dermatitis besonders ausgeprägte Formen.

Diagnostik: Die Diagnostik basiert auf der Kombination von klinischen Zeichen (Tab. **C-2.2**), Familienanamnese und allergologischer Abklärung.
Wegen der klinischen Vielfalt wurde versucht, die Diagnose zu standardisieren und 4 Hauptkriterien und mehrere Nebenkriterien erfasst (Tab. **C-2.2**); demnach wird die Diagnose bei Vorliegen von 3 Haupt- und 4 Nebenkriterien operational standardisiert gestellt.
Nicht immer ist das Gesamt-IgE, zumeist jedoch das allergenspezifische IgE erhöht (insbesondere auf die Allergene der Hausstaubmilbe, Pollen und Haustiere). Eine Blut- und Gewebeeosinophilie kann vorliegen. Mit der Hauttestung an der Beugeseite des Unterarms kann allergenspezifisches IgE auf Mastzellen, im peripheren Blut mittels Radioallergosorbent-Test (RAST), nachgewiesen werden. Um den Schweregrad der atopischen Dermatitis abzuschätzen, wurde ein Scoring System (SCORAD = SCORing Atopic Dermatitis) etabliert. Erfasst wird die

betroffene Körperfläche, der Schweregrad der Ekzeme und subjektive Symptome (Juckreiz, Schlaflosigkeit). Die Maximalvariante stellt die atopische Erythrodermie dar.

C-2.4 Nebenkriterien der atopischen Dermatitis

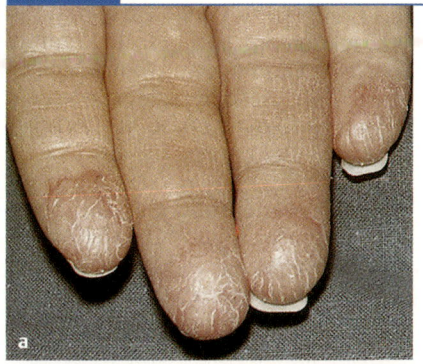
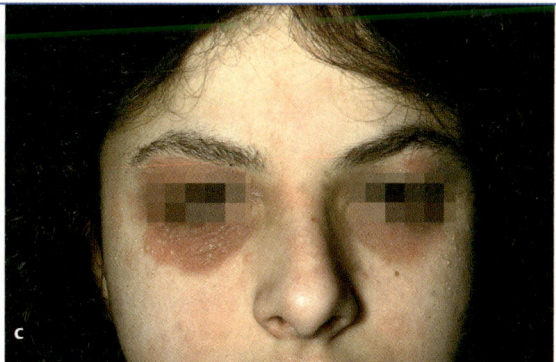
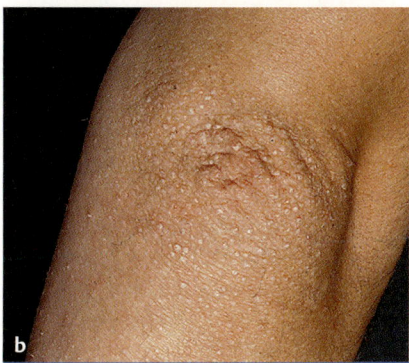

a Fingerkuppenekzem (Pulpitis sicca).
b Follikuläre Papeln über dem linken Ellbogen („Hühnerhaut").
c Fältelung, trockene Schuppung der Periorbitalregion mit Hyperpigmentierung.

C-2.5 Eczema herpeticatum

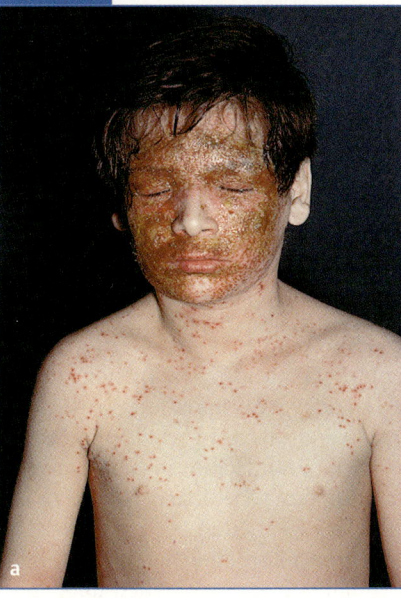
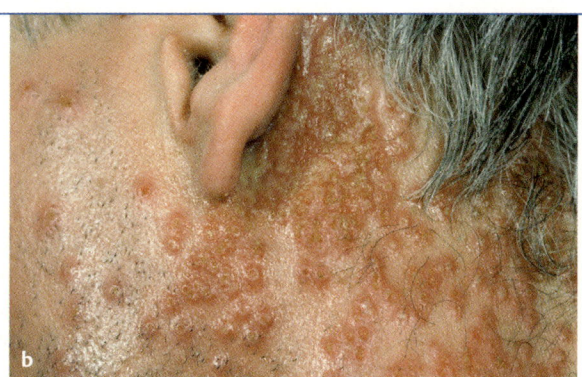

a Eczema herpeticatum mit bakterieller Superinfektion an der Gesichtshaut (= Impetiginisation)
b Typischerweise gruppiert stehende Bläschen

Differenzialdiagnose: Seborrhoische Säuglingsdermatitis (sie zeigt fette Schuppen, bevorzugt die Mittellinie und die großen Körperfalten und juckt selten) und Skabies.

Therapie: Wichtig ist die Basistherapie als **tägliche rückfettende Hautpflege**. Im akuten Schub können kurzfristig **lokale Kortikoide** gegeben werden, die in ihrer Wirksamkeit unübertroffen und bei kritischem Einsatz risikolos sind.
Im Intervall werden Immunmodulatoren wie Pimecrolimus und Tacrolimus eingesetzt.

Kinder profitieren mitunter von der oralen Gabe von γ-**Linolensäure**.

Differenzialdiagnose: Im Säuglingsalter ist die seborrhoische Dermatitis die schwierigste Differenzialdiagnose. Sie beginnt vor dem 3. Lebensmonat in der Windelregion, hat fette Schuppen, findet sich häufig auch in den Achselhöhlen und juckt selten.
Die Skabies imponiert durch Gänge und bei Kindern typischerweise durch Befall der Handflächen und Fußsohlen.
Erhöhte IgE-Spiegel finden sich auch bei parasitären Infektionen, lymphoproliferativen Erkrankungen, dem Netherton-Syndrom (s. S. 448) und bei Immundefizienz-Syndromen wie dem Wiskott-Aldrich-Syndrom (X-chromosomal rezessiv, Thrombozytopenie und Plättchendysfunktion, atopische Dermatitis), der selektiven IgA-Defizienz oder Hyper-IgE-Syndromen. Metabolische Störungen (z. B. Phenylketonurie) oder defiziente Ernährung (Zinkmangel mit Acrodermatitis enteropathica, Histidindefizienz, Biotin-Mangel) zeigen sich unter dem Bild von Ekzemen.

Therapie: Zur Prävention von Schüben der atopischen Dermatitis zählen **tägliche rückfettende Maßnahmen** (s. Prävention S. 165.
Verschlechterungen des Hautzustandes werden behandelt mit nichtsteroidalen antientzündlichen Präparaten (z. B. Bufexamac), antipruriginösen Externa (z. B. Polidocanol), gerbstoffhaltigen Zubereitungen, Teerpräparaten und **im akuten Schub mit topischen Kortikosteroiden**, auch als feucht-semi-okklusive Verbände. Bei der Therapie mit topischen Kortikosteroiden sind Dauer und Lokalisation der Anwendung zu beachten (s. auch Tab. **A-4.3**, S. 71). Die Therapie mit topischen Kortikosteroiden darf nicht abrupt beendet werden (Ausschleichen über 1–2 Wochen). Starke Kortikosteroide werden nicht im Gesicht, an den Augenlidern, Brust, Beugen und behaartem Kopf angewandt.
Zu den Neuentwicklungen zählen topische Immunmodulatoren. Als Weiterentwicklung des T-Zellinhibitors Cyclosporin A und des Tacrolimus aus der Transplantationsmedizin wurden lokal einsetzbare Calcineurininhibitoren entwickelt. Chemisch sind sie nicht mit Cyclosporin A verwandt, jedoch inhibieren sie auch die Phosphatase Calcineurin, wobei über weitere Signaltransduktionswege die Zytokinproduktion und die T-Zellaktivierung gehemmt wird. Zugelassen sind derzeit die beiden Calcineurininhibitoren Pimecrolimus als Creme (Elidel 1%) und Tacrolimus als Salbe (z. B. Protopic 0,03% und 0,1%) ab dem 2. Lebensjahr. Im Vergleich zu Steroiden führen die Calcineurininhibitoren nicht zu einer Atrophie der Haut. Sie werden nach der Behandlung eines Schubs im subakuten, nicht superinfizierten Zustand des Ekzems eingesetzt und sollen damit die Frequenz des Auftretens von Schüben reduzieren.
Kinder profitieren mitunter von der oralen Gabe von γ-**Linolensäure**. Die Anwendung von Nachtkerzensamenöl zielt auf eine Vermehrung der γ-Linolensäure und ihrer Produkte Prostaglandin E1 und E2 ab (die Wirkung bei Erwachsenen ist nicht überzeugend).
Die **UV-Therapie** umfasst die Psoralen-UVA-(PUVA-)Therapie oder UVA-1 (langwelliges UVA) und UVB. Die Effekte der UV-Strahlung sind vielfältig (Induktion von Apoptose in T-Zellen; Reduktion der Langerhanszellen; antimikrobiell, antipruriginös, Aufbau einer Lichtschwiele).

Sedierende Antihistaminika zur Nacht lindern die nächtlichen Juckreizattacken (z. B. Tavegil, Repeltin). Im Falle einer bakteriellen Superinfektion werden lokal **Antibiotika** (angepasst nach Antibiogramm) verabreicht. In wenigen schweren Fällen wird eine kurzfristige systemische Therapie im Schub mit Steroiden zur Entzündungshemmung und Immunsuppression nötig. Cyclosporin, ein Zytokininhibitor, der vor allem die T-Lymphozyten beeinflusst und bei atopischer Dermatitis die γ-IFN Spiegel im Serum erhöht, ist ebenfalls eine Therapieoption für schwere Fälle. Azathioprin, ein Purinanalogon mit antiproliferativen und antiinflammatorischen Eigenschaften, stellt eine therapeutische Möglichkeit nur bei therapierefraktären Fällen dar.
Nicht wissenschaftlich überprüfte Therapiekonzepte basieren auf Akupunktur, Homöopathie, der Urin-/oder Eigenblutbehandlung und der Bioresonanztherapie, die im Einzelfall subjektiv helfen. In der traditionellen chinesischen Medizin

werden Teezubereitungen aus verschiedenen chinesischen Kräutern verwandt, die auch natürliche Glukokortikoide enthalten. Diese Kräuterkombinationen sind obsolet, da sie zu einem toxischen Leberversagen und zur Kardiomyopathie geführt haben.

Prävention: Bei Kindern mit genetischer Disposition zu atopischer Dermatitis kann **Stillen** den Ausbruch der Erkrankung zwar nicht verhindern, jedoch hinauszögern. Empfohlen wird eine Stillzeit von 4–6 Monaten (Beikost möglichst nicht vor dem 4. Lebensmonat); ist Stillen nicht oder nicht ausreichend möglich, sollte hydrolysierte hypoallergene Säuglingsnahrung verwendet werden. **Rauchen** der Mutter in der Schwangerschaft erhöht das Risiko des Kindes eine atopische Dermatitis zu entwickeln. Eine **staubarme trockene Wohnung** (Hausstaubmilbenbekämpfung) und der **Verzicht auf Haustiere** sind ratsam.

Eine Karenz bekannter **Nahrungsmittelallergene** nach Exposition unterdrückt die immunologische Restimulation. Zu den häufigsten Nahrungsmittelallergenen zählen Eier, Nüsse, Milch und Fisch. Sie spielen jedoch eine deutlich geringere Rolle als oft angenommen. Eine Nahrungsmittelelimination im Kindesalter ist nur nach Provokationstestung (doppel-blind, plazebokontrolliert) zu verantworten; im Erwachsenenalter ist die Bedeutung noch geringer. Als unspezifische Irritanzien gelten saure Früchte (z.B. Zitrusfrüchte), Tomaten und scharfe Gewürze. Relevante Aeroallergene können urtikarielle oder ekzematöse Hautveränderungen hervorrufen, insbesondere an den im Sommer nicht mit Textilien bedeckten Hautstellen, saisonal bei Pollinosis oder ganzjährig bei Sensibilisierung auf Hausstaubmilben oder Haustiere. Bei **Höhenklimakuren** ist der Allergengehalt der Luft minimal bei hoher Lufttrockenheit und Globalstrahlung, was sich positiv auf die atopische Dermatitis auswirkt.

Rückfettende Maßnahmen unter Anwendung von **Moisturizern** (Feuchthaltefaktoren wie Harnstoff, Glycerin etc.) und Zusatz von **Badeölen mit Desinfizienzien** stellen die Hautbarriere wieder her und schützen so vor neuen Reizen durch Irritanzien.

Stressreiche Lebenssituationen und das soziale Umfeld fördern mitunter eine zusätzliche Somatisierung. Psychologische Techniken umfassen das Gespräch, die Selbsthypnose und kognitive Imagination, Verhaltenstherapie und Psycho- oder Familientherapie.

Prognose: Der Verlauf der atopischen Dermatitis ist unberechenbar; Zeiten mit in unregelmäßigen Abständen auftretenden Schüben wechseln mit Zeiten der Abheilung. So kann die Krankheit im Säuglingsalter beginnen, nach dem Milchschorf sistieren, sich erst nach der Pubertät verlieren oder bis ins Greisenalter fortbestehen. Die Ekzemschübe werden jedoch in der Regel mit der Zeit milder; im Erwachsenenalter können Handekzeme als alleiniger Ausdruck einer atopischen Dermatitis bestehen bleiben. Bis nach der Pubertät verschwindet das Krankheitsbild bei 60% der Kinder. Jedoch können auch in diesen Fällen Faktoren wie das Ausüben eines „Feuchtberufs" zu einer lokalisierten Exazerbation führen und ein atopisches Handekzem unterhalten.

Eine gesteigerte Hautempfindlichkeit bleibt lebenslang bestehen.

Prävention: Stillen kann den Ausbruch der Erkrankung hinauszögern. Ratsam sind eine **staubarme Wohnung** und der **Verzicht auf Haustiere**.

Allgemein unterstützende Maßnahmen betreffend Diät, Klima, Bade- und Waschverhalten, Kleidung, Wohn- und Psychohygiene, Berufsberatung sind wesentliche Voraussetzungen für einen Therapieerfolg. Hauttests auf Nahrungsmittel- und Inhalationsallergene sind häufig positiv, aber nur selten (ca. 15%) klinisch relevant.

Prognose: Der Verlauf der atopischen Dermatitis ist unberechenbar; die Ekzemschübe werden jedoch in der Regel mit der Zeit milder. 60% der Kinder verlieren die atopische Dermatitis bis zum Erwachsenenalter.

Eine gesteigerte Hautempfindlichkeit bleibt lebenslang bestehen.

C 2 Formenkreis der Atopien

2.2 Respirationsallergien

2.2.1 Pollenallergie

▶ **Synonym.** Pollinose, Erkrankungen: Heuschnupfen (= allergische Rhinitis, allergische Rhinokonjunktivitis), allergisches Asthma bronchiale

▶ **Definition:** Durch inhalative Allergene saisongebunden auftretende allergische Soforttypreaktion, die z. B. durch Pollen von Gräsern, Bäumen und Kräutern ausgelöst wird und an den Schleimhäuten von Auge, Nase, Rachen und Bronchien Entzündungen hervorruft.

Epidemiologie Die allergische Rhinokonjunktivitis nimmt zu. Die Prävalenz in Deutschland liegt bei Erwachsenen zwischen 15 und 25 %, bei Jugendlichen über 30 %.

Ätiologie: Auslösende Allergene sind die Pollen anemophiler (= windbestäubender) Pflanzen. Pollinoseverursacher sind im Frühjahr vor allem die Pollen von Erle, Hasel und Birke, im Sommer Gräser und Roggen (eine Roggenähre enthält 4,2 Mio. Pollen) und im Herbst Beifuß und Wegerich. Der Pollenflug richtet sich nach der Besonnung, den Niederschlägen und nach der Windverwehung (Flugstrecken über mehrere 100 km). Häufig sensibilisiert sind Menschen mit erblicher atopischer Disposition, bei denen zur Auslösung der Symptome bereits 5–50 Pollenkörner genügen (die tägliche Inhalation beträgt oft mehr als 5000 Pollen).

Für den Pollenallergiker sind **Kreuzreaktionen** zwischen Pollen und so genannten **pollenassoziierten Nahrungsmitteln** bedeutsam: Beifuß ist ein Kreuzallergen zu Sellerie und Gewürzen wie Anis und Currymischung (Sellerie-Beifuß-Gewürz-Syndrom); Frühblüher sind Kreuzallergene zu Nüssen und Stein- oder Kernobst. Diese Kreuzreaktionen beruhen auf der botanischen Verwandtschaft und der strukturellen Ähnlichkeit der Allergene von Pollen und Früchten.

Für die Manifestation des Krankheitsbildes spielen zudem wiederholte virale Infektionen eine wichtige Rolle. Histamin, Kinine, eosinophiles chemotaktisches Protein und Eicosanoide sind für die Symptomatik verantwortlich. Luftschadstoffe werden als Kofaktoren bei IgE-vermittelten allergischen Erkrankungen angesehen.

Klinik: Zur Pollenflugzeit kommt es bei Sensibilisierten zu akut einsetzenden **Niesattacken**, Fließschnupfen im Wechsel mit verstopfter Nase, akuter **Bindehautentzündung** mit Juckreiz, Rötung, Schwellung und Augentränen, Juckreiz im Rachen und in den Gehörgängen und **Hustenreiz**.

Nächtliche Hustenattacken sind oft das erste Symptom für eine Mitreaktion der Bronchien, die in ein Pollenasthma münden kann. Diesen Weg beschreibt man als „**Etagenwechsel**", wobei es sich nicht um einen Wechsel, sondern um eine Ausweitung auf ein zusätzliches betroffenes Organ handelt, sog. „allergischer Marsch". Bei Kleinkindern kann es zu einer Tracheitis allergica, gekennzeichnet durch schwere paroxysmale Hustenattacken (Pseudokrupp) kommen. Bei jungen Mädchen findet sich gelegentlich eine Vulvovaginitis pollinotica.

Intestinale Beschwerden wie Meteorismus und Durchfälle nach Verschlucken von Pollen oder nach Honiggenuss kennzeichnen eine Allergenwirkung an der Intestinalschleimhaut, im Sinne einer **allergischen Gastroenteritis**. Bei einer gleichzeitig bestehenden atopischen Dermatitis verschlechtert sich während der Pollenflugzeit der Hautzustand in den Beugen und periorbital (s. S. 162, IgE-Rezeptor auf Langerhanszellen). Schulische und berufliche Leistungen, soziale Aktivitäten wie auch die Lebensqualität sind bei Allergikern reduziert.

Komplikationen: Komplikationen sind chronische Entzündungen der Nasennebenhöhlen und Mittelohrergüsse (oft in der Kindheit). Bei einem Drittel der Patienten entwickelt sich nach 10 Jahren ein allergisches Asthma bronchiale.

C 2.2 Respirationsallergien

Diagnostik: Die Basisdiagnostik der IgE-vermittelten Allergien stützt sich auf die Krankengeschichte (insbesondere auf die jahreszeitliche Abhängigkeit der Beschwerden), die typischen Hauttests, die Untersuchung von Nase, Rachen und Konjunktiven mit Bindehaut und auf die In-vitro-Diagnostik mit Labortests (Abb. C-2.6). Bei der Abklärung des allergischen Asthma bronchiale geht der Ursachenanalyse der Krankheitsnachweis voraus (Lungenfunktionsprüfungen, Peak-Flow-Verlaufsmessungen, Hyperreagibilitätstests der Atemwege).

Die **Hauttestung** umfasst den **Prick-Test** an der Beugeseite des Unterarms mit kommerziellen Lösungen oder „nativen" Allergenen (frischen Nahrungsmitteln) gegenüber einer Negativkontrolle (Kochsalz) und einer Positivkontrolle (histaminhaltige Lösung). Varianten sind der **Reibetest**, der **Scratchtest** und der **Intrakutantest** (s. S. 112).

Diagnostik Grundstein und Basis der Allergiediagnostik ist die ausführliche Anamnese (Abb. **C-2.6**).

Entscheidende Testmethode zum Nachweis der Sensibilisierung und zur Bestätigung der Diagnose ist der Hauttest, insbesondere der **Prick-Test**.

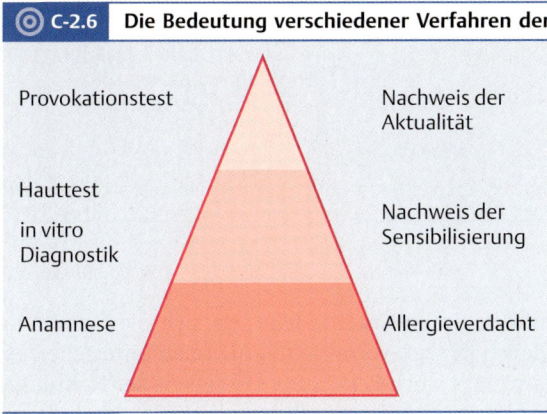

C-2.6 Die Bedeutung verschiedener Verfahren der Allergiediagnostik

Die Basis der Diagnostik ist die Anamnese, aus der sich der Allergieverdacht entwickelt, der im Hauttest und in der In-vitro-Diagnostik überprüft wird. Die Krönung der allergologischen Diagnostik ist der plazebokontrollierte, verblindete Provokationstest.

Bestehen Unklarheiten über die Relevanz eines Inhalationsallergens, wird eine nasale oder bronchiale **Provokation** durchgeführt. Bei Nahrungsmittelallergien wird, nach einer Allergenkarenz, der doppelblinde plazebokontrollierte orale Provokationstest durchgeführt.

Die **In-vitro-Diagnostik** basiert auf der gezielten Bestimmung des spezifischen IgE in Relation zum Gesamt-IgE. Der **Radio-Allergo-Sorbent-Test (RAST oder CAP)** erfasst das freie, im Blut zirkulierende IgE. Das Prinzip beruht auf dem Nachweis von IgE im Blut des Patienten, das spezifisch für das Allergen ist (Proteine aus Nahrungsmitteln oder Inhalationsantigenen, Abb. **C-2.7**). Wegen des großen technischen und finanziellen Aufwands ist der RAST/CAP nicht als Screening-Test geeignet.

Sehr speziellen Fragestellungen vorbehalten sind der Histamin- oder der Leukotrienfreisetzungstest und die Bestimmung des eosinophilen kationischen Proteins. Wesentlich ist die Wertung eines positiven Labor- oder Hauttestergebnisses. Bei positiven Testreaktionen wird unterschieden zwischen einer Sensibilisierung ohne klinische Relevanz (früher relevantes Allergen, prävalente Sensibilisierung, Reaginbildung bei atopischer Dermatitis) und mit klinisch relevanter Erkrankung.

Provokationstest und **RAST/CAP** (Abb. **C-2.7**) können in unklaren Fällen Anamnese und Hauttest ergänzen.

Differenzialdiagnose: Abzugrenzen sind Formen der **Rhinosinusitis** (vasomotorische Rhinitis = hyperreflektorische Rhinopathie oder unspezifische nasale Hyperaktivität, Aspirinsensitivität). Die **hyperreflektorische Rhinopathie** ist durch wechselnde Nasenatmungsbehinderung, wässriges Nasenlaufen, Juck- und Niesreiz charakterisiert. Die Nasenschleimhaut reagiert verstärkt auf umweltbedingte physikalische, chemische und mechanische Reize (z. B. Rauch, Staub, Kälte, Gase, psychische und körperliche Anstrengungen). Nach Ausschluss einer allergischen Ursache wird die Diagnose hyperreflektorische Rhinopathie gestellt.

Differenzialdiagnose: Bei der **hyperreflektorischen Rhinopathie** reagiert die Nasenschleimhaut verstärkt auf umweltbedingte Reize; nach Ausschluss allergischer Ursachen lässt sich die Diagnose stellen.

Nahrungsmittelunverträglichkeiten werden unterteilt in **Allergien** auf immunologischer Basis und in die sog. „**Intoleranzen**" (z. B. auf Glutamat, Sulfite, Tar-

Nahrungsmittelunverträglichkeiten werden unterteilt in **Allergien** auf immunologischer

C-2.7 Radio-Allergen-Sorbent-Test (RAST)

| das Antigen wird vom Hersteller an eine Scheibe gebunden | Inkubation mit dem Patientenserum führt zur Bindung des spezifischen IgE | ein radioaktiv markierter Anti-IgE-Komplex bindet an das IgF | mit Radio-Immunoassay wird die Radioaktivität als Maß für den Serumspiegel des spezifischen IgE eines Patienten gemessen |

RAST I-IV

Der Test nutzt die Spezifität der Antigen-Körper-Reaktion für die klinische Diagnostik, um allergenspezifische IgE-Antikörper nachzuweisen.

Basis und in die sog. **„Intoleranzen"** (z. B. auf Glutamat, Sulfite, Tartrazin), bei denen eine immunologische Ursache fehlt.

trazin), bei denen eine immunologische Ursache fehlt. Da sich die Symptome der Intoleranzen nicht von denen der IgE-vermittelten Allergien unterscheiden, spricht man von **Pseudo-Allergien** (s. auch S. 110). Die Häufigkeit der Nahrungsmittelallergien in Europa wird auf 1 % bei Erwachsenen, bei Kleinkindern auf 3–4 % geschätzt. Intoleranzen werden mit einer Häufigkeit von 0,1 % vermutet. Die Beschwerden können sich äußern als Kribbeln, Juckreiz, Brennen und Schwellung im Bereich der Mundschleimhaut (**orales Allergie-Syndrom**), Übelkeit, Erbrechen, Durchfälle, Bauchschmerzen, Quaddeln am Integument, Quincke-Ödeme, Rhinitis und Asthma bis hin zum anaphylaktischen Schock.

Allergene im Säuglingsalter können Kuhmilch, Hühnerei und Obst sein, dazu kommen häufig Erdnuss in den USA und Fisch in den mediterranen Ländern. Die meisten Kleinkinder verlieren die Allergie in den ersten Lebensjahren. Beim Erwachsenen bleibt die Nahrungsmittelallergie trotz Allergenkarenz meist lebenslang bestehen.

Therapie: Sie besteht aus Karenzmaßnahmen, der **symptomatischen Pharmakotherapie** und aus der **Hyposensibilisierung** (s. S. 171 und (Tab. **C-2.3**)..

Therapie: Die Therapie zielt auf die Unterdrückung der Entzündungsreaktion und damit der Symptome ab. Sie besteht aus der **symptomatischen Pharmakotherapie, Karenzmaßnahmen** und aus der **Hyposensibilisierung** (s. S. 171 **als kausalem Therapieansatz**) (Tab. **C-2.3**).

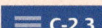
C-2.3

C-2.3 Therapeutische Möglichkeiten

▶ kausal	Allergenausschaltung bzw. -meidung
▶ kausal	spezifische Hyposensibilisierung
▶ symptomatisch	lokale und systemische „Antiallergika"

Die medikamentöse Therapie erfolgt mit Antihistaminika, DNCG-Präparaten und inhalativen Kortikosteroiden; in Ausnahmefällen auch mit oralen Kortikoiden. Wichtig ist zudem eine lungenfachärztliche Behandlung mit Asthmaschulung.

Die Pharmakotherapie stützt sich auf systemische und topische Antihistaminika (H1-Rezeptorantagonisten, z. B. Xusal, Aerius) und Dinatriumchromoglykat-(DNCG)Präparate. Bei allergischem Asthma bronchiale setzt man **Stufenpläne** für eine angepasste Dauertherapie ein. Ziel ist eine normale Lungenfunktion und eine kontinuierliche Entzündungshemmung. Bei leichtem Asthma werden DNCG-Präparate allein oder zusammen mit inhalativen Kortikosteroiden gegeben. Ist dies nicht ausreichend, werden β-2-Sympathomimetika eingesetzt. Bei schweren Asthmaformen werden orale Theophyllinpräparate, langwirksame β-2-Sympathomimetika und ggf. orale Kortikosteroide gegeben. Diese Therapien wurden kürzlich ergänzt durch die Gabe von Leukotrienantagonisten (Montelucast). Daneben ist eine lungenfachärztliche Behandlung mit Asthmaschulung besonders wichtig.

Die prophylaktische Gabe eines Antihistaminikums bei Hausstaub/Gräserpollen-Sensibilisierung (und auch bei atopischer Dermatitis) senkt die Inzidenz eines allergischen Asthma bonchiale auf die Hälfte. Eine frühzeitige Hyposensibilisierung bei Pollinose kann das Asthma bronchiale reduzieren.

2.2.2 Allergie gegen andere Inhalationsallergene

Auch nichtsaisonale Inhalationsallergene tierischen, pflanzlichen oder chemischen Ursprungs, die **ganzjährig** Beschwerden verursachen, können Auslöser von Soforttypreaktionen an den Atemwegen, den Augen und dem Gastrointestinaltrakt sein. Diese **Allergene** sind Proteine oder Glykoproteine mit einem Molekulargewicht zwischen 5000 und 70 000 Dalton. In ihrer molekularen Struktur sind sie aufgeklärt und können als **„rekombinante"** Allergene gentechnisch hergestellt werden. Die tierischen Allergene stammen von Säugetieren (Haare, Epithelien, Speichel von Hund, Pferd, Katze), Vögeln (Gefiederstaub der Papageien), Insekten (Hausstaubmilben, Seidenraupe, rote Mückenlarve) und Weichtieren (Perlmuttstaub). Eine ausgeprägte **Tierhaarallergie** zwingt zum Meiden oder Abgeben des Haustiers.

Hausstaub ist ein nicht näher definiertes Konglomerat aus Partikeln von Tier- und Menschenschuppen, Schimmelpilzen, Milben und Fasern, die in ihrer Zusammensetzung wechseln. Die Allergene der Hausstaub-Allergie stammen von Spinnentieren (Arachniden), in Deutschland vor allem von Milben der Gattung Dermatophagoides (Hausstaubmilben) und der Pyroglyphiden (Vorratsmilben). Da die Hausstaubmilbe von Hautschuppen lebt, findet sie sich vor allem im Staub der Betten und Matratzen und in Polstermöbeln. Das Hauptallergen der Hausstaubmilbe (Der p1) ist in den Kotbällchen enthalten. Mit immunchemischen Farbtests lässt sich die Konzentration der Milben pro g Bettstaub nachweisen.

Latexallergie. In medizinischen Berufen wurden zum Schutz vor viralen Infektionen (Hepatitis, HIV) seit Anfang der 80er Jahre vermehrt Latexhandschuhe eingesetzt. Entsprechend kam es zu einer Zunahme der Naturgummi-Latexallergie auf etwa 10% der Beschäftigten im Gesundheitswesen. Ebenfalls häufiger sensibilisiert sind Kinder mit mehrfachen Operationen. Latexallergiker zeigen eine Kontakturtikaria, Rhinitis und/oder Asthma, da das Allergen an Puderpartikeln der Handschuhe gebunden in die Atemluft aufgewirbelt wird (in den Krankenhäusern wurde auf ungepuderte Handschuhe umgestellt). Das Allergen ist wasserlöslich und kann zu schweren anaphylaktischen Reaktionen führen. Ersatzstoffe in Handschuhen sind Nitril oder Neopren. Im täglichen Leben ist Latex fast ubiquitär in allen gut dehnbaren Materialien vorhanden (z. B. Schnuller, Haushaltsgummis, Luftballons, Kondome, Latexmatratzen, Katheter); dagegen enthalten Latexwandfarben kein Latex. Latexallergiker zeigen Kreuzallergien zu Nahrungsmitteln (s. S. 165) wie exotischen Früchten (z. B. Avokado, Banane, Kiwi), Kastanien, Kartoffeln, Tomaten, Buchweizen und zur Pflanze Ficus benjamini.

Für die Entstehung allergischer Erkrankungen sind neben genetischen Faktoren (z. B. Atopie) auch Umwelt- und Lebensstil von Bedeutung. Im Sinne einer **Allergieprävention** sollen Interventionsmöglichkeiten genutzt werden (Tab. **C-2.4**).

2.2.2 Allergie gegen andere Inhalationsallergene

Soforttypreaktionen an Atemwegen, Konjunktiven, Gastrointestinaltrakt sowie Haut können auch verursacht werden durch ganzjährig vorkommende Inhalationsallergene tierischen, pflanzlichen oder chemischen Ursprungs.

Im Sinne einer **Allergieprävention** sollen Interventionsmöglichkeiten genutzt werden (Tab. **C-2.4**).

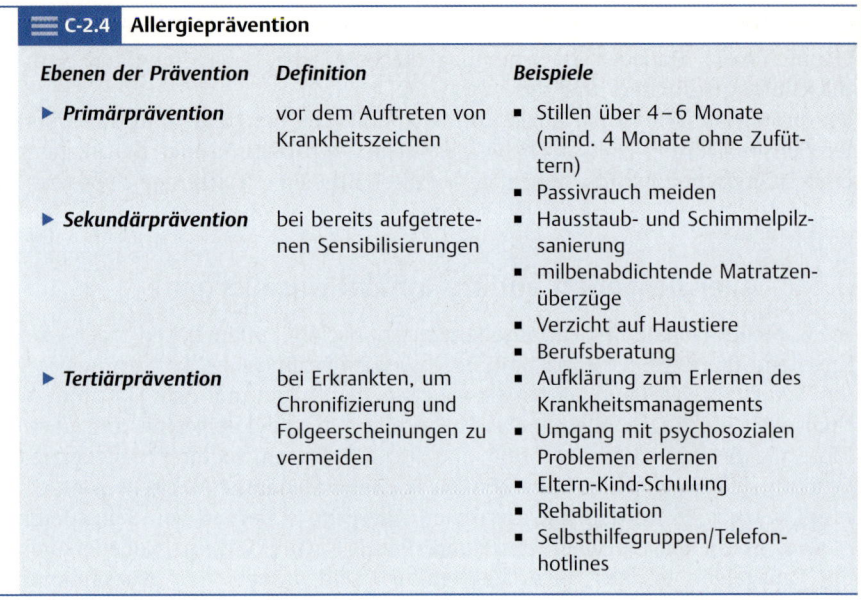

C-2.4 Allergieprävention

Ebenen der Prävention	Definition	Beispiele
▶ Primärprävention	vor dem Auftreten von Krankheitszeichen	• Stillen über 4–6 Monate (mind. 4 Monate ohne Zufüttern) • Passivrauch meiden
▶ Sekundärprävention	bei bereits aufgetretenen Sensibilisierungen	• Hausstaub- und Schimmelpilzsanierung • milbenabdichtende Matratzenüberzüge • Verzicht auf Haustiere • Berufsberatung
▶ Tertiärprävention	bei Erkrankten, um Chronifizierung und Folgeerscheinungen zu vermeiden	• Aufklärung zum Erlernen des Krankheitsmanagements • Umgang mit psychosozialen Problemen erlernen • Eltern-Kind-Schulung • Rehabilitation • Selbsthilfegruppen/Telefonhotlines

2.2.3 Hymenopteren-Allergie

Epidemiologie: Anaphylaktische Reaktionen kommen bei uns vorwiegend nach Bienen- und Wespenstichen vor. Systemische Reaktionen treten bei bis zu 5% der Bevölkerung auf.

Pathogenese: In der Regel handelt es sich um eine IgE-vermittelte Sofortreaktion.

Klinik: Die Symptome treten innerhalb von Minuten nach dem Stich auf und können Juckreiz, Urtikaria, Atembeschwerden, Kreislaufsymptome und Magen-Darm-Störungen bis zum Vollbild des anaphylaktischen Schocks umfassen (s. Tab. **C-1.5**, S. 125).

Diagnostik: Neben der Anamnese ist die Bestimmung spezifischer IgE-Antikörper im Blut (RAST/CAP) und die Hauttestung maßgeblich.

Therapie: Am Anfang stehen Expositionsprophylaxe und Aufklärung. Unentbehrlich ist die Notfallmedikation.

2.2.3 Hymenopteren-Allergie

Epidemiologie: Die Häufigkeit systemischer Überempfindlichkeitsreaktionen auf Insektenstiche beträgt 0,8–5%. Es ereignen sich 10–40 Todesfälle pro Jahr durch Insektenstiche. Lediglich gesteigerte Lokalreaktionen finden sich bei 2–19%. In unseren Breiten kommen fast nur Bienen (Apis meliphera) und Wespen (Vespula vulgaris und germanica) in Betracht, selten Hornissen (Vespa) und fast nie Hummeln (Bombus).

Pathogenese: Systemische Reaktionen nach Bienen- oder Wespenstichen sind in der Regel IgE-vermittelt (Typ-I-Allergie). Die Hauptallergene im Wespengift sind Phospholipasen, Hyaluronidasen und Antigen 5. Das wichtigste Bienengiftallergen ist Phospholipase A_2.

Klinik: Die Symptome setzen bereits Minuten nach dem Stichereignis ein und reichen von Hautveränderungen (Juckreiz, beginnend an Handflächen, Fußsohlen, Gehörgang, Kopfhaut, Konjunktiven, Rachen und Genitalregion bis zur generalisierten Urtikaria), über respiratorische (Giemen, Stridor), kardiovaskuläre (Blutdruckabfall) oder gastrointestinale (Erbrechen, Defäkation) Symptome bis hin zum Vollbild des anaphylaktischen Schocks (s. Tab. **C-1.5**, S. 125). Zumeist bleibt bei einem Bienenstich der Stachel in der Haut zurück; als Komplikation kann sich ein Erysipel entwickeln.

Diagnostik: Zur Diagnostik der Hymenopterenallergie gehört die Anamnese (Stich wann, wo, zeitliches Intervall zwischen Stich und Symptomen, welche Symptome, wie häufig Stiche zuvor), die Bestimmung spezifischer IgE-Antikörper gegen Bienen- bzw. Wespengift und Hautteste. Hauttest und Serologie sollten frühestens 2 Wochen nach dem letzten Stichereignis durchgeführt werden, um falsch negative Ergebnisse zu vermeiden. Der Hauttest wird mit kommerziell erhältlichem Bienen- und Wespengift mit Prick- und Intrakutantest in Form der Endpunkttitration in 10er-Potenzen durchgeführt (Ermittlung der Reaktionsschwelle). Die Bestimmung der spezifischen IgE-Antikörper erfolgt im Allgemeinen mittels Radio-Allergo-Sorbent-Test (RAST) oder CAP.

Therapie: Am Anfang stehen Expositionsprophylaxe und Aufklärung. Die Expositionsprophylaxe kann die Häufigkeit von Stichen senken (kein Barfußlaufen, kein Parfüm im Freien, Vorsicht beim Picknick im Freien, kein Obstpflücken). Bei bekannter Hymenopteren-Allergie erhalten die Patienten ein Notfall-Set (Antihistaminikum, flüssiges Kortikosteroid, Adrenalinspray zur Inhalation) zur sofortigen Selbstbehandlung.

Die Akuttherapie einer anaphylaktischen Reaktion erfolgt abhängig vom Schweregrad nach Standardempfehlungen (s. Tab. **C-1.5**, S. 125).

Die einzig in der Effektivität **sichere Therapie** ist jedoch die Bienen- oder Wespengift-**Hyposensibilisierung** (**SIT**, s. S. 171). Die Indikation zur SIT wird nach einem Punkteschema gestellt, das sich nach dem Schweregrad der Reaktion und den In-vitro- und Hauttestergebnissen richtet und zusätzlich das private und berufliche Expositionsrisiko berücksichtigt.

Einzig **sichere Therapie** ist die **Hyposensibilisierung** (SIT, s. S. 171).

Das auslösende Gift wird in ansteigender Dosis und dann mit einer Enddosis von 100 µg, die mindestens einem Stich entspricht, über 3–5 Jahre als Dauerbehandlung gespritzt. Bis zum Erreichen der Erhaltungsdosis wird eine stationäre Schnellhyposensibilisierung durchgeführt, da insbesondere in der Steigerungsphase systemische anaphylaktische Reaktionen auftreten können. Diese Behandlung erreicht bei mehr als 95 % der Patienten einen Schutz, d. h. bei einem Folgestich kommt es nicht zu anaphylaktischen Reaktionen.

Spezifische Immuntherapie (SIT)

Spezifische Immuntherapie (SIT)

▶ **Definition:** Die Hyposensibilisierung oder spezifische Immuntherapie ist eine Impfung mit Allergenen, bei der es durch langsam gesteigerte, kontrollierte Zufuhr kleinster Allergenmengen im Laufe der Behandlung zu einer Verringerung der allergischen Reaktion kommt.

◀ **Definition**

Indikation: Die SIT stellt die bisher einzige kausale Therapie bei Allergie auf **Aeroallergene** und die einzig in der Effektivität sichere Therapie bei Allergie auf **Hymenopterengift** dar. Die Wirksamkeit der SIT wurde nachgewiesen für Pollen, Hausstaubmilben, Insektengifte, Tierepithelien (Katze) und auch für einige Schimmelpilze.

Indikationen: Allergie auf **Aeroallergene** und auf **Hymenopterengifte**.

Wirkprinzip: Allergiesteuernde T-Lymphozyten werden durch funktionelle Ausschaltung (Anergie) und durch Induktion gegenregulatorischer T-Zellen gehemmt. Die regulatorischen T-Zellen produzieren Faktoren, die die IgE-Produktion und die allergische Immunantwort blockieren. Zur Zeit wird hierfür das immunologische Modell des Th2/Th1-Shifts favorisiert (s. S. 158). Die SIT soll zu vermehrtem Auftreten von spezifischen T-Zellen mit einem Th1-Zytokinsekretionsmuster (IFN-gamma, IL-12) führen und zu weniger Th2-Zellen (IL3, IL4, IL5). In der Folge entwickelt sich die allergische Entzündungsreaktion zurück und die Beschwerden werden reduziert.

Wirkprinzip: Das immunologische Gleichgewicht zwischen Th1- und Th2-Zellen wird wiederhergestellt.

Zeitpunkt: Bei saisonal auftretenden Allergenen wie Pollen wird meist präsaisonal, d. h. nach Ende der vorangegangenen und vor Beginn der neuen Pollenflugsaison hyposensibilisiert oder es wird während der Pollenflugsaison die Injektionsdosis stark reduziert und im Laufe der Wintermonate erneut gesteigert. Bei ganzjährig vorkommenden Allergenen und Hymenopterenallergie wird zu jeder Jahreszeit begonnen und ganzjährig hyposensibilisiert; meist über einen Zeitraum von 3 Jahren.

Zeitpunkt: Bei saisonal auftretenden Allergenen wie Pollen wird meist präsaisonal, bei ganzjährig vorkommenden Allergenen und Hymenopterenallergie wird zu jeder Jahreszeit hyposensibilisiert (meist über 3 Jahre).

Durchführung: Die Injektionen erfolgen in steigender Allergenmenge (bis zur individuellen maximalen Erhaltungsdosis) tief subkutan an der Streckseite des Oberarms mehr als handbreit oberhalb des Ellenbogens mit einer Tuberkulinspritze (kurzgeschliffene Kanüle, Nr. 14–18). Die Injektionen müssen von allergologisch erfahrenen Ärzten durchgeführt werden.

Durchführung: Die Injektionen erfolgen in steigender Allergenmenge (bis zur individuellen maximalen Erhaltungsdosis) tief subkutan an der Streckseite des Oberarms.

Eine Hyposensibilisierung ist für den Patienten sicher, wenn die wichtigsten Vorsichtsmaßnahmen eingehalten werden. Nach der Injektion muss der Patient 30 min in der Praxis/Klinik bleiben, um früh auftretende Nebenwirkungen beobachten und ggf. behandeln zu können. Bei Vorliegen eines grippalen Infektes darf keine Hyposensibilisierung durchgeführt werden. Vergrößert sich durch das Warten auf die Gesundung der Abstand zwischen den Injektionen, so wird die Dosis reduziert und später wieder gesteigert.

Eine Überwachung des Patienten für mind. 30 min ist obligat.

Applikationsformen: Mittlerweile sind relevante Allergene charakterisiert und die Herstellung der Extrakte standardisiert. Standardisierte Allergenextrakte vergrößern den Therapieerfolg und senken die Nebenwirkungsrate. Weiterentwicklungen könnten die orale oder sublinguale Immuntherapie darstellen.

Kontraindikationen: Vor einer geplanten Hyposensibilisierung sind eine Reihe von Kontraindikationen zu beachten. Da die SIT einen Eingriff in das Immunsystem darstellt, ist sie bei Vorliegen maligner Tumoren oder Autoimmunerkrankungen kontraindiziert. Patienten mit Morbus Crohn, Colitis ulcerosa oder autoimmunen Schilddrüsenerkrankungen sollten keine SIT erhalten. Auch bei interkurrenten Infekten und schweren akuten (z. B. aktive Tuberkulose) oder chronischen Entzündungen (z. B. Osteomyelitis, eitrige Prozesse) darf keine SIT verabreicht werden. Ein zerebrales Krampfleiden, koronare Herzerkrankung und die Einnahme von Betablockern sind ebenfalls Kontraindikationen für eine Hyposensibilisierung. ACE-Hemmer stellen eine relative Kontraindikation dar. Bei zeitnah geplanter Schwangerschaft sollte eine Hyposensibilisierung erst nach dem Abstillen begonnen werden. Dringende Schutzimpfungen sind in das Intervall zwischen die Hyposensibilisierungen zu legen mit mindestens einer Woche zeitlichem Abstand zur letzten und 3 Wochen bis zur nächsten Injektion. Bei Nebenwirkungen darf die Dosis nicht gesteigert werden.

Kontraindikationen: Vor einer geplanten Hyposensibilisierung sind eine Reihe von Kontraindikationen zu beachten. Hierzu zählen u. a. maligne Tumoren, Autoimmunerkrankungen, zerebrale Krampfleiden, KHK und die Einnahme von Betablockern. Auch bei interkurrenten Infekten und schweren akuten oder chronischen Entzündungen ist die SIT kontraindiziert.

▶ **Klinischer Fall**

▶ **Klinischer Fall.** Ein 12-jähriger Junge stellt sich in Begleitung seiner Mutter in der Sprechstunde Ende des Sommers vor. Er hat das erste Jahr einer präsaisonalen Hyposensibilisierung gegen Frühblüher hinter sich. In der Zeit von Februar bis Anfang Mai hatte er seit 3 Jahren unter laufender Nase, juckenden Augen und nächtlichen Atemnotattacken gelitten. Tagsüber lösten geringe Anstrengungen wie Treppensteigen im Schulhaus oder Fahrradfahren pfeifende Geräusche beim Atmen aus. Äpfel isst er nicht mehr, da sie ein unangenehmes Kribbeln an der Mundschleimhaut auslösen. Er hatte Antihistaminika und Inhalationssprays mit Steroiden und Betamimetika eingenommen, fühlte sich aber aufgrund des durch Asthmaanfälle gestörten Nachtschlafs trotzdem nicht leistungsfähig. Eine Lungenfunktion zeigte keine Einschränkung der Atemfunktion außerhalb der Pollenflugsaison. Die Hauttestung außerhalb der Pollenflugsaison bestätigte die Sensibilisierung auf Frühblüher (2fach positiv) bei Erle, Hasel und Birke. Bei leicht erhöhtem Gesamt-IgE zeigte sich eine ähnliche Verteilung bei der Bestimmung des spezifischen IgEs auf Erle (CAP 3), Hasel (CAP 3) und Birke (CAP 4). Entsprechend wurde ein Hyposensibilisierungs-Depot-Präparat, das diese drei Allergenextrakte enthielt, eingesetzt und zunächst wöchentlich injiziert. Im Dezember des ersten Hyposensibilisierungsjahres musste eine Pause über 14 Tage eingelegt werden, da ein grippaler Infekt vorlag. Mitte Januar wurde die letzte Injektion des 1. Hyposensibilisierungsjahres verabreicht. In der darauf folgenden Pollenflugsaison waren Antihistaminika erstmals ausreichend, um die Symptomatik zu unterdrücken. Das Ergebnis der Hauttestung zeigte sich unverändert, so dass die Rezeptur so beibehalten wurde und das 2. Jahr der präsaisonalen Hyposensibilisierung eingeleitet wird. Die Hyposensibilisierung ist für 3–4 Jahre geplant.

3 Kollagenosen

▶ **Definition:** Kollagenosen sind Krankheiten der Haut und anderer Organe, die eine vielfältige klinische Symptomatik mit Übergängen zwischen einzelnen Formen aufweisen können. Charakteristischerweise sind eine Reihe von Autoantikörpern nachweisbar. In ihrer Pathogenese spielen Dysregulationen in der Produktion von Antikörpern, der zellulären Immunität und in deren Folge verschiedene pathophysiologische Veränderungen eine wichtige Rolle. Typisch sind daher hohe Antikörper-Titer gegen verschiedene Autoantigene, Ablagerungen von Immunkomplexen und Gewebeschäden.

Einteilung: Nach klinischen Charakteristika werden die Kollagenosen eingeteilt:
- Lupus erythematodes (s.u.).
- Systemische Sklerodermie (S. 181).
- Dermatomyositis (S. 187).

3.1 Lupus erythematodes

Der Lupus erythematodes bietet ein Spektrum verschiedener mit Autoimmunphänomenen assoziierter Krankheitsbilder. Er kann sich als bedrohliche Multisystemkrankheit (systemischer Lupus erythematodes, SLE), als milde Multisystemkrankheit (subakut kutaner Lupus erythematodes, SCLE) oder als lediglich auf die Haut beschränkte, vergleichsweise harmlose Form (diskoider Lupus erythematodes, DLE) manifestieren. Zwischenformen, Übergänge und Varianten existieren sowie milde, arzneimittelinduzierte Formen des SLE.

3.1.1 Systemischer Lupus erythematodes (SLE)

▶ **Synonym.** Lupus erythematodes disseminatus, Lupus erythematodes visceralis

▶ **Definition:** Systemkrankheit von unklarer Ursache, die dadurch charakterisiert wird, dass Gewebe und Zellen durch Autoantikörper und Immunkomplexe geschädigt werden. Es besteht eine Dysregulation der T- und B-Lymphozytenfunktionen.

Epidemiologie: Die Prävalenz liegt zwischen 15 und 50 pro 100 000, in mehr als 80 % der Fälle sind jüngere Frauen betroffen; meist im Altersbereich von 20–40 Jahren. Eine genetische Disposition und Assoziationen mit HLA-B8, DR3 sind beschrieben.

Ätiologie und Pathogenese: Die Gewebeschäden entstehen beim SLE durch verschiedene Autoantikörper und Immunkomplexe. Es handelt sich um pathologische Immunantworten, bedingt durch antigenspezifische T- und B-Lymphozyten, deren Hyperaktivitäten, gestörte Regulationen und Interaktionen; Folge ist die Produktion von pathogenen Autoantikörpern und Immunkomplexen. Ursächlich sind vielfältige Störungen, u. a. der Toleranzentwicklung, Apoptose, antigenen Determinanten von Immunglobulinmolekülen, Immunkomplexen sowie der Produktion und des Abbaus von Autoantikörpern beteiligt.
Als Umweltfaktoren sind Infektionen (Viren), Medikamente sowie UV-Licht an der klinischen Manifestation des SLE beteiligt.

Klinik: Der SLE kann ganz unterschiedliche Symptome hervorrufen:
Hauterscheinungen treten bei 70–80 % der Patienten auf. Typisch ist ein unscharf begrenztes, makulöses bis urtikarielles Erythem im Gesicht (**Schmetterlingserythem**; s. Abb. C-3.1), das meist photoinduziert ist. Am Rumpf, bevorzugt an Brust und Rücken, finden sich **makulo-papulöse Exantheme**. An den Akren,

an den Fingern, Hämorrhagien und Teleangiektasien am Nagelfalz. Eine **Raynaud-Symptomatik** kann vorkommen (s. S. 506).

besonders an der Dorsalseite der Finger, beobachtet man fleckige, gerötete, zum Teil auch keratotische Plaques, am Nagelfalz und an den Fingerspitzen Teleangiektasien und kleine Hämorrhagien. Manchmal zeigt sich eine **Raynaud-Symptomatik** (s. S. 506). Der diffuse Haarausfall am Kapillitium ist im Allgemeinen reversibel. An der Mundschleimhaut sieht man ödematöse Erytheme, auch einzelne oder multiple kleinere Erosionen und Ulzera.

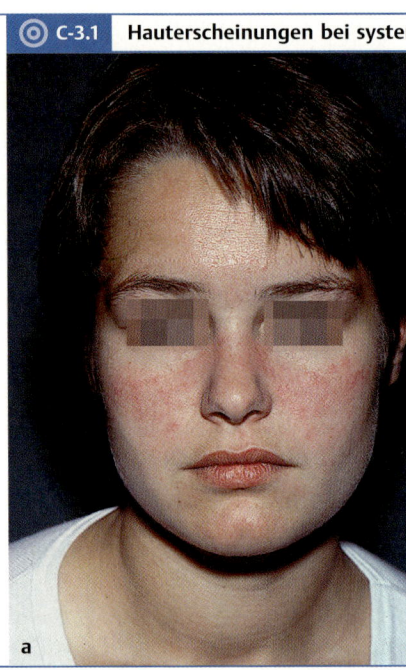
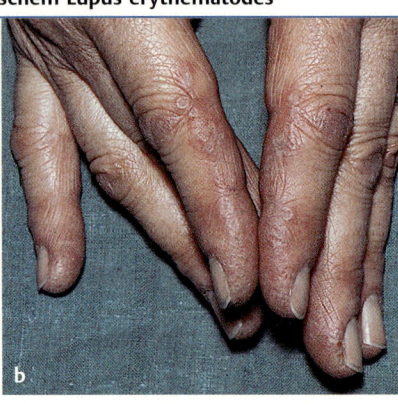

C-3.1 Hauterscheinungen bei systemischem Lupus erythematodes

a Schmetterlingsförmiges Erythem über Nase und Wangen bei SLE.
b Plaques und streifige Rötungen mit geringer Hyperkeratose an den seitlichen Bereichen der Finger bei SLE. Die Elemente sind berührungsempfindlich.

▶ **Merke.**

▶ **Merke.** Die dermatologische Symptomatik des SLE ist außerordentlich vielgestaltig.

Sehr oft treten **Arthralgien, Myalgien** und **Lymphknotenschwellungen** auf, seltener eine **Pleuritis** oder **Perikarditis**.

Entscheidend für die Prognose ist das Ausmaß der Glomerulonephritis, die 70 % der Patienten betrifft. Auch ZNS-Veränderungen werden beobachtet. Einen zusammenfassenden Überblick gibt Abb. **C-3.2**.

Allgemeinsymptome wie Krankheitsgefühl, Fieber und Gewichtsverlust treten oft auf. Fast alle Patienten leiden an Arthralgien, bevorzugt der kleinen Gelenke der Hände, sowie an Myalgien.
Der Befall der serösen Häute kann sich als **Pleuritis** oder **Perikarditis** manifestieren. Die verruköse Endokarditis Libman-Sacks ist sehr selten. Eine **Glomerulonephritis** (mit Mikrohämaturie, Proteinurie) tritt bei 70 % der Patienten auf, zur Nierenfunktionseinschränkung kommt es jedoch nur bei etwa 15 %. Verlauf und Schweregrad können sehr unterschiedlich sein, je nachdem, ob es sich um eine membranöse oder mesangiale, eine fokal oder diffus proliferative oder nekrotisierende Glomerulonephritis handelt.
Diverse neurologische bzw. psychiatrische Symptome wie Kopfschmerzen, epileptiforme Anfälle, psychotische Zustände, kognitive Störungen, auch periphere Neuropathien, weisen auf eine Beteiligung des **Nervensystems** hin. Einen zusammenfassenden Überblick gibt Abb. **C-3.2**.

Diagnostik: Die Diagnose gilt als sehr wahrscheinlich, wenn mindestens vier der ARA-Kriterien (Tab. **C-3.1**) vorhanden sind.

Diagnostik: Bei der klinischen Diagnostik helfen die Kriterien der American Rheumatism Association (ARA). Diese Kriterien (Tab. **C-3.1**), die die häufigsten und wichtigsten klinischen und Labor-Symptome umfassen, erlauben die Diagnose eines SLE, wenn vier dieser Kriterien erfüllt sind. Vorsicht: Patienten mit Oligo-Symptomatik, oft milde Anfangsformen, werden damit nicht erfasst!

Histopathologie: Hyperkeratose, Atrophie der Epidermis mit hydropischer Degenerati-

Histopathologie: Hyperkeratose, hydropische Degeneration der Basalzellen in der Epidermis und eine Quellung der PAS-reaktiven Basalmembran sind typisch.

3.1 Lupus erythematodes

Die dermalen Veränderungen beim SLE sind ein lockeres entzündliches Infiltrat (vorwiegend lymphozytär) und ein massives Ödem.

Immunhistopathologie: In befallener Haut zeigen sich fluoreszenzmikroskopisch (direkte Immunfluoreszenz) an der dermoepidermalen Junktionszone meist bandförmige Ablagerungen von IgG und IgM (seltener IgA) und C3 (ca. 80 %). Dieses „Lupusband" (Abb. C-3.3) ist in ca. 70 % der Fälle von SLE auch in normaler sonnenexponierter Haut wie auch seltener in normaler, nicht sonnenexponierter Haut nachweisbar.

on der Basalzellen sind typisch, in der Dermis ein lymphozytäres Infiltrat.

Immunhistopathologie: Charakteristisch ist das „**Lupusband**" – IgG- und C3-Ablagerungen, bandförmig entlang der epidermalen Basalmembran (Abb. **C-3.3**). Diese Veränderungen sind beim SLE meist in **kranker und gesunder Haut zu finden**.

C-3.2 Schema des Befalls beim systemischen Lupus erythematodes

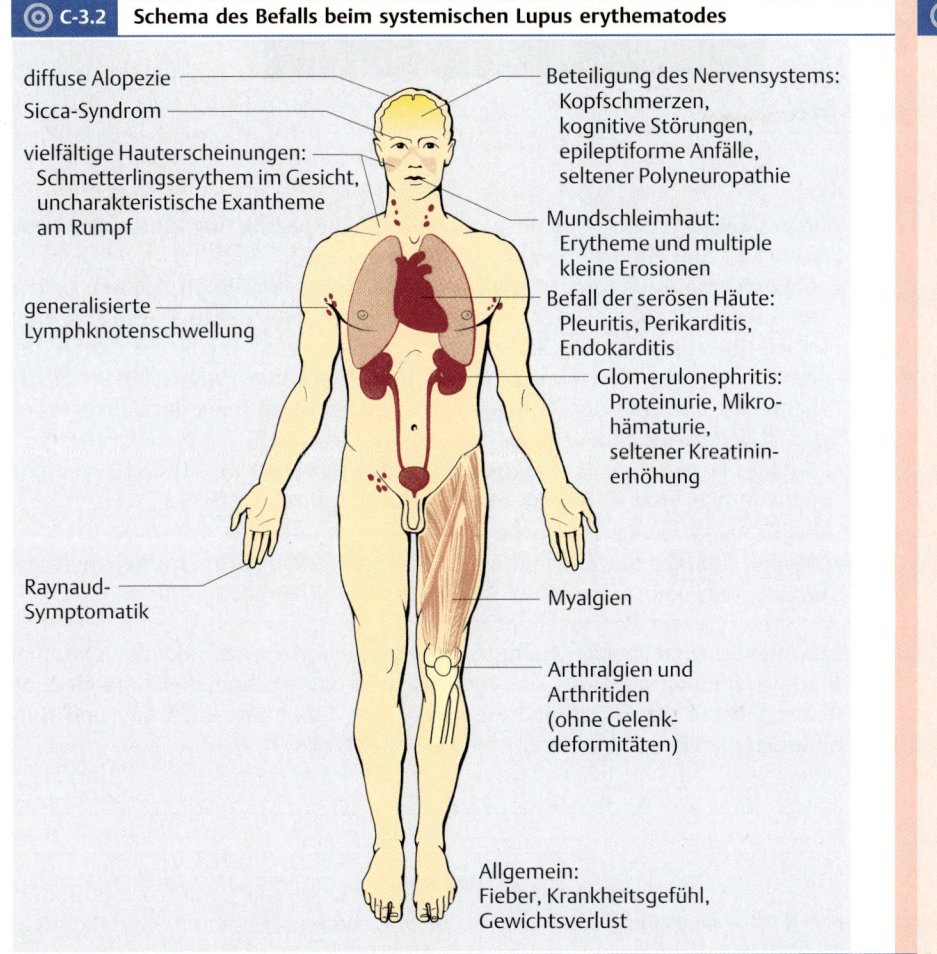

- diffuse Alopezie
- Sicca-Syndrom
- vielfältige Hauterscheinungen: Schmetterlingserythem im Gesicht, uncharakteristische Exantheme am Rumpf
- generalisierte Lymphknotenschwellung
- Raynaud-Symptomatik
- Beteiligung des Nervensystems: Kopfschmerzen, kognitive Störungen, epileptiforme Anfälle, seltener Polyneuropathie
- Mundschleimhaut: Erytheme und multiple kleine Erosionen
- Befall der serösen Häute: Pleuritis, Perikarditis, Endokarditis
- Glomerulonephritis: Proteinurie, Mikrohämaturie, seltener Kreatininerhöhung
- Myalgien
- Arthralgien und Arthritiden (ohne Gelenkdeformitäten)
- Allgemein: Fieber, Krankheitsgefühl, Gewichtsverlust

C-3.1 ARA-Kriterien für die Diagnostik des SLE (1982)

Haut	Schmetterlingserythem, diskoider Lupus erythematodes, Photosensitivität, Schleimhautulzera
Gelenke	Arthritis
Serosa	Serositis, Pleuritis oder Perikarditis
Niere	Proteinurie > 0,5 g/24 h oder Erythrozyten-, Leukozyten- oder Epithelzylinder
ZNS-Beteiligung	Krampfanfälle oder Psychosen
Blut	hämolytische Anämie oder Leukopenie < 4000/µl oder Lymphopenie < 1500/µl, Thrombozytopenie < 100 000/µl
Immunologie	LE-Zellen oder anti-ds-DNS oder anti-Sm oder falsch-positive Luesreaktion (mehr als 6 Monate), ANA

C-3.3 Immunfluoreszenzmikroskopische Darstellung

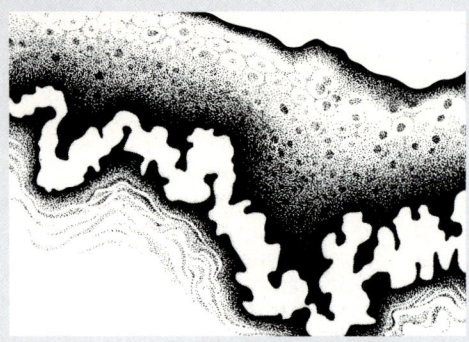
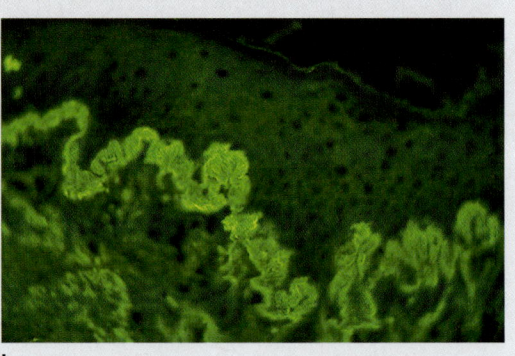

Immunfluoreszenzmikroskopische Darstellung des „Lupusbandes".

a   b

Autoantikörper sind ein bedeutendes Merkmal des SLE (Tab. **C-3.2**).
- Fast alle Patienten haben **antinukleäre Antikörper** (ANA) im Serum.

- Charakteristisch für den SLE sind **Antikörper gegen native Doppelstrang-DNS.**

▶ **Merke**

Laborwerte: Man findet Leukopenie, Anämie, Thrombozytopenie, BSG-Erhöhung, Globulinvermehrung und Hypalbuminämie.

Autoantikörper: Eine Vielfalt von nicht organspezifischen Autoantikörpern (Tab. **C-3.2**) sind ein bedeutendes Merkmal des SLE.
- **Antinukleäre Antikörper** (ANA) sind gegen Zielstrukturen im Zellkern gerichtet und bei fast allen Patienten mit SLE nachweisbar (negative ANA schließen einen SLE aus!). Da die Zielstrukturen vielfältig sind, ergibt die direkte Immunfluoreszenz (Patientenserum auf Gewebeschnitte) unterschiedliche Färbemuster, u. a. eine ringförmige oder homogene Anfärbung des Zellkerns (oft bei SLE) oder gesprenkelte und nukleoläre Färbungen.
- **Antikörper gegen native Doppelstrang-DNA (Anti-dsDNA-AK)** und gegen Proteinkomplexe mit RNA (Anti-Sm-AK) sind spezifisch für SLE.

▶ **Merke.** Charakteristisch sind hohe Titer von Autoantikörpern meist gegen Kernantigene, beim SLE sind ds-DNA- und Sm-Antikörper spezifisch.

Laborwerte: Leukopenie, Anämie und Thrombozytopenie sind die typischen Blutbildveränderungen des SLE. Die BSG ist in aktiven Krankheitsphasen deutlich erhöht. In der Elektrophorese zeigen sich Globulinvermehrung und Hypalbuminämie, Rheumafaktoren sind in 20–40 % positiv.

C-3.2 Autoantikörper bei SLE

	Antigene	Diagnostik
ANA (Antinukleäre Faktoren)	Antikörper gegen Zellkernbestandteile im Allgemeinen, die pauschal durch Immunfluoreszenz nachgewiesen werden	SLE: (meist) positiv DLE: gelegentlich positiv SCLE: oft positiv
dsDNS (Doppelstrang-DNS)	native DNA	spezifisch für SLE
Sm	Ribonukleoproteine	spezifisch für SLE (negativ schließt *nicht* aus)
RNP	Ribonukleoproteine	Überlappungssyndrom
Ro/SS-A	Ribonukleoproteine	Sjögren-Syndrom, SCLE
La/SS-B	Ribonukleoproteine	Sjögren-Syndrom, Glomerulonephritis (selten)
rRNP	ribosomales P-Protein	spezifisch für Psychosen bei SLE
Histon-Antikörper	Histone	arzneimittelinduzierter LE (oft)
Erythrozyten-, Lymphozyten-, Thrombozyten-, Endothelzellen- u. a. AK		Blutbildveränderungen, Gefäß-Nierenbeteiligung

SLE = systemischer Lupus erythematodes; DLE = diskoider Lupus erythematodes; SCLE = subakut kutaner Lupus erythematodes

Differenzialdiagnose: Schwierig kann die Abgrenzung von einer besonderen Form, dem subakut kutanen Lupus erythematodes (SCLE) sein. Diese Form zeigt typische disziforme erythematös-atrophische Herde mit feinlamellärer Schuppung an UV-exponierter Haut und zugleich Allgemeinsymptome des systemischen Lupus erythematodes (s.o.), aber mit milder Ausprägung und Verlauf. Häufig sind Arthralgien.

Oligosymptomatische Verläufe können die Diagnose außerordentlich erschweren. Bei isolierten Arthralgien muss der SLE von einer primär chronischen Polyarthritis abgegrenzt werden. Die Krankheit kann auch mit anderen Kollagenosen verwechselt werden, z.B. der Dermatomyositis oder der systemischen Sklerodermie. Zur Unterscheidung dieser Krankheitsbilder vergleiche Abb. **C-3.5** und Abb. **C-3.7**. Daneben ist auch der DLE differenzialdiagnostisch abzugrenzen (s. Abb. **C-3.4**).

Differenzialdiagnose: Diese umfasst den DLE (Abb. **C-3.4**), die primär chronische Polyarthritis, andere Kollagenosen, insbesondere die Dermatomyositis. Zur Unterscheidung dieser Krankheitsbilder vergleiche Abb. **C-3.5** und Abb. **C-3.7**.

Therapie: Die Therapie sollte dem jahrelangen Verlauf der Krankheit angepasst sein. UV-Exposition ist zu vermeiden. Bei Patienten mit nur milden Symptomen, fehlender Nierenbeteiligung und positiven ANA ohne andere serologische Auffälligkeiten kann ein Therapieversuch mit **nicht steroidalen Entzündungshemmern** (z.B. Acetylsalicylsäure) und **Chloroquin** bzw. **Hydroxychloroquin** versucht werden. Damit können ca. 25% der Patienten ausreichend therapiert werden. Im Falle ernsterer Manifestationen wie Nieren- oder ZNS-Beteiligung sind **systemische Gaben von Kortikosteroiden** erforderlich, anfangs hoch dosiert (100–200 mg Prednisolon/d), dann auf eine möglichst geringe Erhaltungsdosis reduziert. Zusätzlich können **Immunsuppressiva** wie Azathioprin, Cyclophosphamid gegeben werden. Zur Kontrolle des Therapieerfolges eignet sich vor allem die klinische Beobachtung. Bestimmungen von BSG, Blutbild, Antikörpern gegen dsDNS, Komplementspiegel und Proteinurie können ergänzend eingesetzt werden.

Therapie: Acetylsalicylsäure und **Chloroquin** sind die Mittel der Wahl bei mildem Verlauf.
Im Falle ernsterer Manifestationen z.B. mit Nieren- und ZNS-Beteiligung werden **Kortikosteroide systemisch** gegeben, eventuell zusätzlich **Immunsuppressiva.**

Prognose: Die Krankheit erstreckt sich in der Regel über Jahre. Sie verläuft meist in Schüben, zwischen denen wochen- und monatelange Remissionsphasen liegen können.
Die Prognose ist abhängig von Art und Ausmaß des Organbefalls, insbesondere der Nieren. Die Fünfjahres-Überlebensrate beträgt über 90%. Todesursachen sind meist unbeherrschbare Infektionen aufgrund therapie- oder krankheitsbedingter Abwehrschwäche sowie Nierenversagen.

Prognose: Kennzeichnend ist der schubweise Verlauf über Jahre.

Die Prognose ist abhängig von der Nierenbeteiligung. Die Fünfjahres-Überlebensrate beträgt 90%.

C-3.4 Gegenüberstellung von systemischem Lupus erythematodes (SLE) und diskoidem Lupus erythematodes (DLE)

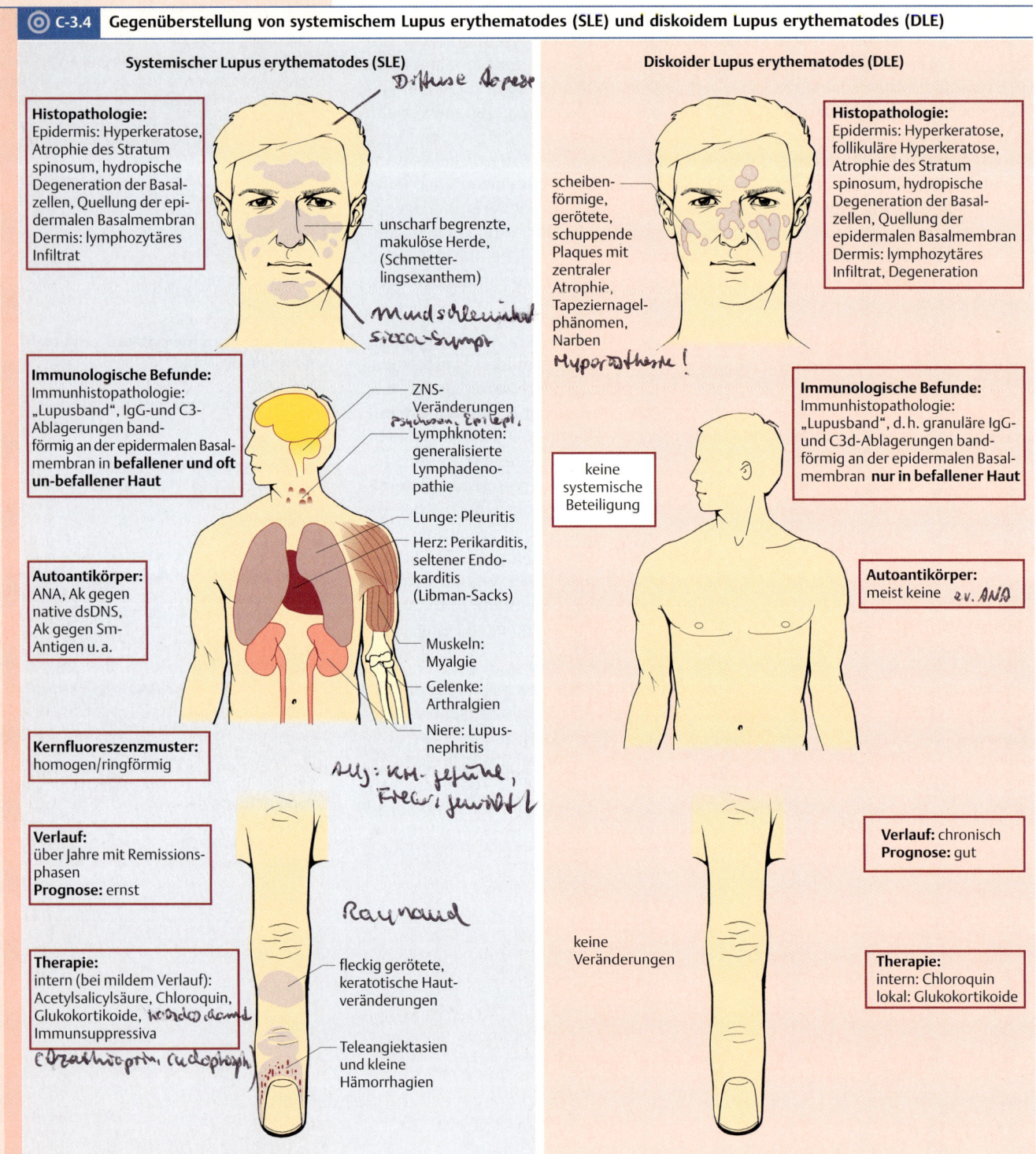

3.1.2 Subakut kutaner Lupus erythematodes (SCLE)

▶ **Definition:** Milde Form des SLE, die durch diskoide, schuppige, ausgedehnte Plaques, starke Photosensitivität und Ro/SSA-Antikörper gekennzeichnet ist.

Klinik: CDLE-ähnliche Herde an UV-exponierter Haut und am Rumpf in exanthematischer Ausprägung.

Diagnostik: Ro-SSA-Antikörper sind meist positiv, ds-DNA-Antikörper meist negativ.

Histopathologie und Immunhistologie: wie bei DLE (S. 179).

Therapie: Chloroquin zusammen mit lokalen Steroiden reichen aus.

Prognose: Spontanheilung oft nach Jahren, kann aber auch in einen SLE übergehen.

3.1.3 Arzneimittelinduzierter SLE

▶ **Definition:** Meist milde Verlaufsformen des SLE, die von einem Medikament induziert wird und sich in wenigen Wochen nach Absetzen dieses Medikamentes zurückbildet. Antikörper gegen Histone sind meist nachweisbar, gegen Doppelstrang-DNS aber nicht.

Zu den auslösenden Medikamenten gehören häufig Hydralazin und Procainamid, seltener D-Penicillin, Reserpin, Interferon, Chinidin, Practolol, Hydantoin und viele andere.

Klinik: Häufige Symptome sind Arthralgien und Pleuritis.

Diagnostik: Anamnese! Medikamente, UV-Exposition. *Histon-AK*

Therapie: Absetzen der verdächtigen Medikamente, eventuell kurzfristig Kortikosteroide.

▶ **Klinischer Fall.** Die 25-jährige Patientin fühlt sich seit einigen Wochen abgeschlagen und leicht ermüdbar. Sie leidet unter Muskel- und Gelenkschmerzen und subfebrilen Temperaturen. Ein viraler Infekt wird vermutet. Als – erstmalig nach Sonnenexposition – ein masernähnlicher Ausschlag am ganzen Körper und eine symmetrische Rötung beider Wangen auftritt, sucht die Patientin einen Hautarzt auf. Bei der dermatologischen Untersuchung fallen zudem fleckige Eytheme an den Fingerendgliedern (s. Abb. **C-3.1b**, S. 174) und orale Erosionen auf. Die immunhistopathologische Untersuchung je einer PE aus befallener und unbefallener Haut lässt ein typisches Lupusband erkennen (s. Abb. **C-3.3**, S. 176). Die hochtitrigen ANA, Antikörper gegen dsDNS, die deutlich erhöhte BKS verbunden mit einer Leukopenie sowie die persistierende Proteinurie bestätigen die Diagnose eines SLE. 100 mg Prednisolon/die und 50 mg Imurek/die führten zu einer raschen Besserung der Symptome, innerhalb von 3 Monaten konnte Prednisolon auf 12 mg/die reduziert werden.

3.1.4 Diskoider Lupus erythematodes (DLE)

▶ **Synonym.** Chronisch diskoider Lupus erythematodes (CDLE), Lupus erythematodes integumentalis

▶ **Definition:** Chronische, schubweise verlaufende entzündliche Dermatose vorwiegend des Gesichtes, gekennzeichnet durch diskoide (scheibenförmige) gerötete, schuppende Plaques, die mit zentraler Atrophie abheilen. Der DLE bleibt fast immer auf die Haut beschränkt.

Epidemiologie: Betrifft vorwiegend Frauen (20 bis 40 Jahre).

Klinik: Vorwiegend an lichtexponierten Arealen (Gesicht) finden sich scheibenförmige, gerötete, keratotische Plaques, die im Zentrum atrophisch werden (Abb. **C-3.5**). Typisch ist das Tapeziernagelphänomen und die Hyperästhesie der Herde, daneben Teleangiektasien, Hyper- und Hypopigmentierungen sowie erosive Veränderungen an der Mundschleimhaut.

Diagnostik: Neben den klinischen Erscheinungen (Abb. **C-3.5**) sind die histo- und immunhistopathologische Untersuchung entscheidend.

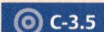

Epidemiologie: Es erkranken überwiegend jüngere Erwachsene im Alter von 20 bis 40 Jahren. Frauen sind zwei- bis dreimal häufiger betroffen als Männer. Es besteht eine genetische Prädisposition.

Klinik: Vorwiegend an Nase, Stirn und Wangen, aber auch an anderen lichtexponierten Arealen (Ohrmuscheln, Brust, Schultern, Nacken) und am behaarten Kopf finden sich scheibenförmige, scharf begrenzte, leicht elevierte Erytheme, die mit fest haftenden rauen Schuppen bedeckt sind. Entfernt man eine Schuppe, ist an ihrer Unterseite ein keratotischer Sporn zu erkennen. Dieses so genannte **Tapeziernagelphänomen** ist typisch für den DLE und bedingt durch **follikuläre Hyperkeratosen**. Die Herde dehnen sich langsam zentrifugal aus und heilen im Zentrum unter Hinterlassung atrophischer, blasser narbiger Areale ab (Abb. **C-3.5**). Auch grübchenförmige Narben, Teleangiektasien, fleckige Hypo- und Hyperpigmentierungen sind häufig zu beobachten. Am behaarten Kopf kommt es zur narbigen Alopezie (Pseudopelade). An der Mundschleimhaut können sich erythematöse, leukoplakische oder erosive Läsionen bilden. Charakteristisch ist ferner die gesteigerte Berührungsempfindlichkeit der Effloreszenzen.
Allgemeinsymptome fehlen.

Diagnostik: Für die Diagnose sind die klinischen Erscheinungen (Abb. **C-3.5**), die histo- und die immunhistopathologische Untersuchung entscheidend.

C-3.5 Hauterscheinungen bei DLE

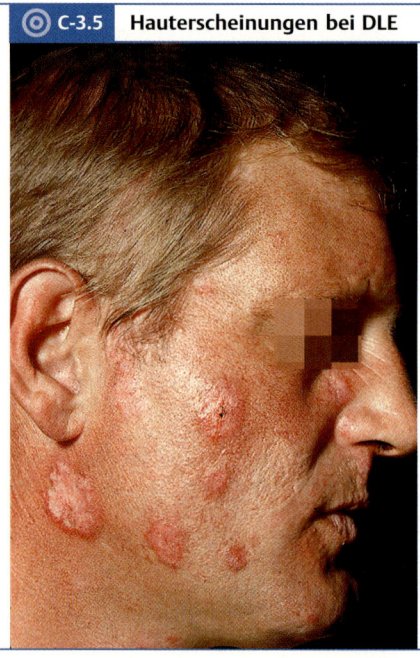

Hyperkeratotische disziforme Plaques mit follikulären Keratosen und entzündlichem Randsaum, multiple Einzelherde im Gesicht.

Histopathologie: Die histopathologischen Veränderungen der Haut beim DLE entsprechen prinzipiell denen des SLE. Das Bild umfasst: Epidermisatrophie, hydropische Degeneration der Basalzellen und folliculäre Hyperkeratose.

Immunhistopathologie: Das „Lupusband" (s. o.) findet sich nur in befallener Haut (s. Abb. **C-3.3**).

Histopathologie: Typisch sind beim DLE die atrophische Epidermis, eine Orthohyperkeratose mit konischen keratotischen Pfröpfen der Haarfollikel und eine hydropische Degeneration der Basalzellen mit ödematöser Auflockerung der Basalmembran. Die Dermis ist von einem dichten, überwiegend lymphozytären Infiltrat mit perivasaler und perifollikulärer Betonung durchsetzt (ähnlich SLE, s. S. 173).

Immunhistopathologie: In Biopsien aus erkrankter Haut zeigen sich in der direkten Immunfluoreszenz granuläre Ablagerungen von IgG und IgM, seltener IgA sowie von C3 bandförmig entlang der epidermalen Basalmembran (s. Abb. **C-3.3**, S. 176). Dieses so genannte „Lupusband" ist in den meisten Fällen zu beobachten, insbesondere in älteren Herden. Es findet sich selten auch bei anderen Hautkrankheiten (z. B. bei Rosazea, polymorpher Lichtdermatose, Lichen ruber, Porphyria cutanea tarda). Die gesunde Haut ist frei von derartigen Ablagerungen.

Laborwerte: Niedrige ANA-Titer, eine mäßige Anämie oder Leukopenie können vorkommen (ca. $1/3$ der Fälle).

Therapie: Bei kleineren Herden ist in der Regel eine **Lokaltherapie mit Kortikosteroiden** erfolgreich. Möglich ist auch die intraläsionale Injektion einer verdünnten Kortikosteroidkristallsuspension (Vorsicht: Haut-Atrophien!). Systemisch gibt man **Chloroquin** in möglichst geringer Dosierung oder Hydroxychloroquin. Eine gefürchtete, wenn auch seltene Nebenwirkung von Chloroquin ist die Retinopathie, daher sind regelmäßige augenärztliche Kontrollen notwendig. Systemische Kortikosteroidgaben (länger), Immunsuppressiva und Retinoide (z. B. Neotigason) sind Ausnahmefällen vorbehalten.

Prognose: Die Prognose ist gut. Nur selten (< 5 % der Fälle) geht ein DLE in einen SLE über. Dabei ist unklar, ob es sich hier nicht um eine Übergangsform handelt (SCLE, s. S. 179). Die DLE-Herde können atrophische, gelegentlich mutilierende oder grübchenartige Narben hinterlassen. In sehr seltenen Fällen wurde das Auftreten spinozellulärer Karzinome beschrieben.

Lupus erythematodes profundus

▶ **Synonym.** Lupus panniculitis

▶ **Definition:** Tiefe subkutane schmerzhafte Knoten aufgrund einer Pannikulitis oft im Gesicht, am Gesäß, an den Oberarmen und -schenkeln, die mit eingezogenen Narben abheilen, sind – meist neben typischen DLE-Herden – kennzeichnend für diese seltene Form des DLE.

Ätiologie und Pathogenese: Wahrscheinlich eine spezielle Form des DLE. Sie tritt auch sehr selten bei meist milde verlaufendem SLE auf (ca. 5 % der Fälle).

Klinik: Schmerzhafte derbe Knoten oder Platten mit livider Oberfläche, die manchmal ulzerieren und/oder eingezogen narbig abheilen. Meist im Gesicht, am Gesäß, Oberarmen/-schenkeln lokalisiert.

Diagnostik: Wegweisend sind meist die diskoiden LE-Herde zusammen mit subkutanen Knoten sowie histo- und immunhistopathologische Untersuchungen (Biopsie aus dem subkutanen Fett): lobuläre lymphozytäre Pannikulitis; IgG und C an den Gefäßen.

Therapie: s. DLE, S. 181

3.2 Systemische Sklerodermie (SS)

▶ **Synonym.** Diffuse Sklerodermie, Systemsklerose, Progressive systemische Sklerodermie (PSS)

▶ **Definition:** Chronische Systemerkrankung des Bindegewebes, die in zwei Phasen, einer ödematös-entzündlichen und einer sklerosierenden, abläuft und zu einer diffusen Sklerose der Haut und der inneren Organe führt.

Ätiologie und Pathogenese: Was letztlich die im Zentrum des pathogenetischen Geschehens stehende Vermehrung des Bindegewebes induziert, ist noch ungeklärt. Verschiedene Hypothesen werden diskutiert:

- Regulationsstörung im Metabolismus der extrazellulären Matrix (Fibrose): Histopathologische, elektronenmikroskopische und biochemische Befunde deuten auf eine Störung des Fibroblastenwachstums und des Kollagenmetabolismus hin. In der Kultur zeigen Fibroblasten von Patienten eine erhöhte Kollagensyntheserate.
- **Immunphänomen:** Das häufige Vorkommen von Autoantikörpern sowie die Dysregulation der T-Lymphozyten weisen auf gestörte Immunprozesse hin.
- **Genetische Disposition:** Assoziation mit Histokompatibilitätsantigenen (HLA). In Familien von Sklerodermiepatienten sind Chromosomenanomalien vermehrt.
- **Gefäßschäden:** Am Anfang scheinen Endothelschäden zu stehen. Auch die Raynaud-Symptomatik weist auf eine primäre Vaskulopathie hin. Erst später folgen mediiert durch Chemokine entzündliche Veränderungen und Fibrose.
- Für spezielle Formen sind **chemische Agenzien** wie L-Tryptophan, Silikate, Benzol, Toluol und Polyvinylchloride mögliche Auslöser („Pseudosklerodermie").

Epidemiologie: Die systemische Sklerodermie ist selten. Bevorzugt betroffen sind 40- bis 50-Jährige, wobei Frauen deutlich überwiegen. Jugendliche sind im Gegensatz zur zirkumskripten Sklerodermie (s. S. 416) extrem selten betroffen. Etwa 95 % der Patienten weisen die **limitierte** (akrosklerotische) SS-, 5 % die **diffuse** (zentrosklerotische) SS-Form auf (s. u.).

Verlaufsformen

Die SS zeigt sehr unterschiedliche Krankheitsverläufe und Ausprägungen. Erste Krankheitszeichen können Müdigkeit, Kopfschmerzen, subfebrile Temperaturen und Arthralgien sein. Entsprechend der Kardinalsymptome und Lokalisation können folgende drei Formen unterschieden werden, die allerdings Überlappungen zeigen:
- **Limitierte systemische Sklerodermie** = akrosklerotischer Typ (s. u.): Sie zeigt eine milde Beteiligung innerer Organe, meist erst nach langem Verlauf.
- **CRST-Syndrom** (s. S. 183): Milde Verlaufsform der limitierten SS. Oft gehen vasomotorische Störungen wie Raynaud-Symptomatik, Parästhesien und **Akrozyanose** der eigentlichen Krankheitsmanifestation jahrelang voraus.
- **Diffuse systemische Sklerodermie** = zentrosklerotischer Typ (s. u.): rascher Progress, eine Beteiligung innerer Organe ist häufig.

Limitierte systemische Sklerodermie

Klinik: Eine Raynaud-Symptomatik geht praktisch immer voraus (s. S. 506), meist auch periunguale Teleangiektasien. Die Hautsklerose beginnt akral an den Händen und im Gesicht und breitet sich **zentripetal** aus. Die Füße sind seltener betroffen. Es treten zunächst eine teigig-ödematöse Schwellung und Rötung der Hände und Finger auf **(Stadium oedematosum)**; im späteren Krankheitsstadium entsteht eine gespannte, spiegelnd glänzende Haut **(Stadium sclerosum)**. Durch sklerotische Schrumpfung wird die Gelenkbeweglichkeit eingeschränkt, und es können völlig unbewegliche Gelenke (Beugekontrakturen) entstehen. An den Fingerendgelenken entstehen Nekrosen, Verstümmelungen und Verschmälerungen der Endglieder (Madonnenfinger) häufig mit Akroosteolysen, klinisch meist Sklerodaktylie genannt (Abb. **C-3.7a**).

Ein zweiter Ausgangspunkt der Sklerose ist das Gesicht, was im fortgeschrittenen Stadium zur typischen Physiognomie der Patienten führt. Straffung und Sklerose der Haut verkleinern das Gesicht und dieses verliert sein mimisches Spiel. Die Mundöffnung und die Lippen werden ebenfalls kleiner (**Mikrostomie**, Mikrocheilie), die Nase wird spitz und von glänzender Haut überzogen. Die Wangen sind gestrafft, die Stirn kann nicht mehr gefaltet werden (s. Abb. **C-3.7b** und auch Abb. **C-3.8**). Sehr spät können sich die Sklerosen auf Hals und proximale Extremitäten und zunehmend auch auf den Stamm ausbreiten. Letztlich wird der Patient wie von einem Panzer eingemauert.

3.2 Systemische Sklerodermie (SS)

Zu **weiteren Hautsymptomen**, die sowohl bei der limitierten, als auch bei der diffusen SS auftreten, s. S. 183.
Innere Organe sind meist erst nach langem Krankheitsverlauf und nur in milder Form betroffen.

CRST-Syndrom

▶ **Definition:** Es handelt sich um eine benigne Verlaufsform der limitierten SS, bei der vier Symptome im Vordergrund stehen, die auch zur Diagnosebezeichnung führten:

Klinik:
C – Calcinosis (Kalkablagerungen)
R – Raynaud-Symptomatik (s. S. 506)
S – Sklerodaktylie
T – Teleangiektasien (Abb. **C-3.6**).
Häufig ist die Ösophagusbeteiligung (dann auch CREST genannt mit „E" – Esophagus), ansonsten treten Organmanifestationen erst sehr spät oder nicht auf. Die manchmal familiär gehäuft vorkommende Erkrankung bevorzugt Frauen des mittleren Erwachsenenalters.

▶ **Merke.** Pathognomonisch sind die bei der überwiegenden Zahl der Patienten nachweisbaren Autoantikörper, die gegen die Zentromeren der Chromosomen gerichtet sind (ACA), SCL 70-Antikörper fehlen meist.

C-3.6 Limitierte systemische Sklerodermie

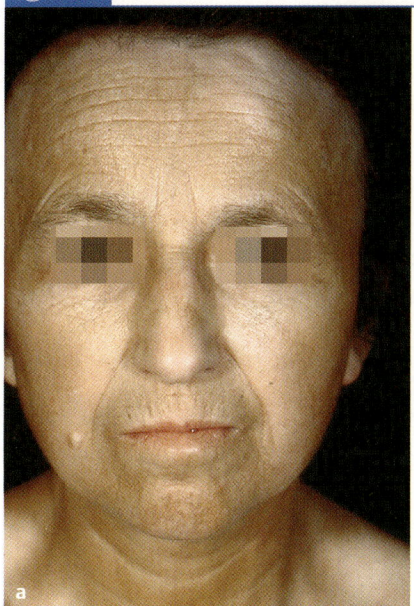
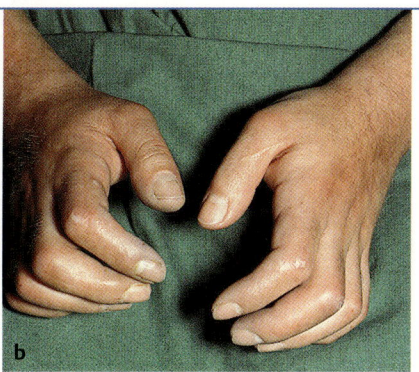

a Typische Facies mit Mikrostomie, perioralen Falten und mimischer Starre.
b Starre Beugehaltung der Finger bei derber Hautsklerose (wie zu enge Handschuhe).

Diffuse systemische Sklerodermie

Klinik: Die diffuse SS beginnt hauptsächlich im Schulter- und Thoraxbereich und dehnt sich rasch **zentrifugal** aus. Typisch sind stammlokalisierte Ödeme (Stadium oedematosum) und nachfolgend Sklerosen (Stadium sclerosum). Bald fühlen sich die Patienten wie in einem Panzer und klagen über Atemnot. Die **Hautsklerose** und der **Organbefall** schreiten viel rascher fort als bei der limitierten SS. Dabei treten nicht selten febrile arthritische Schübe auf. Im Gegensatz zur limitierten SS findet sich ein Raynaud-Symptom erst in späten Krankheitsphasen, wenn sich die Sklerose zentrifugal auf die Hände ausgedehnt hat.

Bei beiden Formen kommen zusätzlich vor:
- Calcinosis cutis
- Atrophie der Haut-Adnexe
- **Schleimhaut-Sklerosen** z. B. als Verdickung und Verkürzung des Zungenbändchens.

Weitere Hautsymptome, die sowohl bei der limitierten, als auch bei der diffusen SS auftreten: Bei 10 % der Patienten lagert sich vornehmlich in Gelenknähe und an den Akren kutan und/oder subkutan Kalk ab, der sich nach außen entleeren kann **(Calcinosis cutis)**. Auch die **Haut-Adnexe** werden oft atrophisch, dabei beeinträchtigen besonders die sklerodermatische Alopezie und Störungen der Schweißsekretion. Zugleich treten Hypo- und Hyperpigmentierungen sowie Teleangiektasien auf. **Schleimhaut:** Pathognomonisch ist die oft frühzeitig nachweisbare Sklerose und Verkürzung des Zungenbändchens. Später wird die Zunge zunehmend verkleinert und bewegungseingeschränkt. Der Mitbefall der

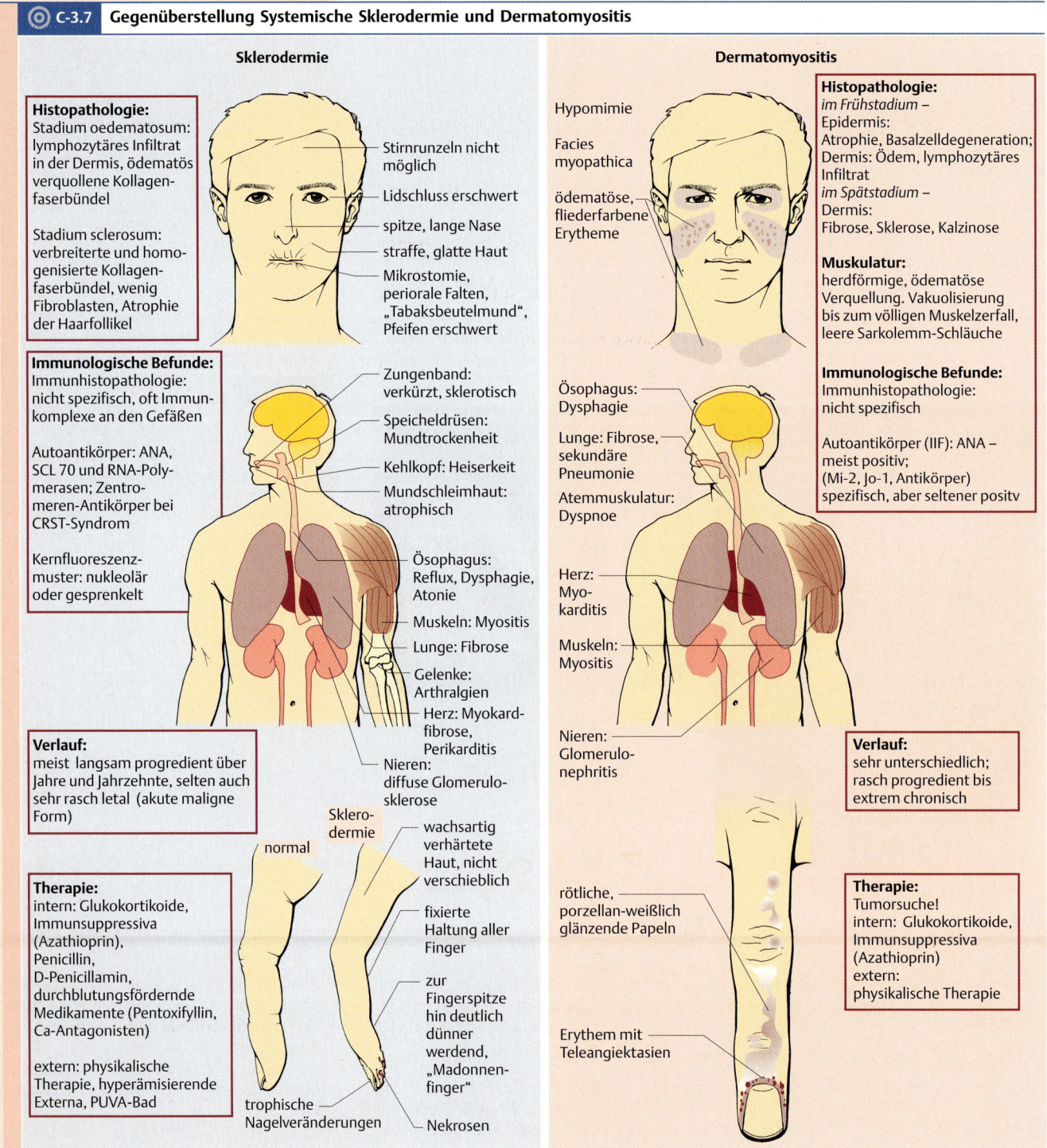

C-3.7 Gegenüberstellung Systemische Sklerodermie und Dermatomyositis

Speicheldrüsen bedingt eine Mundtrockenheit. Die Mundschleimhaut wird ebenfalls sklerotisch und atrophisch, zuweilen sind auch die Genitalschleimhäute befallen.

Befall **innerer Organe** (s. Abb. **C-3.8**):

- **Verdauungstrakt:** in den meisten Fällen mitbetroffen, am häufigsten der **Ösophagus**. Es bestehen Reflux und Dysphagie. Röntgenologisch zeigen sich Atonie und reduzierte Peristaltik sowie Schleimhautatrophie und Ulzerationen. Bei Mitbefall des Ileums und Kolons kommt es zu Dyskinesien, welche Diarrhöe, Obstipation oder Ileus zur Folge haben. Bei Dünndarmbefall geht die Schleimhautatrophie mit einer Malabsorption einher. Der Magen ist seltener betroffen.
- **Lunge:** 60 % der Patienten zeigen pathologische Lungenfunktionsprüfungen. Hierfür ist eine diffuse interstitielle Lungenfibrose verantwortlich, die eine Erstarrung, restriktive Ventilationsstörungen und Diffusionsstörungen bedingt. Röntgenologisch ist dann eine Reduktion des Parenchyms zugunsten des interstitiellen Bindegewebes erkennbar. Klinisch fallen Belastungsdyspnoe und Husten auf.
- **Nieren:** Erstes klinisches Zeichen einer Nierenbeteiligung ist eine Proteinurie, erst viel später folgen Insuffizienz und maligner Hypertonus. Ursächlich sind eine interstitielle Fibrose, eine Atrophie der Tubuli und die Entwicklung einer Schrumpfniere. Die Hälfte der Sklerodermie-Patienten stirbt an den Folgen der Nierenbeteiligung.
- **Kehlkopf:** Sklerosen der Stimmbänder führen zu Heiserkeit und einer rauen Stimme.
- **Herz:** Es besteht eine diffuse interstitielle Fibrose mit nachfolgender Degeneration der Herzmuskelfasern, auch eine Herdmyositis ist möglich. Dadurch wird die Kontraktionskraft des Myokards deutlich verschlechtert. Die Lungenfibrose kann auch sekundär eine Herzbeteiligung nach sich ziehen (Cor pulmonale). Weiterhin kommt eine Perikarditis vor. Unterschiedliche EKG-Auffälligkeiten bestehen bei 50 % der Patienten.

Beteiligte **innere Organe** (s. Abb. **C-3.8**).

- **Verdauungstrakt:** der **Ösophagus** ist am häufigsten betroffen.

- **Lunge:** In etwa 60 % der Fälle ist die Lunge beteiligt, meist Fibrose mit restriktiven Störungen. Klinisch fallen Belastungsdyspnoe und Husten auf.

- **Nieren** (oft letal).

- **Kehlkopf.**

- **Herz.**

C-3.8 CRST-Syndrom (a) und limitierte SS (b)

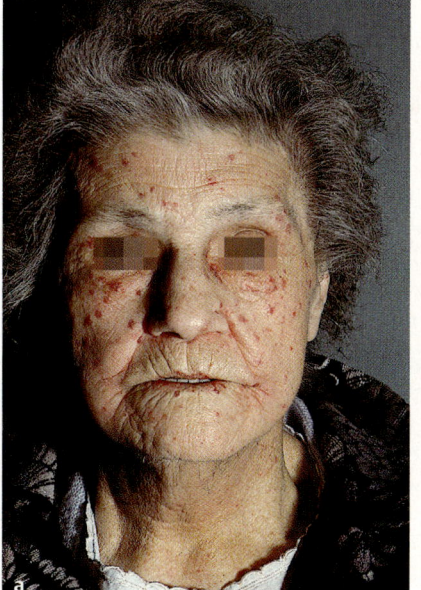
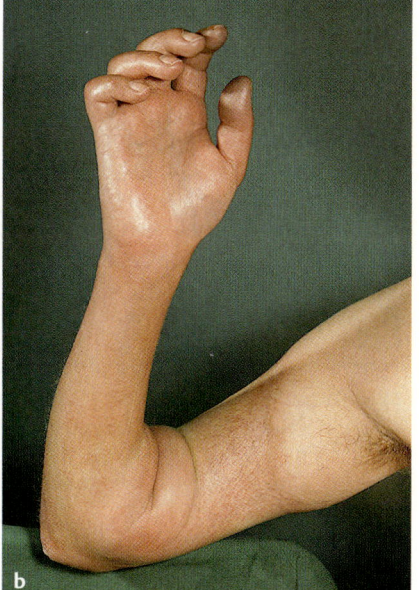

a CRST-Syndrom mit Mikrostomie und Teleangiektasien im Gesicht.

b Limitierte systemische Sklerose mit starrer Beugehaltung der Finger, Fingerkuppennekrosen und straffer Sklerose der Haut am Vorderarm. Die Haut der Ellenbeuge und der Axilla ist wenig befallen und tritt deshalb hernienartig hervor.

- **Muskulatur:** Eine Myositis kann vorkommen; sie ist histopathologisch, enzymchemisch und elektromyographisch nachweisbar. Eine Muskelatrophie kann aber auch Folge einer Herdsklerose sein.

Diagnostik

Raynaud-Symptomatik zusammen mit ödematöser Schwellung der Finger und in fortgeschrittenen Fällen Sklerosen der Finger, der Mundregion (Mikrostomie) und des Zungenbändchens lassen klinisch an die **limitierte SS** denken. Zusätzliche Verkalkungen (Calcinosis) und Teleangiektasien weisen auf ein **CRST-Syndrom** hin. Derbe, flächige Ödeme am Stamm mit zentrifugaler Ausdehnung sprechen für die **diffuse SS.**

Die Diagnose wird durch den Nachweis von antinukleären Antikörpern (s.u.), durch histopathologische Befunde und durch Organbefall wahrscheinlich.

Laborbefunde:
- **Diffuse Form:** Diagnostisch bedeutsam sind **Autoantikörper** im Serum (positive antinukleäre Antikörper, **ANA**). Diese Autoantikörper gegen verschiedene Zellkernantigene sind bei der diffusen Form (bis zu 70%) aber auch bei der limitierten SS nachweisbar. Ein Autoantikörper ist gegen nukleoläre **RNA-Polymerasen** gerichtet und färbt deshalb nur die Nukleoli (nukleoläres Kernmuster). Ein weiterer Autoantikörper reagiert mit der DNA-Topoisomerase I (Molekulargewicht 70 kD); er wird **Scl 70** genannt (gesprenkeltes Kernmuster) und ist oft (in bis zu 70%) nachweisbar.
- **CRST-Syndrom:** fast immer kommen **Autoantikörper gegen Proteine der Zentromerenregion** der Chromosomen (Anti-Centromer-Antikörper, **ACA**) vor (ebenfalls gesprenkeltes Kernmuster in der indirekten Immunfluoreszenz), selten sind ANA positiv.

Gelegentlich sind bei allen Formen Rheumafaktoren, Kälteagglutinine und Borrelien-Antikörper und in akuten Schüben die allgemeinen Entzündungsparameter BSG und C-reaktives Protein erhöht, Dysproteinämie nachweisbar.

Bei **Organbefall** weisen eine Proteinurie und die Retention harnpflichtiger Substanzen auf eine Nierenbeteiligung, eine Anämie auf einen Magen-Darm-Befall und erhöhte Muskelenzyme auf eine Myositis hin.

Histopathologie: Die ersten Veränderungen sind ein lymphozytäres Infiltrat in der Dermis und Subkutis und eine Mikroangiopathie mit Endothelverdickung. Die Kollagenfaserbündel sind ödematös verquollen **(Stadium oedematosum)**. Nach dieser Entzündungsphase entwickelt sich das Sklerosestadium **(Stadium sclerosum)**. Die Entzündungszellen und Fibroblasten verschwinden, die Kollagenfaserbündel sind verbreitert, homogenisiert und parallel zur Hautoberfläche ausgerichtet. Dieses faserreiche Bindegewebe ersetzt zunehmend das subkutane Fettgewebe. Das elastische Fasernetz wird rarefiziert. Die Haarfollikel mit Talgdrüsen atrophieren und verschwinden, die ekkrinen Schweißdrüsen liegen eingemauert in der Dermis. Die Epidermis ist häufig verschmälert (Abb. **C-3.8**).

Differenzialdiagnose: Abzugrenzen sind, insbesondere bei akutem Verlauf, der systemische Lupus erythematodes und die Dermatomyositis aufgrund des klinischen Bildes und der immunologischen Befunde (vgl. auch Abb. **C-3.4** und Abb. **C-3.8**); gelegentlich auch eine disseminierte zirkumskripte Sklerodermie (s. S. 416) oder eine rheumatoide Arthritis.

Therapie und Prognose

Therapie: Eine sicher wirksame, kausale Therapie ist nicht bekannt. Es existieren Therapieansätze, die sich gegen die Pathogenesefaktoren (S. 181) richten und entsprechend dem sehr variablen Verlauf und der Klinik bei allen Formen eingesetzt werden. Die Therapie soll allgemein **antiinflammatorisch** sein, die **extrazelluläre Matrix reduzieren** (antifibrotisch) und **durchblutungsfördernd** wirken. Als antiinflammatorische Medikamente kommen in erster Linie **Kortikoide** (hochdosiert im Schub, danach in niedriger Dosis) in Betracht, aber auch andere Antiphlogistika, wie Indometacin oder Naproxen.

Auch **Immunsuppressiva** wie Azathioprin (z. B. Imurek) und Cyclophosphamid (z. B. Endoxan) sind z. T. erfolgreich, was für eine immunologische Genese spricht. Zur Reduktion der Fibrose werden D-Penicillamin, Penicillin-Infusionen (hochdosiert!) und gelegentlich Gestagene verabreicht, meist in Verbindung mit PUVA oder UVA.

Als **durchblutungsfördernde Substanzen** kommen Pentoxifyllin, Acetylsalicylsäure, ACE-Hemmer, Calcitonin oder Ca-Antagonisten (z. B. Nifedipin) in Betracht.

Zur Besserung der Beweglichkeit sind begleitende **physikalische Therapiemaßnahmen**, Wärmeanwendung, Bewegungsübungen, Massagen und Bäder sowie hyperämisierende Externa überaus wichtig.

Wichtig sind auch begleitende **physikalische Maßnahmen** zur Erhaltung der Beweglichkeit.

Prognose: Verläufe sind schwer einzuschätzen, bei Männern allgemein ungünstiger als bei Frauen. Die diffuse SS kann in wenigen Monaten letal, aber auch progredient über 10 und mehr Jahre verlaufen (bis zum Tod durch Organversagen, meist der Niere). Spontanheilungen sind sehr selten. Die limitierte SS und das CRST-Syndrom verlaufen wesentlich günstiger.

▶ **Klinischer Fall.** Die 45 Jahre alte Patientin hat seit 4 Jahren eine Raynaud-Symptomatik, eine zunehmende Steifigkeit und Verschmälerung der Finger mit wiederholt schlecht heilenden Ulzerationen an den Fingerkuppen. Außerdem klagt sie über straffe Wangenhaut. Die klinische Untersuchung zeigt eine Mikrostomie und periorale Faltenbildung, Sklerosen an beiden Wangen, ein verkürztes, sklerotisches Zungenbändchen und eine atrophische Zungenoberfläche. An den Unterarmen ist eine ausgeprägte Sklerose erkennbar, daneben besteht eine Sklerodaktylie (Abb. **C-3.6**). Die Blutuntersuchungen ergaben eine BKS von 30/72, antinukleäre Faktoren positiv (1:640) und CPK 8 (U/l). Der histopathologische Befund zeigte ein Infiltrat und verquollene Kollagenfaserbündel in der Dermis. Bei der Ösophagus-Breipassage wurde eine reduzierte Peristaltik und eine Ösophagusdilatation beobachtet. Diese Befunde sichern die klinische Verdachtsdiagnose einer limitierten systemischen Sklerodermie (akrosklerotischer-Typ).

◀ **Klinischer Fall**

3.3 Dermatomyositis

3.3 Dermatomyositis

▶ **Synonym.** Lila-Krankheit, primär idiopathische Dermatomyositis

◀ **Synonym**

▶ **Definition:** Autoimmunkrankheit (mit genetischer Prädisposition) der Skelettmuskulatur und Haut, die auch andere Organe (Niere, Herz, Lunge) befallen kann. Bei älteren Patienten kann es sich um eine Paraneoplasie handeln.

◀ **Definition**

Epidemiologie: Selten. Am häufigsten sind Frauen zwischen dem 30. und 50. Lebensjahr (adulte Form) betroffen. (Zur kindlichen Form s. Pädiatrie-Lehrbücher.)

Epidemiologie: Die Erkrankung ist selten, sie betrifft bevorzugt Frauen (auch Kinder).

Ätiologie und Pathogenese: Bei genetischer Disposition werden Autoantikörper gegen Zellkernstrukturen, manchmal auch Immunkomplexablagerungen in den Gefäßwänden gebildet, deren pathogenetische Bedeutung jedoch unklar ist. Die typischen Jo1-Antikörper sind gegen Histidyl-t-RNS-Synthetase (Hinweis auf Lungenbefall!). Bakterielle und virale Infekte (u. a. Coxsackie, Influenza) und Medikamente (Antiphlogistika?) können auslösend wirken. Bei älteren Erwachsenen wird eine Syntropie von Dermatomyositis mit Malignomen (bevorzugt Karzinome des Gastrointestinaltrakts, des Ovars, der Lunge oder der Mamma; T-Zell-Lymphome) diskutiert (20–70 %). Nach Tumorentfernung heilt die Dermatomyositis oft ab, bei Tumorprogression rezidiviert sie. Dabei kann die Dermatomyositis zugleich mit dem Malignom manifest werden, aber auch vorausgehen oder nachfolgen. Die Pathogenese solcher Zweiterkrankungen bei Malignomen ist noch unklar. Denkbar ist die Bildung von Tumortoxinen, die direkte Bindegewebsnoxen sind, oder von Tumorantigenen, welche die Produktion von Antikörpern anregen.

Ätiologie und Pathogenese: Autoimmunologisch, genetisch prädisponiert, eventuell infekt/tumorgetriggert. 20–70 % der Patienten haben ein Malignom.

Klinik: Typisch sind fliederfarbene, später porzellan-weißlich glänzende Erytheme an Stirn, Wangen (Abb. C-3.9), im Dekolletée und striär angeordnet an den Fingerrücken; ferner an den Fingern periunguale Erytheme mit Teleangiektasien (Abb. C-3.9).
Ein **poikilodermatisches Bild** und Kalkablagerungen (Calcinosis cutis) sind möglich.

Muskulatur: Myositis kann den Hautsymptomen nachfolgen oder vorausgehen. Es besteht ein herdförmiger Befall, bevorzugt der proximalen Extremitäten.

Organbeteiligung: Niere, Herz, Lunge (Abb. C-3.8).

Diagnostik (s. auch Abb. C-3.4 und Abb. C-3.8): Die Diagnosesicherung erfolgt bei klinischem Verdacht durch den Nachweis erhöhter **Enzyme**, die **histopathologische Untersuchung** (Muskelbiopsie) und durch das **EMG**, das eine myogene Schädigung zeigt.

Laborwerte: In akuten Schüben sind erhöht: BSG, CPK, LDH, Aldolase und Kreatin. Bei Nierenbeteiligung besteht eine Proteinurie oder Hämaturie. ANA sind häufig, andere

Klinik:
- **Hautsymptome:** Symmetrisch an Stirn und Wangen, am oberen Rücken und im Dekolletée sowie an den proximalen Extremitäten herrschen die typischen fliederfarbenen Erytheme vor, die anfänglich ödematös sind und später in flache, porzellan-weißlich glänzende Plaques übergehen (Abb. C-3.9). Es kann Juckreiz bestehen. Hypomimie bedingt den charakteristischen, traurigen Gesichtsausdruck. An den Fingerrücken bestehen striär rötliche Papeln mit Eindellungen und porzellanfarben-lichenoidem Glanz, die atrophisch erscheinen (Gottron-Zeichen). Weiterhin typisch sind an den Fingern periunguale Erytheme mit Teleangiektasien (Abb. C-3.9). Ein poikilodermatisches Bild **(Poikilodermatomyositis)** und Kalkablagerungen in der Subkutis (Calcinosis cutis) können vorkommen.
- **Muskulatur:** Die Myositis kann den Hautsymptomen nachfolgen oder vorausgehen. Progrediente Schwäche und Schmerzhaftigkeit, besonders der proximalen Extremitätenmuskeln, sind typisch. Häufig können zuerst die Arme

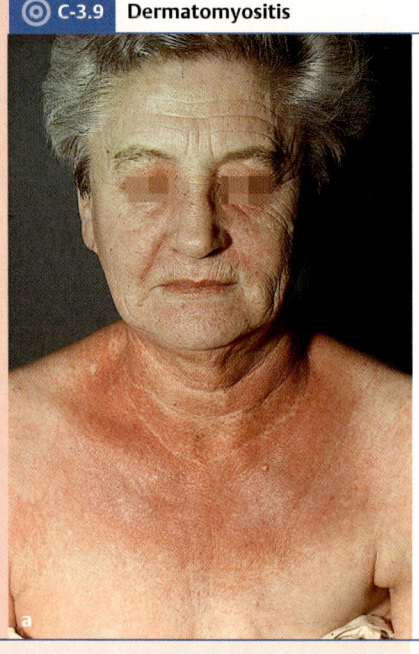
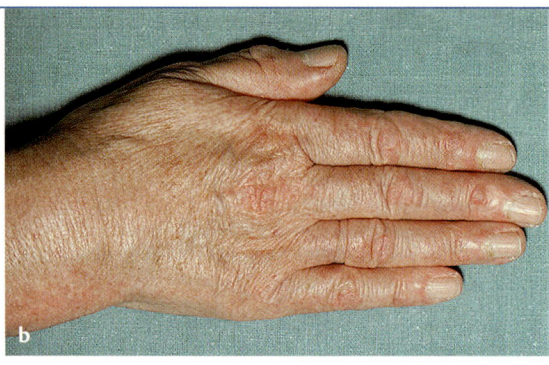

C-3.9 Dermatomyositis

a Akuter Schub einer Dermatomyositis mit Rötung und Schwellung im Hals-Brust-Bereich, weniger im Gesicht. Die Rötung ist unscharf begrenzt. Die Mimik des Gesichtes „verplumpt".
b Dermatomyositis am Handrücken mit lividen, leicht keratotischen Infiltraten über den Streckseiten der Fingergelenke.

nicht mehr über den Kopf gehoben werden. Gefährlich ist die Beteiligung der Pharynx-, Larynx- und Atemmuskulatur, die zu Dysphagie und Dyspnoe führt.
- **Innere Organe** (Abb. 3.8): Häufig sind Niere (Glomerulonephritis), Herz (Myokarditis), selten ist auch die Lunge (Fibrose, sekundäre Pneumonie, Jo1-Positivität weist darauf hin!) mitbefallen.

Diagnostik (s. auch Abb. C-3.4 und Abb. C-3.8): Kraftminderung, zunehmende Muskelschmerzen und erythematös-papulöse Effloreszenzen, besonders im Gesicht und Dekolletée, aber auch an den Fingerrücken, weisen auf eine Dermatomyositis hin. Die Diagnose wird bestätigt durch die typischerweise **erhöhten Enzyme** (s.u.), die **histopathologische Untersuchung** von Haut und Muskel und durch das **Elektromyogramm (EMG)**, das eine myogene Schädigung zeigt (typische Potenzialverkürzung bei erhaltener Darstellung der Einzelpotenziale). Bildgebende Untersuchungen sowie die Bestimmung der Nierenfunktion klären die Beteiligung innerer Organe.

Laborwerte: In akuten Schüben sind erhöht: BSG, Transaminasen (GPT, GOT), LDH, Aldolase und CPK. Zugleich ist Kreatin im Serum vermehrt und wird entsprechend im Urin verstärkt ausgeschieden. Bei Nierenbeteiligung besteht eine Proteinurie oder Hämaturie. In den meisten Fällen sind im Serum Autoantikör-

3.3 Dermatomyositis

per gegen Zellkernstrukturen (**ANA**) nachweisbar. Spezifisch für eine Dermatomyositis, aber nur bei ca. 20% nachweisbar, sind der **Jo-1-Antikörper** (gegen Histidyl-tRNA-Synthetase, Lungenbeteiligung!) und der Mi-2-Antikörper (gegen Nukleoproteine). Die Rheumafaktoren sind manchmal positiv.

Autoantikörper (Jo-l, Mi-2) und Rheumafaktoren sind manchmal positiv.

Histopathologie: Die histopathologischen Befunde der Haut sind initial häufig unspezifisch, manchmal vom subakuten systemischen LE nicht zu unterscheiden. Die Epidermis zeigt Atrophie, vakuolige Basalzelldegeneration und eine verbreiterte Basalmembran. In der Dermis besteht ein Ödem und ein ausgeprägt perivasal betontes, **lymphozytäres Infiltrat**. Später überwiegen **Fibrose und Sklerose** des dermalen Bindegewebes. Die Muskulatur ist typischerweise herdförmig befallen. Die Muskelfasern zeigen zunächst eine ödematöse Quellung, degenerieren und zerfallen schließlich völlig, so dass leere Sarkolemm-Schläuche übrig bleiben. Im Interstitium ist ein lymphohistiozytäres Infiltrat vorhanden.

Histopathologie: Die Epidermis ist atrophisch mit vakuoliger Basalzelldegeneration. In der Dermis ist anfangs **ein lymphozytäres Infiltrat** vorhanden, später **Fibrose und Sklerose**.
Die Muskeln zeigen eine herdförmige **Myositis**.

▶ **Merke.** Bei Erwachsenen ist immer eine komplette Durchuntersuchung zum Ausschluss eines malignen Tumors angezeigt.

◀ Merke

Differenzialdiagnose: Wesentlich ist die Differenzierung von der systemischen Sklerodermie (S. 181), vom systemischen Lupus erythematodes (S. 173) und vom Sharp-Syndrom sowie von Muskelerkrankungen (Muskeldystrophie, rheumatische und medikamentös/toxisch induzierte Myositis, Fibromyalgiesyndrom, Myasthenia gravis) und von einer Trichinose. Letztere verläuft in nur 7–8 Wochen. Anfangs zeigt sie ebenfalls Myalgien, Gesichtsödeme und Fieber. Jedoch sind in der 4. Woche Trichinellen im Blut und in der Muskulatur nachweisbar, die die Diagnose sichern.

Differenzialdiagnose: SS, SLE, Sharp-Syndrom, Muskelerkrankungen, Trichinose.

Therapie: Bei Erwachsenen sind Tumorsuche und Therapie des Tumors unbedingt notwendig. Initial sind **Steroide** Mittel der Wahl, anfangs in höherer Dosis. Die Reduktion richtet sich nach dem klinischen Verlauf, den Serumparametern (LDH, Aldolase, Kreatin) und der Kreatin-Ausscheidung im Urin. Oft ist eine immunsuppressive Behandlung mit Azathioprin (z. B. Imurek), Methotrexat oder Ciclosporin zur Einsparung von Steroiden angezeigt. Physiotherapeutische Maßnahmen verhindern Kontrakturen. Meist ist eine jahrelange Therapie notwendig.

Therapie: Tumorsuche und Tumortherapie sind unbedingt notwendig. Therapeutisch kommen **Kortikoide** (Mittel der Wahl), Immunsuppressiva (Azathioprin) und Methotrexat in Betracht, welche die Prognose bessern.

Prognose: Milde Verläufe und Abheilungen sind nicht selten. Die Behandlung mit Kortikosteroiden und Immunsuppressiva hat die früher extrem schlechte Prognose deutlich gebessert. Im Vordergrund der Sterblichkeit stehen jetzt Tumoren, interkurrente Infekte (bedingt durch die langfristige Kortikoid- und immunsuppressive Therapie) und Pneumonien (bedingt durch Ateminsuffizienz und Aspiration).

Prognose: Es gibt hochakute, kurze und milde, langjährige Verläufe. Auch Abheilungen sind nicht selten.

▶ **Klinischer Fall.** Seit 9 Monaten bemerkt die 58-jährige Patientin zunehmend eine Rötung der Wangen, der Finger und des Dekolletées (Abb. 188 a). Zugleich war eine Schwäche beim Anheben der Arme und eine Kraftminderung beim Treppensteigen aufgefallen. Stark erhöhte Werte für BSG, Laktatdehydrogenase, Aldolase, Transaminasen und Kreatinphosphokinase sprachen für eine Dermatomyositis. Das EMG mit polyphasischen Potenzialen bestätigte die Muskelbeteiligung. Die Durchuntersuchung ergab keinen Anhalt für ein Malignom. Mit Steroiden (anfangs 60 mg Prednisolon/die) und Azathioprin (Imurek, 100 mg/die) trat rasch eine Besserung ein, so dass das Prednisolon innerhalb von 4 Monaten auf 8 mg täglich reduziert werden konnte. Nach weiteren 6 Monaten kam es zu einer deutlichen Befundverschlechterung, die sich unter hohen Steroid-Dosen wieder gut besserte. Die erneute Durchuntersuchung erbrachte ein invasiv-duktales Mammakarzinom, dessen vollständige Operation zur Remission der Dermatomyositis führte.

◀ Klinischer Fall

4 Physikalisch und chemisch bedingte Hauterkrankungen

4.1 Mechanische Hautschäden

Durch Druck, Scheuern und Reiben kommt es zur Blasenbildung (Marschblase, Druckblase, Reibeblase).

Bei chronisch wiederholter unterschwelliger Schädigung kommt es zu **Schwielen** (Kallus) mit Ausbildung eines zentralen keratotischen Pfropfs, der einem Fremdkörper gleicht und schmerzhaft auf die Unterlage drückt: **Klavus** (Hühnerauge).

Schwielen und Klavi treten an den mechanischen Druckstellen der Hände im Zusammenhang mit Arbeitsgeräten, Instrumenten und Sportartikeln auf sowie an den Füßen im Zusammenhang mit engem Schuhwerk, punktueller Belastung bei sportlichen Besonderheiten und in der Umgebung der Fußsohlenwarzen.

Bei besonderer punktueller Überlastung kann es zu wiederholten Hämatomen kommen: z. B. Tenniszehe (Abb. **C-4.1**) oder Onycholysis haemorrhagica (blutige Nagellösung).

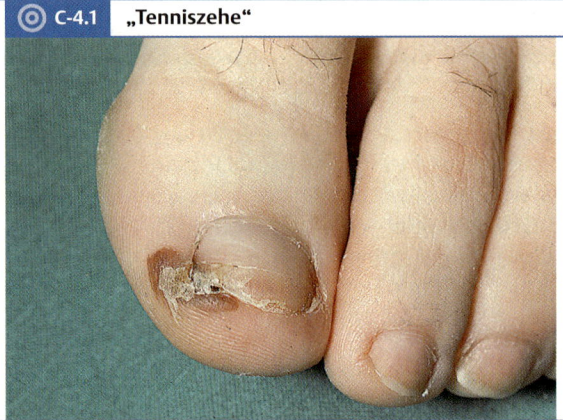

C-4.1 „Tenniszehe"

Durch wiederholten Schuhdruck kommt es zur subepidermalen und interepidermalen Blasenbildung, die sich erst nach Wochen nach außen abschilfert.

Durch Brillendruck kann es hinter dem Ohr oder am Nasenrücken zu Druckschwielen mit schmerzhaftem Granulationsgewebe kommen, die meist kaffeebohnenartig aussehen, sog. **Granuloma (Acanthoma) fissuratum**.

Die **Therapie** besteht in jedem Fall in der Druckentlastung oder Druckverteilung. Blasen sind steril zu punktieren (Blasendach belassen), Schwielen und Klavi abzutragen. Die Entfernung des zentralen Pfropfes ist oft schwierig und beinhaltet die Gefahr der Fistelbildung (besonders bei Diabetes mellitus und bei Durchblutungsstörungen).

4.2 Hautveränderungen durch Temperatur, Strahlen und chemische Einwirkungen

Hautveränderungen durch Hitze, Kälte, Verätzungen, Säuren und Alkalien sowie durch Strahlung (ultraviolette und ionisierende Strahlung) zeigen eine typische dosisabhängige Dreigliederung (Tab. **C-4.1**).

Während nach Verbrennung, Unterkühlung und Verätzungen die Schäden sofort auftreten und nach wenigen Tagen ihre endgültige Ausdehnung erkennen lassen, zeigen die Strahlenschäden eine charakteristische Latenzzeit. Diese sind in Tab. **C-4.2** zusammengestellt.

C-4.1 Gradeinteilung von Verbrennungswunden

Grad der Verbrennung	Symptome, Konsistenz	Bemerkungen
1 – Erythem	Haut gerötet (Erythem) und geschwollen, weich	<ul><li>die Schädigung beschränkt sich auf die oberen Schichten der Epidermis</li><li>das Erythem ist Folge der Hyperämie</li><li>Restitutio ad integrum.</li></ul>
2 – Blase		
• 2a	Blasenbildung; Haut rot, Oberfläche feucht/weich	<ul><li>die gesamte Epidermis ist betroffen; bei tiefen Verbrennungen zweiten Grades (2b) können auch Teile des Coriums zerstört sein</li><li>Zerstörung der Hautanhangsgebilde</li><li>subepidermale Blasen</li><li>sehr schmerzhaft, Infektionsgefahr</li><li>Restitutio ad integrum</li></ul>
• 2b	Haut am Blasengrund weiß/derber, teilweise nekrotisch	
3 – Nekrose	Haut trocken, grau, weiß oder tiefrot, eventuell mit schwarzem Schorf bedeckt/lederartig	<ul><li>vollständige Zerstörung von Epidermis und Corium, auch die Subkutis kann mitbetroffen sein</li><li>Infektionsgefahr</li><li>Heilung per granulationem mit Narbenbildung und Schrumpfung</li><li>nach dem Trauma analgetisch, da auch die Nervenendigungen verbrennen</li></ul>

C-4.2 Strahlenschäden der Haut

Auslösung	Latenzzeit für Erythem und Blasen (Grad 1 + 2)	klinische Beispiele	Folgezustände
UVB	12 – 24 h	Sonnenbrand (Abb. **4.3**)	Pigmentierung
UVA und Sensibilisator	48 – 72 h	Wiesengräserdermatitis (Abb. **4.4**) PUVA-Verbrennung	Pigmentierung
ionisierende Strahlen (Röntgenstrahlen)	21 – 28 d	Zustand nach Röntgentherapie, Röntgenschäden	Pigmentierung, Hautatrophie, Fibrose

Therapie: Verbrennungen und Verätzungen sollten sofort gekühlt und mit reichlich Wasser gespült werden. Neutralisationsversuche sind wenig sinnvoll. Erfrierungen sind langsam aufzuwärmen.
- **Veränderungen 1. Grades:** Hier reichen lokale antientzündliche Maßnahmen, gelegentlich unterstützt durch kurzfristige systemische Gabe von Steroiden oder nichtsteroidalen Antirheumatika.
- **Veränderungen 2. Grades:** Wie bei Grad 1, zusätzlich sterile Eröffnung der Blasen (Blasendecke als Verband verwenden), desinfizierende (Polyvinyljod, Clioquinol) oder antibiotische (z. B. Fusidinsäure) Lokalbehandlung.
- **Veränderungen 3. Grades:** Ziel ist eine schonende Entfernung der Nekrosen. Nekrolytische Lokalanwendungen mit Enzymen, Hydrogelen und modernen Wundauflagen sind hilfreich. Oft muss die Nekrose aber in mehreren Schritten chirurgisch entfernt werden. Großflächige Schäden sollten zur Akutbehandlung und zur plastisch-rekonstruktiven Deckung in einem chirurgischen Verbrennungszentrum versorgt werden.

Therapie: Verbrennungen und Verätzungen sollen sofort mit Wasser gekühlt und gespült werden. Erfrierungen sind langsam aufzuwärmen. Bei Veränderungen 1. bis 2. Grades (Erythem und Blasen) reicht die lokale Behandlung. Bei großflächigem Befall werden kurzfristig systemische Steroide oder Antirheumatika eingesetzt. Bei Veränderungen 3. Grades sind die Nekrosen möglichst früh abzutragen und die Defekte nach der Säuberung plastisch zu decken.

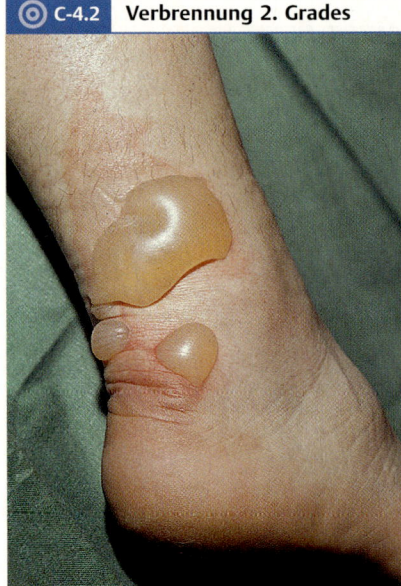

C-4.2 Verbrennung 2. Grades

Prall gefüllte Blasen und umgebende Rötung (Verbrennung 1. Grades der Umgebung).

4.2.1 Sonnenbrand

▶ **Synonym.** Dermatitis solaris, UV-Erythem

▶ **Definition:** Akute Entzündung der Haut mit Rötung, Schwellung, Schmerzen und Juckreiz, gelegentlich Blasenbildung, mit strenger Begrenzung auf die lichtexponierten Areale.

Epidemiologie: Ein Sonnenbrand tritt nach jeder übermäßigen Sonnenexposition auf. Er ist sehr häufig bei hellhäutigen Menschen (Hauttyp I und II), tritt wiederholt und in unterschiedlicher Stärke auf. Bei Menschen mit guter Pigmentierung (Hauttyp III und IV) sowie bei dunkelhäutigen ethnischen Gruppen ist der Sonnenbrand ausgesprochen selten. Zur Einteilung der Hauttypen s. S. 534.

Ätiologie und Pathogenese: Der Sonnenbrand stellt den akuten Strahlenschaden durch UV-Strahlung dar, unabhängig davon, ob die Exposition durch Sonnenlicht oder durch künstliche Strahlungsquellen erfolgt. Primär wird die Epidermis geschädigt. Diese setzt verschiedene Entzündungsmediatoren (Chemokine, Prostaglandine) frei, die in wenigen Stunden die Entzündung in der Dermis verursachen. Ein sehr **schwacher Sonnenbrand** wird durch Epidermisproliferation und Hyperkeratose (Lichtschwiele) sowie Hyperpigmentierung beantwortet, während ein **schwerer Sonnenbrand** nach Blasenbildung zu hypopigmentierten Narben führen kann.
Der Sonnenbrand wird im Wesentlichen durch UVB-Strahlen (280–320 nm) ausgelöst. Prinzipiell können auch UV**C**-Strahlen (250–280 nm) und sehr hohe Dosen von UVA-Strahlen (320–400 nm) ein Erythem auslösen. In der Regel löst aber die UVA-Bestrahlung eine Hyperpigmentierung ohne vorhergehendes Erythem aus.

Klinik: Streng auf die lichtexponierten Hautareale begrenzt treten Rötung, Schwellung und bei starker Exposition auch Blasen auf (Abb. **C-4.3**). Die Symptome beginnen 6–8 h nach der Exposition, haben ihren Höhepunkt nach 24–36 h und klingen nach 1–2 Wochen ab. Der Sonnenbrand juckt und schmerzt in der Anfangs- und der Kulminationsphase. Zurück bleibt eine posteruptive Hyperpigmentierung, bei schwerstem Sonnenbrand auch eine hypopigmentierte flache Narbe.

Im Rahmen eines Sonnenbrandes im Gesicht können eine begleitende Konjunktivitis und Keratitis solaris auftreten. Ein großflächiger Sonnenbrand mit bullöser Komponente kann zu Fieber, Allgemeinsymptomen und Superinfektionen der verletzten Blasen führen.

nenbrand im Gesicht ist eine begleitende Konjunktivitis und Keratitis solaris möglich.

C-4.3 Akuter Sonnenbrand

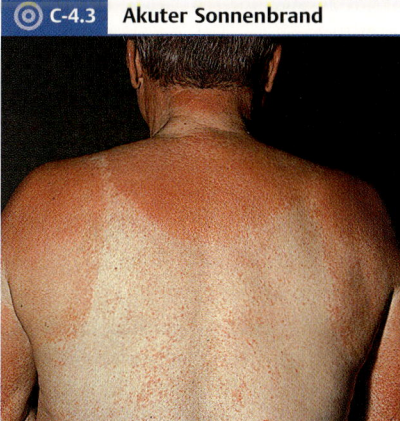

24 h nach Sonnenexposition bei der Gartenarbeit (entspricht der 4fachen minimalen Erythemdosis.

Diagnostik: Die Diagnose ist aus der Anamnese (Lichtexposition), dem zeitlichen Ablauf mit dem Maximum 24 h nach der Exposition und der sehr typischen, scharf begrenzten Morphologie leicht zu stellen.

Histopathologie: Die Erstveränderungen finden sich in der Epidermis. Schon nach wenigen Stunden treten dyskeratotisch veränderte und vakuolisierte Keratinozyten, so genannte Sonnenbrandzellen, auf, denen je nach Stärke des Schadens ein Ödem oder eine nekrolytische Blasenbildung folgt. Die oberflächlichen Gefäßbereiche der Dermis zeigen eine Vasodilatation, ein Ödem und ein perivaskuläres Rundzelleninfiltrat, das nach 8 – 12 h beginnt und sein Maximum nach 24 h aufweist.

Differenzialdiagnose: Differenzialdiagnostisch muss eine phototoxische Reaktion abgegrenzt werden, die in der Regel eine längere Latenzzeit nach der Lichtexposition aufweist und morphologisch den Kontakt mit dem Sensibilisator nachzeichnet (Tab. **C-4.2**).

Therapie: Ein **leichter** und kleinflächiger Sonnenbrand kann lokal mit Kortikosteroiden (Klasse II) behandelt und bei frühem Beginn teilweise unterdrückt werden. Es empfiehlt sich die Anwendung als Creme, Gel oder Lotio und nicht als Salbe.

Bei **schwerem** oder großflächigem Sonnenbrand ist zusätzlich eine, möglichst frühzeitig einsetzende, systemische Behandlung angezeigt und notwendig. Diese kann mit 3×25 – 50 mg Diclofenac oral durchgeführt werden, auch andere Prostaglandinhemmer sind hilfreich und wirken in der Regel besser als systemische Kortikoide.

Prognose: Ein Sonnenbrand heilt nach 1 – 2 Wochen ab. Schwere Formen mit Blasenbildungen können zu depigmentierten Narben führen.

Diagnostik: Exposition, zeitlicher Ablauf und Morphologie ermöglichen die Diagnose.

Histopathologie: Die Veränderungen beginnen in der Epidermis mit „Sonnenbrandzellen" und evtl. nekrolytischer Blasenbildung. In der Dermis folgt eine unspezifische perivaskuläre Entzündung mit einem Maximum nach 24 h.

Differenzialdiagnose: Differenzialdiagnostisch ist eine phototoxische Reaktion abzugrenzen, die verzögert abläuft (Tab. **C-4.2**).

Therapie: Mit lokalen Kortikosteroiden. Schwere Fälle sollen möglichst frühzeitig mit Prostaglandinhemmern (z. B. 3×25 – 50 mg Voltaren) oral behandelt werden.

Prognose: Gut, heilt nach 1 – 2 Wochen ab.

▶ **Merke.** Der Sonnenbrand stellt ein biologisches Alarmsignal dar und ist ein Hinweis darauf, dass kumulative Effekte nach Jahren und Jahrzehnten zur Photokarzinogenese der Haut führen können.

◀ Merke

4.2.2 Wiesengräserdermatitis

▶ **Synonym.** Dermatitis pratensis

▶ **Definition:** Die Wiesengräserdermatitis ist eine durch Pflanzenextrakte und anschließende UVA-Bestrahlung verursachte, gegenüber dem Sonnenbrand protrahiert verlaufende Entzündung der Haut mit starker posteruptiver Pigmentierung.

Epidemiologie: Die Wiesengräserdermatitis tritt im Frühsommer bis Herbst häufig auf. Es sind vorwiegend Menschen betroffen, die beruflich oder in der Freizeit mit Pflanzen in Berührung kommen und sich anschließend der Sonne aussetzen. Menschen aller Hauttypen und aller Pigmentierungsstärken können betroffen sein.

Ätiologie und Pathogenese: Es handelt sich um eine obligate phototoxische Hautreaktion, die nur dann zustande kommt, wenn ein Photosensibilisator von außen oder in seltenen Fällen auf dem Blutwege an die Haut gelangt. Der Sensibilisator absorbiert Lichtenergie und überträgt diese in unterschiedlicher Weise auf benachbarte Moleküle. Er kann dabei chemisch unverändert bleiben oder selbst als Substrat an der Reaktion beteiligt sein. Die auslösenden Wellenlängen liegen im UVA- und im sichtbaren Licht.
Es kommen viele Sensibilisatoren infrage:

- Die meisten entstammen der Stoffgruppe der **Psoralene** (Furocoumarine) und sind in Blättern, Stängeln und Fruchtständen von vielen heimischen und exotischen Pflanzen enthalten. In Europa sind bedeutsam: Pastinak (Pastinaca), Herkulesstaude (Heracleum mantegazzianum), Meisterwurz (Peucedanum ostruthium), Engelbrustwurz (Angelica), Feigenbaum (Ficus carica), Wiesenraute (Ruta graveolens), Bergamotte (Citrus bergamia), Knorpelmöhre (Ammi majus), Sellerie (Apium graveolens). Diese Pflanzen sind gelegentlich in Gewürzen und Getränken (Kräuterlikör) enthalten oder werden als Gemüse gegessen. Die daraus resultierende phototoxische Reaktion ist in der Regel flächig und zeichnet nur die Lichtexposition ab.
- Sensibilisatoren sind aber auch im **Steinkohlenteer** enthalten.
- **Akridinfarbstoffe** und **Medikamente** können ebenfalls als Sensibilisatoren wirken. 8-Methoxypsoralen wirkt sowohl lokal wie systemisch angewandt als ein obligat phototoxisches Medikament. Reaktionen sind aber auch beschrieben bei internen Applikationen von Phenothiazinen, insbesondere Chlorpromazin, Tetrazyklinen, insbesondere Dimethylchlortetrazykline, Nafidixinsäure und anderen nichtsteroidalen Antirheumatika und von 3,5- sowie 8-Methoxypsoralen (vgl. PUVA-Therapie).

Klinik: Die Hautveränderungen zeigen in der Regel ein streifiges, blattförmiges oder netzartiges Muster, das den Kontaktstellen mit Pflanzen und deren Schnittflächen entspricht. Die zur Auslösung notwendige Sonnenexposition definiert zudem die Lokalisation an den Extremitäten und gelegentlich an der Sitzfläche. 24–48 h nach dem Pflanzenkontakt und der anschließenden Sonnenexposition treten Rötungen und Blasenbildungen auf, die ihr Maximum nach 3 Tagen ausbilden (Abb. **C-4.4**). Subjektiv wird **Juckreiz**, vor allem aber **brennender Schmerz** empfunden, der mehrere Tage anhalten kann. Bei Öffnung der Blasen kann es zu Superinfektionen kommen. Abheilung nach 2–4 Wochen mit starker **Hyperpigmentierung**. Diese kann monatelang persistieren.
Folgt nach Kontakt mit den Photosensibilisatoren nur eine sehr schwache Lichtexposition, so kann die entzündliche Phase (s.o.) fehlen. Es kommt dann nach 1–2 Wochen direkt zur Hyperpigmentierung, die oft noch die bizarren Muster des Pflanzenkontaktes oder von „laufenden Tropfen" wiedergeben. Diese Sonderform wird **Photodermatitis pigmentaria** genannt und in Anlehnung an die Auslösung durch Kosmetika auch als **„Berloque"-Dermatitis** bezeichnet.

C-4.4 Hauterscheinungen bei Wiesengräserdermatitis

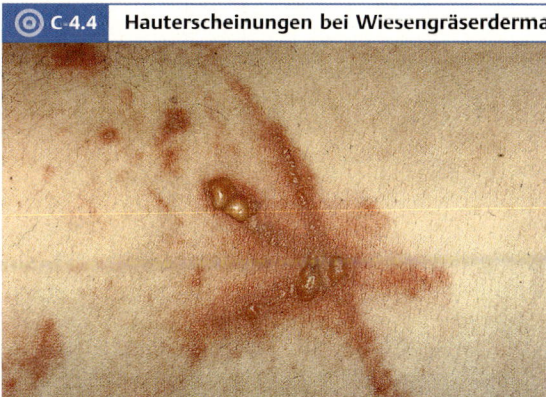

Streifige Rötung der Haut und draufsitzende pralle, kleine bis mittelgroße Blasen.

Diagnostik und Differenzialdiagnose: Die Diagnose ist aus der ganz besonderen streifigen Anordnung, der bullösen Morphologie und dem 2- bis 3-tägigen Intervall seit der Sonnenexposition zu stellen. Diese Merkmale erlauben auch eine Abgrenzung zum Sonnenbrand (Tab. **C-4.2**). Die Porphyria cutanea tarda (s. S. 443) kann aufgrund der Porphyrinwerte, die bei der Wiesengräserdermatitis immer normal sind, leicht abgegrenzt werden.

Histopathologie: In Analogie zum Sonnenbrand weist die Wiesengräserdermatitis epidermale Veränderungen (Sonnenbrandzellen) auf, jedoch verzögert erst 12–24 h nach der UV-Exposition. Nekrolytische Blasenbildungen sind häufig. Die Entzündung mit einer Vasodilatation und Rundzellinfiltraten im Corium tritt am 2. und 3. Tag in voller Stärke auf.

Therapie: Die Behandlung ist lokal mit glukokortikoidhaltigen Cremes und Lotiones durchzuführen. In schweren Fällen kann mit einer systemischen Kortikosteroidgabe über 2–3 Tage eine gewisse Linderung erreicht werden. Prostaglandinhemmer wirken nicht.

Prognose: Abheilung nach 2–4 Wochen, wobei eine starke, oft monatelang persistierende Hyperpigmentierung zurückbleibt. Die Therapie kann den Ablauf kaum beeinflussen, wenn man von den subjektiven Empfindungen absieht.

Diagnostik und Differenzialdiagnose: Die streifige Anordnung, die bullöse Komponente und das 2- bis 3-tägige Intervall nach der Sonnenexposition erlauben die Diagnose und die Abgrenzung vom Sonnenbrand (Tab. **C-4.2**).

Histopathologie: Sonnenbrandzellen in der Epidermis, nekrolytische Blasenbildungen und dermale Rundzellinfiltrate treten wie beim Sonnenbrand, jedoch deutlich verzögert, auf.

Therapie: Lokal oder in schweren Fällen systemisch mit Kortikosteroiden, leider nur mit geringem Erfolg.

Prognose: Gut, heilt nach 2–4 Wochen mit starker Hyperpigmentierung ab.

▶ **Klinischer Fall.** Eine Gruppe von 12 Kindern spielte an einem sonnigen Frühsommertag an den fetten Waldrändern eines Bachlaufes in Badehosen und schnitt frisches Gras als Futter für Kaninchen. Am Tag darauf zeigten 8 dieser Kinder typische Sonnenbrände der nicht durch Kleidung geschützten Körperstellen, die bei dem einen hellrot, bei dem anderen tiefrot, überwärmt und berührungsempfindlich imponierten. Einige Kinder hatten erhöhte Temperatur und blieben, zumal im Sonnenbrand einzelne Bläschen auftraten, wegen Varizellen-Verdacht zu Hause und wurden dem Kinderarzt vorgestellt. Erst als am 3. Tag nach der Sonnenexposition die Bläschen aufgereiht erschienen und sich auf streifigen oder sternförmigen tiefroten Entzündungen stehend Kontaktstellen mit geschnittenem Gras abzeichneten, konnte die Diagnose einer Wiesengräserdermatitis gestellt werden. Insgesamt 6 Kinder waren gleichzeitig von Sonnenbrand und Wiesengräserdermatitis (Abb. **C-4.4**) betroffen. Deutlich wurde die Unterscheidung erst, als der Sonnenbrand (teilweise unter oralen nichtsteroidalen Antiphlogistika) zurückging und die Wiesengräserdermatitis 2 Wochen persistierte. Zurück blieben über mehrere Monate streifige Hyperpigmentierungen. Infektiöse Kinderkrankheiten konnten ausgeschlossen werden.

◀ **Klinischer Fall**

5 Erregerbedingte Krankheiten

5.1 Mykosen der Haut

5.1.1 Allgemeines

Pilze stellen taxonomisch neben den Pflanzen und Tieren ein eigenes Reich dar. Sie sind **Eukaryonten**, d.h. das Genom liegt in einem Zellkern. Zusätzlich besitzen sie Organellen, die ebenfalls DNS enthalten und frei im Zytoplasma liegen. Pilze sind **heterotroph**, d.h. sie haben kein Chlorophyll und leben von organischen Substanzen, die sie nach enzymatischem Aufschluss durch die Zellwand aufnehmen.

Die Zellwand von Pilzen enthält im Wesentlichen Glukane und Chitin, dadurch unterscheidet sich die Pilzzelle von der Pflanzenzelle, deren Zellwand aus Zellulose besteht, und von der Säugetierzelle, die keine Zellwand besitzt. Die Zytoplasmamembran der Pilzzelle enthält Ergosterin, sie unterscheidet sich dadurch von der Säugetierzelle, die Cholesterin enthält. Diese zytologischen Unterschiede sind von Bedeutung bei der Entwicklung von nebenwirkungsarmen spezifischen Antimykotika, die z.B. Ergosterin, Glukan oder Chitin inhibieren.

Systematik und Nomenklatur: Die Pilze werden bisher nach morphologischen Merkmalen in 5 Klassen unterteilt: Myxomyceten, Phycomyceten, Ascomyceten, Basidiomyceten und Deuteromyceten. Die humanpathogenen Pilze stammen im Wesentlichen aus der Klasse der Deuteromyceten oder Fungi imperfecti, da die sexuellen Organe bei vielen Pilzen nicht bekannt sind.

Für den medizinischen Gebrauch werden die relevanten humanpathogenen Pilze in 3 Gruppen gegliedert:

D-H-S-System
- **D**ermatophyten (Fadenpilze)
- **H**efen (Sprosspilze)
- **S**chimmelpilze.

Diese Einteilung ist für die Auswahl des Antimykotikums von Bedeutung, die selektive Wirksamkeit bei Dermatophyten, Hefen oder Schimmelpilzen haben. Weitere Erreger von Haut- und Systemmykosen mit hoher Pathogenität sind die **dimorphen oder biphasischen Pilze** (s. S. 209). Sie kommen in Europa nur sporadisch vor. Fast immer werden sie bei Auslandsaufenthalten in Endemiegebieten aquiriert.

Ätiologie und Pathogenese: Entscheidend für die Entstehung einer Mykose ist die Möglichkeit in die Haut einzudringen und dort der Immunabwehr des Wirtes zu entkommen. Die meisten Pilze sind fakultativ pathogen, d.h. nur bei gestörter Hautbarriere oder Immunabwehrstörungen können sie eine Erkrankung auslösen (opportunistische Infektionen).

Dermatophyten besitzen Keratinasen, die humanes Keratin verdauen können und befallen ausschließlich Haut, Haare und Nägel. **Hefen** besiedeln bevorzugt das feucht-warme Milieu der Schleimhäute und Hautfalten. Bei angeborenen und erworbenen zellulären Immundefekten können sie zu schweren chronischen und granulomatösen Mykosen der Haut und inneren Organe führen, bei Störung der Granulozytenfunktion auch zur Sepsis (z.B. Candidasepsis). **Schimmelpilze** sind meist harmlose Anflugkeime auf organischem Material (z.B. in Blumentöpfen), die bei schweren Schädigungen der Haut (z.B. Verbrennungen) oder bei schweren Immunabwehrstörungen über die Inhalation der Sporen zu lebensbedrohlichen Systemmykosen führen können (z.B. Aspergillose, Mukormykose bei Leukämie).

5.1.2 Infektionen durch Dermatophyten (Tinea)

Grundlagen

▶ **Synonym.** Dermatophytosen, Dermatophyteninfektion

▶ **Definition:** Infektionen von Haut, Haaren und Nägeln durch Dermatophyten, die humanes Keratin abbauen können, werden als Tinea bezeichnet. Sie werden in 3 Gattungen unterteilt:

- Trichophyton species
- Microsporum species
- Epidermophyton species

Epidemiologie: Sie können aus dem Erdboden (geophile Arten), von Tieren (zoophile Arten) oder von Mensch zu Mensch (anthropophile Arten) übertragen werden. Die Sporen können sehr lange überleben. Sie sind resistent gegenüber Austrocknung. Weltweit gibt es ca. 40 verschiedene Arten, die in regional unterschiedlicher Häufigkeit zu finden sind.

Häufigster Erreger der Tinea im mitteleuropäischen Raum ist der anthropophile Dermatophyt **Trichophyton rubrum**, der in 60–80 % der Fälle aus Hautschuppen und Nägeln isoliert wird (Tinea corporis, Tinea unguium). Dabei ist kein direkter Hautkontakt erforderlich. Die Hyphen und Sporen können lange Zeit auf Gegenständen überleben. In 10–20 % wird **Trichophyton mentagrophytes** isoliert, das meist von Haustieren auf den Menschen übertragen wird. Immer häufiger wird das sehr kontagiöse **Microsporum canis** – vor allem von Katzen – übertragen, das bevorzugt die Haare von Kindern befällt (Tinea capitis). In ländlichen Regionen kommen Infektionen mit **Trichophyton verrucosum** vor, der von Rindern auf den Menschen übertragen wird.

Der anthropophile Dermatophyt **Epidermophyton floccosum** ist seltener zu finden. Er befällt meist die intertriginösen Hautfalten. In den letzten Jahren wird zunehmend ein anthropophiler Dermatophyt, **Trichophyton tonsurans** isoliert, der aus USA eingewandert ist und häufig von Sportlern, insbesondere Ringern, übertragen wird (sog. Sportmattenpilz).

Klinische Formen

Dermatophyten können sich nach Eindringen in die Epidermis zentrifugal ausbreiten und eine Entzündungsreaktion von sehr unterschiedlicher Intensität hervorrufen. Gelegentlich sieht man mehrere konzentrische Wachstumsringe. **Trichophyton rubrum** ruft meist nur eine geringe Entzündung am Rand der Läsion hervor, im Zentrum heilt die Mykose wieder ab. Die Pilze leben im Stratum corneum der Epidermis.

Diese häufigste Form mit typischen randbetonten erythemato-squamösen Herden wird als **Tinea superficialis** bezeichnet (Abb. **C-5.1 a**). Man unterscheidet akute entzündliche stark juckende Schübe mit vesikulösen, dyshidrosiformen Effloreszenzen und langsam wandernde chronisch entzündliche, randbetonte Herde, die durch stärkere Schuppung charakterisiert sind. Trichophyton rubrum kann vor allem an Handflächen und Fußsohlen eine hyperkeratotische Tinea ohne Entzündungszeichen hervorrufen. Man findet in den Hautschuppen massenhaft Hyphen.

Zoophile Dermatophyten rufen in der Regel eine intensivere Entzündung hervor, häufig dringen sie entlang des Haarfollikels in die Tiefe ein und rufen Pusteln und entzündliche Infiltrate hervor. Pilzelemente sind in den entzündlichen Läsionen nur spärlich vorhanden. Diese Form wird als **Tinea profunda** bezeichnet. Sie tritt bevorzugt als Tinea barbae profunda im Bartbereich auf (Abb. **C-5.1 b**) und als Tinea capitis profunda am behaarten Kopf (Abb. **C-5.4**). Die abszedierende Entzündung am Kapillitium wird traditionell **Kerion Celsi** genannt.

Bei schlechter zellulärer Immunabwehr können auch Granulome auftreten. Das sehr seltene Krankheitsbild wird **Granuloma trichophyticum Majocchii** genannt.

C-5.1 Tinea

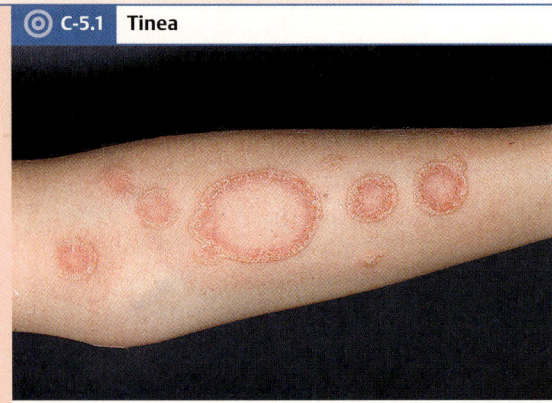

a Tinea superficialis.

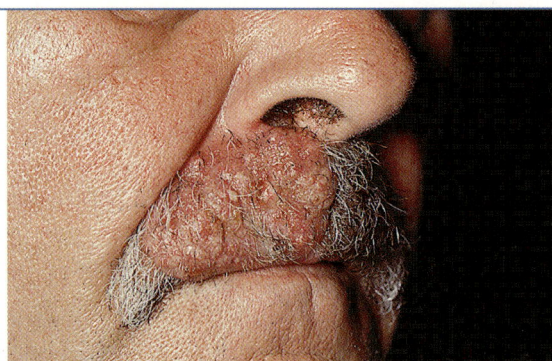

b Tinea barbae profunda.

Tinea corporis

Bei genetischer Disposition kommt es zu einer sehr chronischen ausgedehnten Tinea der Haut und Nägel, die als **Trichophyton-rubrum-Syndrom** bezeichnet wird.

Tinea corporis

Besonders häufig befallen sind Kontaktstellen an Armen und Oberkörper und die Inguinal- und Glutäalregion. Im Prinzip kann aber jede Körperstelle befallen sein.

Eine generalisierte Infektion deutet immer auf eine schlechte zelluläre Immunabwehr hin, z. B. beim **Trichophyton-rubrum-Syndrom**, bei dem eine ausgedehnte chronische Infektion der Haut und der Nägel oft über Jahrzehnte besteht. Nach Therapie kommt es bald wieder zu Rezidiven. Diese Form tritt familiär gehäuft auf, was auf eine genetische Disposition hinweist. Sehr kontagiöse Dermatophyten (z. B. Microsporum canis oder Microsporum audouini), können auch zu einer sich schnell ausbreitenden Tinea corporis et capitis bei Kindern führen, der **Mikrosporie**, die kleine Epidemien in Kindergärten und Schulen auslösen kann.

Tinea pedum

Die häufigste Dermatophyteninfektion ist die Tinea pedis interdigitalis (Abb. **C-5.2 a**), die oft die Eintrittspforte für den gramnegativen bakteriellen Fußinfekt und das Erysipel ist (Abb. **C-5.2 b**).

Tinea pedum

Die häufigste Dermatophyteninfektion ist die Tinea pedis interdigitalis. Durch das feucht-warme Klima in geschlossenen Schuhen können sich die Dermatophyten besonders gut zwischen den eng stehenden Zehen ansiedeln (Abb. **C-5.2 a**). Es kommt immer wieder zu stark juckenden Bläschenschüben und zur Mazeration mit bakteriellen Superinfektionen (Abb. **C-5.2 b**). Die Tinea kann Wegbereiter für einen gramnegativen bakteriellen Fußinfekt sowie Eintrittspforte für Gruppe-A-Streptokokken sein und zum **Erysipel** führen.

C-5.2 Tinea pedum

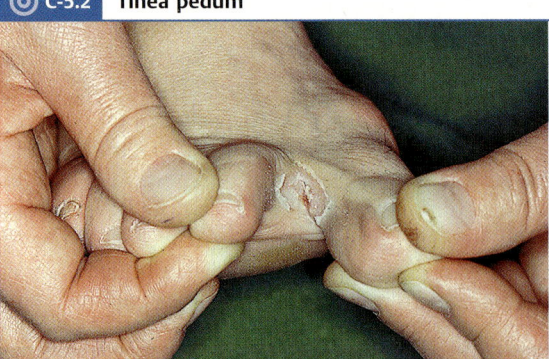

a Zehenzwischenraum-Mykose: weiße aufgequollene Haut mit Rhagaden.

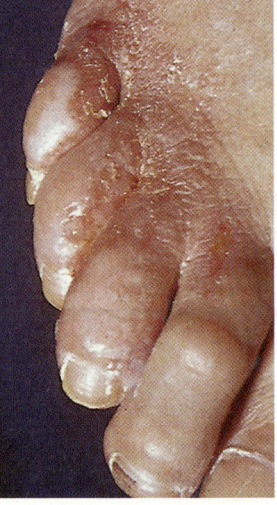

b Vesikulo-mazerative Variante.

Tinea palmoplantaris

Diese chronische Infektion mit **T. rubrum** ist gekennzeichnet durch eine Verdickung und Schuppung der Handflächen und Fußsohlen, gelegentlich können an den Rändern entzündliche juckende Schübe auftreten. Meist ist nur eine Palma, aber beide Plantae befallen. An den Füßen sieht die flächige schuppende Infiltration, die an den seitlichen Fußrändern mit randbetonter leicht entzündlicher Infiltration endet wie ein Mokassin aus, daher die Bezeichnung Tinea vom Mokassin-Typ. Diese Form wird häufig als chronisches irritativ-toxisches Hand- und Fußekzem verkannt (Abb. **C-5.3**).

Tinea palmoplantaris

Es handelt sich um eine chronische schuppende Tinea der Handflächen und Fußsohlen durch **T. rubrum** (Abb. **C-5.3**).

C-5.3 Tinea palmoplantaris

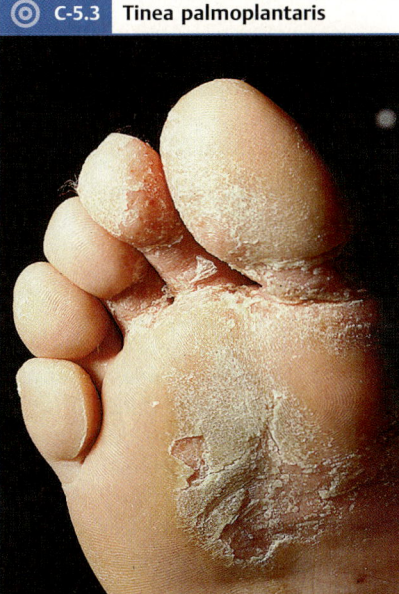

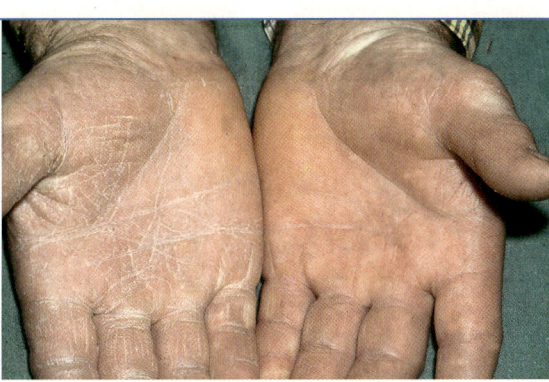

b Tinea manus rechts.

a Tinea plantaris rechts.

Tinea capitis

Das Kapillitium wird fast nur bei Kindern, sehr selten bei geschädigter Haarstruktur bei älteren Damen von Dermatophyten befallen.
Man unterscheidet verschiedene Formen: Die Tinea capitis superficialis bei Microsporum-Infektion mit kreisrunden Herden mit dichter Schuppung und abgebrochenen Haaren (wie gemähte Wiese!) (Abb. **C-5.4 a**) und die sehr schmerzhafte abszedierende Form der Tinea capitis profunda mit Lymphknotenschwellung (Kerion Celsi), die häufig auch zur vernarbenden Alopezie führt (Abb. **C-5.4 b**).
In Europa sind **Microsporum canis** und **Trichophyton mentagrophytes** die häufigsten Erreger der Tinea capitis, in USA **Trichophyton tonsurans**, in Afrika und Asien **Trichophyton violaceum**.
Kinder können auch asymptomatische Träger und damit unerkannte Überträger der Infektion sein oder eine seborrhoisch diffuse Form haben, die schwer von einem seborrhoischen Kopfekzem zu unterscheiden ist. Ein typisches Zeichen der Tinea capitis im Gegensatz zum seborrhoischen Kopfekzem ist die leichte Epilierbarkeit der befallenen Haare.
Die Infektionsquelle, z. B. das Haustier, muss unbedingt gefunden und behandelt werden, sonst kommt es zum Rezidiv!
Eine Sonderform ist der **Favus**, eine durch **Trichophyton schönleinii** hervorgerufene chronische Tinea capitiis, der in den Mittelmeerländern und Nordafrika vorkommt.
Der Erreger hat medizinhistorische Bedeutung; er wurde 1839 als erster humanpathogener Mikroorganismus von Schönlein beschrieben. Diese Entdeckung des ersten Infektionserregers hat die Medizin revolutioniert.

Tinea capitis

Die Tinea capitis kommt fast nur bei Kindern vor.

Man unterscheidet eine Tinea capitis superficialis (Abb. **C-5.4 a**) und profunda (Abb. **C-5.4 b**).

In Europa sind **Microsporum canis** und **Trichophyton mentagrophytes** die häufigsten Erreger.

Kinder können asymptomatische Träger sein.

Die Infektionsquelle muss mitbehandelt werden, um Rezidive zu verhindern!

C-5.4 Tinea capitis

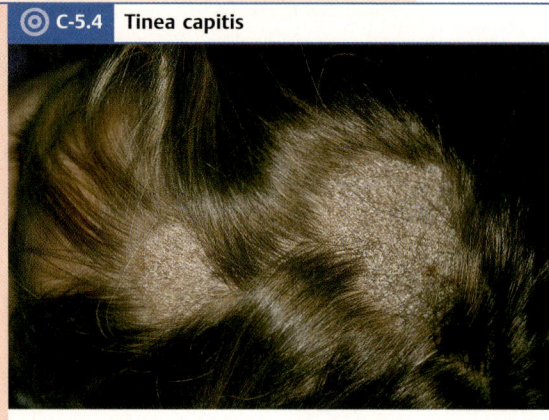

a Tinea capitis superficialis.

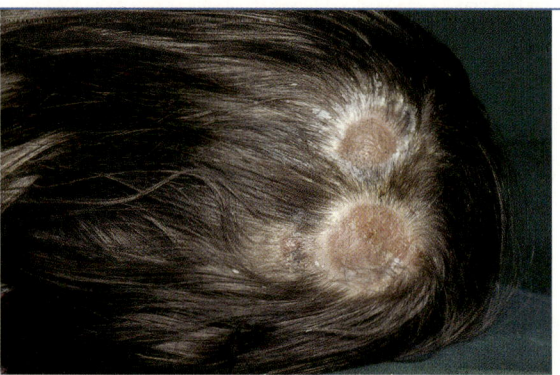

b Tinea capitis profunda.

Die Tinea capitis kann nur durch eine systemische antimykotische Therapie (S. 202) über mindestens 4 Wochen behandelt werden.

Tinea unguium

▶ Synonym

5–12 % der europäischen Bevölkerung haben eine Onychomykose.

Man unterscheidet 4 verschiedene Typen der Tinea unguium:
- distal-lateraler subungualer Typ (Abb. **C-5.5 a**)
- proximal subungualer Typ
- superfiziell weißer Typ
- totale Onychodystrophie (Abb. **C-5.5 b**).

Die Tinea unguium mit Matrixbefall ist schwer zu heilen.

Tinea unguium

▶ **Synonym.** Onychomykose durch Dermatophyten

Bei besonderer genetischer Disposition, bei zellulären Immundefekten, peripheren Durchblutungsstörungen, chronischer Traumatisierung der Zehen in engen Schuhen und beim Sport sowie Störungen des Nagelwachstums durch andere Erkrankungen werden die Nägel der Zehen, seltener der Finger von Dermatophyten befallen. Gleichzeitig besteht immer eine Tinea pedum.

Nach epidemiologischen Untersuchungen haben zwischen 5 und 12 % der europäischen Bevölkerung eine Nagelmykose. Die Häufigkeit nimmt mit dem Alter zu. Man unterscheidet 4 verschiedene Typen. Am häufigsten (in ca. 95 %) ist der **distal-laterale subunguale Typ**, meist durch **Trichophyton rubrum** verursacht (Abb. **C-5.5 a**), seltener der **proximale subunguale Typ**, z. B. bei HIV-Infektion, bei der die Nagelplatte von der Matrix her befallen wird und der **superfizielle weiße Typ** durch **T. mentagrophytes**. Der Befall des gesamten Nagels inklusive der Nagelmatrix wird als **totale Onychodystrophie** (Abb. **C-5.5 b**) bezeichnet. Diese Form ist trotz neuer systemisch wirkender Antimykotika schwer zu behandeln. Nur durch eine kombinierte systemische und lokale antimykotische Therapie über mehrere Monate ist eine Heilungsrate von ca. 70 % zu erreichen. Wird keine Rezidivprophylaxe betrieben, liegt die Rezidivrate bei mindestens 10 % pro Jahr.

C-5.5 Tinea unguium

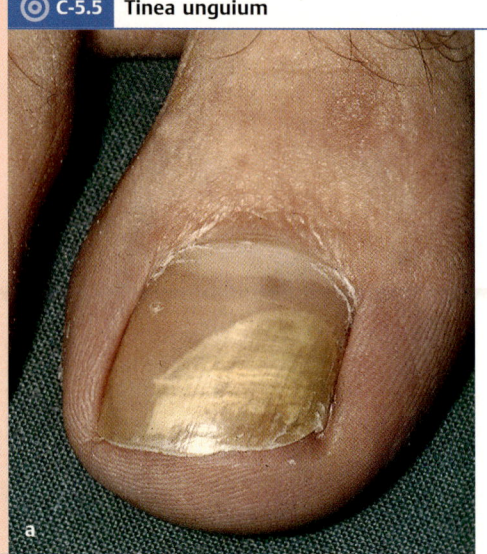

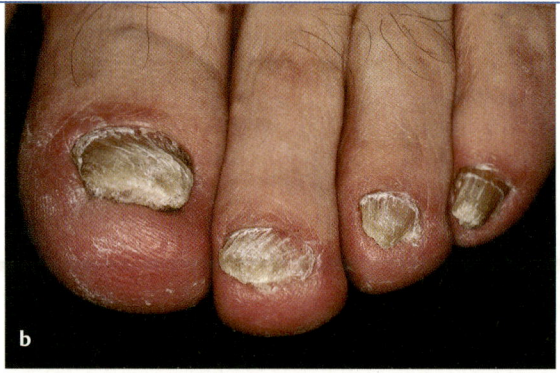

a Onychomykose vom distal-lateral subungualen Typ.
b Totale Onychodystrophie.

5.1 Mykosen der Haut

Diagnostik

Die Diagnose einer Tinea wird durch den mikroskopischen Nachweis von Pilzelementen (Hyphen und Sporen) im Nativpräparat und die kulturelle Anzucht der Dermatophyten gestellt. Das Untersuchungsmaterial (Hautschuppen, Nagelspäne und epilierte Haare) wird – nach Abwischen von Anflugkeimen mit 70%igem Alkohol – aus dem Randbereich der befallenen Areale entnommen.

Nativpräparat: Das Untersuchungsmaterial wird auf einem Objektträger mit 10–30%iger Kalilauge überschichtet und mit einem Deckglas abgedeckt. Nach Mazeration in einer feuchten Kammer (ca. 30–60 Min.) wird das Präparat im abgedunkelten Hellfeld bei 100–400facher Vergrößerung mikroskopiert (Nachweis von Hyphen, Abb. **C-5.6**).

Diagnostik

Das Untersuchungsmaterial wird aus dem Randbereich der Läsionen entnommen.

Pilzelemente können im **Nativpräparat** mikroskopisch nachgewiesen werden (Abb. **C-5.6**).

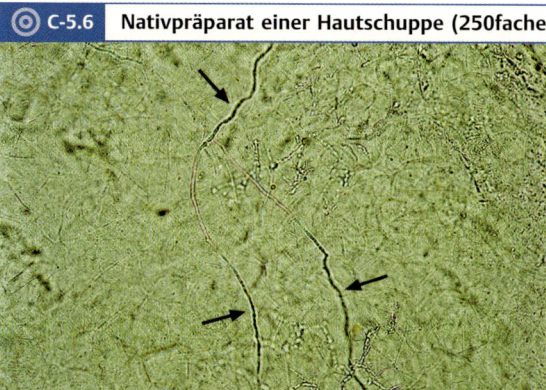

C-5.6 Nativpräparat einer Hautschuppe (250fache Vergrößerung)

Mikroskopischer Nachweis von septierten Hyphen (Pfeile) neben Artefakten durch Kalilauge (sog. Mosaik-Fungi).

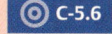

C-5.7 Mikroskopische Merkmale der häufigsten Dermatophyten nach Anzucht auf Sabouraud Agar

Trichophyton rubrum	Trichophyton mentagrophytes	Epidermophyton floccosum	Microsporum canis
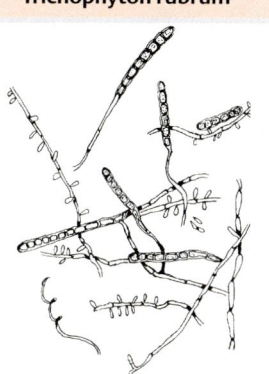	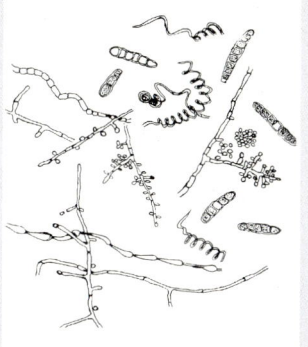	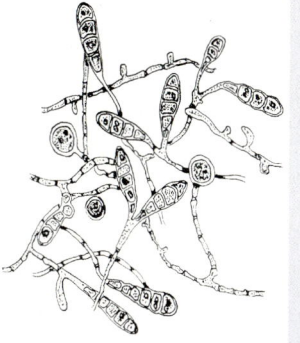	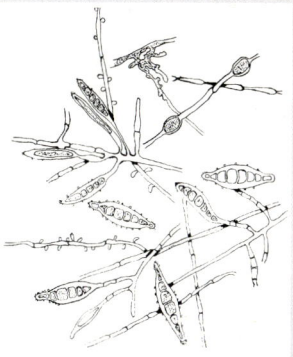

Hyphen:
1–3 µm breit, verzweigt, septiert, gerade, gebogen.

Makrokonidien:
länglich, schmal, 4–6 x 15–30 µm, 2–8-kammerig, selten, lokalisiert lateral an den undifferenzierten Hyphen.

Mikrokonidien:
birnenförmig, monomorph, 2–3 x 3–5 µm, meist spärlich vorhanden.

Hyphen:
2–4 µm breit, septiert, gerade, gebogen, spiralig.

Makrokonidien:
keulenförmig, 6–8 x 20–50 µm, dünn und glattwandig, mehrkammerig.

Mikrokonidien:
überwiegend rund bis keulenförmig, 3–20 µm, traubenförmige Anordnung, polymorph gestaltet.

Makrokonidien:
dünnwandig, 6–10 x 8–15 µm, mit abgerundeten distalen Enden, bei älteren Kulturen zahlreiche runde Chlamydosporen (7–15 µm).

Mikrokonidien:
keine.

Makrokonidien:
dickwandige, stachelige, spindelförmige Gebilde, bis 40 µm groß.

Mikrokonidien:
rund bis elliptisch, 3–5 µm groß.

Makrokonidien = große Sporen
Mikrokonidien = kleine Sporen
Chlamydosporen = dickwandige Dauersporen

Die Differenzierung einer Kultur erfolgt über die Mikromorphologie des Pilzes.

Kultur: Die Anzucht von Dermatophyten gelingt auf Sabouraud-Glukose-Agar.

Die Differenzierung erfolgt nach mikromorphologischen Merkmalen (Abb. **C-5.7**).

Therapie

Topische Therapie: Die Behandlung von Hautmykosen sollte möglichst topisch erfolgen (Tab. **C-5.1**).

Zunehmend werden **Breitspektrumantimykotika** eingesetzt, die auf Dermatophyten, Hefen und zusätzlich auf grampositive Bakterien wirken.

Kultur: Die zerkleinerten Hautschuppen, Haarwurzeln und -schäfte, bzw. Nagelspäne werden z. B. auf Sabouraud-Glukose-Agar geimpft und bei 22 – 28 °C bis zu 4 Wochen inkubiert. Schnell wachsende Dermatophyten kann man bereits nach 1 Woche identifizieren, langsam wachsende Formen werden erst nach 3 – 4 Wochen auf dem Agar erkennbar.

Die Differenzierung der Kolonien erfolgt nach mikromorphologischen Merkmalen der Hyphen, Makro- und Mikrokonidien (Abb. **C-5.7**), in besonderen Fällen ist auch eine biochemische oder molekularbiologische Differenzierung möglich.

Therapie

Topische Therapie von Hautmykosen: Mykosen der Haut und Schleimhäute sollten, wenn möglich, topisch behandelt werden. Hierzu steht eine Vielzahl von Lokalantimykotika zur Verfügung (Tab. **C-5.1**).

Einzelne Herde einer Tinea superficialis oder Candidainfektion können mit antimykotischen Lösungen oder Cremes behandelt werden. Hierzu werden Wirkstoffe verwendet, die entweder nur bei Dermatophyten wirken, z. B. Tolnaftat, oder nur bei Hefen, z. B. Polyene (Nystatin, Natamycin und Amphotericin B). Zunehmend werden **Breitspektrumantimykotika** eingesetzt, die auf Dermatophyten, Hefen und zusätzlich auf grampositive Bakterien wirken. Aus der Substanzklasse der Pyridone hat sich das fungizid wirkende Ciclopiroxolamin als Creme, Lösung und Nagellack bewährt. Aus der Gruppe der Azole sind zahlreiche Derivate im Handel z. B. Clotrimazol, Bifonazol, Ketoconazol, Econazol, Croconazol, Fenticonazol und Serticonazol. Aus der Gruppe der **Allylamine** kann Terbinafin eingesetzt werden, das fungizid wirkt und eine lange Verweildauer im Stratum corneum hat. Aus der Gruppe der **Morpholine** steht Amorolfin als Creme und Nagellack bei Onychomykose zur Verfügung.

C-5.1 Antimykotika zur Lokaltherapie von Haut- und Schleimhautmykosen

Substanzklasse	Freiname	Wirkung auf	Wirkungsmechanismus
Thiocarbamat	Tolnaftat	nur Dermatophyten	Hemmung der Ergosterinbiosynthese (Squalenepoxidase)
Polyene	Amphotericin B, Nystatin, Natamycin	nur Hefen	Ruptur der Zellmembran
Pyridone	Cyclopirox	Breitspektrum D-H-S und Bakterien	Hemmung der Aufnahme von Aminosäuren, Kalium und Phosphat
Azole	Clotrimazol, Bifonazol, Ketoconazol, Econazol, Croconazol, Fenticonazol, Serticonazol	Breitspektrum D-H-S und grampositive Bakterien	Ergosterinbiosynthese-Inhibitoren über Hemmung der Cytochrom-P450-abhängigen Lanosterin-Demethylase
Allylamine	Naftifin, Terbinafin	Breitspektrum	Hemmung der Ergosterinbiosynthese (Squalenepoxidase)
Mopholoine	Amorolfin	Breitspektrum	Hemmung der Ergosterinbiosynthese (D14-Reduktase/D7 – 8 Isomerase)

Systemische Therapie: Tinea capitis und Tinea unguium mit Matrixbeteiligung sind nur durch eine systemische Therapie heilbar (Tab. **C-5.2**). Die systemische Therapie sollte mit einer Lokaltherapie kombiniert werden, um die Therapiedauer und das Risiko von unerwünschten Wirkungen niedrig zu halten (Tab. **C-5.2**).

Systemische Therapie von Hautmykosen: Tinea capitis und Tinea unguium mit Matrixbeteiligung sind nur durch eine systemische Therapie heilbar (Tab. **C-5.2**). Im Vergleich zu Griseofulvin führt die Therapie mit den Ergosterinbiosynthese-Inhibitoren Itraconazol, Fluconazol und Terbinafin zu wesentlich besseren Heilungsraten. Die Therapiezeiten können wegen der guten Anreicherung im Stratum corneum, in Haaren und Nägeln auf die Hälfte verkürzt werden. Bei ausgedehnter Tinea corporis, Tinea profunda und der chronischen Tinea palmoplantaris ist eine 2-wöchige systemische Therapie erforderlich, bei Tinea capitis liegt die Therapiedauer bei ca. 4 Wochen, bei Tinea unguium bei 3 – 4 Monaten.

Die systemische Therapie sollte mit einer Lokaltherapie kombiniert werden, um die Therapiedauer und das Risiko von unerwünschten Wirkungen niedrig zu halten.

Wegen der Inhibition von Cytochrom-P450-Enzymen, die für den Arzneimittelabbau notwendig sind, muss bei der Verordnung von systemischen Antimykotika die Komedikation berücksichtigt werden. Es kann zu schwer wiegenden Interaktionen kommen!

C-5.2 Antimykotika zur systemischen Therapie von Hautmykosen

	Griseofulvin	**Triazole**	**Allylamine**
Medikament	mikronisiert, ultramikronisiert	Itraconazol, Fluconazol	Terbinafin
Wirkort	Zellkern	Plasmamembran, Ergosterinbiosynthese-Inhibition	Plasmamembran, Ergosterinbiosynthese-Inhibition
Wirkungsmechanismus	Blockierung der Mitosespindel	Hemmung der Cytochrom-P450-abhängigen Lanosterin-14α-Demethylase	Hemmung der Squalenepoxidase
Wirkung	fungistatisch	*fungistatisch*	*fungizid*
Spektrum	Dermatophyten	*Dermatophyten, Hefen,* einige Schimmelpilze	*Dermatophyten,* einige Hefen
Resistenz	selten	Candida albicans unter Langzeittherapie, C. krusei	bisher unbekannt
Interaktionen	mit Alkohol	Itraconazol mit vielen Medikamenten, die über Cyp3A4 abgebaut werden (z. B. Marcumar, Midazolam, Terfenadin), Fluconazol über Cyp2C9	Hemmung von Cyp2D6 (für Arzneimetabolismus geringe Bedeutung)
unerwünschte Wirkungen	ZNS, Leber	Leberschäden bei Langzeittherapie	selten schwere Hautreaktionen, Geschmacksstörungen
Resorption	mit fettreicher Nahrung	Itraconazol bei saurem pH	gut, ca. 85 %
Keratinbindung	schlecht	*sehr gut, dadurch verkürzte Therapiedauer*	*sehr gut, dadurch verkürzte Therapiedauer*
Tagesdosis	500–1000 mg	100–400 mg	250 mg

5.1.3 Infektionen durch Hefen (Levurosen)

Kandidose

▶ **Synonym.** Hefemykose, Soor, Moniliasis, Kandidiasis

▶ **Definition:** Die Kandidose wird durch Hefen der Gattung Candida hervorgerufen. In erster Linie handelt es sich um **Candida albicans**, seltener um **Candida glabrata**. Bei zellulärer Immunsuppression können auch weniger pathogene Hefen wie **Candida tropicalis, krusei, guilliermondii** oder **parapsilosis** zu Infektionen führen.

Pathogenese: Hefen besiedeln passager die Schleimhäute der Mundhöhle und des Gastrointestinaltraktes. Keimzahlen von 10^3–10^4 KBE/ml im Sputum und Stuhl sind im Normbereich. Bei Störungen der lokalen oder systemischen Immunabwehr und der physiologischen Flora können sie sich stark vermehren und zu symptomatischen Infektionen der Haut und Schleimhäute sowie der inneren Organe bis zur Sepsis führen. Kandidainfektionen sind ein exzellentes Beispiel für opportunistische Infektionen, d. h. wenn die Bedingungen günstig sind, können Hefen invasiv wachsen. Entscheidend hierfür sind weniger die Virulenzfaktoren der Hefen, sondern vielmehr die zelluläre Immunabwehr des Wirtes. Patienten mit angeborenen und erworbenen Defekten der T-Lymphozyten werden

5.1.3 Infektionen durch Hefen (Levurosen)

Kandidose

◀ Synonym

◀ Definition

Pathogenese: Hefen sind opportunistische Pilze, die die Schleimhäute besiedeln. Bei Störungen der lokalen und systemischen Immunabwehr kommt es zu Infektionen der Haut und Schleimhäute, sowie der inneren Organe.

besonders schwer von Kandidainfektionen befallen. Begünstigend für Kandidainfektionen sind Endokrinopathien v. a. Diabetes mellitus, maligne Erkrankungen, Chemotherapien und Radiatio, sowie langzeitige Cortison- und Antibiotikatherapien.

Klinische Formen

- **Orale Kandidose:** Der Mundsoor macht sich durch eine Entzündung der Mundschleimhaut mit weißen Belägen bemerkbar (Abb. **C-5.8**).
Es gibt 3 Formen des Mundsoors: die akute pseudomembranöse Form, die chronisch atrophe und die chronisch hypertrophe Form.

Klinische Formen

- **Orale Kandidose** (Syn.: Mundsoor, Kandidastomatitis): Der Mundsoor macht sich durch eine Entzündung der Mundschleimhaut mit weißen Belägen bemerkbar (Abb. **C-5.8**). Er führt zu pelzigem Gefühl und Geschmacksstörung. Häufig sind auch die Mundwinkel betroffen (Perlèche oder Angulus infectiosus). Die Entzündung kann sich über die Tonsillen in die Speiseröhre fortsetzen und zu schmerzhaften Schluckstörungen und Appetitlosigkeit führen (Kandida-Ösophagitis). Neben dieser akuten pseudomembranösen Form gibt es eine chronische atrophe Form und eine chronisch hypertrophe Form.
Häufig sind Säuglinge in den ersten Lebensmonaten betroffen, deren Immunabwehr noch nicht voll entwickelt ist. Bei Erwachsenen ist das Auftreten eines Soors ein ernst zu nehmender Hinweis auf einen zellulären Immundefekt z. B. kann es der erste Hinweis auf eine HIV-Infektion sein oder eine Endokrinopathie wie z. B. Diabetes mellitus.

C-5.8 Stomatitis candidomycetica

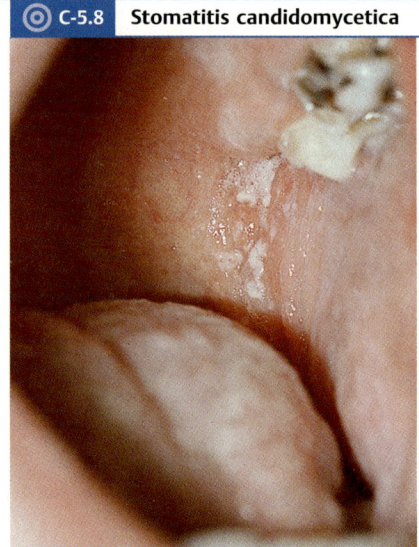

Weiße, abstreifbare Beläge auf geröteter, schmerzhafter und leicht verletzlicher Mundschleimhaut. Solche Veränderungen treten nach Antibiotikabehandlungen und bei Immunabwehrstörung auf.

- **Genito-glutäale Kandidose:** Bei Säuglingen kommt es im Windelbereich häufig zu einer Candidainfektion. Bei adipösen oder chronisch bettlägerigen Patienten tritt häufig in den Hautfalten eine **intertriginöse Kandidose** auf (Abb. **C-5.9 a**).

- **Genito-glutäale Kandidose (Windeldermatitis):** Bei Säuglingen kommt es im Windelbereich begünstigt durch die feuchte Kammer häufig zu einer Candidainfektion mit stark entzündlichen Papeln, Pusteln und Mazeration mit weißen Belägen und davon ausgehend zu einer intertriginösen oder auch generalisierten Kandidose der Haut. Im Zusammenhang mit dieser ersten immunologischen Auseinandersetzung des Säuglings mit Candida kann es zu einer seborrhoischen Dermatitis kommen. Die Maximalvariante wird als Erythrodermia desquamativa Leiner bezeichnet. Bei inkontinenten, adipösen und chronisch bettlägerigen Kranken tritt ebenfalls häufig eine **intertriginöse Kandidose** in den großen Hautfalten inguinal, axillar und submammär auf (Abb. **C-5.9 a**). Hier ist bereits eine prophylaktische Hautpflege unter Zusatz von polyen- oder azolhaltigen Externa von großer Bedeutung.

- **Genitale Kandidose:** Bei der Frau kann eine akute **Vulvo-Vaginitis**, beim Mann eine **akute Balanitis** auftreten, die dann beim Geschlechtsverkehr auf den Partner übertragen werden kann.
Bei manchen Frauen besteht eine Disposition zur **chronisch rezidivierenden Vulvo-Vaginitis**, die schwer zu behandeln ist.

- **Genitale Kandidose:** Der Genitaltrakt wird häufig von Hefen besiedelt. Bei gestörter Vaginalflora und verminderter Abwehr können sie sich vermehren und bei der Frau zur **akuten Vulvo-Vaginitis** führen. Die ersten Symptome sind Juckreiz und verstärkter weißer, käsiger, vaginaler Fluor. Beim Mann kommt es zu juckenden Papeln und Vesikeln, schließlich zu flächigen Erosionen auf der Eichel. Die **akute Balanitis** kann sich zur Balanoposthitis ausdehnen.
Die Infektion wird durch Geschlechtsverkehr übertragen, aber nicht jede Kontaktperson erkrankt. Viele sind nur asymptomatische Träger von Candida. Es

sollte eine Partneruntersuchung und -behandlung durchgeführt werden. Häufig wird Candida species durch Autoinokulation aus dem Darm in den Genitalbereich übertragen.

Bei manchen Frauen besteht eine Disposition zur **chronisch rezidivierenden Vulvo-Vaginitis**, die schwer zu therapieren ist. Die alleinige Lokaltherapie mit Antimykotika ist oft nicht ausreichend. Es muss eine systemische Therapie mit Azol-Antimykotika durchgeführt werden. Bei Candida-glabrata-Infektionen besteht eine verminderte Empfindlichkeit gegenüber Azolen. Die Reduktion der Kandidabesiedelung im Darm kann hier ausnahmsweise einmal indiziert sein. Eine sog. Darmsanierung im Sinne einer Eradikation von Candida ist jedoch weder möglich noch sinnvoll.

- **Candida-Paronychie:** Die Entzündung des Nagelwalles durch **Candida albicans**, seltener auch **C. parapsilosis**, wird durch Feuchtarbeiten begünstigt (Abb. **C-5.9 c**). Es kommt zu einer stark schmerzhaften, anfangs eitrigen Entzündung und Schwellung des Paronychiums. Differenzialdiagnostisch kommt auch ein bakterielles Panaritium infrage. Bei chronischer Infektion der Nagelwälle werden die Nägel sekundär von proximal und lateral befallen. Typischerweise verfärben sich die Nägel dunkel. Und die Nagelplatte wird wellig und brüchig (sekundäre Nageldystrophie). Differenzialdiagnostisch ist eine Tinea unguium bzw. bei Schwarzverfärbung der Nägel eine Pseudomonasinfektion auszuschließen.

Der kulturelle Nachweis kann schwierig sein, wenn man kein Material aus der Tiefe entnehmen kann.

Bei dauernder Arbeit im feuchten Milieu kann es auch in den Zwischenfingerräumen zu einer interdigitalen Kandidose kommen (Abb. **C-5.9 b**).

- **Candida-Paronychie:** Die Entzündung des Nagelwalles durch **Candida albicans** wird durch Feuchtarbeiten begünstigt (Abb. **C-5.9 c**).
Auch die Zwischenfingerräume (interdigitale Kandidose) können betroffen sein (Abb. **C-5.9 b**).

C-5.9 Kandidose

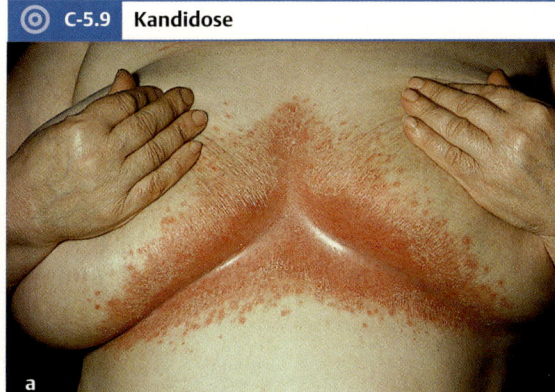
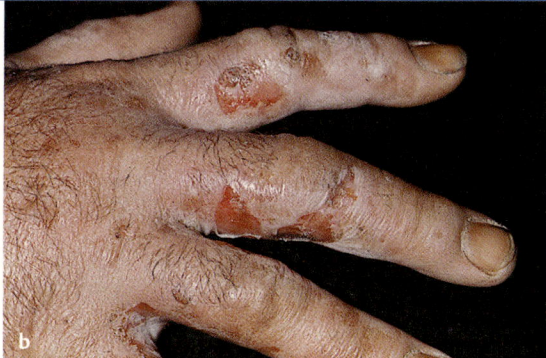
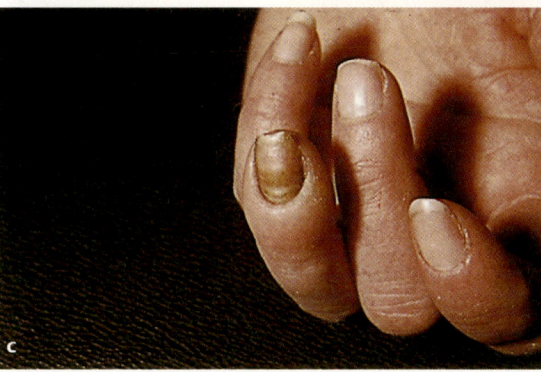

a Submammäre Kandidose mit tiefrot verquollener Haut zentral mit zahlreichen Papeln an der Peripherie des Herdes.
b Interdigitale Kandidose mit grauweißlich mazerierter Haut und dunkelrot glänzender Fläche zwischen den Fingern.
c Kandida-Paronychie mit Anschwellung und Infiltration und sekundärer Nageldystrophie

- **Chronisch mukokutane Kandidose:** Die chronisch mukokutane Kandidose (CMC) ist eine seltene Erkrankung, die durch einen angeborenen zellulären Immundefekt, der noch nicht näher definiert ist, zu chronischen, sehr therapieresistenten Infektionen der Schleimhaut, der Haut und der Nägel führt. Es kann zu monströsen granulomatösen Entzündungen im Gesicht und an den

- **Chronisch mukokutane Kandidose:** Seltene Erkrankung, die durch einen angeborenen zellulären Immundefekt zu einer chronischen Infektion der Schleimhaut, Haut und Nägel führt.

Fingern kommen, die nur nach lang dauernder hoch dosierter systemischer Antimykotikatherapie (z.B. Fluconazol), oft unter Narbenbildung abheilen. Es gibt eine CMC mit assoziierten Endokrinopathien, bei der ein chromosomaler Defekt nachgewiesen werden konnte. Häufig sind mit der CMC auch chronische bakterielle Infektionen vergesellschaftet. Man kann bei diesen Patienten verschiedene immunologische Besonderheiten nachweisen, z.B. Granulozytenfunktionsstörungen, IgG4-Subklassendefekt, fehlende Lymphozytenproliferation auf Candidaantigen.

Diagnostik: Mit einem sterilen angefeuchteten Abstrichtupfer entnimmt man einen Abstrich.

Direkte Untersuchung im Phasenkontrastmikroskop (Abb. **C-5.10**) und Anzucht auf Sabouraud-Glukose-Agar.

Diagnostik: Man entnimmt mit einem sterilen Abstrichtupfer, der am besten mit 0,9%igem NaCl angefeuchtet ist, einen Abstrich aus einer Pustel oder von einer mazerierten Läsion.

Das Material kann auf einem Objektträgerausstrich im Phasenkontrastmikroskop oder nach Gram gefärbt auf Blastosporen und Pseudomyzelien untersucht werden (Abb. **C-5.10**). Candida ist sehr leicht auf Sabouraud-Glukose-Agar innerhalb von 48 Stunden anzuzüchten und kann biochemisch differenziert werden.

Bei Befall der Mundhöhle kann man entweder Abstriche entnehmen oder eine semiquantitative Keimzahlbestimmung aus Mundspülwasser vornehmen. Stuhluntersuchungen sind meist sinnlos. Bei speziellen Fragestellungen kann man quantitative Analysen aus frischen Stuhlproben vornehmen. Bei einer Keimzahl $62 > 10^4$ KBE/g Stuhl kann man von einer übermäßigen Besiedelung des Darmes ausgehen.

Therapie: Zur Therapie der Hefeinfektionen sind die neuen Triazolantimykotika am besten geeignet (s. auch Tab. **C-5.1** und **5.2**).

Therapie: Zur Therapie der Hefeinfektionen sind die neuen Triazolantimykotika Itraconazol und Fluconazol besonders geeignet. Insbesondere Fluconazol hat bei den chronischen Kandidainfektionen und bei der Kryptokokkose eine hervorragende Wirkung bei geringer Toxizität (Tab. **C-5.1** und **5.2**). Bei HIV-infizierten Patienten sind durch den Langzeitgebrauch fluconazolresistente Candida-albicans-Stämme aufgetreten. Diese Stämme können mit einem neuen Azolantimykotikum Voriconazol oder Caspofungin, einem Hemmstoff der Glukanbiosynthese behandelt werden.

C-5.10

C-5.10 **Mundhöhlenausstrich mit Sprosspilzen in hefeartiger (runder) und fadenartiger (myzelialer) Phase**

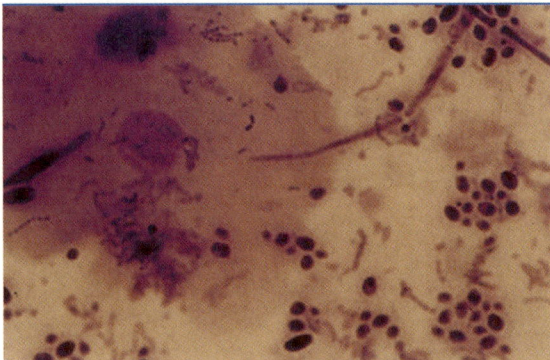

Gramfärbung, 1000fache Vergrößerung.

Pityriasis versicolor

Pityriasis versicolor

▶ **Synonym**

▶ **Synonym.** Tinea versicolor

▶ **Definition**

▶ **Definition:** Oberflächliche, nicht entzündliche Pilzerkrankung mit Malassezia sympodialis und globosa, selten Malassezia furfur (früher Pityrosporon species), die mit kleinfleckigen Hypo- oder Hyperpigmentierungen einhergeht.

Epidemiologie und Mikrobiologie: Malassezia species gehört zur physiologischen Flora des oberen Follikels. Die Häufigkeit hängt von Wärme und Feuchtigkeit der Haut

Epidemiologie und Mikrobiologie: Diese oberflächliche Mykose wird durch lipophile Malassezia-Spezies verursacht, ist weltweit verbreitet. Malassezia species (inzwischen sind 7 verschiedene Arten bekannt) gehört zur physiologischen Flora des oberen Follikels.

5.1 Mykosen der Haut

Die Häufigkeit der Erkrankung hängt von Wärme und Feuchtigkeit der Haut ab, in europäischen Ländern kommt sie bei 0,5–5 %, in den Tropen bei 60 % der Bevölkerung vor. Malassezia scheidet als Stoffwechselprodukte Porphyrine ab, die im Wood-Licht (UVA) gelborange fluoreszieren. Dieses Phänomen kann besonders zur Erfassung der Ausdehnung, weniger zur Diagnostik der Erkrankung verwendet werden.

Klinische Formen: Der Befall der Haut durch Malassezia manifestiert sich als Pityriasis versicolor oder Follikulitis.

- **Pityriasis versicolor rubra**: Erste Hauterscheinungen sind scharf umschriebene, rötlich-braune linsen- bis pfennigstückgroße Flecken, die zu größeren, landkartenartigen Herden konfluieren. Die Oberfläche der Effloreszenzen ist manchmal glatt, manchmal kleieartig schuppig. Ein Strich über den Herd hinterlässt eine weißliche, zersplitterte Schuppe (**Hobelspan-Phänomen**). Es besteht kaum Juckreiz.
Am häufigsten bilden sich die Effloreszenzen am oberen Rumpf (Brust und Rücken), den Schultern und am Hals aus. Gelegentlich können sie auch auf die Arme und mittleren Abschnitte des Stammes übergreifen (Abb. **C-5.11 a**).
- **Pityriasis versicolor alba**: Die befallenen Stellen zeigen nach UV-Exposition eine homogene und vollständige Depigmentierung (Abb. **C-5.11 b**). Aufgrund experimenteller Arbeiten wird angenommen, dass der Erreger Substanzen produziert (Decarboxylsäuren C_9, C_{12}, C_{14} Azelainsäure), die durch Hemmung der Tyrosinase-Dopa-Reaktion in Melanozyten zur Pigmentstörung führen.

Wegen dieses „Farbwechsels" bei UV-Exposition wurde die Erkrankung Pityriasis versicolor genannt.

- **Pityrosporon-Follikulitis** (Malassezia-Follikulitis): Diese Form kommt v. a. bei Patienten mit geschwächter Abwehr nach Zytostatikaapplikation und bei HIV-Infekt vor. Es entstehen papulöse Follikulitiden, die oft kleine, pustulöse Einschmelzungen tragen. Die entzündliche Komponente und der Juckreiz sind abhängig von der Ruptur der Follikelwand mit nachfolgender zellulärer Infiltration.

ab (Erkrankung in europäischen Ländern bei 0,5–5 %, in den Tropen bei 60 % der Bevölkerung).

Klinische Formen. Folgende Manifestationen kommen vor:

- **Pityriasis versicolor rubra:** Rötlich-braune Tönung, linsengroße bis landkartenartige Flecken (Abb. **C-5.11 a**). Die Tönungen innerhalb der Herde variieren („versicolor"). Ein Strich über den Herd hinterlässt eine weißliche, zersplitterte Schuppe (**Hobelspan-Phänomen**). Kaum Juckreiz. Prädikationsstellen sind oberer Rumpf, Schultern und Hals.

- **Pityriasis versicolor alba:** Die befallenen Stellen zeigen nach UV-Exposition eine homogene und vollständige Depigmentierung (Abb. **C-5.11 b**).

- **Pityrosporon-Follikulitis:** Diese Form kommt häufig bei Patienten mit geschwächter Abwehr (z. B. HIV) vor. Es entstehen papulopustulöse Follikulitiden.

C-5.11 Pityriasis versicolor

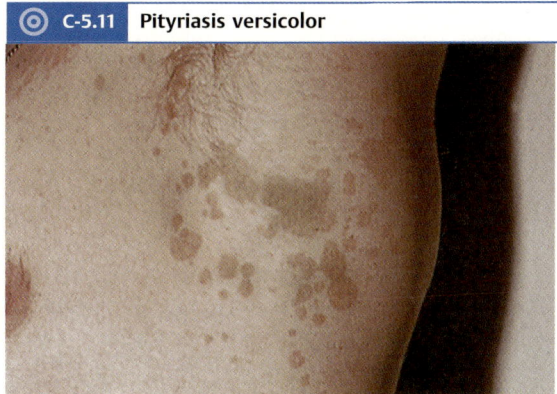

a Pityriasis versicolor rubra am Rumpf.

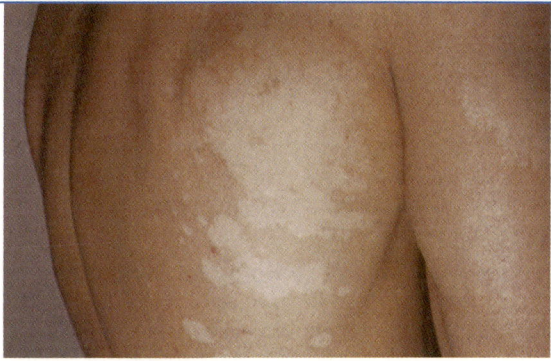

b Pityriasis versicolor alba am Rücken.

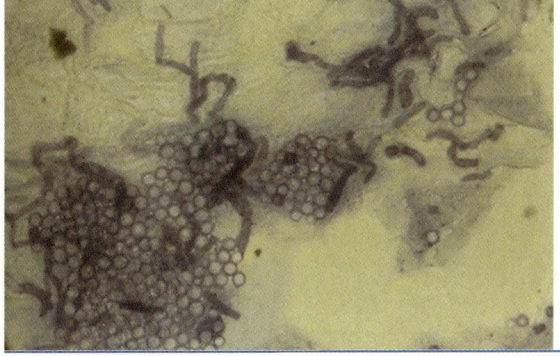

c Hautschuppen mit Malassezia species in dimorpher Phase (×400) (Sporen und kurze Hyphen).

Diagnostik: In Schuppen findet sich Malassezia in der dimorphen Phase (Abb. **C-5.11 c**, Sporen- und Fadennachweis).

Therapie: Lokale Antimykotika und Haarwäsche mit Selendisulfit.

Kryptokokkose

Epidemiologie und Mikrobiologie: Cryptococcus neoformans lebt als fakultativ pathogener Keim im Verdauungstrakt **domestizierter Vogelarten**.

Klinische Formen:
- Gefürchtet ist die **systemische Form** mit bronchopulmonalen und zerebralen Herden.

- Die **mukokutane Form** bildet akneiforme, abszessartige Läsionen (s. Abb. **C-5.73 c**, S. 286).

Diagnostik: Der Erregernachweis erfolgt:
- mikroskopisch (Abb. **C-5.12 a**)

- kulturell (Abb. **C-5.12 b,c**)

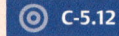

Diagnostik: In Schuppen von den erkrankten Stellen findet sich Malassezia species in einer dimorphen Phase – Sporen sind hier zu Haufen gruppiert und zeigen teilweise kurze Fäden (Abb. **C-5.11c**). Die Kultur des Erregers gelingt in ölhaltigen Nährböden in einer Hefe-Phase. Unter Zusatz von Aminosäuren (Glycin) und Cholesterin-Estern lässt sich in der Kultur zudem die myzeliale Phase induzieren.

Therapie: Es erfolgt eine Lokalbehandlung mit Azolantimykotika oder Selendisulfit; mit gleichzeitiger Haarwäsche 2× wöchentlich, um eine Erregerausbreitung ausgehend von den Haarfollikeln zu verhindern. Bei sehr ausgeprägten Formen, die auf eine Lokaltherapie nicht ansprechen, kann eine einwöchige systemische Therapie mit den Triazolantimykotika Itraconazol oder Fluconazol durchgeführt werden.

Kryptokokkose

Epidemiologie und Mikrobiologie: Der Hefepilz **Cryptococcus neoformans** lebt als fakultativ pathogener Keim im Verdauungstrakt von domestizierten Vogelarten, die durch ihre Körpertemperatur (41 – 43 °C) dessen Vermehrung verhindern. Im Erdreich befindet er sich in Pflanzen und Früchten. Taubenkot ist ein wichtiges Reservoir von C. neoformans. Er kommt weltweit vor und ist Auslöser der Busse-Buschke-Krankheit (auch europäische Blastomykose genannt). In der heutigen Zeit hat Cryptococcus neoformans als Erreger oppurtunistischer Infektion bei HIV-Patienten an Bedeutung gewonnen (s. S. 283).

Klinische Formen:
- **Systemische Form:** Bei Inhalation des Erregers entwickeln sich bronchopulmonale Herde, die durch Lymph- und Blutwege in innere Organe, vor allem auf das ZNS, übergreifen und zur Leptomeningitis sowie Enzephalitis führen können.
- **Mukokutane Form:** Sie entsteht durch hämatogene Aussaat mit akneiformen, abszessartigen bis ulzerös-vegetierenden Läsionen (s. Abb. **C-5.73 c**, S. 286). Im Gewebe präsentiert sich der Erreger entweder in der gelatinösen Form, wobei das Gewebe stark zerstört und von Kapsel tragenden Erregern durchsetzt ist, oder in epitheloidzelligen Granulomen mit spärlichen, kapsellosen Erregern.

Diagnostik: Der Erregernachweis erfolgt:
- **mikroskopisch:** In Ausstrichen von nativem Material finden sich die Pilzzellen mit lipoidartigen lichtbrechenden Granula und einer großen Kapsel. Diese Schleimkapsel ist gut in der Färbung mit chinesischer Tusche darstellbar (Abb. **C-5.12 a**) und zeigt auch histopathologisch ein typisches Bild (s. Abb. **C-5.73 d**, S. 286).
- **kulturell:** Bei seinem anspruchslosen Wachstum auf gebräuchlichen Medien (25 – 37 °C) präsentiert er sich als Hefezellen (3 – 8 µm) mit zahlreichen in-

C-5.12 Kryptokokkose

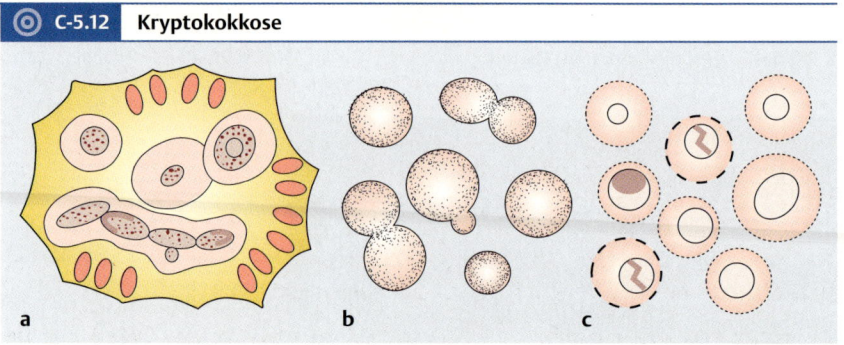

a Kapsel tragende Kryptokokken in einer Riesenzelle.
b Kryptokokokken-Kultur auf dem Sabouraud-Agar.
c Kryptokokken mit Kapselbildung auf dem Nährboden mit o-Diphenolen.

trazytoplasmatischen Einschlüssen (Abb. **C-5.12 b**). Die Schleimkapsel entwickelt sich nur in Medien mit o-Diphenolen (Abb. **C-5.12 c**).
- **serologisch** lässt sich die Kryptokokkose durch die Komplement-Bindungsreaktion, den Agglutinations- und den Immundiffusionstest nachweisen.

Therapie: Die systemische Therapie einer lebensbedrohlichen Infektion kann mit Amphotericin B i. v. und Fluconazol erfolgen.

- serologisch (Nachweis durch KBR, Agglutinations- und Immundiffusionstest).

Therapie: Amphotericin B oder Fluconazol.

5.1.4 Biphasische (dimorphe) Pilze als Erreger von Systemmykosen

5.1.4 Biphasische (dimorphe) Pilze als Erreger von Systemmykosen

▶ **Definition:** Die biphasischen Pilze stellen taxonomisch eine heterogene Gruppe dar. Sie besitzen aber einen gemeinsamen Modus des Wachstums im Wirtsorganismus als Hefephase und in der Kultur als Schimmelphase. Sie kommen in Europa nur sporadisch vor, fast immer akquiriert bei Auslandsaufenthalten in Endemiegebieten.

◀ Definition

- **Sporotrix schenkii** ist zwar weltweit verbreitet, kommt aber in Europa sehr selten vor. Die Infektion erfolgt durch Inokulation über Holzsplitter oder Dornen **(Verletzungsmykose)**. Bei der Sporotrichose treten subkutane entzündliche Knoten auf; in deren Lymphabflussgebiet kommt es zu einer markanten Lymphadenopathie. Ein disseminierter Organbefall ist möglich.
- **Histoplasma capsulatum** ist obligat pathogen. Die Infektion erfolgt durch Inhalation. Die Histoplasmose ist eine Multiorganerkrankung, die Haut ist selten betroffen. Sie ist endemisch in USA und Zentralafrika.
- **Blastomyces dermatitidis** verursacht zunächst eine akute Lungeninfektion, später kommt es zur hämatogenen Disseminierung in ZNS, Knochen und Genitalien. Die Haut ist in ca. 50 % betroffen.
- **Coccidioides immitis** lebt in semiariden Zonen Amerikas, Hauptendemiegebiet ist Kalifornien (San Joaquin Valley Fever). Infektion durch Inhalation, besonders schwere Verläufe kommen bei Immundefizienz vor. Nur selten tritt eine Hautbeteiligung auf.
- **Paracoccidioides brasiliensis** kommt in Zentral- und Südamerika vor und führt nach Inhalation zu einer schweren progredienten Multiorganerkrankung. Die Mundschleimhaut ist meist betroffen.

- **Sporotrix schenkii:** Die Infektion erfolgt durch Inokulation über Holzsplitter oder Dornen **(Verletzungsmykose)**.

- **Histoplasma capsulatum:** obligat pathogener Erreger, verursacht eine Multiorganerkrankung.

- **Blastomyces dermatitidis:** nach Inhalation zunächst akute Lungeninfektion, später hämatogene Disseminierung.

- **Coccidioides immitis:** Die Infektion erfolgt durch Inhalation, besonders schwere Verläufe kommen bei Immundefizienz vor.

- **Paracoccidioides brasiliensis:** Nach Infektion kommt es zu einer schweren Multiorganerkrankung.

Therapie: Die Therapie der Erkrankungen durch biphasische Pilze kann durch Amphotericin B i. v. und neuerdings auch durch langfristige orale Gabe von Itraconazol und Fluconazol erfolgen.

Therapie: Amphotericin B, Itraconazol und Fluconazol.

5.2 Viruskrankheiten der Haut

5.2 Viruskrankheiten der Haut

5.2.1 Molluscum contagiosum

5.2.1 Molluscum contagiosum

▶ **Synonym.** Dellwarze, Epithelioma contagiosum, Epithelioma molluscum

◀ Synonym

▶ **Definition:** Häufige, streng epidermotrope, virale Erkrankung, die durch perlartige, derbe, zentral gedellte Papeln gekennzeichnet ist.

◀ Definition

Epidemiologie: Die Erkrankung tritt weltweit auf, vorwiegend bei Kindern und Jugendlichen mit Bevorzugung des männlichen Geschlechts.

Epidemiologie: Weltweites Vorkommen, v. a. bei männlichen Kindern und Jugendlichen.

Ätiologie: Das Krankheitsbild wird durch ein quaderförmiges DNA-Virus der Pockengruppe hervorgerufen. Das eigentliche Erregerreservoir ist nicht bekannt. Die Inkubationszeit beträgt 2–7 Wochen. Die Übertragung erfolgt von Mensch zu Mensch. Über kleine Epitheldefekte gelangt das Virus in die Haut. Das Vor-

Ätiologie: Erreger ist ein DNA-Virus der Pockengruppe. Die Übertragung erfolgt von Mensch zu Mensch. Über kleine Epitheldefekte gelangt das Virus in die Haut.

liegen einer Atopie oder eine immunsuppressive Therapie kann die Entstehung von Dellwarzen begünstigen. Bei immungeschwächten Patienten können durch Autoinokulation Hunderte von Mollusca entstehen (Eczema molluscatum).

Klinik: Hautfarbene, halbkugelige, vorgewölbte **Papeln mit zentraler Delle** (Abb. **C-5.13**), aus denen sich durch Druck **Molluscum-Körperchen** exprimieren lassen. Bevorzugt werden Gesicht, Augenlider, Hals, Axillen, Stamm und Genitalregion befallen; eine bakterielle Superinfektion ist möglich.

Klinik: Es finden sich isoliert oder in Gruppen stehende, stecknadelkopf- bis erbsgroße, hautfarbene, relativ harte, halbkugelig vorgewölbte **Papeln mit zentraler Delle** (Abb. **C-5.13**). Aus diesen lassen sich durch seitlichen Druck **Molluscum-Körperchen** (Epidermiszellen voller Viren) exprimieren. Bevorzugt werden Gesicht, Augenlider, Hals, Axillen, Stamm und Genitalregion befallen. Es kann zur bakteriellen Superinfektion der Mollusca und zu starkem Juckreiz kommen.

Diagnostik: Klinisches Bild.

Diagnostik: Das klinische Bild erlaubt die Diagnose.

Histopathologie: Sackartige Läppchen mit virusinfizierten Epithelzellen sind durch Bindegewebssepten gefasst.

Histopathologie: Die Epidermis ist hypertroph und hyperplastisch. Oberhalb der normal erscheinenden Basalzellschicht finden sich sackartige Läppchen, die durch dünne, radiär gestellte Bindegewebssepten getrennt sind und Pakete von virusinfizierten Epithelzellen umschließen. Aus den zylindrischen Basalzellen türmen sich zahlreiche basophile Zellen auf, die im Zytoplasma massenhaft DNA-haltige **Einschlusskörperchen** (Viren) enthalten. Die Gesamtheit dieser veränderten Zellen imponiert als **Molluscum-Körperchen**.

Differenzialdiagnose: Milien, Warzen, Hydrozystome.

Differenzialdiagnose: Milien, Warzen oder Hydrozystome.

Therapie: Ausdrücken oder Kürettage; oft selbstlimitierend innerhalb von 6–9 Monaten; manchmal auch jahrelange Persistenz.

Therapie: Therapeutisch können die Knötchen mit einer gebogenen Pinzette ausgedrückt oder mit dem scharfen Löffel abgetragen werden. Je nach Anzahl wird eine Lokal- oder Allgemeinnarkose nötig. Anschließend Desinfektion mit Polyvinylpyrrolidon-Jod. Selbstlimitierung nach Monaten, aber auch Ausbreitung und Persistenz möglich.

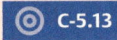

C-5.13 Molluscum contagiosum

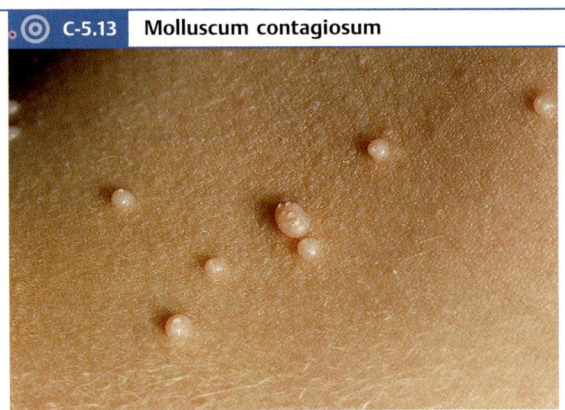
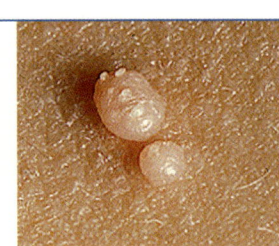

b Detailbild.

a Mollusca contagiosa mit typischen Molluscum-Körperchen in der Kuppel der Papeln.

5.2.2 Hand-Fuß-Mund-Exanthem

▶ **Synonym**

▶ **Synonym.** Hand-foot-mouth-disease, falsche Maul- und Klauenseuche

▶ **Definition**

▶ **Definition:** Akut auftretende, sehr hartnäckige Coxsackie-Virus-Infektion (Typ A) mit vesikulärer Stomatitis und Bläschen an Hand- und Fußflächen.

Epidemiologie: Meist sind Kinder betroffen.

Epidemiologie: Weltweit vorkommende Epidemien und kleinere regionale Endemien, hauptsächlich bei Kindern bis zum 10. Lebensjahr.

C 5.2 Viruskrankheiten der Haut

Ätiologie: Als häufigster Erreger wurde der Enterovirus Coxsackie Typ A 16 isoliert. Die Inkubationszeit beträgt 3–6 Tage. Die Übertragung erfolgt durch Sekrete des Nasen-Rachen-Raumes oder auf dem fäkal-oralen Weg.

Klinik: Vorausgehen kann ein 12- bis 24-stündiges Prodromalstadium mit leichter Temperaturerhöhung, Übelkeit und Bauchschmerzen. Nach anfänglichen Halsschmerzen treten in der Mundhöhle Bläschen auf, die bald erodieren. Sie finden sich gehäuft an Zunge, Gaumen und Wangenschleimhaut. Gleichzeitig oder kurz darauf erscheinen an Handflächen, Fingern, Zehen und Fußsohlen, sehr selten auch am Stamm, erythematöse Papeln oder Maculae. Die Krankheit klingt nach 7–10 Tagen komplikationslos ab.

Diagnostik: Die Diagnose wird aufgrund des klinischen Bildes gestellt.

Differenzialdiagnose: Herpangina Zahorsky, Erythema exsudativum multiforme, Maul- und Klauenseuche (beim Menschen sehr selten).

Therapie: Symptomatisch mit milden Mundspülungen. Nur bei stärkerer bakterieller Sekundärinfektion werden Antibiotika notwendig.

Ätiologie: Coxsackie-A-Virus (v. a. Typ A 16). Die Übertragung erfolgt durch Sekrete des Nasen-Rachen-Raumes oder auf fäkal-oralem Weg.

Klinik: Nach dem Prodromalstadium kommt es zum Auftreten von Bläschen in der Mundhöhle, gleichzeitig oder kurz darauf erscheinen erythematöse Papeln oder Makulä an Handflächen und Fußsohlen. Komplikationslose Abheilung nach 7–10 Tagen.

Diagnostik: Klinisches Bild.

Differenzialdiagnose: Herpangina, Erythema exsudativum multiforme, Maul- und Klauenseuche.

Therapie: symptomatisch (Mundspülungen).

5.2.3 Herpangina Zahorsky

▶ **Synonym.** Herpetic pharyngitis, Pharyngitis vesicularis, ulzerative Pharyngitis

◀ Synonym

▶ **Definition:** Ausschließlich auf die Schleimhaut der Gaumenbögen, Uvula und Tonsillen beschränkte, durch Coxsackie-Typ-A-Viren ausgelöste Erkrankung mit Ausbildung kleiner Bläschen auf gerötetem Grund.

◀ Definition

Epidemiologie: Die Erkrankung tritt vorwiegend bei Kindern oder Jugendlichen sporadisch, endemisch oder epidemisch auf, mit einem Häufigkeitsgipfel im Spätsommer und Herbst.

Ätiologie: Erreger ist das Coxsackie-A-Virus (über 20 verschiedene Typen), selten auch B1–5- und ECHO-Viren. Die Infektion erfolgt häufig fäkal-oral oder über Ausscheidungen des Respirationstraktes. Die Viren können in den Fäzes bis 47 Tage nach der Infektion persistieren. Die Inkubationszeit beträgt 4 (2–9) Tage.

Klinik: Die Herpangina beginnt plötzlich mit hohem Fieber bis 40 °C, das mehrere Stunden, aber auch bis zu 4 Tagen dauern kann. Häufig klagen die Kinder über Allgemeinsymptome wie Übelkeit, Appetitlosigkeit, Kopf- und Halsschmerzen und Schluckbeschwerden. Im Anschluss an die Prodromi bilden sich an Gaumenbögen, Uvula und Tonsillen stecknadelkopf- bis linsengroße, grau-weißliche, sagoähnliche Bläschen, die von einem roten Hof (Areola) umgeben sind. Im Verlauf von 2–3 Tagen nimmt die Areola zu, die Bläschen vergrößern sich, erodieren und bilden flache, grau-gelbliche Ulzerationen (Abb. **C-5.14**), die nach 10–14 Tagen komplikationslos abheilen. Subklinische oder inapparente Infektionen sind häufig.

Diagnostik: Die Diagnose wird aufgrund des klinischen Bildes gestellt. Virusnachweis von oropharyngealen Bläschen und serologischer Nachweis sind möglich.

Differenzialdiagnose: Gingivostomatitis herpetica, Masernenanthem, Diphtherie, Soor.

Therapie: Symptomatische Therapie mit Mundspülungen, ggf. Analgetika und Antipyretika (z. B. Paracetamol), bei bakterieller Sekundärinfektion auch Antibiotika.

Epidemiologie: Vorwiegend bei Kindern und Jugendlichen auftretender endemischer oder epidemischer Racheninfekt.

Ätiologie: Erreger ist das Coxsackie-A-Virus. Übertragungsweg: fäkal-oral oder über Ausscheidungen des Respirationstraktes.

Klinik: Die Herpangina beginnt plötzlich mit hohem Fieber und Störung des Allgemeinbefindens. An Gaumenbogen, Uvula und Tonsillen treten sagoähnliche Bläschen auf, die erodieren und ulzerieren können (Abb. **C-5.14**). Komplikationslose Abheilung.

Diagnostik: Klinisches Bild.

Differenzialdiagnose: Gingivostomatitis herpetica, Masernenanthem, Diphtherie, Soor.

Therapie: Symptomatisch.

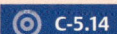

C-5.14 Herpangina

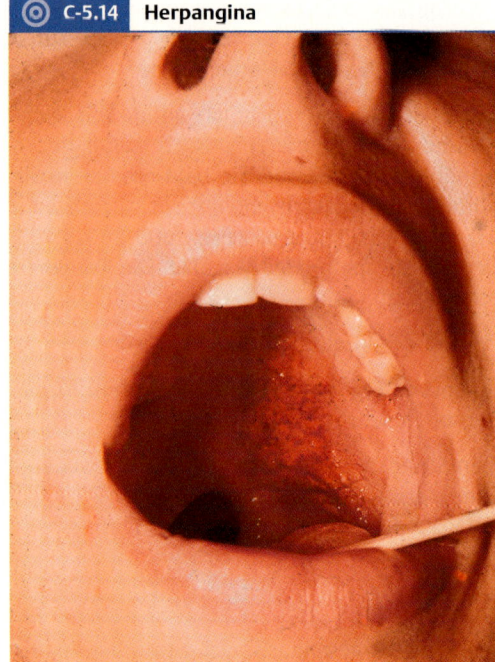

Multiple flache Erosionen.

5.2.4 Melkerknoten

▶ **Synonym.** Paravakzine Knoten, Melkerpocken

▶ **Definition:** Gutartige, virale Erkrankung, die durch einen oder zahlreiche Knoten an den Händen und Unterarmen gekennzeichnet ist.

Epidemiologie: Weltweites Vorkommen; die meisten Fälle sind sporadisch. Die Infektion führt zu lebenslanger Immunität.

Ätiologie: Hautinfektion durch spiralenförmiges Virus der Pockengruppe (Paravakzine-Virus). Es besteht keine Kreuzimmunität mit dem Vaccinia-Virus. Die Übertragung erfolgt durch direkten Kontakt mit an Pseudokuhpocken infizierten Kühen.

Klinik: Nach einer Inkubationszeit von 4–14 Tagen entwickeln sich an der Inokulationsstelle bis zu linsengroße, livide Flecken, die sich innerhalb von Tagen zu bräunlich-roten, derben, halbkugeligen Knötchen von Erbsgröße entwickeln. Zentral findet sich eine nabelförmige Einsenkung. Die umgebende Haut ist reizlos. Die Abheilung erfolgt nach 4–6 Wochen, zentral beginnend unter bräunlich-schwarzer Krustenbildung ohne Narben (Abb. **C-5.15**).

Diagnostik: Die Diagnose wird anhand der Anamnese (Kontakt mit Kühen), der Klinik und der Histopathologie gestellt.

Histopathologie: Es findet sich eine Akanthose mit Hyperparakeratose der Epidermis; ballonierender Degeneration und zahlreichen eosinophilen Einschlusskörperchen.

Differenzialdiagnose: schankriforme Pyodermie, Tuberculosis cutis verrucosa, Panaritien, Granuloma pyogenicum, Ecthyma contagiosum.

Therapie: Die Erkrankung ist selbstlimitierend, antiseptische Lokaltherapie ausreichend.

C-5.15 Melkerknoten

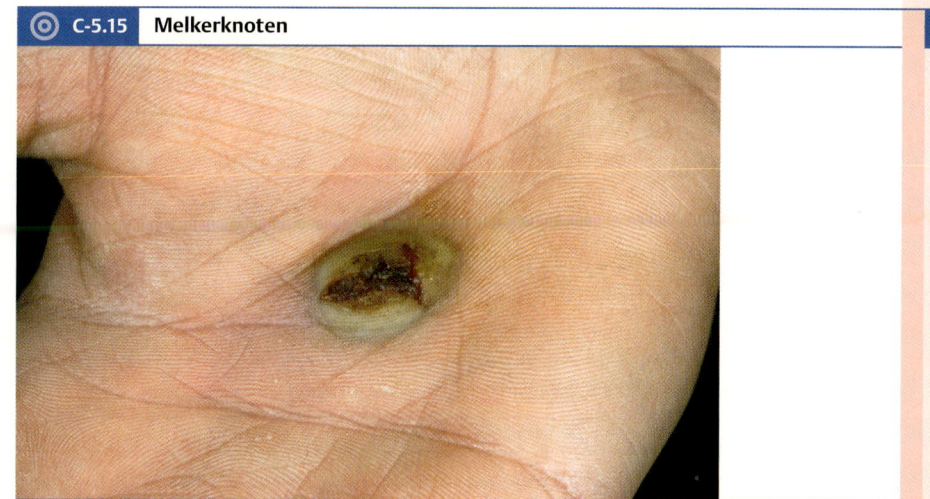

5.2.5 Ecthyma contagiosum

▶ **Synonym.** Orf, atypische Schafpocken, Ecthyma infectiosum, Lippengrind der Schafe

▶ **Definition:** Unter Schafen und Ziegen endemisch vorkommende, weltweit verbreitete Viruserkrankung. Sie kann auf den Menschen durch Schmierinfektion übertragen werden und äußert sich in rötlich nässenden Knoten.

Ätiologie: Ecthyma infectiosum wird durch ein langgestrecktes, quaderförmiges, sehr widerstandsfähiges DNA-Virus der Pockengruppe (Parapox-Virus) hervorgerufen. Die Infektion erfolgt durch Kontakt mit infizierten Tieren, meist nach vorangegangenen Traumen. Die harmlose und spontan abheilende Erkrankung gilt als Berufserkrankung der Schafhirten und tritt weltweit auf.

Klinik: Nach einer Inkubation von 3–11 Tagen kommt es überwiegend an den Händen und Unterarmen zu einem umschriebenen Erythem, aus dem sich dann ein schmerzloser, fester, genabelter Knoten entwickelt. Meistens handelt es sich um eine Solitärläsion. Durch blasige Abhebung des Zentrums entsteht eine Kokardenform mit zentraler Nekrose (Abb. **C-5.16**).
Nach Abtrocknung heilt die Effloreszenz innerhalb von 5 Wochen spontan und narbenlos ab. Durch bakterielle Superinfektion ist eine Komplikation mit narbiger Abheilung möglich.

Diagnostik: Neben Anamnese und klinischem Bild sichert der elektronenmikroskopische Nachweis der Erreger in der Negativkontrastierung die Diagnose.

Ätiologie: Erreger ist ein DNA-Virus der Pockengruppe. Die Infektion erfolgt durch Kontakt mit infizierten Tieren nach vorangegangenen Traumen.

Klinik: Es entsteht ein umschriebenes Erythem mit Bildung eines schmerzlosen, festen, genabelten Knotens, meistens Solitärläsion (Abb. **C-5.16**). Berufserkrankung der Schafhirten.

Diagnostik: Anamnese, Klinik und elektronenmikroskopischer Erregernachweis sichern die Diagnose.

C-5.16 Ecthyma contagiosum

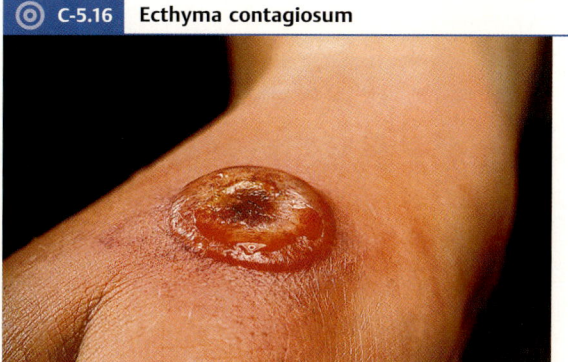

Genabelter, zentral nekrotischer Knoten als Primär-Element von Ecthyma contagiosum.

Differenzialdiagnose: Melkergranulom, Granuloma pyogenicum, Spinaliom.

Therapie: Ruhigstellung und lokale Desinfektion.

5.2.6 Varizellen

▶ **Synonym**

▶ **Definition**

Ätiologie und Epidemiologie: Erstinfektion mit dem Varizellen-Zoster-Virus. Weltweit vorkommende Infektion, vorwiegend des Kindesalters, mit hoher Kontagiosität.

Klinik: Nach einer Inkubationszeit von 12 – 21 Tagen treten am ganzen Körper, besonders an Kopf und Rumpf, rote Makulä auf, die dann zu Papeln und später zu Bläschen werden (s. Abb. **C-11.11 a**, S. 413). Die Eruption der Bläschen geht über mehrere Tage. Ältere Bläschen trüben ein und verkrusten. Es finden sich Einzeleffloreszenzen in allen möglichen Phasen **(schubweiser Verlauf)** nebeneinander (Heubner-Sternkarte, Abb. **C-5.17**). Regelmäßig sind die Schleimhäute betroffen. Während des Bläschenstadiums besteht Juckreiz. Meist narbenlose Abheilung nach Wochen.

C-5.17

Histopathologie: Hyperkeratose der Epidermis mit ballonierender Degeneration der oberen Keratinozytenlagen. Subepidermal findet sich ein Ödem mit stellenweisem Übergang in Blasenbildung sowie ein entzündliches Infiltrat.

Differenzialdiagnose: Melkerknoten und Melkergranulom, Granuloma pyogenicum, Spinaliom.

Therapie: Die Therapie erfolgt symptomatisch mit Ruhigstellung und lokal desinfizierenden Maßnahmen zur Vermeidung einer Superinfektion.

5.2.6 Varizellen

▶ **Synonym.** Windpocken, Wasserpocken, Chickenpox

▶ **Definition:** Durch das Varizellen-Zoster-Virus verursachtes vesikuläres Exanthem der Haut und der Schleimhäute, das durch ein polymorphes Bild gekennzeichnet ist und besonders im Kindesalter auftritt.

Ätiologie und Epidemiologie: Erstinfektion mit dem Varizellen-Zoster-Virus. Weltweit vorkommende Infektion mit hohem Kontagiositätsindex. Der Mensch ist einzige Infektionsquelle. Die Übertragung erfolgt durch Tröpfchen- oder Schmierinfektion.

Klinik: Nach einer Inkubationszeit von 12 – 21 Tagen und geringfügigen Prodromi treten am ganzen Körper verstreut, besonders am Kopf (s. Abb. **C-11.11a**, S. 413) und Rumpf, rote Makulä auf, die dann zu Papeln und im Verlauf von Stunden zu hirsekorn- bis reiskorngroßen Bläschen werden. Die Eruption der Bläschen geht über mehrere Tage. Ältere Bläschen trüben ein und verkrusten. Aufgrund des **schubweisen Verlaufes** sind die Einzeleffloreszenzen in allen möglichen Phasen nebeneinander anzutreffen (so genannte Heubner-Sternkarte, Abb. **C-5.17**.) Regelmäßig sind die Schleimhäute betroffen, bevorzugt der harte Gaumen und die Wangenschleimhaut. Während des Bläschenstadiums besteht mäßiger bis starker Juckreiz. Die Bläschen heilen narbenlos nach 2 – 3 Wochen ab, wenn keine Exkoriation mit anschließender Impetiginisation auftritt. Bei Erwachsenen verläuft die Erkrankung schwerer. Bei immunsupprimierten Patienten entwickeln sich häufig hämorrhagische Windpocken, die von Blutungen des Gastrointestinaltraktes und der Schleimhäute begleitet sein können.

C-5.17 Varizellen-Exanthem

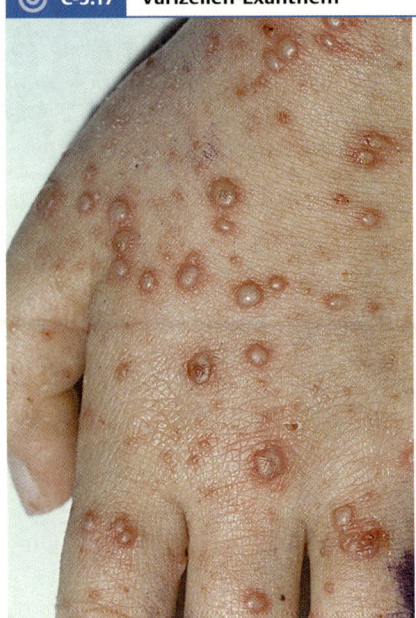

Detail eines Handrückens mit unterschiedlich reifen Elementen (Sternenhimmel).

Komplikationen: Vor allem bakterielle Superinfektion. Bei einer disseminierten Infektion im Erwachsenenalter ist die primäre Varizellenpneumonie die häufigste Komplikation; wesentlich seltener ist ein ZNS-Befall (akute zerebelläre Ataxie, Enzephalitis oder Meningoenzephalitis, Myelitis und Guillain-Barré-Syndrom).

Diagnostik: Die Diagnose ist in der Regel klinisch, mit serologischer Bestätigung, zu stellen.

Differenzialdiagnose: Strophulus infantum, Zoster generalisatus, disseminierte Herpes-simplex-Infektion.

Therapie: Die Therapie erfolgt symptomatisch (Juckreiz stillende Medikamente). Bei schweren Verlaufsformen ist eine antivirale Therapie mit Aciclovir (meist i. v.) indiziert.

Komplikationen: Als seltene Komplikationen können eine Enzephalitis und Zerebellitis auftreten.

Diagnostik: Klinisches Bild und Serologie.

Differenzialdiagnose: Strophulus infantum, Zoster generalisatus, disseminierte Herpes-simplex-Infektion.

Therapie: Symptomatisch, ggf. Aciclovir i. v.

5.2.7 Zoster

▶ **Synonym.** Herpes zoster, Gürtelrose, Zona, Shingles

◀ Synonym

▶ **Definition:** Zweiterkrankung mit dem Varizellen-Zoster-Virus mit halb- und beidseitigem Befall eines oder mehrerer Hautnervensegmente, die durch schmerzhafte und gruppiert stehende Bläschen auf gerötetem Grund gekennzeichnet ist.

◀ Definition

Epidemiologie: Weltweites Vorkommen. Die meisten Fälle sind sporadisch. Vorwiegend erkranken Erwachsene, der Gipfel liegt zwischen dem 50. und 70. Lebensjahr. Die Infektion führt zu lebenslanger Immunität.

Ätiologie: Die Erstinfektion mit dem Varizellen-Zoster-Virus führt zu Windpocken (Varicella). Die Zoster-Erkrankung ist Ausdruck einer Reinfektion mit diesem Virus bei Teilimmunität oder Folge einer Reaktivierung latent im Organismus vorhandener Varizellen-Zoster-Viren.

Klinik: Nach **uncharakteristischen Prodromalerscheinungen** wie Abgeschlagenheit, Müdigkeit, neuralgiformen **Schmerzen** entwickelt sich ein nur leicht erhabenes, scharf umschriebenes Erythem. Im Folgenden schießen innerhalb dieses Erythems stecknadelkopf- bis reiskorngroße, wasserklare, prall gespannte, perlartige Bläschen auf (Abb. **C-5.18**). Das Aufschießen der **herpetiformen Bläschen** ist gewöhnlich innerhalb von 2–3 Tagen abgeschlossen. Nach 2–7 Tagen trübt sich der Inhalt eitrig gelblich ein und die Rötung klingt ab. Nach einer Woche beginnt die Austrocknung der Bläschen unter Bildung einer bräunlich-gelblichen Borke. Im Allgemeinen heilt der Zoster nach zwei bis drei Wochen ab. Narbenbildungen sind häufig, besonders wenn es zu nekrotisierender Entzündung oder zu Sekundärinfektionen gekommen ist.
Die Zosterinfektion kann jedes Nervensegment betreffen (Abb. **C-5.19**). Am häufigsten ist der Zoster im Bereich eines Thorakal- oder Lumbalnervensegments. Häufig findet sich eine regionale Lymphknotenschwellung.

Komplikationen: Eine bakterielle Superinfektion tritt häufig auf. Paralyse peripherer Nerven, besonders häufig Fazialisparese. Meist vollständig rückbildungsfähig. Bei Befall des ersten Trigeminusastes besteht die Gefahr einer Beteiligung der Konjunktiva und der Kornea (augenärztliche Untersuchung veranlassen!). Gefürchtet sind die **Neuralgien** des Zoster, die Monate bis Jahre nach der Infektion als **postzosterische Neuralgien** persistieren können. Die Wahrscheinlichkeit einer Persistenz nimmt mit steigendem Lebensalter zu. Eine Zoster-Enzephalitis oder Generalisierung (Zoster generalisatus) sind schwere Komplikationen.

Epidemiologie: Weltweites sporadisches Vorkommen v. a. bei Erwachsenen zwischen 50 und 70 Jahren.

Ätiologie: Die Erstinfektion mit dem Varizellen-Zoster-Virus führt zu Windpocken (Varicella); Zoster ist die Zweiterkrankung.

Klinik: Nach **uncharakteristischen Prodromi** treten stecknadelkopf- bis reiskorngroße, wasserklare **Bläschen** auf einem scharf umschriebenen Erythem auf (Abb. **C-5.18**). Im Allgemeinen erfolgt eine Abheilung nach 2–3 Wochen. Zu Narbenbildung kommt es durch Sekundärinfektion.

Die Zosterinfektion kann jedes Nervensegment betreffen (Abb. **C-5.19**).

Komplikationen: Fazialisparese. Bei Befall des 1. Trigeminusastes besteht die Gefahr einer Konjunktiva- und Korneabeteiligung.

Gefürchtet sind **Zosterneuralgien**, die noch Jahre nach der Infektion **persistieren** können. Zoster-Enzephalitis und Zoster generalisatus sind schwere Komplikationen.

C-5.18 Zoster

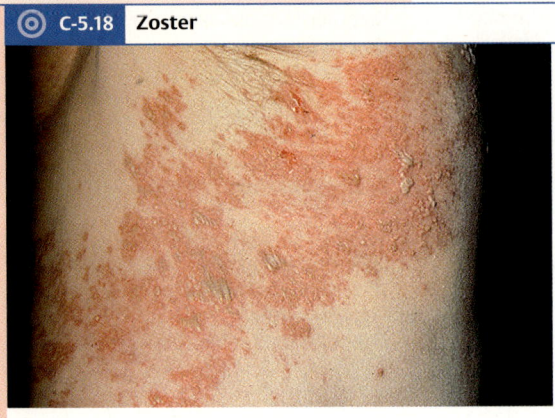

a Herpes zoster mit typischer Anordnung einer „Gürtelrose" Th 2–4.

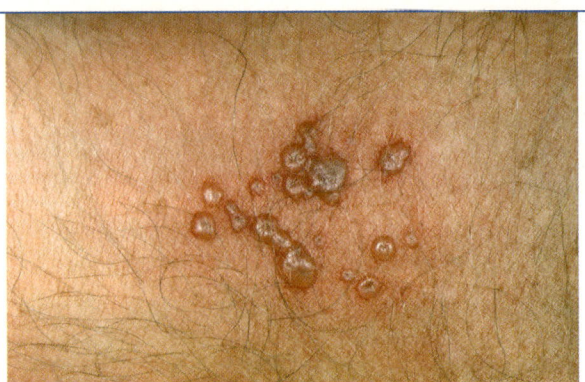

b Detail

C-5.19 Ausbreitung des Herpes zoster

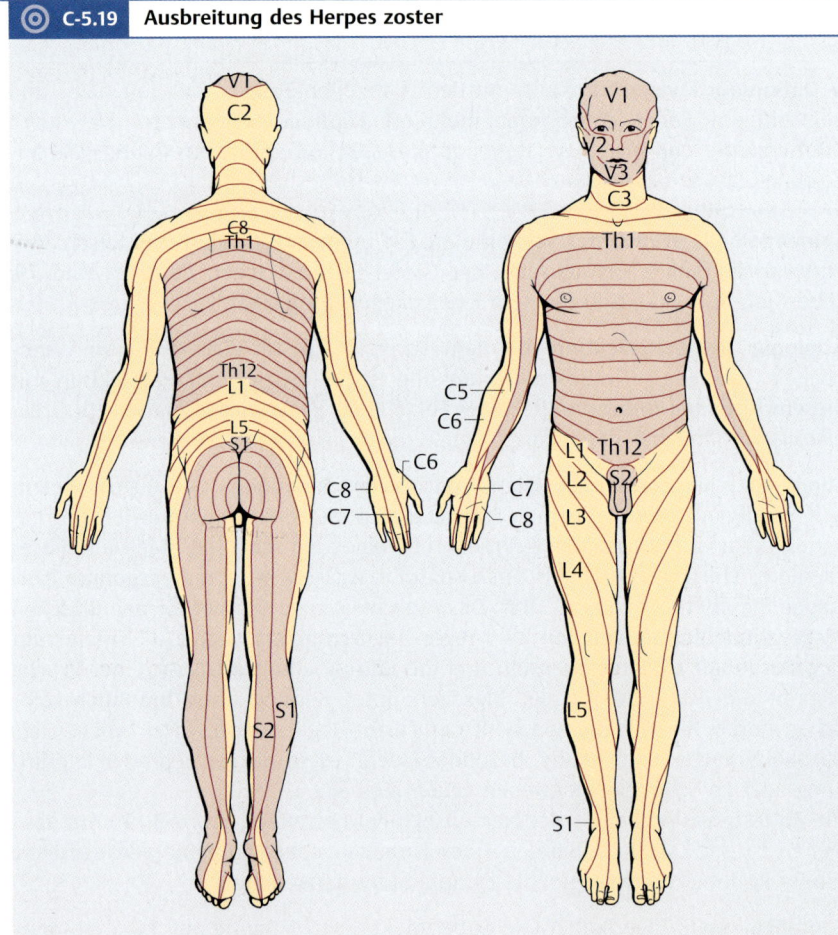

Schema der segmentalen Nervenversorgung (Dermatome), nach welchem die Ausbreitung des Herpes zoster erfolgt.

▶ **Merke.** Der Zoster, besonders der **Zoster generalisatus**, kann Ausdruck einer Immunsuppression oder einer Paraneoplasie sein.

Diagnostik: Das klinische Bild ist in der Regel wegweisend. Virusnachweise sind möglich, aber nur in Problemfällen nötig.

▶ Merke

Diagnostik: Klinisches Bild.

Therapie: Eine **virustatische Therapie** mit Aciclovir, Brivudin, Famciclovir oder Valaciclovir sollte möglichst innerhalb von 72 h nach Beginn der Hautsymptomatik beginnen. Bei schwerem Verlauf und immunsupprimierten Patienten wird Aciclovir i.v. für 7–10 Tage verabreicht.
Begleitend erfolgt eine **lokal** eintrocknende antiinfektiöse Therapie. Bei Neuralgien kommen Analgetika und Carbamazepin zum Einsatz; evtl. auch Kortikoide systemisch.

Therapie: Virustatische Therapie mit Aciclovir (z.B. Zovirax) i.v. oder per os über 7–10 Tage. Begleitend erfolgt eine **lokal** eintrocknende antiinfektiöse Therapie.

5.2.8 Variola

▶ **Synonym.** Pocken, Variola vera, echte Pocken, Blatter

◀ **Synonym**

▶ **Definition:** Schwer verlaufende Viruserkrankung mit hoher Letalität bei nicht Immunisierten. Pocken sind durch genabelte Bläschen gekennzeichnet, die nach Abheilung Pockennarben hinterlassen.

◀ **Definition**

Ätiologie und Epidemiologie: Erreger ist ein quaderförmiges 150–260 nm großes Pockenvirus. Die hochinfektiöse Erkrankung wird durch Tröpfchen- oder Schmierinfektion übertragen und ist **meldepflichtig**. **Pocken** wurden 1979 von der WHO **für erloschen erklärt**.

Ätiologie und Epidemiologie: Erreger dieser hochinfektiösen Erkrankung ist das Pockenvirus. Variola gelten als **erloschen**.

Klinik: Nach einer Inkubationszeit von 8–18 Tagen und einem fieberhaften Prodromalstadium bildet sich ein erythematöses Exanthem aus. Nach Absinken der Temperatur und Besserung des Allgemeinbefindens Umwandlung des Exanthems in klare **Bläschen**, die sich in **mehrkammerige Pusteln mit Eindellung** umwandeln. Besonders betroffen sind Gesicht, Kopf, Extremitäten und Akren (Abb. **C-5.20**). An diesen Körperstellen finden sich die Effloreszenzen im selben Entwicklungsstadium. Bei nicht letalem Ausgang trocknen die Pusteln mit dicker Kruste ab und hinterlassen **schüsselförmige eingezogene Narben mit Depigmentierung**. Prognostisch ungünstig ist die Entwicklung hämorrhagischer Pusteln (schwarze Blattern).

Klinik: Nach einem fieberhaften Prodromalstadium bildet sich ein erythematöses Exanthem aus, das sich nach Besserung des Allgemeinbefindens über **Bläschen** in **mehrkammerige Pusteln** mit Eindellung umwandelt. Betroffen sind Gesicht, Extremitäten und Akren. Bei Abheilung **schüsselförmige Narbenbildung**.

Diagnostik: Der Erregernachweis aus Bläschen gelingt nach Färbung im Lichtmikroskop oder elektronenmikroskopisch durch Negativkontrastierung. Der kulturelle Nachweis erfolgt auf der Chorionallantois-Membran des Hühnerembryos oder in der Gewebekultur, der tierexperimentelle Nachweis an der Kaninchenkornea.

Diagnostik: Der Erregernachweis erfolgt aus Bläschen im Lichtmikroskop oder elektronenmikroskopisch. Der kulturelle Nachweis gelingt.

Histopathologie: Intraepidermale, mehrkammerige Pustel mit ballonierender Degeneration des Stratum spinosum. Im Zytoplasma finden sich neben den

C-5.20 Variola

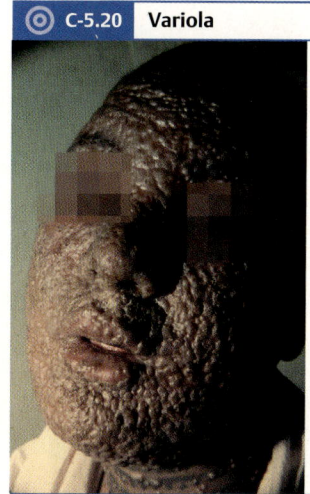

Differenzialdiagnose: Lues II, Varizellen, Arzneimittelexantheme.
Therapie: Symptomatisch. Isolierung.

5.2.9 Masern

▶ **Synonym**

▶ **Definition**

Ätiologie und Epidemiologie: Erreger ist das Paramyxovirus (RNA-Virus). Weltweite Erkrankung, vorwiegend bei Kindern.

Klinik: Nach katarrhalischem Stadium tritt zunächst ein Enanthem an Gaumen, Tonsillen und Uvula auf. Außerdem punktförmige rein weiße Flecken mit rotem Hof an der Wangenschleimhaut (**Koplik-Flecken**). Danach beginnt das exanthematische Stadium mit konfluierenden Makulä an Gesicht, Hals, Rumpf und den Extremitäten (s. Abb. **C-11.11b**, S. 413).

Komplikationen: Häufig sind Bronchopneumonien und Otitis media.

Diagnostik: Klinisch; Hämagglutinations-Hemmtest (HHT).

Differenzialdiagnose: Arzneimittelexantheme, Röteln, Scharlach.

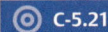

Zellkernen Guarnieri-Einschlusskörperchen. Diese stellen das das Pockenvirus umhüllende Reaktionsprodukt dar.

Differenzialdiagnose: Lues II, Varizellen, Arzneimittelexantheme.

Therapie: Die Therapie ist symptomatisch. Die Patienten müssen isoliert werden.

5.2.9 Masern

▶ **Synonym.** Morbilli, Measles

▶ **Definition:** Hochkontagiöse virale Erkrankung im Kindesalter, die nach einem katarrhalischen Stadium durch ein erythematöses, morbilliformes Exanthem gekennzeichnet ist.

Ätiologie und Epidemiologie: Erreger ist das Paramyxovirus (RNA-Virus). Die Erkrankung tritt weltweit, vorwiegend bei Kindern, auf. Durch die Vakzination kam es zu einem Rückgang der Inzidenz. Infektiosität besteht 5 Tage vor und während des Exanthems.

Klinik: Nach einer Inkubation von 11 Tagen tritt das katarrhalische Stadium auf mit Fieber, Rhinitis, Konjunktivitis, Pharyngitis und Tracheitis mit trockenem Husten. Am 2. oder 3. Tag erscheinen punktförmige, rein weiße, nicht wegwischbare Flecken mit rotem Hof auf der Wangenschleimhaut oberhalb der Molaren (**Koplik-Flecke**). Danach Auftreten des exanthematischen Stadiums, das mit einem Enanthem an Gaumen, Tonsillen und Uvula beginnt. **Beginn des Exanthems** im **Gesicht** (s. Abb. **C-11.11b**, S. 413) und **hinter den Ohren,** dann Befall des Halses, des Rumpfes und der Extremitäten (Abb. **C-5.21**). Die Flecken tendieren zur Konfluenz. Nach einigen Tagen Abblassen des Exanthems in der Reihenfolge des Auftretens.

Komplikationen: Häufige Komplikationen sind Bronchopneumonien und Otitis media. Seltene, sehr gefürchtete Komplikationen sind Masern-Krupp und Enzephalitis.

Diagnostik: Die Diagnose erfolgt klinisch und wird laborchemisch durch den Hämagglutinations-Hemmtest (HHT) bestätigt.

Differenzialdiagnose: Arzneimittelexantheme, Röteln, Scharlach.

C-5.21 Masern

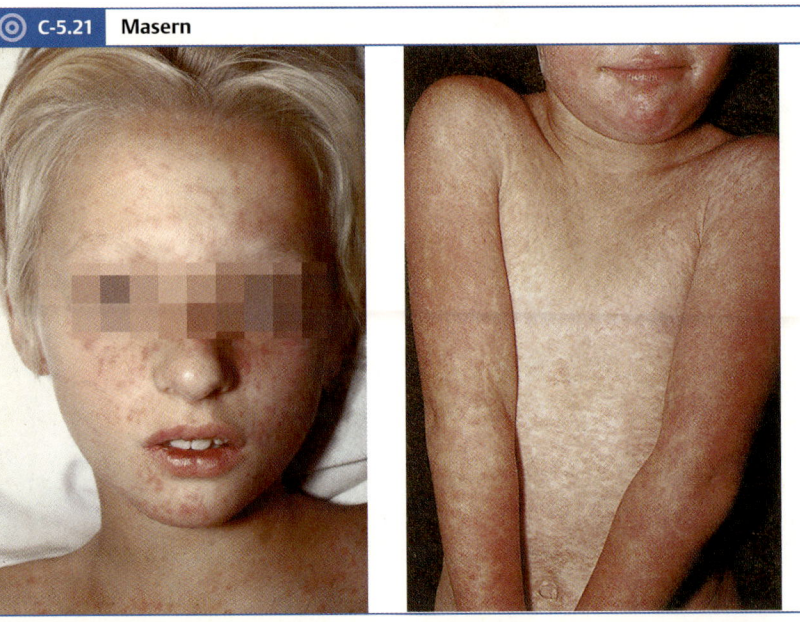

5.2.10 Röteln

▶ **Synonym.** Rubeola, German measles

▶ **Definition:** Viruserkrankung von geringer Kontagiosität, die durch ein makulo-papulöses Exanthem mit Lymphknotenschwellung gekennzeichnet ist.

Ätiologie und Epidemiologie: Erreger ist das Rötelnvirus (RNA-Virus aus der Togagruppe) mit einem Durchmesser von 50–100 nm. Die Erkrankung kommt weltweit vor und wird durch Tröpfcheninfektion – mit geringer Kontagiosität – übertragen. Infektiosität besteht 2 Tage vor und 5 Tage nach Auftreten des Exanthems.

Klinik: Die Inkubationszeit beträgt 2–3 Wochen. Klinisch inapparente Infektionen sind häufig. Im Falle einer Erkrankung tritt zunächst im Gesicht ein schmetterlingsförmiges, makulo-papulöses, nicht konfluierendes Exanthem auf, das sich rasch über den Rumpf und die Extremitäten ausbreitet und nach 3 Tagen verschwindet. Gleichzeitig mit dem Exanthem kommt es zu Lymphknotenschwellungen okzipital, zervikal und retroaurikulär.

Komplikationen: Komplikationen sind selten (ggf. thrombozytopenische Purpura, Enzephalitis). Gefürchtet ist die **Rötelnembryopathie** bei Rubeoleninfektion nicht immunisierter Schwangerer im ersten Schwangerschaftstrimenon. Diese kann zu ausgedehnten Fehlbildungen des Kindes führen (konnatale Röteln).

Diagnostik: Die Diagnose kann serologisch durch den Hämagglutinations-Hemmtest (HHT) oder rötelnspezifische IgM-Antikörper gestellt werden, das klinische Bild ist wegweisend.

Differenzialdiagnose: Masern, Scharlach, Lues II, Mononukleose.

Therapie: Die Therapie erfolgt symptomatisch.

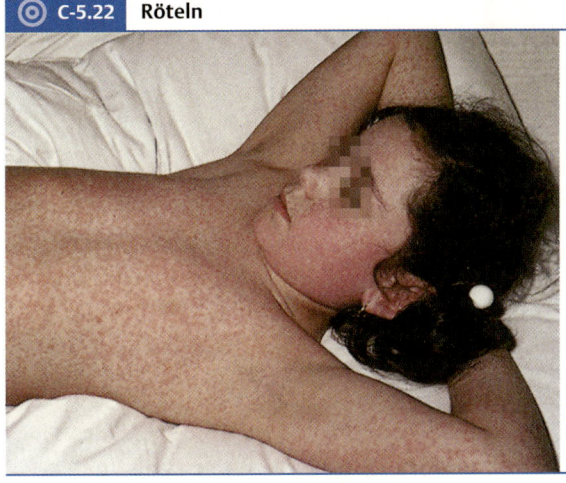

C-5.22 Röteln

5.2.11 Erythema infectiosum

▶ **Synonym.** Ringelröteln, Fünfte Krankheit

▶ **Definition:** Seltene, endemisch auftretende komplikationslose Viruserkrankung, die durch gyrierte Erytheme gekennzeichnet ist

Ätiologie und Epidemiologie: Erreger ist das Parvovirus B 19. Die wenig kontagiöse Erkrankung tritt sporadisch oder endemisch, bevorzugt bei Kindern oder jungen Erwachsenen, auf. Das weibliche Geschlecht wird bevorzugt.

Klinik und Diagnostik: Nach einer Inkubationszeit von 6–17 Tagen kommt es zum Auftreten eines Exanthems, begleitet von subfebrilen Temperaturen. Prodromalerscheinungen fehlen in der Regel. Das Exanthem beginnt unter Aussparung der Mundpartie als diffuse oder figurierte, elevierte, livide Rötung, meistens auf die Wangen oder den Nasenrücken beschränkt. Stunden oder Tage später erscheinen exanthematisch große, scharf begrenzte, intensiv rote, zum Teil quaddelförmige Makulä, die nach Konfluenz girlandenförmige Plaques oder landkartenähnliche Figuren bilden. Oft sind die äußeren Ringe unvollständig und halbmondförmig (Abb. **C-5.23**, S. 220). Nach einer Woche verschwindet das Exanthem ohne nachfolgende Schuppung oder Pigmentierung. Vereinzelt wurden bei Erwachsenen papulöse-purpuriforme Hauterscheinungen auf den Handinnenflächen und den Fußrücken beobachtet (papular-purpuric „gloves and socks"-Syndrome). Infektionen bei nicht immunisierten Schwangeren stellen möglicherweise ein erhöhtes fetales Risiko dar (Hydrops fetalis).

Differenzialdiagnose: Arzneimittelexanthem, Masern, Röteln, Enterovirusinfektion.

Therapie: Eine Therapie ist in der Regel nicht erforderlich.

C-5.23 Ringelröteln

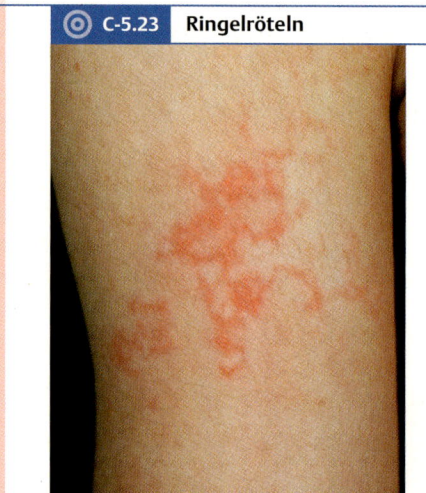

5.2.12 Exanthema subitum

▶ **Synonym.** Dreitagefieber, Roseola infantum

▶ **Definition:** Virusbedingte Erkrankung bei Kleinkindern mit einem nur ein bis zwei Tage dauernden Exanthem, das nach dreitägigem hohen Fieber auftritt.

Ätiologie und Epidemiologie: Erreger ist das Herpes-hominis-Virus Typ 6 (HHV-6). Weltweit vorkommende Erkrankung mit geringer Kontagiosität. Die Altersgruppe von 6 Monaten bis 4 Jahren wird bevorzugt.

Klinik und Diagnostik: Nach einer Inkubationszeit von 5–15 Tagen plötzliches Auftreten von hohem Fieber ohne wesentliche Beeinträchtigung des Allgemeinbefindens. Nach 3 Tagen kommt es zu einem Temperaturabfall, der vom Auftreten 3–5 mm großer, rötelnähnlicher Makulä begleitet ist, die zunächst am

Rumpf, später auch an den Extremitäten auftreten. **Das Gesicht bleibt ausgespart.** Nach 1–2 Tagen ist das Exanthem abgeklungen.

Differenzialdiagnose: Röteln, Masern, Scharlach, Erythema infectiosum, Enterovirusinfektion.

Therapie: Die Therapie erfolgt symptomatisch (Fiebersenkung).

5.2.13 Acrodermatitis papulosa eruptiva infantilis

▶ **Synonym.** Infantile papulöse Akrodermatitis, Gianotti-Crosti-Syndrom

▶ **Definition:** Eine meist durch das Hepatitis-B-Virus verursachte, entzündliche Erkrankung, die gekennzeichnet ist durch ein lichenoidpapulöses Exanthem, Polylymphadenopathie und eine meist anikterisch verlaufende Hepatitis.

Ätiologie und Epidemiologie: Die Erkrankung ist häufig Ausdruck einer Erstinfektion mit dem Hepatitis-B-Virus bei Kleinkindern. Bevorzugtes Auftreten bei Kleinkindern männlichen Geschlechts im Alter von 2–6 Jahren.

Klinik: Nach uncharakteristischen Prodromalerscheinungen kommt es akut an den akralen Bereichen – unter Aussparung der Armbeugen und Kniekehlen – zu entzündlichen, geröteten, nicht juckenden, nicht konfluierenden, teils lichenoiden Papeln (Abb. **C-5.24**). Diese heilen nach 2–8 Wochen spontan ab. Zusätzlich findet sich eine reaktive Polylymphadenitis und häufig eine Hepatomegalie.

Diagnostik: Klinisches Bild, HBs-Ag, Erhöhung der Transaminasen und Blutbildveränderungen.

Differenzialdiagnose: Akrolokalisiertes infantiles papulovesikuläres Syndrom, Masern, Mononukleose, ECHO-Virus-Exantheme.

Therapie: Die Therapie erfolgt symptomatisch.

C-5.24 Acrodermatitis papulosa Gianotti-Crosti bei Hepatitis B

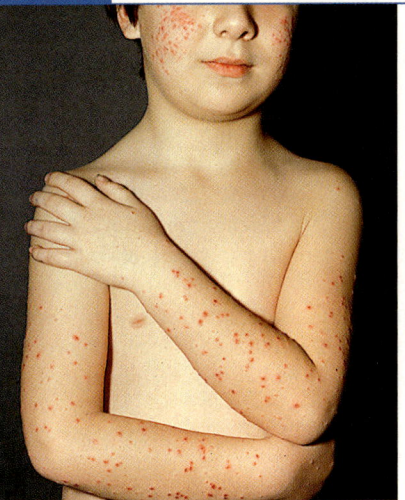
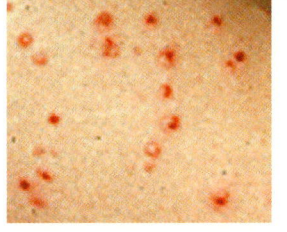

Papulo-vesikulöse Herde, akral betont.

5.2.14 Infantiles akrolokalisiertes papulovesikuläres Syndrom

▶ **Synonym.** Crosti-Gianotti-Syndrom

▶ **Definition:** Hauterscheinung, die der Acrodermatitis papulosa infantilis ähnlich sieht, jedoch ohne Anzeichen einer Virushepatitis und oft mit Juckreiz.

Ätiologie und Epidemiologie: Eine Virusinfektion wird diskutiert; meist wird kein ätiologisches Agens gefunden. In Einzelfällen konnte Coxsackie A 16 und Epstein-Barr-Virus nachgewiesen werden. Die Erkrankung kommt bei Kindern unter Bevorzugung des weiblichen Geschlechtes mit einem Häufigkeitsgipfel im Frühjahr und Herbst vor.

Klinik: Es treten akut papulöse, teilweise papulovesikuläre Effloreszenzen mit hämorrhagischer Note von 1 – 5 mm großer, halbkugeliger Gestalt auf. Die Effloreszenzen tendieren zur Konfluenz. Prädilektionsstellen sind Wangen, Extremitäten einschließlich der Knie- und Ellenbeugen sowie der Rumpf. Mit Ausnahme des starken **Juckreizes** ist das Allgemeinbefinden nicht beeinträchtigt. Die Abheilung erfolgt nach Monaten.

Diagnostik: Das klinische Bild und der Ausschluss einer Virushepatitis erlauben die Diagnose.

Differenzialdiagnose: Gianotti-Crosti-Syndrom, Mononukleose, Exanthem bei Zytomegalie.

Therapie: Die Therapie erfolgt symptomatisch, Juckreiz stillend.

5.2.15 Infektionen durch Herpes-simplex-Virus

▶ **Definition:** Herpes-simplex-Virus-(HSV-)Infektionen sind lokalisierte Bläscheneruptionen der Haut und Schleimhäute, die Rezidivneigung zeigen und je nach Immunitätslage zu schweren Komplikationen führen können.

Epidemiologie: Weltweit, häufig im Kindesalter vorkommende und meistens inapparente (90 %) Erstinfektion.

Ätiologie: Das Herpes-simplex-Virus (HSV) ist ein karyotropes DNA-Virus der Herpes-Virus-Gruppe. Zwei verschiedene Virusstämme werden mithilfe biochemischer, enzymatischer oder molekularbiologischer Methoden unterschieden. **HSV Typ 1** verursacht hauptsächlich Haut- und Mundschleimhautläsionen, **HSV Typ 2** Genitalaffektionen. Diese Zuordnung ist jedoch nicht obligat. Erkrankungen durch HSV Typ 2 sind durch eine höhere Rezidivrate gekennzeichnet.
Die Übertragung erfolgt durch Tröpfcheninfektion oder unmittelbaren Kontakt über kleine Haut- oder Schleimhautläsionen. Das einzige Erregerreservoir ist der Mensch. Herpes-Rezidive werden durch Provokationsmechanismen, u. a. UV-Licht, fieberhafte Infekte, Traumen ausgelöst.

Diagnostik: Die Diagnose wird klinisch gestellt.

C-5.3 Primär- und Folgeinfektionen der Haut durch HSV

Primärinfektion	Folgeinfektionen
Gingivostomatitis herpetica	Herpes simplex
Aphthoid Pospischill-Feyrter	Herpes simplex recidivans
Vulvovaginitis herpetica	Herpes genitalis
Herpes simplex	Herpes genitalis recidivans
Eczema herpeticatum	Eczema herpeticatum

Klinik: Tab. **C-5.3**) listet die möglichen klinischen Verläufe mit Primo- und Folgeinfektionen auf, die detailliert in den folgenden Kapiteln besprochen werden.

Gingivostomatitis herpetica

▶ **Synonym.** Stomatitis aphthosa, Mundfäule

▶ **Definition:** Akutes, vor allem bei Kindern und jungen Erwachsenen auftretendes, durch vesikuloaphthöse Mundschleimhautveränderungen gekennzeichnetes Krankheitsbild, das von Allgemeinsymptomen begleitet wird.

Klinik: Nach einer Inkubationszeit von 2–7 Tagen und uncharakteristischen Prodromi treten akut im Vestibulum oris zahlreiche (20 bis 50) 2–4 mm große, scharf begrenzte, **aphthöse Läsionen** mit zentralen gelblichen Erosionen und einem rötlichen, entzündlichen Saum auf (Abb. **C-5.25**). Neben einer Gingivitis und Stomatitis finden sich Foetor ex ore, Salivation und schmerzhafte **Schwellung der regionären Lymphknoten.** Bei ausgeprägten Befunden können Schluckbeschwerden und Beeinträchtigung der Nahrungsaufnahme bestehen. Nach 1–2 Wochen heilen die Effloreszenzen rezidivfrei ab. Selten kommt es zur Mitbeteiligung von Naseneingang, Lippe oder Kinn. **Sonderform: Aphthoid von Pospischill-Feyrter:** Diese sehr seltene Krankheit findet sich bei abwehrgeschwächten Kindern oder als Zweitkrankheit nach Kinderinfektionskrankheiten und ist durch gleichzeitige Erkrankung von Haut, Mundschleimhaut und Genitalregion gekennzeichnet.

Diagnostik: Bei typischem Enanthem kann die Diagnose klinisch gestellt werden.

Therapie: Die Therapie erfolgt in schweren Fällen mit Aciclovir i.v., sonst symptomatisch. Bei bakterieller Superinfektion Breitbandantibiotika.

◀ **Synonym**

◀ **Definition**

Klinik: Herpesinfektion der Mundschleimhaut mit gruppierten Bläschen, die bald **aphthös** zerfallen (Abb. **C-5.25**). Schmerzhafte **Schwellung der regionären Lymphknoten.** Nach 1–2 Wochen heilen die Effloreszenzen rezidivfrei ab.

Diagnostik: Klinisches Bild.

Therapie: Symptomatisch. In schweren Fällen Aciclovir i.v.

C-5.25 Stomatitis herpetica

Gruppierte weißliche Bläschen auf geröteter Schleimhaut am harten Gaumen links. Differenzialdiagnostisch muss das Enanthem eines Herpes zoster (N. V$_2$) links in Betracht gezogen werden.

Vulvovaginitis herpetica

▶ **Definition:** Sie kann Ausdruck einer Primär- oder Sekundärinfektion sein und ist durch schmerzhafte, herpetiform angeordnete Bläschen im Genitalbereich gekennzeichnet.

Klinik und Diagnostik: Nach uncharakteristischen Prodromalerscheinungen, wie Fieber, Abgeschlagenheit und Erbrechen, tritt eine entzündliche Rötung und ödematöse Schwellung der Vagina auf. Im Weiteren zeigen sich wasserklare Bläschen. Die regionalen Lymphknoten sind häufig schmerzhaft. Die Abheilung erfolgt nach Krustenbildung.

◀ **Definition**

Klinik und Diagnostik: Die Herpesinfektion der Genitalschleimhäute geht mit Erosionen und häufig schmerzhafter Lymphknotenschwellung einher.

Differenzialdiagnose: Syphilis, Ulcus molle, Kandidose.

Therapie: Die Therapie erfolgt symptomatisch.

Eczema herpeticatum

▶ **Synonym.** Varizelliforme Eruption Kaposi, Pustulosis acuta varioliformis „Juliusberg"

▶ **Definition:** Generalisierte Herpes-simplex-Virus-Infektion bei Patienten mit ekzematös veränderter Haut, besonders bei Dermatitis atopica.

Klinik: Nach einer Inkubation von 5–9 Tagen ohne Prodromi treten akut einkammerige, linsengroße Bläschen (später Pusteln) auf; sie befallen vorwiegend Gesicht (Abb. **C-5.26**) und Hals mit Übergang auf die oberen Extremitäten und den Stamm (s. Abb. **C-2.5**, S. 163). Begleitend kommt es regelmäßig zu Allgemeinsymptomen und hohem Fieber. 2–3 Wochen lang schießen schubweise neue Bläschen auf, sodass ein polymorphes Erscheinungsbild entsteht. Das Krankheitsbild kann durch Bronchopneumonien und Zerebralsymptome kompliziert werden.

Diagnostik: Die Diagnose kann klinisch gestellt werden.

Differenzialdiagnose: Eczema vaccinatum.

Therapie: Aciclovir i.v. für mindestens 5 Tage, zusätzlich lokal austrocknende Maßnahmen. Bei Verdacht auf Sekundärinfektionen sind Breitbandantibiotika indiziert.

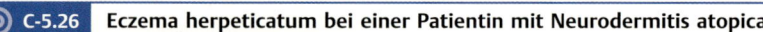

C-5.26 Eczema herpeticatum bei einer Patientin mit Neurodermitis atopica

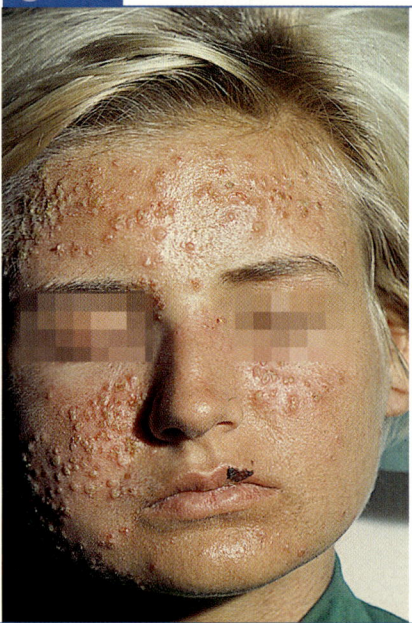

Am 5. Tag nach einem Herpes simplex der Oberlippe links (Kruste) im ganzen Gesicht aufgetretenes Eczema herpeticatum.

Herpes simplex und Herpes simplex recidivans in loco

▶ **Synonym.** Fieberbläschen, Gletscherbrand

▶ **Definition:** Dieses Krankheitsbild ist der häufigste Ausdruck einer Sekundärinfektion durch HSV bei modifiziertem Immunstatus.

5.2 Viruskrankheiten der Haut

Klinik und Diagnostik: Nach einer Inkubationszeit von 2–5 Tagen kündigt sich die Herpeseruption durch Juckreiz und Spannungsgefühl, gelegentlich auch durch Schmerzen an. Dann schießen auf gerötetem Grund stecknadelkopf- bis reiskorngroße **Bläschen** auf, die konfluieren und polyzyklisch begrenzt sind (Abb. **C-5.27**). Der Bläscheninhalt trübt ein, und nach Zerplatzen entstehen polyzyklisch begrenzte Erosionen, die nach 1–2 Wochen komplikationslos abheilen. Häufigster Sitz dieser Infektion ist die **periorale Region (Herpes simplex labialis)**. Gleiche Bilder zeigt die Herpes-simplex-Infektion auch am übrigen Körper. Bei Primärinfektionen besteht ein massiver Befall mit Spontanschmerzen und regionärer Lymphadenopathie.

Klinik und Diagnostik: Die gruppierten **Bläschen** schießen auf geröteter Haut auf, mit stechender Initialsymptomatik und Lymphknotenschwellung. Oft lokal rezidivierend (Abb. **C-5.27**). Häufigster Sitz ist die **periorale Region (Herpes simplex labialis)**. Bei Primärinfektionen besteht ein massiver Befall mit Schmerzen und regionärer Lymphadenopathie.

Differenzialdiagnose: Zoster angulus infectiosus (Faulecken), Impetigo.

Differenzialdiagnose: Zoster angulus infectiosus, Impetigo.

Therapie: Die Therapie erfolgt symptomatisch: lokal Trockenpinselung mit antibiotischen oder antiseptischen Zusätzen, Aciclovir-Creme. Aciclovir per os verkürzt die Erkrankungsdauer, zeigt jedoch keinen Einfluss auf die Rekurrenz. Bei floride erkrankten Personen muss Kontakt zu Neugeborenen, Ekzempatienten oder Immuninsuffizienten unterbleiben.

Therapie: Symptomatisch: Trockenpinselung. Evtl. Aciclovir.

C-5.27 Herpes simplex

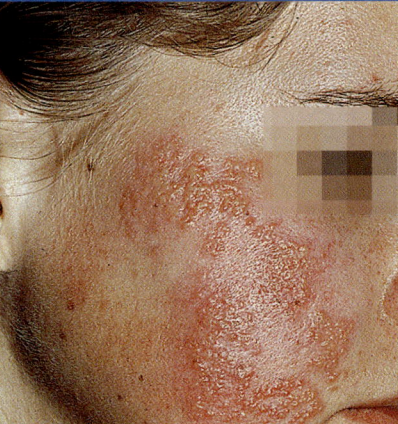

Primärinfektion der rechten Wange mit ausgedehnten, teils konfluierenden Herpesfeldern, Lymphknotenschwellung und Fieber.

Herpes genitalis

▶ **Definition:** Durch HSV Typ 2 oder 1 verursachte Infektion des Penis, der Vulva oder des Rektums, die zu den sexuell übertragbaren Krankheiten zählt.

◀ **Definition**

Klinik und Diagnostik: Nach unspezifischen Prodromi, wie Jucken, Spannungsgefühl, Parästhesien, treten Bläschen an den Schleimhäuten auf, die innerhalb von Stunden zu Erosionen werden und von einem entzündlichen Ödem begleitet sind. Gelegentlich findet sich eine HSV-Urethritis mit glasigem Ausfluss. Auch Lymphknotenschwellungen, Fieber und Allgemeinsymptome kommen vor. Die Krankheitsdauer beträgt 1–2 Wochen. Rekurrierende genitale Läsionen treten häufig spontan auf. Aufgrund der Übertragbarkeit und der ungewissen Rekurrenz hat diese Erkrankung eine erhebliche psychosoziale Bedeutung erhalten.

Klinik und Diagnostik: Typisch sind gruppierte Bläschen auf geröteter Haut, die leicht erodieren, gelegentlich mit HSV-Urethritis. Allgemeinsymptome, Fieber und LK-Schwellungen kommen vor. Rekurrierende genitale Läsionen treten häufig auf. Aufgrund der Übertragbarkeit und der Rekurrenz hat diese Erkrankung eine psychosoziale Bedeutung.

Differenzialdiagnose: Syphilitischer Primäraffekt, Ulcus molle.

Differenzialdiagnose: Syphilitischer Primäraffekt, Ulcus molle.

Therapie: Aciclovir-Creme; bei schweren Verläufen Aciclovir oral oder i.v.

Therapie: Aciclovir-Creme; bei schweren Verläufen systemisch.

5.2.16 Erkrankungen durch Papillomviren

Epidemiologie: Papillomvirusinfektionen sind eine weltweite, häufige Erkrankung, die vorwiegend Kinder und Jugendliche befällt und weitgehend Immunität hinterlässt. Die Übertragung erfolgt von Mensch zu Mensch. Die Inkubationszeit beträgt 4 Wochen bis 8 Monate.

Ätiologie: Humane Papillomviren (HPV) induzieren **primär gutartige Tumoren** der Haut und Schleimhäute wie **Warzen und Kondylome.** Erreger ist ein karyotropes doppelsträngiges DNA-Virus aus der Familie der Papovaviren. HPV repräsentieren eine heterogene Gruppe von annähernd 90 Typen, die mittels molekularbiologischer Techniken unterschieden werden können. Man unterscheidet Papillomviren mit Tropismus zur Haut oder zur Schleimhaut und außerdem je nach onkogenem Potenzial „low-risk"- und „high-risk"-Typen. Zu den letzteren zählen die HPV-Typen 16 und 18. Eine starke Assoziation zwischen genitalen HPV-Infektionen, **besonders** mit den Typen 16, 18, 31, 33, 35 und 45 mit der Entstehung von **Zervixkarzinomen** konnte gezeigt werden. Bei der Karzinogenese spielen neben der HPV-Infektion noch andere Faktoren wie Nikotin, Hormone und möglicherweise HSV-Infektionen eine Rolle.

Plane Warzen

▶ **Synonym.** Verrucae planae juveniles, Flachwarzen, Flat warts

▶ **Definition:** Besonders bei Kindern und Jugendlichen (seltener bei Erwachsenen) plötzliche Aussaat von multiplen, kleinen, hautfarbenen Papeln.

Ätiologie: Erreger ist vorwiegend HPV Typ 3.

Klinik: An der Stirn, den Wangen, perioral sowie an den Händen und Armen finden sich flache, epidermale Papeln von 1–4 mm Durchmesser. Die Papeln sind rundlich oder oval und zeigen eine dumpfe, feingepunzte Oberfläche (Abb. **C-5.28**). Eine rötliche Umwandlung signalisiert häufig die immunologische Abstoßung der Viruspapillome, die spontan nach monate- oder jahrelangem Verlauf abheilen können. Eine isomorphe Reizung ist möglich (Köbner-Phänomen).

Diagnostik: Meistens ist die Diagnose aufgrund des typischen klinischen Bildes zu stellen. Die Typisierung kann über den Nachweis der spezifischen Virus-Nukleinsäure durch DNA-Hybridisierung oder die Polymerasekettenreaktion (PCR) erfolgen.

Histopathologie: Histopathologisch findet man eine mäßige Akanthose mit geringer Hyperkeratose und Parakeratose und eine geringgradige Papillomatose.

C-5.28 **Verrucae planae juveniles**

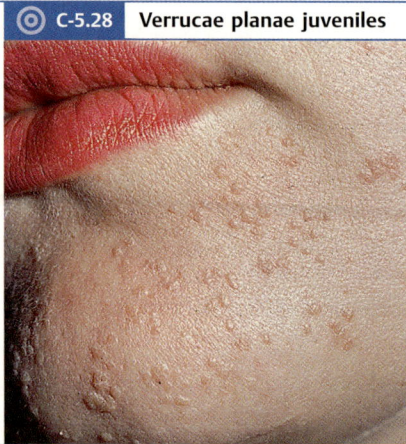

Dichte Aussaat am Kinn eines Mädchens.

Differenzialdiagnose: Lichen ruber planus, Lichen nitidus, Milien, Syringome, seborrhoische Warzen.

Therapie: Wegen der hohen Spontanheilungsrate sollte zurückhaltend behandelt werden. Gebräuchliche Behandlungsmöglichkeiten sind der Einsatz von **Keratolytika** wie Vitamin-A-Säure-haltige Cremes oder Salizylsäure, aber auch die **Suggestivtherapie** (z. B. „Besprechen", Scheinbestrahlungen).

Verrucae vulgares

▶ **Synonym.** Vulgäre Warzen, Common warts

▶ **Definition:** Durch Hyperkeratose und eine Hyperplasie der Epidermis mit vergrößerten dermalen Papillen kommt es zu umschriebenen, derben, über das Hautniveau erhabenen Effloreszenzen mit rauer, unregelmäßiger Oberfläche (benigne infektiöse Papillome).

Ätiologie: Erreger sind die HPV-Typen 1, 2, 4, 7.

Klinik und Diagnostik: Die initiale Effloreszenz ist ein hartes, hautfarbenes, kalottenförmig sich vorwölbendes Knötchen. Durch zunehmende Verhornung wird ihre Oberfläche rau und zeigt eine zerklüftete, grau-gelbliche Hyperkeratose (Abb. **C-5.29**). In der Umgebung entstehen durch Autoinokulation oft so genannte Tochterwarzen. Je nach Sitz der Warzen kann die Gestalt unterschiedliche Formen annehmen. Neben **kalottenförmigen, papillomatösen** finden sich **filiforme** Warzen, die bevorzugt an Augenlidern und in der Bartgegend auftreten. **Subunguale** Warzen können zu einem tumorartigem, schmerzhaften Wachstum führen, das Knochenusuren bedingen kann. Die Inokulation der Papillomviren findet sich bevorzugt an den Akren. Bei Patienten mit Immundefekten kann es zu einer Aussaat von Warzen kommen **(Verrucosis generalisata)**. Bei Patienten mit atopischen Ekzemen können durch Autoinokulation zahlreiche Warzen am ganzen Körper vorkommen **(Eczema verrucatum)**.

C-5.29 Verrucae vulgares

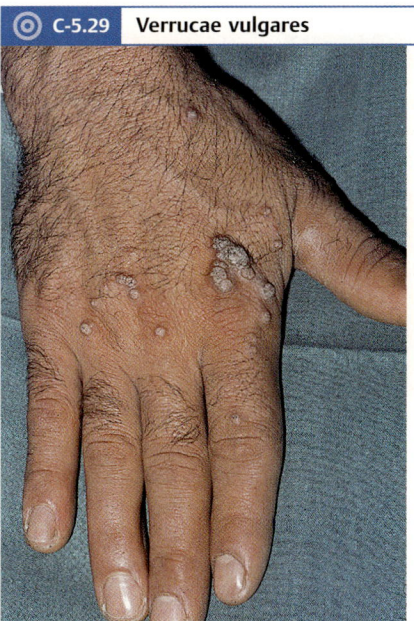
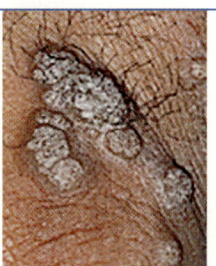

a Multipel an einer Hand mit streifiger Aufreihung am Handrücken (Köbner-Phänomen).

b Detailbild.

Differenzialdiagnose: Seborrhoische Warzen, Morbus Darier, Cornu cutaneum auf aktinischer Keratose, Lichen ruber verrucosus.

Therapie: Die Spontanheilungsrate liegt bei ca. 20% in 6 Monaten; ansonsten Keratolyse, Vereisung mit flüssigem Stickstoff oder operative Behandlung auch mit dem Laser.

Verrucae plantares

▶ **Synonym.** Dornwarzen, Plantar warts, Fußsohlenwarzen

▶ **Definition:** Plantarwarzen sind durch eine kaum vorgewölbte Oberfläche gekennzeichnet und werden meist von einem dicken Kallus bedeckt.

Ätiologie und Pathogenese: Erreger sind vorwiegend die HPV-Typen 1, 2 und 4. Die Verbreitung der Plantarwarzen erfolgt durch Barfußgehen (z. B. Schwimmbad, Turnhalle, Umkleidekabine).

Klinik: Plantarwarzen können als **solitäre** Verruca-vulgaris-artige Effloreszenz – besonders im Fußgewölbe – imponieren. Oberflächlich sitzende Warzen kommen an Fußsohlen oder Zehenballen in **großer Zahl** als **Mosaikwarzen** vor (Abb. **C-5.30**). Dornwarzen sind durch zahlreiche bräunliche bis schwärzliche Punkte oder kleine Streifen, die durch schlotförmige Blutung aus den Kapillaren in das Warzenepithel zustande kommen, gekennzeichnet. Sie sind äußerst schmerzhaft. Die Plantarwarzen können auch zu monsterartigen, gigantisch großen und sehr tief reichenden Viruspapillomen auswachsen. Plantarwarzen sind ausgesprochen rezidivfreudig.

Differenzialdiagnose: Klavus, Tuberculosis cutis verrucosa, Spinaliom.

Therapie: Neben der Keratolyse mit salizylsäurehaltigem Pflaster, kommen die Elektrokoagulation, die Abtragung mit dem scharfen Löffel oder die Lasertherapie infrage.

C-5.30 Plantarwarzen

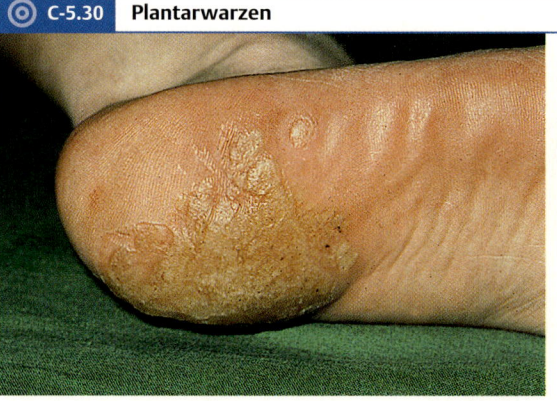

b Detailbild.

a Plantarwarzen in beetartiger Ausdehnung an der Ferse (Mosaikwarzen).

Condylomata acuminata

▶ **Synonym.** Feigwarzen, Feuchtwarzen

▶ **Definition:** In intertriginösen Schleimhautregionen vorkommende HPV-Infektionen, die als spitze Kondylome oder selten als plane Papillome imponieren können.

Ätiologie: Erreger sind die HPV-Typen 6 und 11, vereinzelt auch 16, 18, sexuell übertragbar.

Klinik: Die **häufigste Lokalisation** ist das **Genitale.** Zunächst bilden sich kleine, stecknadelkopfgroße Papeln, die bald zu größeren Beeten konfluieren mit maulbeer- oder himbeerartigem Aussehen und später hahnenkammähnliche Wucherungen bilden können (Abb. **C-5.31**). Voraussetzung für die Entstehung von Condylomata acuminata sind Mazerationen, ein feuchtes Milieu und Epithelläsionen. **Condylomata plana** finden sich als Sonderform im Bereich der Zervix uteri und des Präputiums. Bei unzureichender Abwehrlage und besonders günstigen Milieubedingungen kann es bei jahrelanger Persistenz zu destruierend wachsenden Condylomata kommen, den so genannten **Condylomata gigantea** „Buschke-Löwenstein".

Diagnostik: Die Diagnose wird klinisch gestellt.

Histopathologie: Hyperkeratose mit Akanthose und Hyperpapillomatose.

Differenzialdiagnose: Condylomata lata, Pemphigus vegetans.

Therapie: Abtragung mittels CO_2-Laser oder Elektrokauter; auch Diathermie oder Kürettage möglich. Alternativ kommt eine Lokaltherapie mit Podophyllotoxin oder Imiquimod infrage, als adjuvante Therapie bei kleinen Läsionen (<3 mm) auch beta-Interferon-Gel.

Ätiologie: HPV-Typen 6, 11, sexuell übertragbar.

Klinik: An den **Genitalschleimhäuten** bilden sich beerenartige, exophytische, meist schmalbasig aufsitzende, weiche Papeln, oft gruppiert oder kammartig aufgereiht (Abb. **C-5.31**). **Condylomata plana** finden sich als Sonderform im Bereich der Zervix uteri und des Präputiums. Maximalvariante bei jahrelanger Persistenz: **Condylomata gigantea** („Buschke-Löwenstein").

Diagnostik: Klinisches Bild.

Histopathologie: Hyperkeratose und -papillomatose

Differenzialdiagnose: Condylomata lata.

Therapie: Chirurgische Abtragung oder Lokaltherapie mit Podophyllotoxin oder Imiquimod.

C-5.31 Condylomata acuminata

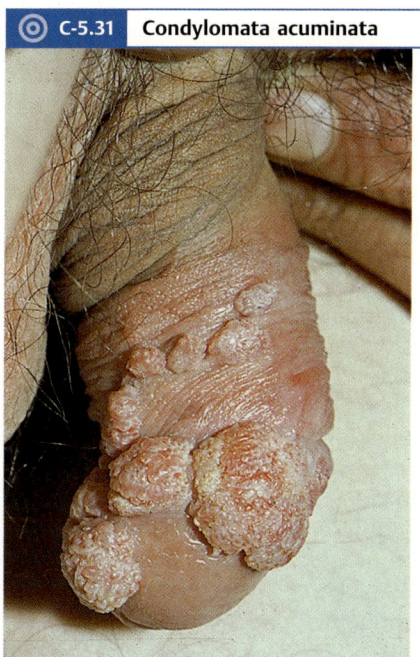

Blumenkohlartige, große und kleine Gebilde am männlichen Genitale.

C-5.31

Epidermodysplasia verruciformis

▶ **Synonym.** Verrucosis generalisata

▶ **Definition:** Seltene, familiär gehäufte Erkrankung mit ausgedehnten, polymorphen Warzen und sekundärer maligner Transformation (meist Plattenepithelkarzinome).

Ätiologie: Zahlreiche HPV-Virustypen konnten nachgewiesen werden. Neben einer **benignen** Verlaufsform, in der häufig HPV Typ 3 nachgewiesen wird, gibt es HPV-Typen mit **onkogenem Potenzial** (z. B. HPV 5, 8 und 17), die zu Platten-

Epidermodysplasia verruciformis

◀ Synonym

◀ Definition

Ätiologie: HPV-Infektion. Neben einer **benignen** Verlaufsform gibt es HPV-Typen mit **onkogenem Potenzial**, die zur Ausbildung spinozellulärer Karzinome und Morbus Bowen führen können.

epithelkarzinomen oder einem Morbus Bowen führen können. Bei einem Patienten können mehrere Typen nachgewiesen werden.

Klinik: Multiple, polymorphe Warzen bei erblicher Disposition. An den lichtexponierten Stellen transformieren sich jahrelang persistente Warzen in Spinaliome.

Klinik: Charakteristischerweise entwickeln sich die zunächst planen Warzen vorwiegend an chronisch lichtexponierten Körperstellen. Die Hautveränderungen treten in der Regel vor dem siebten Lebensjahr auf und breiten sich symmetrisch aus. Die Schleimhäute sind nicht betroffen. Neben den lichtexponierten Arealen, auf welchen bevorzugt die Spinaliome auftreten, können auch Handflächen und Fußsohlen, Axillen und äußeres Genitale befallen sein.

Diagnostik: Histopathologie, Elektronenmikroskopie und HPV-Typisierung sichern die Diagnose.

Diagnostik: Die Diagnose wird anhand des histopathologischen und des elektronenmikroskopischen Befundes sowie der molekularbiologischen HPV-Typisierung gesichert.

Histopathologie: Das Bild gleicht dem der planen Warzen (s. S. 226).

Histopathologie: Das histopathologische Bild gleicht weitgehend dem der planen Warzen (s. S. 226). Eine spontane Rückbildung der Warzen konnte bisher nicht beobachtet werden.

Therapie: Regelmäßige Kontrolle; ggf. Entfernung störender Warzen.

Therapie: Wesentlich ist in Abhängigkeit vom onkogenen Potenzial des HPV-Types eine regelmäßige Kontrolle; allenfalls Entfernung störender Warzen.

5.3 Bakterielle Erkrankungen der Haut

5.3.1 Die mikrobielle Besiedelung der Haut

Die Haut wird nach der Geburt mit aeroben und anaeroben grampositiven Bakterien, lipophilen Hefepilzen und Haarbalgmilben besiedelt. Diese Keime bezeichnet man als Standortflora oder **residente Flora und Fauna der Haut.**

Die Besiedelung der Haut mit Mikroorganismen beginnt bei der Geburt. Aerobe und anaerobe **grampositive Bakterien** bilden Mikrokolonien auf der Epidermis und in den Haarfollikeln. Koagulasenegative Staphylokokken (Staphylococcus epidermidis) und anaerobe Mikrokokken und Peptokokken sind überall auf der Haut zu finden, aerobe Korynebakterien und gramnegative Bakterien vor allem in den feuchten intertriginösen Hautfalten. Propionibacterium acnes und granulosum leben in hoher Keimzahl in den Talgdrüsenfollikel-Ausführungsgängen. **Lipophile Hefepilze** (Malassezia species) und **Haarbalgmilben** (Demodex species) besiedeln den oberen Teil des Haarfollikels. Sie sind permanente Bewohner der Haut, bezeichnet als Standortflora oder **residente Flora und Fauna der Haut.**

Die Gesamtzahl der Standortflora wird auf 10^{12} Mikroorganismen geschätzt. Mikroorganismen, die nur vorübergehend die Haut besiedeln, bezeichnet man als **transiente Flora.**

Die Gesamtzahl der zur Standortflora gehörenden Mikroorganismen wird auf etwa 10^{12} Keime geschätzt. Die Verteilung ist quantitativ und qualitativ unterschiedlich. In den talg- und schweißdrüsenreichen Regionen ist die Keimzahl hoch (ca. $10^6/cm^2$). Trockene Areale haben eine niedrigere Keimzahl von 10^2 bis $10^3/cm^2$. Durch Umweltkontakte kommt es zur vorübergehenden Besiedelung mit den verschiedensten Mikroorganismen, die zwar auf der Hornschicht haften können, aber bei guter Abwehrlage keine Infektionen hervorrufen. Diese Mikroorganismen bezeichnet man als **transiente oder temporär residente Flora.**

5.3.2 Pathogenese von bakteriellen Infektionen

Die Entstehung von bakteriellen Infektionen hängt ab von:
- den pathogenen Eigenschaften des Erregers
- der Störung der Hautbarriere

Die Entstehung von bakteriellen Infektionen hängt von erregerspezifischen und wirtsspezifischen Faktoren ab:
- Von den **pathogenen Eigenschaften** des Erregers: z. B. der Fähigkeit des Mikroorganismus Endo- und Exotoxine zu bilden, sich an Zellen anzuheften bzw. der Phagozytose zu entgehen.
- Von der **Eintrittspforte:** Die Störung der Hautbarriere begünstigt die Besiedelung und Invasion von pathogenen Bakterien, z. B. quantitative und qualitative Defekte der Hornschicht oder der Hautoberflächenlipide sowie Störung des Wassergehaltes der Haut. Dem sauren pH-Wert kommt wahrscheinlich eine geringere Bedeutung bei der Infektionsabwehr zu. Dagegen ist die Standortflora für die Abwehr von ortsfremden Mikroorganismen wichtig (bakterielle Interferenz).

- Von der Produktion von **antimikrobiellen Peptiden** der Haut. Die antimikrobiellen Peptide Cathelicidin LL37 und β-Defensine werden nach Traumata und bei Besiedelung mit Mikroorganismen vermehrt von Keratinozyten synthetisiert und wirken spezifisch gegen Bakterien, Viren und Pilze. Sie sind ubiquitär auf der Hautoberfläche, im Haarfollikel und in den Schweißdrüsen nachweisbar. Bei atopischem Ekzem werden sie vermindert synthetisiert, während sie bei Psoriasis erhöht sind.
- Von der **zellulären und humoralen Immunabwehr der Haut:** Die Reaktion der Langerhanszellen auf das Eindringen von Mikroorganismen, die Phagozytose durch Makrophagen und die lokale Entzündungsreaktion mit Lymphozyten und Granulozyten sind einige bisher bekannte Faktoren, die den weiteren Verlauf der Infektion bestimmen.

5.3.3 Erkrankungen durch Bakterien der Standortflora

Erythrasma

▶ **Definition:** Häufige oberflächliche intertriginöse Dermatitis vor allem axillär und inguinal durch Corynebacterium minutissimum, erkennbar durch karminrote Fluoreszenz im Wood-Licht.

Ätiologie: Durch Störung der Ökologie der Standortflora (z. B. durch lokale Hyperhidrose, Mazeration in intertriginösen Arealen, Adipositas, okklusive Kleidung) kommt es zur Vermehrung von **Corynebacterium minutissimum** im Stratum corneum.

Klinik: Das Erythrasma ist charakterisiert durch scharf begrenzte flächige Erytheme ohne Randbetonung mit diskreter Schuppung in intertriginöser Lokalisation, vor allem inguinal, perianal, axillär und submammär (Abb. **C-5.32**). Juckreiz ist selten.

Diagnostik: Typisches klinisches Bild mit **karminroter Fluoreszenz im Wood-Licht (UVA-Licht).** Die Fluoreszenz ist bedingt durch Porphyrinproduktion von Corynebacterium minutissimum.

Differenzialdiagnose: Intertriginöse Mykose, Intertrigo.

Therapie: Eine austrocknende, antimikrobielle Behandlung (z. B. Erythromycin-Lösung) und die Verbesserung der Körperpflege sind die therapeutischen Maßnahmen.

C-5.32 Erythrasma

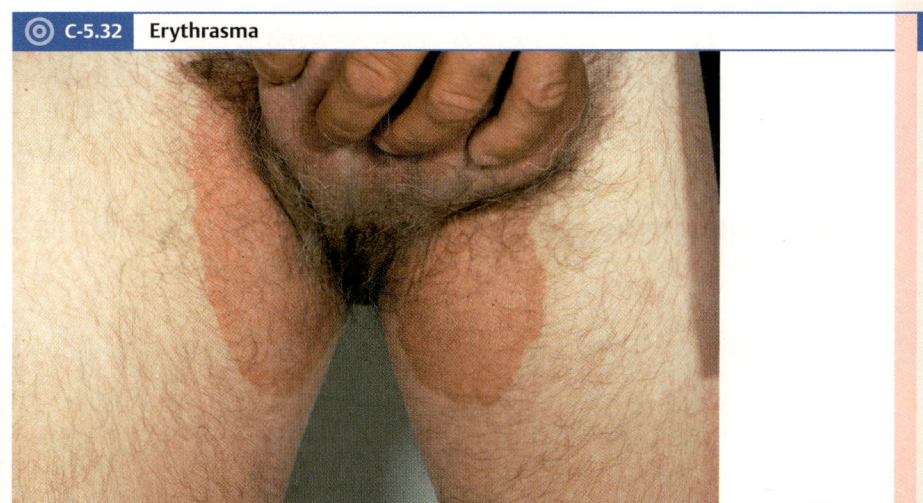

Trichobacteriosis palmellina

▶ **Synonym.** Trichomycosis palmellina

▶ **Definition:** Dichte Besiedelung der Achselhaare mit Bakterien (Corynebacterium tenue) bei Hyperhidrose und mangelnder Körperpflege.

Ätiologie: Erreger ist im Wesentlichen Corynebacterium tenue.

Klinik: Die Achselhaare sind mit gelblich-rötlichen, auch schwärzlichen, schwer abstreifbaren Belägen umgeben, von denen ein übler, ranziger Geruch ausgeht (Abb. **C-5.33**).

Therapie: Die Haare sollten rasiert werden, danach steht regelmäßige Körperpflege im Vordergrund.

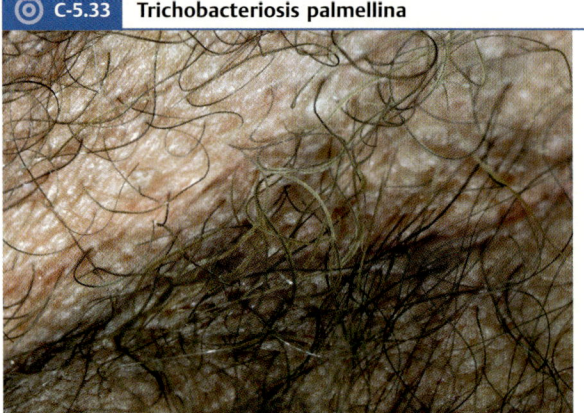

C-5.33 Trichobacteriosis palmellina

Keratolysis sulcata plantaris

▶ **Synonym.** Pitted keratolysis (pit = Grube), Keratoma sulcatum

▶ **Definition:** Durch Mazeration und Bakterien bedingte, grübchenförmige Hornhautdefekte an den Fußsohlen bei starker Hyperhidrose und Okklusion.

Ätiologie: Die Keratolyse wird vor allem durch Kytococcus sedentarius, Dermatophilus congolensis und Korynebakterien hervorgerufen.

Klinik: In feuchtwarmem Klima kommt es zur Vermehrung der Bakterien mit nachfolgender umschriebener, grübchenförmiger Keratolyse ohne Entzündungs-

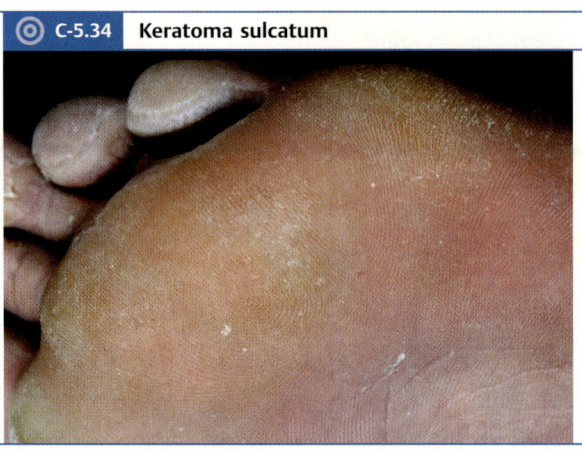

C-5.34 Keratoma sulcatum

reaktion; begleitet von einem starken Brennen der Fußsohlen (Abb. C-5.34). Betroffen sind vor allem Soldaten, Arbeiter und Leistungssportler mit okklusivem Schuhwerk.

Diagnostik und Differenzialdiagnose: Die Diagnose ergibt sich aus dem typischen klinischen Bild. Differenzialdiagnostisch ist eine nicht entzündliche Plantarmykose auszuschließen.

Diagnostik und Differenzialdiagnose: Klinik und Anamnese sind typisch. Eine Plantarmykose ist auszuschließen.

Therapie: Die Beseitigung der Hyperhidrose und die Verabreichung von antimikrobiellen Lösungen lassen die Beschwerden verschwinden.

Therapie: Beseitigung der Hyperhidrosis und antimikrobielle Lösungen.

Hidradenitis suppurativa

Hidradenitis suppurativa

▶ **Synonym.** Acne inversa, Schweißdrüsenabszesse der Erwachsenen.

◀ Synonym

▶ **Definition:** Abszedierende, furunkelartige Entzündung in den Achselhöhlen und Leisten. Sie tritt chronisch-rezidivierend auf, vor allem im Rahmen einer Aknetetrade (s. S. 476).

◀ Definition

Ätiologie: Die Erkrankung beginnt primär mit einer Hyperkeratose der Terminalhaarfollikel und bezieht sekundär die apokrinen und ekkrinen Schweißdrüsen ein. Nachfolgend kommt es zu einer bakteriellen Superinfektion und Abszessbildung durch Keime der physiologischen Hautflora und Staphylococcus aureus. Es besteht eine genetische Disposition.

Ätiologie: Bei genetischer Disposition kommt es zur bakteriellen Entzündung der Haarfollikel.

Klinik: In den Achselhöhlen, evtl. auch den Leisten und der Genitoanalregion findet man konfluierende, rotbraune, indurierte schmerzhafte Knoten mit Neigung zu eitriger Einschmelzung, narbiger Abheilung oder Fistelbildung (Abb. C-5.35).

Klinik: In der Achselhöhle findet man konfluierende, rotbraune, indurierte Knoten mit Neigung zu eitriger Einschmelzung (Abb. C-5.35).

Diagnostik: Bakterielle Untersuchung des Abszesseiters nicht unbedingt erforderlich. Sie zeigt lediglich, ob neben der physiologischen Flora noch pathogene Keime nachweisbar sind.

Therapie: Antiseptische oder antibiotische Therapien oder Retinoide sind selten hilfreich. Bisher führt nur eine radikale Exzision der Abszesse und Fisteln zum Erfolg.

Therapie: Bisher führt nur eine radikale Exzision der Abszesse und Fisteln zum Erfolg.

C-5.35 Hidradenitis suppurativa – Abszesse in der Axilla

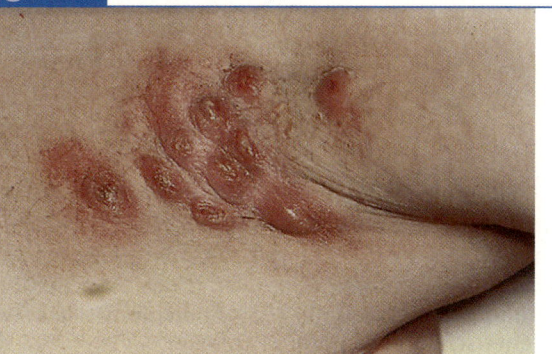

Kutane Aktinomykose

Kutane Aktinomykose

▶ **Definition:** Seltene, chronische, granulomatöse, abszedierende Entzündung durch Infektion mit Aktinomyzeten.

◀ Definition

Ätiologie: Infektion mit Actinomyces israelii und anderen, meist anaeroben Mitläuferbakterien. **Aktinomyzeten sind grampositive, verzweigte Stäbchenbakterien, keine Pilze!** Sie gehören zur Standortflora des Mund-Rachen-Raumes. Die

Ätiologie: Infektion mit Actinomyces israelii. Aktinomyzeten sind grampositive Stäbchenbakterien, **keine Pilze.**

Klinik: Man findet eine Entzündung mit knotigen, derben Infiltraten, später eitriger Einschmelzung im Bereich der Halsweichteile; eine Knochenbeteiligung ist häufig.

Diagnostik: Histopathologisch und mikroskopisch werden **Drusen** nachgewiesen (Abb. **C-5.36 b**). Eine kulturelle Anzüchtung ist ebenfalls möglich.

Differenzialdiagnose: Tuberculosis cutis colliquativa, Phlegmone, tiefe Mykose, Tumor.

Therapie: Nach der Inzision und Dränage von Abszessen erfolgt eine lang dauernde Antibiotikabehandlung.

Aktinomykose tritt sekundär auf dem Boden einer lokalen Vorerkrankung auf, z. B. nach periodontalem Abszess, Zahnextraktion oder Bissverletzung.

Klinik: Man findet meist eine im Bereich des Kieferwinkels (Halsweichteile) beginnende Entzündung mit knotigen, derben Infiltraten und oberflächlicher Rötung, später eitriger Einschmelzung und Fistelbildung. Häufig kommt es zur Knochenbeteiligung. Selten tritt die Aktinomykose auch nach Verletzung an anderen Stellen auf (Abb. **C-5.36 a**). Es besteht eine Rezidivneigung.

Diagnostik: Histopathologisch zeigt sich eine granulomatöse Entzündung mit Nachweis von **Drusen**, die auch mikroskopisch im Quetschpräparat nachzuweisen sind (Drusen sind geflechtartige Konglomerate von Aktinomyzeten, [Abb. **C-5.36 b**]). Eine anaerobe Anzüchtung von Aktinomyzeten und anderen Anaerobiern auf Spezialnährböden ist ebenfalls möglich.

Differenzialdiagnose: Differenzialdiagnostisch ist an eine Tuberculosis cutis colliquativa, eine Phlegmone, eine tiefe Mykose oder an einen Tumor zu denken.

Therapie: Nach der Inzision und Dränage von Abszessen, ist zusätzlich eine lang dauernde Antibiotikatherapie – nach Resistenzbestimmung – indiziert, die ggf. über Wochen und Monate durchgeführt werden muss (z. B. Penizillin i. v. [später oral] oder alternativ Amoxicillin, Tetrazyklin oder Cephalosporin).

C-5.36 Kutane Aktinomykose

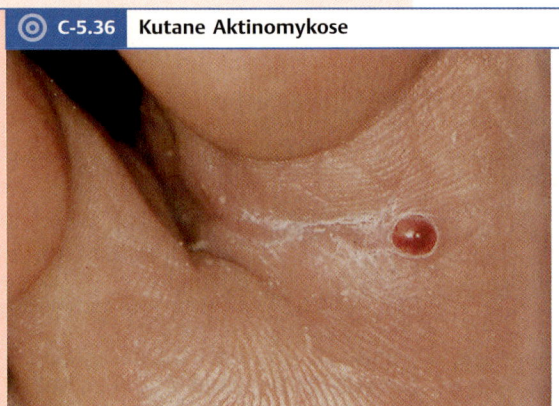 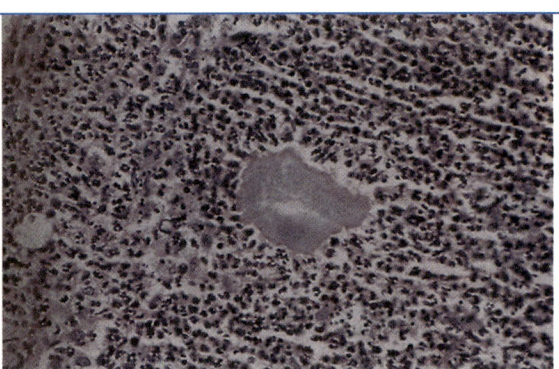

a Rezidivknoten einer Aktinomykose am Fuß.

b Histopathologisches Bild einer Aktinomykose mit einer Druse (Geflecht von Aktinomyzeten).

5.3.4 Primär bakterielle Infektionen der Haut – Pyodermien

Pyodermien sind Infektionen der Haut mit **Eiterkokken.** Es können verschiedene Hautschichten betroffen sein.

Eine Einteilung der Pyodermien nach Erreger und Lokalisation zeigt Tab. **C-5.4**.

5.3.4 Primär bakterielle Infektionen der Haut – Pyodermien

Unter **Pyodermie** versteht man die Infektion der Haut mit **Eiterkokken**; vor allem mit hämolysierenden Streptokokken und Staphylococcus aureus. β-hämolysierende Streptokokken breiten sich infolge der enzymatischen Wirkung von Streptokinase und Hyaluronidase eher horizontal aus. Staphylococcus aureus ist durch Enzyme wie Koagulase und Hämolysine in der Lage, sich vertikal entlang der Follikel und Schweißdrüsen auszubreiten und Abszesshöhlen zu bilden. Je nach Eindringtiefe und Erreger können verschiedene Hautschichten betroffen sein.

Eine Einteilung der Pyodermien nach Erreger und Lokalisation zeigt Tab. **C-5.4**.

C 5.3 Bakterielle Erkrankungen der Haut

C-5.4 Übersicht über Lokalisation und Erreger von Pyodermien

Erreger	Staphylococcus aureus	β-hämolysierende Streptokokken
Leitenzyme	Koagulase Hämolysine	Streptokinase Hyaluronidase
Ausbreitung	vertikal (entlang der Follikel und der Schweißdrüsen)	horizontal
betroffene Hautschicht		
Epidermis	Impetigo contagiosa (bullöse Form) Dermatitis exfoliativa (staphylogenes Lyell-Syndrom)	Impetigo contagiosa
obere Dermis	Follikulitis	Ecthyma
tiefe Dermis	Furunkel Karbunkel Hidradenitis suppurativa Phlegmone	Ecthyma Erysipel (in Lymphspalten) nekrotisierende Faziitis

Impetigo contagiosa

▶ **Definition:** Häufige, ansteckende, oberflächliche Infektion der Haut, vorwiegend im Kindesalter.

◀ Definition

Ätiologie: Die Impetigo contagiosa wird von β-**hämolysierenden Streptokokken** der Gruppe A und häufiger von **Staphylococcus aureus** hervorgerufen. Bei Stämmen, die ein Blasen bildendes Toxin (Exfoliatin) bilden, ist ein Übergang in das staphylogene Lyell-Syndrom möglich (s. S. 240); bullöse Formen sind selten (s. Abb. 398, S. 398). Infektionsquellen sind Nasen- und Racheninfektionen bei Patienten oder Impetigoherde bei Kontaktpersonen, vor allem Geschwister, Kindergarten- oder Schulkameraden.

Ätiologie: Erreger der kleinblasigen Form sind β-**hämolysierende Streptokokken**, Erreger der großblasigen Form ist **Staphylococcus aureus.**

Klinik: Die Impetigo beginnt bevorzugt im Nasen-Mund-Bereich und an den Händen und beginnt mit einem umschriebenen Erythem und kleinen Bläschen und Pusteln, die schnell platzen. Es entstehen asymmetrische, scharf begrenzte Herde mit **goldgelben Krusten.** Die Infektion breitet sich durch Schmierinfektion aus (Abb. **C-5.37**). Die Ausbreitung wird durch eine verminderte Immunabwehr sowie eine mangelhafte Produktion von antimikrobiellen Peptiden (z. B. Cathelicidin – LL37) in der Haut (z. B. bei atopischem Ekzem) begünstigt.

Klinik: Beginn bevorzugt im Nasen-Mund-Bereich und an den Händen. Es entstehen erythematöse, vesikulopustulöse und krustöse Hautveränderungen **(goldgelbe Krusten).** Ausbreitung erfolgt durch Schmierinfektion (Abb. **C-5.37**).

Komplikationen: Als Komplikationen können eine regionäre Lymphangitis und -adenitis, selten auch eine postinfektiöse Glomerulonephritis auftreten.

Komplikationen: regionäre Lymphangitis und -adenitis, postinfektiöse Glomerulonephritis (selten).

Diagnostik und Differenzialdiagnose: Das klinisch typische Bild und der bakteriologische Nachweis der Erreger aus Hautabstrich, Nasen- und Rachenabstrich sind richtungweisend. Der Antistreptolysin- bzw. Antistaphylolysin-Titer ist bei länger dauernden Infektionen erhöht. Differenzialdiagnostisch ist an eine superinfizierte Herpes-simplex-Infektion zu denken.

Diagnostik und Differenzialdiagnose: Die Diagnose wird aus dem klinischen Bild und dem bakteriologischen Erregernachweis gestellt.

Therapie: Initiale Herde können lokal antibiotisch behandelt werden. Bei stärkerer Ausbreitung und insbesondere bei Rezidiven ist aber eine systemische Antibiotikabehandlung (z. B. mit Amoxicillin oder Flucloxacillin) erforderlich. Eine Sanierung der Infektionsquelle ist wesentlich, um Rezidive zu verhindern. Bei Nachweis von hohen Keimzahlen im Nasen-Rachen-Bereich ist eine orale Antibiotikatherapie indiziert.

Therapie: Man verwendet lokale Antibiotika, bei starker Ausbreitung und Rezidiven auch systemische Antibiotikabehandlung.

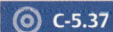

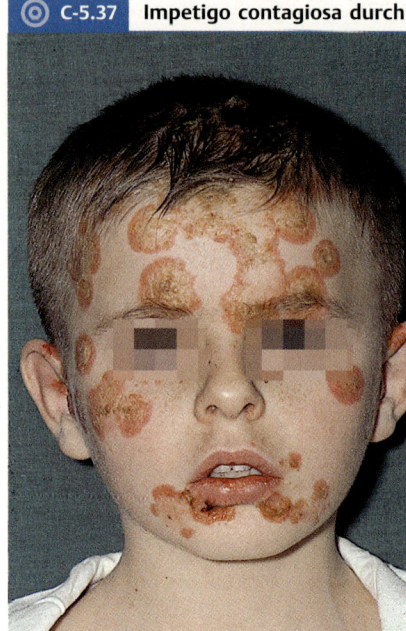

C-5.37 Impetigo contagiosa durch β-hämolysierende Streptokokken

Scharf begrenzte krustöse Herde im Gesicht eines Kindes.

Ecthyma

▶ **Synonym.** Ecthyma terebrans

▶ **Definition:** Umschriebene, ulzerierende Pyodermie.

Ätiologie: Aus kleinen Verletzungen entstehen besonders nach Varizellen, Skabies oder Insektenstichen und bei Durchblutungsstörungen Ulzerationen durch β-hämolysierende Streptokokken.

Klinik: Es finden sich einzelne oder multiple, wie **ausgestanzt** wirkende, kreisrunde Ulzera mit gerötetem Rand, die bevorzugt an den Beinen lokalisiert sind. Komplikationen sind Erysipel und Sepsis.

Diagnostik: Das typische klinische Bild und der bakteriologische Nachweis von β-hämolysierenden Streptokokken der Gruppe A ermöglichen die Diagnose.

Therapie: Eine antiseptische und antibiotische Lokalbehandlung reicht zumeist aus, in schweren Fällen muss eine orale Antibiotikatherapie mit Penicillin-Derivaten oder Makroliden durchgeführt werden.

Erysipel

▶ **Synonym.** Wundrose, Erysipelas

▶ **Definition:** Häufige, akute Infektionen in den Lymphspalten des Coriums durch β-hämolysierende Streptokokken der Gruppe A (seltener G), selten auch durch Staphylococcus aureus. Die Bakterien können nur über eine Eintrittspforte in die Lymphspalten der Haut eindringen.

Klinik: Plötzlicher Beginn mit Kopfschmerzen, Fieber und Schüttelfrost und schwerem Krankheitsgefühl. Innerhalb von Stunden bildet sich ein flächenhaftes, nicht immer scharf begrenztes, leuchtend rotes Erythem aus. Es kommt zu unterschiedlich starker Ödembildung, Überwärmung und meist starker Druckschmerzhaftigkeit. Das Erysipel ist eine Erkrankung der Kutis. Die Ausbreitung entlang der Lymphspalten kann zu **typischen zungenförmigen Ausläufern**, zu

C 5.3 Bakterielle Erkrankungen der Haut

Lymphangitis und regionaler Lymphknotenschwellung im Lymphabflussgebiet führen (Abb. **C-5.38 b**). Häufige **Eintrittspforten** sind Rhagaden, Interdigitalmykosen, Wunden und Ulzera.

Komplikationen: Als Komplikation kann eine Begleitthrombophlebitis auftreten. Beim Gesichtserysipel (Abb. **C-5.38 a**) ist eine Hirnvenenthrombose eine lebensgefährliche Komplikation. Das Erysipel kann auch hämorrhagisch-bullös oder nekrotisierend verlaufen. Bei nicht ausreichender Antibiotikabehandlung oder versäumter Sanierung der Eintrittspforte kann es zu Rezidiven kommen. Durch den wiederholten Entzündungsprozess besteht die Gefahr der Obliteration der Lymphgefäße mit nachfolgendem chronischen Lymphödem (Elephantiasis).

Diagnostik: Laborchemisch finden sich immer erhöhte BKS, Leukozytose und Anstieg von Staphylokokken- oder Streptokokken-Antikörpern im Serum. Ein kultureller Erregernachweis ist selten aus dem durch Skarifikation gewonnenen Presssaft am Erysipelrand möglich.
Bei leichtem Fieber ohne Leukozytose ist differenzialdiagnostisch an eine Borreliose zu denken.

Therapie: Primär muss eine hochdosierte parenterale Penicillin-Therapie (bei Penicillin-Allergie: Erythromycin oder Clindamycin) eingeleitet werden mit Bettruhe, Ruhigstellung und Hochlagerung der erkrankten Region und der Behandlung der Eintrittspforte (z. B. Fußmykose). Zur Thromboseprophylaxe werden niedrig dosierte Heparinoide s. c. gegeben. Kommt es nach 48 Stunden nicht zur Entfieberung, muss das Antibiotikum umgestellt werden (z. B. Cephalosporine der 2. oder 3. Generation oder Clindamycin). Bei häufigen Rezidiven muss eine prophylaktische Langzeitbehandlung mit Depotpenicillin (z. B. Tardocillin) oder Sulfonamiden durchgeführt werden.

genförmigen Ausläufern und kann zu Lymphangitis (Abb. **C-5.38 b**) und regionärer Lymphknotenschwellung führen.

Komplikationen: Begleitthrombophlebitis; beim Gesichtserysipel (Abb. **C-5.38 a**) kann eine lebensgefährliche Hirnvenenthrombose auftreten.

Diagnostik: Die Diagnose erfolgt klinisch und mittels Entzündungsparameter.

Therapie: Bettruhe, hochdosierte, parenterale Penicillin-Therapie und Sanierung der Eintrittspforte. Bei Rezidiven antibiotische Langzeitbehandlung.

C-5.38 Erysipel

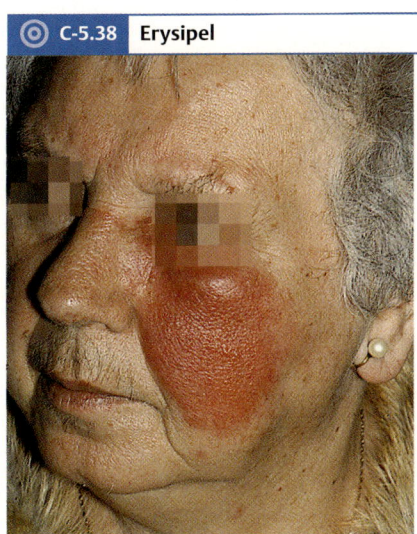 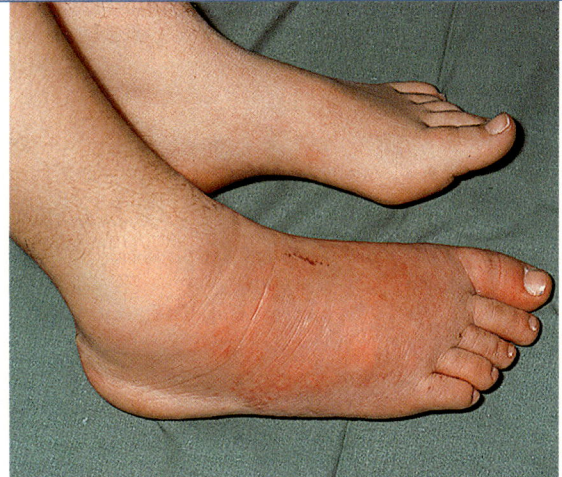

Gesichtserysipel – hochrote, ödematöse Schwellung der linken Wange mit zungenförmigen Ausläufern über dem Nasenrücken.

Beginnendes Erysipel am rechten Fuß (Eintrittspforte Zwischenzehenmykose) mit lymphogener Ausbreitung zur Wade.

Nekrotisierende Fasziitis

▶ **Synonym.** Streptokokkengangrän

◀ Synonym

▶ **Definition:** Foudroyante Entwicklung von flächigen Nekrosen der Subkutis und Faszien innerhalb von 1–2 Tagen.

◀ Definition

Ätiologie: Infektion durch Streptokokken der Gruppe A, auch Mischinfektionen mit Anaerobiern oder gramnegativen Bakterien.

Ätiologie: Infektion der Subkutis und Faszien mit Streptokokken der Gruppe A.

Klinik: Lebensbedrohliche Gangrän mit hohem Fieber.

Klinik: Rasche Entwicklung von hohem Fieber und außerordentlich schmerzhaften erysipelartigen Rötungen und Schwellungen, meist an Extremitäten oder Unterbauch, die innerhalb von Stunden zu hämorrhagischer Infarzierung und Gangrän führen.
Komplikation: Verbrauchskoagulopathie

Diagnostik: Bakteriologische Kultur.

Diagnostik: Bakteriologische Kultur aus dem debridierten Gewebe.

Therapie: Débridement, parenterale Antibiotikagabe und Schocktherapie.

Therapie: Die Therapie beinhaltet: chirurgisches Débridement und Dekompression mit Abtragung der nekrotischen Faszien, parenterale Antibiotikatherapie und intensivmedizinische Therapie von Schock und Gerinnungsstörung. Bei zu spätem Therapiebeginn besteht eine hohe Letalität (25 – 50 %).

Follikulitis

Superfizielle Follikulitis

Follikulitis

Superfizielle Follikulitis

▶ **Synonym**

▶ **Synonym.** Oberflächliche Haarfollikelentzündung, Osteofollikulitis Bockhart

▶ **Definition**

▶ **Definition:** Oberflächliche pustulöse Infektion des Haarfollikels mit Staphylococcus aureus.

Ätiologie: Infektion des oberen Haarfollikels durch Staphylococcus aureus.

Ätiologie: Infektion des oberen Teils des Haarfollikels durch Staphylococcus aureus. Häufig begünstigt durch heißes Klima oder Okklusivverbände.

Klinik: Follikuläre Pustel im behaarten Bereich.

Klinik: Plötzliches Auftreten follikulär gebundener Pusteln mit gerötetem Rand; häufig im Bartbereich (Folliculitis barbae), am Gesäß und den Oberschenkelstreckseiten.

Diagnostik und Differenzialdiagnose: Zur Diagnose dient die bakteriologische Untersuchung des Pustelinhalts. Zur Differenzialdiagnose der pustulösen Mykose epilierte Haare zur mykologischen Kultur.

Diagnostik und Differenzialdiagnose: Zur Diagnose dient die bakteriologische Untersuchung des Pustelinhalts. Im Bartbereich tritt häufig eine **tiefe Follikulitis** Sycosis barbae) auf, die differenzialdiagnostisch von einer tiefen Tinea barbae (Mykose) abgegrenzt werden muss; daher epilierte Haare (kein Abstrich!) zur mykologischen Kultur entnehmen.

Therapie: Die Behandlung erfolgt lokal antiseptisch oder mit Antibiotika systemisch.

Therapie: Bei vereinzeltem Auftreten ist eine spontane Abheilung möglich, bei Ausbreitung gibt man antiseptische Lösung (z. B. PVP-Jod, Triclosan, Chlorhexidin-Lösung) oder Antibiotika systemisch.

Furunkel und Karbunkel

Furunkel und Karbunkel

▶ **Synonym**

▶ **Synonym.** Tiefe Follikulitis und Perifollikulitis

▶ **Definition**

▶ **Definition:** Tiefe bakterielle, abszedierende Entzündung, ausgehend vom Haarfollikel.

Ätiologie: Der häufigste Erreger ist **Staphylococcus aureus**. Disseminierte Furunkel treten bei gestörter Immunabwehr, Diabetes mellitus und bei Atopikern auf.

Ätiologie: Der häufigste Erreger ist **Staphylococcus aureus**. Multiple, disseminierte Furunkel (Furunkulose) weisen auf schlechte hygienische Verhältnisse oder eine gestörte Immunabwehr hin. Furunkel treten gehäuft bei latentem und manifestem Diabetes mellitus und bei Atopikern auf.

Klinik und Komplikationen: Zum klinischen Bild siehe Abb. **C-5.39**.
Eine gefürchtete Komplikation ist die hämatogene Aussaat bei Oberlippen- und Nasenfurunkeln, die zur **septischen Sinus-cavernosus-Thrombose** führen kann.

Klinik und Komplikationen: In der Umgebung eines Follikels entwickelt sich innerhalb von Stunden bis Tagen eine tiefe entzündliche Infiltration (Perifollikulitis) und ein stark druckschmerzhafter, hyperthermer, fluktuierender Abszess (Abb. **C-5.39**). Es kommt entweder zur Spontanentleerung nach außen oder seltener zur Resorption. Einbruch der Bakterien in die Lymphbahnen führt zur regionalen Lymphangitis und Lymphadenitis mit Fieber. Eine gefürchtete Komplikation ist die hämatogene Aussaat. Insbesondere bei Oberlippen- und Nasenfurunkeln kann es zur **septischen Sinus-cavernosus-Thrombose** über die Venae angulares kommen.

5.3 Bakterielle Erkrankungen der Haut

Das Auftreten von beetartigen Furunkeln bezeichnet man als **Karbunkel.** Es tritt häufig im Bereich des Nackens auf.

Diagnostik: Die Diagnose erfolgt durch Abstrich aus Punktionseiter, der zur mikroskopischen Untersuchung und bakteriologischen Kultur verwendet wird.

Therapie: Bei beginnenden Furunkeln fördert die lokale Anwendung von Ichthyol-Watteverbänden die eitrige Einschmelzung. Im Stadium der Fluktuation kann der Eiter durch tiefe Stichinzision entleert werden („Ubi pus, ibi evacua!"). Die Nachbehandlung erfolgt mit antiseptischen oder antibiotischen Salben. Besteht bereits eine lymphogene oder hämatogene Aussaat der Bakterien, muss unbedingt eine systemische antibiotische Behandlung über mindestens eine Woche durchgeführt werden. Da penicillinresistente Staphylokokken inzwischen auch außerhalb der Krankenhäuser auftreten, sollte ein penicillinasefestes Antibiotikum (z. B. Flucloxacillin) eingesetzt werden.

Das Auftreten von beetartigen Furunkeln nennt man **Karbunkel.**

Diagnostik: Punktionseiter zur bakteriologischen Untersuchung.

Therapie: Therapeutische Möglichkeiten sind lokale Anwendung von Ichthyol, Stichinzision, Antibiotikabehandlung, bei Rezidiven Erkennung der Infektionsquelle und/oder der zugrunde liegenden Immunabwehrschwäche.

▶ **Merke.** Bei Gesichtsfurunkeln sind zusätzlich absolute Bettruhe und weiche Kost indiziert. Eine Stichinzision im Gesicht sollte vermieden werden.

◀ Merke

Bei Rezidiven oder **Furunkulose** sollte nach einer Infektionsquelle innerhalb der Familie (Staphylokokkenträger im Nasen-Rachenraum), nach Diabetes mellitus, Eisenmangelanämie oder Ursachen für eine gestörte Immunabwehr oder Neutrophilenfunktion gesucht werden. Erregernachweis und Antibiogramm sind unbedingt notwendig. Therapie dann mittels Kombination von Clindamycin und Rifampicin 2 – 3 Wochen, evtl. Vitamin C bei Störung der Neutrophilenfunktion.

C-5.39 Furunkel

Furunkel des rechten Oberlides.

C-5.39

Phlegmone

▶ **Definition:** Schwere abszedierende Infektion mit diffuser Ausbreitung in den tiefen Hautschichten, entlang der Sehnen, Faszien und Muskulatur.

Phlegmone

◀ Definition

Ätiologie: Meist entsteht eine Phlegmone nach Verletzungen oder postoperativ durch Staphylococcus aureus, selten durch Streptokokken der Gruppe A oder gramnegative Bakterien.

Klinik: Flächenhaftes, überwärmtes, mehr livides Erythem mit **sehr schmerzhafter,** teigiger Schwellung. In der Tiefe kann es zu eitriger Einschmelzung kommen (Abb. **C-5.40**). Es bestehen Systemzeichen wie Fieber und Krankheitsgefühl. Laborchemisch zeigt sich eine BSG-Beschleunigung und Leukozytose.

Differenzialdiagnose: Erysipel, nekrotisierende Fasziitis, Streptokokken-Gangrän.

Therapie: Wichtig ist die hochdosierte, intravenöse Antibiotikabehandlung mit penicillinasefesten Penicillinen. Zusätzlich erfolgt die symptomatische Lokalbehandlung mit feuchten Umschlägen und eine Thromboseprophylaxe. Ein **frühzeitiges chirurgisches Vorgehen** (Inzision und Dränage) sind indiziert. Besonders gefährlich sind Mundboden- und Sehnenscheidenphlegmonen, da sie

Ätiologie: Meist durch Staphylokokken bedingt; seltener durch Streptokokken.

Klinik: Flächiges, livides, **sehr schmerzhaftes** Erythem mit teigiger Schwellung (Abb. **C-5.40**). Allgemeinsymptome.

Differenzialdiagnose: Erysipel, Fasziitis, Gangrän.

Therapie: Wichtig ist die hochdosierte intravenöse Antibiotikabehandlung. Ein **frühzeitiges chirurgisches Vorgehen** ist indiziert.

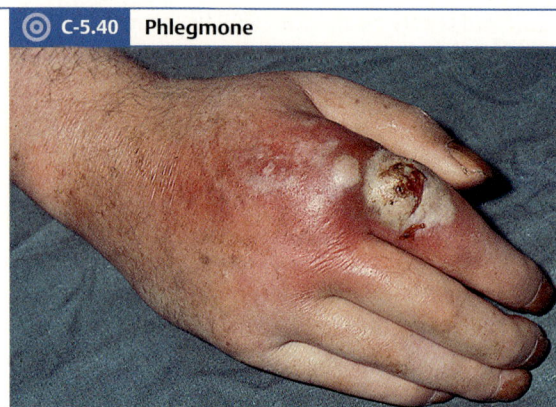

C-5.40 Phlegmone

Phlegmone der rechten Hand mit eitriger Einschmelzung am Zeigefinger.

durch nekrotische Einschmelzung zu Schädigungen der Gefäß-Nervenstränge und der Muskulatur führen.

Panaritium

▶ **Synonym.** Umlauf, eitrige Paronychie

▶ **Definition:** Eitrige Entzündung in der Umgebung des Nagels.

Ätiologie und Klinik: Staphylococcus aureus dringt in kleine Verletzungen des Nagelwalls ein, z. B. nach Nagelpflege oder durch eingewachsene Fußnägel. Die Erkrankung beginnt meist mit einer schmerzhaften Entzündung an einer Stelle des Paronychiums, die schließlich den ganzen Nagel umschließt (Umlauf). Das Nagelbett kann mitbetroffen werden, sodass sich der Nagel später abhebt. Starke, klopfende Schmerzen weisen auf eine Ausbreitung in der Tiefe hin.

Therapie: Die Behandlung besteht aus Seifenbädern, antiseptischen Umschlägen mit Chinosol, Rivanol oder PVP-Jod und antiseptischen Salben, eventuell auch orale Therapie.

Staphylogenes Lyell-Syndrom

▶ **Synonym.** Staphylogene toxische epidermale Nekrolyse (TEN), Dermatitis exfoliativa neonatorum Ritter von Rittershain, Staphylococcal scalded skin syndrome (SSSS) (s. S. 152).

▶ **Definition:** Schwere, lebensbedrohliche, durch Staphylokokken-Toxine ausgelöste blasige Ablösung der Haut.

Epidemiologie: Die Erkrankung tritt bei Säuglingen und Kleinkindern, selten bei immunologisch geschwächten Erwachsenen auf. Häufig findet man eine vorausgehende bullöse Impetigo beim Patienten oder bei Kontaktpersonen.

Ätiologie: Durch massive Ausschüttung der Toxine **Exfoliatin A und B** kommt es zu einer akantholytischen Spalt- und Blasenbildung. Die epidermolytischen Toxine werden von **Staphylococcus-aureus**-Stämmen der Phagengruppe II gebildet. Sie gehören zu den Serinproteasen.

Klinik und Komplikationen: Beginn mit hohem Fieber und scharlachartigem Exanthem, häufig nach bullöser Impetigo, Otitis media oder Pharyngitis. Nach 1–2 Tagen kommt es am ganzen Integument zu diffuser Rötung und Bildung von schlaffen Blasen, die schnell zerreißen und zu flächigen Erosionen führen (**wie verbrühte Haut** = scalded skin, [Abb. **C-5.41**]). Die **Schleimhäute** werden **nicht befallen.** Als Komplikationen können Sekundärinfektionen der Haut, Pneumonie und Sepsis auftreten.

Diagnostik: Der histopathologische Schnellschnitt zeigt die **akantholytische Blasenbildung** im Bereich des Stratum granulosum und subkorneale Blasenbildung (Nikolski-Zeichen positiv). Der bakteriologische Nachweis von Staphylococcus aureus gelingt in den Fokalherden (z. B. Rachen).

Differenzialdiagnose: Scharlach, großblasige Impetigo und medikamentöses Lyell-Syndrom.
Das **medikamentöse Lyell-Syndrom** kann histopathologisch durch subepidermale Blasenbildung unterschieden werden. Man findet Epidermisnekrosen mit Beginn in der Basalzellschicht. Außerdem sind die **Schleimhäute meist mitbefallen**. Auch das Kawasaki-Syndrom, Verbrühungen und Sonnenbrand kommen differenzialdiagnostisch infrage.

Therapie: Neben der intravenösen Antibiotikatherapie (penicillinasefeste Penicilline, Cephalosporine, Erythromycin, Makrolidantibiotika) ist eine Intensivpflege wie bei ausgedehnten Verbrennungen nötig. Bei rechtzeitiger Antibiotikatherapie ist die Prognose günstig. Abheilung innerhalb von zwei Wochen.

C-5.41 Staphylogenes Lyell-Syndrom

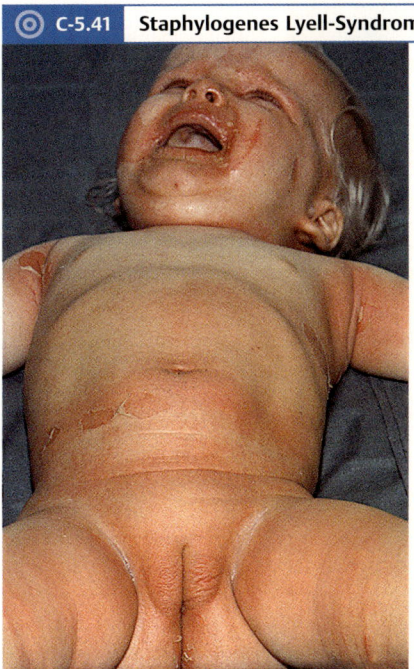

Großflächige blasige Ablösung der Haut („Syndrom der verbrühten Haut").

5.3.5 Sekundäre bakterielle Infektionen der Haut – Superinfektionen

Dermatosen können sekundär bakteriell infiziert werden. Man nennt das Superinfektion, Impetiginisierung oder Pyodermisierung. Besonders häufig kommt es dazu bei Hauterkrankungen, die zu einer Schädigung der Epidermis geführt haben oder bei denen infolge des Juckreizes die Epidermis zerkratzt wird, z. B. bei Ekzemen, Skabies, Blasen bildenden Dermatosen.

Superinfiziertes Ekzem

Ekzematöse Hautveränderungen sind meist mit grampositiven Bakterien besiedelt und heilen erst nach antiekzematöser-antiseptischer Kombinationsbehandlung ab. Besonders Atopiker neigen aufgrund ihrer genetisch bedingten verminderten Bildung von antimikrobiellen Peptiden zu bakteriellen Infektionen. Staphylococcus aureus kann durch Superantigen die T-Lymphozyten aktivieren und zum akuten Entzündungsschub bei atopischem Ekzem führen.

Gramnegativer bakterieller Fußinfekt

Eine Mykose der Zehenzwischenräume ist häufig Eintrittspforte für Bakterien, nicht nur von Streptokokken (Erysipel), sondern auch von gramnegativen Bakterien, die sich vor allem bei heißem Wetter unter Okklusion (Gummistiefel) stark vermehren und eine akute Entzündung mit Mazeration des gesamten Fußes hervorrufen können (Abb. **C-5.42**).

Superinfektion einer Fußmykose mit gramnegativen Bakterien bei Okklusion (Abb. **C-5.42**).

Gramnegative bakterielle Follikulitis

Im Verlauf der Aknebehandlung mit Antibiotika kann es zu einer Sekundärbesiedelung mit gramnegativen Stäbchen kommen, die dann zu einer pustulösen Dermatose im Bereich der behandelten Hautregionen (meist Gesicht, Brust und Rücken) führen. Die Diagnose kann durch kulturelle Anzüchtung der Bakterien aus dem Pustelinhalt gestellt werden.

Sekundärbesiedelung mit gramnegativen Bakterien im Verlauf einer antibiotischen Aknebehandlung.

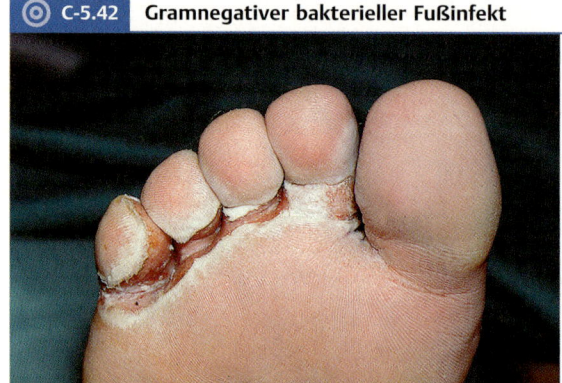

C-5.42 Gramnegativer bakterieller Fußinfekt

Gramnegativer bakterieller Fußinfekt bei einem Kanalarbeiter, ausgehend von einer Zwischenzehenmykose mit Mazeration der Hornschicht, entzündlich erosiven Zwischenzehenräumen und fötidem Geruch.

5.3.6 Systemische bakterielle Infektionen mit Hautbeteiligung

Borrelia-burgdorferi-Infektion

▶ **Synonym.** Erythema-migrans-Krankheit, Lyme disease, Lyme Borreliose

▶ **Definition:** Häufigste von Zecken übertragene bakterielle Infektion, die über Jahre persistierend fast alle Organe betreffen kann, bevorzugt die Haut, seltener das Nervensystem, die Gelenke, den Herzmuskel und die Augen.

Epidemiologie: Die Erkrankung ist vor allem in der nördlichen Hemisphäre verbreitet. Endemiegebiete sind waldreiche Gegenden. Hauptvektor in Europa ist die **Zecke Ixodes ricinus**, die je nach Region zu 5–35 % mit Borrelien durchseucht gefunden wird. Aufgrund der Lebensweise der Zecken treten Neuinfektionen vor allem in der warmen Jahreszeit auf. Serologische Untersuchungen deuten auf eine Durchseuchung der deutschen Bevölkerung je nach Expositionshäufigkeit von 6–30 % hin. Nur ein Teil der Infizierten erkrankt (ca. 25 %).

Ätiologie: Zecken übertragen beim Blutsaugen die Spirochäten auf den Wirt. Sie wurden erstmals 1982 von Burgdorfer und Mitarbeitern aus amerikanischen Zecken isoliert und **Borrelia burgdorferi** genannt. In Europa konnten bisher 5 verschiedene humanpathogene Genospezies (B. burgdorferi sensu stricto, B. garinii, B. afzelii, B. valaisiana und B. spielmani) isoliert werden.

Klinik: Die Lyme-Borreliose kann je nach Immunitätslage und B.-burgdorferi-Genospezies unterschiedlich verlaufen. Am häufigsten kommt es zu einer lokalisierten Infektion der Haut in der Umgebung des Zeckenstiches, seltener zur Disseminierung der Borrelien. Die Mehrzahl der Patienten kann in diesem Sta-

---

5.3.6 Systemische bakterielle Infektionen mit Hautbeteiligung

Borrelia-burgdorferi-Infektion

▶ Synonym

▶ Definition

Epidemiologie: In waldreichen Gegenden ist der Hauptvektor die Zecke Ixodes ricinus, die zu 5–35 % mit Borrelien infiziert ist.

Ätiologie: Erreger ist die durch Zeckenstich übertragene Spirochäte **Borrelia burgdorferi**.

Klinik: Die Erkrankung verläuft in 2 Stadien (Tab. **C-5.5**, Abb. **C-5.43**).

dium geheilt werden, nur ein kleiner Teil (geschätzt 10 – 20 %) entwickelt andere Organmanifestationen. Die Häufigkeit der klinisch inapparenten Infektionen ist noch nicht bekannt (Tab. **C-5.5**, Abb. **C-5.43**).

Diagnostik: Die Anzüchtung von Borrelia burgdorferi auf Spezialnährböden ist schwierig. Die Isolierung der Erreger ist bisher vor allem aus befallener Haut, selten aus Synovialflüssigkeit, Blut und Liquor, Iris und Herzmuskel sowie aus Zecken gelungen. Mittels PCR kann Borrelien-DNA nachgewiesen werden. Beschleunigte Blutsenkung, Leukozytose und zirkulierende Immunkomplexe deuten auf eine disseminierte Infektion hin. Im Serum lassen sich bei frischer unbehandelter Infektion IgM-Antikörper, im fortgeschrittenen Stadium IgG-Antikörper gegen Borrelien nachweisen. Der Antikörpernachweis im Serum und Liquor ist besonders hilfreich bei Verdacht auf Beteiligung des Nervensystems und bei Spätstadien.

Diagnostik: Anzüchtung von Borrelia burgdorferi auf Spezialnährböden ist schwierig. Der serologische Nachweis von borrelienspezifischen IgM- und IgG-Antikörpern ist im Frühstadium unzuverlässig, im Spätstadium diagnostisch sehr aussagekräftig.

Therapie: Die Borreliose ist wie die Syphilis eine Spirochäteninfektion. Sie ähnelt in ihrem Krankheitsverlauf sowie in der Antibiotikaempfindlichkeit der Syphilis. Die Borrelien haben wie die Treponemen einen sehr langsamen Generationszyklus (ca. 20 Stunden) und können langzeitig im Gewebe persistieren. Im Frühstadium sind beim Erwachsenen Doxycyclin 200 mg/d, bei Kindern < 9 Jahren Amoxicillin 50 mg/kg KG über 14 – 21 Tage die Therapie der Wahl. Bei neurologischer Symptomatik ist eine hochdosierte parenterale Penicillin-G- (4×5 Mio IE/d) oder Ceftriaxon- (2 g/d) Therapie erforderlich. Bei Arthritis wird die Therapie mit Doxycyclin 200 mg/d p. o. über 30 Tage durchgeführt.

Therapie: Im Frühstadium orale Therapie mit Doxycyclin oder Amoxicillin für 2 – 3 Wochen. Bei neurologischer Symptomatik intravenöse Therapie mit Penicillin oder Ceftriaxon.

Prognose: Bei frühzeitiger Antibiotikatherapie heilt die Lyme-Borreliose vollständig aus.
Bei unzureichender oder fehlender Behandlung kann es zu chronischen Gelenk- und Muskelbeteiligungen und zentralen und peripheren Neuropathien kommen (s. Tab. **C-5.5**).
Die Antibiotikatherapie ist im Spätstadium nicht immer erfolgreich. Bei ca. 20 % kommt es zu einem „Post-Lyme-Syndrom" mit Müdigkeit, Leistungsminderung, Muskel-, Gelenk- und neurologischen Symptomen. Diese Beschwerden sind durch wiederholte Antibiotika-Therapien selten zu beeinflussen. Sie müssen antiphlogistisch bzw. antirheumatisch behandelt werden.
Im Folgenden werden die dermatologisch relevanten Krankheitsbilder der Lyme-Borreliose dargestellt.

Prognose: Ausheilung bei frühzeitiger Antibiotikatherapie.

C-5.43 Infektionswege der Borreliose

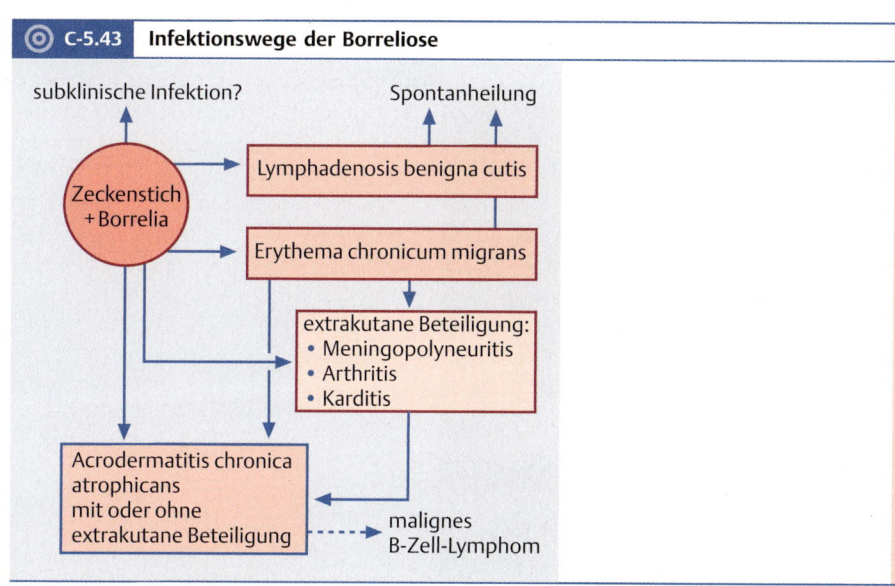

C-5.43

C-5.5 Krankheitsspektrum der Lyme-Borreliose

	Frühstadium lokalisiert	Frühstadium disseminiert	Spätstadium chronisch

Haut	• keine Symptome
	• Erythema migrans
	• Lymphozytom
		• multiple Erythemata migrantia
		• Erythema chronicum migrans mit Lymphknotenvergrößerung
			• Acrodermatitis
			  – akut infiltrativ
			  – chronisch atrophisch
			  – mit Fibrose und Sklerose der Haut

Allgemeinsymptome		• „Sommergrippe"
		  – Fieber
		  – Kopfschmerzen
		  – Myalgie
		  – Arthralgie	

Gelenke		• akut intermittierende Arthritis	• chronische Arthritis
Muskeln		• Karditis (A.-V. Block)	• Kardiomyopathie
Nerven		• Radikulitis • Meningo-Radikulo-Polyneurititis • Paresen, u. a. Fazialisparese	• Polyneuritis • Enzephalopathie
Antikörper im Serum			
IgG	+ in 40 %	++ in 80–90 %	+++ immer
IgM	+ in ca. 60 %	++ meist	+ selten

Frühstadium: Erythema chronicum migrans

Klinik: Von der Stichstelle ausgehendes Erythem, das ringförmig zentrifugal wandert und zentral abblasst. Bei hämatogener Disseminierung sieht man multiple Erytheme.

Frühstadium: Erythema chronicum migrans und multiple Erythemata migrantia

Klinik: Einige Tage bis Wochen nach dem Zeckenstich entsteht im Bereich des Einstichs ein meist symptomloses Erythem, das sich zentrifugal ausbreitet und zentral abblasst. Es kommt durch eine Entzündung, v. a. eine zelluläre Immunabwehrreaktion, der Haut auf die durch die Haut wandernden Borrelien zustande. Das Erythema migrans kann spontan abheilen, aber auch über Monate „wandern" und rezidivieren. Häufig sieht man dann nur noch Teile des Ringes. Es gibt auch homogen gerötete und vesikulöse Formen. Das klinische Bild ist je nach Intensität der Entzündungsreaktion variabel. Neben dem typischen randbetonten wandernden Erythem gibt es homogen gerötete erysipelartige Reaktionen, aber auch flüchtige oder fleckige Erytheme (Abb. **C-5.44**). Nach hämatogener Disseminierung kann man multiple oväre Erytheme von unterschiedlicher Intensität und Größe beobachten, in denen Borrelien nachgewiesen werden können.

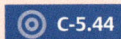
C-5.44

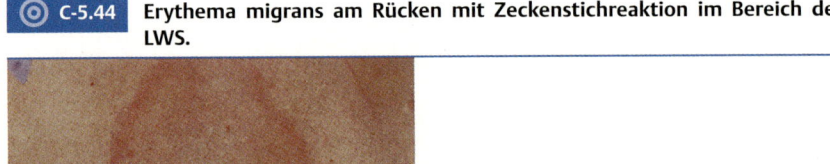
C-5.44 Erythema migrans am Rücken mit Zeckenstichreaktion im Bereich der LWS.

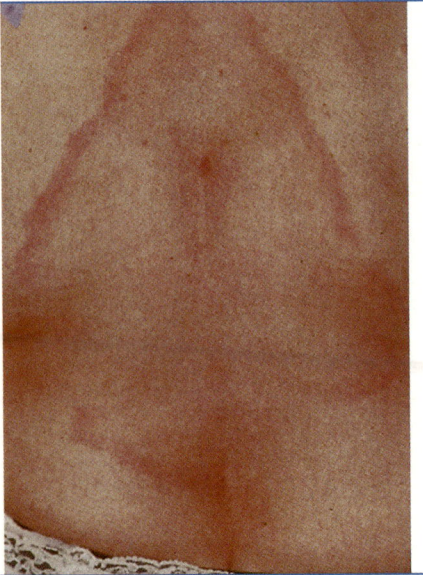

Diagnostik: Aus dem Erythemrand können aus Gewebeproben Borrelien angezüchtet oder Borrelien-DNS mit PCR nachgewiesen werden. Der serologische Nachweis von IgM- und/oder IgG-Antikörpern gelingt im Frühstadium nur in ca. 60%. Ein negatives serologisches Ergebnis schließt deshalb eine Frühinfektion **nicht** aus.

Oft ist die lokalisierte Hautinfektion nicht sichtbar oder wird übersehen. Eine „Sommergrippe" ohne Katarrh einige Wochen nach Zeckenstich weist auf eine **disseminierte Frühinfektion** hin.

Differenzialdiagnose: Es kommt eine superfizielle Tinea (langsameres zentrifugales Wachstum und randständige Schuppung), ein beginnendes Granuloma anulare (erhabener Randwall) oder auch ein Erysipeloid (bei entsprechender Berufsanamnese), eine hyperergische Insektenstichreaktion oder ein mitigiertes Erysipel infrage.

Frühstadium: Lymphadenosis benigna cutis

▶ **Synonym.** Borrelien-Lymphozytom

Klinik: An der Zeckenstichstelle können sich Lymphfollikeln ähnliche Knötchen mit rötlich-bläulicher Verfärbung der Haut bilden. Ohr, Gesicht und Mamillen werden bevorzugt betroffen. Diese Frühmanifestation der Borrelieninfektion sieht man gehäuft bei Kindern. Unbehandelt bleibt sie Monate bis Jahre bestehen. Häufig tritt eine regionale Lymphknotenschwellung auf (Abb. **C-5.45**).

Als Zeichen einer hämatogenen Aussaat der Borrelieninfektion können im Frühstadium Krankheitsgefühl, Nackensteifigkeit, Glieder- und Kopfschmerzen sowie multiple Entheme auftreten.

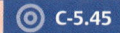

C-5.45 Lymphadenosis benigna cutis

Lymphadenosis benigna cutis des rechten Ohrläppchens mit Lymphknoten präaurikulär.

Disseminierung und Spätstadium: Allgemeines

Nach der Generalisationsphase kommt es zu Organmanifestationen v. a. an Nerven, Muskeln und Gelenken, die sich z. B. in Form von Meningopolyneuritiden, einer Radikulitis, Enzephalitis und Myelitis, rezidivierenden Mono- und Oligoarthritiden, gelegentlich auch als Karditis mit AV-Block sowie Myositis äußern können.

In diesem Stadium ist der serologische Nachweis von borrelienspezifischen Antikörpern mit deutlich erhöhten Titern immer möglich. Insbesondere der Nachweis von IgM-Antikörpern deutet auf eine behandlungsbedürftige Borrelieninfektion hin. Die IgM-Antikörper sinken nach der Therapie nur langsam ab, die IgG-Antikörper können jahrelang persistieren.

Spätstadium: Acrodermatitis chronica atrophicans Herxheimer

Klinik: Im Spätstadium, das Jahre bis Jahrzehnte (!) nach der Infektion mit Borrelien auftreten kann, kommt es in der Umgebung von Gelenken oder an den Streckseiten der Gliedmaßen zu entzündlichen, streifigen bis flächigen entzündlichen Hautveränderungen. Anfangs ist die Haut ödematös verdickt, in der

Knoten und schließlich zu livid-roter Verfärbung mit zunehmender Atrophie der Haut (Abb. **C-5.46**).

Diagnostik: Nachweis von Borrelia-burgdorferi-IgG- und -IgM-Antikörpern im Serum (Abb. **C-5.47**).

Differenzialdiagnose: Chronisch-venöse Insuffizienz, Erfrierungen, Akrozyanose.

zweiten Phase wird die Haut zunehmend atrophisch und nimmt eine livid-rote bis bläuliche Verfärbung an (Abb. **C-5.46 a**). Im Bereich der Gelenke können sich fibroide Knoten entwickeln (Abb. **C-5.46 c**). Der Patient geht häufig erst wegen einer gleichzeitig auftretenden sensiblen Polyneuropathie und/oder Arthritis zum Arzt.

Diagnostik: Nachweis von Borrelia-burgdorferi-spezifischen IgG- und IgM-Antikörpern im Serum und histopathologische Untersuchung einer Hautbiopsie mit plasmazellreichen Infiltraten führen zur Diagnose. Aus der Biopsie können auch Borrelien angezüchtet (Abb. **C-5.47**) oder mittels PCR Borrelien-DNS nachgewiesen werden.

Differenzialdiagnose: Chronisch-venöse Insuffizienz, Erfrierungen (Perniones), Akrozyanose, Altersatrophie der Haut.

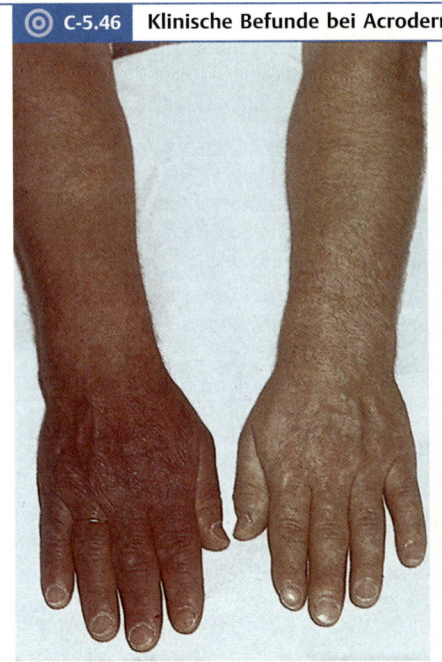

C-5.46 Klinische Befunde bei Acrodermatitis chronica atrophicans

a Livide bis bläuliche Verfärbung und Hautatrophie des rechten Arms, insbesondere der rechten Hand.

b, c Ulnarstreifen (**b**) und fibroide Knoten (**c**) am Ellenbogen.

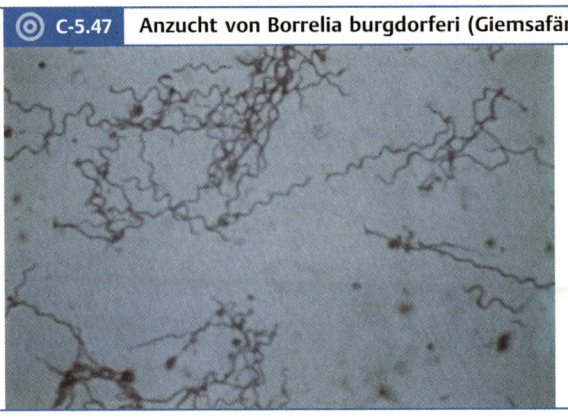

C-5.47 Anzucht von Borrelia burgdorferi (Giemsafärbung)

▶ **Klinischer Fall.** Bei einer 47-jährigen Patientin traten vor 2 Jahren am linken Ellenbogen livid-rote Verfärbungen mit einem Streifen am Unterarm entlang der Ulnaseite auf (Abb. **C-5.46 b**). Seit etwa einem Jahr sind symmetrisch an den Handrücken, Fußrücken und Kniegelenken ähnliche livide, leicht ödematöse Erytheme aufgetreten. Die Haut am linken Unterarm ist inzwischen papierdünn gefältelt, am Ellenbogen ist ein fibroider Knoten entstanden. Die Patientin leidet zunehmend unter Gelenkschmerzen und wird wegen „Rheuma" behandelt. Sie fühlt sich schlapp, die tägliche Arbeit kann sie nur mit Mühe erledigen. Immer häufiger fühlt sie ein „Kribbeln" in den Unterarmen und Händen. Sie arbeitet seit vielen Jahren im Wald und kann sich auf Befragen auch an einen Zeckenstich mit nachfolgender ringförmiger Rötung der Haut in der linken Leiste vor 5 Jahren erinnern. Der Hausarzt hat die Hautveränderungen bisher als „Frostbeulen" und venöse Stauungen aufgefasst und die übrigen Symptome auf die Wechseljahre zurückgeführt.
Laborbefunde: BSG 20/50. Das Blutbild ist unauffällig. Borrelia-burgdorferi-Antikörper sind im Serum stark erhöht (IgG-Antikörper im ELISA und Westernblot sehr stark erhöht, IgM-Antikörper leicht erhöht). Die histopathologische Untersuchung zeigt eine abgeflachte Epidermis mit mäßigem lymphohistiozytären Infiltrat und reichlich Plasmazellen in allen Lagen des Coriums. Damit kann die Diagnose einer Borrelia-burgdorferi-Infektion im chronischen Stadium mit Acrodermatitis atrophicans, Arthritis und Polyneuropathie gestellt werden. Die Patientin erhält 3 Wochen täglich Ceftriaxon 2 g i. v. Bereits während der Therapie verschwinden die Gelenkschmerzen und die Parästhesien. Die lividen Erytheme blassen in den folgenden Monaten ab, nur am linken Ellenbogen bleiben atrophische, sklerodermieartige Herde zurück.

◀ **Klinischer Fall**

Erysipeloid

Erysipeloid

▶ **Synonym.** Rotlauf, Schweinerotlauf des Menschen

◀ **Synonym**

▶ **Definition:** Von einer Hautverletzung ausgehend entwickelt sich ein hellrotes, schmerzhaftes Infiltrat, hervorgerufen durch den Erreger des Schweinerotlaufs Erysipelothrix rhusiopathiae.

◀ **Definition**

Ätiologie: Der Erreger, das grampositive Bacterium Erysipelothrix rhusiopathiae, kommt bei Schweinen, Salzwasserfischen, Krabben, anderen Schalentieren und bei Geflügel vor und kann beim Kontakt mit infizierten Tieren über Hautverletzungen übertragen werden. Am häufigsten sind die Hände von Metzgern, Fischern, Hausfrauen und Personen, die Kontakt mit frischem Geflügel, Fisch oder Fleisch haben, betroffen.

Ätiologie: Der Erreger kommt bei bestimmten Tierarten vor (z. B. Schweine) und kann beim Kontakt übertragen werden.

Klinik: Nach einer Inkubationszeit von 2–7 Tagen entwickelt sich von einer Hautverletzung ausgehend ein schmerzhaftes, hellrotes Infiltrat, das sich zentrifugal ausbreitet und nach einiger Zeit eine scharfbogig livid-rote Begrenzung zeigt (Abb. **C-5.48**). Das Allgemeinbefinden ist meist gut (Arthritis ist möglich).

Klinik: Schmerzhaftes, hellrotes Infiltrat, das sich zentrifugal ausbreitet und nach einiger Zeit eine scharfbogig livid-rote Begrenzung zeigt (Abb. **C-5.48**).

Diagnostik: Der Erreger kann aus Gewebsflüssigkeit von skarifizierter Haut in der Randzone gezüchtet werden. Die Berufsanamnese ist diagnostisch richtungweisend.

Diagnostik: Erregernachweis im Wundsekret.

Differenzialdiagnose: Ein Erysipel entwickelt sich stürmischer und mit Fieber. Das Erythema chronicum migrans nach Zeckenstich breitet sich langsamer aus als das Erysipeloid.

Differenzialdiagnose: Erysipel (entwickelt sich stürmischer), Erythema chronicum migrans (entwickelt sich langsamer).

C-5.48 Erysipeloid der Hand

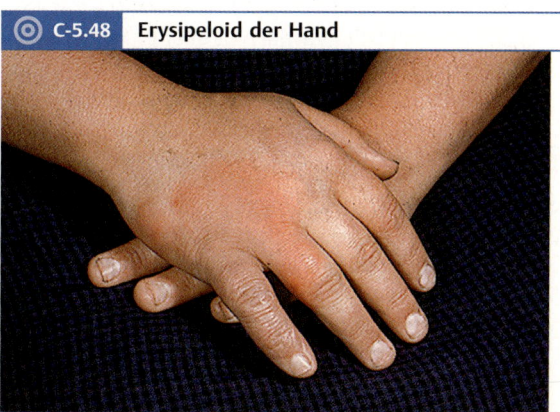

Erysipeloid bei einem Metzger. Flächige randbetonte Rötung ohne epidermale Veränderungen.

C-5.48

Therapie: Orale Gabe von Penicillin, Tetrazyklin oder Erythromycin für 1 Woche.

Anthrax

▶ **Synonym.** Milzbrand der Haut, Pustula maligna

Ätiologie und Epidemiologie: Haus- und Wildtiere werden von **Bacillus anthracis**, einem grampositiven, aeroben, Sporen bildenden Bakterium befallen. Die Sporen sind sehr resistent gegen Temperatur und Austrocknung. Bei Kontakt kann das Bakterium auf den Menschen übertragen werden. In erster Linie erkranken Schlachthofarbeiter, Tierärzte und Bauern. Eine direkte Übertragung von Mensch zu Mensch findet nicht statt. Der Hautmilzbrand ist die **häufigste Milzbrandform.**

Klinik: An der Inokulationsstelle entsteht nach 2–3 Tagen eine rote Makula, die sich zur hämorrhagischen Pustel umwandelt. In der Umgebung entwickelt sich ein derbes Infiltrat, im Zentrum eine schwarze Nekrose. Unbehandelt kann sich über eine lymphogene Aussaat eine tödlich endende **Milzbrandsepsis** entwickeln. Besonders gefährlich ist die Einatmung von Milzbrandsporen, die zum Lungenmilzbrand führen kann. Die Erkrankung ist nach dem Infektionsschutzgesetz **meldepflichtig.**

Therapie: Rasche Heilung durch frühzeitige hochdosierte Gabe von Doxycyclin 2×100 mg/die oder Ciprofloxacin 2×500 mg/die.

▶ **Merke.** Die Erkrankung stellt eine **Kontraindikation für einen chirurgischen Eingriff** dar.

Toxisches Schocksyndrom

▶ **Synonym.** Toxic shock syndrome (TSS)

▶ **Definition:** Multiorganerkrankung mit den obligaten Leitsymptomen Fieber, Hypotonie und Exanthem in der akuten Phase und Desquamation in der Rekonvaleszenz. Das Syndrom wurde 1978 erstmals von Todd und Mitarbeitern als Entität beschrieben.

Ätiologie: Ursache sind Toxin bildende **Staphylococcus aureus**, gehäuft Phagengruppe II. Das Toxin wird als **Toxic-shock-syndrome Toxin 1** (TSST-1) bezeichnet und löst im Tierversuch Fieber und Hypotonie aus. In ca. 80 bis 90 % der Fälle tritt das TSS bei jungen Frauen und Mädchen während der Menstruation auf. Die menstruelle Vagina begünstigt die Toxinproduktion und -resorption vor allem bei lang liegenden Tampons.

Klinik: Kennzeichnend sind ein abrupter Beginn mit Fieber, Schüttelfrost, schwerem Krankheitsgefühl, Kopfschmerzen, Myalgien, Erbrechen, Schwindel, hypotonen Kreislaufreaktionen und Synkopen bis zum protrahierten **Schock.** Innerhalb von 12–48 Stunden tritt ein **diffuses feinfleckiges Exanthem** bis zur Erythrodermie auf, bevorzugt an Palmar- und Plantarflächen sowie am Schultergürtel. Der Kopf bleibt meist frei. Nach Überwindung der akuten Schockphase kommt es nach ca. 12 Tagen zu einer groblamellären Abschuppung der Haut, nach 2–3 Monaten kann es zu Haar- und Nagelverlust kommen. Todesfälle können in den ersten 3 Wochen auftreten. Die Letalität beträgt 3 bis 5 %.

Diagnostik: Das typische klinische Bild mit Hypotonie (systolisch < 90 mmHg), Temperatur über 39 °C und Exanthem ist diagnostisch wegweisend. Durch den Abstrich aus Vagina und anderen Schleimhäuten gelingt der kulturelle Nachweis von TSST-1-bildenden Staphylokokken. Der serologische Nachweis von TSST-1-Antikörpern ist möglich.

Differenzialdiagnose: Toxisches Schocksyndrom durch Streptokokken, Sepsis (z. B. durch Meningokokken).

Therapie: Schnell einsetzende intensivmedizinische Behandlung kann lebensrettend sein. Antibiotische Therapie mit Clindamycin ist das Mittel der Wahl, alternativ Isoxazolyl-Penicillin plus Aminoglykosid.

Prophylaxe: Gute Menstrualhygiene mit häufigem Tamponwechsel. TSS tritt nur bei Patienten auf, die keine Antikörper gegen TSST-1 haben.

Scharlach

▶ **Synonym.** Scarlatina

▶ **Definition:** Bakterielle Erkrankung durch Toxin bildende Streptokokken, gekennzeichnet durch eine Pharyngitis mit hohem Fieber, Lymphknotenschwellung und typischem makulopapulösen Exanthem.

Ätiologie und Pathogenese: Erreger sind β-hämolysierende Streptokokken der Gruppe A, seltener auch C und D, die mit lysogenen Bakteriophagen infiziert sind. Sie bilden erythrogene Toxine (SPE-A, B, C), die zum typischen Scharlachexanthem führen. Die Übertragung geschieht durch Tröpfcheninfektion. Eintrittspforte sind meist der Rachen und die Tonsillen. Erythrogene Toxine wirken als Antigene und führen zu immunisierender Antikörperbildung.

Klinik: Nach einer Inkubationszeit von 2–5 Tagen treten Initialsymptome wie Fieber, Kopfschmerz, Halsschmerzen und plötzliches Erbrechen auf. Die Halslymphknoten schwellen an. Danach tritt sofort oder nach einigen Tagen ein Exanthem und Enanthem auf, deren Ausprägung abhängig von der Immunitätslage des Patienten ist. Typischerweise entwickelt sich zunächst ein Exanthem mit „Scharlach"-roten Flecken in den Leisten- und Armbeugen, das sich dann makulopapulös ausbreitet (s. Abb. **C-11.11 c**, S. 413), die periorale Zone und das Kinn aber charakteristischerweise frei lässt. Durch abnorme Kapillarfragilität können Hautblutungen auftreten (Rumpel-Leede-Test positiv). Der Zungenbelag schilfert nach dem 2. Tag ab, die Zunge ist rot, die Papillen sind geschwollen (sog. Himbeerzunge oder Scharlachzunge, Abb. **C-5.49 a**). Die schwere Angina bleibt bestehen. Nach lytischem Temperaturabfall klingen die Haut- und Schleimhautveränderungen ab und die Haut schält sich an Händen und Füßen großflächig lamellös (Abb. **C-5.49 b**).

Komplikationen: Der Verlauf kann durch die Toxinwirkung sehr schwer sein und durch Hyperpyrexie, Somnolenz, Krämpfe, Purpura und Kreislaufkollaps zum Tode führen. Es kann eine nekrotisierende Angina mit starker Lymphknotenschwellung auftreten. Organkomplikationen wie z. B. Otitis, Sinusitis, Myokarditis, Glomerulonephritis und Polyarthritis sind möglich.

Diagnostik: Richtungweisend ist das klinische Bild (schwere schmerzhafte Pharyngitis, hohes Fieber, typisches Exanthem) und der bakteriologische Nachweis von hämolysierenden Streptokokken aus dem Rachenabstrich oder Strep-A-Schnelltest mit Nachweis von M-Antigenen vom Rachenabstrich. Laborchemisch findet sich eine Leukozytose von 15000–40000/μl, später eine Eosinophilie; der Antistreptolysintiter steigt nach ca. 8 Tagen an.

Differenzialdiagnose: Masern, Röteln, infektiöse Mononukleose und andere Viruserkrankungen sowie scarlatiniforme Arzneimittelexantheme.

Therapie: Penicillin V ist sehr gut wirksam (Dosierung 1–2 Mio. E/die über 10 Tage). Durch frühzeitige Behandlung können die toxischen Wirkungen und Folgekrankheiten verhindert werden. Bei Penicillinallergie können Erythromycin oder Clarithromycin gegeben werden.

C-5.49 Typische Befunde bei Scharlach

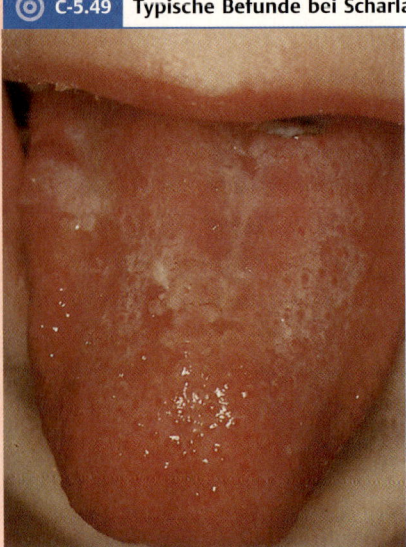

a Typische Himbeerzunge bei Scharlach mit roten geschwollenen Zungenpapillen.

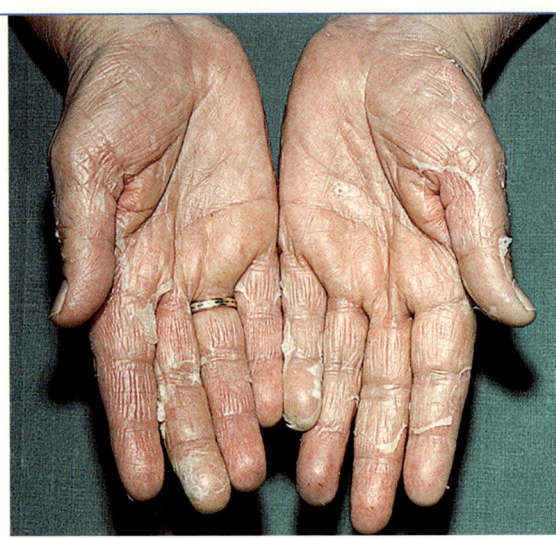

b Großflächige Ablösung der Haut an den Händen beim Abklingen des Scharlachexanthems.

5.4 Mykobakteriosen

5.4.1 Hauttuberkulosen

Einteilung und Epidemiologie: Den eigentlichen erregerbedingten Hauttuberkulosen (Erreger meist Mycobacterium tuberculosis) lassen sich die parainfektiösen Tuberkulide gegenüberstellen (Tab. **C-5.6**). Hauttuberkulosen sind in vielen Ländern selten geworden; in Ländern der sog. Dritten Welt stellen sie jedoch ein ernstes Problem dar.

Einteilung und Epidemiologie: Die Hauttuberkulosen, infektiöse Hauterkrankungen durch Mycobacterium tuberculosis (meist Typus humanus, seltener Typus bovinus), lassen sich in zwei Gruppen unterteilen: solche, die sicher erregerbedingt sind, und solche, die im Rahmen einer Mitreaktion bei Organtuberkulosen auftreten, so genannte Tuberkulide (Tab. **C-5.6**). Die Hauttuberkulosen im engeren Sinn sind in vielen Ländern mit dem Rückgang der Tuberkulose (Tbc) selten geworden. In den Ländern der so genannten Dritten Welt stellen sie jedoch ein ernstes Problem dar.

C-5.6 Kutane Tuberkulosen

I Inokulationstuberkulose (mit exogener Genese)	• tuberkulöser Primärkomplex • Tuberculosis verrucosa cutis • Lupus vulgaris (teilweise)
II sekundäre Tuberkulose (mit endogener Genese) • per continuitatem • per Autoinokulation	• Tuberculosis colliquativa cutis • periorifizielle Tuberkulose
III hämatogene Tuberkulose	• akute Miliar-Tuberkulose • Lupus vulgaris (teilweise)
IV Tuberkulide • mikropapulös • papulös • nodös	• Lichen scrofulosorum • papulonekrotisches Tuberkulid • Erythema induratum (Bazin) • knotige Vaskulitiden (teilweise)

Inokulationstuberkulose

Tuberkulöser Primärkomplex der Haut

▶ **Definition:** Primäre Infektion der Haut mit Mycobacterium tuberculosis oder Mycobacterium bovis.

Ätiologie: Ein tuberkulöser Primärkomplex der Haut entsteht durch Inokulation von Mykobakterien, manchmal iatrogen (z. B. Zirkumzision mit kontaminierten Instrumenten) vor allem bei Kindern und Jugendlichen, die noch keine Tuberkulose (stille Feiung) durchgemacht haben.

Klinik: Klinisch bildet sich an der Inokulationsstelle eine Papel, die in ein **Ulkus** übergeht und von einer schmerzlosen **regionären Lymphknotenschwellung** (Primärkomplex) begleitet ist (Abb. **C-5.50**). Das Ulkus zeigt nur geringe Tendenz zur Spontanheilung, gelegentlich kommt es zur Abszedierung bzw. Fistelbildung. Das Allgemeinbefinden ist nur wenig oder gar nicht gestört. Im Areal des Primärkomplexes kann es zum Lupus vulgaris kommen.

Diagnostik: Diagnostisch wichtig sind die Kultur des Erregers aus Eiter oder Gewebematerial und der Nachweis **säurefester Stäbchen** im Gewebe mit Spezialfärbungen.

Histopathologie: Initial findet sich eine abszedierende Entzündung, die charakteristischen tuberkuloiden Granulome entstehen erst nach Wochen. Der Tuberkulintest ist in der Frühphase negativ, wird jedoch im Verlauf der Erkrankung positiv.

Differenzialdiagnose: Differenzialdiagnostisch kommen vor allem das Skrofuloderm, selten ein syphilitischer Primärkomplex, Tularämie, Katzenkratzkrankheit, superinfizierter Herpes genitalis sowie atypische Mykobakteriosen in Betracht.

Therapie: Therapeutisch ist eine tuberkulostatische Behandlung mit einer **Mehrfachkombination** angezeigt. Behandelt wird 6 Monate lang mit einer Kombination aus 300 mg Isoniazid, Rifampicin 450 mg (bei < 50 kg KG) bzw. 600 mg (bei > 50 kg KG) täglich. In den ersten 2 Monaten zusätzlich Pyrazinamid 1,5 g (< 50 kg KG), 2 g (50 – 74 kg KG) bzw. 2,5 g (> 75 kg KG) kombiniert mit Ethambutol 15 mg/kg KG.

C-5.50 Inokulations-Tuberkulose

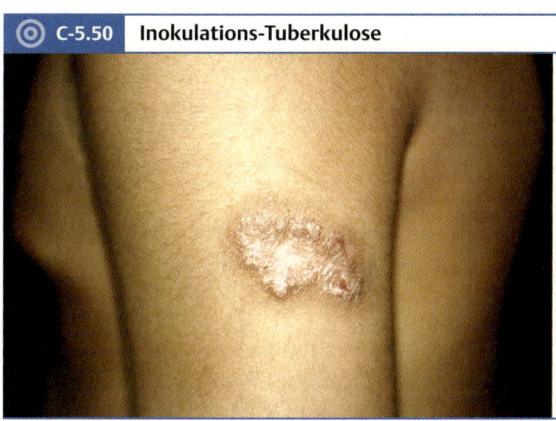

Inokulations-Tbc am Oberarm eines 8-jährigen Jungen aus Sri Lanka.

Tuberculosis verrucosa cutis

▶ **Definition:** Bei dieser Form der Hauttuberkulose handelt es sich um eine exogene Reinfektions-Tbc bei Patienten mit partieller Immunität.

Ätiologie: Besonders betroffen sind Menschen, die Umgang mit erregerhaltigem Material haben (Pathologen, Veterinäre, Schlachter). In weniger entwickelten

Ländern sind auch Kinder und Jugendliche betroffen. Die Infektion erfolgt durch erregerhaltiges Sputum über kleine Hautwunden, vor allem an Händen oder Füßen.

Klinik: Es zeigen sich **hyperkeratotische, warzenartige Effloreszenzen**, später plaqueartig (Abb. **C-5.51**).

Klinik: Klinisch entstehen eine, selten mehrere, **hyperkeratotische Effloreszenzen**, die im Frühstadium kaum von vulgären Warzen zu unterscheiden sind. Bei weiterer Ausdehnung bilden sich flache, verruköse Plaques, die bei einer gewissen Ausdehnung auch zentral abheilen können, oft in Form einer Atrophie (Abb. **C-5.51**). Gelegentlich entleert sich aus den verrukösen Veränderungen etwas Eiter.

Diagnostik: Charakteristisches klinisches Bild.
Histopathologie: Abszedierende Entzündung, wenig tuberkuloide Granulome.

Diagnostik: Die Diagnose ergibt sich aus dem charakteristischen klinischen Bild.

Histopathologie: Es finden sich irreguläre Epidermisverdickung und Abszessbildung in der Dermis. Die eher spärlich vorhandenen tuberkuloiden Granulome zeigen im Allgemeinen keine Verkäsung. Tuberkelbazillen sind, falls überhaupt, nur in geringer Zahl nachweisbar.

Differenzialdiagnose: Warzen, Lupus vulgaris, atypische Mykobakteriosen, Mykosen

Differenzialdiagnose: Differenzialdiagnostisch kommen vulgäre Warzen, Lupus vulgaris, vegetierende Pyodermie, atypische Mykobakteriosen und tiefe Mykosen in Betracht.

Therapie: Exzision unter Tuberkulostatika-Schutz.

Therapie: Therapeutische Exzision kleinerer Herde unter tuberkulostatischer Behandlung, wie beim Lupus vulgaris möglichst in einer Mehrfachkombination.

◉ C-5.51

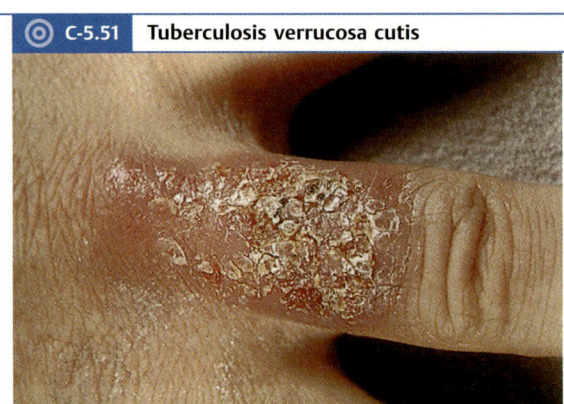

◉ **C-5.51** Tuberculosis verrucosa cutis

Tuberculosis verrucosa cutis am Fingerrücken eines 35-jährigen Veterinärs mit flächenhaftem, infiltriertem, grob schuppendem Erythem.

Lupus vulgaris

Lupus vulgaris

▶ Synonym

▶ **Synonym.** Tuberculosis luposa cutis

▶ Definition

▶ **Definition:** Extrem chronische, schwere und progrediente Reinfektions-Tuberkulose der Haut.

Ätiologie und Epidemiologie: Durch lokale oder hämatogene Ausbreitung der Erreger. Weltweit verbreitet, unter schlechten hygienischen Bedingungen häufiger.

Ätiologie und Epidemiologie: Die Erreger gelangen nicht selten als fortgeleitete Entzündung aus einem Lymphknotenherd oder nach einer Tuberculosis colliquativa cutis, seltener durch hämatogene Streuung in das Bindegewebe der Haut. Diese Form der Hauttuberkulose ist weltweit verbreitet, vor allem in Ländern mit schlechten hygienischen Bedingungen. Frauen sind häufiger als Männer betroffen.

Klinik: Klinisch meist polyzyklischer Herd im Gesichtsbereich (Abb. **C-5.52**). Im Verlauf Ulzeration und Narbenbildung sowie **Mutilationen** („Lupus"!).

Klinik: Klinisch findet sich zumeist nur ein planer oder leicht erhabener, polyzyklisch begrenzter, manchmal schuppender Herd, bevorzugt im Gesichtsbereich (Abb. **C-5.52**). Im weiteren Verlauf kommt es zu Ulzerationen, die unter Narbenbildung abheilen. Tief reichende Gewebedestruktionen führen zu

Mutilationen (Verstümmelung, Lupus!). Gelegentlich kommt es zu Schleimhautbefall mit trockener Rhinitis.

Diagnostik: Diagnostisch bietet der Lupus vulgaris wegen der langen Vorgeschichte, des charakteristischen klinischen Bildes, des positiven Sondenphänomens (Tab. **C-5.7**) und der Histopathologie wenig Probleme.

Diagnostik: Anamnese, klinisches Bild und positives Sondenphänomen (Tab. **C-5.7**) sind wegweisend.

Histopathologie: Typisch sind tuberkuloide Granulome im Corium, nur selten verkäsend, mit epitheloidzelligem Infiltrat und lymphozytärem Saum, Riesenzellen vom Langhans-Typ. Säurefeste Stäbchen sind nur in geringer Menge nachweisbar.

Histopathologie: Kaum verkäsende, tuberkuloide Granulome im Corium, wenig säurefeste Stäbchen.

Differenzialdiagnose: Klinisch ist vor allem der Lupus erythematodes und die Hautsarkoidose (Tab. **C-5.7**) abzugrenzen, daneben sind selten vegetierende Pyodermien, tiefe Mykosen, Halogenoderme und die Tertiärsyphilis in Betracht zu ziehen.

Differenzialdiagnose: Lupus erythematodes und Hautsarkoidose (Tab. **C-5.7**) außerdem tiefe Mykosen und Tertiärsyphilis.

Therapie: Der extrem chronische Verlauf macht eine konsequente systemische tuberkulostatische Behandlung mit einer Mehrfachkombination notwendig.

Therapie: Systemische Tuberkulostatikagabe in einer Mehrfachkombination.

Prognose: Gut, aber nach langjähriger Krankheitsdauer können sich in Lupusherden Karzinome entwickeln.

Prognose: Gut, in alten Lupusnarben Karzinomentwicklung möglich.

C-5.52 Lupus vulgaris mit karzinomatöser Umwandlung

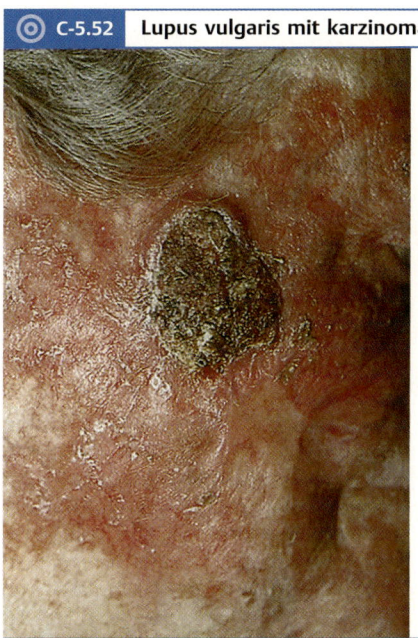

Seit 40 Jahren bestehender Lupus vulgaris mit karzinomatöser Umwandlung bei einer 68-jährigen Frau. Ausgedehntes erythematöses, teils atrophisches, teils hypertrophisches Areal. Großer keratotischer Tumor.

C-5.7 Differenzialdiagnose des Lupus vulgaris

diagnostische Hilfen	Lupus vulgaris	kutane Sarkoidose (s. S. 373)
Glasspateldruck	braune Eigenfarbe	gelb-braune Eigenfarbe
Sondenphänomen	bricht ein in Nekrobiose	bricht nicht ein

Sekundäre Tuberkulose

Tuberculosis colliquativa cutis

▶ **Synonym.** Skrofuloderm, tuberkulöse Gumma

Ätiologie und Epidemiologie: Dies ist die häufigste Form der Hauttuberkulose in den Tropen und Subtropen als Reinfektion bei schlechter bis mäßiger Abwehrlage. Hierzulande gehört das Skrofuloderm zu den Raritäten.

Klinik: Ausgehend von einem tuberkulösen Herd in oberflächlichen Lymphknoten (Hals, Axillen, Inguinalregion) oder im Knochen kommt es zu einer eitrig-abszedierenden Entzündung (Abb. **C-5.53**), die unter charakteristischer Narbenbildung abheilt. Die hämatogene Auslösung ist viel seltener und kommt eher bei älteren Patienten vor. Klinisch finden sich mehr oder weniger derbe subkutane Infiltrate, die einschmelzen und nach außen durchbrechen. Eine flächige Entzündung produziert serpiginöse Ulzera mit unterminierten Rändern, die nach Abheilung charakteristische, zipflige Narben hinterlassen.

Therapie: Es kommt nur eine konsequente Behandlung mit einer Mehrfachkombination (s. o.) in Betracht.

C-5.53 Tuberculosis colliquativa cutis

Tuberculosis colliquativa cutis an der Hand einer 55-jährigen Frau. Vegetierende und ulzerierende, livid-rote, tumoröse Veränderung am aufgetriebenen Daumenballen.

Die zu den sekundären Tuberkulosen zählende **periorifizielle Tuberkulose** und die **akute Miliartuberkulose** als Form der hämatogenen Tuberkulose sind extrem selten.

Tuberkulide

▶ **Definition:** Es handelt sich um abakterielle Eruptionen der Haut auf immunbiologischer Basis im Verlauf der hyperergischen Phase einer tuberkulösen Erkrankung.

Bei manchen Tuberkuliden kann Tuberkelbazillen-DNS mittels PCR nachgewiesen werden.
Beim seltenen **Lichen scrofulosorum** handelt es sich um ein kleinpapulöses Exanthem bei tuberkulösen Kindern. Das ebenfalls seltene papulonekrotische Tuberkulid mit mittelgroßen, zentral nekrotischen Papeln kommt auch bei Erwachsenen vor. Diese Form eines Tuberkulids ist differenzialdiagnostisch von einer Pityriasis lichenoides abzugrenzen.

Erythema induratum (Bazin)

Epidemiologie und Klinik: Vor allem bei Frauen mittleren Alters auftretende knotige Gefäßentzündungen der Waden, seltener anderer Lokalisation. Klinisch teils knotige, teils flächenhafte, indurierte, örtlich auch ulzerierte Hautveränderungen. Der Verlauf ist extrem chronisch, Spontanheilungen sind selten.

Diagnostik: Die Diagnosestellung erfolgt histopathologisch.

Histopathologie: Es findet sich eine chronisch-granulomatöse Entzündung der Dermis und des Subkutangewebes („noduläre Vaskulitis").

Differenzialdiagnose: Differenzialdiagnostisch sind vor allem die Necrobiosis lipoidica und andere granulomatöse Prozesse, insbesondere Periarteriitis nodosa, abzugrenzen.

Therapie: Falls eine tuberkulöse Ursache wahrscheinlich ist (PCR positiv), tuberkulostatische Dreifachkombination (s. o.)

5.4.2 Atypische Mykobakteriosen

▶ **Definition:** Auch andere Mykobakterien als M. tuberculosis und M. leprae können gelegentlich ulzeröse oder granulomatöse, chronische Hautveränderungen verursachen. Da die Erreger früher für atypische Tuberkelbazillen gehalten wurden, werden diese Erkrankungen noch als „atypische" Mykobakteriosen bezeichnet. Die Erreger finden sich im Allgemeinen als Saprophyten im Boden oder im Wasser.

Schwimmbadgranulom

Ätiologie und Klinik: Granulomatöse Hauterkrankung durch Mycobacterium marinum, selten durch M. kansasii, die im Wasser und in feuchtem Milieu vorkommen. Nach Inokulation des Erregers in kleine Wunden kommt es zu subkutanen Schwellungen, die eitrig einschmelzen oder zu verrukösen, plaqueartigen Effloreszenzen werden können. Die Ausbreitung entlang der Lymphbahnen, wie bei der Sporotrichose, kommt vor.

Diagnostik: Die Diagnose wird am besten durch Kultivierung des Erregers auf geeigneten Nährmedien aus dem Gewebe gestellt, eventuell auch mittels PCR am Gefrierschnitt. Die histopathologisch fassbare granulomatöse Entzündung ist unspezifisch, säurefeste Stäbchen lassen sich nur selten nachweisen.

Differenzialdiagnose: Differenzialdiagnostisch kommen vor allem Sporotrichose, Chromomykose, Tuberculosis verrucosa cutis sowie vegetierende Pyodermien in Betracht.

Therapie: Antibiotische Therapie am besten nach Resistogramm; wirksam sind meist Tetrazykline (z. B. Doxycyclin 200 mg/die für mehrere Wochen), Makrolidantibiotika, gelegentlich auch Clarithromycin oder Azithromycin sowie Rifampicin. Kleine Herde können exzidiert oder kryotherapeutisch angegangen werden.

▶ **Klinischer Fall.** Etwa 6 Wochen nach einer Verletzung an der Hand traten bei der 40-jährigen Patientin, die als Aushilfe im Geschäft ihres Ehemanns arbeitete, der mit exotischen Fischen handelt, granulomatöse Hautveränderungen auf (Abb. **C-5.54**). Diese heilten trotz intensiver Lokalbehandlung nicht ab. Histopathologisch wurde der Verdacht eines Schwimmbadgranuloms bestätigt und die Diagnose durch eine anschließende Kultivierung von Mycobacterium marinum gesichert. Unter der Behandlung mit Tetrazyklinen kam es zur langsamen Rückbildung der Hautveränderungen.

Durch andere atypische Mykobakterien (z. B. durch M. scrofulaceum, M. haemophilum und durch die Komplexe M. avium, M. fortuitum, M. chelonae/N. abscessus sowie M. smegmatis) verursachte Hautveränderungen betreffen fast ausschließlich Immunsupprimierte. In Afrika findet sich das **Buruli-Ulkus**, ein extrem schnell an Größe zunehmendes Ulkus durch M. ulcerans. Der Erreger ist unempfindlich gegenüber Tuberkulostatika.

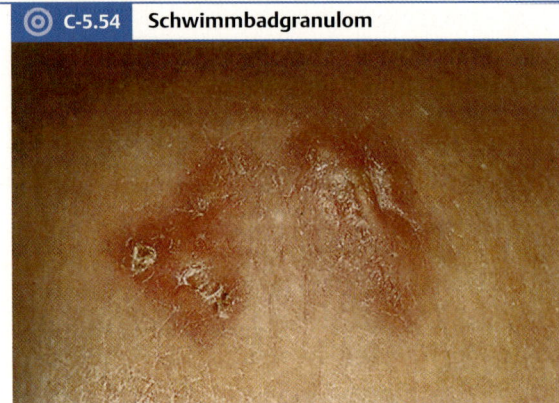

C-5.54 **Schwimmbadgranulom**

Schwimmbadgranulom mit subkutaner Granulombildung bei 40-jähriger Frau. Erythematöse, indurierte Herde mit beginnender Ulzeration.

5.4.3 Lepra

▶ **Definition:** Durch Mycobacterium leprae hervorgerufene, früher kosmopolitische, heute in wärmeren Klimaten vorkommende Infektionskrankheit der Haut und der peripheren Nerven.

Ätiologie und Epidemiologie: Weltweit gibt es mehrere Millionen Erkrankte mit fallender Tendenz. In Mitteleuropa finden sich autochthone Herde in Italien, Griechenland, Türkei, Spanien und Portugal mit mehreren tausend Patienten. Die Inkubationszeit ist lang und kann im Extremfall mehrere Jahre dauern. Betroffen sind alle Altersgruppen und beide Geschlechter; der Anteil der einzelnen Lepraformen scheint regional verschieden. Eine **genetisch fixierte Disposition** mit einem relativ isolierten Defekt der zellulären Immunabwehr gegenüber Mycobacterium leprae wird diskutiert. Die Kontagiosität der Lepra ist nicht sehr hoch, für disponierte Menschen scheint jedoch ein lang dauernder oder intensiver Kontakt mit einem „offen" Leprösen nicht erforderlich. Die **Übertragung** erfolgt höchstwahrscheinlich **durch bakterienhaltiges Wund- und Nasensekret** von Patienten mit einer lepromatösen Form. Tierische Vektoren (Insekten) sind als Überträger nicht sicher nachgewiesen. Möglicherweise existiert ein tierisches Reservoir in den im Süden Nordamerikas und in Lateinamerika wild lebenden neunbändigen Gürteltieren („armadillos").

Klinik: Nach einem uncharakteristischen Frühstadium **(Lepra indeterminata)**, kommt es nach unterschiedlich langer Zeit zu einer der eigentlichen Lepraformen zwischen **Lepra tuberculoides und Lepra lepromatosa**. Bei guter zellulärer Immunität entwickelt sich die tuberkuloide Lepra mit tuberkuloiden Granulomen im Corium und einer intensiven Mono- oder Oligoneuritis im Bereich der meist diskreten makulösen Hautveränderungen (Abb. **C-5.55 a**).

Ist die zelluläre Abwehr vermindert, kommt es zu den **Borderline-Formen** (dimorphe Formen), die zwischen der polaren Form der Lepra tuberculoides und Lepra lepromatosa liegen. Charakteristisch sind bizarre, oft zentral abgeheilte Herde (Abb. **C-5.55 b**). Mit abnehmender Immunität nehmen die Hautveränderungen an Ausdehnung, Intensität und Zahl zu (Tab. **C-5.8**), ebenso die Menge der Bakterien im Gewebe. Die vor allem an den Akren entstehenden Knoten sind typisch für die **lepromatöse Form** (Abb. **C-5.55 c**); histologisch durch eine granulomatöse Reaktion gekennzeichnet.

Die klinischen Symptome der Lepra sind, zusammen mit bakteriologischen und immunologischen Parametern, ausführlich in Tab. **C-5.8** zusammengefasst.

Durch einen Wechsel in der Immunitätslage kann es zu Exazerbationen kommen, die als **Lepra-Reaktionen** bezeichnet werden. Diese leiten häufig einen Übergang in eine Form mit schlechterer Immunität („down-grading") ein. Der Übergang in eine Form mit besserer Immunitätslage wird entsprechend als „up-grading" bezeichnet.

Bei den TT- und BB-Formen kommt es zur **Typ-1-Reaktion,** einer zellvermittelten akuten Entzündungsreaktion mit ausgeprägt neuritischen Erscheinungen. Die **Typ-2-Reaktion,** wahrscheinlich eine Immunkomplex-Reaktion, kommt häufiger bei den lepromatösen Formen vor (Erythema nodosum leprosum, als Maximalvariante: Lucio-Phänomen).

Hierbei unterscheidet man eine **Typ-1-Reaktion** (zellvermittelt) bei tuberkuloiden Formen und eine **Typ-2-Reaktion** (antikörpervermittelt) bei lepromatösen Formen.

C-5.55 Klinische Befunde bei Lepra

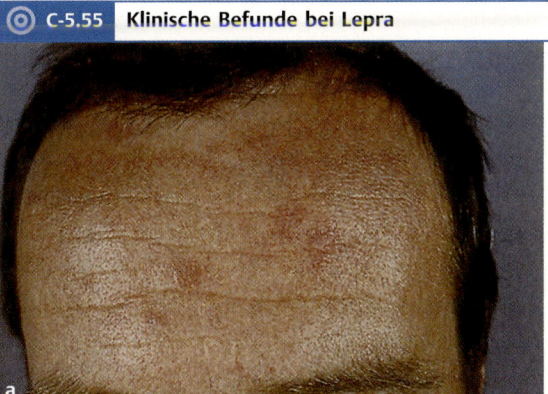
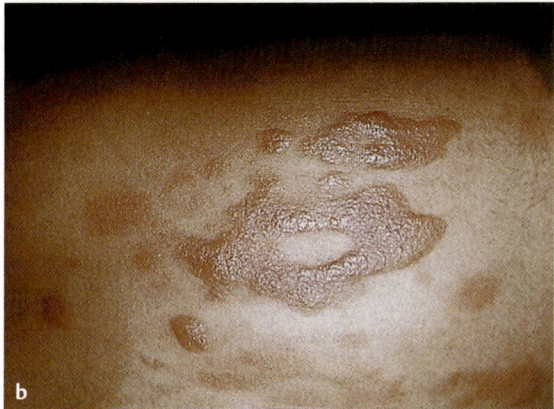
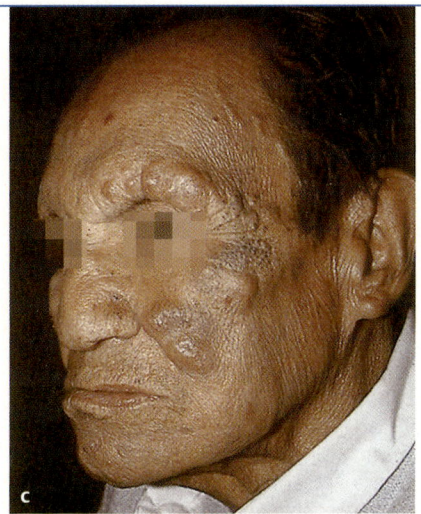

a Tuberkuloide Lepra: Diskrete erythematöse, relativ unscharf begrenzte, teils makulöse, teils leicht infiltrierte Effloreszenzen an der Stirn eines 40-jährigen Mannes.
b Borderline-lepromatöse Lepra: Charakteristisch konfigurierte, flach erhabene, bräunlich-rötliche, zentral abgeheilte, scharf begrenzte Herde am Stamm eines 60-jährigen Mannes.
c Lepra lepromatosa mit knotigen und wulstigen, teils hyperpigmentierten Veränderungen an den kühleren Stellen des Gesichtes. 72-jähriger Mann, seit 30 Jahren Lepra bekannt.

Diagnostik: Diagnostisch wegweisend sind Anamnese sowie die charakteristischen kutanen und nervalen Veränderungen. Besonders wichtig ist die Frage nach Aufenthalten in Endemiegebieten (Tab. **C-5.9**). Da es bislang nicht gelungen ist, M. leprae auf künstlichen Nährböden zu kultivieren, stützt sich die Diagnostik ganz auf den **Erregernachweis** aus Skarifikationsmaterial und im Gewebe am Paraffinschnitt, nach Fite-Faraco oder Triff gefärbt.
Die **Lepromin-(Mitsuda-)Reaktion,** ein dem Tuberkulintest vergleichbarer Intrakutantest mit inaktivierten M. leprae eignet sich nur zur Klassifikation, nicht jedoch zur Diagnostik, da er auch bei Gesunden aus Endemiegebieten positiv sein kann (Abb. **C-5.56**).

Diagnostik: Diagnostisch wegweisend sind Anamnese, Hautveränderungen und periphere Nervenschädigungen (Tab. **C-5.9**). Die Kultivierung von Mycobacterium leprae gelang bisher nicht, sodass die Diagnostik sich ganz auf den **Erregernachweis** im Gewebe stützt.

Der **Lepromin-Test** (Mitsuda-Reaktion) ist nur bei Formen mit guter Abwehrlage positiv. Er eignet sich nur zur Klassifikation, nicht zur Diagnostik, da er auch bei Gesunden aus Endemiegebieten positiv sein kann (Abb. **C-5.56**)

▶ **Merke.** Bei Patienten aus anderen Ländern und bei Einheimischen, die aus Endemiegebieten zurückkehren, ist immer an Lepra zu denken.

◀ Merke

Therapie: Die Therapie richtet sich nach der Menge der Erreger im Abstrich oder im Gewebe. Patienten mit erregerarmer Lepra („paucibazillär"), in der Regel TT- oder BT-Formen, nehmen täglich 100 mg **Dapson** und 1-mal im Monat unter Kontrolle 600 mg **Rifampicin**. Dauer der Behandlung: 6 Monate. Patienten mit erregerreicher Lepra („multibazillär") erhalten zusätzlich pro Tag 50 mg **Clofazimin** (Lamprene). Diese Behandlung wird 24 Monate lang durchgeführt. Wird eines der Medikamente nicht vertragen, kommen Prothionamid oder Ethionamid in Betracht. Wegen der Gefahr der Leprareaktion sollte die Behandlung

Therapie: Um Resistenzentwicklungen vorzubeugen, ist eine **Kombinationstherapie** mit **Dapson, Rifampicin** und **Clofazimin** nötig. Erregerarme Formen werden 6 Monate, erregerreiche Formen 24 Monate lang behandelt. Typ-1-Leprareaktionen werden mit Steroiden und Antiphlogistika, Typ-2-Reaktionen mit Thalidomid behandelt.

C-5.8 Klinische und histopathologische Kriterien der Lepra

Befunde	polar tuberkuloide Lepra (TT)	borderline-tuberkuloide Lepra (BT)	borderline-borderline Lepra (BB)	borderline-lepromatöse Lepra (BL)	polarlepromatöse Lepra (LL)
Effloreszenzen	einzelne oder wenige asymmetrisch angeordnet scharf begrenzt makulös oder randerhaben erythematös oder hypopigmentiert	wenige bis mehrere asymmetrisch angeordnet stärker infiltriert sonst wie TT	mehrere bis zahlreiche groß bizarr konfiguriert randeleviert scharf begrenzt	wie BB zusätzlich papulöse oder noduläre Veränderungen wie bei LL	papulös und/oder knotig Gesicht und Ohren bevorzugt symmetrisch Maximalform: Facies leontina
periphere Nerven	Neuritis frühzeitig Sensibilisierungsstörung und verminderte Schweißsekretion im Herd herdnahe Verdickung des peripheren Nervs	wie bei TT periphere Nerven frühzeitig befallen, verdickt in fortgeschrittenen Fällen trophische Störungen und Muskelatrophie	wie bei TT und BT oft ausgedehnter und frühzeitig Nervbefall Sensibilitätsstörung im Herd nicht ausgeprägt	Nervbefall spät und weniger ausgeprägt sonst wie bei LL neurologisch unauffällig	Nervbefall und Ausfälle spät, oft nur sekundär durch Kompression später distal betonte, symmetrische Sensibilitätsstörungen
Histopathologie					
Histiozyten	–	–	++	++	++
Schaumzellen	–	–	–	+/–	++
Epitheloidzellen	+	+	+/++	+/–	–
Langhans-Zellen	++/–	+/–	–	–	–
Lymphozyten	–/+	–/+	(+)	++/+	+/–
säurefeste Stäbchen[1]	1 (Nerv)	1–10 (Nerv)	1–10 (Infiltrat)	10–100 (Infiltrat)	1000+ (Infiltrat)
Lepromintest (Mitsuda-Reaktion)	+	+/–	–	–	–

+ vorhanden ++ reichlich vorhanden – fehlt
[1] pro Gesichtsfeld (Ölimmersion, ×1000)

C-5.9 Wegweisende Diagnostik bei Lepra

Anamnese	• Herkunft aus oder Aufenthalt in Endemiegebieten (auch Jahre vorher) • Dauerbehandlung mit Diaminodiphenylsulfon (Dapson) bei ausländischen Patienten

Haut- und neurologische Veränderungen	• hypopigmentierte oder erythematöse Flecken/Plaques (Formvielfalt) mit:
	  – dissoziierter Empfindungsstörung
	  – verminderter Schweißsekretion
	  – Alopezie
	  – trophischen Störungen
	• disseminierte Papeln oder Knoten mit:
	  – Bevorzugung kühler Körperteile
	  – assoziierten neurologischen Störungen
	  – Verdickung oberflächennaher peripherer Nerven
	  – Mononeuritis multiplex

C-5.56 Schema der Immunlage bei Lepra

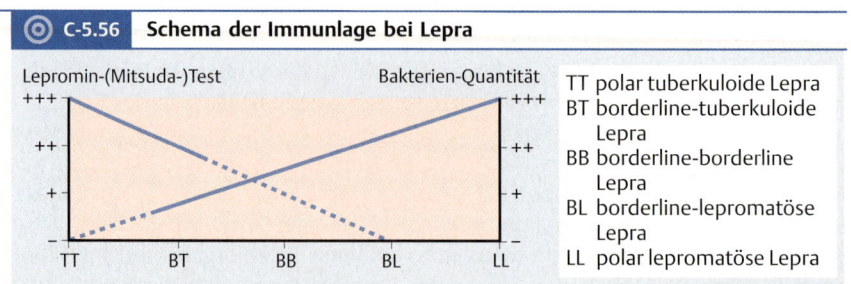

TT polar tuberkuloide Lepra
BT borderline-tuberkuloide Lepra
BB borderline-borderline Lepra
BL borderline-lepromatöse Lepra
LL polar lepromatöse Lepra

durch erfahrene Therapeuten erfolgen. Eine Hospitalisierung ist wegen der geringen Kontagiosität behandelter Fälle nur für kurze Zeit notwendig. Die Leprareaktion vom Typ 1 wird mit Steroiden und nicht steroidalen Antiphlogistika behandelt, die Typ-2-Reaktion bevorzugt mit Thalidomid. Lepra-Impfstoffe sind noch nicht verfügbar.

▶ **Klinischer Fall.** Bei dem Bergmann kam es eineinhalb Jahre nach einem längeren Aufenthalt in Venezuela zu umschriebenen, gefühllosen Hautveränderungen an den Unterschenkeln. Erst nachdem weitere kleinere, erythematöse Herde am Stamm und im Gesicht (Abb. **C-5.55 a**) aufgetreten waren, wurde ein Hautarzt aufgesucht. Die klinische Verdachtsdiagnose einer tuberkuloiden Lepra ließ sich histopathologisch und neurologisch sichern. Unter der Monotherapie mit Dapson kam es zu einer völligen Rückbildung der Hautveränderungen innerhalb eines Jahres (Rifampicin wurde wegen einer Leberschädigung nicht eingesetzt).

◀ **Klinischer Fall**

5.5 Leishmaniosen

▶ **Definition:** Leishmaniosen sind chronisch-granulomatöse Hautveränderungen durch Protozoen des Genus Leishmania.

◀ **Definition**

Ätiologie und Epidemiologie: Für die humanen Leishmaniosen der Alten Welt sind im Wesentlichen 5 Erregergruppen, für die der Neuen Welt 3 Erregergruppen verantwortlich (Abb. **C-5.57**). Weltweit leiden viele Millionen Menschen aller Altersgruppen, Männer und Frauen in etwa gleichermaßen, an Leishmaniosen. Die Leishmaniosen sind Zoo- und Anthroponosen, der Mensch kann sowohl Zwischen- als auch Endwirt sein. Erregerreservoir sind außer Menschen Nagetiere und Hunde. Überträger sind Sandmücken, in der Alten Welt vor allem Phlebotomus-Arten.

Ätiologie und Epidemiologie: Weltweites Vorkommen in warmen Klimazonen. Alle Altersgruppen und beide Geschlechter sind betroffen. Zur geographischen Verteilung s. (Abb. **C-5.57**). Leishmaniosen sind Zoo- oder Anthroponosen. Reservoir sind vor allem wild lebende Nagetiere. Die Überträger sind Sandmücken (meist Phlebotomus-Arten).

Klinik: Klinisch lassen sich die Leishmaniosen in kutane und mukokutane Formen (der Alten und Neuen Welt) sowie in die viszerale Form einteilen. Die **kutane Leishmaniose der Alten Welt** (Südeuropa einschl. Südspanien, Balkan, Vorderer Orient – „Orientbeule") bleibt, außer bei Immunsupprimierten, auf die Haut beschränkt (Abb. **C-5.58 a**). Zumeist besteht nur eine Effloreszenz, die sich langsam zu einer verrukösen Plaque umwandelt, manchmal auch in ein Ulkus (Abb. **C-5.58 b**).
Selten kommt es zu Rezidiven (Leishmania recidivans). Bei disseminierten Veränderungen können die regionären Lymphknoten geschwollen sein, bei Generalisierung kommt es zu der seltenen anergischen Form, die klinisch große Ähnlichkeit mit der lepromatösen Lepra hat.
Bei den **Leishmaniosen der Neuen Welt** (Mittel- und Lateinamerika) sind die Hautveränderungen ausgeprägter, außerdem ist oft die Schleimhaut der Orifizien betroffen. Die Prognose dieser **mukokutanen Leishmaniosen** („Espundia") ist schlechter, da Spontanheilungen seltener vorkommen und gelegentlich tiefere Strukturen zerstört werden.
Die klinischen Symptome der **viszeralen Form** der Leishmaniose (Kala-Azar) mit Anämie, Hepatosplenomegalie und Fieber können leicht mit der Malaria verwechselt werden. In späteren Stadien kommt es zur grauen oder schwarzgrauen Hyperpigmentierung der Haut. In den Wochen nach der Abheilung kommt es, manchmal erst nach Jahren, bei etwa 5–20 % zur „Post-Kala-Azar-dermalen Leishmaniose", auch als „dermales Leishmanid" bezeichnet, mit papulösen oder makulösen, meist hypopigmentierten Hautveränderungen.

Klinik: Die **kutane Leishmaniose der Alten Welt** („Orientbeule"), die auch in Südeuropa (Spanien!) heimisch ist, bleibt auf die Haut beschränkt. Nach Insektenstichen treten eine oder wenige papulöse oder plaqueartige Effloreszenzen auf (Abb. **C-5.58 a**), die gelegentlich ulzerieren (Abb. **C-5.58 b**).

Sonderformen sind die rezidivierende und die anergische Form.

Bei **Leishmaniosen der Neuen Welt** (Mittel- und Südamerika) ist Schleimhautbefall mit destruierendem Wachstum **(mukokutane Form)** nicht selten.

Die **viszerale Form** der Leishmaniose (Kala-Azar) mit einem malariaartigen Krankheitsbild, zeigt in den Spätstadien papulöse und makulöse, oft depigmentierte Hautveränderungen („Post-Kala-Azar-dermale Leishmaniose" oder „dermales Leishmanid").

Therapie: **Kutane Leishmaniosen** der Alten Welt heilen meist spontan, größere und multiple Veränderungen werden mittels Exzision, Kryotherapie, Paromomycin-Salbe oder intraläsional mit fünfwertigen Antimonverbindungen behandelt. Ausgedehntere Veränderungen und **mukokutane Formen** werden systemisch mit diesen Verbindungen behandelt, die **viszerale Form** mit Amphotericin B in liposomaler Zubereitung.

Therapie: Die **kutane Leishmaniose** kann bei Vorliegen kleiner Herde chirurgisch, kryochirurgisch oder topisch mit Paromomycin-Salbe therapiert werden; sonst Gabe fünfwertiger Antimonverbindungen intraläsional oder systemisch. **Viszerale Form**: liposomales Amphotericin B.

C-5.57 Verbreitung der Leishmaniose

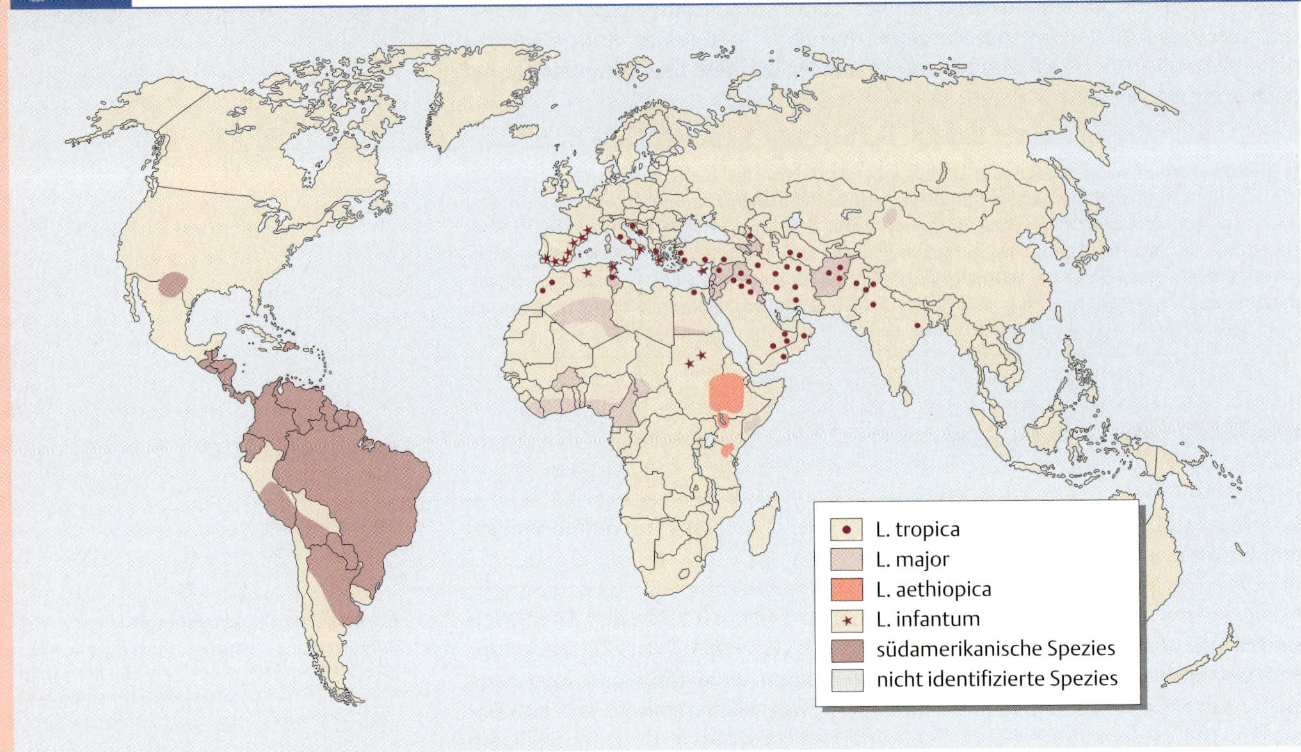

- • L. tropica
- • L. major
- • L. aethiopica
- ★ L. infantum
- südamerikanische Spezies
- nicht identifizierte Spezies

Erreger	Verbreitungsgebiet	Krankheitsbild
	Alte Welt	
L. donovani	Ostafrika, Indien, China	VL, PKDL
L. infantum	Mittelmeerraum, Asien	VL, KL, selten MKL
L. tropica	Mittelmeerraum, Vorderer Orient, Zentralasien	KL, LR, selten VL
L. major	wie bei L. tropica, außerdem Subsahara	KL, selten MKL
L. aethiopica	Äthiopien, Kenia, Sudan	KL, selten DKL
	Neue Welt	
L. chagasi	Süd- u. Mittelamerika	VL
L.-brasiliensis-Komplex	Süd- und Mittelamerika einschl. Guayana, Panama u. Brasilien	KL, MKL
L.-mexicana-Komplex	Mittelamerika, Venezuela, Kolumbien, Amazonasgebiet	KL, selten DKL

DKL diffuse kutane Leishmaniose
KL kutane Leishmaniose
LR Leishmaniosis recidivans
MKL mukokutane Leishmaniose
PKDL Post-Kala-Azar-dermales Leishmanoid
VL viszerale Leishmaniose

C-5.58 Kutane Leishmaniose

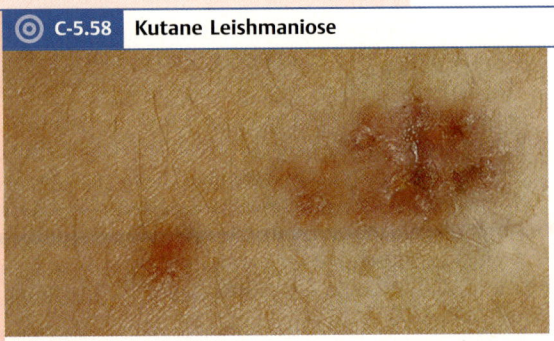

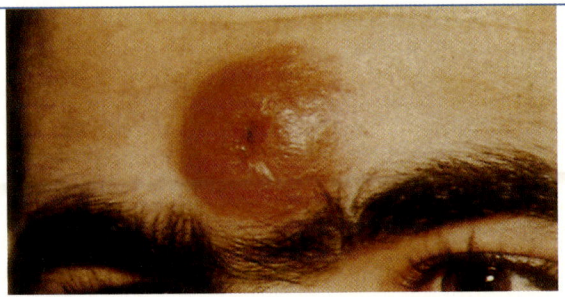

a Kutane Leishmaniose mit erythematösem Infiltrat am Oberschenkel eines 12-jährigen Mädchens nach einem Urlaub in Südspanien. Die größere Effloreszenz zeigt den Zustand nach Probeexzision.

b Rötliche Schwellung mit zentraler Ulzeration bei kutaner Leishmaniose.

Sonstige tropische Hauterkrankungen

Viele der in tropischen und subtropischen Ländern vorkommenden infektiösen und parasitären Systemerkrankungen können auch Hautveränderungen hervorrufen.

Häufiges Souvenir eines Urlaubs in Ostafrika, Brasilien oder Südostasien ist die **Larva migrans**. Die Infestation mit Larven von Hakenwürmern, die im Darm von Hunden und Katzen leben, führt zu charakteristischen, meist geröteten, stark juckenden, gewundenen, leicht erhabenen Gängen („creeping eruption"), meist an der Fußsohle (Abb. **C-5.59**). In der Regel sterben die Hakenwurmlarven, für die der Mensch ein Fehlwirt ist, nach Tagen bis Wochen ab. Eine Therapie mit Mebendazol (2-mal 100 mg/die für 3 Tage), Albendazol (400 mg/die für 5 Tage) oder Febendazol (2-mal 300 mg/die für 10 Tage) ist nur bei ausgedehntem Befall oder extremem Juckreiz notwendig. Die äußerliche Behandlung mit „Anthelminthika-Zubereitungen" ist beliebt, aber nicht sicher wirksam.

Bei der **Strongyloidiasis**, einer Darminfektion durch den Zwergfadenwurm Strongyloides stercoralis, kommt es häufig zu schnell wandernden, streifigen, urtikariellen Veränderungen (**„Larva currens"**).

Relativ häufiges „Mitbringsel" sind Fliegenlarven, die sich in der Subkutis entwickeln (**Myiasis**). In Afrika sind es meist Larven der Tumbu-Fliege (Cordylobia antropophaga), in Südamerika dagegen die einer Dasselfliege (Dermatobia hominis).

Aus der Fülle der tropischen Hautkrankheiten werden gelegentlich hierzulande beobachtet: **Tungiasis** (Sandflöhe) mit stark juckenden Papeln mit zentralem schwarzen Punkt, vor allem an den Zehen und den Fußsohlen, hervorgerufen durch Sandflohweibchen. Sekundärinfektionen sind häufig, therapeutisch bleibt oft nur die chirurgische Entfernung.

Nicht besonders häufig sind die **Zerkariendermatitis** („swimmers itch") nach dem Baden in Gewässern, die Larven der im Darmtrakt von Wassergeflügel lebenden Trichobilharzien enthalten. Die juckenden, papulösen Hautveränderungen sind eher flüchtig. Betroffen sind die nicht von der Badekleidung bedeckten Körperstellen, im Gegensatz zur so genannten **„seabather's eruption"**. Hier finden sich die juckenden, oft wochenlang persistierenden, exanthematischen Hautveränderungen an bedeckten Körperteilen. Ursache sind wahrscheinlich Larven von Nesseltieren (Seeanemonen!). Ebenfalls selten sind Hautveränderungen bei Wurmerkrankungen wie **Filariosen** mit Elephantiasis als Spätfolge und **Onchozerkose** mit subkutanen Knoten oder einer psoriasiformen Dermatose.

Sonstige tropische Hauterkrankungen

- **Larva migrans** durch Hakenwurmlarven (Abb. **C-5.59**)

- **„Larva currens"** durch Zwergfadenwurmlarven

- **Tungiasis** (Sandflöhe)

- **Zerkariendermatitis** durch Schistosomenlarven
- **„Seabather's eruption"** durch Larven von Nesseltieren
- **Filariosen** durch Mikrofilarien
- **Onchozerkose** durch erwachsene Würmer und Mikrofilarien.

C-5.59 Gang einer Larva migrans

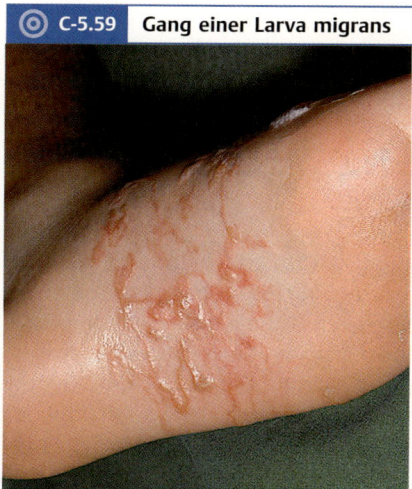

Typischer gewundener erythematöser Gang einer Larva migrans an der Fußsohle eines 23-jährigen Patienten.

▶ **Klinischer Fall.** Schon kurz nach der Rückkehr von einem Urlaub an der ostafrikanischen Küste fiel dem 23-jährigen Mann eine Rötung an der Fußsohle auf. Aus dieser entwickelte sich im Laufe der nächsten Tage die langsam fortschreitende, mäandrierende (schlangenförmige), streifige Rötung durch die Larva migrans (Abb. **C-5.59**). Nach lokaler Kryotherapie am vorderen, larvenhaltigen Ende komplette Rückbildung innerhalb weniger Tage.

5.6 Parasitäre Hauterkrankungen (Epizoonosen)

5.6.1 Hauterkrankungen durch Milben

Skabies

▶ **Synonym.** Krätze

Ätiologie und Pathogenese: Der Erreger der Skabies ist die Krätzmilbe **Sarcoptes scabiei variato hominis**. Die weiblichen Milben sind 0,3 – 0,4 mm groß und gerade noch mit bloßem Auge wahrnehmbar. Das Männchen ist nur halb so groß. Das begattete Weibchen gräbt Gänge in die Hornschicht der Haut und legt dort Eier ab. Es stirbt nach wenigen Wochen ab. Aus den Eiern entwickeln sich innerhalb von 3 Wochen zunächst Larven, dann Nymphen und schließlich geschlechtsreife Milben. Larven, Nymphen und Männchen leben auf der Hautoberfläche. Die Männchen gehen nach der Kopulation zugrunde (Abb. **C-5.60**).
Die Übertragung der Milben erfolgt bei engem körperlichen Kontakt, vor allem beim Sexualkontakt. Bis die Infektion bemerkt wird, vergehen meist mehrere Wochen, da zunächst eine Sensibilisierung gegen die Milbenantigene erfolgen muss, die dann zu einem stark juckenden papulösen bis urtikariellen Exanthem führen. Bei der Untersuchung der Kontaktpersonen ist dies zu berücksichtigen.

C-5.60 Entwicklungszyklus Sarcoptes scabiei variato hominis

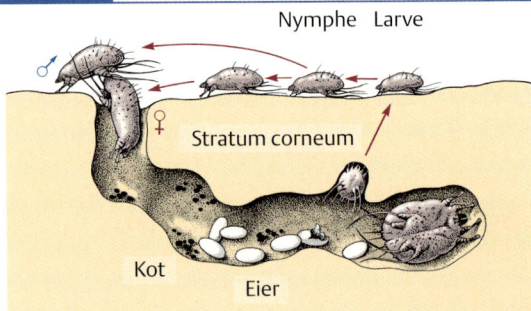

Schematische Darstellung des Entwicklungszyklus von Sarcoptes scabiei variato hominis.

Klinik: In den ersten Wochen nach Infektion ist das Leitsymptom der äußerst quälende Juckreiz, besonders in der Bettwärme. In dieser Phase kann man bereits an den **Prädilektionsstellen** (Interdigitalfalten, Handgelenken, vordere Axillarlinie, Mamillen und bei Erwachsenen **meist auch im Genitalbereich**) typische gangartige, längliche Papeln **(Milbengänge)** erkennen (Abb. **C-5.61 a, b**). Geübte Untersucher sehen die Milbe als dunkles Pünktchen, mit dem Auflichtmikroskop auch als dunkle Trapezform am Ende des Ganges. Nach einigen Tagen bis Wochen kommt es durch die Sensibilisierung auf die Milbenantigene zu generalisiertem Juckreiz und papulovesikulösen bis urtikariellen Hauterscheinungen. Durch Kratzen und Sekundärinfektion entsteht ein buntes Bild mit Exkoriationen, Ekzematisation und Impetiginisierung.
Diagnostische Schwierigkeiten kann die so genannte „gepflegte" oder larvierte **Skabies** machen (Scabies incognito). Der gut gepflegte Patient klagt lediglich

5.6 Parasitäre Hauterkrankungen (Epizoonosen)

über starken Juckreiz. Es fehlen entzündliche Hauterscheinungen. Bei guter Beleuchtung sieht man aber die hautfarbenen länglichen Papeln an den Prädilektionsstellen und kann auch Milben nachweisen. Kleinere Epidemien können in Alten- und Pflegeheimen und Intensivpflegestationen durch Übertragungen zwischen Patienten und Pflegepersonal entstehen.

Eine besonders schwere Verlaufsform mit massivem Milbenbefall kann bei Patienten mit Immunabwehrschwäche und Malignomen auftreten. Sie wird **Scabies norwegica** oder **Borkenkrätze** genannt.

Diagnostik: Wegweisend sind das klinische Bild und der nächtliche Juckreiz. Der mikroskopische Nachweis gelingt am besten in den gangartigen, papulösen Herden an den Prädilektionsstellen, vor allem in den Zwischenfingerräumen und im Genitalbereich beim Erwachsenen. Mit dem Dermatoskop kann man die Milbe am Gangende erkennen. Man skarifiziert die Haut über der Papel und entnimmt die Milbe mit einer Nadel oder einem Tesafilmstreifen oder schneidet die Papel tangential mit einem Skalpell ab. Das Material wird auf einen Objektträger mit 15 % Kalilauge gebracht und mit einem Deckglas abgedeckt. Man erkennt bei 100facher mikroskopischer Vergrößerung Milben, Eier oder Kotballen (Skyballa) (Abb. **C-5.61 c**). Wegen der geringen Anzahl von Milben ist der Nachweis nicht einfach.

Differenzialdiagnose: Differenzialdiagnostisch kommt ein pruriginöses Ekzem, eine atopische Dermatitis oder Pyodermie, bei entsprechender Anamnese auch eine Tiermilbendermatitis oder Trombidiose infrage.

Therapie: Beim **Erwachsenen 3-tägige Ganzkörperbehandlung** mit Gamma-Hexachlorocyclohexan (z. B. Jacutin) oder Benzylbenzoat. Mit Permethrin (Infecto Scab) und Allethrin (Spregal) ist eine einmalige Anwendung möglich. Bei **Kindern** nur **stundenweise** Behandlung wegen der neurotoxischen Nebenwirkung der Präparate. Bei Säuglingen und Schwangeren Therapie mit dem weniger toxischen Permethrin (z. B. Infecto Scab) oder Benzylbenzoat (z. B. Antiscabio-

Diagnostisch schwierig ist die **larvierte Skabies.** Es fehlen entzündliche Hauterscheinungen.

Eine besonders schwere Verlaufsform bei Immunabwehrschwäche ist die **Scabies norwegica.**

Diagnostik: Wegweisend ist das klinische Bild. Mikroskopischer Nachweis von Milben, Eiern oder Kotballen in typischen Papeln (Abb. **C-5.61 c**).

Differenzialdiagnose: pruriginöses Ekzem, atopische Dermatitis, Pyodermie.

Therapie: Ganzkörperbehandlung mit Gamma-Hexachlorocyclohexan oder Benzylbenzoat über 3 Tage, danach **Vollbad** mit Antiseptikum.

C-5.61 Skabies

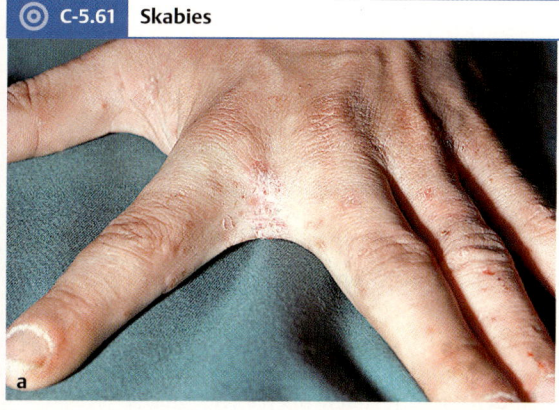
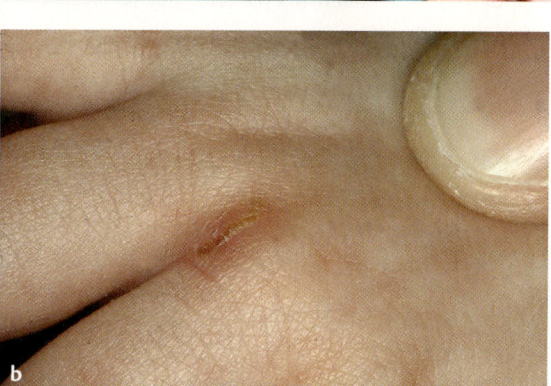
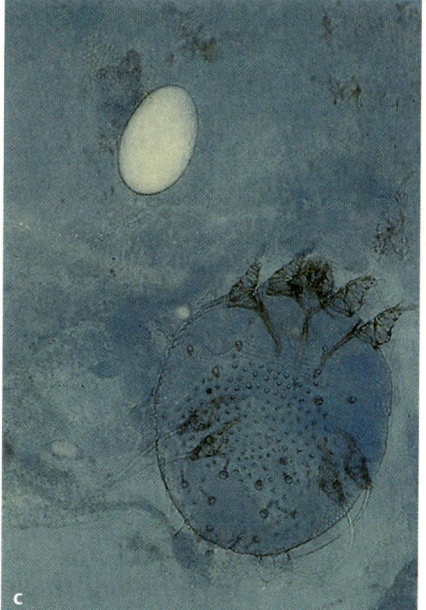

a, b Gangartige Papeln in den Interdigitalfalten.
c Mikroskopisches Präparat einer Papel mit Krätzmilbe und Ei.

sum Mago). Behandlung **unter** den Fingernägeln nicht vergessen! Anschließend **Vollbad** mit Detergens und Antiseptikum.

Die Patienten müssen nach der Skabiestherapie Wäsche und Kleidung mit direktem Körperkontakt bei >60°C waschen. Nicht waschbare Kleidung muss mindestens 4 Tage gelüftet werden, da die Milben außerhalb der Haut nur 2–3 Tage überleben.

Alle **Kontaktpersonen** müssen behandelt werden, auch wenn sie (noch) keine Symptome haben.

Die **Nachbehandlung** der ekzematösen Hautveränderungen, die durch die stark austrocknende Therapie meist noch schlimmer werden, wird mit rückfettenden Bädern und Salben, eventuell mit Kortikosteroidzusatz durchgeführt.

Bei schweren Formen und Rezidiven kann eine orale Therapie mit Ivermectin (z. B. Stromectol) durchgeführt werden.

Trombidiose

▶ **Synonym.** Erntekrätze, Herbstkrätze

Ätiologie: Viele Arten von Laufmilben leben auf Pflanzen. Nur ihre Larven verursachen Hauterscheinungen, im Herbst vor allem **Trombicula autumnalis**.

Klinik: Hauterscheinungen treten an den Körperstellen mit besonders engem Kleidungskontakt auf: Gürtellinie, Büstenhalter etc. Einige Stunden nach Kontakt kommt es zu roten Makulä und Urtikä, später zu Seropapeln mit starkem Juckreiz.

Diagnostik: Gelegentlich kann man die Trombidien als winzige rote Pünktchen erkennen. Häufig treten kleine Epidemien in feuchten Spätsommermonaten auf.

Therapie: Juckreiz stillende, indifferente Therapie mit Eichenrinde und Zinkschüttelmixtur. Eine spezifische Therapie gegen Milben ist nicht erforderlich.

Weitere Milbenerkrankungen

Weitere Milbenerkrankungen der Haut können durch Übertragung von **Tiermilben** auf den Menschen entstehen, z. B. Cheyletiella species von Kaninchen, Hasen, Katzen und Hunden sowie die Hühner- und Vogelmilben Dermatonyssus species. Die **Haarbalgmilbe** Demodex folliculorum lebt als Saprophyt in den Talgdrüsenfollikeln des Menschen und kann rosaceaähnliche Hautveränderungen hervorrufen.

5.6.2 Erkrankungen durch Läuse

Läuse sind flügellose Insekten. Kopf-, Kleider- und Filzläuse werden von Mensch zu Mensch übertragen; vor allem unter schlechten hygienischen Bedingungen bei engem körperlichen Kontakt.

Läuse saugen in stündlichen Abständen Blut. Die befruchteten Weibchen kleben Nissen, in denen sich die Eier befinden, je nach Spezialisierung an die Kopfhaare, Schamhaare oder in die Nähte der Kleider.

Pediculosis capitis

▶ **Synonym.** Kopfläuse

Ätiologie: Kopfläuse (Pediculi capitis) sind 2–3,5 mm lang. Sie befallen die Kopfhaare. Vor allem bei Kindern gibt es immer wieder Endemien in Kindergärten und Schulen.

Klinik: Starker Juckreiz, durch die Kratzeffekte **sekundäre Impetiginisierung** insbesondere an der Kopfhaut und der Nacken-Haar-Grenze und Lymphknotenschwellung nuchal sind Hauptsymptome.

Diagnostik: Bei geeigneter Beleuchtung sieht man die weißen Nissen, die sich im Gegensatz zu Hautschuppen nicht von den Haaren abstreifen lassen (Abb. **C-5.62 a**). Man findet auch die krabbelnden Läuse (Abb. **C-5.62 b**).

Therapie: Permethrin (InfectoPedicul) oder Allethrin (z. B. Jacutin N) wird als Gel oder Spray aufgetragen und nach mehreren Stunden ausgewaschen. Die Behandlung wird nach 5–8 Tagen wiederholt. Die Nissen werden durch Auskämmen der Haare mit Essig und einem ganz feinen Läusekamm entfernt. Anschließend erfolgt die Behandlung des Kopfekzems und der Superinfektion mit Antiseptika und Kortikosteroidlösungen.

Therapie: Lokaltherapie mit Permethrin oder Allethrin und Auskämmen der Nissen.

Pediculosis vestimentorum

▶ **Synonym.** Kleiderläuse

Ätiologie: Die Kleiderlaus ist größer als die Kopflaus (3–4 mm) (Abb. **C-5.62 c**) und legt ihre Eier meist in der Kleidung insbesondere in den Nähten der Unterwäsche ab.

Ätiologie: Die Kleiderlaus (Abb. **C-5.62 c**) legt ihre Eier meist in der Kleidung ab.

Klinik: Der Läusebiss führt zu Juckreiz und Quaddelbildung. Durch den Juckreiz wird die Haut stark zerkratzt und unter schlechten hygienischen Bedingungen sekundär bakteriell infiziert. Der gesamte Körper wird schließlich befallen. Bei entsprechender Verwahrlosung kann es zu schweren entzündlichen und ekzematischen Hautreaktionen kommen. Man nennt diese Erscheinungen **Vagantenhaut**. Läuse übertragen Rickettsiosen, Fleckfieber, Wolhynisches Fieber und Rückfallfieber.

Klinik: Der Biss der Kleiderlaus führt zu Juckreiz und Quaddelbildung. Die Haut wird stark zerkratzt und sekundär ekzematisiert und impetiginisiert.

Diagnostik: Wegweisend ist das klinische Bild mit starken Kratzeffekten.

Diagnostik: Klinisches Bild.

▶ **Merke.** Die Läuse und Nissen findet man nicht auf der Haut, sondern in den Nähten der Kleider.

◀ Merke

Therapie: Kleider mit antiparasitären Mitteln (z. B. Benzylbenzoat-Waschlösung) entwesen. Die Behandlung der Haut erfolgt entsprechend dem Grad der Sekundärinfektion mit Desinfizienzien oder Antibiotika. Behandlung infizierter Kontaktpersonen.

Therapie: Kleider entwesen und Sekundärinfektionen behandeln.

Pediculosis pubis

▶ **Synonym.** Filzläuse, Phthiriasis

Ätiologie: Filzläuse sind nur 1,5–2 mm lang und rund (Abb. **C-5.62 d**) und werden in der Regel durch Geschlechtsverkehr übertragen, selten auch durch engen Kontakt.

Ätiologie: Filzläuse (Abb. **C-5.62 d**) werden durch Geschlechtsverkehr übertragen.

Klinik und Diagnostik: Befallen werden Regionen mit **apokrinen Schweißdrüsen**: Schamhaare, Achselhaare, Mamillenhaare, bei Kindern auch Wimpern und Au-

Klinik und Diagnostik: Filzläuse befallen die Regionen mit **apokrinen Schweißdrüsen** (Scham-, Achsel-, Brusthaare). An den Biss-

C-5.62 Läuse

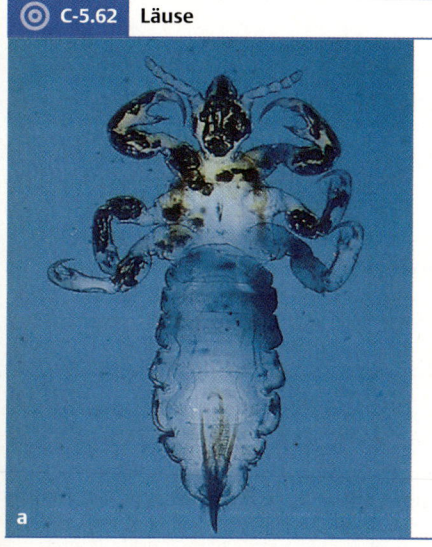
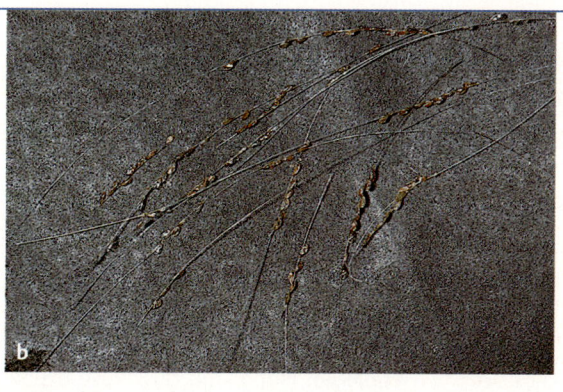

a Kopflaus.
b Nissen von Kopfläusen an den Haarschäften.

Fortsetzung ▶

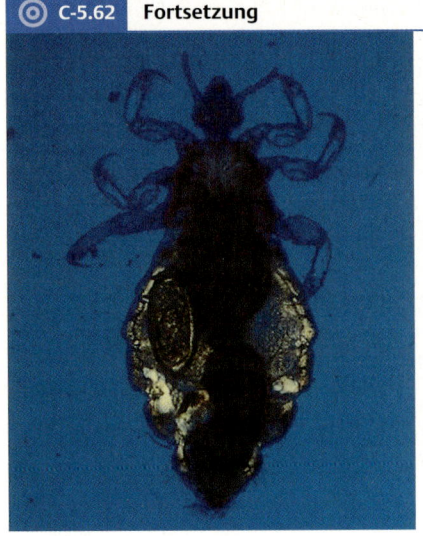 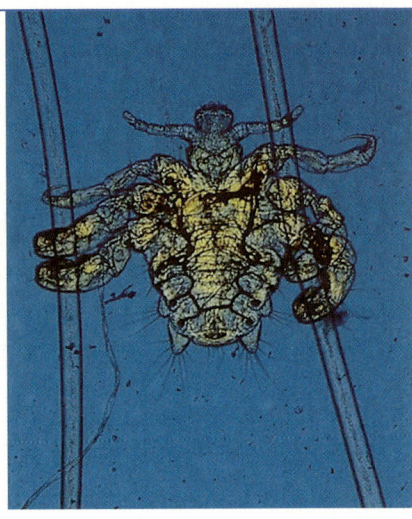

c Kleiderlaus. **d** Filzlaus.

stellen entwickeln sich kleine Hämatome (sog. **Tâches bleues**) und starker **Juckreiz**. Nachweis der Filzläuse mit bloßem Auge möglich.

Therapie: Wie bei Kopfläusen. Partnerbehandlung!

5.6.3 Erkrankungen durch Wanzen

▶ Synonym

Ätiologie: Die Bettwanze wandert nachts aus und saugt Blut.

Klinik: Der Stich der Bettwanze erzeugt Juckreiz und Quaddeln.

Diagnostik: Wanzen finden sich in Betten oder Sofas.

Therapie: Die Vernichtung der Wanzen in den Räumen erfolgt durch Insektizide. Hautreaktionen werden symptomatisch behandelt.

5.6.4 Erkrankungen durch Flöhe

▶ Synonym

Ätiologie: Flöhe sind flügellose Insekten. Der Menschenfloh (Pulex irritans) ist weitgehend ausgerottet, häufig sind Katzenflohbisse.

genbrauen. An den Bissstellen entwickeln sich kleine Hämatome, so genannte **Tâches bleues** (Maculae coeruleae). Der Patient wird meist durch den starken Juckreiz alarmiert.
Filzläuse bewegen sich und können mit bloßem Auge entdeckt werden; häufig auch schon durch den Patienten selbst.

Therapie: Wie bei Kopfläusen (s. o.). Mit dem Patienten über die notwendige Partnerbehandlung sprechen.

5.6.3 Erkrankungen durch Wanzen

▶ **Synonym.** Cimikose

Ätiologie: In Europa kommen Wanzen nur noch selten vor. Die Bettwanze (Cimex lectularius) wandert nachts aus und saugt Blut.

Klinik: Das beim Stich eingebrachte Speicheldrüsensekret erzeugt Juckreiz und Quaddeln. In der Mitte der Quaddel kann ein hämorrhagischer Punkt sichtbar sein. Die Wanzenstiche finden sich vor allem an unbekleideten Hautstellen, gruppiert oder aufgereiht.

Diagnostik: Wanzen können hinter Wandleisten, in Betten oder Sofas gefunden werden.

Therapie: Die Vernichtung der Wanzen in den Räumen erfolgt durch Insektizide. Hautreaktionen werden symptomatisch mit Lokalsteroiden und Antihistaminika behandelt.
Tropische Wanzen sind gefährlicher, da sie die Chagas-Krankheit übertragen können.

5.6.4 Erkrankungen durch Flöhe

▶ **Synonym.** Pulikose

Ätiologie: Flöhe sind flügellose Insekten, die meist auf einen Wirt spezialisiert leben. Der Menschenfloh Pulex irritans ist durch gute Wohnungshygiene bei uns weitgehend ausgerottet.
Tierflöhe können mangels des spezifischen Wirtes auch den Menschen befallen. Häufig sind Katzenflohbisse. Der tropische Sandfloh ruft die Tungiasis hervor (s. S. 261).

5.6 Parasitäre Hauterkrankungen (Epizoonosen)

Klinik und Diagnostik: Flohbisse sind meist multipel und asymmetrisch angeordnet an bedeckten Körperstellen zu finden. An der Bissstelle entsteht eine Quaddel und zentral sieht man auf Spateldruck einen kleinen hämorrhagischen Fleck. Diese Beobachtung ist diagnostisch richtungweisend (Abb. **C-5.63**).

Therapie: Symptomatische Behandlung der stark juckenden Quaddeln mit Antihistaminika. Kleidung mit Insektiziden einsprühen (z. B. Jacutin Puderspray, DDT Puderspray).

Klinik und Diagnostik: Flohbisse erzeugen Quaddeln mit hämorrhagischem Fleck (Abb. **C-5.63**). Die Bisse sind meistens gruppiert an bedeckten Körperstellen zu finden.

Therapie: Symptomatisch; evtl. Antihistaminika.

C-5.63 Flohbisse

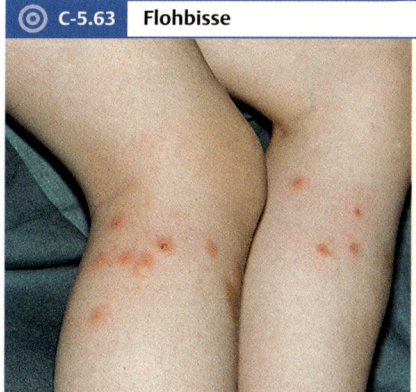

5.6.5 Erkrankungen durch Zeckenstiche

Zecken sind in waldreichen Gegenden sehr weit verbreitet. In Europa ist der häufigste Vertreter **Ixodes ricinus.** Sie leben im Laub, Gras und Gebüsch bis ca. 2 m Höhe und erkennen den vorübergehenden Blutwirt (Nagetier, Wild, Mensch) mit dem Haller-Organ anhand der CO_2-Konzentration. Mit dem Stechsaugapparat haken sie sich in die Haut und nehmen über mehrere Tage eine reichliche Blutmahlzeit zu sich (Abb. **C-5.64**). Sie können dabei ihr Körpervolumen um ein Mehrfaches vergrößern. Nach dem Saugakt zieht die Zecke die Mundwerkzeuge wieder aus der Haut zurück und fällt vom Wirt ab. Sie durchläuft einen Entwicklungszyklus vom Ei zur Larve (6 Beine), zur Nymphe und adulten Zecke (8 Beine).

Klinik: Der Saugakt verursacht einen leichten örtlichen Juckreiz. Wird die Zecke gewaltsam entfernt, können zurückbleibende Teile eine entzündliche **Fremdkörperreaktion** verursachen (Zeckengranulom). Beim Saugen können auch pathogene Erreger von der Zecke auf den Wirt übertragen werden, z. B. **Eiterkokken**, die zu Pyodermie oder Erysipel führen. Besondere Beachtung verdient die durch Zecken übertragene **Borrelia-burgdorferi-Infektion** (s. S. 242) und eine **Arbovirus-Infektion**, die die Frühsommer-Meningoenzephalitis (FSME) verursacht.

Therapie: Nach einem Aufenthalt in Zeckengebieten sollte man den Körper nach Zecken absuchen und diese so schnell wie möglich entfernen. Man packt die Zecke mit den Fingern oder einer Zeckenpinzette am Kopf und zieht sie vorsichtig aus der Haut heraus, ohne dabei den Körper zu quetschen. Die früher empfohlene Vorbehandlung mit Öl oder Klebstoff gilt heute als riskant, da bei der Erstickung der Zecke eventuell vermehrt Erreger in die Haut übergehen können. Gelingt die Entfernung nur unvollständig, sollten zurückgebliebene Reste kürettiert werden.

In Endemiegebieten von **FSME** empfiehlt sich eine aktive Immunisierung mit FSME-Impfstoff für Personen, die sich aus beruflichen Gründen oder in der Freizeit häufig im Freien aufhalten (Indikationsimpfung). Die Endemiegebiete kann man bei den Gesundheitsämtern oder im Internet erfahren.

Die Durchseuchung der Zecken mit **Borrelia burgdorferi** ist in Deutschland hoch. Je nach Region sind 5–35 % der Zecken infiziert. Die frühzeitige Entfernung der Zecken vermindert das Risiko der Borrelienübertragung. Die Infektion macht

5.6.5 Erkrankungen durch Zeckenstiche

In Europa ist der häufigste Vertreter der Zecken **Ixodes ricinus** und in waldreichen Gegenden weit verbreitet. Zecken haken sich mit ihrem Stechsaugapparat in die Haut ein und saugen Blut (Abb. **C-5.64**).

Klinik: Der Zeckenstich verursacht leichten Juckreiz. Bei der gewaltsamen Entfernung können zurückbleibende Teile ein Zeckengranulom verursachen. Beim Zeckenstich können pathogene Erreger von der Zecke auf den Wirt übertragen werden, z. B. **Eiterkokken, Borrelia burgdorferi** (s. S. 242) und **Arboviren**.

Therapie: Frühzeitige Entfernung der Zecke mit Zeckenpinzette ohne vorherige Anwendung von Öl oder Klebstoff. Zurückgebliebene Reste müssen kürettiert werden.

In Endemiegebieten von **FSME** empfiehlt sich eine aktive Immunisierung mit FSME-Impfstoff.

Nach Entfernung der Zecke sollte der Patient auf die möglichen Folgen einer **Borrelia-burgdorferi-Infektion** aufmerksam gemacht werden. Serologische Untersuchungen nach ca. 6 Wochen sind empfehlenswert.

sich erst nach 1–2 Wochen an der Stichstelle bemerkbar, entweder als Erythema migrans oder als Lymphadenosis cutis benigna (s. S. 244). Auch ohne Hautreaktion kann es zu einer Disseminierung der Borrelien kommen, die dann mit grippeartigen und neurologischen Symptomen einhergeht. Der Patient muss bei der Entfernung der Zecke auf diese Folgen aufmerksam gemacht werden. Eine serologische Untersuchung auf Borrelia-Antikörper ist nach ca. 6 Wochen empfehlenswert.

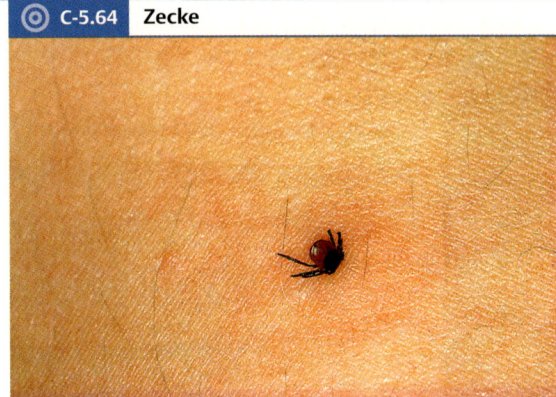

C-5.64 Zecke

Adulte weibliche Zecke (Ixodes ricinus) bei der Blutmahlzeit.

5.7 Sexuell übertragbare Krankheiten

▶ **Synonym.** Genitale Kontaktinfektionen, Geschlechtskrankheiten, venerische Infektionen, STD (sexually transmitted diseases)

Infektionskrankheiten, die überwiegend oder ausschließlich beim Geschlechtsverkehr übertragen werden, haben eine besondere mikrobiologische, psychologische, soziale und rechtliche Stellung.

Seit dem 1. 1. 2001 ist in Deutschland das Gesetz zur Verhütung und Bekämpfung von Infektionskrankheiten beim Menschen **(Infektionsschutzgesetz – IfSG)** gültig. Das bis dahin geltende Gesetz zur Bekämpfung der Geschlechtskrankheiten ist damit außer Kraft gesetzt. Nach dem neuen Infektionsschutzgesetz § 7 Abs. 3 ist nur noch der direkte oder indirekte Nachweis **von Treponema pallidum und HIV nicht namentlich** innerhalb von 2 Wochen an das Robert-Koch-Institut zu melden.

Die Behandlung von Patienten mit Syphilis und HIV-Infektion ist nach § 24 **nur Ärzten** im Rahmen der berufsmäßigen Ausübung der Heilkunde gestattet.

Bei epidemischer Ausbreitung von sexuell übertragbaren Krankheiten kann aufgrund § 15 Abs. 1 durch eine Rechtsverordnung diese Erkrankung in die Meldepflicht einbezogen werden.

5.7.1 Sexuell übertragbare Krankheiten durch Bakterien

Gonorrhö

▶ **Synonym.** Tripper

▶ **Definition:** Die Gonorrhö tritt primär im Bereich der Schleimhäute des Urogenitaltraktes, des Analkanals, des Rachens oder der Konjunktiven auf.

Epidemiologie: Vor Einführung der Antibiotikatherapie war die Gonorrhö besonders in Zeiten schlechter sozialer und hygienischer Umstände mit hoher

C 5.7 Sexuell übertragbare Krankheiten

Promiskuität eine der häufigsten Infektionskrankheiten, die wegen ihrer schweren entzündlichen Komplikationen im Urogenitaltrakt mit den Folgen der Urethralstriktur, Adnexitis und Unfruchtbarkeit gefürchtet war. Die Einführung der Sulfonamide und besonders des Penicillins sowie weltweite Kontrollmaßnahmen brachten in den 50er-Jahren zunächst einen Rückgang der Gonorrhö, nach Einführung der hormonellen Kontrazeption und der größeren sexuellen Freizügigkeit in der westlichen Welt kam es erneut zu einem Anstieg.

Nach Auftreten der HIV-Infektion und dem damit verbundenen Appell zur partnerschaftlichen Treue bzw. zum Kondomgebrauch (safer sex) ist in den letzten Jahren die Zahl der gemeldeten Gonorrhö-Fälle, vor allem der Rektalgonorrhö, zurückgegangen. Trotzdem ist die Gonorrhö auch **heute noch eine häufige Infektionskrankheit** (nach Schätzungen der WHO über 60 Millionen Neuerkrankungen pro Jahr) mit einem Erkrankungsgipfel im 18.–25. Lebensjahr.

Ätiologie und Pathogenese: Der Erreger wurde 1879 von Neisser entdeckt und nach ihm benannt. Neisseria gonorrhoeae ist äußerst empfindlich gegenüber Temperaturschwankungen und Austrocknung. Deshalb ist die Übertragung ausschließlich durch direkten Schleimhautkontakt möglich, meist durch Geschlechtsverkehr. Während der Geburt ist eine Übertragung auf die Konjunktiven der Neugeborenen mit nachfolgender eitriger Blepharo-Konjunktivitis und Erblindung möglich.

Diese ist durch die **Credé-Prophylaxe** (1 %ige Argentum-nitricum-Lösung in die Konjunktiven des Kindes direkt nach der Geburt) weitgehend verschwunden. Sie wirkt jedoch nicht gegen die weitaus häufigere Chlamydieninfektion. Deshalb werden heute nach der Geburt 2,5 %ige Povidon-Jod- oder 0,5 %ige Erythromycin-Augentropfen verabreicht.

Klinik und Komplikationen der genitalen Gonorrhö: Nach einer Inkubationszeit von 2–10 Tagen kommt es im Bereich der infizierten Schleimhäute zu einer akuten Entzündung. **Beim Mann** äußert sich die unkomplizierte Gonorrhö als **akute eitrige Urethritis anterior** mit Dysurie und reichlich gelb-grünlichem Ausfluss aus der Harnröhre. Das Orificium urethrae ist gerötet, durch den Fluor kann es zu einer begleitenden Balanoposthitis und Infektion der paraurethralen Drüsen kommen (Abb. **C-5.65 a**).

Als **Komplikation** können die Gonokokken in Prostata und Nebenhoden aszendieren und dort eine akute oder chronische **Urethro-Prostatitis und Epididymitis** mit nachfolgender Infertilität infolge des Verschlusses der Nebenhodenkanälchen verursachen. In ca. 20 % verläuft die Infektion beim Mann asymptomatisch. **Bei der Frau** verläuft die Gonorrhö in der Frühphase milder als beim Mann. In 50–70 % bleibt die **Urethritis** und **Zervizitis** unbemerkt, da Ausfluss oder leichte Dysurie als „nichts Besonderes" angesehen werden.

Selten tritt eine Bartholinitis auf, die dann sehr schmerzhaft und diagnostisch wegweisend ist. Eine **Kolpitis** (Vaginitis) kommt bei der geschlechtsreifen Frau **nicht** vor. Gonokokken können nur das Vaginalepithel von Mädchen vor der Menarche infizieren.

▶ **Merke.** Bei der Frau verläuft die Gonorrhö in der Frühphase oft asymptomatisch.

Erst die Komplikationen einer aufsteigenden Infektion führen zu einer äußerst schmerzhaften ein- oder doppelseitigen **Salpingitis** mit Fieber und starker Druckschmerzhaftigkeit im Unterbauch (bei vaginaler Untersuchung Portiohebeschmerz). Weiterhin kann es auch zu einer lokalisierten Peritonitis, der **Perihepatitis acuta Fitz-Hugh-Curtis** kommen mit atemabhängigen Schmerzen im Oberbauch.

Die Salpingitis führt je nach Schweregrad der Entzündung zur Zerstörung des Flimmerepithels der Eileiter und zu Verwachsungen und Verklebungen im Bereich der Adnexen, die zur **Infertilität** führen können.

Bei entsprechendem Sexualverhalten kann es auch primär zu einer **extragenitalen Gonorrhö** z. B. der **anorektalen** Gonorrhö (Proktitis) oder der **oropharyn-**

anorektal oder oropharyngeal) kommen. Zu dieser Gruppe zählt auch die Gonokokken-Konjunktivitis des Kleinkindes.

Disseminierte Gonokokkeninfektion: Eine hämatogene Aussaat von Gonokokken tritt nur in 1–3 % der Fälle auf.

Klinisch typisch ist die Trias von intermittierendem Fieber, Arthralgien und einer Dermatitis mit hämorrhagischen Pusteln an den Akren (Abb. **C-5.65 b**).

Die **Arthritis gonorrhoica** kann als einziges Symptom auftreten.

Diagnostik: Kultureller Nachweis von N. gonorrhoeae.

Mikroskopischer Direktnachweis: (Färbung mit Methylenblau oder nach GRAM) von **gramnegativen** intraleukozytär liegenden Diplokokken im Ausstrichpräparat (Abb. **C-5.65 c**).

▶ Merke

Kulturelle Anzüchtung: Da das mikroskopische Präparat nur eine Sensitivität von 40–70 % hat, kann eine Gonorrhö **nur** durch Kultur ausgeschlossen werden.

Differenzialdiagnose: Chlamydieninfektion (Abb. **C-5.67**).

Therapie: Möglichst frühzeitig.

Unkomplizierte Gonorrhö: Einzeittherapie mit Spectinomycin oder Gyrasehemmern.

Komplizierte Gonorrhö: Hochdosierte parenterale Antibiotikatherapie.

gealen Gonorrhö (Pharyngitis) bei Mann und Frau kommen. Auch die Konjunktivitis des Kleinkindes durch N. gonorrhoeae gehört zur Gruppe der extragenitalen Gonorrhö (s. o.).

Disseminierte Gonokokkeninfektion: Eine hämatogene Aussaat der Gonokokken kommt nur in ca. 1–3 % der Fälle, zumeist bei Frauen mit Komplementmangel der Fraktionen C 6–8 vor. Es handelt sich um besondere Gonokokken-Stämme (Auxotypen) mit hoher Penicillinempfindlichkeit.

Klinisch ist diese benigne Gonokokkensepsis erkennbar an der Trias von intermittierendem Fieber bis 39 °C, Arthralgien und einer sehr charakteristischen Dermatitis mit hämorrhagischen Pusteln an den Akren (Abb. **C-5.65 b**). **Histopathologisch** handelt es sich hierbei um eine Vaskulitis. Der Gelenkbefall äußert sich in der Frühphase der Disseminierung mit asymmetrischen Polyarthralgien, in der Spätphase als Monarthritis mit Gelenkerguss.

Die **Arthritis gonorrhoica** kann auch als alleiniges Symptom hämatogener Streuung auftreten.

Diagnostik: Die Diagnose wird durch den Erregernachweis gesichert; beweisend ist die kulturelle Anzucht.

Mikroskopischer Direktnachweis: Urethral- oder Zervikalsekret wird auf einem Objektträger ausgestrichen und nach Lufttrocknung und Hitzefixierung mit **Methylenblau** oder nach **GRAM** gefärbt. Bei 800–1000facher Vergrößerung kann man im Mikroskop **intraleukozytäre gramnegative** Diplokokken mit typischer semmelförmiger Konfiguration erkennen (Abb. **C-5.65 c**).

▶ **Merke.** Im Vaginalabstrich einer erwachsenen Frau sind Gonokokken nicht nachweisbar! Spekulumeinstellung der Portio zum Abstrich erforderlich.

Kulturelle Anzüchtung: von Neisseria gonorrhoeae: Da das mikroskopische Präparat nur eine Sensitivität von 40–70 % hat, kann eine Gonorrhö **nur** durch Kultur ausgeschlossen werden. Auf modifiziertem Thayer-Martin-Agar bei 35 °C unter 5–7 % CO_2-Anreicherung wachsen die Gonokokken nach 24–48 Stunden. Der kulturellen Anzüchtung von N. gonorrhoeae kommt eine besondere Bedeutung bei der Erkennung von asymptomatischen Infektionen, vor allem bei Frauen, zu.

Differenzialdiagnose: Die klinische Symptomatik der Chlamydieninfektion ist der Gonorrhö sehr ähnlich (vgl. Abb. **C-5.67**).

Therapie: Eine möglichst frühzeitige Therapie ist notwendig, um Spätfolgen zu vermeiden.

Unkomplizierte Gonorrhö: Einzeitbehandlung mit Spectinomycin 2 g i. m. oder Ceftriaxon 125 mg i. m. (WHO-Empfehlung) oder oral mit Cefixim einmalig 400 mg oder Azithromycin 1 g, evtl. auch Gyrasehemmern (z. B. Ciprofloxacin 500 mg). Nachkontrolle nach 1 Woche. Bei postgonorrhoischer Urethritis Untersuchung auf Chlamydien und Mykoplasmen, serologische Untersuchung zum Ausschluss einer gleichzeitig akquirierten Syphilis nach 6 Wochen. Patienten auch auf die Möglichkeit einer gleichzeitig erworbenen HIV-Infektion hinweisen! Aufklärung über safer sex! Partnerbehandlung!

Komplizierte Gonorrhö: Bei Adnexitis oder Epididymitis gonorrhoica hochdosiert parenteral Cephalosporin (z. B. Ceftriaxon 1–2 g i. v.) über 10 Tage, falls kein Erregernachweis möglich ist, Therapie mit Breitspektrumantibiotika, die sowohl gonokokken- als auch chlamydienwirksam sind (Gyrasehemmer, z. B. Ciprofloxacin 2 × 500 mg i. v./die über 7 Tage).

Seit den 70er-Jahren wird eine zunehmende Resistenz der Gonokokken gegen Penicillin und Tetrazykline beobachtet. Vor allem die Entwicklung einer chromosomalen und Plasmid-Resistenz gegen Penicillin durch unterdosierte Antibiotikatherapie ist vor allem dafür verantwortlich.

C-5.65 Klinische und diagnostische Befunde bei Gonorrhö

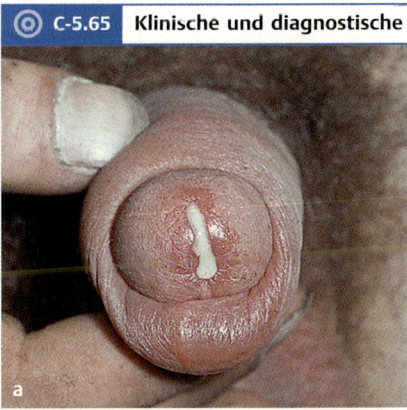

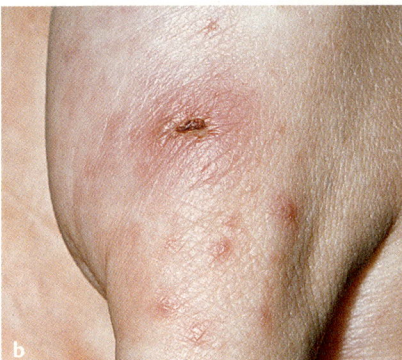

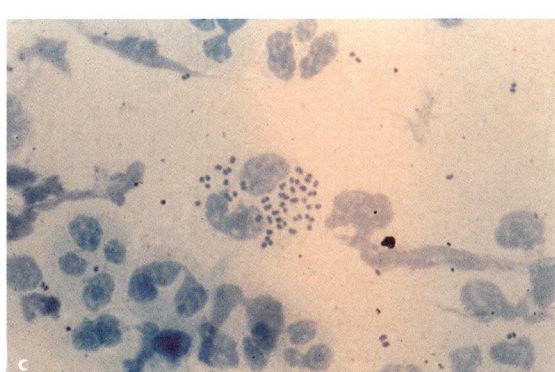

a Akute Urethritis gonorrhoica anterior mit gelb-grünem eitrigen Ausfluss und gerötetem Orificium urethrae und Präputiumödem.
b Disseminierte Gonokokkeninfektion mit typischen hämorrhagischen Papeln und Pusteln und Ulzeration am Daumen.
c Ausstrichpräparat, Methylenblau-Färbung mit Leukozyten und intra- und extrazellulär gelegenen, semmelförmigen Diplokokken.

Regional wird auch schon eine Spectinomycin-Resistenz beobachtet und neuerdings auch bei asiatischen Stämmen von N. gonorrhoeae eine Zunahme der Resistenz gegen Gyrasehemmer.

Genitale Chlamydieninfektionen

▶ **Definition:** Weltweit verbreitete, häufige Infektionskrankheit im Genitalbereich durch Chlamydia trachomatis.

Epidemiologie: Chlamydia trachomatis ist der häufigste Erreger einer nicht gonorrhoischen Urethritis und Zervizitis. Die allgemeine Prävalenz bei sexuell aktiven Personen liegt bei 2–4%, in Abhängigkeit vom Risikoverhalten auch höher.

Ätiologie und Pathogenese: Chlamydien sind sehr kleine gramnegative Bakterien, die sich **obligat intrazellulär** vermehren. Sie besitzen eine Zellwand, DNS und RNS. Sie vermehren sich in einem besonderen **Entwicklungszyklus**, bei dem die Elementarkörperchen von der Wirtszelle phagozytiert werden. Diese werden metabolisch aktiv und zu Retikularkörperchen, die einen so genannten Einschluss bilden. Sie liegen in einer Vakuole im Zytoplasma und verdrängen den Zellkern. Schließlich platzt die Vakuole und zerstört dabei die Wirtszelle. Die freigesetzten reifen Elementarkörperchen können weitere Zellen, vorzugsweise Zylinderepithelien, infizieren (Abb. **C-5.66**). Wenn die Einschlüsse nicht platzen, kommt es zu einer latenten, persistierenden Infektion.
Man unterscheidet 15 Serotypen von Chlamydia trachomatis. Serotyp A–C ruft das Trachom hervor, Serotyp D–K okulogenitale Infektionen und Serotyp L1–L3 das Lymphogranuloma inguinale.

Genitale Chlamydieninfektionen

◀ Definition

Epidemiologie: Chlamydia trachomatis ist der häufigste Erreger einer nicht gonorrhoischen Urethritis und Zervizitis.

Ätiologie und Pathogenese: Chlamydien sind kleine Bakterien, die sich **obligat intrazellulär** vermehren. Sie haben einen besonderen Entwicklungszyklus (Abb. **C-5.66**).

Man unterscheidet 15 Serotypen von Chlamydia trachomatis.

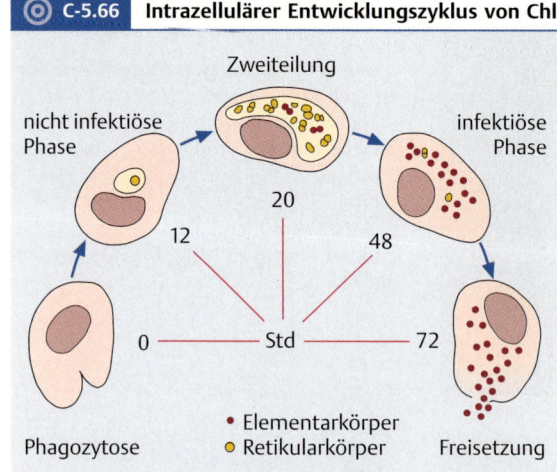

C-5.66 Intrazellulärer Entwicklungszyklus von Chlamydia trachomatis

Okulogenitale Chlamydieninfektion

Klinik: Befall der Urogenital- und Konjunktivalepithelien mit Gonorrhö-ähnlichem Krankheitsbild (Abb. **C-5.67**).

Beim Mann tritt 1–3 Wochen nach der Infektion eine **seröse Urethritis** auf. Bei Aszension der Chlamydien kommt es zu **Epididymitis** und bei Analverkehr zur **Proktitis**.

Bei der Frau tritt nach Infektion eine meist unerkannte serös-mukopurulente **Zervizitis** auf. Bei Aszension der Chlamydien kommt es zur **Salpingitis** mit nachfolgender Verklebung der Eileiter und **Infertilität**.

Komplikationen sind Perihepatitis, Einschlusskörperchen-Konjunktivitis (Abb. **C-5.68 a**) und reaktive Arthritis (Morbus Reiter).

Differenzialdiagnose: Gonorrhö, Mykoplasmeninfektion.

▶ Merke

Beim **Neugeborenen** kann es zur **perinatalen Chlamydieninfektion** mit Konjunktivitis, Bronchitis und Pneumonie kommen.

Okulogenitale Chlamydieninfektion

Klinik: Chlamydia trachomatis Serotyp D–K befällt die Urogenital- und Konjunktivalepithelien und ruft ein der Gonorrhö sehr ähnliches Krankheitsspektrum hervor (Abb. **C-5.67**).

Beim Mann tritt nach dem infizierenden Geschlechtsverkehr innerhalb von 1–3 Wochen eine **seröse Urethritis** auf. Hauptsymptom ist die Dysurie mit morgendlichem wässrigen Fluor. Die Beschwerden können unbehandelt wieder abklingen und jederzeit rezidivieren. Bei Aszension der Chlamydien kann es zur **Epididymitis**, ggf. auch zur **Prostatitis** kommen. Bei Analverkehr kann eine **Proktitis** entstehen.

Bei der Frau tritt nach der Infektion zunächst eine **Zervizitis** auf. Meist bleibt diese Infektion unerkannt. Dem vermehrten serösen bis mukopurulenten Zervikalfluor wird oft keine Bedeutung beigemessen, bis es zur aufsteigenden Infektion in das Endometrium, die Eileiter und das Peritoneum kommt. Den größten Schaden richten die Chlamydien am Flimmerepithel der Eileiter an. Die Entzündung führt zur Verklebung und derben Infiltration der Eileiter und bei doppelseitiger **Salpingitis** zur **Infertilität**.

Komplikationen: Komplikationen bei länger bestehender Chlamydieninfektion sind die Perihepatitis, die Einschlusskörperchen-Konjunktivitis mit typischen meist einseitigen pflastersteinartigen Veränderungen der Bindehaut (Abb. **C-5.68 a**) und schließlich die reaktive Arthritis (Morbus Reiter).

Differenzialdiagnose: Gonorrhö und Mykoplasmeninfektion.

▶ **Merke.** Häufig kommt es auch zu Doppel- und Dreifachinfektionen von Chlamydien, Mykoplasmen und Gonokokken.

Bei **Neugeborenen** kann es zu einer **perinatalen Chlamydieninfektion** kommen, wenn die Mutter infiziert ist. Häufigste Infektion ist die serös-eitrige **Konjunktivitis**, die durch die Credé-Prophylaxe nicht verhindert wird und 1–3 Wochen nach der Geburt auftritt. Deshalb werden nach der Geburt Erythromycin- oder Povidon-Jod-Augentropfen zur Prophylaxe verwendet. Gleichzeitig wird der Nasopharyngealraum besiedelt, und es kann zu **Bronchitis und Pneumonie**, wahrscheinlich auch Otitis media kommen.

C 5.7 Sexuell übertragbare Krankheiten

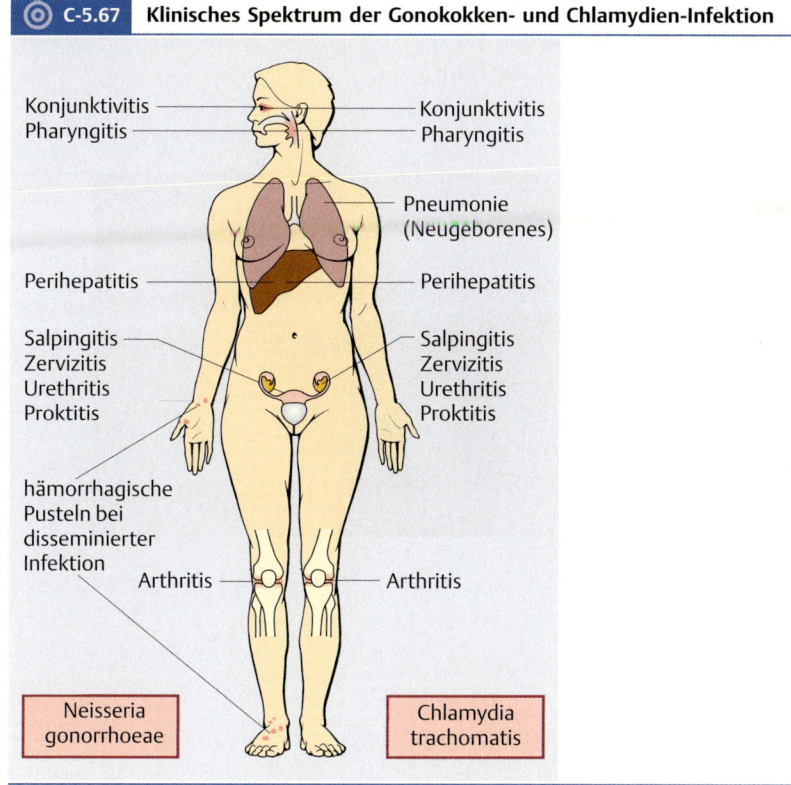

C-5.67 Klinisches Spektrum der Gonokokken- und Chlamydien-Infektion

Lymphogranuloma inguinale

Durch Chlamydia trachomatis Serotyp L1–3 wird das Lymphogranuloma inguinale hervorgerufen. Es ist in tropischen Regionen häufig, in Europa selten und wird meist von Auslandsreisen mitgebracht.

Klinik: Die Primärläsion ist ein unscheinbares herpesartiges Bläschen, das erodiert und spontan abheilt. Nach 3–4 Wochen kommt es zu Krankheitsgefühl und meist **einseitigen** inguinalen Lymphknotenschwellungen. Die Lymphknoten können faustgroß anschwellen, verbacken, eitrig einschmelzen und sich schließlich über Fisteln entleeren (Abb. **C-5.68 b**). Bei analer Übertragung kann es auch zu analen Lymphogranulomen mit ulzerierender Proktitis kommen.

Diagnostik:
- **Direkter Nachweis:** Chlamydia trachomatis kann **auf Zellkulturen** gezüchtet werden. Die Einschlüsse können mit verschiedenen Färbungen sichtbar gemacht werden (z. B. Giemsa [Abb. **C-5.68 c**], Jod oder mit fluoreszenzmarkierten monoklonalen Antikörpern). Dieses Verfahren ist zeitaufwändig und teuer. Einfacher ist der **Chlamydien-DNS-Nachweis** mit Amplifikationsverfahren (PCR, LCR) oder von **Chlamydienantigenen** mithilfe von polyklonalen oder monoklonalen Chlamydienantikörpern im direkten Immunfluoreszenztest oder im Enzymimmunoassay. Da die Chlamydien intrazellulär liegen, muss bei der Entnahme darauf geachtet werden, dass Epithelien im Ausstrichmaterial enthalten sind. Am besten können Chlamydien aus Urethra, Zervix und Bindehaut isoliert werden, der DNS-Nachweis ist auch aus Morgenurin möglich.
- **Serologischer Nachweis:** Serumantikörper werden nur bei komplizierten Chlamydieninfektionen gebildet.

Therapie: Orale Behandlung mit Doxycyclin 2×100 mg über mindestens 7–10 Tage, alternativ Azithromycin 1 g einmalig oder Gyrasehemmer (z. B. Ofloxacin 2×300 mg/die über 7 Tage) oder Erythromycin 4×500 mg 10 Tage lang in der

Lymphogranuloma inguinale

Es wird durch Chlamydia trachomatis Serotyp L1–3 hervorgerufen und kommt in Europa selten vor.

Klinik: Nach unscheinbarer Primärläsion, die spontan abheilt, kommt es nach 3–4 Wochen zu Krankheitsgefühl und **einseitiger** Lymphknotenschwellung mit eitriger Einschmelzung (Abb. **C-5.68 b**).

Diagnostik:
- **Direkter Nachweis:** Chlamydia trachomatis kann **auf Zellkulturen** gezüchtet werden (zur Darstellung in Giemsa-Färbung s. Abb. **C-5.68 c**) oder **Chlamydienantigene** können im Abstrich direkt mit Antikörpern im Immunfluoreszenztest oder Enzymimmunoassay nachgewiesen werden. DNS-Nachweis aus Morgenurin.

- **Serologischer Nachweis:** Serum-Antikörper werden nur bei komplizierten Infektionen gebildet.

Therapie: Doxycyclin oder Azithromycin oral, bei Komplikationen parenteral.
Behandlung der infizierten Kontaktpersonen!

Schwangerschaft. Bei Komplikationen ist eine parenterale Therapie notwendig. Die Untersuchung der Kontaktpersonen und ggf. deren Behandlung ist – wie bei jeder Geschlechtskrankheit – wesentlich.

C-5.68 Befunde bei Chlamydieninfektion

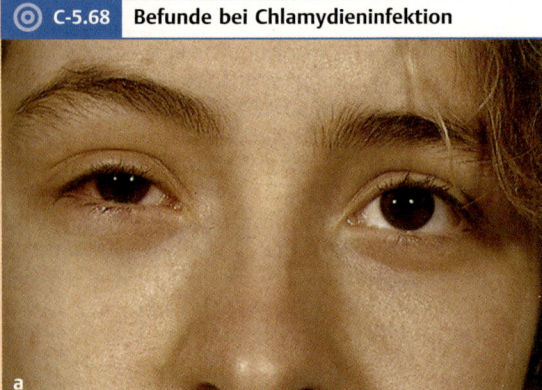
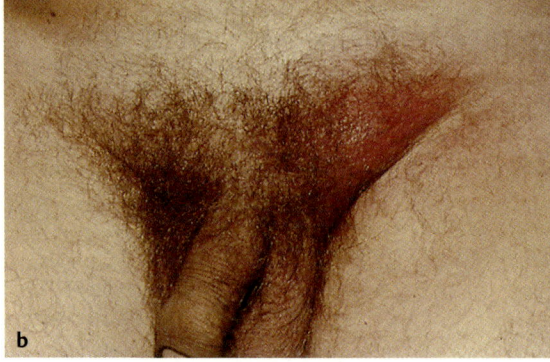
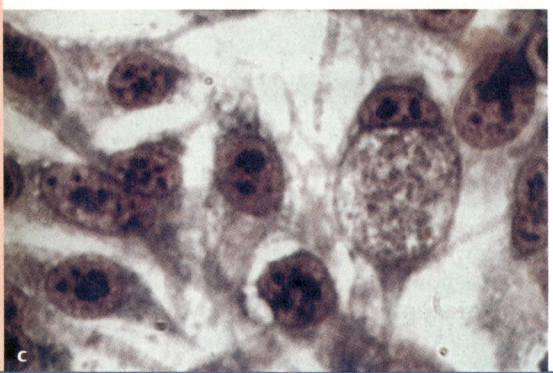

a Konjunktivitis und Lidödem des rechten Auges durch Chlamydia trachomatis, Serotyp D–K.
b Lymphogranuloma inguinale durch Chlamydia trachomatis, Serotyp L1–L3.
c Intrazellulärer Einschluss mit Elementarkörperchen von Chlamydia trachomatis im Zytoplasma eines Fibroblasten (McCoy-Zellkultur, Giemsa-Färbung 1000fache Vergrößerung).

▶ **Klinischer Fall.** Der 24-jährige Patient hatte vor 3 Monaten eitrigen Urethralausfluss. Nachdem mikroskopisch gramnegative Diplokokken nachgewiesen worden waren, wurde er unter der Diagnose einer akuten Urethritis gonorrhoica mit 2 g Spectinomycin i.m. behandelt. Danach war der Patient zunächst beschwerdefrei und stellte sich daher nicht mehr zur Nachkontrolle vor. Nach 2–3 Wochen bemerkte er wieder einen leichten glasigen Ausfluss morgens und leichtes Brennen nach dem Wasserlassen. In den letzten Wochen hatte er in beiden Kniegelenken Schmerzen und entwickelte eine Konjunktivitis rechts. Bei der Wiedervorstellung konnten im Urethral- und Konjunktivalabstrich im Immunfluoreszenztest Chlamydienantigene nachgewiesen werden. Die kulturelle Untersuchung auf Gonokokken, Mykoplasmen und Trichomonaden war negativ. Im Morgenurin war mittels PCR Chlamydien-DNS nachweisbar. Im Serum waren erhöhte IgG- und IgA-Antikörper gegen Chlamydia trachomatis nachweisbar.
Diagnose: postgonorrhoische Chlamydieninfektion.
Therapie: Doxycyclin 2×100 mg über 14 Tage oral. Zusätzlich Lokaltherapie der Bindehaut mit Erythromycin-Augentropfen. Eine Partneruntersuchung wurde veranlasst.

Genitale Mykoplasmeninfektion

Bei sexuell aktiven Personen kann man auf den Urogenitalschleimhäuten häufig Mykoplasmen nachweisen. Unter für sie günstigen Bedingungen können sie sich vermehren und Entzündungen hervorrufen. Man rechnet sie deshalb zu den opportunistischen Keimen. Häufig findet sich **Ureaplasma urealyticum** bei der Urethritis des Mannes und **Mycoplasma hominis** bei der Salpingitis der Frau. Wesentlich pathogener ist das schwer nachweisbare Mycoplasma genitalium. Seit Einführung der M. genitalium PCR häufiger Erreger bei chronisch rezidivierender Urethritis.

Therapie: Oral Doxycyclin 2×100 mg 10 Tage lang, alternativ Azithromycin über 5 Tage wie bei Chlamydieninfektionen.

Genitale Mykoplasmeninfektion

Ureaplasma urealyticum und **Mycoplasma hominis** sind transiente Keime der Urogenitalschleimhaut. Ureaplasmen können eine Urethritis, Mycoplasma hominis eine Salpingitis hervorrufen.

Therapie: Oral Doxycyclin oder Erythromycin.

5.7 Sexuell übertragbare Krankheiten

Syphilis

Erworbene Syphilis

▶ **Synonym.** Lues, harter Schanker, Schaudinn-Hoffmann-Krankheit

◀ Synonym

▶ **Definition:** Schwere, in Stadien verlaufende, chronische Geschlechtskrankheit, die alle Organsysteme befallen und unbehandelt zu Siechtum und Tod führen kann.

◀ Definition

Geschichte und Epidemiologie: Die erste bekannte Epidemie trat 1495 in und um Neapel auf. Möglicherweise wurde sie von Seeleuten, die mit Kolumbus in der Karibik waren, eingeschleppt. Die Erkrankung breitete sich in den folgenden Jahren vor allem in den Söldnerheeren rapide aus und hatte wegen der hohen Mortalität katastrophale Auswirkungen (Beispiel: von 8000 Schweizer Söldnern überlebten nur 148. Ihre Heimatstadt Bern nahm sie wegen Angst vor Ansteckung nicht auf). Im Verlauf der Jahrhunderte wandelte sich die Syphilis – durch abnehmende Virulenz des Erregers oder Selektion von immunologisch kompetenteren Patienten – zu einer chronisch verlaufenden Krankheit. Gelegentlich kann man auch heute noch bei immunabwehrgeschwächten Patienten solche foudroyanten Verläufe sehen. Sie werden als Lues maligna bezeichnet

Geschichte und Epidemiologie: Die erste Epidemie trat 1495 in Neapel auf und hatte anfangs wegen der hohen Mortalität katastrophale Auswirkungen. Im Verlauf der Jahrhunderte wandelte sich die Syphilis zu einer chronisch verlaufenden Krankheit.

Erreger: Der Erreger der Syphilis, die Spirochäte **Treponema pallidum,** wurde 1905 von Schaudinn und Hoffmann entdeckt. Bis heute ist es nicht gelungen, das Bakterium auf Nährböden oder in Zellkulturen anzuzüchten. Lediglich auf lebenden Organen – vorzugsweise Kaninchenhoden – können sie kultiviert werden. Der Teilungszyklus ist sehr langsam (ca. 30 Std.).

Erreger: Der Erreger der Syphilis, **Treponema pallidum,** wurde 1905 entdeckt. Er lässt sich bisher nur auf lebenden Organen kultivieren.

Klinik: Das klinische Bild ist sehr vielgestaltig, und die Krankheitssymptome können individuell sehr unterschiedlich sein. Alle Organsysteme können im jahrzehntelangen Verlauf der Syphilis befallen werden.

Klinik: Das klinische Bild ist sehr vielgestaltig, alle Organsysteme können befallen werden.

Stadium I

Nach einer Inkubationszeit von 2–3 Wochen tritt an der Eintrittspforte eine derbe Papel auf, die sich in ein nicht oder wenig schmerzhaftes Ulkus mit derbem Rand umwandelt. Dieses harte Ulkus **(Ulcus durum)** wird als **Primäraffekt** oder harter Schanker bezeichnet. Die Lokalisation ist abhängig von der Art des Geschlechtsverkehrs, beim Mann am häufigsten an der Glans penis, dem Frenulum, Präputium oder anorektal (Abb. **C-5.69 a**). Bei der Frau im Bereich der kleinen Labien, an der Portio uteri oder extragenital, z. B. an der Lippe. Etwa eine Woche später tritt eine derbe, indolente regionale Lymphknotenschwellung (sog. **Bubo**) auf.
Primäraffekt und regionale Lymphknotenschwellung zusammen werden als **syphilitischer Primärkomplex** bezeichnet. Ohne Behandlung heilt das Ulkus nach einigen Tagen bis Wochen narbig ab.

Stadium I
2–3 Wochen nach Infektion tritt an der Eintrittspforte ein **Ulcus durum**, der **Primäraffekt**, auf (Abb. **C-5.69 a**). Eine Woche später eine derbe, indolente regionale Lymphknotenschwellung (sog. **Bubo**).

Primäraffekt und Bubo werden als **syphilitischer Primärkomplex** bezeichnet.

Stadium II

Die generalisierte Aussaat der Treponemen und die immunologischen Reaktionen kennzeichnen das klinische Bild der Sekundärphase, der Lues II. Etwa nach 3–4 Wochen sind Antikörper im Serum nachweisbar. Nach 8–12 Wochen kommt es zu Antigen-Antikörperreaktionen, die sich klinisch in Krankheitsgefühl, Arthralgien, Temperaturanstieg und schließlich in **Exanthemen** äußern. Diese Exantheme bezeichnet man als **Syphilide.** Sie sind morphologisch sehr vielgestaltig und können anderen dermatologischen Erkrankungen, vor allem Virusexanthemen (Roseola syphilitica), Arzneimittelexanthemen, schuppenden Dermatosen oder einer Acne vulgaris ähneln (Abb. **C-5.69 b**). Die Differenzialdiagnose der Syphilide ist in Tab. **C-5.10** dargestellt.
Die Lymphknoten sind **generalisiert** vergrößert und meist sehr derb und gut abgrenzbar zu tasten – **Polyskleradenitis**. Diagnostisch richtungsweisend ist die Vergrößerung der kubitalen Lymphknoten.
Gleichzeitig oder einige Wochen später treten weitere Krankheitserscheinungen auf, in denen im „Reizsekret" Treponemen nachweisbar sind (vgl. S. 278) und

Stadium II
Nach 3–4 Wochen sind Antikörper im Serum nachweisbar, nach 8–12 Wochen kommt es zu Antigen-Antikörperreaktionen mit **syphilitischen Exanthemen** (Abb. **C-5.69 b**, Tab. **C-5.10**).

Die Lymphknoten sind **generalisiert** vergrößert.

Weitere Krankheitserscheinungen sind die **Angina specifica** und die im Genital- und

Analbereich auftretenden **Condylomata lata** (Abb. **C-5.69 c**); aus der Schleimhaut und den Papeln können im „Reizsekret" Treponemen im Dunkelfeld nachgewiesen werden.

In den folgenden 2 Jahren können **Rezidivexantheme** auftreten.
Besonders typisch ist das Auftreten von Papeln in den Handlinien (Abb. **C-5.69 d**). Postinflammatorisch kann ein **Leukoderm** auftreten (Corona venerea).

Der fleckförmige Haarausfall wird **Alopecia areolaris** genannt.

die wie der Primäraffekt infektiös sind, dazu zählen: die akute eitrige Tonsillitis (**Angina specifica**), weißlich opaleszierende Papeln an der Mundschleimhaut (**Plaques muqueuses**), sowie die im Genital- und Analbereich auftretenden, breitbasig aufsitzenden, zur Mazeration neigenden Papillome (**Condylomata lata,** Abb. **C-5.69 c**).

Etwa 4 Monate nach der Infektion klingt das Exanthem wieder spontan ab. Es können in den folgenden 2 Jahren **Rezidivexantheme** mit unterschiedlicher Morphologie auftreten. Besonders typisch ist das Auftreten von Papeln in den Handlinien der Palmae oder an der Plantae (Abb. **C-5.69 d**). Das abheilende Exanthem kann ein postinflammatorisches **Leukoderm** hinterlassen, das besonders auffällig im Nacken ist und sinnigerweise als „Halsband der Venus" (Corona venerea) bezeichnet wurde.

Nach 5–6 Monaten kann es zu einem kleinfleckigen, „Mottenfraß"-ähnlichen Haarausfall kommen – **Alopecia areolaris**.

Die Beteiligung innerer Organe bleibt meist unerkannt, da sie leicht verlaufen. Häufiger treten eine Begleithepatitis, Immunkomplexnephritis, Meningitis, Myositis und Periostitis auf.

C-5.69 Befunde in verschiedenen Erkrankungsstadien der Syphilis

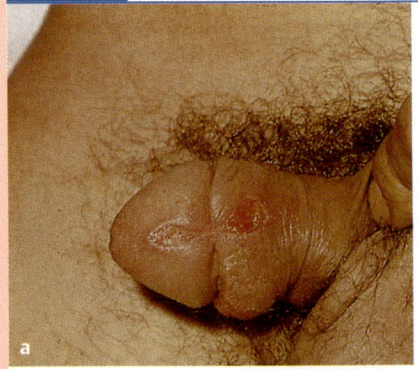
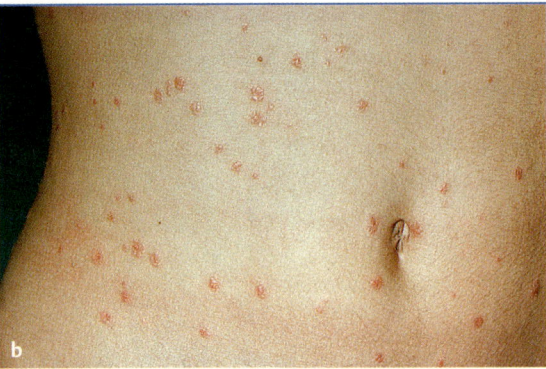
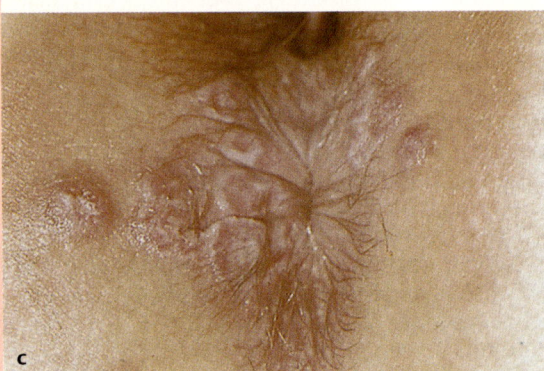
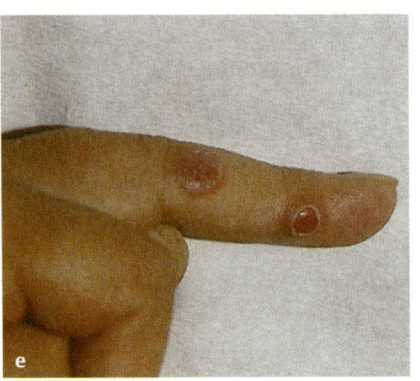
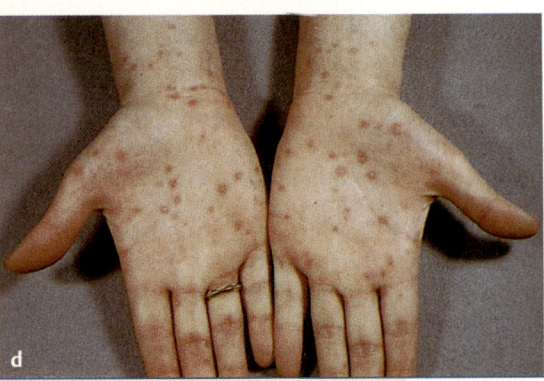

a Ulcus durum an Glans und Präputium, luetischer Primäraffekt.
b Papulöses generalisiertes Exanthem am Stamm bei Lues II.
c Condylomata lata perianal bei Lues II.
d Papulöses Syphilid bei Lues II in den Palmae.
e Exulzerierende Papeln bei Lues maligna.

C-5.10 Differenzialdiagnose der syphilitischen Exantheme

morphologisches Bild des Syphilids	besondere Merkmale	Differenzialdiagnose
makulöses monomorphes Syphilid (Roseola)	kein Juckreiz	Masern Mononukleose akutes HIV-Exanthem Pityriasis rosea Arzneimittelexanthem
papulöses oder makulopapulöses Syphilid	Befall von Handtellern und Fußsohlen	Parapsoriasis lichenoides Lichen ruber Arzneimittelexanthem Tuberkulid
papulosquamöses Syphilid	Befall von Haaransatz und Handtellern	Psoriasis vulgaris seborrhoische Dermatitis Pityriasis rosea
papulopustulöses Syphilid	kein Fieber nässende Papeln nasolabial und in den Mundwinkeln	Acne vulgaris Rosacea pustulosa Varizellen Perlèche

Sonderform: Eine besonders schwere Verlaufsform im Stadium II ist die **Lues maligna**. Sie tritt bei schlechter Immunabwehrlage auf (z. B. bei malignen Erkrankungen und HIV-Infektion). Die Hautläsionen sind größer und exulzerieren (Abb. **C-5.69 e**).
Im Anschluss an die Sekundärphase kann der Patient völlig erscheinungsfrei werden.

Latenzstadium: Das sog. Latenzstadium im Anschluss an die Sekundärphase kann über viele Jahre oder lebenslänglich andauern. Die Patienten fühlen sich gesund. Das Stadium nennt man **Lues latens seropositiva**. In dieser Phase kann es zur Spontanheilung oder zumindest zur permanenten Latenz kommen. Nur mithilfe des treponemenspezifischen IgM-Antikörpernachweises lässt sich entscheiden, ob die Lues noch behandlungsbedürftig ist.

Sonderform: Eine schwere Verlaufsform bei schlechter Immunabwehrlage mit ulzerierenden Hautläsionen wird **Lues maligna** genannt (Abb. **C-5.69 e**).

Latenzstadium: Dieses Stadium kann viele Jahre oder lebenslänglich andauern. Eine Spontanheilung ist möglich. Nur mithilfe des treponemenspezifischen Antikörpernachweises lässt sich entscheiden, ob die Lues noch behandlungsbedürftig ist.

▶ **Merke.** Die Syphilis ist der „Affe" unter den Krankheiten und kann viele Krankheiten imitieren.

◀ **Merke**

Stadium III
Nach 3–5 Jahren oder Jahrzehnten kann sich eine infektionsallergische granulomatöse Gewebereaktion auf die **Treponemenantigene** an verschiedenen Organen entwickeln. Die Granulome werden **Syphilome oder Gummen** genannt und können sich auch an Haut oder Schleimhäuten manifestieren. Die antibiotische Behandlung eines exulzerierten Gummas an der Haut führt zu narbiger Abheilung.
Diese Form der Tertiärsyphilis tritt, ebenso wie die Neurosyphilis und die kardiovaskuläre Syphilis heute nur noch **sehr selten** auf.
Die **kardiovaskuläre Spätsyphilis** kann als obliterierende **Endarteriitis Heubner** die kleinen Gefäße des ZNS befallen mit Parenchymatrophie und Demenz, oder sie kann durch Befall der Vasa vasorum der Brustaorta zu einer **Mesaortitis** und zum **Aortenaneurysma** führen.

Stadium III
Nach 3–5 Jahren kann sich eine granulomatöse Gewebereaktion (sog. **Syphilome** oder **Gummen**) auf **Treponemenantigene** entwickeln. Behandelte exulzerierte Gummen heilen narbig ab.

Diese Form der Tertiärsyphilis tritt wie auch die Neurosyphilis und kardiovaskuläre Syphilis heute nur noch **sehr selten** auf.
Die **kardiovaskuläre Spätsyphilis** kann zur Endarteriitis im ZNS und zur **Mesaortitis** mit **Aortenaneurysma** führen.

Stadium IV
Dieses Stadium wird auch **Metalues** genannt. Im Gegensatz zur Tertiärlues ist die **Immunitätslage abgeschwächt**. Die Treponemen vermehren sich wieder. Den Befall der Leptomeningen, der Hinterstränge und Dorsalganglien nennt man **Tabes dorsalis**. Klinisch gekennzeichnet durch Sensibilitätsausfälle, Ataxie und Schmerzattacken sowie Reflexausfälle und Pupillenstarre. Die **progressive Paralyse** ist gekennzeichnet als chronische Meningoenzephalitis mit atrophisierendem Parenchymschaden. Sie führt zu psychotischen Wesensveränderungen und schließlich zur Demenz.

Stadium IV (Metalues)
Die Immunitätslage ist abgeschwächt. Es kommt zu **Tabes dorsalis** und **progressiver Paralyse**.

Diagnostik:
Direkter Nachweis im Dunkelfeld:
Im Reizsekret des Primäraffekts oder der Condylomata-lata-Papeln können Treponemen im Dunkelfeld nachgewiesen werden (Abb. **C-5.70 b**).

Serologischer Nachweis von Antikörpern
Ca. 3 Wochen nach Infektion sind **treponemenspezifische Antikörper** im Serum nachweisbar. Nach 6 Wochen werden auch **nichttreponemale Lipoidantikörper** gebildet, die mit dem VDRL-Test nachgewiesen werden.

Methoden zum Nachweis von treponemalen Antikörpern sind der **TPHA-Test**, der **FTA-Test** und der **Treponema-pallidum-Westernblot**.

TPHA- und FTA-Test und Westernblot sind auch zum Nachweis von IgM-Antikörpern im fraktionierten Patientenserum geeignet.

▶ **Merke**

Den Verlauf der Seroreaktionen zeigt Abb. **C-5.70 a**, die verschiedenen Testverfahren Tab. **C-5.11**.

Diagnostik:
Direkter Nachweis im Dunkelfeld
Da Treponema pallidum ein Gewebeparasit ist, muss zum Nachweis Sekret aus der Tiefe der Läsion gewonnen werden. Man desinfiziert und arrodiert die Oberfläche und presst das Ulkus (Primäraffekt) oder eine Papel (Condylomata lata) seitlich zusammen, sodass zellfreies **klares Reizsekret** austritt, das mit einem Tropfen NaCl auf einen Objektträger gebracht wird. Das Präparat wird mit einem Deckgläschen abgedeckt und **sofort** mit dem Dunkelfeldmikroskop untersucht. Nach einiger Übung erkennt man silbrig-hell aufleuchtende, spiralige Bakterien mit typischen Knick- und Rotationsbewegungen (Abb. **C-5.70 b**).

Serologischer Nachweis von Antikörpern
Ca. 3–4 Wochen nach Infektion können **treponemenspezifische Immunglobulin-Antikörper** im Serum nachgewiesen werden, zunächst werden IgM-Antikörper gebildet, dann IgG-Antikörper. Außerdem werden ca. 6 Wochen nach Infektion auch unspezifische, **nichttreponemale Lipoidantikörper** gebildet, die früher mit der Wassermann-Reaktion, heute mit dem so genannten VDRL-Test (Venereal disease research laboratory test) nachgewiesen werden. Als Antigen wird Cardiolipin, ein humanes Phospholipid, verwendet.

Die heute gebräuchlichen Methoden zum Nachweis von treponemalen Antikörpern sind der **TPHA-Test** (=Treponema-pallidum-Hämagglutinationstest), der **FTA-Test** (=Fluoreszenz-Treponema-Antikörpertest) und der **Treponema-pallidum-Westernblot**, bei dem vier Treponema-pallidum-spezifische rekombinante Proteine als Antigene verwendet werden (p15; p17; p44,5; p47).

TPHA- und FTA-Test sind auch zum Nachweis von IgM-Antikörpern geeignet. Das Patientenserum wird säulenchromatographisch aufgetrennt und mit der IgM-Fraktion der Test durchgeführt. Weitere Methoden sind der IgM-Westernblot und ELISA- (**E**nzyme **l**inked **i**mmunosorbent **a**ssay) Test.

▶ **Merke.** Die Beurteilung der Seroreaktionen sollte nur im Zusammenhang mit den anamnestischen und klinischen Daten des Patienten vorgenommen werden.

Der Verlauf der Seroreaktionen ist in Abb. **C-5.70 a** dargestellt, die verschiedenen Testverfahren in Tab. **C-5.11**.

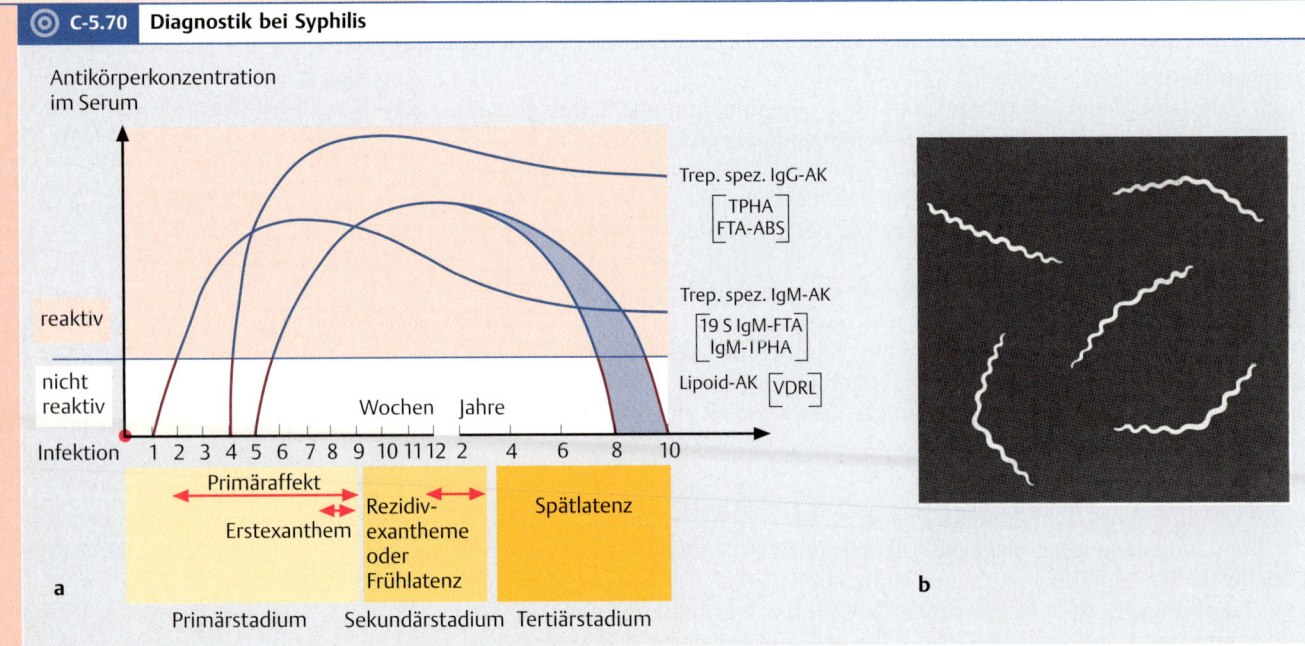

C-5.70 Diagnostik bei Syphilis

a Antikörpernachweis im Serum in den verschiedenen Stadien der unbehandelten Syphilis. **b** Treponema pallidum im Dunkelfeldmikroskop (Zeichnung).

C-5.11 Serologische Testverfahren zur Diagnostik der Syphilis

▪ Suchtest	TPHA-Test VDRL als Schnelltest
▪ Bestätigungstests	VDRL-Test mit Titration FTA-Abs-Test, T.-pallidum-Westernblot
▪ Test zur Beurteilung der Behandlungsbedürftigkeit	19 S-IgM-FTA-Test oder andere IgM-Antikörper-nachweisverfahren
▪ Test zur Verlaufskontrolle	VDRL-Test mit Titration

Suchtest: Als Suchtest, z. B. bei routinemäßigen Untersuchungen von Schwangeren, Soldaten, Prostituierten und Patienten, eignet sich der **TPHA-Test**. 3–4 Wochen nach Infektion wird er reaktiv (ca. 15 % falsch negativ!) und bleibt meist auch bei behandelter Lues reaktiv. Er ist leicht durchführbar, gut reproduzierbar, hochspezifisch und sensitiv.
Der **VDRL-Test** wird nach 5–6 Wochen reaktiv, nach Behandlung fallen die Antikörpertiter ab. Da als Antigen Cardiolipin verwendet wird, ist er weniger spezifisch.

Bestätigungstests: Als Bestätigungstests eignen sich der FTA-Test, der VDRL-Test mit Titration und der T.-pallidum-Westernblot.
Beim **FTA-Test** werden Treponemen auf Objektträgern fixiert und mit indirekter Fluoreszenztechnik treponemenspezifische Antikörper nachgewiesen. Um Kreuzreaktionen mit apathogenen Treponemen zu vermeiden, wird das Serum vorher mit Reiter-Treponemen absorbiert (FTA-Abs-Test). IgG-Antikörper können mit diesem Test nach ca. 4 Wochen nachgewiesen werden. Der Test bleibt auch nach Behandlung positiv und ist deshalb nicht zur Therapiekontrolle geeignet. Falsch positive Ergebnisse treten bei Patienten mit Autoimmunerkrankungen auf.

Testverfahren zur Beurteilung der Behandlungsbedürftigkeit: Bei länger bestehender Infektion können IgG-Antikörper gegen T. pallidum lebenslänglich im Serum nachweisbar bleiben (so genannte Seronarbe). Um die Therapiebedürftigkeit einer Lues latens festzustellen, führt man treponemenspezifische Tests mit der IgM-Fraktion des Patientenserums durch.

▶ **Merke.** IgM-Antikörper sind bei unbehandelter Lues nachweisbar. Nach Behandlung verschwinden sie innerhalb von 6–12 Monaten.

Testverfahren zur Verlaufskontrolle: Der quantitativ durchgeführte VDRL-Test ist zur Verlaufskontrolle sehr gut geeignet. Nach Therapie sinken die Titer der Lipoidantikörper im Serum schnell ab, während die treponemenspezifischen IgG-Antikörper anwesend bleiben, vor allem wenn die Lues vor Therapie schon länger als ein Jahr bestanden hat. Die IgM-Antikörper-Diagnostik ist als Verlaufsuntersuchung nur bei quantitativen Angaben geeignet.
Bei Verdacht auf **Neurolues** oder bei Luesinfektionen, deren Dauer unbekannt ist, sollte auch eine **Liquoruntersuchung** auf treponemenspezifische Antikörper durchgeführt werden.

Therapie: Penicillin ist in allen Stadien der Syphilis das **Mittel der Wahl**. Auch nach 50 Jahren sind keine Resistenzentwicklungen bekannt geworden. Mit Penicillin können genügend hohe Gewebsspiegel ohne die Gefahr toxischer Nebenwirkungen erreicht werden, und es ist auch gut liquor- und plazentagängig. Ab einem Blutspiegel von 0,03 IE/ml wirkt Penicillin treponemocid. Wegen der langsamen Generationszeit der Treponemen ist auf ausreichend lange und hohe Gewebsspiegel zu achten. Bei Infektionen, die weniger als 1 Jahr bestehen wird mit Depot-Penicillin (Benzathin-Penicillin G 2,4 Mio IE i.m.) am Tag 1 und Tag 8 behandelt. Bei Infektionen, die länger als 1 Jahr bestehen, soll nochmals am Tag

---

Suchtest: TPHA- und VDRL-Test werden als Suchtest in der Routine eingesetzt.
3–4 Wochen nach Infektion wird der TPHA-Test reaktiv und bleibt meist auch bei behandelter Lues reaktiv.

Der VDRL-Test wird nach 5–6 Wochen reaktiv und ist weniger spezifisch.

Bestätigungstests: Hierfür eignet sich der FTA-Test, der VDRL-Test mit Titration und der Westernblot.

Testverfahren zur Beurteilung der Behandlungsbedürftigkeit Bei länger bestehender Infektion können IgG-Antikörper lebenslänglich im Serum nachweisbar bleiben.

◀ Merke

Testverfahren zur Verlaufskontrolle: Der VDRL-Test ist zur Verlaufskontrolle geeignet. Nach Therapie sinken die Titer der Lipoidantikörper im Serum schnell ab.

Bei Verdacht auf **Neurolues** sollte auch **eine Liquoruntersuchung** durchgeführt werden.

Therapie: Penicillin ist in allen Stadien der Syphilis das **Mittel der Wahl.** Bei Frühlues (< 1 Jahr) Einzeittherapie mit Benzathin-Penicillin G (2,4 Mio IE i.m.). Bei Spätlues (> 1 Jahr) Benzathin-Penicillin i.m. am Tag 1, 8 und 15 oder i.v. Penicillin G.

15 behandelt werden. Bei Neurolues und HIV-Patienten wird eine intravenöse Penicillin- oder Ceftriaxontherapie durchgeführt.

Besteht eine **Penicillinallergie**, kann **alternativ** mit **Doxycyclin** 2×100 mg/die über 14 Tage behandelt werden.

Bei Behandlung der Lues in einem treponemenreichen Stadium kann der durch die erste Injektion hervorgerufene Erregerzerfall zu toxischen Reaktionen mit Fieber, Schüttelfrost und verstärktem Exanthem, der **Jarisch-Herxheimer-Reaktion**, führen. Durch die gleichzeitige Injektion von 50–100 mg Prednisolon mit der ersten Penicillininjektion kann dies verhindert werden.

Serologische Nachkontrolle: Jeder Patient sollte 3, 6, 12 Monate und dann jährlich bis zu 4 Jahren mit dem quantitativen VDRL-Test nachuntersucht werden. Je länger die Lues vor Therapiebeginn bestanden hat, desto langsamer sinken die Antikörpertiter ab. **Reinfektionen** können an einem Titeranstieg über mehr als 4 Stufen sowie an einem erneuten Nachweis von IgM-Antikörpern erkannt werden.

Wichtig ist die Partneruntersuchung und -therapie.

Der Nachweis von Treponema pallidum bzw. Treponema-pallidum-Antikörpern ist nach dem seit 1. 1. 2001 in Kraft getretenen Infektionsschutzgesetz ohne Namensnennung durch das Labor **meldepflichtig.**

Angeborene (konnatale) Syphilis

Treponema pallidum kann nach Abschluss der Plazentaentwicklung im 4.–5. Schwangerschaftsmonat **diaplazentar** von der Mutter auf das Kind übertragen werden, sofern die Mutter eine **floride** Lues hat. Daraus folgt, dass Luesinfektionen der Mutter, die vor der Schwangerschaft oder im ersten Trimenon ausreichend behandelt werden, das Kind nicht schädigen.

Deshalb wird heute in der Frühschwangerschaft routinemäßig ein serologischer Luestest (TPHA-Test) durchgeführt.

Der Schweregrad der Lues connata hängt von der Infektiosität der mütterlichen Lues ab. Im schwersten Fall – bei Frühlues der Mutter – wird das Kind im 7.–8. Schwangerschaftsmonat tot geboren. Liegt die Infektion bei der Mutter schon länger zurück, kommt das Kind mit Symptomen der Lues II zur Welt: Haut- und Schleimhautexantheme, Rhinitis syphilitica, interstitielle Hepatitis, Hydrozephalus, Osteochondritis, Pneumonia alba, Anämie u.a. Symptome weisen auf die generalisierte Aussaat der Treponemen hin. Das Kind kann auch bei der Geburt erscheinungsfrei sein, und erst im Jugendlichen- oder Erwachsenenalter wird bei einer serologischen Untersuchung die Lues erkannt und Zeichen der **Lues connata tarda** offenbar. Sichere Erkennungszeichen sind die Sattelnase als Folge der ulzerösen Rhinitis syphilitica mit Knorpel- und Septumzerstörung und die Parrot-Furchen perioral bis ins Lippenrot.

▶ **Merke.** Die **Hutchinson-Trias** mit Tonnenform der oberen Schneidezähne, Keratitis parenchymatosa und Innenohrschwerhörigkeit ist beweisend für eine Lues connata tarda. Diese Symptome entwickeln sich in den ersten Lebensjahren.

Ulcus molle

▶ **Synonym.** Weicher Schanker, Chancroid

Ätiologie: Durch das Bakterium **Haemophilus ducreyi** hervorgerufene Geschlechtskrankheit, die vor allem in tropischen und subtropischen Ländern Asiens und Afrikas verbreitet ist; in Deutschland werden nur sporadische Fälle beobachtet.

Klinik: Nach einer Inkubationszeit von 1–5 Tagen treten im Genitalbereich multiple, **sehr schmerzhafte**, scharf begrenzte Ulzera mit weichem Infiltrat (=Ulcus molle) auf. Die Ulzera können spontan abheilen, aber auch durch Autoinokulation an anderen Stellen neu auftreten. Tage bis Wochen nach Auftreten der genitalen Ulzera kommt es zu ein- oder **doppelseitiger** inguinaler Lymphadenitis mit starker Schwellung und Rötung (Bubonen), eitriger Einschmelzung und Fistelbildung.

Diagnostik: Mikroskopischer Nachweis von „fischzugartig" angeordneten gramnegativen zarten Stäbchen aus dem aktiven Rand der Geschwüre. Die kulturelle Anzüchtung auf Spezialnährböden ist schwierig.

Differenzialdiagnose: Syphilitischer Primäraffekt, Herpes genitalis und Pyodermie, Lymphogranuloma inguinale, Granuloma venereum.

Therapie: Azithromycin 1 g oral oder Ceftriaxon 0,25 i.m. als Einzeittherapie, alternativ Ciprofloxacin oder Erythromycin.

5.7.2 سexuell übertragene Krankheiten durch Viren

HIV-Infektion

▶ **Definition:** Weltweit sich ausbreitende epidemische Infektionskrankheit mit letalem Ausgang, hervorgerufen durch ein Retrovirus, das HIV = Humanes Immundefizienz-Virus genannt wird.

Ätiologie und Epidemiologie: 1981 wurde erstmals in den USA bei jungen homosexuellen Männern ein nicht erklärbarer Zusammenbruch des Immunsystems mit tödlich verlaufenden Pneumonien und dem Auftreten eines bis dahin seltenen Kaposi-Sarkoms beobachtet. Die epidemische Ausbreitung in den Großstädten und in bestimmten Gruppen legte die Vermutung einer Infektionskrankheit nahe. 1983 konnten Montagnier und Mitarbeiter in Paris und 1984 Gallo und Mitarbeiter in Bethesda, USA, ein Retrovirus isolieren, das seit 1986 HIV 1 genannt wird.
1985/86 wurde HIV 2 entdeckt, ein weiteres Retrovirus in Westafrika, das AIDS hervorruft und dem SIV (Simian Immunodeficiency Virus) von Meerkatzen nahe verwandt ist.

▶ **Merke.** HIV wird durch Blut, Sperma, Genitalsekrete und Muttermilch übertragen.

HIV konnte auch aus anderen Körpersekreten isoliert werden (z.B. Speichel, Tränenflüssigkeit und Urin). Es sind jedoch bisher keine Übertragungen auf diesem Weg nachgewiesen und die Epidemiologie spricht gegen diese Übertragungswege. Es ist davon auszugehen, dass der HIV-Infizierte lebenslänglich Virusträger ist und auch -überträger sein kann.
In **Gruppen mit risikoreichem Verhalten** (ungeschützter Geschlechtsverkehr mit häufig wechselnden Partnern und gemeinsame Benutzung von Injektionskanülen beim Fixen) hat sich die Zahl der HIV-Infizierten seit 1981 rasch erhöht. Besonders betroffen sind homosexuelle Männer mit häufig wechselnden Geschlechtspartnern, i.v. Drogenabhängige, Hämophiliepatienten (die infizierte Blutprodukte vor 1985 erhalten haben), Partner und Kinder von HIV-Infizierten, Prostituierte (die keine Kondome benutzen).
Die Infektion hat sich weltweit ausgebreitet, besonders in Zentralafrika, Asien, der Karibik und in den Großstädten der USA und Europas. Das Ausmaß der Seuche ist nicht genau bekannt, da epidemiologische Untersuchungen von repräsentativen Bevölkerungsquerschnitten bisher fehlen (Schätzung: derzeit weltweit 60 Millionen).

Pathogenese: HIV bindet sich mit seinem Oberflächenprotein gp 120 an Zellen, die an der Oberfläche CD_4-Rezeptoren oder Korezeptoren wie CCR5 oder CXCR4 tragen. Es kann diese Zellen, vor allem T-Helferlymphozyten, Langerhanszellen der Haut, Makrophagen und Gliazellen, im ZNS infizieren. HIV ist aufgrund eines Enzyms, der reversen Transkriptase, in der Lage, RNS in DNS umzuschreiben und dann in das Genom der Wirtszelle einzubauen. Aus dem nunmehr im

Die Infektion und Zerstörung der im Immunsystem entscheidenden **T-Helferlymphozyten** und weitere Faktoren führen schließlich zu einem Zusammenbruch des Immunabwehrsystems (Abb. **C-5.71 a**) und zum Auftreten opportunistischer Infekte.

Genom eingebauten Provirus können jederzeit wieder neue Viren synthetisiert werden und durch Knospung (budding) aus den infizierten Zellen ausgeschleust werden (Abb. **C-5.71 a**).

Die Infektion und Zerstörung der im Immunsystem entscheidenden **T-Helferlymphozyten** und weitere noch ungenügend erforschte Faktoren führen schließlich zu einem Zusammenbruch des Immunabwehrsystems und zum Auftreten einer Vielzahl von opportunistischen Krankheiten.

C-5.71 Pathogenese der HIV-Infektion

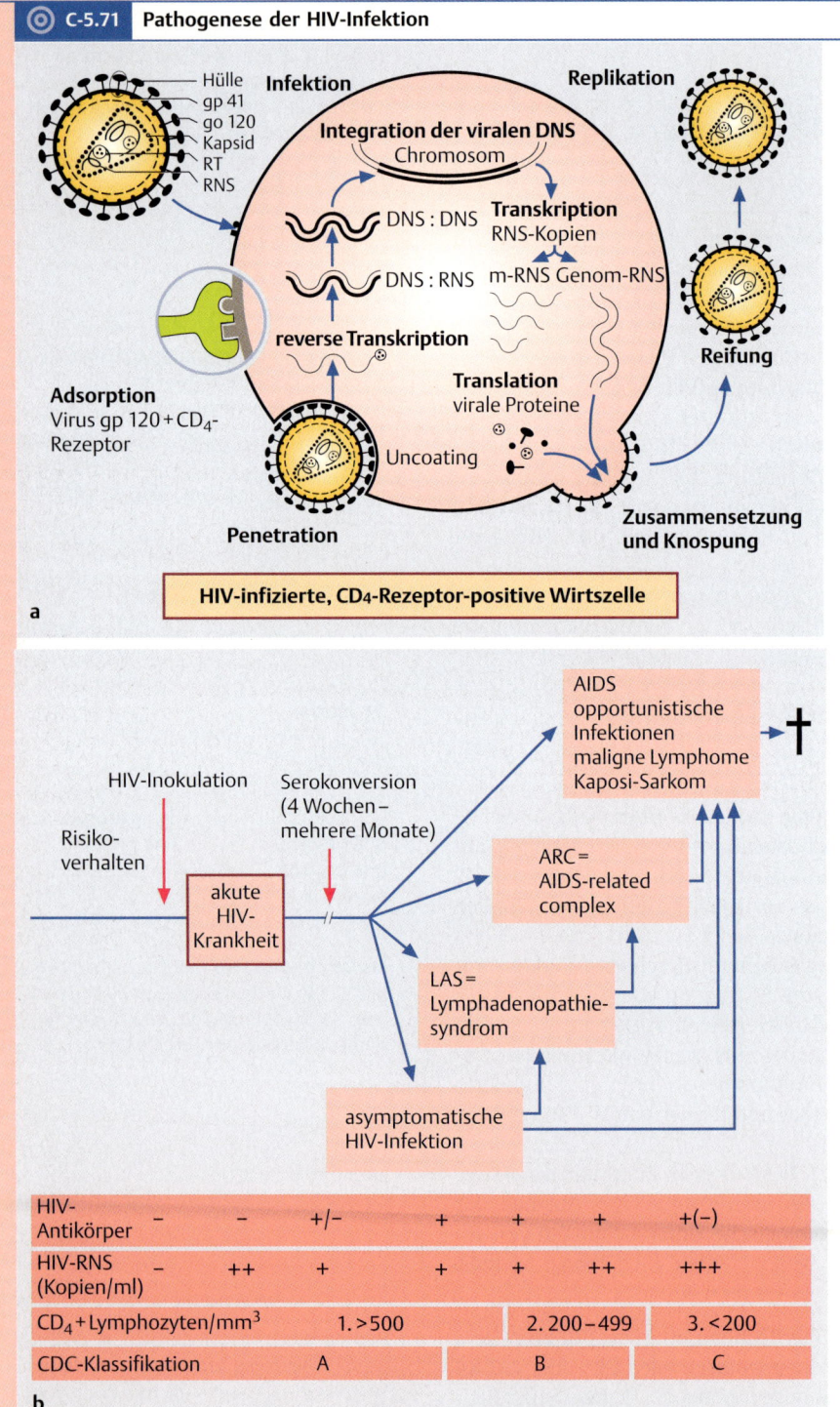

a Infektion einer CD_4^+-Zelle durch HIV und der Replikation von HIV in der Zelle (modifiziert nach Gelderblom).
b Klinischer Verlauf der HIV-Infektion (modifiziert nach Helm und Goebel).

Klinik: Abb. **C-5.71 b** stellt den Verlauf der HIV-Infektion in Stadien dar. Das bis heute bekannte klinische Bild der HIV-Infektion lässt als Prinzip erkennen, dass **alle** Organsysteme betroffen sein können und dass man zwischen direkten HIV-verursachten Krankheitserscheinungen und sekundären, durch die HIV-Wirkung an immunologischen Systemen begünstigten, so genannten opportunistischen Infektionen und Tumoren unterscheiden muss. Die derzeit am häufigsten verwendete Einteilung ist die CDC-Klassifikation von 1993 (Tab. **C-5.12, 5.13**). Mithilfe dieser Klassifikation wird die HIV-Erkrankung in drei an CD4$^+$-T-Lymphozyten orientierte Zellzahlbereiche eingeteilt.

Zusätzlich erfolgt eine Einteilung in die drei klinischen Kategorien A–C. In der so entstehenden 3×3-Matrix lassen sich die Patienten jeweils in die Untergruppen A1–C3 einteilen. Innerhalb der drei klinischen Kategorien A, B und C lassen sich die charakteristischen Symptomenkomplexe und assoziierten Erkrankungen ausmachen, die in Tab. **C-5.13** zusammengestellt sind.

Etwa 4–8 Wochen nach Infektion kommt es bei einem Teil der Patienten zur klinischen Erstmanifestation der Infektion, die als **akute HIV-Krankheit** oder akutes retrovirales Syndrom bezeichnet wird. Sie erscheint als mononukleoseähnliches Krankheitsbild. Hierbei kann es zu einem kleinfleckigen Exanthem und zu meningitischen Symptomen kommen. Diese Symptome klingen spontan wieder ab. Der HIV-infizierte Patient kommt in eine **asymptomatische Latenzphase,** die unterschiedlich lange – Monate bis Jahre – dauern kann, und in der er sich klinisch völlig gesund fühlt.

Eine persistierende, generalisierte Lymphknotenschwellung kennzeichnet das nächste Stadium, das **LAS,** Abkürzung für **Lymphadenopathiesyndrom (CDC-Kategorie A).** Es ist ungeklärt, ob es in dieser Phase noch einen Stillstand bzw. eine Remission in das asymptomatische Stadium gibt. Treten pathologische Laborbefunde und Allgemeinsymptome wie Fieber, Nachtschweiß und Durchfälle auf, die auf eine Immunabwehrschwäche hinweisen, bezeichnet man das als **AIDS-related complex** oder **ARC (CDC-Kategorie B).** Auch dieses Stadium ist von unbestimmter Zeitdauer.

Das manifeste Immunmangelsyndrom wird **AIDS** genannt – **acquired immune deficiency syndrome** – und als **CDC-Kategorie C** bezeichnet. Es kommt zu einer klinischen Verschlechterung des Allgemeinzustandes mit unfreiwilligem Gewichtsverlust, persistierendem Fieber, nächtlichen Schweißausbrüchen und Durchfällen. Es können **neurologische Symptome** wie Myelopathie, periphere Neuropathie, chronische AIDS-Enzephalopathie und ZNS-Infektionen mit Toxoplasmen, Zytomegalievirus oder Cryptococcus neoformans sowie ZNS-Tumoren (vor allem Lymphome), auftreten. Die bei AIDS gehäuft vorkommenden **opportunistischen Infektionen** sind in der Tab. **C-5.13** aufgeführt.

Bei 30–40 % der Patienten entwickeln sich Tumoren, am häufigsten das **Kaposi-Sarkom** (HHV 8-assoziiert) und Non-Hodgkin-Lymphome. Beim voll ausgeprägten AIDS können gleichzeitig opportunistische Infektionen, Tumoren und neurologische Symptome bestehen, die dann innerhalb von 2–3 Jahren, nach qualvollem Siechtum, zum Tode führen. Eine besondere Verlaufsform, die sehr schnell zur Abmagerung führt, wird „wasting syndrome" oder in Afrika „slim disease" genannt, eine Art Schwindsucht.

≡ C-5.12	CDC-Klassifikation: Subgruppen A1 bis C3		
Laborkategorie (CD4$^+$-Lymphozytenzellzahl/μl)	klinische Kategorie A (asymptomatisch)	klinische Kategorie B (symptomatische HIV-Infektion, kein AIDS)	klinische Kategorie C (AIDS)
1: ≥ 500	A1	B1	C1
2: 200–499	A2	B2	C2
3: < 200	A3	B3	C3

C-5.13 AIDS-definierende und HIV-assoziierte Erkrankungen (CDC-Einteilung)

Klinische Kategorien A bis C der CDC-Klassifikation

Kategorie A	■ asymptomatische HIV-Infektion ■ persistierende generalisierte Lymphadenopathie (LAS) ■ akute, symptomatische (primäre) HIV-Infektion (auch in der Anamnese)
Kategorie B	Krankheitssymptome oder Erkrankungen, die nicht in die AIDS-definierende Kategorie C fallen, dennoch aber der HIV-Infektion ursächlich zuzuordnen sind oder auf eine Störung der zellulären Immunabwehr hinweisen. Hierzu zählen: ■ bazilläre Angiomatose ■ oropharyngeale Candida-Infektion ■ vulvovaginale Candida-Infektionen, die entweder chronisch (länger als einen Monat) oder nur schlecht therapierbar sind ■ zervikale Dysplasien oder Carcinoma in situ ■ konstitutionelle Symptome wie Fieber über 38,5 °C oder eine länger als 4 Wochen bestehende Diarrhö ■ orale Haarleukoplakie (Abb. **C-5.72 b**) ■ Herpes zoster bei Befall mehrerer Dermatome oder nach Rezidiven in einem Dermatom ■ idiopathische thrombozytopenische Purpura ■ Listeriose ■ Entzündungen des kleinen Beckens, besonders bei Komplikationen eines Tuben- oder Ovarialabszesses ■ periphere Neuropathie
Kategorie C (AIDS definierende Erkrankungen)	■ Pneumocystis-carinii-Pneumonie ■ Toxoplasma-Enzephalitis ■ ösophageale Candida-Infektion oder Befall von Bronchien, Trachea oder Lungen ■ chronische Herpes-simplex-Ulzera oder Herpes-Bronchitis, -Pneumonie oder -Ösophagitis (Abb. **C-5.72 a**) ■ CMV-Retinitis ■ generalisierte CMV-Infektion (nicht von Leber oder Milz) ■ rezidivierende Salmonellen-Septikämien ■ rezidivierende Pneumonien innerhalb eines Jahres ■ extrapulmonale Kryptokokkeninfektionen (Abb. **C-5.73 c, d**) ■ chronische intestinale Kryptosporidieninfektion ■ chronische intestinale Infektion mit Isospora belli ■ disseminierte oder extrapulmonale Histoplasmose ■ Tuberkulose ■ Infektionen mit Mycobacterium avium complex oder M. kansasii, disseminiert oder extrapulmonal ■ Kaposi-Sarkom (Abb. **C-5.72**c, d, Abb. **C-5.73 a, b**) ■ maligne Lymphome (Burkitt, immunoplastisches oder primäres zerebrales Lymphom) ■ invasives Zervixkarzinom ■ HIV-Enzephalopathie ■ progressive multifokale Leukenzephalopathie ■ Wasting-Syndrom

Haut- und Schleimhautveränderungen bei HIV-Infektionen: In allen Stadien können Haut- und Schleimhauterkrankungen auftreten.

Ein **makulöses Exanthem** tritt bei der akuten HIV-Krankheit auf, später bei ca. 60% eine **seborrhoische Dermatitis**.

Viruserkrankungen der Haut sind häufiger und verlaufen schwerer (z. B. Herpes simplex, (Abb. **C-5.72 a**).

Die **orale Haarleukoplakie** an den seitlichen Zungenrändern wird durch Epstein-Barr-Virus und HPV hervorgerufen (Abb. **C-5.72 b**).

Haut- und Schleimhautveränderungen bei HIV-Infektionen: In allen Stadien kann es zu Haut- und Schleimhauterkrankungen kommen. Einige Krankheitsbilder korrelieren mit dem Schweregrad des Immundefektes und werden als prognostische Marker angesehen

Ca. 6–8 Wochen nach Infektion kann ein **makulöses Exanthem** im Rahmen der HIV-Krankheit auftreten. Bereits bei beginnendem Immundefekt tritt bei ca. 60% der Patienten eine zunächst zentrofaziale, später disseminierte Form einer **seborrhoischen Dermatitis** auf. Bei entsprechender genetischer Disposition manifestiert sich eine **exsudative Form der Psoriasis** oder es treten Mischbilder auf, so genannte Seborrhiasis.

In auffälliger Häufung und mit schweren Verläufen treten **Viruserkrankungen** auf: rezidivierende oder persistierende, ulzeröse Herpes-simplex-Infektionen (Abb. **C-5.72 a**), ulzerierender Zoster über mehrere Dermatome, disseminierte Mollusca contagiosa, ausgedehnte Condylomata acuminata oder bowenoide Papulose.

Ein erstmals im Zusammenhang mit der HIV-Infektion beobachtetes Krankheitsbild ist die **orale Haarleukoplakie** an den seitlichen Zungenrändern. Es handelt sich um eine Reaktivierung einer Epstein-Barr-Virus-Infektion. Die weißlichen hyperkeratotischen Herde an den seitlichen Zungenleisten machen keine Beschwerden. Differenzialdiagnostisch abzugrenzen sind die Candida-Sto-

matitis, Lichen ruber mucosae und Leukoplakie (Abb. **C-5.72 b**). Das Auftreten der oralen Haarleukoplakie ist ein prognostisch schlechtes Zeichen.
Auch **Pilzinfektionen** sind häufiger. Neben Dermatophyteninfektionen der Haut und der Nägel sind vor allem das Auftreten einer **Candida-Stomatitis und -Ösophagitis** sowie einer **-Paronychie** das klinische Signal eines manifesten zellulären Immundefektes. Im Brust- und Rückenbereich erscheint eine stark juckende **papulöse** Dermatitis. In den Papeln sind vermehrt lipophile Hefepilze (Pityrosporon species) nachweisbar.
Bakterielle Infektionen der Haut treten seltener beim Erwachsenen, häufiger bei Kindern mit HIV-Infektion auf.

Pilzinfektionen, vor allem **Candida-Stomatitis und -Ösophagitis,** sind ein klinisches Signal des manifesten zellulären Immundefektes.

C-5.72 Haut- und Schleimhautveränderungen bei HIV-Infektion

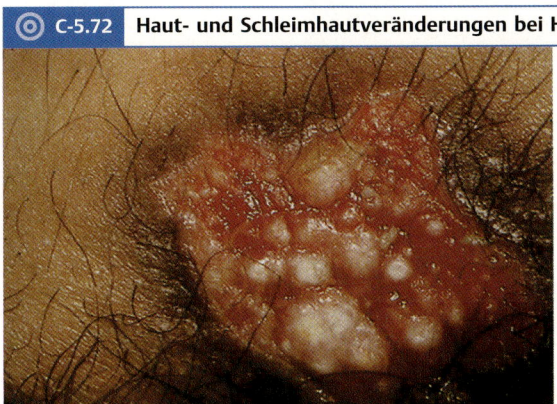

a Ulzeröser Herpes simplex analis bei HIV-Infektion.

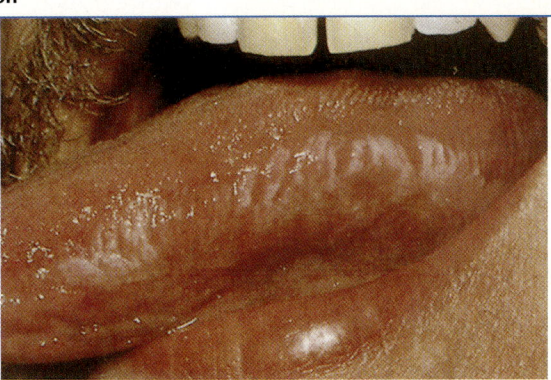

b Orale Haarleukoplakie an den seitlichen Zungenrändern. Längsgestreifte weißliche verruköse Infiltrate durch Epstein-Barr-Virus.

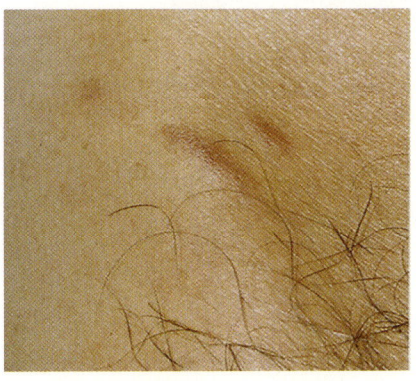

c Kaposi-Sarkom. Frühe hellrote Infiltrate in den Spaltlinien der Haut.

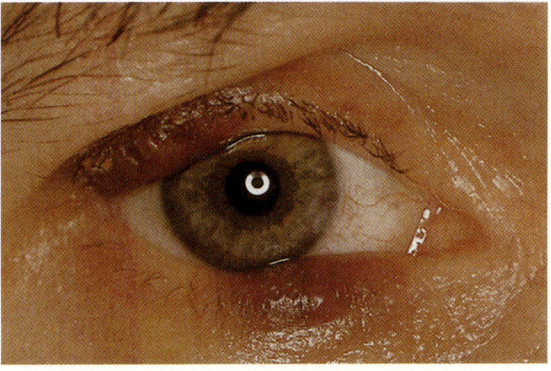

d Kaposi-Sarkom an den Augenlidern.

Das **Kaposi-Sarkom** tritt bei etwa 15–30 % der unbehandelten HIV-Infizierten auf, vor allem bei homosexuellen Patienten. Es ist ein **multizentrischer Tumor der Gefäßendothelien**, der durch das humane Herpesvirus (HHV 8) bei zellulärer Immunsuppression verursacht wird. Die häufigste Lokalisation sind die Haut und die Mundschleimhaut. Man sieht einzelne oder multiple, zunächst hellrote Infiltrate, die bevorzugt in den Spaltlinien der Haut entstehen (Abb. **C-5.72 c**). Sie wachsen zu violett-roten bis bräunlichen Tumorknoten an und haben häufig einen hämatomartigen gelbgrünen Rand (Abb. **C-5.72 d** u. Abb. **C-5.73 a**). Der Verlauf ist langsam progredient, gelegentlich gibt es auch aggressiv wachsende Formen, die schnell disseminieren und Lymphknoten, Lunge und Gastrointestinaltrakt befallen (s. S. 340). **Histopathologisch** sieht man im Frühstadium eine vaskuläre Proliferation, die an Granulationsgewebe erinnert. Ältere Tumoren haben Spindelzellen, Gefäßspalten und ausgeformte Kapillaren oder Angiosarkomcharakter mit reichlichen Mitosen (Abb. **C-5.73 b**).
Bei rechtzeitiger und konsequenter antiretroviraler Therapie tritt das Kaposi-Sarkom nur noch selten auf.

Das **Kaposi-Sarkom** tritt bei 15–30 % der HIV-Infizierten auf. Es ist ein **multizentrischer Tumor der Gefäßepithelien**, am häufigsten an Haut und Schleimhäuten lokalisiert.

C-5.73 HIV-assoziierte Erkrankungen

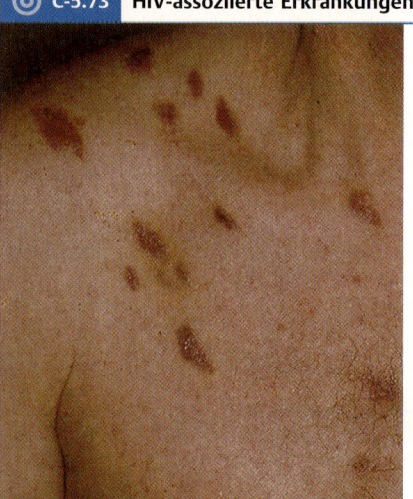

a Kaposi-Sarkom, fortgeschrittenes Stadium mit livid-roten bis bläulichen Knoten.

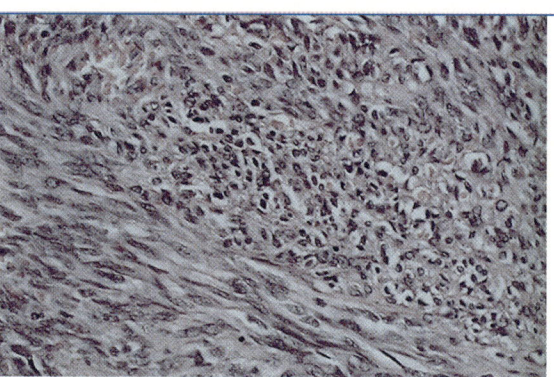

b Kaposi-Sarkom, histopathologisches Bild mit erythrozytengefüllten Kapillarspalten und Spindelzellen.

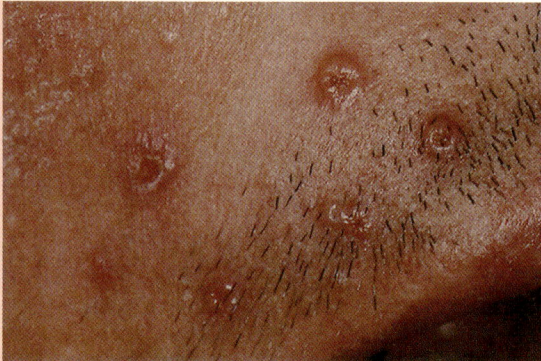

c Kutane Kryptokokkose im Gesicht eines HIV-infizierten Patienten.

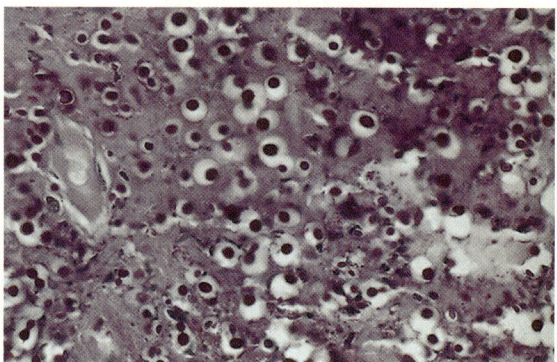

d Histopathologischer Nachweis von massenhaft Cryptococcus neoformans in typischer Schleimkapsel

Diagnostik:
Direkter Nachweis von HIV:
HIV kann direkt durch kulturelle Anzüchtung, durch RNS-Nachweis (PCR) diagnostiziert werden oder indirekt durch Nachweis von HIV-Antikörpern im Serum.

Serologischer Nachweis von HIV-Antikörpern:
Als **Suchtest** eignet sich der **Enzymimmunoassay**. Positive Testergebnisse müssen mit einem **Bestätigungstest** überprüft werden. Hierzu eignen sich das **Immunoblotverfahren** und der **Immunfluoreszenztest**.

Diagnostik:
Direkter Nachweis von HIV:
Die kulturelle Anzüchtung von HIV auf frischen, peripheren Lymphozytenkulturen ist möglich, für die Routine jedoch zu aufwändig. Die wichtigste Methode zum direkten HIV-Nachweis ist die quantitative HIV-RNS-Messung durch die PCR.
Die Bestimmung der Virusmenge dient der Feststellung des Therapiebeginns und -erfolges.

Serologischer Nachweis von HIV-Antikörpern:
Als **Suchtest** eignet sich derzeit am besten der **Enzymimmunoassay** (ELISA). Die Sensitivität liegt bei über 98 %, es kann jedoch zu unspezifisch positiven Ergebnissen kommen. Deshalb müssen alle positiven Ergebnisse mit einem **Bestätigungstest** überprüft werden. Hierzu eignet sich das **Western-Blot oder Immunoblotverfahren**. Es werden die viralen Proteine in einem Gel elektrophoretisch getrennt und auf ein Nitrocellulosepapier übertragen. Der Nitrocellulosestreifen wird nun mit Patientenserum inkubiert. Enthält dieses Antikörper gegen die Proteine auf dem Nitrocellulosestreifen, werden sie an die entsprechenden Proteinbanden gebunden. Mithilfe eines Markersystems wird die Antigen-Antikörperreaktion sichtbar gemacht. Man kann mit diesem Verfahren das Antikörperspektrum gegen die einzelnen viralen Oberflächen- und Kernproteine bestim-

5.7 Sexuell übertragbare Krankheiten

men. Ein weiterer Bestätigungstest ist der **Immunfluoreszenztest**, bei dem man HIV-infizierte menschliche Lymphozyten verwendet, mit Patientenserum inkubiert und mit fluoreszenzmarkiertem Antihumanglobulin die Antigen-Antikörperbindung sichtbar macht.

Der serologische Nachweis von HIV-Antikörpern gelingt etwa 6–8 Wochen nach Infektion, bei manchen Patienten aber auch erst nach Monaten. Diese diagnostische Lücke stellt besonders bei Bluttransfusionen noch ein Risiko dar. In dieser Phase kann die Infektion bisher nur durch p24-Antigen oder HIV-RNS im Blut nachgewiesen werden.

Diagnostik der Immunabwehrlage: Hierzu wird eine quantitative Analyse der Lymphozyten-Subpopulation durchgeführt. Ein Absinken der CD_4^+-T-Lymphozyten unter 250/μl über mehrere Monate weist auf einen schweren Defekt der T-Helferzellen hin. Mit dem Auftreten von lebensbedrohlichen opportunistischen Infektionen ist dann zu rechnen.

In der Eiweißelektrophorese fällt schon sehr früh eine **Hypergammaglobulinämie** auf (durch Erhöhung von IgG und IgA).

Entsprechend der Symptomatik ist die Diagnostik der in Tab. **C-5.12** aufgeführten Infektionskrankheiten durchzuführen.

Nach dem seit dem 1. 1. 2001 gültigen Infektionsschutzgesetz besteht eine nicht namentliche **Meldepflicht** an das Robert-Koch-Institut bei Nachweis von HIV oder HIV-Antikörpern.

Therapie: Die Therapie der HIV-Infektion macht große Fortschritte. Es stehen derzeit 4 Wirkstoffgruppen zur Verfügung, die miteinander kombiniert werden können.
- **Nukleosidanaloga:** z.B. Zidovudin (AZT), Didanosin (ddI), Zalcitabin (ddC), Stavudin (d4 T), Lamivudin (3 TC), Abacavir. Sie blockieren die virale reverse Transkriptase und führen zu einem Kettenabbruch bei der Synthese der proviralen DNS.
- **Sterische Inhibitoren der reversen Transkriptase**: Nevirapin, Efavirenz und Delavirdin.
- **Inhibitoren der HIV-Protease** (Saquinavir, Ritonavir, Indinavir, Nelfinavir, Lopinavir, Amprenavir, Atazanavir): Sie hemmen die Polyproteinspaltung auf einer späteren Stufe der Virusreplikation und führen zu nicht infektionsfähigen Virionen.
- **Fusionsinhibitoren**, z.B. Enfuvirtid und Korezeptorantagonisten verhindern den Eintritt des HI-Virus in die Zelle.

Zur Verminderung der Resistenzentwicklung und der toxischen Nebenwirkungen werden Dreifach-Kombinationstherapien durchgeführt, z.B. Zidovudin + Zalcitabin und zusätzlich ein Proteaseinhibitor. Der Therapieerfolg wird durch wiederholte Bestimmungen der Plasma-Viruslast (RNS-Kopien/ml) und der CD_4^+-T-Lymphozytenzahl gemessen. Die Viruslast soll spätestens nach 3–6 Monaten unter der Nachweisgrenze liegen. Resistenzentwicklung durch Selektion oder Mutation der HI-Viren kann durch Umstellung der Therapie überwunden werden.

Diese Therapie wird HAART (**h**ighly **a**ctive **a**nti**r**etroviral **t**herapy) genannt und führt zu einer Verbesserung der zellulären Immunität und damit einer Verminderung von opportunistischen Infektionen. Dadurch hat sich die Prognose der HIV-Infizierten wesentlich verbessert. Die Inzidenz von Tumoren hat unter der antiretroviralen Therapie nicht abgenommen. Die Überlebenswahrscheinlichkeit ist jedoch angestiegen. Die Kosten der Therapie sind sehr hoch und nur ein kleiner Teil der weltweit Infizierten wird bisher behandelt (Tab. **C-5.14**).

Die rechtzeitige Erkennung und Behandlung opportunistischer Infektionen ist eine wichtige lebensverlängernde Maßnahme. Das Kaposi-Sarkom kann mit Radiatio, Exzision, Vereisung mit flüssigem Stickstoff und α2-Interferon sowie niedrig dosierter Zytostatikatherapie behandelt werden.

Neue Informationen über die HIV-Therapie können im Internet abgerufen werden (z.B. www.rki.de; www.aids.org; www.unaids. org; www.haart.net).

Der serologische Nachweis von HIV-Antikörpern gelingt etwa 6–8 Wochen nach Infektion.

Diagnostik der Immunabwehrlage: Quantitative Bestimmung der $CD4^+$- und $CD8^+$-T-Lymphozyten.

Bestimmung der Immunglobuline.

Gezielte Suche nach den in Tab. **C-5.12** aufgeführten Infektionskrankheiten.

Bei Nachweis von HIV oder HIV-Antikörpern besteht **Meldepflicht.**

Therapie: Die Therapie der HIV-Infektion macht große Fortschritte. Eingesetzt werden:
- Nukleosidanaloga
- sterische Inhibitoren der reversen Transkriptase
- Inhibitoren der HIV-Protease.

Zur Verminderung der Resistenzentwicklung werden Dreifach-Kombinationstherapien durchgeführt.

HAART = **h**ighly **a**ctive **a**nti**r**etroviral **t**herapy.

Die rechtzeitige Erkennung und Behandlung der opportunistischen Infektionen ist lebensverlängernd.

Prävention: Ein wirksamer Impfstoff konnte bisher nicht entwickelt werden. Seuchenhygienische Maßnahmen sind bei Geschlechtskrankheiten schwer durchzusetzen. Die einzig wirksame Maßnahme zurzeit ist der **Schutz vor Ansteckung**.

Prävention: Eine Reihe von Impfstoffen sind in der Erprobung, z. B. rekombinante Glycoprotein-Impfstoffe gp 160 und gp 120. Seuchenhygienische Maßnahmen zur Erkennung und Unterbrechung von Infektionsketten sind bei Geschlechtskrankheiten schwer durchzusetzen. Deshalb ist die einzige wirksame Maßnahme zurzeit der **Schutz vor Ansteckung**. Die Aufklärung der Bevölkerung über die Übertragungswege von HIV, insbesondere die Aufforderung, sich durch partnerschaftliche Treue oder Kondomgebrauch beim Sexualverkehr zu schützen, gesetzlich vorgeschriebene Kontrolle von Blut- und Blutprodukten auf HIV sowie strikte Einhaltung der Hygienevorschriften beim Umgang mit Körpersekreten im Krankenpflegebereich, sind zurzeit die wichtigsten Maßnahmen, dieser rasch fortschreitenden Epidemie Einhalt zu gebieten.

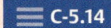

C-5.14 **Therapiebeginn**

Status	Empfehlung
symptomatische HIV-Infektion	Therapiebeginn bei allen Patienten
asymptomatische HIV-Infektion, $CD4^+$-T-Zellzahl $< 350/\mu l$	Therapieindikation *
asymptomatische HIV-Infektion, $CD4^+$-T-Zellzahl $> 500/\mu l$ und Viruslast $> 30000-50000$ RNS-Kopien/ml	Therapieindikation
bei akutem retroviralem Syndrom	Therapieindikation bei hoher Viruslast
bei stabilen $CD4^+$-T-Zellzahlen von $350-500/\mu l$ und Plasma-Virämie anhaltend $< 5000-10000$ Kopien/ml; Abwarten vertretbar.	

▶ **Klinischer Fall**

▶ **Klinischer Fall.** Dem 38-jährigen Patienten sind seit 2 Jahren vergrößerte Lymphknoten am Hals, Nacken und unter den Axillen aufgefallen, die jetzt wieder kleiner werden. Seit ca. 6 Monaten leidet er unter Leistungsminderung, Appetitlosigkeit und Gedächtnisstörungen. Seit dieser Zeit beobachtet er auch hellrote oväläre Flecken in den Spaltlinien der Haut der Oberarme und Brust, die jetzt teilweise zu livid-roten Knoten gewachsen sind. Neue Herde sind an den Wangen und am rechten Augenlid aufgetreten. In der Mundhöhle sieht man 1. eine diffuse Rötung mit fleckigen weißen Belägen an der Wangenschleimhaut, 2. livid-rote Flecken am harten Gaumen und 3. weiße längsgeriffelte Hyperkeratosen an den Zungenrändern. Der Patient hat seit 20 Jahren überwiegend homosexuellen Geschlechtsverkehr mit wechselnden Partnern, seit einem Jahr nur noch mit Kondom. Vor 10 Jahren wurde er wegen einer Lues behandelt. Er hatte dreimal eine Gonorrhö. Im Serum sind mit dem ELISA-Suchtest HIV-Antikörper nachweisbar, die im Western Blot mit HIV-spezifischen Kern- und Oberflächenproteinen reagieren. Die $CD4^+$-T-Lymphozyten sind mit $280/\mu l$ deutlich erniedrigt. Im Hauttest keine Reaktion auf mikrobielle Antigene. Immunglobuline G und A stark erhöht. Die histopathologische Untersuchung eines Knotens sichert die Verdachtsdiagnose Kaposi-Sarkom bei HIV-Infektion. Im Mundspülwasser werden Candida albicans 10^5 KBE/ml nachgewiesen. Nach Soforttherapie bleibt die streifige Leukoplakie an den Zungenrändern bestehen. Nach der CDC-Klassifikation befindet sich der Patient im Stadium CDC C2. Die kosmetisch entstellenden Kaposi-Herde werden teilweise mit flüssigem Stickstoff, teilweise mit Röntgenweichstrahltherapie entfernt. Er wird mit einer Kombination von Zidovudin/3TC (z. B. Combivir) und Nelfinavir (z. B. Viracept) behandelt.

Genitale Infektionen durch humane Papillomviren (HPV)

Condylomata acuminata

s. S. 228

Bowenoide Papulose

▶ **Synonym.** Condylomata plana

▶ **Definition:** Infektion mit humanen Papillomviren im Genitalbereich, die zu papulösen Veränderungen führt.

Ätiologie: Für die Entstehung der bowenoiden Papulose werden humane Papillomviren meist der Gruppe 16 oder 18 sowie 31, 33 (sog. High-risk-Typen) verantwortlich gemacht. Betroffen sind vor allem 20- bis 40-jährige Personen. Auffällig ist, dass auch bei Zervixdysplasien in über 90% Papillomvirus-DNS dieser Typen nachgewiesen wurde, sodass heute ein Zusammenhang zwischen diesen Virustypen und der Entstehung des Zervixkarzinoms und Peniskarzinoms angenommen wird.

Klinik: Im Bereich der Glans penis oder der großen und kleinen Labien sowie der Cervix uteri, treten multiple rot-braune bis linsengroße, flache, samtartige Papeln auf. Die Veränderungen sind nicht schmerzhaft, es besteht kein Juckreiz. Wachstum und Übergang in Vulva- oder Peniskarzinome sind möglich.

Diagnostik: Die Histopathologie mit intradermalen, atypischen, dyskeratotischen Zellen zeigt Merkmale eines Carcinoma in situ (ähnlich einem Morbus Bowen) und sichert die Diagnose.

Therapie: Die Therapie entspricht der bei Condylomata acuminata (s. S. 229), zusätzlich sind jedoch sorgfältige Nachkontrollen und eine langfristige Überwachung wegen der möglichen malignen Entartung erforderlich. Sexualpartner sollten untersucht und ggf. behandelt werden. Spontanrückbildungen sind möglich.

Genitale Herpes-simplex-Infektion

Ulzerierende und persistierende Herpes-genitalis-Infektionen weisen auf einen manifesten Immundefekt hin, z. B. bei HIV-Infektion. Weiteres s. S. 225.

6 Benigne Tumoren und Nävi

6.1 Benigne Tumoren

Aus der interfollikulären Epidermis, den Haarfollikeln (mit Talgdrüse und M. arrector pili) und Schweißdrüsen können sich benigne Tumoren entwickeln, die im Laufe des Lebens manifest werden. Auch aus dem Bindegewebe können gutartige Tumoren mit unterschiedlicher Histopathogenese entstehen. Unter den gutartigen Hauttumoren gibt es einige sehr häufige, die hier angesprochen werden (Tab. **C-6.1**). Daneben entsteht eine große Vielfalt von seltenen Tumoren, die nicht alle beschrieben werden.

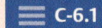

C-6.1	Die häufigsten gutartigen Tumoren
seborrhoische Keratosen	• endophytische Form • exophytische Form
Fibrome	• Fibroma pendulans • Histiozytom
Keloide	
Zysten	• Milium • Epidermiszysten • Atherom
Leiomyome	
Lipome	

6.1.1 Seborrhoische Keratose

▶ **Synonym.** Seborrhoische Keratose, Verruca seborrhoica senilis, Alterswarze.

▶ **Definition:** Häufige, hellbraune bis schwarze, breitbasige, epidermale Akanthose, die im Laufe des Lebens in zunehmender Vielzahl auftritt.

Epidemiologie: Fast alle Menschen entwickeln im Laufe des Lebens mehrere bis viele, diskrete bis sehr auffällige seborrhoische Keratosen. Männer und Frauen sind betroffen.

Ätiologie und Pathogenese: Es handelt sich um eine typische, fast regelmäßig auftretende, gutartige Altersveränderung der normalen Haut. Eine Abhängigkeit von exogenen Einflüssen (z. B. Licht, Chemikalien) besteht nicht.

Klinik: Seborrhoische Keratosen sitzen auf normaler Haut, bevorzugt am Oberkörper, im Gesicht, an den Handrücken und Vorderarmen. Sie sind harmlos, machen in der Regel keine Beschwerden und treten in großer morphologischer Variationsbreite auf. Es handelt sich um kleine, bis fingernagelgroße und in Einzelfällen bedeutend größere, scharf begrenzte, weiche, braun bis schwarz hyperpigmentierte Akanthopapillome der Haut, die sich fettig anfühlen (deshalb der Name). Die Oberfläche ist am Anfang matt, gefeldert oder gepunzt, mehr oder weniger exophytisch vorgewölbt (Abb. **C-6.1 a**, Abb. **C-6.1 b**, S. 291) und zeigt im fortgeschrittenen Stadium eine zerklüftete Oberfläche, die pseudokomedonenartige Bilder macht und in den Falten Hornmassen anschoppt. Zu Beginn sind die seborrhoischen Keratosen flach. Sie können trotz flächiger Vergrößerung auch flach bleiben und zunehmend pigmentieren (endophytische Variante, Lentigo senilis, Abb. **C-21.11 b**, S. 544).

C 6.1 Benigne Tumoren

C-6.1 Seborrhoische Warzen

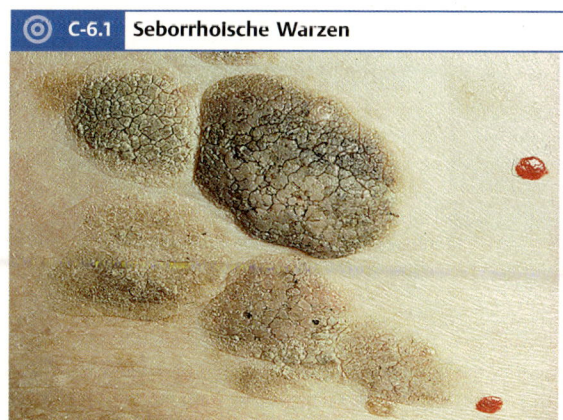
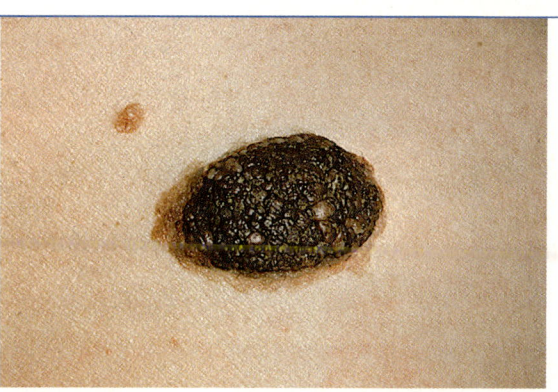

a Gruppierte exophytische seborrhoische Keratosen mit himbeerartiger Oberfläche und partieller Hyperpigmentierung.

b Seborrhoische Keratose mit starkem, himbeerartigem exophytischen Anteil.

▶ **Merke.** Seborrhoische Keratosen sind harmlos und bleiben dies auch auf Dauer.

◀ Merke

Sie können allerdings mechanisch irritiert werden, zu kleinen Blutungen führen und lokalen Infektionen eine Eintrittspforte bieten.

Diagnostik und Differenzialdiagnose: Die Diagnose ergibt sich aus dem typischen Aspekt, der Lokalisation sowie aus dem Verlauf. Einzelne Elemente sind von Nävuszellnävi abzugrenzen, wobei die zerklüftete, fettige und von Hornperlen durchsetzte Oberfläche für seborrhoische Keratosen typisch ist und bei Nävuszellnävi kaum vorkommt. In Zweifelsfällen muss eine histopathologische Klärung angestrebt werden.

Diagnostik und Differenzialdiagnose: Typischer Aspekt. Gelegentlich ist die Abgrenzung zu Nävuszellnävi nötig. In Zweifelsfällen histopathologische Klärung.

Histopathologie: Papillomatöse Epithelproliferation mit zumeist exophytischer, gelegentlich auch endophytischer Ausprägung. Bei größeren Gebilden kann es zur adenoiden Proliferation mit verschlungenen Zellsträngen, zu hyperkeratotischen Hornperlen und zu einer deutlichen melanozytären Hyperpigmentierung kommen.

Histopathologie: Papillomatöse Epithelproliferation mit endophytischer oder exophytischer Ausprägung.

Therapie: Kürettage in Lokalanästhesie mit dem scharfen Löffel oder mit der elektrischen Schlinge.

Therapie: Kürettage mit dem scharfen Löffel in Lokalanästhesie.

Prognose: Es handelt sich um eine gutartige Dermatose, die nie maligne entartet.

Prognose: Gutartig.

6.1.2 Fibrome

Weiche Fibrome sind hervortretende oder gestielte (**Fibroma pendulans**), hautfarbene und schmerzfreie Anhängsel der Haut in den Faltenregionen, besonders am Hals (Abb. **C-6.2a, b**). Sie können durch Scherenschlag entfernt werden.
Harte Fibrome treten als derbe Knoten in der Haut meist als überschießende Narbenbildungen um Stichverletzungen (vorwiegend Insektenstiche oder Dornen) auf und imponieren histologisch zunächst als **Histiozytome**, die später zu derben Fibromen umgewandelt werden. Oft zeigen sie eine leichte Hämosiderinpigmentierung oder einen Pigmenthof (Abb. **C-6.2c**). Diese Fibrome sind auf Druck schmerzhaft, weshalb sie gelegentlich exzidiert werden.

6.1.2 Fibrome

Fibrome treten als weiche, gestielte **Fibromata pendulantia** (Abb. **C-6.2a, b**) oder als derbe Fibrome, **Histiozytome** (Abb. **C-6.2c**) auf. Erstere sind durch Scherenschlag entfernbar, letztere werden gelegentlich exzidiert.

C-6.2 Fibrome

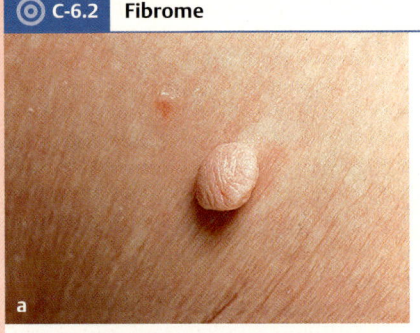
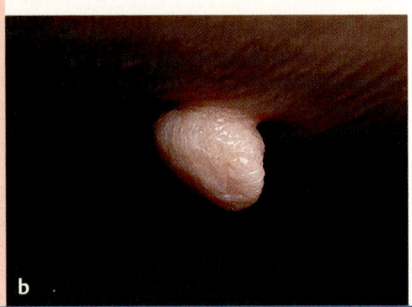
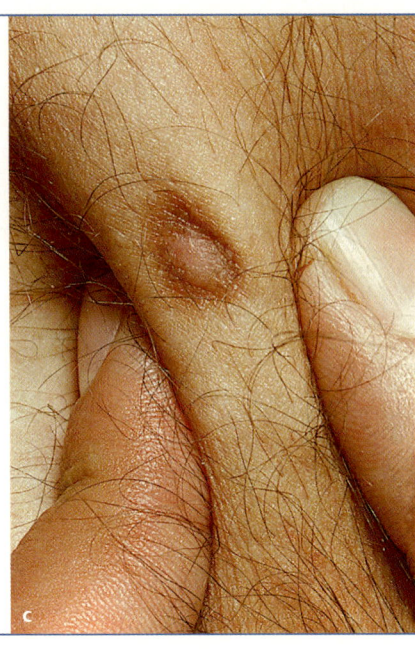

a, b Weiche gestielte Fibrome, wie sie gehäuft am Hals und in den Axillen vorkommen.
c Dermales Histiozytom. Auf seitlichen Druck spürt man das „derbe Fibrom" und die dermale Verankerung durch Einziehung. Beachte den braunen Rand durch Hämosiderinablagerung.

6.1.3 Keloide

▶ **Definition:** Keloide sind überschießende Narben, die sich umschrieben knotig oder flächig panzerartig nach Verletzungen ausbilden.

Ätiologie, Klinik: Sie entstehen Wochen nach der Verletzung und sind über Monate bis Jahre progredient, um schließlich in eine bindegewebig verdickte Narbe überzugehen (Abb. **C-6.3a**). Am Anfang zeigen sie eine hyperämische Rötung und Juckreiz. Flächige Keloide können zu einer dermatogenen Kontraktur und zur Einschränkung der Gelenkbeweglichkeit führen (Abb. **C-6.3b**). Bei der Rückbildung schrumpfen sie und können in verstärktem Maße funktionelle Einschränkungen bewirken.

Keloide können auch aus Aknenarben entstehen oder im Laufe einer narbenfreien Akne als so genannte Spontankeloide imponieren.

Therapie: Druckverbände, Lokalbehandlung oder intrafokale Injektion mit Steroiden, Pflaster oder Gele mit Silikon bei umschriebenen Herden. In der frühen Eruptionsphase ist Röntgenweichbestrahlung möglich und führt zu einer teilweisen Besserung oder zu einem Stopp der Progression. Entlastende Operationen sind bei funktionellen Störungen vorzusehen.

Marginalien (linke Spalte):

6.1.3 Keloide

▶ **Definition**

Ätiologie, Klinik: Am Anfang treten Entzündung und Juckreiz auf. Sie können zu dermatogenen Kontrakturen führen (Abb. **C-6.3**).

Keloide können auch aus Aknenarben entstehen oder als Spontankeloide imponieren.

Therapie: Lokalbehandlung mit Silikon, Steroiden intrafokal, Druckverbänden; Röntgenweichbestrahlung in den Ausbildungsphasen, entlastende Operation bei dermatogenen Kontrakturen in der Spätphase.

C-6.3 Keloide

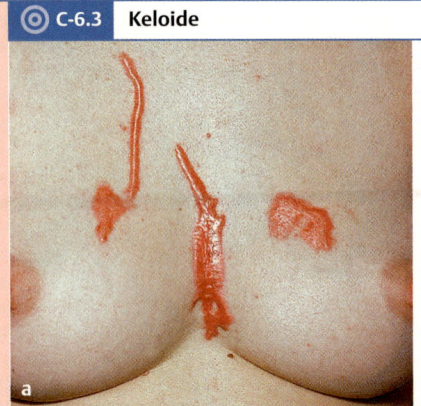
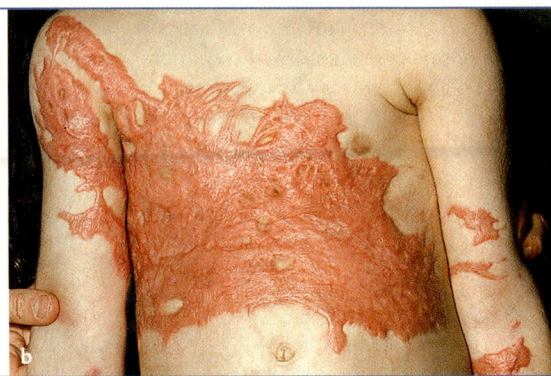

a Spritzerartige frische Keloide auf der Brust einer jungen Dame mit deutlicher Rötung und Juckreiz.
b Flächiges Keloid, zusätzlich von Narbenzügen durchsetzt, 4 Monate nach Verbrennung 2. und 3. Grades bei einem 5-jährigen Kind.

> **Merke.** Die Rezidivhäufigkeit bei Keloidoperationen beträgt 30%!

Prognose: Keloide sind gutartig. Sie können aber zu beträchtlichen funktionellen Beeinflussungen der Gelenkbeweglichkeit führen oder Körperöffnungen funktionell beeinträchtigen. Verletzungen auf Keloiden heilen ausgesprochen schlecht.

6.1.4 Zysten

Zysten sind Hohlräume und von einer epithelialen Zystenwand umkleidet. Ihre Größe schwankt von Stecknadelkopfgröße bis zu Faustgröße. Meistens entstehen sie durch Verlegung eines Follikelausführungsganges. Die Verlegung kann funktionell oder traumatisch bedingt sein. *Therapie:* Exzision.

Milien sind stecknadelkopfgroße, weißliche, kugelig erhabene Zysten, die meist gruppiert im Gesicht auftreten. Sie entstehen spontan oder in Narben nach Blasen bildenden Krankheiten (Pemphigus, Porphyrien, Epidermolysen u. a.). Es handelt sich um intraepitheliale, verhornende Zysten an Drüsenausführungsgängen oder auch interfollikulär. *Therapeutisch* können sie nach Anritzen entleert oder ausgekratzt werden.

Epidermalzysten sind erbs- bis pflaumengroße, kugelige, derbe bis pralle Knoten in der Haut. Oft kann man den obliterierten Follikelausführungsgang noch erkennen. Es handelt sich um zystische Ausweitungen des Infundibulum-Anteiles eines Haarfollikels, wobei der Inhalt vorwiegend aus abgeschilferten Hornmassen in zwiebelschalenartiger Anordnung besteht. *Therapeutisch* kommt nur die Exzision infrage. Am Skrotum finden sich oft multiple Epidermiszysten, die man sehen und palpieren kann, die aber kaum stören.

Atherome (Grützbeutel, Tricholemmalzyste) sind kugelige, fast immer an der Kopfhaut einzeln oder multipel auftretende Zysten, ausgehend vom tiefen Haarfollikelanteil (Tricholemm), wobei die Zysten nuss- bis faustgroß, prall-elastisch und vorgewölbt sind. Bei großer Spannung ist die Zystenwand dünn und die Haare darauf können verdrängt sein. Die Zysten sind mit einer Mischung aus Hornlamellen und Talg gefüllt, die bei der Öffnung als übel riechende Masse ausfließt. *Therapeutisch* muss das Atherom mit dem gesamten „Sack" exzidiert werden, da sonst Rezidive vorkommen.

Steatocystoma multiplex sind Talgretentionszysten mit autosomal-dominantem Erbgang, wobei sich während und nach der Pubertät multiple Zysten aus Talgdrüsenläppchen (gefüllt mit Talg) entwickeln. Sie treten gruppiert und multipel in den Achselhöhlen, auf der Brust, am Rücken und seltener an der Stirn auf. Sie sprechen auf eine orale Retinoid-Therapie nicht an.

Neben diesen relativ häufigen gibt es noch eine Vielzahl von seltenen zystischen Gebilden der Haut: Riesenporen oder Riesenkomedonen, Talgdrüsenfollikulome, ekkrine und apokrine Syringome (Schweißdrüsenzysten) u. a. An der Mundschleimhaut finden sich Speicheldrüsenzysten und Schleimdrüsenzysten. Zystisch imponieren auch die mukoiden Dorsalzysten der Finger, die keine epitheliale Wand aufweisen, sondern eine bindegewebige Kapsel haben.

6.1.5 Andere Tumoren

Unter der Vielzahl von seltenen, gutartigen epidermalen Tumoren ist das **Epithelioma adenoides cysticum** herauszuheben, das nasolabial symmetrisch auftritt, und die **Spiegler-Zylindrome**, die multipel am behaarten Kopf auftreten. Beide Tumoren können kombiniert und familiär auftreten, mit autosomal-dominantem Erbgang.

Ausgehend von den Musculi arrectores pilorum können solitär, segmentär oder disseminiert (in diesem Fall autosomal-dominant vererbt) Leiomyome der Haut auftreten, die durch Druck- und Kälteschmerz ausgezeichnet sind.

Vom subkutanen Fettgewebe ausgehen können solitäre oder disseminierte, indolente oder schmerzhafte **Lipome**, die selten gigantische Ausmaße annehmen können und dann vorwiegend im Schultergürtelbereich und an den Armen lokalisiert sind. Bei der Palpation sind sie prall-elastisch.

6.2 Nävi

▶ **Synonym.** Male, Muttermale

▶ **Definition:** Nävi sind umschriebene, gutartige Fehlbildungen, die als genetische Mosaike zumeist durch eine somatische, postzygotische Mutation verursacht werden und eine embryonale Störung widerspiegeln. Sie sind charakterisiert durch ein Zuviel oder ein Zuwenig von normal vorkommenden Zellen oder Strukturen der Haut. Oft manifestiert sich der Mosaikzustand in einer segmentären Anordnung (Blaschko-Linien, s. S. 2, Abb. **A-1.1**).

Nävi können bereits bei der Geburt vorhanden sein oder erst im Laufe des Lebens manifest werden. Viele zeigen eine charakteristische Entwicklung mit Rückbildung. Praktischerweise werden **Nävi des melanozytären Systems** (Pigmentnävi) abgegrenzt von **Nävi, die von einzelnen Schichten der Haut** ausgehen oder Mischungen enthalten (epitheliale Nävi, Bindegewebsnävi, Blutgefäßnävi). Davon gibt es eine große Vielfalt. Die häufigsten und wichtigsten werden im Folgenden besprochen.

6.2.1 Melanozytäre Nävi

Epidermale melanozytäre Nävi

▶ **Definition:** In umschriebenen Bereichen sind die dendritischen, epidermalen Melanozyten (histopathologisch Klarzellen) vermehrt und produzieren mehr Melanin. Klinisch handelt es sich um scharf begrenzte, braune Flecken (Abb. **C-6.4**).

Dazu gehören die Sommersprossen (Epheliden), die kleinfleckigen Lentigines (Lentigo simplex) und der Café-au-lait-Fleck (Naevus pigmentosus) (s. auch S. 543).

Sonderformen:
- Der **Naevus spilus**, bei welchem die Kombination eines Café-au-lait-Flecks mit eingesprenkelten, kleinfleckigen Pigmentzellnestern vorliegt (Abb. **C-6.5 a**).
- Der **Becker-Nävus** (Melanosis naeviformis), bei welchem eine handtellergroße melanozytäre Hyperpigmentierung zusammen mit einer Hypertrichose desselben Bereiches spontan oder posttraumatisch im Laufe der Adoleszenz auftritt (Abb. **C-6.5 b**).

C-6.4 Lokalisation der verschiedenen Nävi in Epidermis und Dermis

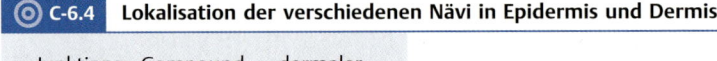
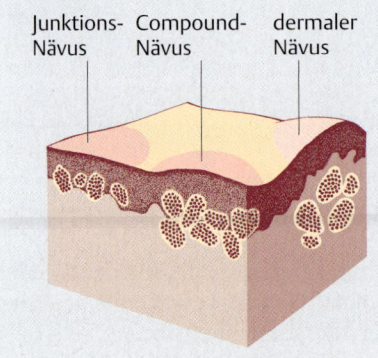

C-6.5 Epidermale melanozytäre Nävi

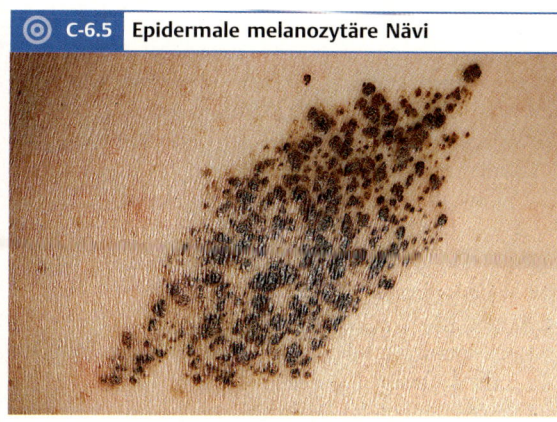

a Naevus spilus: Café-au-lait-Fleck mit eingesprenkelten, kleinfleckigen Pigmentnestern

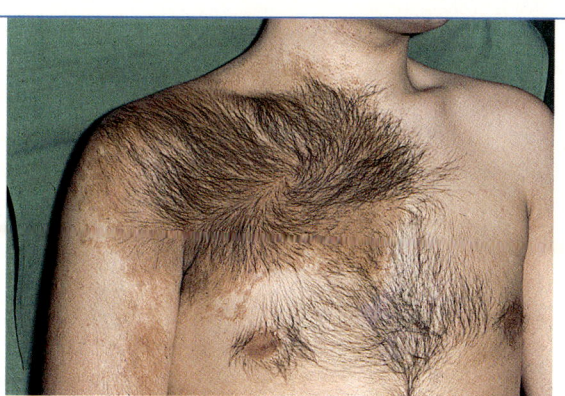

b Becker-Nävus mit flächiger Hyperpigmentierung und wirbelartiger Hypertrichose.

Dermale melanozytäre Nävi

▶ **Definition:** Dendritische Melanozyten finden sich flächig oder als kugelige Gebilde im dermalen Bindegewebe. Man nimmt an, dass sie bei der embryonalen Auswanderung die Epidermis nicht erreicht haben und im Corium liegen geblieben sind. Hier reifen sie aus und produzieren Melaninpigment.

Mongolenfleck (s. auch S. 542): Bei Neugeborenen der ethnischen Gruppe der Mongolen ist in 90–100 % ein solcher Fleck zu beobachten; bei weißrassigen Neugeborenen sieht man ihn nur selten. Der Mongolenfleck ist unscharf begrenzt und zeigt eine graublaue Verfärbung der Haut über dem Kreuzbein, Gesäß und Rücken (Abb. **C-6.6 a**). Bis zur Pubertät bildet er sich langsam zurück.

Naevus fusco-coeruleus: Bei Mongolen und Japanern, selten auch bei Weißen, tritt eine blauschwarze, flächige und unscharf begrenzte Pigmentierung im Versorgungsbereich des 2. und 3. Trigeminusastes auf mit Befall der Augenbindehaut und gelegentlich mit Hypertrichose der Schläfe (Naevus Ota). Ähnliche Veränderungen können auch an der Schulter auftreten (Naevus Ito).

Naevus coeruleus (blauer Nävus): Blauschwarze, derbe und manchmal etwas prominente Knötchen durch Anhäufung von Pigment bildenden Melanozyten in der Dermis. Sie kommen in der Regel einzeln vor, können überall am Körper auftreten und werden meist erst im Laufe des Lebens bemerkt. Prädilektionsstellen sind die Handrücken und Vorderarme (Abb. **C-6.6 b**, s. auch S. 332, Abb. **C-7.17 d**). Es besteht kein Therapiebedarf.

Dermale melanozytäre Nävi

◀ Definition

Mongolenfleck: Graublauer Fleck über dem Kreuzbeinbereich, Gesäß und Rücken (Abb. **C-6.6 a**), der bei Neugeborenen der ethnischen Gruppe der Mongolen in 90–100 % zu finden ist und sich bis zur Pubertät langsam zurückbildet.

Als **Naevus fusco-coeruleus** bezeichnet man die flächige Pigmentierung der Schläfe (Ota) oder der Schulter (Ito).

Der **Naevus coeruleus** imponiert als blaues, derbes, dermales Knötchen (Abb. **C-6.6 b**, s. auch S. 332, Abb. **C-7.17 d**).

C-6.6 Dermale melanozytäre Nävi

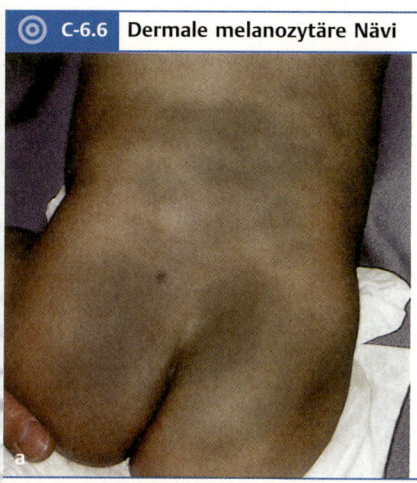
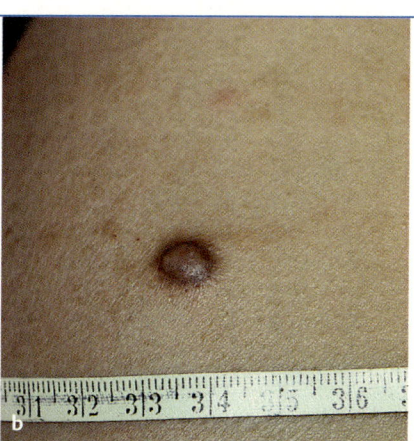

a Mongolenfleck
b Naevus coeruleus (blauer Nävus) mit zentralem fibromatösen Anteil

6.2.2 Nävuszellnävi

▶ **Definition:** Nävuszellnävi werden aus Nävuszellen gebildet, die eng mit den dendritischen Melanozyten verwandt sind, die dendritische Form aber verloren haben. Sie sind kugelig oder spindelig ausgebildet und können zwar Melaninpigment enthalten, dieses aber nicht an umliegende Zellen abgeben.

Einteilung und Histopathologie: Die Nävuszellnävi werden nach dem Sitz der Nävuszellnester eingeteilt, wobei im Laufe der Adoleszenz ein gewisser Wandel zu beobachten ist (s. Abb. C-6.4).
Junktionsnävi sind in jungen Jahren auftretende, punkt- bis fleckförmige Nävi mit homogen brauner bis braunschwarzer Pigmentierung, oft papulös und immer scharf begrenzt. Histologisch liegen die Nävuszellen in der Grenzzone (Junktionszone) zwischen Dermis und Epidermis.
Compound-Nävi sind meist knotige, braune bis braunschwarze, scharf begrenzte Nävi, die oft eine zerklüftete Oberfläche und eine Hypertrichose aufweisen (Abb. C-6.7 a). Histologisch finden sich Nävuszellnester in der Junktionszone und vermehrt im dermalen Bindegewebe. Compound-Nävi bilden sich in der Regel aus Junktionsnävi im Laufe der Pubertät (Reifung und Tiefenausdehnung).
Dermale Nävi stellen den Endzustand der Nävusentwicklung dar mit papulöser, wulstiger Gestalt, brauner Farbe und Haarbesatz. Histologisch sind die Nävuszellnester ausschließlich in der Dermis zu finden. Sie enthalten wenig Pigment, sind im Erwachsenenalter anzutreffen und zeigen oft die typischen Rückbildungs- und Umwandlungszeichen der bindegewebigen oder lipomatösen Degeneration.

C-6.7 Nävuszellnävi

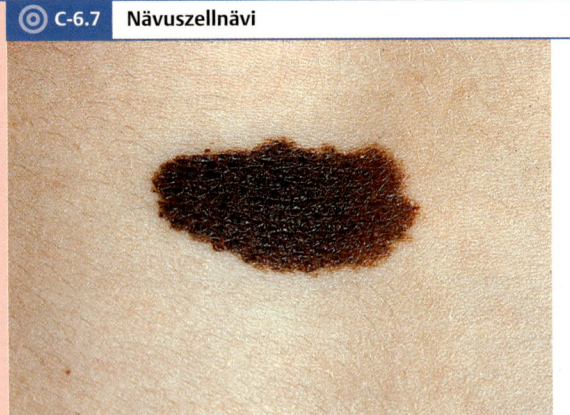

a „Compound-Nävus" mit kugelig zerklüfteter Oberfläche und braunschwarzer Farbe.

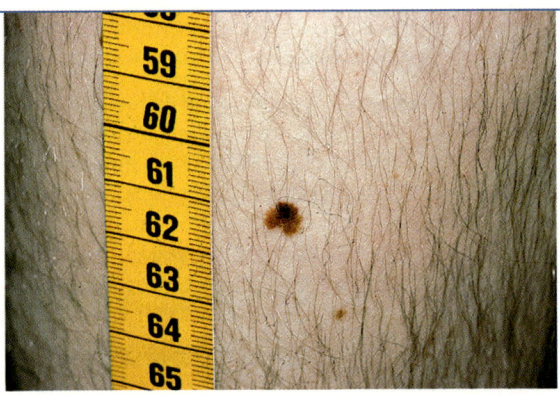

b **Dysplastischer Nävus** mit bizarren Rändern und Farbunterschieden.

Klinik: Nävuszellnävi können punktförmig bis großflächig erscheinen, einzeln, gruppiert oder in großer Vielzahl auftreten und alle Schattierungen von braun bis schwarz aufweisen. Nur wenige sind bei der Geburt durch Pigmentierung schon sichtbar. Sie entwickeln sich im Laufe der Pubertät zur definitiven Form und Farbe mit Schwerpunkten in der Vorpubertät und am Ende derselben, wobei sich oft auch eine **Hypertrichose** auf den Nävi ausbildet.
Nävuszellnävi zeigen Umwandlungs- und Rückbildungstendenzen, die sich im Laufe des Lebens bemerkbar machen: Bindegewebige oder lipomatöse Umwandlungen führen zu Pigmentverlust und Konsistenzabnahme der Nävi, sodass diese im Endstadium als weiche Fibrome (s. S. 291) imponieren.

Nävuszellnävi können aber auch **dysplastische**, also progressive Veränderungen durchmachen und können damit Vorläufer der Melanomentwicklung darstellen (zu Details s. S. 325).

Therapie: Pigmentzellnävi mit den Zeichen dysplastischer Entwicklung im Erwachsenenalter sollten kontrolliert und bei fortschreitender Dysplasie zur Verhinderung der Realisierung maligner Melanome mit einer Exzisionsbiopsie entfernt werden. Auch kosmetisch störende Nävi können exzidiert werden. Die Exzision ist auf jeden Fall anderen Therapieversuchen vorzuziehen.

Dysplastische Veränderungen können Vorläufer von Melanomen sein.

Therapie: Exzisionsbiopsien sind bei dysplastischen Nävi mit Progression nötig.

▶ **Merke.** Kongenitale Pigmentnävi, die größer als 2 cm sind, sollten vor dem 20. Lebensjahr wegen der gesteigerten Entartungsgefahr exzidiert werden.

◀ **Merke**

Im Kindesalter bietet sich die engmaschige Kontrolle an, sodass in der Regel die Exzision erst später und in Lokalanästhesie vorgenommen werden kann.

Prognose: Die Prognose der Nävuszellnävi ist gut. Sie machen die beschriebene Entwicklung bis nach der Pubertät und eine Rückbildung im Laufe des Erwachsenenalters durch. Mit mehr Vorsicht ist die Prognose von dysplastischen Nävi zu sehen, die kontrollbedürftig sind (alle 6–12 Monate) und im Falle eines Fortschreitens der klinischen Dysplasiezeichen prophylaktisch exzidiert werden müssen. Dysplastische Nävi stellen ein Reservat für Melanome aus vorbestehenden Pigmentläsionen dar.

Prognose: Gut. Dysplastische Nävi müssen in 6–12-monatlichen Abständen kontrolliert und bei Progredienz exzidiert werden. Dysplastische Nävi stellen ein Reservat für Melanome aus vorbestehenden Pigmentläsionen dar.

Besondere Nävus-Formen

Sutton-Nävus (Halo-Nävus): Es handelt sich um Pigmentnävi in der Kindheit oder während der Adoleszenz, die charakterisiert sind durch einen weißen, depigmentierten Hof, wobei im Laufe dieser Entwicklung oft auch eine Depigmentierung des zentralen Nävus hinzu kommt. Man nimmt lokale autoimmunologische Phänomene als Ursache an. Der Nävus Sutton ist harmlos (s. Abb. **C-7.17 b**, S. 332).

Spindelzellnävus (Spitztumor; benignes juveniles Melanom): Es handelt sich um solitäre, umschriebene und gutartige, knotige Nävi, die sich bei Kindern oder Jugendlichen ausbilden und histopathologisch durch bizarre und polymorphe, spindelförmige Nävuszellen charakterisiert sind und dadurch an ein malignes Melanom erinnern können. Spindelzellnävi sind aber gutartig. Bestehen Zweifel an der Diagnose ist zum Ausschluss eines malignen Melanoms eine Exzision erforderlich.

Großflächige Naevus pigmentosus et pilosus (Riesenpigmentnävus): Diese Nävus-Form ist selten und tritt wenn, dann meist im Rahmen einer neurokutanen Melanose kongenital als Badehosennävus auf; meist kombiniert mit einer Vielzahl von kleineren und kleinsten behaarten Pigmentnävi. Auch Kopf und Gesicht sind nicht ausgespart. Eine familiäre Häufung kommt vor.

- **Therapie:** Wegen der erhöhten Gefahr der Melanomentwicklung sind solche großflächigen Nävi schon in der Kindheit kurzfristig (alle 3 Monate) zu kontrollieren. Es besteht die Möglichkeit, durch eine großflächige Schleifung (in Narkose) während der ersten Lebenswochen Teile davon zu entfernen. Erfolgte dies nicht oder nicht vollständig, so sind pigmentreiche und knotige Anteile möglichst früh nach deren Auftreten zu exzidieren.
- **Prognose:** In ca. 5 % der Fälle von Badehosennävus im Rahmen einer neurokutanen Melanose treten Melanome einzeln oder multipel im Bereich des Nävus auf. Die Manifestation dieser Melanome findet in der Kindheit und der Jugend statt (50 % davon vor dem 6. Lebensjahr).

Besondere Nävus-Formen

Sutton-Nävus (Halo-Nävus): Pigmentnävus mit weißem Hof, harmlos, (S. Abb. **C-7.17 b**, S. 332).

Spindelzellnävus: Erworbener, gutartiger, knotiger Nävus mit ungewöhnlicher Histopathologie.

Großflächiger Naevus pigmentosus: Er tritt selten und dann im Rahmen einer neurokutanen Melanose als Badehosennävus auf. Auch Kopf und Gesicht sind nicht ausgespart.

- **Therapie:** Die großflächige Schleifung während der ersten Lebenswochen oder später Serienexzisionen, besonders der knotigen Bereiche, sind wegen der erhöhten Gefahr der Melanomentwicklungen zu empfehlen.
- **Prognose:** In ca. 5 % der Fälle von Badehosennävus treten frühkindliche Melanome auf.

Dysplastischer Nävus

▶ **Synonym.** Atypischer Nävus, aktivierter Nävus, aktiver Nävus.

Klinik: Dysplastische Nävi sind erworbene Nävuszellnävi mit typischen klinischen Merkmalen: ungewöhnliche Form (polyzyklische Ausläufer), unregelmäßige Pigmentierung, Farbveränderungen, Größenzunahme und vorübergehende Entzündungszeichen (Tab. C-6.2, Abb. C-6.7 b).

Histologie: Sie unterscheiden sich histologisch von den gewöhnlichen Nävuszellnävi durch Kernatypien, Mitosen und vermehrte Pigmentbildung.

▶ **Merke.** Dysplastische Nävi können Vorläufer der Melanomentwicklung darstellen (vgl. S. 325).

Epidemiologie: Dysplastische Nävi kommen sowohl solitär als auch in der Vielzahl vor. Sie können mit mehr oder weniger gewöhnlichen Nävuszellnävi assoziiert oder auch familiär gehäuft vorkommen (Syndrom der dysplastischen Nävi, s. u.).

Therapie: Bei klinischem Hinweis auf Dysplasie (Atypie) sollen Nävi exzidiert werden.

Das Syndrom der dysplastischen Nävi (DNS)

▶ **Definition:** Syndrom, das durch eine Vielzahl dysplastischer Nävi gekennzeichnet ist, auf denen häufig maligne Melanome entstehen; meist handelt es sich um ein erbliches Syndrom.

Epidemiologie: Man nimmt an, dass mehr als 20 % aller Melanome auf dem Boden eines DNS entstehen, deren Vererbung unklar ist.

Vorgehen und Therapie: Die Diagnose des Syndroms der dysplastischen Nävi muss zunächst gesichert werden: Dermatologische Untersuchung, Familienanamnese, Exzision und histopathologische Untersuchung unregelmäßig begrenzter Nävi. Eine Familienuntersuchung sowie eine umfassende Patienteninformation, einschließlich deren Angehöriger ist notwendig. Die Patienten müssen alle 3–6 Monate zu einer Kontrolluntersuchungen einbestellt werden. Alle dysplastischen Nävi, die sich fortentwickeln, müssen durch Exzisionsbiopsien entfernt werden. Nur so kann die Entstehung von Melanomen verhindert werden. Bei Vorliegen eines Melanoms richtet sich die Prognose nach dessen Tiefenausdehnung (s. S. 330).

C-6.2 Dysplastische Nävi (DN) – Kennzeichen

- Asymmetrie
- polyzyklische, unregelmäßige Begrenzung (> 5 mm)
- Polychromasie (schwarz, braun, rosa)
- flache, lichenoide Oberfläche

C-6.3 Syndrom der dysplastischen Nävi (DNS)

dysplastische Nävi (DN)	- multipel (10 bis > 100) - an Stamm, Gesäß, Kopf - Zunahme an Zahl und Größe im Erwachsenenalter
familiäre Häufung	- autosomal - dominant oder polygen - oft mit heller Komplexion
Melanome in DN	- früh auftretend (20.–40. Lebensjahr) - oft multipel - kumulativ bis 100 % bei > 70-Jährigen

C-6.8 Differenzialdiagnose von Pigmentgeschwülsten der Haut (ABCD-Regel)

		Nävus	dysplastischer Nävus	Melanom (SSM)
A	Asymmetrie	–	+	+
B	Begrenzung	braun, schwarz homogen	rosa, braun, schwarz inhomogen	braun, blau, schwarz inhomogen
C	Farbe	rund-oval	bizarr	unregelmäßig
D	Durchmesser > 5 mm	+	+	+
	Blutung	–	–	++
	Wachstum	Pubertät	Pubertät und später	nach der Pubertät, rasch, horizontal und vertikal
	ärztliches Vorgehen	Beratung Beobachtung (> 1J)	Beratung und regelmäßige Beobachtung (> 1J), Exzisionsbiopsie	Exzision mit Sicherheitsabstand, Durchuntersuchung

Prognose: Hochgerechnet kommt es bei jedem Patienten mit einem DNS bis zum 70. Lebensjahr zu einem oder mehreren Melanomen.

6.2.3 Epidermale Nävi

▶ **Definition:** Angeborene, nicht familiäre, meist streifig angeordnete Verdickung der Epidermis mit Hyperkeratose.

Epidemiologie: Oft vorkommend, bei Geburt vorhanden oder in der Kindheit sich ausprägend und nicht familiär.

Ätiologie: Es handelt sich um eine nävoide Neubildung.

Klinik: Epidermale Nävi sind umschriebene, pflastersteinartige, verruköse oder schuppende, scharf begrenzte Verdickungen der Epidermis, die manchmal Juckreiz verursachen. Unterschieden werden die umschriebene, streifig verruköse weiche Form, die oft juckt und die linear oder halbseitig systemisch auftretende verruköse Form mit entzündlicher Reaktion und Juckreiz. Letztere tritt vorwiegend in der Kindheit auf, breitet sich langsam aus und kann gelegentlich auch zu einer Nageldystrophie führen. Diese Form hat als entzündlicher, linearer, verruköser, epidermaler Nävus (Inflammatory linear verrucous epidermal naevus) die Bezeichnung ILVEN gefunden (Abb. **C-6.9**).

Diagnostik: Die Diagnose ist einfach aufgrund des klinischen Bildes und der Histopathologie zu stellen.

Histopathologie: Die Epidermis ist akanthotisch verdickt und papillomatös aufgeworfen mit Hyperkeratose. Oft ist die Akanthose psoriasiform ausgeprägt.

Prognose: Die Prognose wird durch die auftretenden Melanome bestimmt.

◀ **Definition**

Epidemiologie: Relativ häufig, sporadisch, frühkindlich auftretend.

Ätiologie: Nävoide Neubildung.

Klinik: Umschriebene, streifige oder halbseitig systematisiert auftretende Verdickungen der Epidermis mit schuppender, warziger oder pflastersteinartiger Oberfläche (Abb. **C-6.9**). Gelegentlich Juckreiz.

Diagnostik: Klinisches Bild und Histopathologie.

Histopathologie: Akanthose und Papillomatose mit Hyperkeratose.

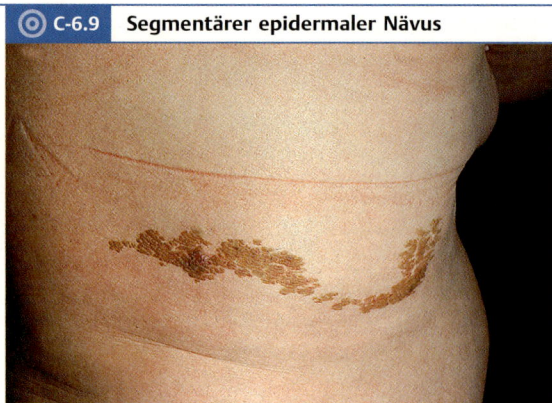

C-6.9 Segmentärer epidermaler Nävus

Im Stammbereich mit Rötung und Juckreiz (ILVEN)

Beim Vorliegen eines lymphozytären Infiltrates in der Dermis besteht in der Regel Juckreiz.

Differenzialdiagnose: Abgrenzung von striären Formen des Lichen ruber und der Psoriasis

Differenzialdiagnose: Differenzialdiagnostisch müssen ein striärer Lichen ruber und eine striäre Psoriasis abgegrenzt werden.

Therapie: Therapeutisch sind Serienexzisionen möglich, Dermabrasio und Kürettage sind meist unzureichend.

Therapie: Sofern die Veränderungen stark stören, kommt therapeutisch die Exzision (evtl. in Serien) in Betracht. Die Dermabrasio und die Kürettage führen, sofern sie nicht sehr tief ausgeführt werden, zu Rezidiven.

Prognose: Gutartig.

Prognose: Gutartig, keine maligne Entartung.

6.2.4 Talgdrüsen-Nävus

6.2.4 Talgdrüsen-Nävus

▶ **Synonym**

▶ **Synonym.** Naevus sebaceus

▶ **Definition**

▶ **Definition:** Epitheliale Fehlbildung mit besonderer Betonung der Talgdrüsen.

Epidemiologie: Mittelhäufig. Rückbildungstendenz nach der Pubertät.

Epidemiologie: Die Erkrankung tritt mittelhäufig, in der Kindheit und Adoleszenz mit Rückbildungstendenz nach der Pubertät, auf.

Ätiologie: Nävoide Fehlbildung.

Ätiologie: Ursache ist eine nävoide Fehlbildung.

Klinik: Umschriebene, scharf begrenzte, exophytische, hautfarbene Gebilde in der Kopfhaut oder am Rand des Gesichtes. Meistens fehlen an dieser Stelle die Haare (Abb. **C-6.10**).

Im Erwachsenenalter können Exophyten auftreten und in 15–30% der Fälle auch Basaliome oder Spinaliome.

Klinik: Umschrieben, streifig oder unregelmäßig, immer aber scharf begrenzt, sitzen pflastersteinartige bis papillomatöse, oft fast kugelige Gebilde in der Haut. Selten sind sie linear oder systemisch angeordnet. Der bevorzugte Sitz ist die Kopfhaut und der Rand des Gesichtes. Meistens fehlen die Haare in diesem Bereich fast vollständig (Abb. **C-6.10**).
Im Laufe des Lebens treten auf Talgdrüsennävi warzige oder filiforme Exophyten auf, die leicht verletzlich sind. Des Weiteren entwickeln sich im Erwachsenenalter, sofern sich die Talgdrüsennävi nicht zurückgebildet haben, aus diesen in 15–30% Basaliome oder Spinaliome.

Diagnostik: Klinisches Bild; bei sekundären Veränderungen histopathologisch klären.

Diagnostik: Die Diagnose ist klinisch einfach, bei sekundären Veränderungen der Oberfläche histopathologisch zu klären.

Histopathologie: Im Corium finden sich knotige Anreicherungen von Talgdrüsenläppchen, die kaum Talg sezernieren.

Histopathologie: Im mittleren und oberen Corium sind reife Talgdrüsenläppchen in bizarren Ballungen angeordnet, sezernieren aber kaum Talg. Die Haarfollikel sind atrophisch, während die übrige Epidermis hyperplastisch sein kann.

Therapie: Bei Persistenz ins Erwachsenenalter und vor allem bei Auftreten von Exophyten oder Tumoren ist wegen der Gefahr der Entstehung von Basaliomen und Spinaliomen die Totalexzision notwendig.

Therapie: Man kann mit der Behandlung zuwarten bis nach der Pubertät, da eine spontane Rückbildung möglich ist. Bei Auftreten von Exophyten jeglicher Art ist die Exzision, einzeitig oder in mehreren Sitzungen, dringend angezeigt, da sich Basaliome und Spinaliome entwickeln können.

C 6.2 Nävi

- **Naevus araneus** (Spinnennaevus, Spider-Nävus), die einzeln oder mehrfach bei Kindern (Abb. **C-6.12**) auftreten (wo sie auch gelegentlich spontane Rückbildung zeigen) und die auch im Laufe von progressiven Leberleiden exanthematisch am Oberkörper bei Erwachsenen auftreten.

Therapie: Lasertherapie (S. 64), Elektrokoagulation.

- **Naevi aranei** können solitär bei Kindern (Abb. **C-6.12**) und exanthematisch bei Erwachsenen (begleitend zu Lebererkrankungen!) auftreten.

Therapie: Lasertherapie (S. 64), Elektrokoagulation.

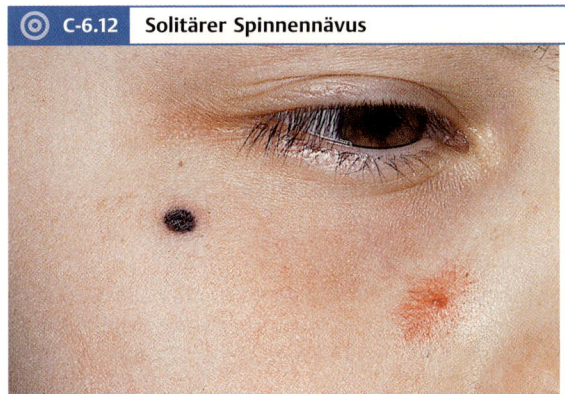

C-6.12 Solitärer Spinnennävus

Naevus araneus an der Nase eines 9-jährigen Mädchens mit zentraler Papel und sternförmig angeordneten Venolen, juvenile Spinnennävi gehen oft spontan zurück. Am äußeren Augenwinkel findet sich noch ein Pigmentnävus.

C-6.12

Hämangiome

▶ **Definition:** Umschriebene, gutartige kapillare Gefäßneubildungen in der Haut mit Auftreten im frühen Kindesalter und Rückbildungstendenz.

◀ **Definition**

Epidemiologie: Sehr häufig, angeboren oder frühkindlich auftretend, nicht vererbt.

Epidemiologie: Sehr häufig, nicht vererbt.

Ätiologie: Umschriebene, gutartige Neubildung mit Eigendynamik.

Ätiologie: Gutartige Neubildung mit Eigendynamik.

Klinik: Bei der Geburt schon sichtbar oder kurz danach erstmals auffallend, finden sich blassblaue bis schwarzblaue, meist deutlich begrenzte, flache bis kugelige, weiche und teilweise ausdrückbare Gefäßgeschwülste in oder unter der Haut. Sie können erbs- bis faustgroß sein und machen eine typische Entwicklung durch. In den ersten 9–12 Lebensmonaten ist in der Regel ein deutliches Wachstum in alle Richtungen zu beobachten, das langsam in eine Regressionsphase übergeht, die bis zum 6.–9. Lebensjahr reicht (Abb. **C-6.13**). In den meisten Fällen kommt es erfreulicherweise zur vollständigen Rückbildung, ansonsten bleiben entweder kleine Narben oder atrophische Bereiche mit Teleangiektasien zurück. Überstürzte Umwandlungen können zu Nekrosen mit Krustenbildung führen, zu kurzfristigen Blutungen, selten zu Infektionen. Eine lebensbedrohliche Blutungsgefahr besteht nicht.

Je nach Sitz und Ausmaß der Gefäßsprossung und des Wachstums spricht man klinisch von planen, tuberösen oder kavernösen Hämangiomen.

Klinik: Bei Geburt oder kurz danach finden sich in oder unter der Haut blassblaue bis schwarzblaue, weiche „Blutschwämmchen". Progression in den ersten 12 Lebensmonaten und Regression bis zum 9. Lebensjahr (Abb. **C-6.13**).

Man kann plane, tuberöse und kavernöse Hämangiome unterscheiden.

Diagnostik: Blickdiagnose.

Diagnostik: Blickdiagnose.

Histopathologie: Echte kapillare Gefäßneubildungen, wobei endotheliale Zellen embryonalen Charakters im Bereiche des Papillarkörpers oder der Kutis und Subkutis herdförmig proliferieren.

Histopathologie: Histopathologisch handelt es sich um echte kapillare Gefäßneubildungen.

Therapie: Im Bewusstsein der eigendynamischen Rückbildung ist in den meisten Fällen eine aktive Therapie nicht notwendig. Restveränderungen können operativ entfernt werden. Röntgenbestrahlungen sind kaum mehr angezeigt. Einzig in den Fällen, in welchen das Hämangiom die Funktion oder die Entwicklung eines Organs beeinträchtigt (Saugstörung bei Angiomen der Lippe, Atemstörungen bei Angiomen der Nase, Sehbehinderung oder Schielen bei Angiomen des vorderen Augenabschnittes) ist ein frühzeitiges aktives Eingreifen notwendig. Dies kann

Therapie: Eine Behandlung ist kaum notwendig, da es zu spontanen Rückbildungen kommt. Restveränderungen können nach dem 10. Lebensjahr operativ korrigiert werden. Aktive Therapie ist nur dann nötig, wenn die Funktion oder die Entwicklung eines Organs beeinträchtigt ist: Orale Prednisolon-Behandlung oder eventuell Lasertherapie.

C-6.13 Kavernöses Hämangiom (Rückbildung in ca. 4 Jahren)

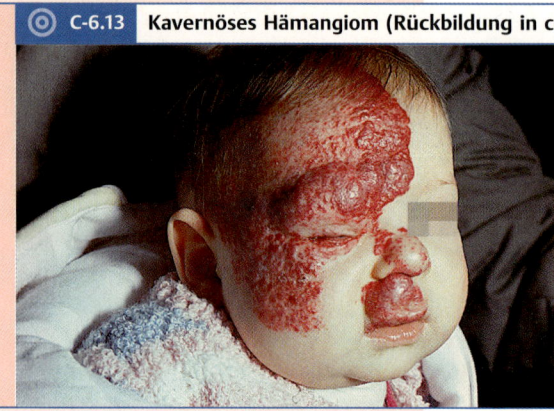 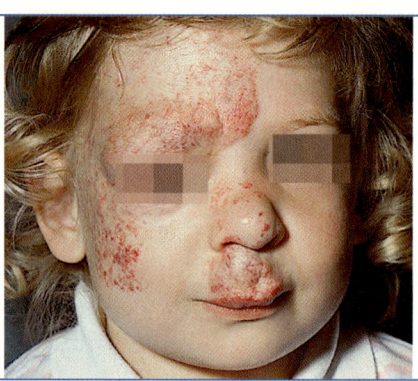

konservativ erfolgen durch eine orale Kortisonbehandlung mit hoher Dosis während 3–4 Wochen und langsamer Dosisreduzierung. Eine solche Behandlung kann auch wiederholt werden. In besonderen Fällen kommen frühzeitige operative Lasertherapien infrage.

Prognose: Eigendynamik mit Rückbildung bis zum 9. Lebensjahr.

Prognose: Die Eigendynamik mit Rückbildungstendenz (bis zum 9. Lebensjahr) ist immer vorhanden, kann aber nicht immer vollständig erwartet werden. Eine maligne Transformation ist nicht zu befürchten.

Multiple und erworbene Hämangiome

Multiple Hämangiome als Symptome komplexer Krankheiten:
- Mafucci-Syndrom
- Kasabach-Merritt-Syndrom
- Blue-Rubber-Bleb-Naevus

Multiple Hämangiome der Haut und inneren Organe können Symptome von komplexen Krankheitsbildern darstellen:
- **Mafucci-Syndrom** mit Hämangiomatose und Chondrodysplasie.
- **Kasabach-Merritt-Syndrom** mit Hämangiomen an Haut und Organen mit einer permanenten Verbrauchskoagulopathie und Blutungsneigung.
- **Blue-Rubber-Bleb-Naevus** mit Hämangiomatose der Haut und des Gastrointestinaltraktes.

Erworbene Hämangiome können **eruptiv** auftreten oder als **senile Angiome**.

Hämangiome können auch solitär nach Verletzungen auftreten als **eruptive Angiome** (Granuloma pyogenicum, s. S. 304) oder im Laufe des Lebens in großer Vielzahl als punktförmige **senile Angiome** oder als Angiome des freien Lippenrandes (Pasini).

Angiomatöse Tumoren können auch kombiniert als **Angiokeratome** auftreten sowie als Hämangiolymphangiome und als gutartige Glomustumoren.

Hämangiome können auch im Rahmen von kombinierten nävoiden Gebilden imponieren als Angiofibrome, Angiolipome oder als **Angiokeratome**. Letztere können näviform am Körper, streifig an den Fingern oder umschrieben am Skrotum jeweils gruppiert vorkommen. Im Rahmen des Angiokeratoma corporis diffusum Fabry sind disseminierte Angiokeratome das kutane Leitsymptom einer angeborenen Stoffwechselstörung (Glykosphingolipidosis als Grund eines Defektes der α-Galaktosidase A).
Weiter kommen Angiome kombiniert mit Lymphangiomen vor und selten als gutartige Glomustumoren, ausgehend von den kutanen arteriovenösen Anastomosen.

Granuloma pyogenicum

▶ **Synonym**

▶ **Synonym.** Granuloma teleangiectaticum, Botryomykom, Granuloma pediculatum

▶ **Definition**

▶ **Definition:** Leicht blutender, gutartiger Hauttumor, der nach einem infizierten Trauma in wenigen Wochen entsteht.

Ätiologie und Pathogenese: Häufiger, gutartiger, an Händen und im Gesicht bevorzugt lokalisierter reaktiver Hauttumor, der nach einer infizierten Verletzung in 1–3 Wochen aufschießt. Es handelt sich um überschießendes Granulationsgewebe mit einem kapillaren Hämangiom.

Klinik: Weiche, kugelige Tumoren sitzen breitbasig in der Haut oder auf derselben (Abb. **C-6.14**). Sie sind unvollständig oder kaum mit Epidermis überzogen, zeigen eine entzündliche Rötung, Mazeration und oft Exsudation; Veränderungen, die auch auf die Umgebung der Basis übergehen können. Typisch ist eine leichte Verletzlichkeit mit oft schwer stillbaren Blutungen. Oft finden sich demnach Blutkrusten.

Diagnostik und Differenzialdiagnose: Die klinische Diagnose ist durch den Aspekt, die leichte Verletzlichkeit und das schnelle Entstehen charakterisiert. Differenzialdiagnostisch müssen ein gestieltes Fibrom, ein abgeschnürtes Angiom, und vor allem ein blutendes kugeliges Melanom abgegrenzt werden.

Histopathologie: Es handelt sich um ein knapp überhäutetes kapillares Hämangiom mit granulozytärer oder granulomatöser Entzündung der Basis.

Therapie: Exzision unter Mitnahme der entzündlichen Basis.

Prognose: Die Prognose ist gut.

Ätiologie und Pathogenese: Rasch aufschießender, reaktiver, gutartiger, leicht blutender Hauttumor nach infizierten Verletzungen.

Klinik: Kugelige Hauttumoren, entzündlich verändert, mit Blutkrusten bedeckt, zeigen sie leichte Verletzlichkeit und schwer stillbare Blutungen (Abb. **C-6.14**).

Diagnostik und Differenzialdiagnose: Die Diagnose ist aus dem klinischen Aspekt, der leichten Verletzlichkeit und der kurzen Entstehungszeit zu stellen. Ein Melanom muss abgegrenzt werden.

Histopathologie: Kapillares Hämangiom mit Entzündungsreaktion.

Therapie: Exzision mit der Basis.

Prognose: Gut.

C-6.14 Granuloma pyogenicum

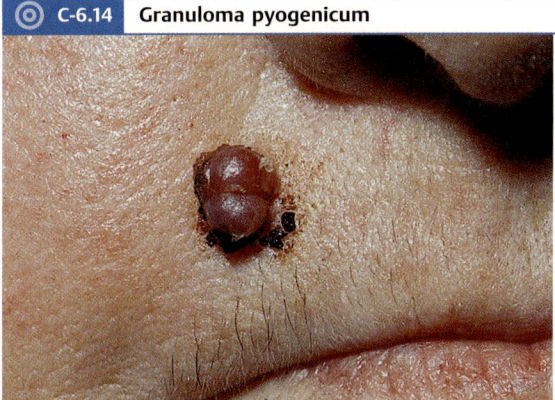

An der Oberlippe mit kugeligen, leicht blutenden Tumoren, nach einer infizierten Stichverletzung.

7 Maligne Tumoren und Paraneoplasien

7.1 Präkanzerosen

7.1.1 Aktinische Präkanzerosen

▶ **Synonym.** Keratosis actinica, Keratosis solaris, Keratosis senilis

▶ **Definition:** Keratotische Veränderung auf lichtgeschädigter Haut, die in ein Spinaliom übergehen kann; intraepidermale Krebsvorstufe.

Epidemiologie: Die aktinische Präkanzerose ist eine bei hellhäutigen Menschen jenseits des 50. Lebensjahres sehr häufig vorkommende Hautveränderung. Meist ist starke UV-Exposition über Jahre und Jahrzehnte vorausgegangen. Wegen der größeren beruflichen Sonnenexposition in typischen Männerberufen (Straßen-, Bau-, Garten-, Landarbeiter und Seeleute) überwiegt das männliche Geschlecht.

Ätiologie und Pathogenese: Mit einer Latenzzeit von 10–20 Jahren nach UVB-induzierten (280–320nm) Mutationen entwickeln sich auf chronisch lichtexponierter Haut Zellklone atypischer Zellen, die irreparable DNS-Schäden nach den Mutationen aufweisen. Durch invasives Wachstum und Einbrechen durch die Basalmembran entstehen in 10–20% der aktinischen Präkanzerosen Spinaliome.

Klinik: Betroffen sind vorzugsweise hellhäutige, blonde oder rothaarige Menschen mit sonnenempfindlicher Haut (Hauttyp I und II, s. S. 534). Prädilektionsstellen sind sonnenexponierte Areale wie Gesicht, Stirn, Schläfe, Glatze, Hals, Halsausschnitt, Handrücken und Unterarme. Hier entstehen zunächst erythematöse und atrophische, später gelb-grau-bräunliche und keratotische, leicht verletzliche Herde. Diese können in ein Hauthorn (Cornu cutaneum) und in einem fortgeschrittenen Stadium in ein Spinaliom übergehen (Abb. **C-7.1**). Die Herde treten häufig multipel auf und können einen Durchmesser bis zu mehreren Zentimetern erreichen.

C-7.1 Aktinische Präkanzerosen

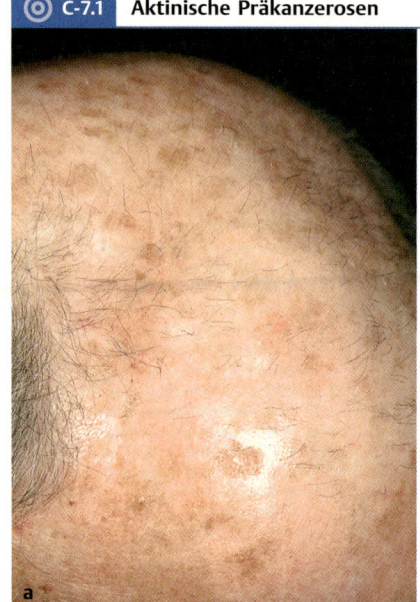
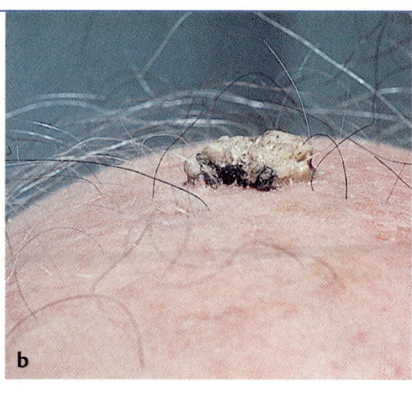

a Solare Keratosen.
b Verruköse Präkanzerose mit Ausbildung eines breiten **Cornu cutaneum** auf der haarfreien Kopfhaut (Glatze). DD: Seborrhoische Warze, Spinaliom

Diagnostik: Die Diagnose wird histopathologisch gesichert.

Histopathologie: Die Epidermis insgesamt ist nicht verbreitert; es findet sich jedoch eine Verbreiterung des Stratum corneum mit wechselnden ortho- und parakeratotischen Hyperkeratosen. Im Bereich der Basalzellschicht findet eine Proliferation mit Kern- und Zellpolymorphien und Dyskeratosen statt, wobei diese atypischen Zellen ausschließlich im epidermalen Kompartiment angereichert sind. In der Dermis sieht man ein teils diffuses, teils perivaskuläres lymphohistiozytäres Infiltrat.

Differenzialdiagnose: Differenzialdiagnostisch kommen alle Keratosen anderer Genese infrage, insbesondere seborrhoische Keratosen. Diese sitzen in der Regel mehr rumpfbetont, sind stärker pigmentiert und haben eine kryptenartige Oberfläche, aus der sich Talg und Hornmaterial entleeren lässt (Abb. **C-7.17e**).

Therapie: Eine neue Therapieform ist die photodynamische Therapie (PDT, S. 52). Es entsteht nach einigen Tagen ein narbenfreies kosmetisch exzellentes Ergebnis.
Bei vereinzelten Präkanzerosen steht die chirurgische Entfernung mittels Kürettage oder Kryochirurgie, Lasertherapie oder seltener Exzision im Vordergrund. Bei sehr flachen Veränderungen kommt die lokale zytostatische Behandlung mit 5-Fluorouracil (Effudix) oder Diclofenac-Cremes (Solaraze) infrage.

Prognose: Bei regelmäßiger Kontrolle und Behandlung gut.

Prophylaxe: Prophylaktisch ist intensiver Lichtschutz wichtig, insbesondere bereits im Kindesalter.

Diagnostik: Histopathologische Diagnose.

Histopathologie: Ortho- und parakeratotische Hyperkeratose; Proliferation im Bereich der Basalzellschicht mit Dyskeratose, Zell- und Kernpolymorphie.

Differenzialdiagnose: Infrage kommen alle Keratosen anderer Genese, z. B. seborrhoische Keratosen (Abb. **C-7.17e**).

Therapie: Photodynamische Therapie (S. 52). Vorrangig bei vereinzelten Präkanzerosen sind Exzision oder Kürettage; bei multiplen Präkanzerosen ist die photodynamische Therapie indiziert; alternativ sind Kryo-, Laser- oder lokale Zytostatikatherapie möglich.

Prognose: Bei Behandlung gut.

Prophylaxe: Lichtschutz.

C-7.2 PDT bei aktinischer Präkanzerose

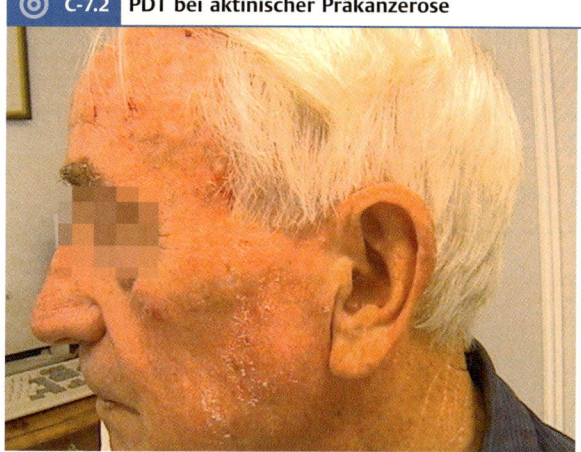 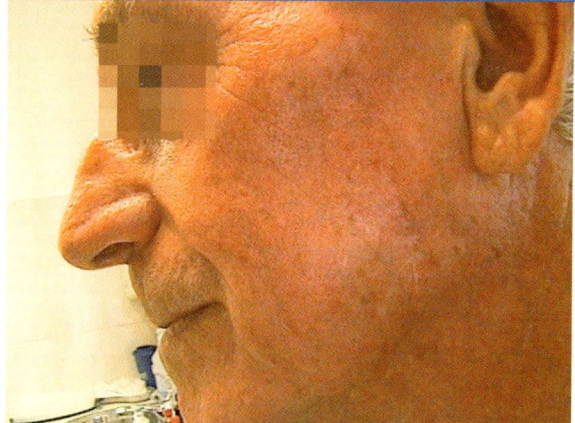

a Aktinische Präkanzerosen an Stirn und Schläfen vor photodynamischer Therapie (PDT).

b nach PDT.

7.1.2 Weitere – nicht UV-induzierte – Präkanzerosen

- **Arsenkeratosen:** Jahrzehnte (10–40 Jahre) nach Arsenexposition bilden sich im Bereich der Palmae und Plantae kaum sichtbare, aber deutlich palpable punkt- bis kegelförmige Keratosen, die in ein Spinaliom übergehen können.
- **Röntgenkeratosen:** Nach einer Radiotherapie der Haut können sich auf dem Boden eines Radioderms Keratosen entwickeln, die in ein Spinaliom übergehen können. Früher fand man diese Keratosen häufig an den jahrzehntelang vor Röntgenstrahlen ungeschützten Händen der Radiologen.
- **Teerkeratose:** Nach langjähriger Exposition mit teerhaltigen Produkten können Keratosen entstehen, die makroskopisch planen Warzen ähneln und in ein Spinaliom übergehen können (Teerkrebs).

7.1.2 Weitere – nicht UV-induzierte – Präkanzerosen

- **Arsenkeratosen:** Jahrzehnte nach Arsenexposition bilden sich palmar und plantar Keratosen, die in ein Spinaliom übergehen können.
- **Röntgenkeratosen:** Nach einer Radiotherapie der Haut können sich aus einem Radioderm Keratosen entwickeln, die in ein Spinaliom übergehen können.
- **Teerkeratose:** Sie können nach langjähriger Exposition entstehen und in ein Spinaliom übergehen.

7.1.3 Bowenoide Präkanzerose

▶ **Synonym.** Morbus Bowen

▶ **Definition:** Die bowenoide Präkanzerose ist ein intraepidermales Karzinom der Haut (Carcinoma in situ). Es ist charakterisiert durch atypische dyskeratotische Zellen in einer ungeordneten Epidermis mit Zell- und Kernpolymorphien. Der Übergang in ein Bowen-Karzinom ist möglich.

Epidemiologie: Die bowenoide Präkanzerose tritt bei Menschen jenseits des 40. Lebensjahres, allerdings weniger häufig als die aktinische Keratose auf. Männer sind etwas häufiger betroffen als Frauen. Es ist kein besonderer Hauttyp bevorzugt.

Klinik: Makroskopisch handelt es sich um flache, scharf begrenzte, bizarr konfigurierte, erythemato-squamöse und zum Teil keratotische Veränderungen (Abb. **C-7.3**), die häufig einer Psoriasis oder einem nummulären Ekzem ähneln. Jedoch tritt der Morbus Bowen solitär auf und persistiert. Bowenoide Präkanzerosen können an jeder beliebigen Stelle des Integuments vorkommen, bevorzugte Lokalisationen sind jedoch Gesicht, Rumpf, Hände und Unterschenkel.

Diagnostik: Die histopathologische Diagnose „Morbus Bowen" kommt häufig überraschend.

Histopathologie: Charakteristisch ist eine verbreiterte Epidermis, die von atypischen, zu Einzelverhornung neigenden Zellen (dyskeratotische Zellen) durchsetzt ist (Carcinoma in situ). Sobald der bowenoide Zellverband die Basalmembran durchbrochen hat, spricht man von einem **Bowen-Karzinom.**

Therapie: Die Behandlung erfolgt durch chirurgische Exzision im Gesunden mit histopathologischer Kontrolle oder Laser-Evaporation. Der Morbus Bowen spricht auch gut auf PDT (S. 52) und 5-Fluorouracil-haltige Externa an.

C-7.3 Bowenoide Präkanzerose

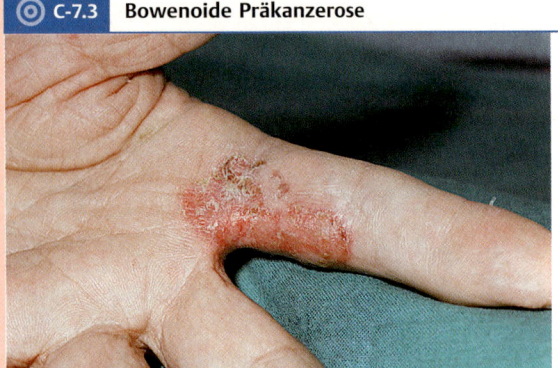
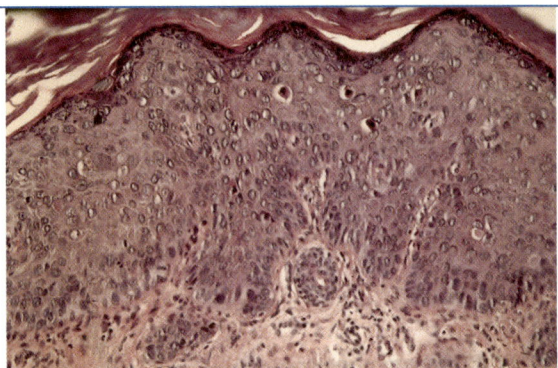

a Bowenoide Präkanzerose am Zeigefinger, die sich als nicht heilendes, erodierbares Ekzem darstellt.

b Die Epidermis ist durchsetzt von schwer dysplastischen Keratinozyten (Bowen-Zellen).

Fortsetzung ▶

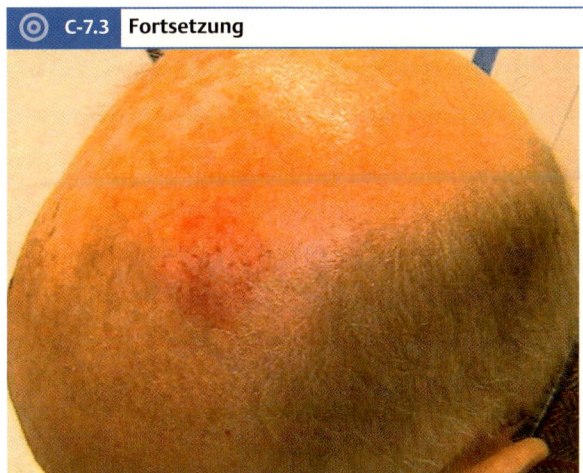
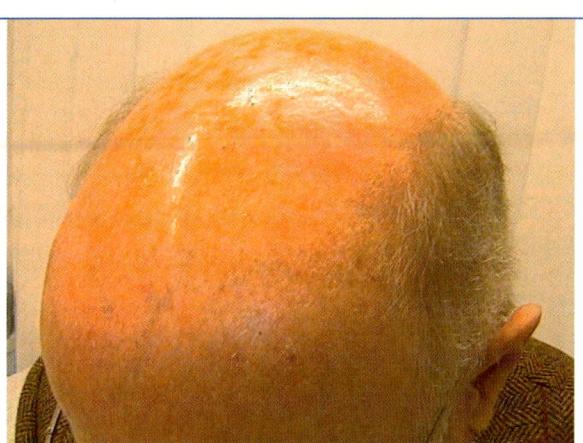

c Bowenoide Präkanzerose des Kapillitiums **vor** PDT.

d Bowenoide Präkanzerose des Kapillitiums **nach** PDT.

7.1.4 Erythroplasie Queyrat

7.1.4 Erythroplasie Queyrat

▶ **Definition:** Dem Morbus Bowen ähnliche, intraepidermale Proliferation dysplastischer Zellen (Carcinoma in situ) im Bereich der Schleimhäute und Übergangsschleimhäute mit langfristig möglichem Übergang in ein invasives Karzinom.

◀ Definition

Klinik: Klinisch ist die Erythroplasie Queyrat ein meist einzeln vorkommender, scharf begrenzter, exsudativ bis erosiver, hochroter und leicht verletzlicher Herd. Prädilektionsstellen sind Glans und Präputium, Vulva, Analbereich und die Mundschleimhaut. Die Erythroplasie Queyrat geht rasch in ein invasives Karzinom mit lymphogener Metastasierung über.

Klinik: Einzeln vorkommender, hochroter, erosiv-exsudativer, scharf begrenzter Herd im Bereich der Mund-, Genital- und Analschleimhaut. Der Übergang in ein invasives Karzinom erfolgt rasch (lymphogene Metastasierung).

Diagnostik: Die Diagnosestellung erfolgt histopathologisch.

Diagnostik: Histopathologische Diagnose.

Histopathologie: Die Histopathologie entspricht weitgehend der des Morbus Bowen. Es handelt sich ebenfalls um ein intraepitheliales Karzinom mit dysplastischen Zellen. Diese zeigen jedoch bei der Erythroplasie Queyrat weniger Einzelzellverhornung als beim Morbus Bowen.

Histopathologie: Intraepitheliales Karzinom mit dysplastischen Zellen; weniger Dyskeratose als beim Morbus Bowen.

Therapie: Wünschenswert ist die chirurgische Entfernung des Herdes in toto (eventuell mit plastischer Defektdeckung). Bei ungünstiger Lokalisation empfiehlt sich eine Röntgenweichbestrahlung. Postoperativ sind regelmäßige klinische Kontrollen der Lymphknotenstation unerlässlich.

Therapie: Chirurgische Entfernung mit plastischer Defektdeckung; bei ungünstiger Lokalisation Röntgenweichbestrahlung. Postoperativ regelmäßig Kontrollen der Lymphknotenstationen.

7.1.5 Morbus Paget der Mamille

7.1.5 Morbus Paget der Mamille

▶ **Synonym.** Paget's disease of the nipple

◀ Synonym

▶ **Definition:** Intraepidermale Frühform eines Karzinoms der Milchdrüsenausführungsgänge, das durch typische intraepidermale dyskeratotische Zellen (so genannte Paget-Zellen) charakterisiert ist.

◀ Definition

Epidemiologie: Der Morbus Paget der Mamille kommt selten, in der Regel bei Frauen jenseits des 40. Lebensjahres vor; Männer sind nur ausnahmsweise betroffen.

Epidemiologie: Betroffen sind Frauen jenseits des 40. Lebensjahres.

▶ **Merke.** Der Morbus Paget der Mamille gilt noch als Carcinoma in situ, ist aber die intraepidermale Form eines epidermotropen **echten Karzinoms** der Drüsenausführungsgänge der Mamma.

Das zunächst nur intraepidermale Karzinom geht **nach einer Latenzzeit von Monaten bis Jahren** in die **invasive Form eines Karzinoms** mit der Fähigkeit zu metastasieren über.

Klinik: Meist entsteht einseitig ein von der Brustwarze ausgehender, zunächst nur diskret schuppender Herd; er wächst über die **Mamillenregion** hinaus, wird stark exsudativ und entzündlich (Abb. **C-7.4**). Im weiteren Verlauf verschwindet die Mamillen-Haut-Grenze allmählich vollständig. Der Patient leidet unter starkem Juckreiz und Schmerzen.

Diagnostik: Jede länger persistierende „ekzematöse" Veränderung im Bereich der Mamille ist verdächtig auf einen Morbus Paget der Mamille. Sollte eine solche Hautveränderung nicht rasch auf einen Therapieversuch ansprechen, ist eine Probeexzision zum Ausschluss oder zur Sicherung der Diagnose unbedingt erforderlich.

Histopathologie: Intraepidermales Karzinom der Brustdrüsenausführungsgänge mit charakteristischen dyskeratotischen **„Paget-Zellen".** Diese Zellen sind groß, PAS-positiv und ballonierend. Ihr Zellkern ist blass. Sie bilden keine Interzellularbrücken. In der Dermis findet sich ein lymphohistiozytäres Infiltrat.

Differenzialdiagnose: Differenzialdiagnostisch kommen das Mamillenekzem (meist doppelseitig), ein Morbus Bowen oder Psoriasis infrage.

Therapie: Mastektomie mit axillärer Lymphknotenausräumung.

Prognose: Nach ausreichender Exzision (ohne Lymphknotenbefall) gut. Kontrolle der Gegenseite ist notwendig. Bei Befall der Lymphknoten verhält sich die Prognose (und Therapie) wie beim Mammakarzinom Stadium II.

C-7.4 Morbus Paget der linken Mamille

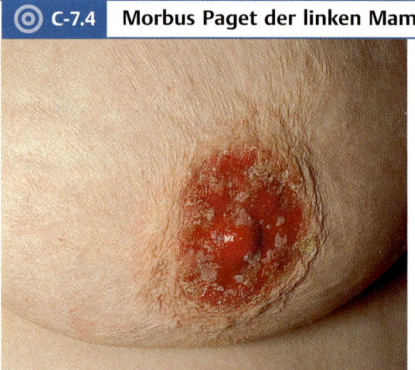

7.1.6 Extramammärer Morbus Paget

▶ **Definition:** Außerhalb der Mamillenregion im Bereich apokriner Drüsen vorkommendes, intraepidermales Karzinom.

Epidemiologie: Diese sehr seltene Form des Morbus Paget betrifft meist Männer.

Klinik: Klinisch ähnlich dem Morbus Paget der Mamille (s. o.). Bevorzugte Lokalisation ist die Anogenitalregion; Axilla und Nabelregion sind seltener befallen. Möglicherweise handelt es sich um ein Karzinom der Drüsenausführungsgänge, allerdings liegt bei Morbus Paget der Anogenitalregion in ca. 20 % der Fälle gleichzeitig ein primäres Karzinom innerer Organe vor (vor allem Zervix, Rektum und Urethra).

Diagnostik: Die Histopathologie entspricht dem Morbus Paget der Mamille (s. o.).

Diagnostik: s. Morbus Paget der Mamille.

Therapie: Großzügige Exzision im Gesunden mit plastischer Defektdeckung.

Therapie: Exzision im Gesunden mit plastischer Defektdeckung.

7.1.7 Lentigo maligna (LM)

7.1.7 Lentigo maligna (LM)

▶ **Synonym.** Melanotische Präkanzerose, Melanosis circumscripta praeblastomatosa Dubreuilh, Morbus Dubreuilh

◀ Synonym

▶ **Definition:** Intraepidermale neoplastische Proliferation atypischer Melanozyten mit der Tendenz, in ein Lentigo-maligna-Melanom überzugehen.

◀ Definition

Epidemiologie: Die Lentigo maligna kommt im Alter jenseits des 50. Lebensjahres vor. Männer sind doppelt so häufig betroffen wie Frauen.

Ätiologie und Pathogenese: Die Lentigo maligna ist Folge langjähriger UV-Exposition. Sie entsteht auf chronisch aktinisch geschädigter, lichtempfindlicher Haut. Ähnlich wie aus den Keratinozyten zunächst eine aktinische Präkanzerose und später ein Spinaliom entsteht, entsteht hier durch onkogene Schädigung der DNS des Melanozyten zunächst ein Klonus maligner Melanozyten, der lange zentral in der Epidermis wächst (Melanoma in situ) und sich dann durch vertikales Tumorwachstum zu einem Lentigo-maligna-Melanom entwickeln kann.

Epidemiologie: Jenseits des 50. Lebensjahres vorkommend; Männer sind doppelt so häufig betroffen wie Frauen.
Ätiologie und Pathogenese: Chronische UV-induzierte Schäden an der DNS von Melanozyten führen zu atypischen Melanozyten, die proliferieren; es entsteht die Lentigo maligna, ein Melanoma in situ.

Klinik: Auf aktinisch geschädigter Haut im Bereich der lichtexponierten Areale (Gesicht, Hals, Halsausschnitt, Hände, Unterarme und Unterschenkel) entwickeln sich über Jahre inhomogen graubraune bis schwarze, unscharf und unregelmäßig begrenzte, plane Herde. Diese Herde sind von unterschiedlicher Ausdehnung und können von Stecknadelkopfgröße bis zu mehreren Zentimetern Durchmesser reichen, wobei mit zunehmender Größe eine immer stärkere Inhomogenität der Pigmentierung des Herdes einhergeht (Abb. **C-7.5**, s. auch Abb. **C-7.17g**, S. 333). Die größeren Herde haben häufig kleine randständige „Inseln"; man spricht hier von „archipelartiger" Auflösung des Herdes.

Klinik: Im Bereich lichtexponierter Haut treten unscharf begrenzte, unregelmäßig pigmentierte, graubraune bis schwarze, plane Herde von unterschiedlicher Größe auf (Abb. **C-7.5**, Abb. **C-7.17g**). Häufig besteht eine lange Anamnese.

Diagnostik: Das klinische Bild ist wegweisend, die Histopathologie sichert die Diagnose. Wenn innerhalb der Veränderung knotige Areale vorhanden sind, muss mit einem Lentigo-maligna-Melanom gerechnet werden (Abb. **C-7.17g**, S. 333).

Diagnostik: Klinisches Bild und Histopathologie sichern die Diagnose. Bei knotigen Arealen V. a. Lentigo-maligna-Melanom (Abb. **C-7.17g**).

C-7.5 Lentigo maligna

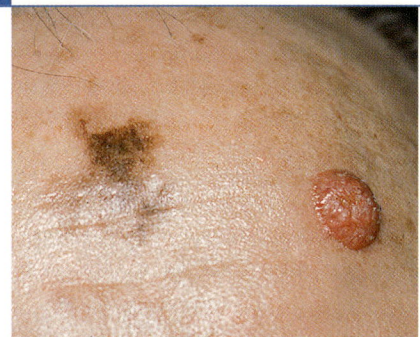

a Lentigo maligna auf der Stirn eines 75-jährigen Mannes mit Progredienz durch bizarre Ausläufer (Stirnmitte) und Basaliom rechts daneben. Beide Veränderungen sind Ausdruck der lichtbedingten Ausbildung von Präkanzerosen und Malignomen der Haut an den frei getragenen Körperstellen.

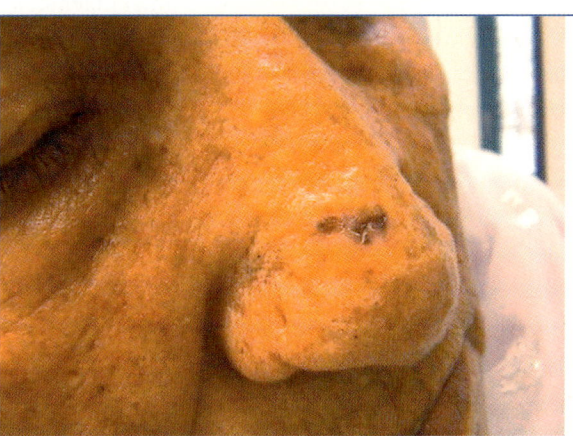

b Indische Patientin mit Lentigo maligna auf dem Nasenrücken

Histopathologie: Melanoma in situ mit intraepidermaler Proliferation atypischer Melanozyten (horizontales Wachstum); wird die Basalmembran durchbrochen, liegt ein Lentigo-maligna-Melanom vor.

Differenzialdiagnose: SSM, Lentigo simplex, Lentigo senilis und endophytische, seborrhoische Keratose.

Therapie: Exzision mit plastischer Defektdeckung. Bei nicht operablen Befunden wird eine Laser- und fraktionierte Röntgenweichbestrahlung durchgeführt. Keine Röntgentherapie bei Stadium eines LMM.

Prognose: Gut; bei realisierten Melanomknoten reduziert, abhängig von der Invasionstiefe.

7.1.8 Leukoplakie

▶ **Definition**

▶ **Merke**

Klinik: Leukoplakien sind nicht juckende, schmerzlose, scharf begrenzte, mitunter erosive Veränderungen im Bereich der Mund- oder Genitalschleimhaut. Die weißlichen, **nicht abstreifbaren** planen Herde können in eine verruköse Form übergehen, letztere entartet häufiger!

Diagnostik: Histopathologische Untersuchung.
Histopathologie: In einem regelmäßig geschichteten Epithel finden sich Zell- und

---

C 7 Maligne Tumoren und Paraneoplasien

Histopathologie: Die Lentigo maligna ist das Melanoma in situ der epidermalen Melanozyten. Im Bereich der unteren Epidermis und der Haarfollikelausführungsgänge finden sich vermehrt atypische Melanozyten, die von der Melanozytenpopulation in der Basalschicht ausgehen und epidermotrop das ganze epidermale Kompartiment zunehmend ausfüllen (horizontales Wachstum). In der Dermis sieht man ein lymphohistiozytäres Infiltrat mit Pigment speichernden Zellen (Melanophagen). Die Basalmembran ist intakt. Wird sie durchbrochen, liegt der Befund eines Lentigo-maligna-Melanoms vor.

Differenzialdiagnose: Differenzialdiagnostisch kommen ein oberflächlich spreitendes Melanom (SSM), die Lentigo simplex (kleinere Herde bei jüngeren Patienten), die Lentigo senilis und die endophytische, seborrhoische Keratose infrage. Letztere ist meist heller und homogener pigmentiert als die Lentigo maligna.

Therapie: Operable Herde der Lentigo maligna werden in toto exzidiert (eventuell mit plastischer Defektdeckung). Bei großen Herden in ungünstiger Lokalisation kommt eine Laser- und fraktionierte Röntgentherapie (Gesamtdosis von 100 Gy, Dermopan Stufe I) in Betracht. Die Röntgentherapie ist kontraindiziert, wenn das Stadium eines LM-Melanoms (LMM) bereits erreicht ist.

Prognose: Gut bei ausreichender Behandlung. Bei realisierten Melanomknoten richtet sie sich nach der Invasionstiefe (s. S. 330)

7.1.8 Leukoplakie

▶ **Definition:** An Schleimhäuten und Übergangsschleimhäuten vorkommende dysplastische und keratotische Veränderung mit relativ geordneter histologischer Struktur des Epithels. Übergang in ein Spinaliom ist sehr selten.

▶ **Merke.** Chronische, mechanische, physikalische oder chemische Reize führen zur Bildung von reaktiven Leukoplakien.

Typisch dafür ist die Lippenleukoplakie des Rauchers (Karzinogen: Teere), des Zimmermanns (mechanischer Reiz durch mit den Lippen gehaltene Nägel) und die Leukoplakie der Zungen- und Wangenschleimhaut des Pfeifenrauchers (Hitze und Teer). Im Genitalbereich können rezidivierende Virusinfektionen (Herpes simplex) und Smegma (Noxe unbekannt) zur Ausbildung von reaktiven Leukoplakien führen (Tab. **C-7.1**).

Klinik: Leukoplakien kommen bevorzugt im Bereich der Mund- und lateralen Wangenschleimhaut sowie im Bereich von Lippen, Zunge und des Genitale (Vaginalschleimhaut, Portio uteri, Präputium und Glans) vor. Klinisch ist die Leukoplakie eine nicht juckende, schmerzlose, zunächst plane, scharf begrenzte Veränderung. Die im Allgemeinen **nicht abstreifbaren** weißlichen Veränderungen sind im Bereich des Genitales oft erosiv-exsudativ. Die primären Veränderungen können in eine verruköse Form übergehen, die häufiger entartet. Eine seltene Form der Leukoplakie ist die „speckled leukoplakia". Im Gegensatz zur klassischen Leukoplakie, bei der meist ein einzelner, gelegentlich auch mehrere größere Herde auftreten, ist sie charakterisiert durch multiple punktförmige Veränderungen auf einem Hautbezirk, dessen Ausdehnung der einer „normalen" Leukoplakie entspricht. Die „speckled leukoplakia" geht häufiger in ein Spinaliom über als andere Formen.

Diagnostik: Eine histopathologische Untersuchung ist angezeigt.

Histopathologie: Histopathologisch zeichnet sich die Leukoplakie durch eine Epithelhyperplasie, Hyperkeratose und auch Einzelzellverhornung, Zell- und Kernpolymorphie und Kernhyperchromasie aus. Die regelmäßige Schichtung des Epithels bleibt erhalten. Bei Verlust dieser Schichtung liegt ein Carcinoma in situ vor.

Therapie: Therapie der Wahl bei persistenten, verrukösen oder erosiven leukoplakischen Herden ist die Exzision. Alternativ kommen Kürettage, Kryotherapie, Elektrodissektion, orale oder lokale Anwendung von Vitamin-A-Säure infrage. Flache Herde sollen beobachtet werden.

Prognose: Leukoplakien heilen in der Regel nach strikter Meidung der Noxe in 2–4 Wochen ab. Dies kann auch bei Rezidiven noch der Fall sein. Erst die persistierende Leukoplakie, die verruköse, erosive und die ulzerative Form bedürfen der Behandlung, da sie den Charakter einer echten Präkanzerose angenommen haben.

Therapie: Die Exzision persistenter oder erosiver Herde ist die Therapie der Wahl.

Prognose: Gut; eine Spontanremission nach Weglassen der Noxe ist sehr häufig. Persistierende Leukoplakien (verruköse, erosive und ulzerative Form) haben den Charakter einer echten Präkanzerose und müssen therapiert werden.

7.1.9 Präkanzerosen am Genitale

Je nach Art der genitalen Präkanzerose lässt sich diese in unterschiedliche Entartungswahrscheinlichkeiten einteilen (Tab. **C-7.1**):

C-7.1	Präkanzerosen an Vulva oder Glans penis
obligate Entartung	• Erythroplasie Queyrat
hohe Entartungs-Wahrscheinlichkeit	• Morbus Bowen • Leukoplakie: meist Portio, Vagina

niedrige Entartungs-Wahrscheinlichkeit, prädisponierende Faktoren	• kongenitale Phimose
	• Lichen sclerosus et atrophicus
	• chronische entzündliche und degenerative Veränderungen:
	  – Herpes simplex recidivans
	  – Condylomata acuminata
	  – Balanoposthitis chronica
	  – Lupus vulgaris
	  – Radioderm

7.2 Spinaliom und Basaliom

Über 90 % der malignen Neubildungen der Haut sind epithelialen Ursprungs, am häufigsten sind die Spinaliome und Basaliome.

▶ **Merke.** Im Bereich der Haut findet man ca. 10-mal häufiger Basaliome als Spinaliome, im Bereich der Übergangsschleimhäute meist Spinaliome und im Bereich der Schleimhäute ausschließlich Spinaliome.

7.2.1 Spinaliom

▶ **Synonym.** Spinozelluläres Karzinom, (verhornendes) Plattenepithelkarzinom, Stachelzellkarzinom, Epithelioma spinocellulare.

Definition: Das Spinaliom ist ein Tumor epidermalen Ursprungs, der in seiner intraepidermalen Form einem Carcinoma in situ entspricht und der nach unterschiedlich langer Zeit (Wochen bis Jahre) in die invasive Form mit den Charakteristika eines echten malignen Tumors übergeht. Das Spinaliom wächst destruierend, metastasiert lymphogen und hämatogen und kann zu letalem Ausgang führen.

Epidemiology: Das Spinaliom ist der zweithäufigste maligne Hauttumor.

Männer erkranken 2–5-mal häufiger als Frauen.

Spinaliome treten im höheren Alter auf (Gipfel 70–80 Jahre). Das Entstehen aus einer aktinischen Präkanzerose ist häufig.

Ätiologie und Pathogenese: Durch Karzinogene werden Schäden an der DNS gesetzt, die bis zu einem gewissen Maß durch Reparaturvorgänge eliminiert werden können. Bei Überschreiten dieses Maßes entsteht durch somatische Mutation eine maligne Zelle, die nach Zellteilung zu einem malignen Klonus und in 10–20 % zu einem malignen Tumor führt. An erster Stelle der bekannten Karzinogene steht das UV-Licht, das insbesondere bei sonnenempfindlichen Individuen zur Entwicklung von Spinaliomen führt (Abb. **C-7.6**).

Epidemiologische Untersuchungen beweisen die **karzinogene Potenz der UV- und Röntgenbestrahlung:** Spinaliome treten bevorzugt an sonnenexponierten Stellen auf.

Weitere **prädisponierende Faktoren** sind chronisch-entzündliche und -degenerative Hautveränderungen. HP-Viren und straffe Narben.

Epidemiologie: Die Morbidität liegt in Mitteleuropa bei 25–30 Neuerkrankungen pro 100000 Einwohnern/Jahr. Somit ist das Spinaliom der zweithäufigste maligne Hauttumor; in sonnenreichen Regionen ist die Inzidenz höher.
Männer erkranken 2–5-mal häufiger als Frauen; dies kann man zum Teil durch die erhöhte Exposition gegenüber kanzerogenen Noxen in Berufen, die von Männern bevorzugt werden, erklären oder durch „typisch männliche" Gepflogenheiten (z. B. Pfeifenrauchen).
Spinaliome treten vor allem im höheren Alter mit einem Gipfel zwischen 70 und 80 Jahren oft aus einer aktinischen Präkanzerose auf. Dies ist die Folge der Summation von kanzerogenen Noxen wie UV-Licht, Röntgenbestrahlung und industrielle Schadstoffe (z. B. Teer, Mineralöle, Arsen) über die Gesamtlebensdauer. Das Entstehen aus einer aktinischen Präkanzerose ist häufig.

Ätiologie und Pathogenese: Ein Spinaliom entsteht durch einen mehrschrittigen Prozess, zu dem unterschiedliche prädisponierende Faktoren und karzinogene Noxen beitragen. Durch Karzinogene werden Schäden an der DNS gesetzt, die durch eine Reihe von Reparationsmechanismen (Exzisionsreparatur) bis zu einem gewissen Maß reparabel sind. Quantitative und/oder qualitative Überschreitung der Reparationsfähigkeit führt zu somatischen Mutationen und damit zum Entstehen einer malignen Zelle. Durch umfangreiche Untersuchungen sind diese molekularen Mechanismen der Reparation und der Karzinogenese für das UV-Licht und für Röntgenstrahlen nachgewiesen worden. Um aus einer Zelle einen malignen Klonus und ein Karzinom entstehen zu lassen, sind jedoch weitere Schritte des Wachstums und der Wachstumsförderung notwendig, die bislang nicht definiert werden konnten. Sicher ist, dass nicht alle malignen Klone zu malignen Tumoren werden. Ca. 80–90 % der Klone können von der Epidermis eliminiert werden (→ Zelltod). In 10–20 % persistieren die malignen Zellen, überwuchern und führen zu einem Karzinom (Abb. **C-7.6**).
Neben den experimentellen Befunden beweisen epidemiologische Untersuchungen die **karzinogene Potenz der UV- und Röntgenbestrahlung.** Die am häufigsten von Spinaliomen befallenen Areale der Haut sind die sonnenexponierten Stellen (Lichtterrassen des Gesichtes); wobei Menschen mit wenig oder schwer pigmentierender Haut, mit blonden oder rötlichen Haaren und blauen bis blaugrünen Augen („Kelten") wie auch Land- und Straßenarbeiter bevorzugt betroffen sind. Auch Röntgenärzte und deren technisches Hilfspersonal entwickeln nach jahrzehntelanger Röntgenstrahlenexposition vermehrt Spinaliome, besonders im Bereich der Hände und Unterarme.
Bei **chronisch-degenerativen** und **chronisch-entzündlichen Hautprozessen** sollte man immer auf die Entwicklung von Spinaliomen achten. Diese werden insbesondere bei chronischen Unterschenkelulzera häufig erst sehr spät erkannt. Bei dunkelhäutigen Menschen, insbesondere bei Schwarzafrikanern, bei denen die UV-Induktion eine untergeordnete Rolle spielt, sind die meisten Spinaliome auf chronisch-degenerativen und auf -entzündlichen Prozessen zu finden.
Weitere **prädisponierende Faktoren** sind chronische Infektionen mit humanen Papillomviren, straffe atrophisierende und sklerosierende Narben, wie sie beim Lupus vulgaris, Lichen sclerosus et atrophicus, beim Radioderm (Röntgennarbe)

C-7.6 Schema der zeitlichen und klonalen Entwicklung epidermaler Tumoren

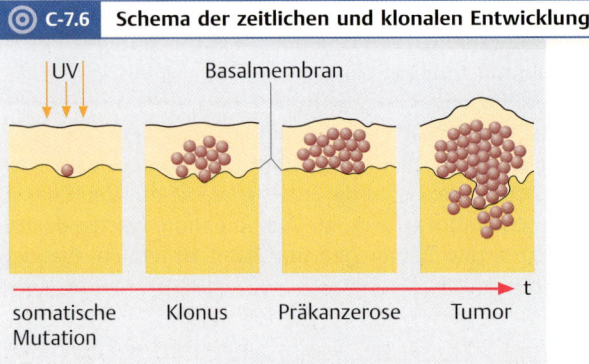

7.2 Spinaliom und Basaliom

sowie bei Verbrennungs- und Erfrierungsnarben vorkommen. Rezidivierende mechanische Traumatisierung kann ebenfalls zur Entstehung eines Spinalioms führen.

Klinik: Spinaliome entwickeln sich zunächst als wenig auffällige, fest und breit aufsitzende, hautfarbene bis gelbgrauer, keratotische, wenig erhabene Plaques, die mit zunehmender Entzündungsreaktion in der Umgebung in einen exo- und endophytisch wachsenden Tumor übergehen (Abb. C-7.7 a); die Tumoren sind nicht schmerzhaft, von gelbgrauer Farbe und leicht verletzlich (Abb. C-7.7 b). Zum Teil exulzerieren sie, und mitunter lassen sich gelbliche Hornmassen entleeren.

Klinik: Aus zunächst unauffälligen, gelbgrauen, keratotischen Plaques entstehen exo- und endophytisch wachsende, leicht verletzliche Tumoren (Abb. C-7.7).

C-7.7 Spinaliome (Plattenepithelkarzinome)

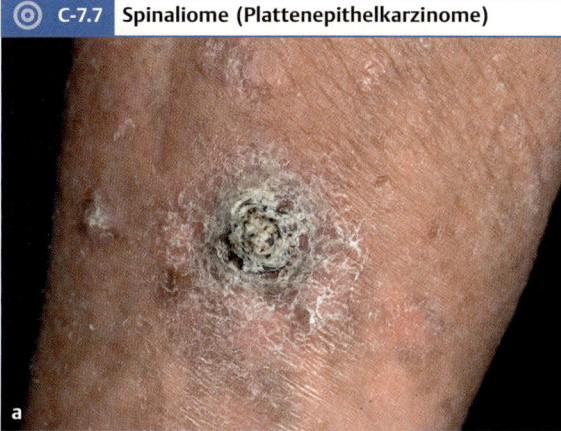
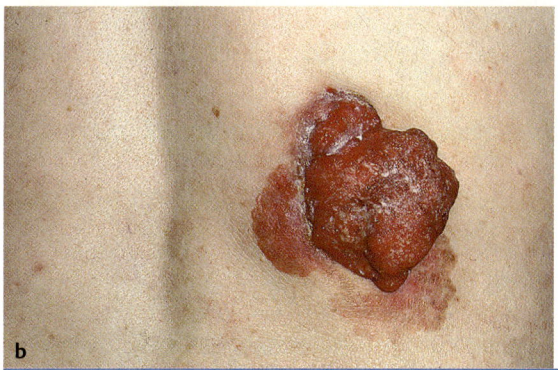
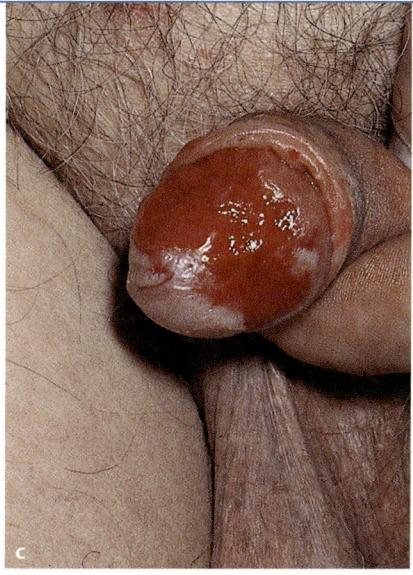

a Spinaliom am dorsalen Oberarm eines 75-jährigen Landarbeiters mit extremer Lichtexposition
b Spinaliom am Rücken eines 76-jährigen Mannes mit einem intraepidermalen Anteil und einem großen knotigen exophytischen Tumor. DD: Fibrosarkom.
c Beginnendes Peniskarzinom mit kugeligen Exophyten auf dem Boden einer Erythroplasie der Glans penis.

Lokalisation:

▶ **Merke.** Im Bereich der Schleimhäute und Übergangsschleimhäute und in Bereichen sonnenexponierter Haut (z. B. Gesicht, Hände, Unterarme) ist das Spinaliom der am häufigsten vorkommende maligne und metastasierende Tumor (Abb. C-7.8).

Lokalisation:

◀ Merke

Neben den Spinaliomen der Haut kommen in absteigender Häufigkeit vor:
- **Lippenkarzinome:** Im Gesichtsbereich sind am häufigsten die Spinaliome der Unterlippen. Diese Häufigkeit erklärt sich aus der intensiven UV-Exposition (so genannter „Sonnenbalkon") und der Exposition mit chemischen, thermischen und mechanischen Noxen.
- **Peniskarzinome:** Peniskarzinome entstehen ab dem 4. Lebensjahrzehnt, bevorzugt an der dorsalen Seite der Glans, im Bereich des Präputiums und des Sulcus coronarius. Ursächlich für die Entstehung eines Peniskarzinoms scheinen Smegma und chronisch-rezidivierende Entzündungsprozesse (auch HP-Viren) zu sein; als Kofaktor wirkt eine Phimose, die ihrerseits wieder rezidi-

Neben den Spinaliomen der Haut kommen in absteigender Häufigkeit vor:
- **Lippenkarzinome** (v. a. Unterlippe)

- **Peniskarzinome:** Peniskarzinome entstehen ab dem 4. Lebensjahrzehnt. Bevorzugt sind die Glans penis (Abb. C-7.7 b), das Präputium und der Sulcus coronarius betroffen. Ursächlich für die Entstehung sind

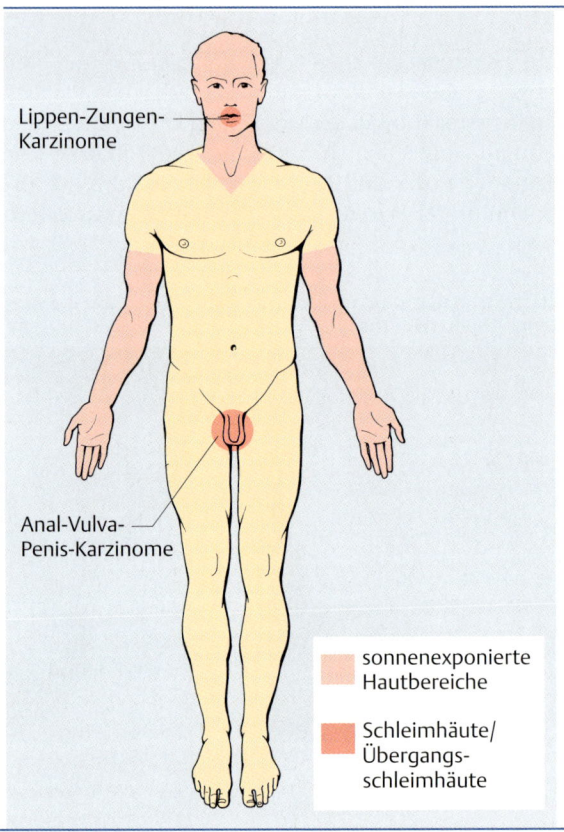

C-7.8 Verteilung und Prädilektionsstellen von Spinaliomen am menschlichen Körper

- Lippen-Zungen-Karzinome
- Anal-Vulva-Penis-Karzinome
- sonnenexponierte Hautbereiche
- Schleimhäute/Übergangsschleimhäute

Smegma und chronisch-rezidivierende Entzündungsprozesse. Als Kofaktor wirkt eine Phimose. Das Peniskarzinom manifestiert sich als exophytisch verrukös wachsender Tumor oder als induriert endophytisch wachsende Infiltration. Es metastasiert primär lymphogen; eine primär hämatogene Aussaat ist selten.

- **Vulvakarzinome:** Das Vulvakarzinom entsteht häufig auf dem Boden eines Lichen sclerosus et atrophicus. Auch der Morbus Bowen gilt als Präkanzerose.

- **Karzinome der Anal- und Perianalregion:** Sie entstehen häufig auf dem Boden von spitzen Kondylomen oder auf dem Boden eines Lichen sclerosus et atrophicus.

- **Zungenkarzinome:** Bevorzugt an Zungenspitze oder -rand lokalisiert. Sie entstehen auf dem Boden chronischer Entzündungen und durch kanzerogene Noxen.

vierende Entzündungen im Bereich der Glans unterhält und gründliche Reinigung erschwert (zirkumzidierte Männer erkranken selten an einem Peniskarzinom).
Klinisch manifestiert sich das Peniskarzinom als exophytisch verrukös wachsender Tumor (Abb. **C-7.7 b**) oder als induriert endophytisch wachsende Infiltration. Es metastasiert primär lymphogen in die regionalen Lymphknoten; eine primär hämatogene Aussaat ist selten. Die therapeutischen Maßnahmen orientieren sich an der Ausdehnung des Befundes und dem Tumorstadium. Sie reichen von der lokalen Exzision eines umschriebenen Herdes bis zur Penisamputation mit umfangreicher abdominaler Lymphknotenausräumung und anschließender Chemotherapie.

- **Vulvakarzinome:** Das Vulvakarzinom entsteht häufig auf dem Boden einer Craurosis vulvae (Lichen sclerosus et atrophicus) jenseits der Menopause oder auf dem Boden eines Morbus Bowen. Es findet sich meist im Bereich des Übergangs der großen auf die kleinen Schamlippen oder im Bereich der Klitoris. Wie das Peniskarzinom wächst es als exophytischer oder plattenartig indurierter Tumor. Die extramammäre Form des Morbus Paget kann eine Sonderform des Vulvakarzinoms darstellen (s. S. 310).

- **Karzinome der Anal- und Perianalregion:** Ca. 15 % der anorektalen Karzinome finden sich im perianalen Bereich und sind durch Inspektion und Biopsie als solche zu erkennen. Sie entstehen häufig auf dem Boden von spitzen Kondylomen (HP-Viren) oder wie das Vulva- und Peniskarzinom auf dem Boden eines Lichen sclerosus et atrophicus. 85 % der anorektalen Karzinome finden sich im Rektum oder Analkanal und werden häufig erst sehr spät, nach Auftreten von Stuhlunregelmäßigkeiten oder blutigen Stühlen diagnostiziert.

- **Zungenkarzinome:** Das Spinaliom der Zunge findet sich bevorzugt am Zungenrand oder der Zungenspitze, weniger am Zungengrund oder Zungenrücken. Es entsteht auf dem Boden chronischer Entzündungen und narbiger

Veränderungen wie Leukoplakien, Gummata und durch kanzerogene Noxen. Das klinische Bild entspricht einer plattenartigen Induration, es kommen jedoch auch endophytisch wachsende Tumoren vor. Das Zungenkarzinom metastasiert schnell in die regionalen Lymphknotenstationen der lateralen Halsregion.

Diagnostik: Im Initialstadium kann die Diagnose allein aufgrund des klinischen Erscheinungsbildes schwierig sein. Man findet meist eine breitbasig aufsitzende, leicht verletzliche Hyperkeratose entweder im Bereich von sonnenexponierten Arealen der Haut, der Schleimhäute und der Übergangsschleimhäute oder im Bereich von chronisch-entzündlichen und -degenerativen Hautveränderungen. Im Analkanal und im Bereich der Rektumschleimhaut führt die Zytologie in 85 % zu korrekten Untersuchungsergebnissen; auch hier ist zur Sicherung der Diagnose eine Probeexzision unerlässlich.

Diagnostik: Das Spinaliom stellt sich klinisch als leicht verletzliche Hyperkeratose oder als keratotischer, exo- oder endophytisch wachsender Tumor dar.

▶ **Merke.** Im Verdachtsfalle muss eine Probeexzision durchgeführt werden.

◀ Merke

Histopathologie: Das Spinaliom ist ein solider, epithelialer Tumor mit Verhornungstendenz. Die Spinaliomzellen sind groß und plasmareich und ähneln den Keratinozyten des Stratum spinosum. Je differenzierter das Spinaliom, desto stärker ist die Neigung zur Verhornung. Zum Teil finden sich so genannte Hornperlen, die aus konzentrisch aufgebauten Schichten von Spinaliomzellen mit zentraler Verhornung bestehen. Je undifferenzierter das Spinaliom, desto häufiger finden sich Atypien, Hyperplasie und Hyperchromasie der Zellen sowie atypische Mitosen. Der Differenzierungsgrad ist prognostisch von Bedeutung. Je undifferenzierter das histopathologische Bild des Tumors und je größer die Eindringtiefe, desto schlechter die Prognose (Tab. **C-7.2**). Von der unteren Epidermisfläche aus dringen Tumorzapfen in die Dermis vor. In den Tumorrandzonen treten besonders gehäuft entdifferenzierte Zellen auf. In der Tumorumgebung findet sich ein gemischtzelliges Infiltrat.

Die **klinischen Stadien** werden nach den TNM-Kriterien und den für die Prognose wichtigen Kriterien pTNM eingeteilt. Dabei wird der Differenzierungsgrad und die Tumordicke berücksichtigt (Tab. **C-7.3**).

Histopathologie: Das Spinaliom ist ein solider, epithelialer Tumor mit Verhornungstendenz. Die Spinaliomzellen sind große plasmareiche, den Keratinozyten ähnelnde, zur Verhornung neigende Zellen, die von den unteren Epidermisschichten aus in Tumorzapfen in die Dermis vorwachsen. Der Differenzierungsgrad ist prognostisch von Bedeutung. Je undifferenzierter das histopathologische Bild des Tumors und je größer die Eindringtiefe, desto schlechter die Prognose (Tab. **C-7.2**).

Die **klinischen Stadien** werden nach den TNM-Kriterien eingeteilt (Tab. **C-7.3**).

≡ C-7.2 | **Histopathologische Prognose-Klassifizierung nach Tumordicke**

pT-Kategorie	Definition der Prognosegruppe	Metastasierungsrate
pT1–3a	begrenzt auf Dermis Tumordicke ≤ 2 mm	0 %
pT1–3b	begrenzt auf Dermis Tumordicke > 2 mm bis ≤ 5 mm	ca. 6 %
pT1–3c	Invasion der Subkutis und/oder Tumordicke > 5 mm	ca. 20 %
pT4a	Infiltration tiefer extradermaler Strukturen (T4) ≤ 5 mm	ca. 25 %
pT4b	Infiltration tiefer extradermaler Strukturen (T4): > 5 mm	bis ca. 40 %

≡ C-7.2

Die klinischen Stadien werden nach den TNM-Kriterien und den für die Prognose wichtigen Kriterien pTMN eingeteilt. Dabei wird der Differenzierungsgrad und die Tumordicke berücksichtigt.
Histopathologische Prognose-Klassifizierung – nach Differenzierung:
- spindelzelliges Plattenepithelkarzinom der Haut (aggressives Verhalten)
- akantholytisches (adenoides) Plattenepithelkarzinom
- Plattenepithelkarzinom mit Hornbildung
- lymphoepitheliomartiges Plattenepithelkarzinom
- verruköses Plattenepithelkarzinom (gutartiges Verhalten)

Das desmoplastische Plattenepithelkarzinom wächst mit hohem Stromaanteil stark infiltrativ und ist mit einer hohen Rezidiv- (25 %) und Metastasierungsquote (50 %) vom Kollektiv der gewöhnlichen Plattenepithelkarzinome abzugrenzen.

C-7.3 Klinische Stadieneinteilung nach den TNM-Regeln der UICC (Union Internationale Centre Cancer)

Stadium	pT	N	M
Stadium 0	Cis (carcinoma in situ)	N0	M0
Stadium I	pT1	N0	M0
Stadium II	pT2	N0	M0
	pT3	N0	M0
Stadium III	pT4	N0	M0
	jedes pT	N1	M0
Stadium IV	jedes pT	jedes N	M1

Differenzialdiagnose:
- Das Spinaliom ist vom **Basaliom** meist schon durch sein schnelleres Wachstum zu unterscheiden.
- Alle keratotischen, verruciformen und tumorösen Veränderungen der Haut (z. B. aktinische Präkanzerosen, Morbus Bowen, seborrhoische Keratose)
- Zahlreiche Adnextumoren
- Amelanotische Melanome.

▶ **Merke**

Therapie: An erster Stelle der therapeutischen Maßnahmen steht die **radikale chirurgische Entfernung** der Tumormassen weit im gesunden Gewebe; ggf. Biopsie des sentinel nodes bei dicken und wenig differenzierten Karzinomen.

Chemotherapie: Bleibt den metastasierenden und/oder inoperablen Spinaliomen vorbehalten. Als Standardbehandlung wird zunächst eine Monotherapie mit Methotrexat (40 ml/m² KOF) durchgeführt.

Prognose: Die 5-Jahres-Überlebensrate liegt je nach Tumordicke und Lokalisation bei 68–80 %.

Differenzialdiagnose:
- Das Spinaliom ist vom **Basaliom** und vom Keratoakanthom meist schon durch die Wachstumsanamnese zu unterscheiden: Spinaliome zeigen in der Regel eine mittlere Wachstumsgeschwindigkeit über Monate, während sich Keratoakanthome über Wochen und Basaliome über Jahre entwickeln.
- Alle benignen und präkanzerösen, verruciformen und keratotischen Veränderungen (aktinische Keratose, Arsenkeratose, Morbus Bowen, pseudoepitheliomatöse Hyperplasie, seborrhoische Keratose, Chondrodermatitis chronica helicis nodularis Winkler, Verruca vulgaris).
- Zahlreiche Adnextumoren (z. B. Hidrokystom, Talgdrüsenadenom, proliferierender Trichilemmtumor).
- Hautmetastasen zahlreicher Malignome.
- Amelanotische Melanome.

▶ **Merke.** Die klinische Verdachtsdiagnose Spinaliom kann ausschließlich histopathologisch verifiziert werden

Therapie: Die therapeutischen Maßnahmen sind abhängig von Tumorgröße und Lokalisation sowie von der Beschaffenheit des umgebenden Gewebes und den daraus resultierenden chirurgischen Möglichkeiten.
Die **Entfernung der Tumormassen** im gesunden Gewebe steht an erster Stelle der therapeutischen Maßnahmen. Das Spektrum der Eingriffe reicht von der einfachen primären Exzision bis zu weitreichenden plastisch-chirurgischen Maßnahmen, wie Schwenklappenplastiken, Transplantationen, Amputationen (Finger, Zehen, Zunge, Vulva, Penis, Anus, Rektum), Keilexzisionen bzw. Vermillektomien (so genanntes Lip-shaving: großzügige Exzision der Unterlippe mit plastischem Lippenersatz durch Unterlippen-Mundschleimhaut) und eventuell Neck dissection (Zungen- und Lippenkarzinom). Eine Biopsie des Sentinel-Lymphknotens (sentinel lymph node, s. S. 63) sollte bei dicken und wenig differenzierten Karzinomen erwogen werden.

Radiotherapie: Eine Bestrahlung kann im Einzelfall erwogen werden.

Chemotherapie: Bleibt den metastasierenden und/oder inoperablen Spinaliomen vorbehalten. Als Standardbehandlung wird zunächst eine Monotherapie mit Methotrexat (40 ml/m² Körperoberfläche) durchgeführt. Bei fortgeschrittenen Tumorstadien erwies sich die alternierende Chemo-Radiotherapie mit Cisplatin (20 mg/m² Körperoberfläche), 5-Fluorouracil (200 mg/m² Körperoberfläche) und Radiatio über 3 Zyklen mit 2 Gy/die mit einer Gesamtdosis von 60 Gy als effiziente lebensverlängernde palliative Maßnahme.
Als Nebenwirkung können eine Lungenfibrose oder sklerodermiforme Hautveränderungen sowie passagere Hauterscheinungen wie Erytheme, Pruritus und Hautschuppung auftreten. Beim Spinaliom ist die lokale zytostatische Behandlung nicht ausreichend.

Prognose: Die Prognose der Spinaliome liegt bei Tumoren von 5–10 mm Tumordicke und Lokalisation an Schleimhaut bzw. Haut-Schleimhautgrenzen bei einer

7.2 Spinaliom und Basaliom

68%igen; bei niedrigerem Tumorrisiko bei einer 80%igen 5-Jahres-Überlebensrate.

▶ **Klinischer Fall.** Ein 75-jähriger Landwirt bemerkte seit etwa 6 Monaten das Wachstum einer warzigen Veränderung am Kopf. Bereits im Alter von 30 Jahren hatte der Patient eine ausgeprägte androgenetische Alopezie; eine Kopfbedeckung hat er während der Tätigkeit im Freien selten getragen. Im Bereich des Scheitels fand sich ein erhabener, grau-weiß keratotischer Tumor von 1 cm Durchmesser, mit verruköser Oberfläche. Im ventralen Anteil des Tumors waren dunkelrot-braune Blutkrusten aufgelagert. Die umgebende Haut war leicht gerötet. Die Probeexzision ergab die Histopathologie eines hochdifferenzierten Spinalioms. Der Tumor wurde daraufhin mit einem Sicherheitsabstand von 1,5 cm weit im Gesunden entfernt. Der Hautdefekt wurde mittels eines aus der Supraklavikulargegend entnommenen Vollhauttransplantats gedeckt. In der nachfolgenden Durchuntersuchung fand sich kein Anhalt für eine Metastasierung. 5 Jahre nach der Exzision war der Patient nach wie vor frei von Filiae. Zwischenzeitlich sind multiple neu aufgetretene, aktinische Präkanzerosen im Bereich des Kopfes, der Schläfen und der Wangenknochen kürettiert worden. Der Patient trägt jetzt regelmäßig einen Hut.

◀ Klinischer Fall

7.2.2 Basaliom

7.2.2 Basaliom

▶ **Synonym.** Basalzellkarzinom, Epithelioma basocellulare

◀ Synonym

▶ **Definition:** Das Basaliom ist ein von den basalen Zellschichten der Epidermis und der Follikel ausgehender Tumor, der invasiv und destruierend wächst, jedoch nicht metastasiert. Es fehlt somit ein Charakteristikum des echt malignen Wachstums. Das Basaliom wird deshalb auch als semimaligner Tumor bezeichnet, womit eine Abgrenzung zu den malignen Tumoren einerseits und zu den benignen Geschwülsten andererseits erfolgt.

◀ Definition

Epidemiologie: Das Basaliom ist der häufigste maligne Tumor an der Haut; die Morbidität schwankt, entsprechend der Intensität der Sonnenbestrahlung, zwischen 20–50 (Nord- und Mitteleuropa) und 250 (Australien)/100 000 Einwohner/Jahr. Die Häufigkeit des Auftretens steigt mit zunehmendem Alter. Manifeste Basaliome vor dem 40. Lebensjahr sind selten. Es besteht keine Geschlechtsbevorzugung. Basaliome treten oft multipel und mit großer morphologischer Vielfalt auf.

Epidemiologie: Das Basaliom ist häufig mit einer Morbidität von 20–50 (Nord- und Mitteleuropa) bis 250 (Australien) pro 100 000 Einwohner/Jahr. Die Häufigkeit steigt mit zunehmendem Alter. Es besteht keine Geschlechtsbevorzugung. Oft multiples Auftreten.

Ätiologie: Eine **genetische Disposition,** die sich in einer besonderen UV-Empfindlichkeit manifestiert, spielt ätiologisch eine Rolle. Betroffen sind – wie auch beim Spinaliom – Menschen keltischen Typs mit sonnenempfindlicher Haut (Typ I und II) mit blonden oder roten Haaren und blauen Augen. Die genetische Disposition alleine führt jedoch nicht zur Ausbildung eines Basalioms, es bedarf noch auslösender Noxen.
Die **aktinische Belastung** in Form einer chronisch rezidivierenden UV-Exposition ist als wichtigster ätiologischer Faktor für die Entstehung eines Basalioms anzusehen. Über 90% der Basaliome finden sich in den extrem sonnenexponierten Arealen der Haut (Lichtterrassen).
Weitere **Kanzerogen-Expositionen** sind das **trivalent, anorganische Arsen,** das früher zur Behandlung der Psoriasis (Fowler-Lösung) und anderer Krankheiten verwendet wurde und mit einer Latenzzeit von bis zu 30 Jahren zur Entwicklung von Rumpfhautbasaliomen führen kann. Bis 1942 wurden besonders im Weinbau arsenhaltige Insektenvertilgungsmittel verwendet. Diese führen bei Weinbauern zur Ausbildung von Basaliomen.
Basaliome können sich auf **atrophisierenden, narbigen Hautarealen,** wie sie bei Lupus vulgaris und der Röntgendermatitis vorkommen, sowie auf **chronisch-ulzerösen und -fistulierenden Prozessen** entwickeln.
Das **Basalzellnävussyndrom** (Goltz-Gorlin-Syndrom, 1960) ist eine autosomaldominant vererbte nävoide Phakomatose (Mutation in PATCHED-Gen: Chr. 9). Die betroffenen Kinder und Jugendlichen leiden unter multiplen, vor allem am

Ätiologie Zur Ausbildung von Basaliomen führt vor allem die **chronisch-rezidivierende UV-Exposition** und **genetische Disposition**.

Als **Kanzerogene** gilt z. B. **anorganisches Arsen**.

Basaliome können sich auf **narbig atrophisierenden und chronisch-ulzerösen Hautveränderungen** bilden.

Das **Basalzellnävussyndrom** ist eine autosomal-dominant vererbte Phakomatose (PATCHED-Gen), die mit multiplen, zunächst benignen Tumoren einhergeht. Jenseits der Pubertät können diese Tumoren in echte Basaliome übergehen.

Stamm vorkommenden, hautfarbenen bis rot-bräunlichen, flachen bis halbkugeligen Tumoren. Diese zunächst benignen Tumoren (nävoides Stadium) können jenseits der Pubertät in echte Basaliome mit der Fähigkeit zum invasiven Wachstum übergehen (onkogenes Stadium). Neben den Basalzellnävi kommen Knochenanomalien (Kieferzysten, Spina bifida), Hypertelorismus, Ovarialfibrome und Verkalkung der Falx cerebri vor.

Pathogenese: Die Basaliomzelle entsteht aus einer pluripotenten Epithelzelle. Diese behält ihre mitotische Fähigkeit, verliert aber die Fähigkeit zur Differenzierung.

Pathogenese: Das Basaliom entsteht aus maligne entarteten pluripotenten, basalen Epithelzellen, die im Gegensatz zu normalen Keratinozyten die Fähigkeit zur Differenzierung verloren haben, aber sie teilen sich weiter; dadurch entstehen die Tumorknoten (s. S. 4). Diese pluripotenten Epithelzellen können ihren Ursprung sowohl in den basalen Zellschichten der Epidermis als auch des Haarfollikels haben.

Klinik: Die bevorzugte Lokalisation des Basalioms ist der „zentrofaziale" Bereich (Abb. C-7.9).

Klinik: 80 % aller Basaliome finden sich im so genannten „zentrofazialen" Bereich – innerhalb der Verbindungslinie beider Mundwinkel zum unteren Ohransatz und dem Haaransatz im Kapillitiumbereich, daneben sind das untere Gesichtsdrittel, Ohrmuscheln, Retroaurikulärbereiche und Kopfhaut betroffen (Abb. C-7.9). Nur 5 % der Basaliome finden sich an Stamm und Extremitäten.

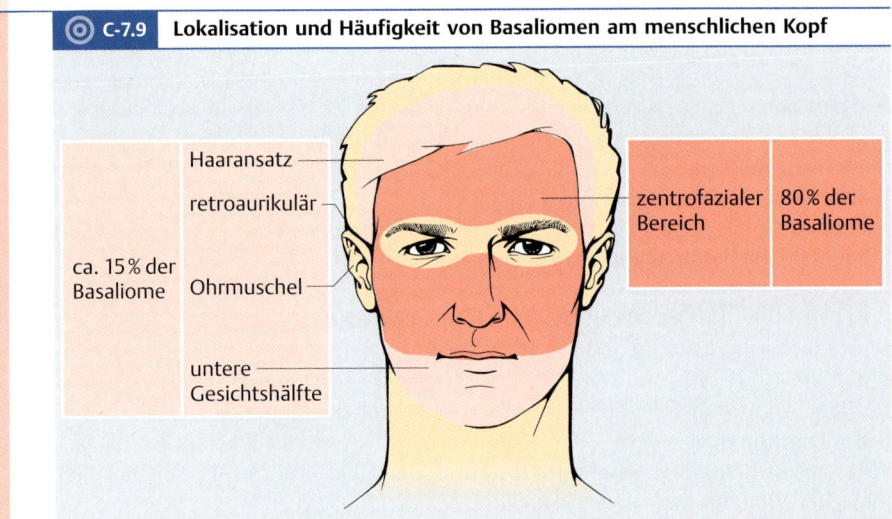

C-7.9 Lokalisation und Häufigkeit von Basaliomen am menschlichen Kopf

Klinisch stellt sich das **initiale Basaliom** als hautfarbenes Knötchen oder Induration mit perlschnurartigem Randwall und Teleangiektasien dar.

Das **initiale Basaliom** stellt sich entweder als stecknadelkopfgroßes, hautfarbenes, derbes Knötchen (sog. Basaliomperle) oder als hautfarbene Induration dar. Klinisch lassen sich diese Veränderungen von der gesunden Haut durch derbe Palpation und das Auftreten kleiner Teleangiektasien am Rande des befallenen Bereiches unterscheiden. Die Wachstumstendenz der Basaliome verläuft sehr langsam (über Monate bis Jahre) sowohl in horizontale, als auch in vertikale Richtung. Im weiteren Verlauf finden sich häufig zentral atrophisierende Areale und fibrotische Schrumpfungen des Umgebungsgewebes; im fortgeschrittenen Stadium können Ulzerationen oder Destruktionen auftreten.

Aufgrund ihrer unterschiedlichen Morphologie werden folgende Basaliomformen unterschieden:

Morphologisch unterscheidet man:

- das halbkugelig wachsende **solide (knotige) Basaliom** (Abb. C-7.5 a)
- das **zikatrisierende**, zentral atrophisierende **Basaliom** (Abb. C-7.10 b, 7.17 i, S. 333)
- das **sklerodermiforme Basaliom** (hautfarbene Induration)

- **Solides (knotiges) Basaliom:** Glasiger, hautfarbener, halbkugeliger Tumor mit Teleangiektasien (Abb. C-7.5 a).
- **Zikatrisierendes Basaliom:** Zentral atrophisierender, nach zentripetal wachsender Tumor mit perlschnurartiger Rundleiste und Teleangiektasien (Abb. C-7.10 c, 7.17 i, S. 333).
- **Sklerodermiformes Basaliom:** Häufig vollkommen unauffällige (hautfarbene) Induration ohne die basaliomverdächtigen Kriterien der Teleangiektasien und des perlschnurartigen Randsaumes (daher diagnostisch problematisch!). Ma-

C-7.10 Basaliom

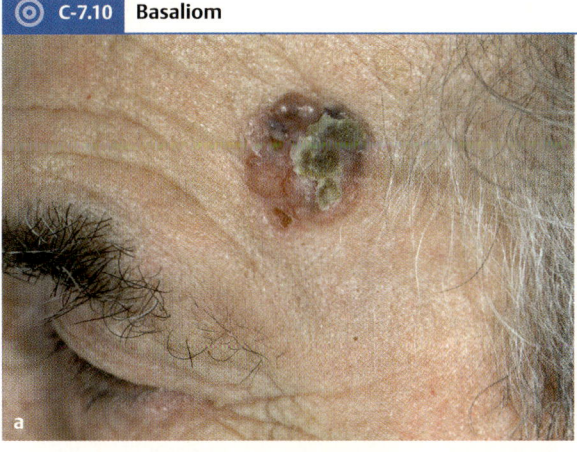
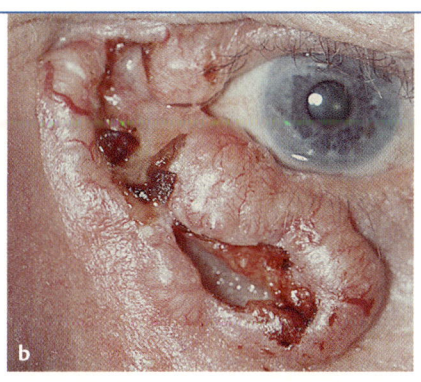
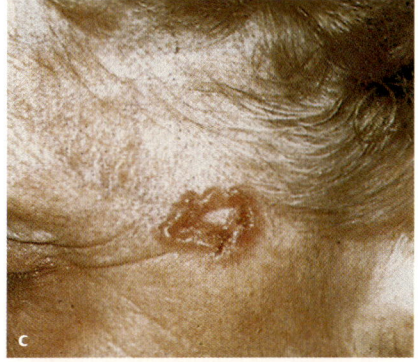
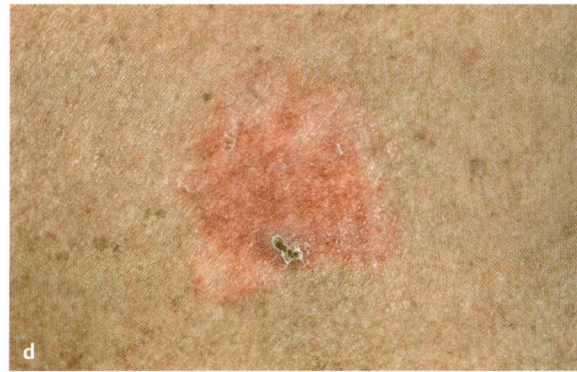
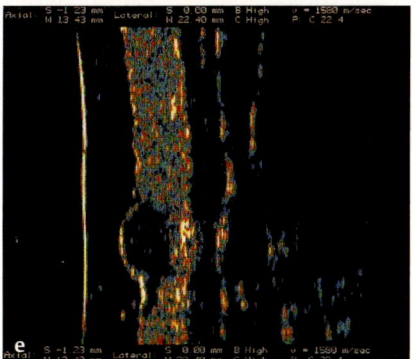

a Pigmentiertes Basaliom mit oberflächlicher Ulzeration im Bereich der linken Schläfe.
b Typisches Basaliom in zentrofazialer Lage mit perligem Randsaum. Teleangiektasien und zentraler Nekrose. Das Basaliom hat die Strukturen der Adnexe des Auges durchsetzt und zerstört.
c Zikatrisierendes Basaliom an der linken Schläfe bei einer 74-jährigen Frau mit dünnem Randsaum und vernarbendem Zentrum. Die Ausdehnung des zikatrisierenden Basalioms in der Peripherie ist klinisch nicht exakt zu erfassen.
d Rumpfhautbasaliom: diskretes Erythem mit Schuppung lässt differenzialdiagnostisch an ein Ekzem denken.
e Ultraschallbild eines Basalioms. Die vertikale und horizontale Ausdehnung kann präoperativ bestimmt werden.

kroskopisch lässt sich der Tumor nicht eindeutig von gesundem Gewebe abgrenzen, weshalb häufig nicht im Gesunden exzidiert wird.
- **Exulzerierendes Basaliom:** Zentrale Ulzerationen führen zum **Ulcus rodens** (rodere = nagen) oder **Basalioma exulcerans** (Abb. **C-7.10 b**). Man unterscheidet sie von Ulzerationen anderer Genese durch den typischen perlschnurartigen Randwall und Teleangiektasien.
- **Destruierendes Basaliom:** Bei tief infiltrierendem und destruierendem Wachstum über die Subkutis hinaus spricht man von einem **Ulcus terebrans** (terebere = bohren) oder **Basalioma terebrans**. Es handelt sich hierbei um tief ulzerierte, zu Blutungen neigende Tumoren, die Knorpel und Knochen angreifen und mitunter massive Verstümmelungen anrichten.
- **Pigmentiertes Basaliom:** Diese Basaliomform imponiert klinisch wie das solide Basaliom (glasige Oberflächenbeschaffenheit, Teleangiektasien, perlschnurartige Formationen), ist jedoch zusätzlich durch eine starke melanozytäre braunschwarze Pigmentierung gekennzeichnet (Abb. **C-7.10 a** + Abb. **C-7.17 i**, S. 333).

- das **exulzerierende Basaliom** (Ulcus rodens)

- das **destruierende Basaliom** (Ulcus terebrans), mit tiefer Infiltration über die Subkutis hinaus

- das **pigmentierte Basaliom** (Abb. **C-7.10 a** + Abb. **C-7.17 i**, S. 333), melaninreich

- das **Rumpfhautbasaliom** (superfizielles Basaliom (Abb. **C-7.10 d**), erythematosquamös, häufig arseninduziert.

Klinische und histopathologische Sonderformen:
- **Fibroepitheliomatöser Tumor** (Pinkus-Tumor), mit starker Bindegewebsproliferation, wenig invasiv.

- **Metatypisches Basaliom vom „type mixte":** Basaliomzellen und spindelförmige Zellen.

- **Metatypisches Basaliom vom „type intermédiaire":** Verwildertes, entdifferenziertes Basaliom mit Fähigkeit zur Metastasierung, Mischtumor aus Basaliom und Spinaliom.

Diagnostik: Die klinischen Charakteristika aller Basaliome sind **perlschnurartiger Randsaum** und **Teleangiektasien**. Die klinische Verdachtsdiagnose muss histopathologisch gesichert werden. Ausdehnung und Dicke können präoperativ sonographisch ermittelt werden (Abb. **C-7.10 e**).

Histopathologie: Basaliome sind solide epitheliale Tumoren mit zellulärer Ähnlichkeit zum Stratum basale. Die Basaliomzellen haben große, ovale, basophile Kerne; sie wachsen in palisadenartiger Anordnung in die Dermis.

Zwischen den Basaliomsträngen liegt das Bindegewebe, das sich besonders beim sklerodermiformen Basaliom am Gesamtaufbau des Tumors beteiligt.

Differenzialdiagnose: s. Tab. **C-7.4**.

- **Rumpfhautbasaliom (superfizielles Basaliom):** Es imponiert klinisch meist als scharf begrenzter, planer, erythematosquamöser Herd (Abb. **C-7.10 d**). Die mehr braun-rötliche Farbe und diskrete perlschnurartige Basaliomformationen unterscheiden diese Herde von einem nummulären Ekzem, einem Morbus Bowen oder von Psoriasisherden. Rumpfhautbasaliome findet man häufig neben Psoriasisherden bei älteren Patienten, die sich in jungen Jahren einer Arsenbehandlung unterzogen haben.

Klinische und histopathologische Sonderformen:
- **Fibroepitheliomatöser Tumor** (Pinkus-Tumor): Dieser Tumor zeigt eine mächtige fibromatöse Gewebsproliferation um schmale Stränge von Basaliomgewebe herum und wächst weniger invasiv als ein Basaliom. Er kommt bei älteren Patienten in der Regel am Stamm und der unteren Extremität vor und stellt sich als hautfarbener oder rötlicher, weich elastischer, papillomatöser Tumor dar.
- **Metatypisches Basaliom vom „type mixte":** Dieser Typ ist ausschließlich histopathologisch zu diagnostizieren. Er setzt sich aus typischen Basaliom- und spindeligen Zellen zusammen.
- **Metatypisches Basaliom vom „type intermédiaire":** Setzt sich aus Zellen zusammen, die weder den Basaliom- noch den Spindelzellen zuzuordnen sind. Hierbei handelt es sich häufig um verwilderte, entdifferenzierte Basaliome. Sie wachsen aggressiver destruierend und invasiver als normale Basaliome und haben die Fähigkeit zu metastasieren. Sie erinnern an Mischtumoren mit Anteilen von Basaliomen und von Spinaliomen. Möglicherweise wird durch unzureichende Röntgenbestrahlung von Basaliomen eine Entdifferenzierung und damit der Übergang zu einem metatypischen Basaliom vom „type intermédiaire" induziert.

Diagnostik: Klinisch sind Basaliome vor allem durch die Ausbildung eines **perlschnurartigen Randsaums** (histopathologisch: Basalzellnester) und durch das Auftreten von **Teleangiektasien** charakterisiert. Die klinische Diagnose muss histopathologisch durch eine primäre Exzision in toto oder durch eine Probeexzision gesichert werden. Präoperativ können Ausdehnung und Dicke des Tumors mittels Ultraschall festgelegt werden (Abb. **C-7.10 e**).

Histopathologie: Basaliome sind solide epitheliale Tumoren mit zellulärer Ähnlichkeit zum Stratum basale. Basaliomzellen haben große, längsovale, basophile Kerne mit wenig Stroma. Von der meist atrophischen und ulzerierten Epidermis aus wachsen die Basaliomzellstränge in die Dermis. Die äußere Zellschicht ist palisadenartig, während die Zellen im Zentrum des Tumors regellos angeordnet sind.
Zwischen den Basaliomsträngen liegt das Bindegewebe, das sich mehr (sklerodermiformes Basaliom, Pinkus-Tumor) oder weniger am Gesamtaufbau des Tumors beteiligt. Der Tumor ist zum Bindegewebe hin oft durch eine charakteristische Spaltbildung begrenzt, die (fixationsbedingt) durch Retraktion des Tumorgewebes entsteht.

Differenzialdiagnose: s. Tab. **C-9.3**.

C-7.4 Differenzialdiagnosen der verschiedenen Basaliom-Formen

Basaliome	Differenzialdiagnosen
kleine solide Basaliome	Talgdrüsenhypertrophie, senile Angiofibrome
Rumpfhautbasaliome (superfizielles Basaliom)	Morbus Bowen, Morbus Paget, Psoriasis, nummuläres Ekzem
ulzerierende Basaliome	Spinaliom, Keratoakanthom
pigmentierte Basaliome	exophytische seborrhoische Keratose, Pigmentnävus, Angiokeratom, malignes Melanom, Naevus bleu

Therapie: Therapie der Wahl ist die **chirurgische Exzision,** die eine optimale Beurteilung der Geschwulstränder und – falls erforderlich – die gezielte Erweiterung des Eingriffs ermöglicht. Kleine Tumoren sind primär zu exzidieren, bei ausgedehnterem Befund oder bei besonderer Lokalisation (z. B. Augenlider) werden plastisch-chirurgische Eingriffe nötig.

Bei der mikroskopisch kontrollierten Chirurgie (MKC) werden topographisch gekennzeichnete Exzisate entnommen, die eine gezielte Revision ermöglichen. Dieses Vorgehen hat sich besonders bei sklerodermiformen Basaliomen bewährt, bei denen häufig histopathologisch die Befunde ausgedehnter sind als klinisch zu vermuten war. Kürettage, Elektrodissektion oder Kryotherapie sind allenfalls bei sehr kleinen und initialen Basaliomen bei alten Patienten indiziert. Die genaue histologische Beurteilung, insbesondere der Abtragungsränder, ist dabei erschwert.

Wenn wegen ungünstiger Lokalisation oder zu großer Tumorausdehnung die Exzision nicht möglich ist, sollte die Diagnose histopathologisch gesichert und eine **Röntgen-Strahlentherapie** angeschlossen werden. Wichtig ist, dass das Bestrahlungsfeld nach allen Seiten 0,5–1 cm über die klinisch sichtbare Begrenzung des Tumors hinausreicht, um Randrezidive zu verhindern.

Prognose: Die Prognose der Basaliome ist in 95 % der Fälle gut, insbesondere da sie nicht metastasieren. Bei ausgedehnten Befunden von Basalioma terebrans entspricht die Prognose der Lokalisation und der Ausdehnung des Tumors. Destruierendes Wachstum im Bereich lebenswichtiger Organstrukturen kann zum Tode führen. Im Falle eines metatypischen Basalioms „type intermédiaire" entspricht die Prognose der eines Spinalioms (s. S. 319).

▶ **Klinischer Fall.** Ein 75-jähriger, hellhäutiger, ehemals rothaariger Gärtner stellte sich wegen eines seit etwa 1 Jahr wachsenden Tumors an der Stirn links vor. Der etwa kirschkerngroße, halbkugelige Tumor hatte eine glasige, hautfarbene Oberfläche und zahlreiche Teleangiektasien. Medial davon fand sich ein planer, hellbrauner, unregelmäßig und unscharf begrenzter Herd. Er maß max. 1,5×1 cm. Im kranialen Anteil der Veränderung fanden sich mehrere stecknadelkopfgroße, dunkelbraune, plane Areale. Der klinische Befund war eindeutig. Es handelte sich im Bereich der Stirn links um ein solides Basaliom und im medialen Stirnbereich um eine Lentigo maligna mit Verdacht auf Übergang in ein LMM im kranialen Anteil (s. Abb. **C-7.5 a**, S. 311). Therapie: Das Basaliom wurde spindelförmig, die Lentigo maligna mit einem Sicherheitsabstand von 1 cm exzidiert und in einer zweiten Sitzung mittels Rotationsplastik gedeckt. Histopathologisch fanden sich ein adenoid-zystisches Basaliom und eine Lentigo maligna mit Übergang in ein LMM bei 11 h (Clark-Level II, Tumordicke 0,15 mm). Beide Herde waren weit im Gesunden exzidiert. Wegen der geringen Metastasierungstendenz und der guten Prognose des gerade erst durch die Basalmembran gebrochenen LMM wurde von einer Nachexzision Abstand genommen.

7.3 Malignes Melanom

7.3.1 Allgemeines

▶ **Definition:** Das maligne Melanom ist ein hochgradig maligner Tumor, der von den Melanozyten ausgeht. Er metastasiert frühzeitig lymphogen und hämatogen. Das rasche Einwandern von Melanomzellen in die dünnwandigen Lymphgefäße der oberen Dermis und die damit **frühzeitig einsetzende Metastasierung** des malignen Melanoms erklärt sich dadurch, dass Melanozyten, sowohl benigne als auch maligne, nicht im Zellverband wachsen und keine Interzellularbrücken bilden. Sie segregieren nach einer Zellteilung.

Epidemiologie: Die Morbidität der malignen Melanome hat in den letzten Jahrzehnten kontinuierlich zugenommen. Während sie in den dreißiger Jahren in Mitteleuropa noch 1–2 pro 100000/Jahr war, stieg sie in den sechziger Jahren auf 5 pro 100000 und in den achtziger Jahren auf 7–14 pro 100000 Einwohner an. In Deutschland gibt es derzeit ca. 10000 Neuerkrankungen im Jahr. Frauen sind häufiger betroffen als Männer. Die dünneren und damit prognostisch günstigeren „low-risk"-Melanome haben, bedingt durch Prävention, vergleichsweise zugenommen.

In epidemiologischen Studien wird ein Süd-Nord-Gefälle innerhalb der Bevölkerung europäischer Herkunft deutlich. Je mehr man sich dem Äquator nähert, desto größer ist die Morbidität innerhalb der hellhäutigen Bevölkerung. Besonders hohe Zahlen werden von der hellhäutigen Bevölkerung Australiens berichtet (50/100000). Die asiatische und die schwarze Bevölkerung desselben Breitengrades erkrankt nur 1/6 – 1/4-mal so häufig. Europäer entwickeln Melanome häufiger am Stamm und an den Extremitäten, während Afrikaner und Asiaten Melanome besonders im Bereich der weniger pigmentierten Areale wie Fußsohlen und Handinnenflächen sowie im Bereich der Schleimhäute entwickeln. Die meisten Melanome findet man zwischen dem 30. und 70. Lebensjahr (Abb. **C-7.11**).

Vor der Pubertät tritt ein malignes Melanom extrem selten auf. Nur 2% der Melanomkranken sind unter 20 Jahre alt. Ca. 10% der Erkrankten befinden sich in der 3. Lebensdekade, ca. 80% zwischen dem 30. und 70. Lebensjahr. Jenseits des 60. Lebensjahres nimmt insbesondere die Häufigkeit des Lentigo-maligna-Melanoms (LMM) zu. Die Altersverteilung des primär nodulären malignen Melanoms (NM) entspricht weitgehend der des superfiziell spreitenden malignen Melanoms (SSM) mit einer geringfügigen Verschiebung des Gipfels (NM: 55 Jahre, SSM: 50 Jahre, vgl. Abb. **C-7.11**).

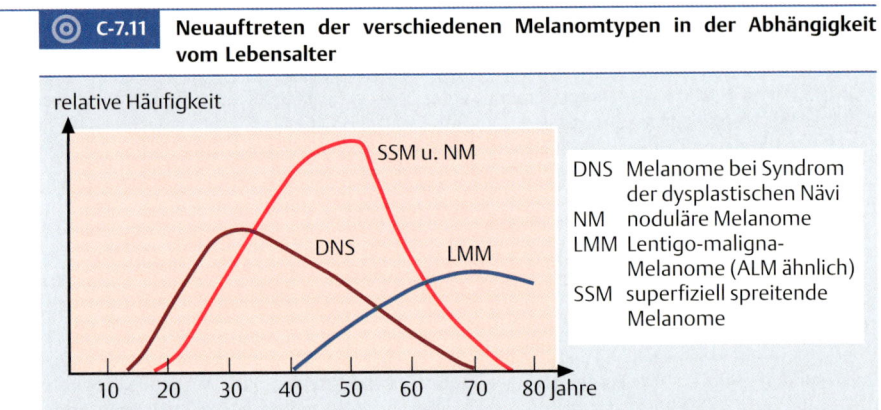

C-7.11 Neuauftreten der verschiedenen Melanomtypen in der Abhängigkeit vom Lebensalter

DNS Melanome bei Syndrom der dysplastischen Nävi
NM noduläre Melanome
LMM Lentigo-maligna-Melanome (ALM ähnlich)
SSM superfiziell spreitende Melanome

Ätiologie und Pathogenese: Die Ätiologie des malignen Melanoms ist unbekannt. Als pathogenetischer Faktor wird die Induktion durch **UV-Bestrahlung** angenommen. Diese Hypothese konnte experimentell nur für das LMM nachgewiesen werden; dennoch scheint ein linearer Zusammenhang zwischen der Menge der UV-Exposition und der Genese maligner Pigmenttumoren zu bestehen. Dafür spricht die hohe Morbidität, insbesondere bei Patienten mit lichtempfindlicher Haut (Hauttyp I und II, s. S. 534) in Regionen mit starker Sonnenbelastung. Die Zunahme der Erkrankungsfälle in Mitteleuropa während der letzten 40 Jahre ist wahrscheinlich auf vermehrte UV-Exposition während der Freizeit zurückzuführen. Die alleinige Ursache ist das UV-Licht jedoch nicht, da maligne Melanome auch an nicht sonnenexponierter Haut und an Schleimhäuten vorkommen und zugenommen haben.

Toxische, endokrine oder medikamentöse Ursachen wie Schwangerschaften und/oder Kontrazeptiva können die Melanomentstehung begünstigen. Daneben entwickeln auch immundefiziente Patienten wie Aidskranke und transplantierte Patienten häufiger als immunkompetente Personen Melanome.

C 7.3 Malignes Melanom

▶ **Merke.** In 60% der Fälle entsteht ein Melanom aus einem seit Jahren bestehenden Nävuszellnävus (NZN), meist vom epidermalen oder junktionalen Typ.

◀ **Merke**

Im Gegensatz zum dysplastischen Nävus ist ein NZN nicht unbedingt als Melanomvorstufe (Precursor-Nävus) zu verstehen. Es scheint nur ein besonders günstiges „Mikroklima" für die Entstehung von malignen Melanomen zu bestehen.

NZN sind im Gegensatz zu dysplastischen NZN nicht als so genannte Precursor-Nävi (Vorstufe eines malignen Melanoms) zu verstehen.

Genetische Prädisposition für die Entwicklung von malignen Melanomen liegt beim hereditären **Syndrom der dysplastischen Nävi (DNS)** mit polygenem Erbgang vor (s. S. 298). Die Realisierung der Melanome beim DNS beginnt bereits vor dem 20. Lebensjahr und erreicht mit dem 70. Lebensjahr nahezu 100%, d. h. fast alle Patienten mit DNS haben bis zum 70. Lebensjahr **mindestens ein** Melanom entwickelt (Abb. **C-7.11**).

Dysplastische Nävi findet man beim **hereditären Syndrom der dysplastischen Nävi (DNS)** gehäuft. Daraus entwickeln sich bis zum 70. Lebensjahr zwangsläufig ein oder mehrere maligne Melanome. Bei DNS kommen Melanome familiär gehäuft vor (Abb. **C-7.11**).

▶ **Merke.** In ca. 20% der Fälle entstehen maligne Melanome auf klinisch gesunder Haut. In weiteren 10% entstehen Melanome auf dem Boden einer melanotischen Präkanzerose (Lentigo), die häufig erst nach Jahren oder Jahrzehnten in ein MM übergeht.

◀ **Merke**

Klinik: Maligne Melanome sind in der Regel in ihrer Farbintensität unterschiedliche, tiefbraune bis blauschwarze Tumoren. Mitunter finden sich im Tumor auch pigmentfreie Areale, selten ist ein Melanom völlig pigmentfrei (amelanotisches malignes Melanom.
Durch verschieden schnelles vertikales und horizontales Wachstum sowie sekundäre Veränderungen wie Erosion und Ulzeration, Blutungen und Verkrustung oder regressive Veränderungen entwickeln sich klinisch in Farbe, Form und Größe vollkommen verschiedenartige Tumoren. Häufig beobachten Patienten die Veränderungen über einen langen Zeitraum und suchen erst einen Arzt auf, wenn der Herd juckt oder durch o. g. sekundäre Veränderungen auf sich aufmerksam macht. Die meisten Melanome finden sich bevorzugt im Bereich des Rückens, der Brust und der Extremitäten (Abb. **C-7.12**).

Klinik: Melanome sind braune bis tiefschwarze Tumoren verschiedenster Größe und Form. Selten amelanotisch.

Bevorzugte Lokalisation sind Rücken, Brust und Extremitäten (Abb. **C-7.12**). Erstsymptome können Jucken, spontanes Bluten oder rasches Wachstum sein.

C-7.12 Verteilung und relative Häufigkeit von Melanomen bei Männern und Frauen

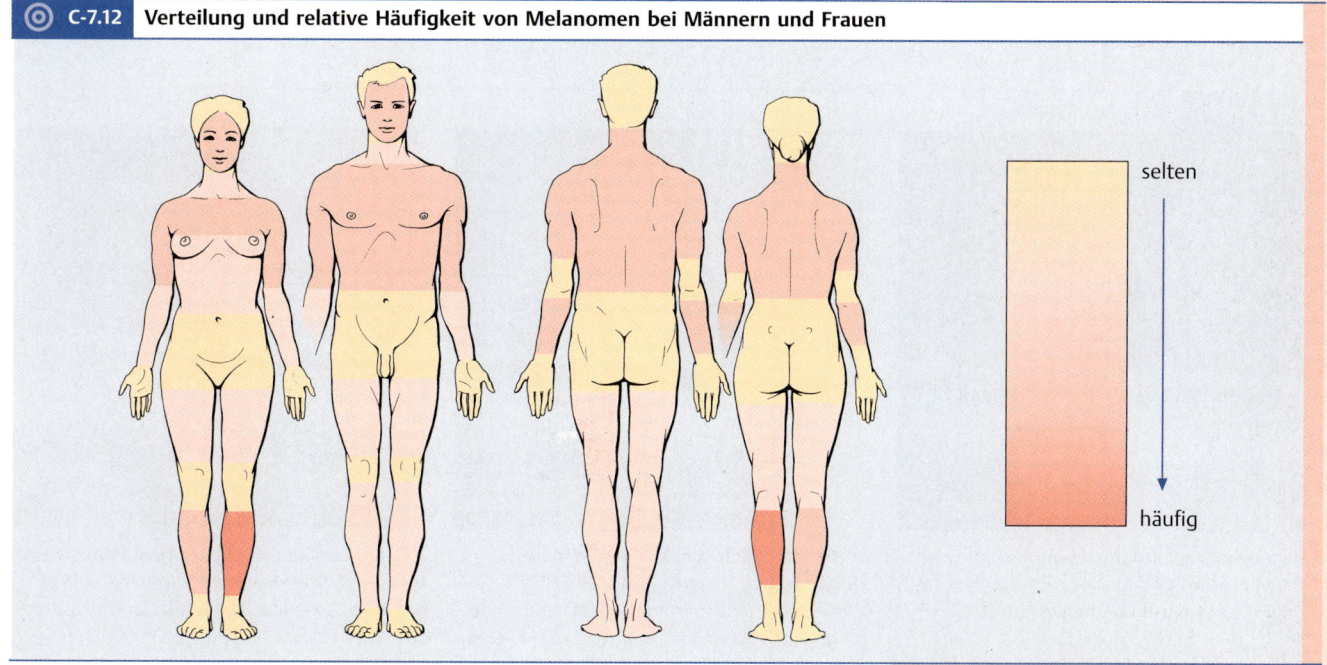

Melanomsubtypen

Klinisch und histopathologisch lassen sich **4 Melanomsubtypen** unterscheiden:
- **Primär noduläres malignes Melanom** (NMM) (Abb. **C-7.13 a**)
- **Superfiziell spreitendes malignes Melanom** (SSM) (s. S. 327) (Abb. **C-7.13 b**)
- **Lentigo-maligna-Melanom** (LMM) (s. S. 327) (Abb. **C-7.13 c**)
- **Akrolentiginöses malignes Melanom** (ALM) (s. S. 328) (Abb. **C-7.14 a + b**).

Primär noduläres malignes Melanom (NMM)

▶ **Synonym.** Knotiges malignes Melanom, noduläres malignes Melanom

Epidemiologie und Ätiologie: Ca. 20 % der malignen Melanome in der kaukasischen Bevölkerung sind primär noduläre maligne Melanome. Sie entstehen entweder „de novo" auf gesunder Haut oder aus einem pigmentierten Nävuszellnävus. Die bevorzugte Lokalisation sind Rücken, Brust und Extremitäten. Das mittlere Erkrankungsalter ist ca. 55 Jahre.

Klinik: Die Anamnese ist in der Regel kurz (Monate bis zwei Jahre). Klinisch liegt meist ein brauner bis blauschwarzer, meist glatter, teils auch verruköser oder ulzerierter Knoten mit starker Blutungsneigung vor (Abb. **C-7.13a** und Abb. **C-7.17j**, S. 333).

Diagnostik: s. S. 329 ff.

Histopathologisch setzt sich das NMM entweder aus großen epitheloidzelligen, aus spindelzelligen oder aus kleinen Melanomzellen oder einer Mischung aus allen drei Zelltypen zusammen. Nach lateral ist das NM scharf begrenzt; insbesondere liegen keine atypischen intraepidermalen Melanozyten in der angrenzenden Epidermis. Intraepidermales Wachstum ist im Sinne eines invasiven Wachstums zu verstehen und wird regelmäßig von einer in die Tiefe der Dermis gerichteten Invasion gefolgt.

Therapie: s. S. 333 ff.

Prognose: Das NMM wächst rasch von der dermoepidermalen Grenze ausgehend in vertikaler Richtung und hat somit die **schlechteste** Prognose von allen Melanomformen (vgl. auch S. 335).

C-7.13 Malignes Melanom

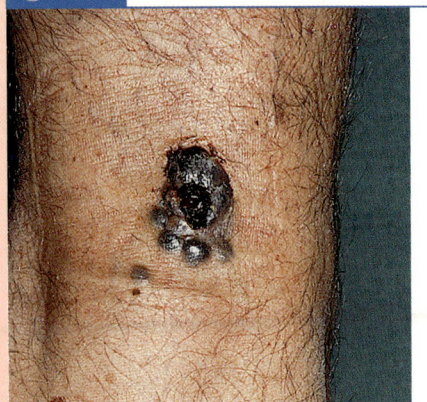
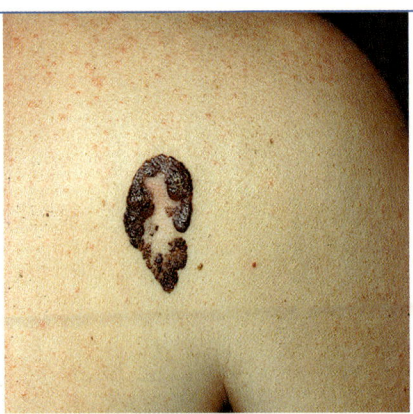
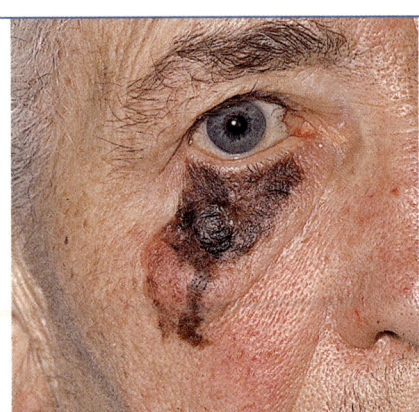

a Primär noduläres Melonom mit zentraler Erosion und kutanen Satellitenmetastasen bei einem 43-jährigen Mann.

b Oberflächlich spreitendes Melanom (SSM) an der Schulter eines 33-jährigen Mannes mit zentraler Regression und Abheilung.

c Lentigo-maligna-Melanom (LMM) an der rechten Wange einer 70-jährigen Frau mit zentraler Ausbildung eines Melanomknotens.

Superfiziell spreitendes malignes Melanom (SSM)

▶ **Synonym.** Pagetoides malignes Melanom

Epidemiologie: Der Anteil der superfiziell spreitenden malignen Melanome im hellhäutigen Krankengut beträgt ca. 60%. Die bevorzugte Lokalisation sind wie beim NMM Rücken, Brust und Extremitäten. Das mittlere Erkrankungsalter liegt bei 50 Jahren.

Klinik: Meist kurze Anamnese (zwischen 1 und 5 Jahre). Makroskopisch imponiert ein unterschiedlich von weißgrau, rosa bis blauschwarz pigmentierter, scharf begrenzter, gyrierter, flacher Tumor mit mehr oder weniger ausgeprägten nodulären Arealen (Abb. **C-7.13 b**).

Diagnostik: s. S. 329 ff.

Histopathologisch setzt sich das SSM aus großen, zytoplasmareichen, zum Teil in Nestern, zum Teil einzeln liegenden „pagetoiden" Melanomzellen zusammen. Sie sind über alle Schichten der Epidermis verteilt. Im Bereich der nodulären Areale des Tumors haben die Melanomzellen die Basalmembran durchbrochen und dringen in die Dermis ein. Im nodulären Anteil können neben den pagetoiden auch spindelförmige oder kleinzellige Melanomzellen vorkommen. Im Bereich der depigmentierten Areale des Tumors findet man eine ausgeprägte immunologische Reaktion mit Rundzellinfiltraten und starker Melanophagenaktivität.

Therapie: s. S. 333 ff.

Prognose: Das SSM zeichnet sich durch relativ langes Wachstum in horizontaler Richtung aus, was Frühformen erkennen lässt, die eine gute Prognose aufweisen; aus diesem Grund findet man bei diesem Melanomtyp auch mitunter ein „Melanoma in situ" (vgl. auch S. 335).

Lentigo-maligna-Melanom (LMM)

Epidemiologie und Ätiologie: Ca. 10% der Melanome sind Lentigo-maligna-Melanome. Das LMM entwickelt sich auf dem Boden einer Lentigo maligna (Melanosis praeblastomatosa Dubreuilh) .Diese kann Jahre bis Jahrzehnte als Präkanzerose bestehen, bevor sie in die maligne Wachstumsform übergeht. Das mittlere Alter des LMM-Patienten liegt bei 68 Jahren.

Klinik: Die **bevorzugte Lokalisation** sind die sonnenexponierten Areale der Haut (Gesicht, Hals, Hände, Arme und Unterschenkel). Makroskopisch stellt sich das LMM als planer, meist relativ großer Herd von 2–6 cm Durchmesser dar. Die Farbe variiert von hell- bis dunkelbraun und schwarz, von weißgrau bis blaugrau. In den grau-weißen Arealen findet vermutlich eine immunologische Regression des Tumors statt, die bis zur vollständigen Abheilung einiger Areale führen kann. Dazwischen finden sich dunkelbraune bis schwarze Knötchen, in denen invasives, vertikales Wachstum stattfindet (Abb. **C-7.13 c**).

Diagnostik: s. S. 329 ff.

Histopathologisch sind die Melanomzellen meist spindelförmig mit pleomorphen und hyperchromatischen Kernen. Sie liegen im Bereich der dunkel pigmentierten, planen Areale des Tumors in Zellnestern entlang der dermoepidermalen Grenze. Die restliche Epidermis ist nicht, wie beim SSM, von Melanomzellen durchsetzt. In den knotigen Arealen allerdings dehnen sich die malignen Zellen vertikal in beide Richtungen aus. In der tumorangrenzenden Dermis findet sich ein gemischtzelliges Infiltrat mit dermalen Melanophagen und regelmäßig eine deutliche aktinische Elastose.

Therapie: s. S. 333 ff.

Prognose: Die Prognose ist wegen des langen horizontalen Wachstums relativ gut (vgl. auch S. 335).

Superfiziell spreitendes malignes Melanom (SSM)

◀ **Synonym**

Epidemiologie: 60% der malignen Melanome. Bevorzugte Lokalisation sind Rücken, Brust und Extremitäten. Mittleres Erkrankungsalter 50 Jahre.

Klinik: Weißgrau bis blauschwarz imponierender, scharf begrenzter, flacher Tumor, ggf. mit nodulären Anteilen (Abb. **C-7.13 b**).

Diagnostik: s. S. 329 ff.

Histopathologisch ist das SSM durch große, zytoplasmareiche, „pagetoide" Melanomzellen charakterisiert.

Therapie: s. S. 333 ff.

Prognose: Das SSM wächst zunächst vorwiegend horizontal und hat in diesem Stadium eine relativ gute Prognose (vgl. auch S. 335).

Lentigo-maligna-Melanom (LMM)

Epidemiologie und Ätiologie: Ca. 10% der malignen Melanome. Es entsteht aus einer mitunter Jahrzehnte bestehenden Lentigo maligna (Melanosis praeblastomatosa). Mittleres Erkrankungsalter: 68 Jahre.

Klinik: Bevorzugte Lokalisation sind die sonnenexponierten Areale der Haut (Gesicht, Hals, Hände, Arme und Unterschenkel). Makroskopisch planer, relativ großer (2–6 cm) Tumor von variabler Farbe. In den dunkelbraun bis schwarzen Knötchenanteilen findet invasiv vertikales Wachstum statt (Abb. **C-7.13 c**).

Diagnostik: s. S. 329 ff.

Histopathologisch ist das LMM durch spindelförmige Melanomzellen mit pleomorphen, hyperchromatischen Kernen charakterisiert.

Therapie: s. S. 333 ff.

Prognose: Wegen des langen horizontalen Wachstums relativ gut (vgl. auch S. 335).

Akrolentiginöses malignes Melanom (ALM)

▶ Synonym. Akral lokalisiertes malignes Melanom

Epidemiologie und Ätiologie: Ca. 4% der Melanome entwickeln sich primär im Bereich der Phalangen, der Handinnenflächen und Fußsohlen oder im Bereich der Schleimhäute und Übergangsschleimhäute (z. B. Mund-, Genital-, Anal- und Darmschleimhaut). Diese Melanome zählen zur Gruppe der akrolentiginösen Melanome. Das mittlere Erkrankungsalter liegt bei 63 Jahren. Bei dunkelhäutigen und asiatischen Völkern ist dies der häufigste Melanomtyp.

Klinik: Makroskopisch ähnelt das ALM dem LMM, ist jedoch viel aggressiver. Es finden sich plane, zum Teil unscharf begrenzte Makulä in den Farbschattierungen hellbraun bis schwarz. In den dunklen Arealen können bereits knotige Veränderungen auftreten, die je nach Lokalisation durch mechanische Belastung zu Blutungen neigen. Sie können im Bereich des Nagelbettes zunächst als subunguale Verfärbung imponieren oder durch eine Nagelwachstumsstörung auffallen.

C-7.14 Akrolentiginöses Melanom

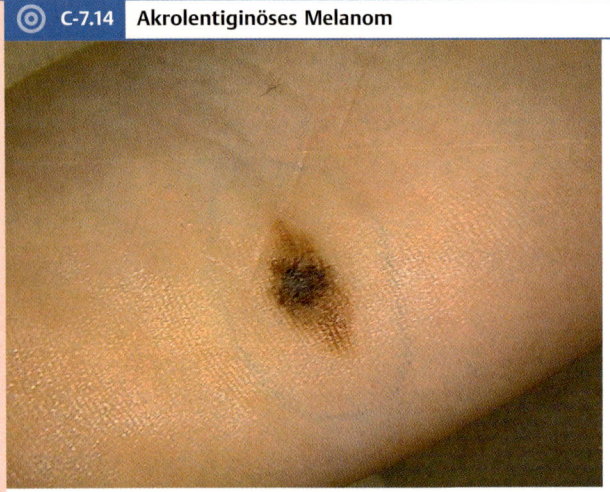
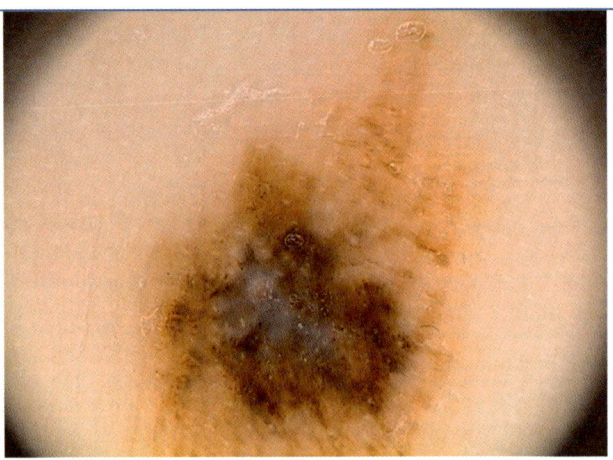

a Akrolentiginöses Melanom an der rechten Fußsohle bei vorbestehendem Nävus

b Dermatoskopisches Bild dieses ALM mit grau-blau-weißlichem Schleier über dem Tumor (Regressionszonen)

Diagnostik: s. S. 329 ff.

Histopathologie: Auch mikroskopisch ist das ALM dem LMM verwandt (s. o.).

Therapie: s. S. 333 ff.

Prognose: Die Prognose des ALM ist abhängig von Tumordicke und Eindringtiefe. Prinzipiell ist das ALM prognostisch günstiger zu beurteilen als das NMM, da das vertikale Wachstum erst später einsetzt (vgl. auch S. 335). Wegen ihrer häufig unzugänglichen Lokalisation werden diese Tumoren aber meist erst in einem späten Stadium diagnostiziert. Im Bereich der Phalangen und Schleimhäute ist eine radikalchirurgische Therapie nur bedingt durchführbar. Die schlechteste Prognose haben die anorektalen Melanome mit einer 5-Jahres-Überlebensrate < 10%.

Sonderformen

5% der Melanome sind Sonderformen. Dazu gehören:

- **Amelanotisches malignes Melanom (AMM):** Mitunter fehlt malignen Melanomen vom primär nodulären Typ (NMM) die Fähigkeit, Pigment zu bilden. Diese seltenen Melanome werden als „amelanotische" maligne Melanome bezeichnet. Das AMM ist allein aufgrund des klinischen Befundes nicht zu diagnostizieren. Es handelt sich klinisch häufig um vollkommen **pigmentfreie**, erosive Tumoren, bevorzugt an den Extremitäten. Auch die Metastasen des

C 7.3 Malignes Melanom

AMM sind melaninfrei. Letztlich kann die Diagnose erst histopathologisch gestellt werden.
- Selten kommt das **Aderhautmelanom** im Bereich des hinteren Augenabschnittes vor.
- Melanome auf großen kongenitalen Nävi, oft Jugendliche betroffen!
- Melanome der sichtbaren Schleimhäute
- unklassifizierbare maligne Melanome.

- **Aderhautmelanom** (selten, am hinteren Augenabschnitt)
- Melanome auf großen kongenitalen Nävi
- Melanome der sichtbaren Schleimhäute
- unklassifizierbare maligne Melanome.

Diagnostik

Der Verdacht auf ein malignes Melanom liegt vor, wenn ein Pigmenttumor **neu auftritt, wächst,** sich **farblich verändert** oder klinisch bzw. dermatoskopisch nach der **ABCD-Regel** (s. auch S. 299 und S. 40) auffällig ist.

Diagnostik

Ein Pigmenttumor ist suspekt, wenn er **neu auftritt, wächst,** sich **farblich verändert** oder nach der **ABCD-Regel** auffällig ist.

▶ Merke:
A – Asymmetrie
B – Begrenzung unregelmäßig
C – Colorit
D – Durchmesser größer als 5 mm

◀ Merke

Die Verdachtsdiagnose sollte durch **Auflichtmikroskopie** (Tab. **C-7.5**) und **sonographische Dickenschätzung** bestätigt werden. In vielen Fällen, insbesondere im fortgeschrittenen Tumorstadium, ist die Diagnose aufgrund des klinischen Bildes schnell und eindeutig zu stellen.

Die Verdachtsdiagnose sollte **auflichtmikroskopisch** (Tab. **C-7.5**) und **sonographisch** bestätigt werden.

C-7.5 Verdachtskriterien in der Auflichtmikroskopie

Pigmentnetzwert	- scharf gezeichnet - irregulär - in der Peripherie abrupt abreißend
diffuse Pigmentierung	- irregulär - inhomogen - z. T. Depigmentierung
braune und schwarze Globuli und Punkte verschiedener Größe und unregelmäßig verteilt	
radiäre Pigmentzeichnung	
Gefäßzeichnung: vermehrte Gefäßzeichnung mit irregulären Gefäßabbrüchen und sog. Haarnadelgefäßen	
Pseudopodien	
grau-blauer und weißlicher Schleier über dem Tumor	

C-7.15 Verdachtskriterien in der Auflichtmikroskopie

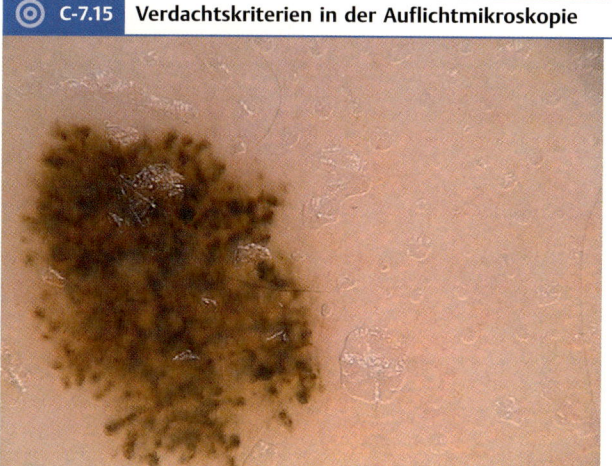
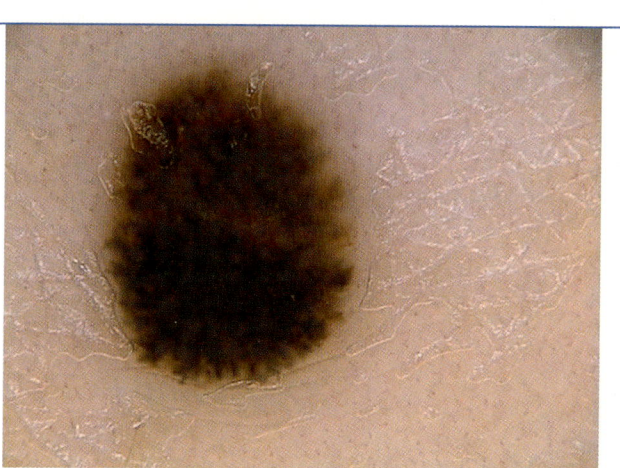

a Braune und schwarze Globuli verschiedener Größe, Pseudopodien. **b** Radiäre Pigmentzeichnung in der Peripherie abrupt abreißend.

▶ **Merke**

▶ **Merke.** Aus Hautveränderungen, bei denen differenzialdiagnostisch ein Melanom in Betracht kommt, sollte nie eine Probeexzision entnommen werden; dadurch könnte einer vorzeitigen Metastasierung Vorschub geleistet werden. Bei unklaren Fällen hat sich die Exzisionsbiopsie bewährt.

Es soll eine Exzisionsbiopsie durchgeführt werden und zur Diagnosesicherung eine Paraffinschnittuntersuchung erfolgen.

Bei Verdachtsdiagnose wird eine Exzisionsbiopsie durchgeführt. Durch die histopathologische Aufarbeitung wird die Diagnose gesichert. Meist führen Kryostat- und Paraffinschnittuntersuchung zu identischen Ergebnissen. *Cave:* Mitunter liefert die Kryostatschnitttechnik falsche Ergebnisse, dies sind meist falsch-positive Ergebnisse, deshalb sollte der Eingriff erst nach Vorliegen der Paraffinschnittuntersuchung erweitert werden.

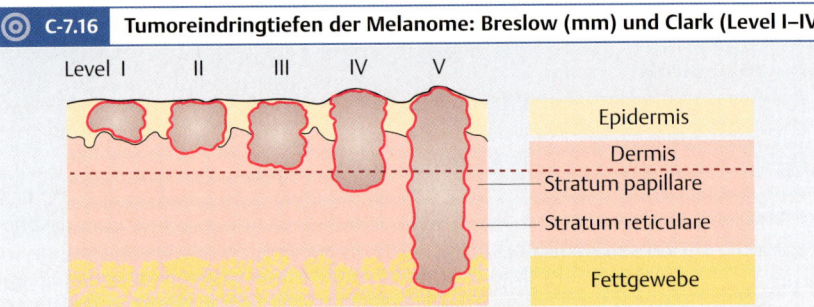

C-7.16 Tumoreindringtiefen der Melanome: Breslow (mm) und Clark (Level I–IV)

Als Clark-Level wird die Invasionstiefe des Melanoms in die Dermis mit seinen verschiedenen Gefäßplexus und in das Unterhautfettgewebe bezeichnet. Der Breslow-Index nimmt Bezug auf die vertikale Tumordicke (mm).

C-7.6 Tumoreindringtiefe nach Clark (Abb. C-7.16)

Level	
Level I	Tumorzellen ausschließlich in der Epidermis (mm in situ)
Level II	Tumorzellen durch Basalmembran bis in das Stratum papillare
Level III	Tumorzellen in der oberen Dermis (gesamtes Stratum papillare) bis zur Grenzzone vom Stratum reticulare
Level IV	Tumorzellen in der mittleren und unteren Dermis
Level V	Tumorzellen im subkutanen Fettgewebe

Das maligne Melanom wird nach der Tumordicke nach Breslow (von der Obergrenze der Epidermis bis zur tiefsten Eindringtiefe gemessen; mm) und der Ulzeration in verschiedene Tumorstadien eingeteilt.

C-7.7 Stadieneinteilung des malignen Melanoms

Stadium	Primärtumor (pT)	Metastasierung Regionäre Lymphknoten (N)	Fernmetastasen	Prognose (10-Jahres-Überlebensrate)
0	Tumoren in situ (Tis)	keine	keine	100 %
Ia	≤ 1,00 mm, keine Ulzeration	keine	keine	97 %
Ib	≤ 1,00 mm, mit Ulzeration oder Clark Level IV oder V	keine	keine	90 %
	1,01 – 2,00 mm, keine Ulzeration	keine	keine	
IIa	1,01 – 2,00 mm, mit Ulzeration	keine	keine	67 %
	2,01 – 4,00 mm, keine Ulzeration	keine	keine	
IIb	2,01 – 4,00 mm, mit Ulzeration	keine	keine	43 %
	> 4,00 mm, keine Ulzeration	keine	keine	

Fortsetzung ▶

C-7.7 Fortsetzung

Stadium	Primärtumor (pT)	Metastasierung Regionäre Lymphknoten (N)	Fernmetastasen	Prognose (10-Jahres-Überlebensrate)
IIc	> 4,00 mm, mit Ulzeration	keine	keine	28 %
IIIa	jede Tumordicke, keine Ulzeration	Mikrometastasen	keine	28 %
IIIb	jede Tumordicke, mit Ulzeration	Mikrometastasen	keine	19 %
	jede Tumordicke, keine Ulzeration	bis zu 3 Makrometastasen	keine	
	jede Tumordicke, +/− Ulzeration	keine regionären Lymphknotenmetastasen oder Satelliten- und/oder In-transit-Metastasen	keine	
IIIc	jede Tumordicke mit Ulzeration	bis zu 3 Makrometastasen	keine	19 %
	jede Tumordicke, +/− Ulzeration	4 oder mehr Makrometastasen oder kapselüberschreitender Lymphknotenbefall oder Satelliten- und/oder In-transit-Metastasen mit Lymphknotenbefall	keine	
IV			Fernmetastasen	3 %

Differenzialdiagnose

Differenzialdiagnostisch kommen alle pigmentierten benignen und malignen Hautveränderungen infrage. Ein AMM kann klinisch einem Spinaliom, mesenchymalen Tumoren und Hautmetastasen eines Karzinoms gleichen (Tab. **C-7.8**), Abb. **C-7.17**).

Differenzialdiagnose
s. Tab. **C-7.8** und Abb. **C-7.17**.

▶ **Merke.** Die Vielfalt der gut- und bösartigen Pigmenttumoren der Haut lässt sich nur durch viel Praxis erfassen.

◀ **Merke**

C-7.8 Differenzialdiagnose des malignen Melanoms

pigmentierte nävoide und melanozytische Veränderungen	• pigmentierter Nävuszellnävus • Naevus papillomatosus et pigmentosus • benignes juveniles Melanom • Lentigo maligna • Naevus coeruleus
vaskuläre Veränderungen	• thrombosiertes Hämangiom • Angiokeratom • Granuloma pyogenicum • Glomustumor • subunguales Hämatom
dermale Veränderungen	• pigmentiertes Histiozytom • pigmentiertes Dermatofibrom
sonstige	• pigmentierte seborrhoische Keratose • pigmentiertes Basaliom • Keratoakanthom • Melanoakanthom • DD am AMM: Spinaliom; mesenchymale Tumoren, Hautmetastasen von Karzinomen

C-7.17 Wichtige Differenzialdiagnosen des malignen Melanoms

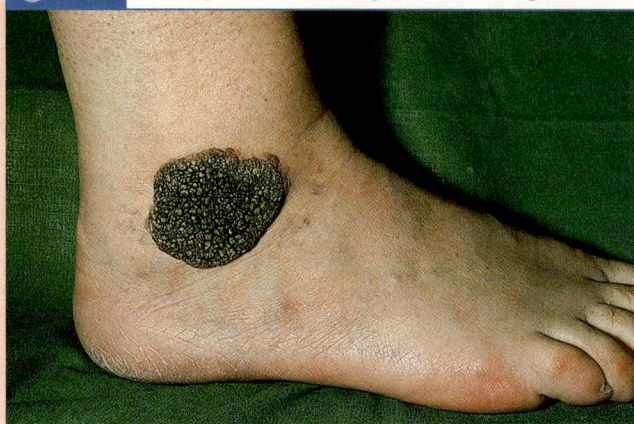

a Exophytischer, ruhiger und harmloser **Naevus pigmentosus** et papulosus (s. S. 294).

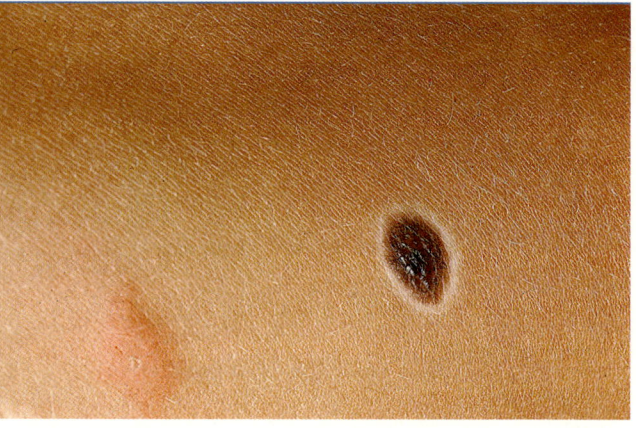

b **„Sutton-Naevus"** mit depigmentiertem Randsaum (s. S. 297).

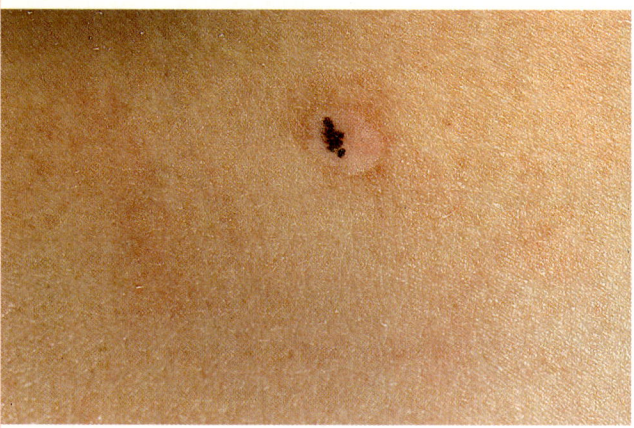

c Geringe **Restpigmentierung nach unvollständiger Nävusexzision**, oft fälschlicherweise als „Pseudomelanom" bezeichnet.

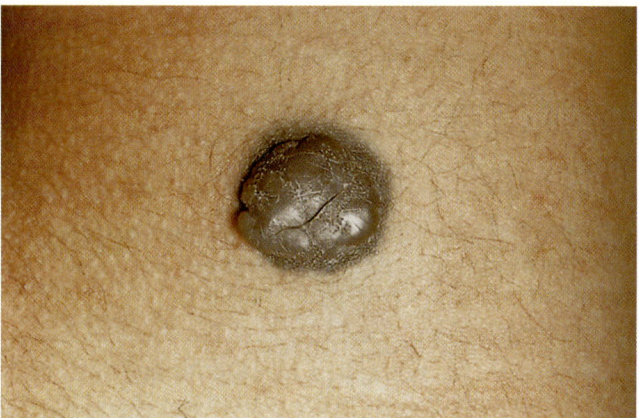

d **Blauer Nävus**, der sich so vergrößert hat, dass er aus der unteren Dermis papulös hervortritt und eine histiozytäre, derbe Narbenreaktion bewirkt (s. S. 295).

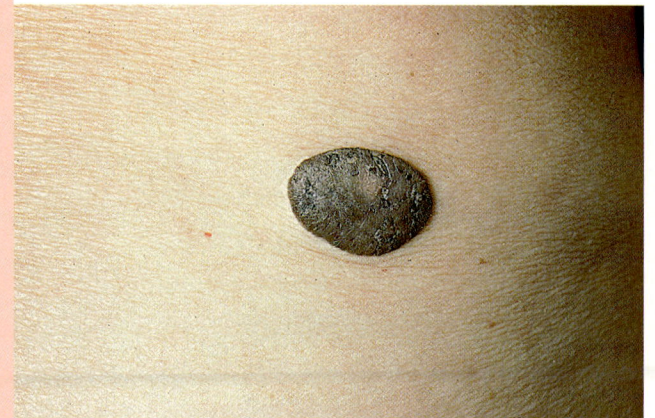

e Exophytische **seborrhoische Keratose** mit Strukturierung der Oberfläche durch Talgretentionszysten und kleine Verletzungen bedingt (s. S. 290).

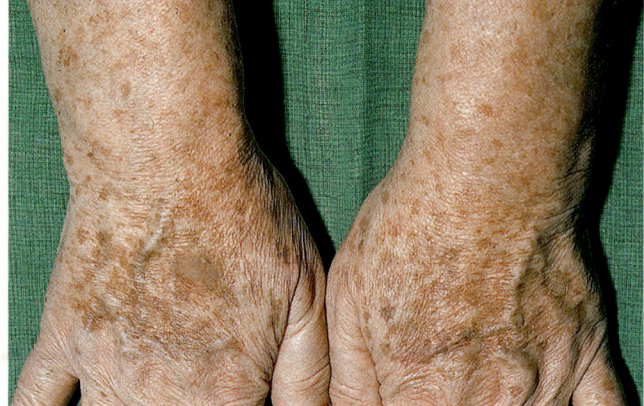

f **Lentigo senilis** am Handrücken mit scharf begrenzter brauner Verfärbung im Niveau der Haut. Die Oberflächenzeichnung ist etwas verdeutlicht. Solche Veränderungen treten regelmäßig im Laufe des Lebens als endophytische seborrhagische Warzen (Alterswarzen) auf und sind von der Lentigo maligna abzugrenzen (s. S. 544).

Fortsetzung ▶

7.3 Malignes Melanom

C-7.17 Fortsetzung

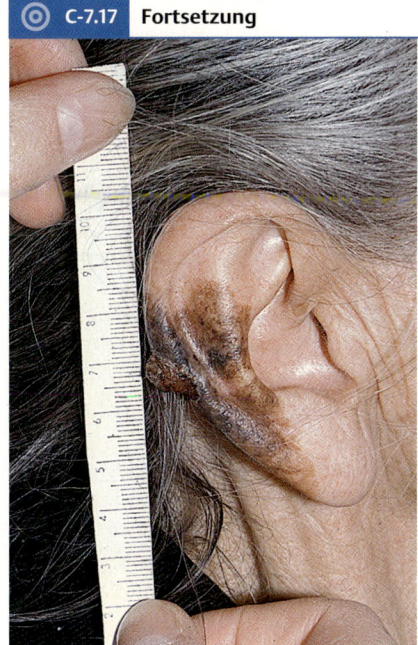

g Lentigo maligna mit realisiertem Melanomknoten am Ohr einer 82-jährigen Frau, die ihr Leben lang in der Landwirtschaft tätig war (Sonnenexposition).

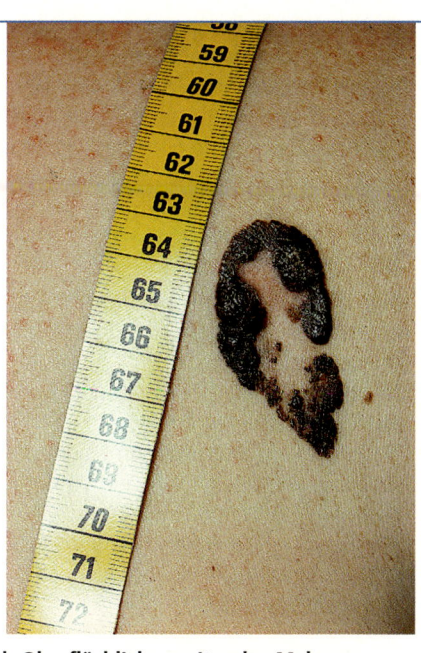

h Oberflächlich spreitendes Melanom (SSM) mit zentraler Rückbildung bis zur narbigen Abheilung und randständiger Entwicklung der knotigen Tumoren.

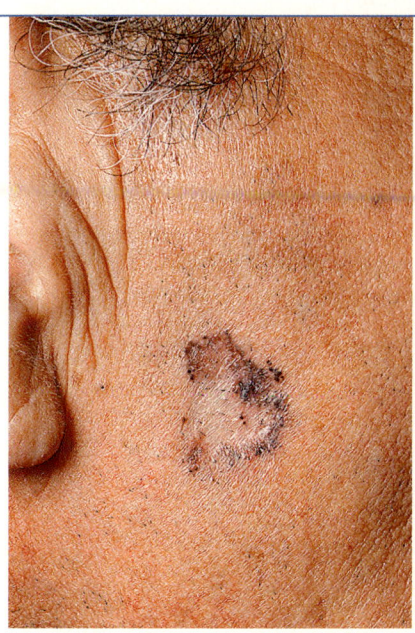

i Zikatrisierendes, am Rande pigmentierendes **Basaliom** bei einem 70-jährigen Mann.

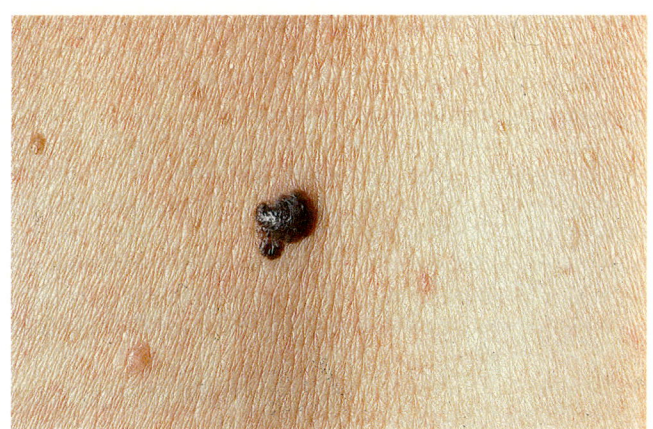

j Primär noduläres Melanom mit heterogener Pigmentierung am Rücken eines 35-jährigen Mannes.

Therapie

▶ **Merke.** Die sofortige und vollständige Entfernung des Primärtumors ist der erste und wichtigste Schritt der Behandlung.

Eindringtiefe (Abb. **C-7.16**, Tab. **C-7.6**), Tumordicke, Ulzeration (Tab. **C-7.7**), die Ergebnisse aus eingehender körperlicher Untersuchung (einschl. Röntgendiagnostik, Sonographie, Computertomographie und Lymphographie zum Ausschluss von Metastasen in Lymphknoten, Lunge, Leber, Herz, Gehirn und Knochen) bestimmen die Stadieneinteilung und sind damit für die Prognose und die weitere Therapie entscheidend.

Therapie

◀ Merke

Eindringtiefe (Abb. **C-7.16**, Tab. **C-7.6**), Tumordicke/Ulzeration (Tab. **C-7.7**) und eingehende körperliche Untersuchung bestimmen die Stadieneinteilung und damit die weitere Therapie.

Behandlung des Primärtumors

Bei Verdacht auf malignes Melanom sollte eine Exzision in toto und eine evtl. erforderliche Nachexzision innerhalb von 4 Wochen durchgeführt werden.

Maligne Melanome in situ werden mit 0,5 cm Sicherheitsabstand exzidiert.
Maligne Melanome mit Tumordicke < 2 mm mit 1 cm Sicherheitsabstand exzidiert, > 2 mm mit 2 cm Sicherheitsabstand entfernt.

Behandlung nach Tumorstadien

Stadien 0–Ia: Nach Entfernung des Primärtumors werden die Patienten 10 Jahre lang in regelmäßigen Abständen klinisch kontrolliert.
Stadien Ib–IIc: Bei Befall des **Sentinel-Lymphknotens** sollte sich eine **elektive Lymphadenektomie** und evtl. eine **adjuvante Immuntherapie** anschließen.

Stadien IIIa, IIIb (Stadien der regionären Metastasierung): In diesen Stadien wird eine Exzision der Metastasen bzw. eine radikale Lymphadenektomie, evtl. mit hyperthermer Perfusionstherapie durchgeführt.

Im Anschluss daran **Chemo- und Immuntherapie.**

Stadium IV (Stadium der Fernmetastasierung): Hier sollten alle Möglichkeiten zur Reduktion der Tumormassen ausgeschöpft werden. Die **chirurgischen, chemo- und strahlentherapeutischen Maßnahmen** haben ausschließlich palliativen Charakter.

Behandlung des Primärtumors

Liegt lediglich der **Verdacht** auf ein malignes Melanom vor, sollte der Tumor mit **kleinem Sicherheitsabstand** (ca. 0,5 cm) exzidiert und nach Erhalt des histologischen Befundes die endgültige Exzisionsweite festgelegt und die Nachexzision mit dem notwendigen Sicherheitsabstand möglichst innerhalb von 4 Wochen durchgeführt werden. Ein zweizeitiges Vorgehen wird auch notwendig bei malignen Melanomen, die unter der Verkennung der Diagnose zunächst mit einem zu geringen Sicherheitsabstand entfernt wurden.

Nicht invasive Melanome (MM in situ) werden mit 0,5 cm Sicherheitsabstand entfernt.

Maligne Melanome (Breslow-Dicke < 2 mm) werden mit einem Sicherheitsabstand von 1 cm nach allen Seiten exzidiert. Die Exzision ist bis zur Muskelfaszie durchzuführen.

Melanome mit einer Breslowdicke von > 2 mm werden mit 2 cm Sicherheitsabstand entfernt.

Nach Diagnosestellung wird bei allen Melanompatienten unabhängig von der Eindringtiefe des Tumors ein Tumorstaging mit klinischer Untersuchung, Laborkontrolle, Röntgen-Thorax und Oberbauchsonographie durchgeführt. Den Ergebnissen entsprechend erfolgt die Einteilung nach Tumorstadien. Am jeweiligen Tumorstadium orientieren sich die erweiterte Primärtherapie und die Nachbehandlung (Tab. **C-7.7, 7.9**)

Behandlung nach Tumorstadien

Stadien 0–Ia: Melanompatienten ohne nachgewiesene Metastasen, deren Primärtumor mit ausreichendem Sicherheitsabstand entfernt wurde, werden bis 10 Jahre lang in 3- bis 6-monatlichen Intervallen klinisch kontrolliert.

Stadien Ib–IIc: Ob neben der Tumorexzision eine **elektive Lymphadenektomie** (= radikale Exzision regionärer Lymphknoten ohne den klinischen Nachweis der Metastasierung) durchgeführt werden sollte, wird von der prognostischen Aussage des so genannten **Sentinel-Lymphknotens** (= Schildwächter- oder Wachposten-Lymphknoten, erste Lymphknotenstation im Umfeld des Tumors) abhängig gemacht. Um diesen zu ermitteln, wird um den Primärtumor bzw. um die Exzisionsregion – nach radioaktiver Darstellung – das drainierte Abflussgebiet festgelegt (S. 63) und der, bzw. bei mehreren Abflüssen die, nächstliegenden Lymphknoten exstirpiert. Bei Befall des Sentinel-Lymphknotens mit Melanomzellen sollte eine elektive Lymphadenektomie (= radikale Entfernung regionärer Lymphknoten ohne den klinischen Nachweis der Metastasierung) durchgeführt werden.

Die adjuvante Immuntherapie (z. B. Interferon α) kann erwogen werden.

Stadien IIIa, IIIb (Stadien der regionären Metastasierung): Bei Lokalrezidiven im Narbenbereich (Stad. IIIa) wird eine Nachexzision durchgeführt. Bei Satelliten und In-Transit-Metastasen (Stad. IIIa; subkutane Metastasen, lokalisiert zwischen Primärtumor und der ersten Lymphknotenstation) an den Extremitäten ist zusätzlich zur chirurgischen Entfernung der Metastasen die hypertherme Perfusionstherapie mit Chemotherapeutika zu erwägen.

Bei Befall der regionären Lymphknoten (Stadium IIIb) ist die radikale Lymphadenektomie indiziert und es kann eine **Chemo- bzw. Immuntherapie** (auch adjuvant) durchgeführt werden.

Stadium IV (Stadium der Fernmetastasierung): In diesem Stadium sollten alle Möglichkeiten ausgeschöpft werden, um die Tumormassen zu reduzieren. Die **chirurgischen, chemo- und strahlentherapeutischen Maßnahmen** haben ausschließlich palliativen Charakter. Bei der Auswahl der Maßnahmen muss zwischen der Belastung für den Patienten und dem zu erwartenden Ergebnis abgewogen werden.

Solitäre Metastasen in Lunge, Leber und ZNS sind möglichst operativ zu entfernen; bei disseminierter Metastasierung in die Weichteile, Lunge und Leber

führt die Chemotherapie zur teilweisen oder mitunter vollständigen Tumorremission und wirkt lebensverlängernd.
Die Strahlenbehandlung ist insbesondere bei Knochen- und disseminierter Hirnmetastasierung indiziert.

Nachsorge

Tab. **C-7.9** bietet eine Übersicht über empfohlene Nachsorgeuntersuchungen.

Nachsorge

Siehe Tab. **C-7.9**.

C-7.9 Empfehlung für die Nachsorge kutaner maligner Melanome

Stadium und Tumordicke	körperliche Untersuchung		Lymphknotensonographie 1.–5. Jahr	Blutuntersuchung 1.–5. Jahr[1]	bildgebende Untersuchungen 1.–5. Jahr[2]
	1.–5. Jahr	6.–10. Jahr			
I, ≤ 1 mm	6 Monate	12 Monate	keine	keine	keine
I + II, ≥ 1 mm	3 Monate	6–12 Monate	6 Monate	3–6 Monate	keine
III	3 Monate	6 Monate	3–6 Monate	3–6 Monate	6 Monate
IV	3 Monate		individuell vom Metastasenverdacht abhängig	individuell	6–12 Monate[3]

[1] alkalische Phospatase (AP), Laktatdehydrogenase (LDH), Protein-S 100
[2] Abdomen-Sonographie, Röntgen-Thorax oder CT, MRT oder PET
[3] Im Rahmen adjuvanter Therapie werden bildgebende Untersuchungen in 6–12-monatlichen Abständen empfohlen.
Für alle Stadien wird vom 6.–10. Jahr lediglich die körperliche Untersuchung 1-mal jährlich bei TD ≤ 1 mm ohne Ulzeration, 2-mal jährlich bei allen lokoregionär metastasierten und ulzerierten Melanomen über 4 mm TD; für die Stadien Ib bis IIb wird das Nachsorgeintervall zwischen 6 und 12 Monaten festgelegt. Die Nachsorge bei allen fernmetastasierten Melanomen wird zu allen Zeiten individuell geplant.

Prognose

Zur Prognosebeurteilung teilt man die Melanomerkrankungen in 4 Stadien ein (Tab. **C-7.7**). Die 10-Jahres-Überlebensrate in den verschiedenen Stadien schwankt statistisch zwischen 3 und 97 %. Die individuelle Prognose für den einzelnen Patienten in den Stadien Ia–IIc (ohne nachweisbare Metastasierung) ist abhängig von **Tumordicke, Eindringtiefe des Primärtumors und Ulzeration**. In den Stadien der Metastasierung (Stadium III–IV) kommen Anzahl und Lokalisation der Metastasen als prognostische Kriterien hinzu.
Die **Tumordicke nach Breslow** setzt die Prognose und das individuelle Risiko in Beziehung zur **absoluten vertikalen Tumorausdehnung (mm)**. Dies scheint der wichtigste Parameter zu sein.
Die **Tumoreindringtiefe nach Clark** (Abb. **C-7.16**, Tab. **C-7.6**) setzt die Prognose in Beziehung zu den verschiedenen Hautschichten (gilt für alle Regionen). Die Korrelation zwischen Tumordicke und Tumoreindringtiefe verändert sich in den einzelnen Körperregionen, da sich die Dicke der Hautschichten unterscheidet.
Weitere prognostische Kriterien sind vor allem die **Ulzeration**, die verschlechtert, daneben auch die **Lokalisation des Primärtumors.** Melanome im Bereich der Extremitäten haben eine bessere Prognose als Melanome im Bereich des Rumpfes oder des Kopfes, da hier die Metastasierung nach vielen Seiten erfolgen kann.
Eine besondere prognostische Rolle könnte dem **Sentinel-Lymphknoten** (Wachposten-Lymphknoten, s. S. 63) zukommen. Unabhängig von der Tumordicke wird bei negativem Sentinel-Lymphknoten die 5-Jahres-Überlebensrate besser sein als bei positiven Sentinel-Lymphknoten.

Prognose

Die Melanomerkrankungen werden in 4 Stadien eingeteilt. Die 10-Jahres-Überlebensrate in den verschiedenen Stadien schwankt zwischen 3 und 97 %. Die Kriterien für die Prognose sind:
- Tumordicke
- Tumoreindringtiefe
- Lokalisation
- Lymphknotenmetastasen
- Fernmetastasen
- Ulzeration

Dem **Sentinel-Lymphknoten** könnte eine besondere prognostische Bedeutung zukommen.

▶ **Klinischer Fall**

▶ **Klinischer Fall.** Im Frühjahr 1996 bemerkte der damals 33-jährige Patient das Wachstum eines zuvor bestehenden Nävus im Bereich des rechten Schulterblattes. Die Erstvorstellung bei einem Dermatologen fand vor allem wegen der „unreinen" Haut, in zweiter Linie wegen des wachsenden „Muttermals" im Dezember 1996 statt. Klinisch fand sich ein längsovaler, 3,5×2 cm messender, gyrierter, braunschwarzer Herd mit peripher gelagertem, kranial konfluierendem Tumorknoten. Das Zentrum des Tumors war nicht pigmentiert und frei von knotigen Veränderungen. Dort erschien die Haut teilweise grau-rot und atrophisch oder völlig unauffällig (Abb. **C-7.13 b**, S. 326). Die klinische Diagnose war eindeutig. Es handelte sich um ein malignes Melanom, wahrscheinlich vom SSM-Typ. Der Tumor wurde am Tag nach der Erstvorstellung in Vollnarkose mit einem Sicherheitsabstand von > 1 cm bis zur Muskelfaszie exzidiert. Der Wundverschluss erfolgte zunächst mit einem synthetischen Hautersatz. Nach Erhalt der Histopathologie wurde eine Exzision der Sentinel-Lymphknoten durchgeführt. Der Defekt wurde mit einem Vollhauttransplantat aus der Oberschenkelregion gedeckt. Histopathologisch handelte es sich um ein SSM, Clark-Level IV, max. Tumordicke 1,85 mm mit reichlich spindelförmigen Melanozyten. In den depigmentierten Arealen und in der Tumorumgebung fand sich eine ausgeprägte lymphohistiozytäre Reaktion. Der Tumor war auch histologisch weit im Gesunden (Exzisat > 1 cm) entfernt. Die nachfolgende eingehende Durchuntersuchung (klinische Untersuchung, Röntgendiagnostik, Lymphographie, Sonographie, Computertomographie) ergab keinen Anhalt für Filiae. Es handelte sich somit um ein SSM, Stadium Ib. Die histopathologische Aufarbeitung der Sentinel-Lymphknoten war ohne pathologischen Befund. Somit bestand eine bessere Prognose. Sechs Monate nach Exzision fiel klinisch ein vergrößerter Lymphknoten in der rechten Axilla auf. Es wurde eine radikale Lymphknotenresektion in der rechten Axilla durchgeführt. Drei der resezierten Lymphknoten waren positiv. Der Patient lehnte zu diesem Zeitpunkt eine Zytostatikatherapie oder Immuntherapie mit Interferon ab. Ende 1997 traten multiple subkutane Melanommetastasen im Bereich des rechten Oberarmes, des Halses und periumbilikal auf; sie wurden großzügig reseziert. Im Mai 1998 fiel sonographisch eine Raumforderung im rechten Leberlappen auf. Radiologisch wurde der Verdacht auf Metastasen im Bereich beider Lungenhili geäußert. Nach 7 Zyklen zytostatischer Therapie (BHD-Schema: BCNU, Hydroxyurea, DTIC) waren die Metastasen in Leber und Lunge vollkommen eingeschmolzen. Im Juni 1999 im CT Nachweis von Lymphknotenmetastasen parailiakal und im rechten Leberlappen sowie Auftreten einer monströsen subkutanen Metastase im Bereich der rechten Wange. Nach 5 Zyklen zytostatischer Therapie mit Mafosfamid, Dacarbazin und Interferon-α wurde wieder eine Teilremission der Tumorknoten erreicht. Im Dezember 1999 traten großflächig subkutane Metastasen im Bereich der unteren Extremitäten auf. Im Januar 2000 verstarb der Patient in allgemeiner Tumorkachexie.

7.4 Mesenchymale maligne Tumoren der Haut

7.4.1 Fibrosarkom

▶ **Definition:** Primär in der Dermis aus Bindegewebszellen entstehender, rasch metastasierender, maligner Tumor der Haut.

Epidemiologie: Das Fibrosarkom ist ein sehr seltener Tumor. Er kann in jeder Altersgruppe – auch kongenital – vorkommen, jedoch sind am häufigsten Männer jenseits des 40. Lebensjahres betroffen.

Klinik: Das Fibrosarkom tritt am gesamten Integument, bevorzugt jedoch an den unteren Extremitäten auf. Die schmerzlosen, subkutanen, rot-braunen bis bläulichen, derben Knoten oder plattenartigen Indurationen nehmen sehr schnell an Größe zu und neigen zur Ulzeration (Abb. **C-7.18**). Sie entstehen sowohl in gesunder Haut als auch in chronisch-degenerativen Hautveränderungen wie Bestrahlungsnarben (Radioderm) oder Lupus vulgaris. Das Fibrosarkom metastasiert rasch, bevorzugt in Lunge und Leber.

Diagnostik: Die Diagnose wird histopathologisch gesichert.

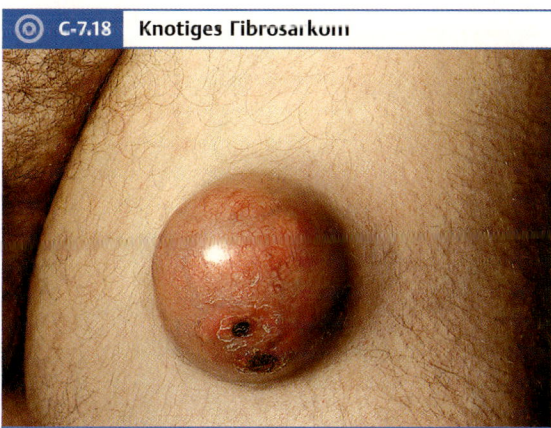

C-7.18 Knotiges Fibrosarkom

Knotiges Fibrosarkom am Gesäß (7 cm Durchmesser), welches trotz Operation zu multiplen parafokalen Metastasen und zu Fernmetastasen führte.

Histopathologie: Der Tumor setzt sich aus atypischen, spindel- bis rundzelligen Fibroblasten mit zahlreichen Mitosen zusammen. Die Zellen sind häufig faszikulär oder „fischgrätenartig" angeordnet. Das dazwischenliegende Stroma ist mehr oder minder faserreich und neigt zu muzinöser Degeneration („Myxosarkom").

Therapie: Die Therapie besteht aus großzügiger chirurgischer Entfernung im Gesunden mit anschließender Chemotherapie und/oder Radiotherapie.

Prognose: Die Prognose ist ungünstig.

Histopathologie: Der Tumor setzt sich aus „fischgrätenartig" angeordneten, atypischen Fibroblasten zusammen.

Therapie: Chirurgische Entfernung, Chemo- und/oder Radiotherapie

Prognose: Ungünstig.

7.4.2 Dermatofibrosarkom

▶ **Synonym.** Dermatofibrosarcoma protuberans

▶ **Definition:** Semimaligner Tumor, der lokal aggressiv wächst, häufig rezidiviert und selten metastasiert.

Epidemiologie: Das Dermatofibrosarkom ist sehr selten. Es kommt in jedem Lebensalter vor, bevorzugt jedoch bei 20- bis 40-jährigen Patienten. Frauen sind etwas häufiger betroffen als Männer.

Klinik: Klinisch ist das Dermatofibrosarkom zwischen einem Dermatofibrom und einem Fibrosarkom einzuordnen. Es tritt meist am Stamm, bevorzugt in der Schulterregion, als ein schmerzloser, subkutaner, hautfarbener bis rötlicher Tumor auf, der sich aus mehreren derben Knoten buckelig zusammensetzt. Diese erinnern im Initialstadium makroskopisch an ein Spontankeloid. Eine Metastasierung ist sehr selten und erfolgt wahrscheinlich nur, wenn der Tumor in ein echtes Fibrosarkom übergeht.

Diagnostik: Die Diagnose wird histopathologisch gesichert.

Histopathologie: Der Tumor setzt sich aus spindelförmigen, wellig und „wirbelartig" angeordneten Fibroblasten mit nur vereinzelten Zellatypien und Mitosen zusammen. Im Gegensatz zum Dermatofibrom reichen die Veränderungen bis tief in das subkutane Fettgewebe hinein. Das dazwischenliegende Stroma ist unterschiedlich zellreich, die Epidermis sekundär (durch vertikale Ausdehnung des Tumors) atrophisiert. Übergang in ein echtes Fibrosarkom ist möglich.

Therapie: Wegen der hohen Rezidivneigung ist eine großzügige chirurgische Entfernung im Gesunden erforderlich.

Prognose: Wegen der großen lokalen Rezidivneigung vorsichtig zu beurteilen.

◀ **Synonym**

◀ **Definition**

Epidemiologie: Kommt sehr selten, meist bei 20- bis 40-jährigen Patienten und häufiger bei Frauen vor.

Klinik: Meist am Stamm, bevorzugt in der Schulterregion vorkommender Tumor, der sich aus hautfarbenen bis rötlichen subkutanen Knoten zusammensetzt und der sehr selten metastasiert.

Diagnostik: Histopathologisch.

Histopathologie: Der Tumor setzt sich aus „wirbelartig" angeordneten atypischen Fibroblasten zusammen.

Therapie: Großzügige chirurgische Entfernung.

Prognose: Die Rezidivneigung ist ausgeprägt.

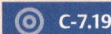 C-7.19 | Dermatofibrosarcoma protuberans

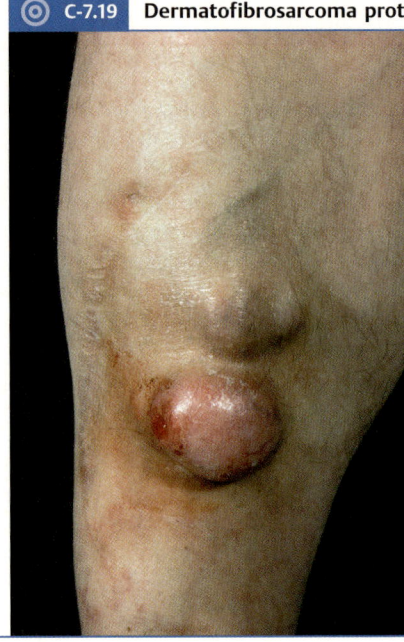

7.4.3 Hämangiosarkom

▶ **Synonym.** Angiosarkom

▶ **Definition:** Seltener, im höheren Lebensalter vorkommender Gefäßtumor mit später Metastasierungstendenz.

Klinik: Das Hämangiosarkom tritt am gesamten Integument auf; bevorzugt betroffen sind Gesicht und Kopf sowie die weibliche Brust. Makroskopisch findet sich zunächst ein planes, blaurotes, einem Hämatom gleichendes Infiltrat, das in einen blauroten Tumor übergeht. Bei Fortschreiten der Erkrankung kann es zu Lymphstauungen mit Lymphödem oder zu geschwürigem Zerfall des Tumors kommen. Das Hämangiosarkom metastasiert spät hämatogen, vor allem in die Lunge. In seltenen Fällen entsteht ein Hämangiosarkom auf dem Boden eines kongenitalen Hämangioms.

Diagnostik: Histopathologische Diagnose.

Histopathologie: Das Angiosarkom setzt sich aus zwei Elementen zusammen:
- aus unregelmäßigen, vaskulären, untereinander anastomosierenden Hohlräumen, die von atypischen Endothelzellen umkleidet sind und
- aus dazwischenliegenden undifferenzierten, spindelförmigen Sarkomzellen, die in soliden Strängen angeordnet sind.

Therapie: Wenn möglich, erfolgt die Exzision in toto. Wenn Lokalisation (Gesicht, Kopf) und Ausdehnung des Tumors dies nicht zulassen, wird eine fraktionierte Radiotherapie durchgeführt, gegebenenfalls mit anschließender Polychemotherapie.

Prognose: Nach Metastasierung ist die Prognose infaust.

7.4.4 Lymphangiosarkom

▶ **Synonym.** (Hämangio-) Lymphosarkom, malignes Endotheliom bei chronisch elefantiasischem Lymphstau, Stewart-Treves-Syndrom

▶ **Definition:** Maligner, großflächiger Tumor, der auf dem Boden eines chronischen Lymphödems entsteht.

Epidemiologie: Das Lymphangiosarkom kommt sehr selten vor; bevorzugt betroffen sind Frauen in höherem Lebensalter.

Ätiologie und Klinik: Auf dem Boden eines chronischen Lymphödems mit elefantiasischem Lymphstau der oberen oder unteren Extremität entstehen multiple, sich großflächig ausdehnende, blaurote Erytheme, die sich zunehmend in zum Teil schmerzhafte, bis haselnussgroße Tumoren verwandeln. Diese Tumoren können konfluieren und sich über die gesamte betroffene Extremität ausdehnen (Abb. C-7.20). Häufigste Ursache für das Entstehen eines Lymphangiosarkoms ist ein chronisches Lymphödem des Armes, nach Mastektomie mit axillärer Lymphknotenausräumung bei Mammakarzinom. Im Schnitt 10 Jahre nach Mammaamputation entwickeln 0,5 % der Patientinnen ein Lymphangiosarkom.

Weniger häufig kommt der Tumor auf dem Boden eines kongenitalen oder eines postoperativen Lymphödems der unteren Extremität vor.

C-7.20 Angiosarkom

Angiosarkom des rechten Beines mit multiplen kutanen und subkutanen Knoten bei einem angeborenen Lymphödem (Stewart-Treves-Syndrom).

Diagnostik: Die Diagnose wird histopathologisch gestellt.

Histopathologie: Es findet sich eine Proliferation atypischer endothelialer und perivaskulärer Zellen mit Ausbildung von lymphangiektatischen Gefäßen. Dazwischen liegen solide Komplexe mit pleomorphen und spindelförmigen sarkomatösen Zellen.

Therapie: Die frühzeitige Amputation der betroffenen Extremität mit anschließender Röntgen- und Chemotherapie ist erforderlich.

Prognose: Die Prognose ist infaust.

7.4.5 Kaposi-Sarkom

Das Kaposi-Sarkom, das früher eine dermatologische Rarität darstellte, hat seit 1981 einen dramatischen Bedeutungswandel erfahren.

Bis zu diesem Zeitpunkt trat die sehr seltene Erkrankung mit einer Morbidität von 0,02–0,05 pro 100 000 vor allem in Schwarzafrika auf. In Europa erkrankten fast ausschließlich Südosteuropäer, hauptsächlich Männer jenseits des 50. Lebensjahres. Seit den fünfziger Jahren wurde in Zentralafrika neben der bis dahin bekannten, relativ benignen, langsam progredienten Form eine aggressive Variante des Kaposi-Sarkoms beobachtet. Diese kommt endemisch bei jungen Afrikanern vor und führt rasch zu viszeralem Befall und zum Tode. 1981 wurde erstmals gehäuftes Auftreten von Kaposi-Sarkomen bei jungen New Yorker Homosexuellen beschrieben. Das Krankheitsbild unterschied sich jedoch vom „klassischen" Kaposi-Sarkom sowohl durch die Lokalisation der Hautveränderungen wie insbesondere auch durch den aggressiven klinischen Verlauf.

Ähnlichkeiten zur in Zentralafrika vorkommenden Form waren unverkennbar. Wie sich herausstellte, handelte es sich dabei um eine Begleiterkrankung des „erworbenen Immundefektsyndroms" (AIDS: acquired immunodeficiency syndrome).

Man muss heute zwischen zwei klinisch **völlig unterschiedlichen Formen** des Kaposi-Sarkoms unterscheiden:
- das disseminierte Kaposi-Sarkom bei AIDS (DKS), das durch Infektion mit HHV8 verursacht wird (s. S. 285).
- das „klassische" idiopathische Kaposi-Sarkom, ebenfalls HHV 8-positiv, wie es von Kaposi 1872 erstmals beschrieben wurde.

Disseminiertes Kaposi-Sarkom bei AIDS (DKS)

▶ **Definition:** HHV8-induzierte, oft multifokal auftretende, vaskuläre Neoplasie der Haut bei HIV-Infizierten, die in ein systemisches Stadium mit Befall innerer Organe übergehen kann.

Epidemiologie: Vor allem homosexuelle Männer erkranken. Die Anzahl der Neuerkrankungen bei HIV-positiven Patienten hat sich in den letzten Jahren in Folge der effizienten Mehrfachbehandlung (s. S. 287) deutlich verringert.

Ätiologie und Pathogenese: Die HIV-Infektion ist eine Voraussetzung für die Entstehung des DKS, selten sind es auch andere schwere, längerfristige Immundefekte.

Klinik: Das DKS kann in jeder Phase der HIV-Infektion entstehen und auch die erste klinische Manifestation darstellen (s. S. 285).
Das DKS zeigt einen wesentlich aggressiveren Krankheitsverlauf als die „klassische" Form des Kaposi-Sarkoms. Häufig entsteht es bereits **primär multifokal** in Haut, Mund- und Genitalschleimhaut. Es handelt sich makroskopisch um multiple, braunrote bis bläuliche, zum Teil indurierte Plaques (Abb. **C-7.21**). Diese können von Stecknadelkopf- bis zu Handtellergröße anwachsen, konfluieren und in derbe, schmerzhafte Knoten übergehen (Abb. **C-5.73a**, S. 286), die ulzerieren können.
Ohne Therapie tritt rasch die disseminierte Form mit Befall des gesamten Integumentes, der Schleimhäute, des Gastrointestinums, der Leber, Niere, Lunge und Lymphknoten auf. Die aktuellen Mehrfachtherapien verhindern das KS sehr häufig bzw. stoppen den Prozess.

Diagnostik: Die Histopathologie sichert die Verdachtsdiagnose (s. S. 285).

Differenzialdiagnose: Infrage kommen alle solitär und multipel vorkommenden, benignen und malignen Gefäßtumoren wie Hämangiom, zirkumskripte und diffuse Angiokeratome, Glomustumor, Angiosarkom, Lymphangiosarkom, großknotige Lues II sowie die disseminierte Form der Sarkoidose.

C-7.21 Kaposi-Sarkom

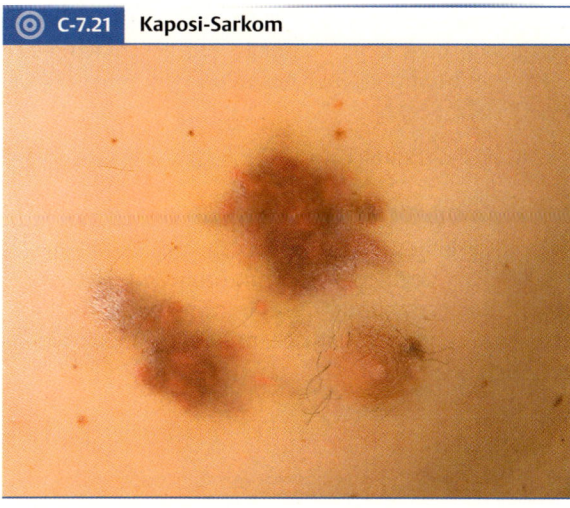

Kaposi-Sarkom-Knoten auf der Brust eines 35-jährigen HIV-positiven Patienten vor Einleitung einer systemischen antiretroviralen Kombinationstherapie.

Therapie: Ein allgemein anerkanntes „Standard-Therapieschema" zur Behandlung des Kaposi-Sarkoms steht bisher noch nicht zur Verfügung. Bei HIV-infizierten Patienten, die bei der Diagnose eines Kaposi-Sarkoms noch nicht unter einer antiretroviralen Kombinationstherapie stehen, sollte diese auf jeden Fall eingeleitet werden.

Unter einer suffizienten antiretroviralen Kombinationstherapie entstehen kaum Kaposi-Sarkome. Die Therapie ist in der Lage, das Kaposi-Sarkom zu stabilisieren oder ganz zur Abheilung zu bringen. Darüber hinaus kommt am ehesten folgendes Vorgehen infrage:

- **Im Frühstadium:** Lokaltherapeutische Maßnahmen, u. a. Exzision, Kryo-, Laser- und Radiotherapie.
- **Im Spätstadium:** Interferon-α, kombiniert mit antiretroviraler Kombinationstherapie. Sonst als Mittel der ersten Wahl liposomale Anthrazykline; bei Versagen Paclitaxel oder Polychemotherapie.

Prognose: Die Prognose ist wegen der Grunderkrankung schlecht. Die Überlebensrate verbessert sich jedoch ständig durch die neuen o. g. Medikamentengruppen (s. S. 287).

Therapie: Ein Standard-Therapieschema steht noch nicht zur Verfügung; antiretrovirale Kombinationstherapie.

Unter der antiretroviralen Kombinationstherapie entstehen kaum Kaposi-Sarkome bzw. sind heilbar.

- **Frühstadium:** Lokaltherapeutische Maßnahmen.
- **Spätstadium:** Interferon-α; antiretrovirale Kombinationstherapie.

Prognose: Entsprechend der Grunderkrankung.

„Klassisches" idiopathisches Kaposi-Sarkom

▶ **Definition:** Seltene, maligne, primär solitär auftretende vaskuläre Neoplasie der Haut, die langsam progredient ist und zu einem sehr späten Zeitpunkt in ein systemisches Stadium mit Befall innerer Organe übergehen kann.

◀ Definition

Epidemiologie: Das klassische Kaposi-Sarkom ist eine sehr seltene Erkrankung mit einer Morbidität von 0,02–0,05 pro 100 000 (2–5 Erkrankungen auf 10 Millionen Menschen). In Europa erkranken fast ausschließlich Menschen süd- oder osteuropäischer Herkunft (Türkei, Italien, Polen). Männer erkranken etwa 10-mal häufiger als Frauen. Betroffen sind hauptsächlich Patienten jenseits des 50. Lebensjahres.

Epidemiologie: Das klassische Kaposi-Sarkom kommt mit einer Morbidität von 0,02–0,05/100 000 sehr selten vor. In Europa erkranken vor allem Männer südosteuropäischer Herkunft, jenseits des 50. Lebensjahres.

Ätiologie und Pathogenese: In der Ätiologie des klassischen Kaposi-Sarkoms spielt das Humane Herpes Virus (HHV8) eine Rolle, evtl. auch genetische und immunologische Faktoren (bei Patienten mit systemischem Lupus erythematodes, immunsuppressiver Therapie häufiger).

Ätiologie und Pathogenese: HHV8 spielt eine Rolle.

Klinik: Bevorzugt im Bereich der unteren Extremität treten zunächst lokalisiert solitäre braunrote bis bläuliche Plaques auf; diese können an Größe zunehmen und in derbe schmerzhafte Knötchen übergehen. Der einzelne Herd des Kaposi-Sarkoms unterscheidet sich weder makroskopisch noch mikroskopisch vom DKS. Gravierende Unterschiede bestehen jedoch im klinischen Verlauf und hin-

Klinik: Es handelt sich um meist solitär auftretende, braunrote bis bläuliche Plaques, im Bereich der unteren Extremität, die in derbe Knötchen übergehen können. Die Erkrankung kann spontan remittieren, bleibt jedoch häufig über Jahre stationär und geht erst sehr spät in die disseminierte Form über.

Diagnostik: s. DKS.

Differenzialdiagnose: s. DKS.

Therapie: Solitäre Herde werden exzidiert, kryotherapeutisch oder mit Laserstrahlen behandelt. Bei disseminiertem bzw. systemischem Befall ist die Röntgen- bzw. Chemotherapie indiziert.

Prognose: Langsame Progression.

7.4.6 Kutane Metastasen

▶ **Definition**

Epidemiologie: 3–5 % der Patienten mit metastasierenden Malignomen entwickeln Hautmetastasen. Die Anzahl der weiblichen Patienten überwiegt.

Klinik: Hautmetastasen entstehen per continuitatem, lymphogen oder hämatogen. Meist handelt es sich um kutan oder subkutan liegende, hautfarbene bis rötliche Knoten.

sichtlich der Prognose. Eine spontane Remission ist in diesem Stadium möglich. Meist bleibt die Erkrankung jedoch über Jahre stationär und geht nach 5–10 Jahren in die disseminierte Form mit lymphogener Ausbreitung in innere Organe über.

Diagnostik: s. Disseminiertes Kaposi-Sarkom (DKS).

Differenzialdiagnose: s. Disseminiertes Kaposi-Sarkom (DKS).

Therapie: Solitäre Herde werden exzidiert, kryotherapeutisch oder mit Laserstrahlen behandelt. Multiple Herde werden entweder mit schnellen Elektronen, mit fraktionierter Röntgenweichteilbestrahlung (Gesamtdosis 20–30 Gy) oder IFN-α behandelt. Bei disseminiertem oder systemischem Befall, ist eine Mono- oder Polychemotherapie indiziert.

Prognose: Langsame Progression.

7.4.6 Kutane Metastasen

▶ **Definition:** Sekundär in der Haut abgesiedelte Tochtergeschwülste aus malignen Veränderungen anderer Organe, die entweder per continuitatem, hämatogen oder lymphogen entstehen.

Epidemiologie: Ca. 3–5 % der Patienten mit metastasierenden Malignomen entwickeln – meist im Spätstadium – kutane Metastasen. Da Mammakarzinome sehr häufig Hautmetastasen bilden, überwiegt die Zahl der weiblichen Patienten. Bei Männern führen Bronchial-, Magen- und Dickdarmkarzinom am häufigsten zu kutanen Metastasen.

Klinik: Hautmetastasen entstehen entweder per continuitatem, lymphogen oder hämatogen. Das makroskopische Bild und die jeweilige Ausdehnung können sehr unterschiedlich sein. Häufig sind ein oder multiple hautfarbene bis rötliche, derbe Knoten. Sie liegen kutan oder subkutan in verschiedenen Ebenen und sind mitunter oft nicht sichtbar, sondern nur palpabel (Abb. **C-7.22 a**). Sie können auch exophytisch und ulzerierend oder plattenartig als derbe Infiltration wachsen.

C-7.22 Kutane Metastasen

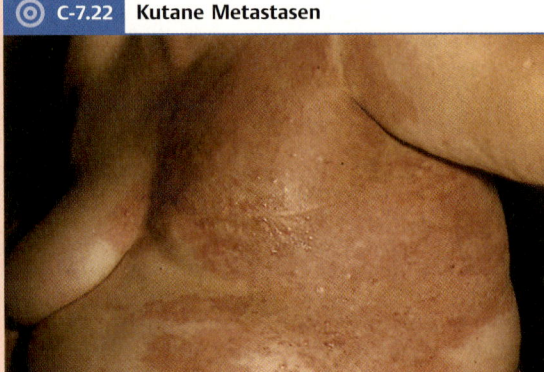

a Lymphangiosis carcinomatosa im Sinne eines „Cancer en cuirasse" 3 Jahre nach der Operation des Mammakarzinoms mit sehr starkem Juckreiz und starker Entzündungsreaktion an den progressiven Rändern („Erysipelas carcinomatosum").

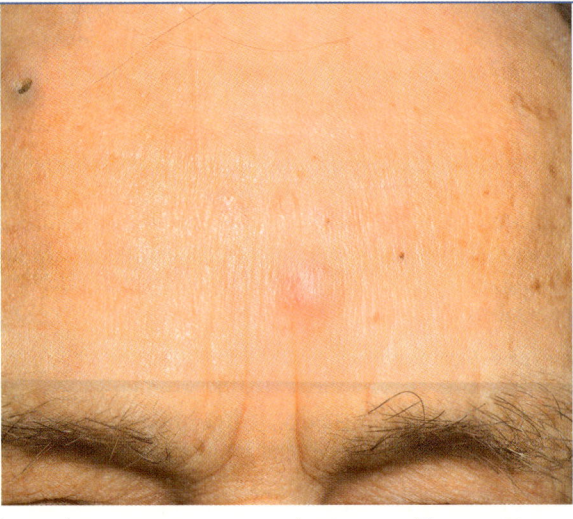

b 50-jähriger Patient mit Nierenkarzinom und kutaner Metastase im Bereich der Stirn.

Plattenartiges Wachstum findet man besonders beim Mammakarzinom, das bevorzugt in die Haut der Brust-, Rücken- und Oberarmregion metastasiert. Dort bildet es eine fast panzerartige großflächige Induration der Haut (Cancer en cuirasse, Abb. **C-7.22 b**).

▶ **Merke.** Tumoren, die bevorzugt Hautmetastasen bilden, sind mit absteigender Häufigkeit Mamma-, Magen-, Lungen-, Darm- und Nierenkarzinome.

Hautmetastasen können überall am gesunden Integument auftreten. Häufig befallen sind jedoch die
- Bauchwand (Metastasen von Primärtumoren in Lunge, Magen, Niere, Ovarien)
- Rückenhaut (Metastasen von Primärtumoren in Lunge und Brust)
- Extremitäten, Gesicht, Nacken, Kopfhaut (Metastasen von oropharyngealen oder Nierenkarzinomen).

Diagnostik: Anamnese, klinisches Bild und Histopathologie ergeben die Diagnose.

Histopathologie: Das histopathologische Bild der kutanen Metastase lässt in der Regel Rückschlüsse auf den Primärtumor zu.
- **Adenokarzinom:** Der Primärtumor sitzt meist in Kolon, Lunge, Brust, Niere, Ovar oder Magen. Muzingefüllte Siegelzellen finden sich vor allem in den Metastasen eines Magenkarzinoms.
- **Plattenepithelkarzinom:** Hautmetastasen mit den histopathologischen Charakteristika eines Plattenepithelkarzinoms stammen meist aus Karzinomen der Mundhöhle, Ösophagus, Lunge, Zervix, Penis oder auch aus Spinaliomen der Haut.
- **Undifferenzierte Hautmetastasen:** Sind die kutanen Metastasen lichtmikroskopisch nicht eindeutig einzuordnen, können Tumormarker, z.B. die Zytokeratine, hilfreich sein, um den Primärtumor weiter einzugrenzen. Ein spezielles Zytokeratinmuster weist auf einzelne Organe hin.

Besonderheiten: Erysipelas carcinomatosum: Lymphogene Metastasierung oder Metastasierung per continuitatem eines Mammakarzinoms (seltener eines Magenkarzinoms) kann zu einem flächigen Erythem der Haut führen. Das klinische Bild erinnert an ein Erysipel; im Unterschied hierzu besteht jedoch keine Temperaturerhöhung. Histopathologisch findet man Tumorzellen in den Lymphgefäßen der oberen und mittleren Dermis.

Therapie: Die Therapie richtet sich nach der Behandlung des Primärtumors; solitäre Hautmetastasen werden exzidiert mit anschließender Röntgen- und Chemotherapie.

7.5 Pseudokanzerosen

▶ **Definition:** Als Pseudokanzerosen werden gewucherte Epithelhyperplasien bezeichnet, die chronisch progredient verlaufen und mit Entzündung einhergehen. Sie sehen sowohl klinisch wie histopathologisch Spinaliomen sehr ähnlich und können in speziellen Fällen auch in ein Spinaliom übergehen.

7.5.1 Keratoakanthom

▶ **Definition:** Schnell wachsender, benigner, epithelialer Tumor mit der Fähigkeit zur Spontanremission.

Epidemiologie: Betroffen sind Patienten jenseits des 60. Lebensjahrs. Männer erkranken häufiger als Frauen.

Klinik: Meist handelt es sich um einen sehr schnell (wenige Wochen!) und halbkugelig wachsenden, solitären Tumor, dessen keratotisches Zentrum häufig eingedellt oder gar ulzeriert ist (Abb. **C-7.23**). Wie das Basaliom ist er besetzt mit zahlreichen Teleangiektasien. Beim Keratoakanthom finden sich jedoch keine randständigen, perlschnurartigen, basaliomatösen Knötchen. Betroffen sind in der Regel die lichtexponierten Areale der Haut, wie Gesicht, Nacken, Hände und Unterarme. Bei multipel vorkommenden Keratoakanthomen dürfte, obwohl häufig nicht eindeutig nachweisbar, eine jahrelange Exposition gegenüber Kanzerogenen vorausgegangen sein.

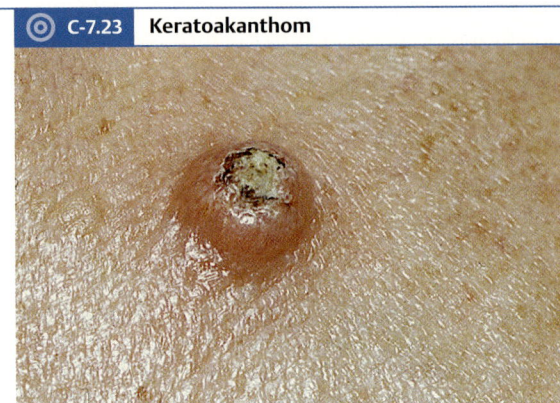

C-7.23 Keratoakanthom

Typisches Keratoakanthom mit Randwall (Lippenbildung) und zentralem keratotischen Pfropf an der Schulter eines 58-jährigen Patienten. Der Tumor ist innerhalb von 4 Wochen neu aufgetreten.

Diagnostik: Die Diagnose wird histopathologisch gestellt.

Histopathologie: Histopathologisch ähnelt das Keratoakanthom in einzelnen Arealen einem Spinaliom. Nur wenn im histologischen Schnitt der gesamte Tumor erfasst ist, kann das Keratoakanthom eindeutig von einem hochdifferenzierten Spinaliom unterschieden werden. Ein zentraler, unregelmäßig geformter Krater mit großem Hornpfropf ist umkleidet und teilweise lippenförmig überdeckt von einer papillomatösen Stachelzellproliferation. Die zum Teil atypischen Spindelzellen neigen wie beim Spinaliom zur Ausbildung von Hornperlen. Mitosen sind weniger häufig als beim Spinaliom. Die Dermis ist durchsetzt von einem gemischtzelligen, entzündlichen Infiltrat.

Differenzialdiagnose: Spinaliom, Basaliom, hypertrophe aktinische Keratose, initiales Molluscum contagiosum

Therapie: Die Exzision ist Therapie der Wahl. Spontanremission, auch angestoßen durch eine subtotale Exzision oder Kürettage, ist möglich; leider auch Rezidive.

Prognose: Die Prognose ist gut.

7.5.2 Pseudokarzinomatöse Hyperplasie

▶ **Synonym.** Papillomatosis cutis carcinoides

▶ **Definition:** Flächige, hyperplastische Wucherung, die histopathologisch einem Spinaliom ähnelt.

Ätiologie und Pathogenese: Ätiologie und Pathogenese der pseudokarzinomatösen Hyperplasie sind unbekannt. Gegen das Vorliegen eines hochdifferenzierten Plattenepithelkarzinoms spricht der jahrelange Verlauf und die fehlende Fähigkeit zu metastasieren. Man nimmt eine vegetierende Pyodermie (eventuell Mischinfektion) an, die sekundär zur Epithelproliferation führt.

Klinik: Es sind nur ältere Menschen betroffen. Die Erkrankung ist gekennzeichnet durch eine großflächige, zerklüftete und keratotische Wucherung (Abb. C-7.24), die mit einem äußerst unangenehmen Geruch mikrobieller Durchsetzung einhergeht. Fast immer geht sie von den Außenbezirken der Unterschenkelulzera aus.

Klinik: Großflächige, übel riechende Wucherung, die meist von Unterschenkelulzera älterer Patienten ausgeht.

C-7.24 Pseudokarzinomatöse Hyperplasie

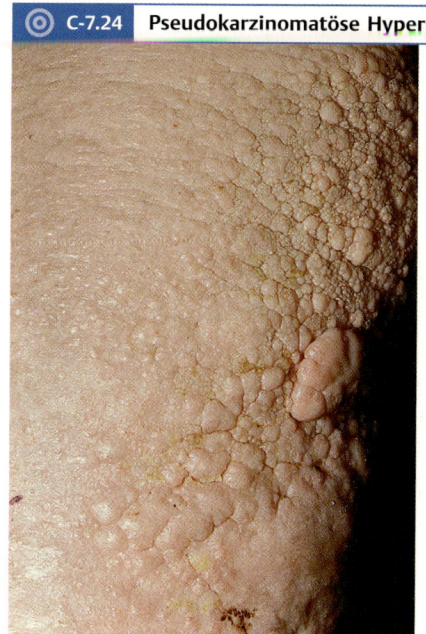

Flächig hyperplastische Wucherung am Unterschenkel mit chronischer Stauung.

Diagnostik und Differenzialdiagnose: Da differenzialdiagnostisch in erster Linie ein Spinaliom in Betracht kommt, ist zunächst ein solcher Prozess auszuschließen. Hierzu sollten mehrere Biopsien aus lateralen und zentralen Bereichen des Tumors entnommen werden.

Histopathologie: Die pseudokarzinomatöse Hyperplasie erinnert histopathologisch an ein hochdifferenziertes Plattenepithelkarzinom. Es findet sich eine massive Epithelproliferation mit Ausbildung von Hornperlen; die in die Dermis einwachsenden Epithelzapfen bleiben jedoch überall deutlich durch eine Basalzellschicht umscheidet. Im Gegensatz zum Spinaliom findet man keine eindeutig atypischen Keratinozyten oder atypische Mitosen.

Therapie: Nach Sicherung der Diagnose wird der Tumor unter antibiotischer Lokal- und/oder Systembehandlung chirurgisch abgetragen und gegebenenfalls plastisch gedeckt.

Prognose: Gutartig, aber meist chronischer Verlauf.

Diagnostik und Differenzialdiagnose: Ausschluss eines Spinalioms durch Mehrfachbiopsien.

Histopathologie: Die pseudokarzinomatöse Hyperplasie ähnelt der eines hochdifferenzierten Plattenepithelkarzinoms. Es finden sich eine massive Epithelproliferation mit Ausbildung von Hornperlen, jedoch keine atypischen Keratinozyten und Mitosen, kein invasives Wachstum.

Therapie: Unter antibiotischer Lokal- oder Systembehandlung wird der Tumor chirurgisch abgetragen.

Prognose: Gut, aber extrem chronisch.

7.5.3 Bowenoide Papulose des Genitales

▶ **Synonym.** Condylomata plana, bowenoide Genitalpapeln, pigmentierte Papeln des Penis (PPP)

▶ **Definition:** Im Bereich der Vulva oder des Penis vorkommende papulöse Veränderungen, die histopathologisch einem Morbus Bowen gleichen, jedoch nicht sicher in ein Bowen-Karzinom übergehen können, ausgelöst durch Humane-Papilloma-Virus (HPV) der Gruppe 16 oder 18.

Ätiologie: HPV 16 u. a. werden für die Entstehung der bowenoiden Papulose verantwortlich gemacht. Bisher ist bei der bowenoiden Papulose kein invasives Wachstum im Sinne eines Bowenkarzinoms nachgewiesen worden, obwohl bekannt ist, dass HPV 16 eine besondere onkogene Potenz hat. Mit bowenoider Papulose der Frau sind Zervixkarzinome und andere invasiv wachsende Genitaltumoren assoziiert, bei denen HPV, insbesondere HPV 16 und 18, nachgewiesen werden.

Klinik: Bei 20- bis 40-jährigen Patienten treten im Bereich der Glans, des Präputiums oder des Penisschafts sowie seltener im Bereich der Vulva multiple rotbraune, bis linsengroße, leicht papulöse Herde auf. Die Veränderungen sind nicht schmerzhaft; es besteht kein Juckreiz.

Diagnostik: Klinisches Bild und Histopathologie sichern die Diagnose.

Histopathologie: Das histopathologische Bild entspricht einem Morbus Bowen mit atypischen Zellen und Dyskeratosen (Carcinoma in situ).

Differenzialdiagnose: Differenzialdiagnosen sind: Condyloma acuminata, seborrhoische Keratosen, Lichen ruber.

Therapie: Keine invasive chirurgische Therapie wegen der guten Prognose der bowenoiden Papulose, stattdessen wendet man Laser- oder Kryotherapie an. Erste Erfolge mit parafokaler virustatischer Therapie (Interferone) sind evident.

Prognose: Sehr chronisch, oft Spontanregression, meist gutartig verbleibend.

7.6 Paraneoplastische Syndrome der Haut

Kutane Paraneoplasien sind Hautveränderungen, die mit **malignen Tumoren anderer Organe** vergesellschaftet, aber nicht direkt dem Tumor zugehörig sind. Vielmehr sind sie als **immunologische Reaktion auf Tumorantigene** zu verstehen, die vom Körper als fremd (non-self) erkannt werden. Zwischen der Dermatose und dem Tumor besteht eine enge pathogenetische Beziehung. Die operative, radiologische oder chemotherapeutische Behandlung des Tumors führt zum Abklingen der Hautveränderungen. In wenigen Fällen ist das paraneoplastische Syndrom streng mit einer bestimmten Tumorart oder dem Befall bestimmter Organe assoziiert. Mit der Paraneoplasie assoziierte Malignome können sowohl Tumoren aller viszeralen Organe, als auch lymphoproliferative Neoplasien sein. Mitunter findet sich der Primärtumor am Hautorgan selbst. Vereinzelt wird das paraneoplastische Syndrom vor Auftreten des assoziierten Malignoms (so genannte „monitorische" Paraneoplasie) diagnostiziert, meist aber gleichzeitig oder später als der Tumor.

Man unterscheidet kutane Paraneoplasien, die streng – nahezu 100 %ig – mit einem Malignom assoziiert sind **(obligate Paraneoplasie** [Abb. **C-7.25**]) und solche, die mit unterschiedlicher Häufigkeit mit einem Malignom vergesellschaftet sind **(fakultative Paraneoplasie**, s. Tab. **C-7.10**).

7.6 Paraneoplastische Syndrome der Haut

C-7.25 Obligate kutane Paraneoplasien

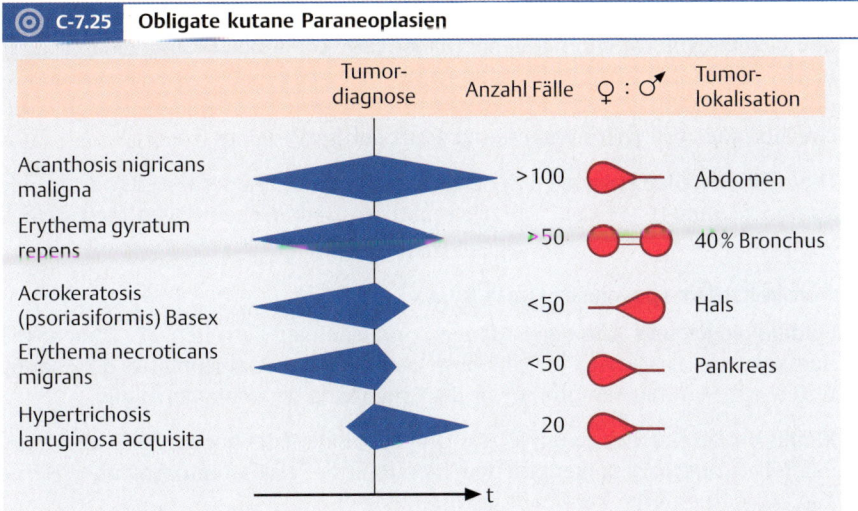

Es wird das Auftreten der Paraneoplasien zeitlich in Beziehung zur Erstdiagnose des Tumors (TU), die Häufigkeit (in Beziehung zur Anzahl der publizierten Fälle), die Geschlechtsverteilung und das Prädilektionsorgan des Tumors dargestellt.

7.6.1 Obligate kutane paraneoplastische Syndrome

Acanthosis nigricans maligna

▶ **Definition:** In nahezu 100 % der Fälle mit einer viszeralen Neoplasie (fast ausschließlich Adenokarzinome, speziell des Magens) assoziierte Hautveränderung mit Hyperpigmentierung und Papillomatose in den großen Körperfalten.

Klinik: Symmetrische, gelb-braun-schwarz pigmentierte, papuloverruköse Hyperplasie der Epidermis (Abb. **C-7.26 b**). Im fortgeschrittenen Stadium ist die Haut „baumrindenartig" lichenifiziert. Auf der pigmentierten Hautveränderung sitzen zahlreiche weiche Fibrome. Prädilektionsstellen sind die Intertrigines (z. B. Axillen, Inguinal- und Halsbereich). Oft tritt zudem eine papillomatöse Verdickung der Mundschleimhaut auf.

Klinik: Symmetrische, gelb-braun-schwarz pigmentierte verruköse Hyperplasie der Epidermis mit zahlreichen Fibromen im Bereich der Intertrigines (Abb. **C-7.26 b**). Oft tritt zudem eine papillomatöse Verdickung der Mundschleimhaut auf.

C-7.26 Kutane paraneoplastische Syndrome

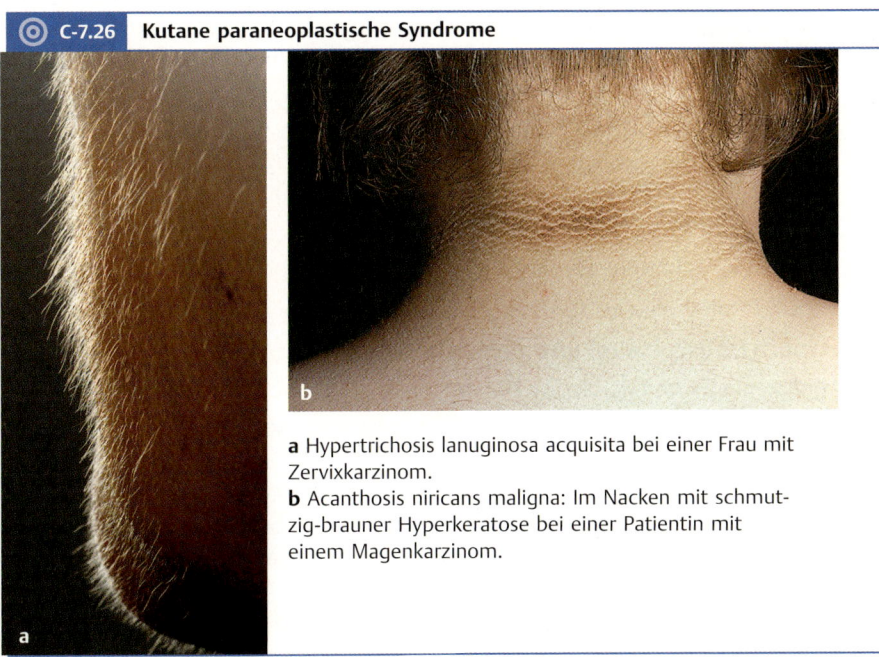

a Hypertrichosis lanuginosa acquisita bei einer Frau mit Zervixkarzinom.
b Acanthosis niricans maligna: Im Nacken mit schmutzig-brauner Hyperkeratose bei einer Patientin mit einem Magenkarzinom.

Differenzialdiagnose: Die **Pseudo**akanthosis nigricans kommt konstitutionell bei übergewichtigen Patienten und bei Diabetikern mit dunkler Komplexion vor. Sie ist im Gegensatz zur Acanthosis nigricans maligna keine Paraneoplasie. Im klinischen Bild fehlt die verrukös-papulöse Veränderung; es finden sich nur weiche Fibrome auf hyperpigmentierter Haut der Intertrigines.

Therapie: Bei allen paraneoplastischen Syndromen muss der jeweils auslösende Tumor therapiert werden. Die Therapie der Hauterscheinungen ist lediglich symptomatisch.

Acrokeratosis (psoriasiformis) Basex

Epidemiologie und Ätiologie: Männer sind häufiger betroffen als Frauen. Die Acrokeratosis Basex ist eine teilweise monitorische Paraneoplasie, d. h. häufig treten erste kutane Symptome vor der Erkennung des Malignoms auf.

Klinik: Im Bereich der Akren (Nase, Ohren, Hände, Ellenbogen, Füße und Knie) entstehen unscharf begrenzte, hyperkeratotische, erythematosquamöse Herde von bis zu mehreren Zentimetern Durchmesser.
Der Primärtumor findet sich vor allem im Nasen-Rachen-Raum (Tonsillen, Kehlkopf, Zunge, Rachen).

Erythema gyratum repens Gammel

Epidemiologie und Ätiologie: Das Erythema gyratum repens ist häufig das Erstsymptom eines Malignoms (monitorische Paraneoplasie).

Klinik: Im Bereich des Stammes und der proximalen Extremität treten streifenförmige oder anulär angeordnete Erytheme auf, die randständig eine halskrausenartige (Collerette-) Schuppung haben. Die sich wiederholenden Erytheme und Schuppungen sind zum Teil parallel angeordnet, sodass eine „zebraartige" Streifung der Haut entsteht.
Der Primärtumor kann jeglicher Herkunft sein; meist sind es jedoch Karzinome (Mamma-, Magen-, Ösophagus-, Lungen-, Prostata-, Genitalkarzinome). Selten werden andere assoziierte Neoplasien wie ein Melanom oder ein Plasmozytom gefunden.

Erythema necroticans migrans

▶ **Synonym.** Staphylodermia superficialis circinata, Glukagonom-Syndrom, nekrolytisch migratorisches Erythem.

Epidemiologie und Ätiologie: Frauen erkranken häufiger als Männer. Das Erythema necroticans migrans ist eine sehr seltene monitorische Paraneoplasie. Primärtumor ist ein Inselzell- oder α-Zellkarzinom des Pankreas.

Klinik: Die Erkrankung ist charakterisiert durch meist an der unteren Extremität und in der Inguinalregion vorkommende, bizarr konfigurierte, anuläre oder serpiginöse, nach peripher wachsende Erytheme. Zentral können sich Blasen bilden, die sekundär nekrotisieren und eintrocknen.

Diagnostik: Es besteht ein Diabetes mellitus mit erhöhten Plasmaglukagonwerten.

Hypertrichosis lanuginosa acquisita

Epidemiologie und Ätiologie: Frauen sind häufiger betroffen als Männer. Assoziierte Neoplasien sind Karzinome verschiedener Organe (Magen-, Darm-, Zervix-, Bronchial-, Gallenblasen- und Blasenkarzinom).

Klinik: Die Hypertrichosis lanuginosa acquisita ist ein Spätsymptom. Klinisch äußert sie sich in plötzlichem, meist im Gesicht beginnendem, exzessivem Wachstum lanugoartiger Haare, das sich über das gesamte Integument ausbreitet (Abb. **C-7.26a**).

7.6.2 Fakultative kutane paraneoplastische Syndrome

C-7.10 Fakultative kutane paraneoplastische Syndrome

Hautveränderung	assoziierter maligner Tumor	Häufigkeit Koinzidenz
Dermatomyositis (S. 187)	Karzinome: Lunge, Brust, Ovarien, Magen	häufig
bullöses Pemphigoid (S. 390)	Karzinome	häufig
Cutis verticis gyrata	Karzinome	häufig
Bloom-Syndrom	Leukosen	häufig
Livedo reticularis	Gammopathien, Lymphome	häufig
Kälteurtikaria (S. 118)	Gammopathien, Lymphome	häufig
Erythrodermien	Maligne Lymphome, Leukosen	selten
Pruritus sine materia	Karzinome, Lymphome	selten
Zoster generalisatus (S. 215)	Karzinome, Lymphome	selten
Pemphigus paraneoplasticus (S. 389)	Karzinome, Lymphome	selten
Erythema anulare centrifugum	Karzinome, Lymphome	selten
Mucinosis follicularis	Mycosis fungoides, Lymphome	selten
Skleromyxödem	Plasmozytom	selten
Pyoderma gangraenosum	Plasmozytom, Gammopathie	selten
subkorneale Pustulose	Leukosen, Plasmozytom	selten
Pseudosklerodermie	Plasmozytom, Lymphome, Bronchialkarzinom	selten
Thrombophlebitis migrans	Karzinome: gastrointestinal, urogenital, Pankreas	selten
eruptive seborrhoische Warzen (Leser-Trélat-Syndrom)	Adenokarzinom	selten

8 Maligne Lymphome und ähnliche Erkrankungen

8.1 Allgemeines

▶ **Definition:** Lymphome sind Neoplasien des Immunsystems; im engeren Sinne bezeichnen sie Entartungen von Lymphozyten. Wegen des gleichen klinischen Erscheinungsbildes werden oft auch noch Neoplasien der monozytär-histiozytären und der myeloischen Zellreihe hinzugezählt. Neben den lymphatischen Geweben kann auch die Haut primärer Manifestationsort sein.

Epidemiologie: Lymphome sind selten, zusammen mit den Leukämien und dem Morbus Hodgkin beträgt die Inzidenz etwa 15 pro 100 000 Einwohner und Jahr.

Klassifikation: Die Klassifikation der Lymphome ist ohne Anwendung immunhistochemischer Verfahren (monoklonale Antikörper) nicht mehr möglich. In den letzten Jahren gewannen molekulargenetische Techniken eine zunehmende Bedeutung für die Diagnostik und die Klassifikation der Lymphome. Da zwischen primär kutanen Lymphomen und primär nodalen Lymphomen in Bezug auf klinischen Verlauf und Prognose einige Unterschiede bestehen, die in den Klassifikationssystemen nicht immer berücksichtigt wurden, hat die European Organization for Research on Treatment of Cancer (EORTC) eine Klassifikation entwickelt, in die neben histologischen Kriterien auch klinische Erfahrungen in Bezug auf die Prognose einfließen. In Tab. **C-8.1** sind die häufiger auftretenden kutanen Lymphome sowie deren Dignität dargestellt.

C-8.1 EORTC-Klassifikation primär kutaner Lymphome

T-Zell-Lymphome	B-Zell-Lymphome
niedrige Malignität	*niedrige Malignität*
▪ Mycosis fungoides	▪ Follikelzentrumszell-Lymphom
▪ Pagetoide Retikulose	▪ Marginalzonenlymphom (Immunozytom)
▪ CD30-positive großzellige T-Zell-Lymphome	
– anaplastisch	
– immunoblastisch	
– pleomorph	
▪ lymphomatoide Papulose	
hohe Malignität	*intermediäre Malignität*
▪ Sézary-Syndrom	▪ großzelliges B-Zell-Lymphom der unteren Extremität
▪ CD30-negative großzellige T-Zell-Lymphome	
– immunoblastisch	
– pleomorph	
provisorische Formen (Datenlage noch nicht ausreichend)	
▪ pleomorphes klein/mittelgroßzelliges T-Zell-Lymphom	▪ intravaskuläres B-Zell-Lymphom
▪ subkutanes T-Zell-Lymphom der Haut	

Eine Sonderstellung nimmt die Parapsoriasis en plaques ein, eine chronische, benigne Dermatose, die aber in eine Mycosis fungoides übergehen kann. Sie wird auch als Vorstufe der Mycosis fungoides bezeichnet und deshalb in diesem Kapitel mitbehandelt.

8.1.1 Parapsoriasis en plaques (Brocq)

▶ **Definition:** Diskrete, exanthematische und stammbetonte, entzündliche Erkrankung der Haut mit chronisch-rezidivierendem Verlauf und runden bis ovalen, kleinfleckig bis großflächigen, scharf begrenzten, makulösen Herden mit kleieförmiger Schuppung und häufig atropher Oberfläche.

Epidemiologie: Die Erkrankung tritt überwiegend bei älteren Patienten nach dem 50. Lebensjahr auf.

Ätiologie: Die Ätiologie ist nicht bekannt. Die großflächige Form kann die Frühform eines kutanen T-Zell-Lymphoms darstellen oder in ein solches übergehen (Mycosis fungoides, ekzematöses Stadium).

Klinik: Die Parapsoriasis en plaques stellt eine exanthematische Erkrankung dar mit **kleinfleckigen**, ovalen und z. T. fingerförmigen Makulä, die stammbetont an den Spaltlinien der Haut ausgerichtet sind, an den Extremitäten vorwiegend die Beugeseiten befallen und wenig jucken. Die Herde sind scharf begrenzt, flach oder nur angedeutet infiltriert, von hellroter bis leicht gelb-brauner Färbung und zeigen eine leicht gefältete, an Atrophie erinnernde Oberfläche, die auf Kratzen und bei älteren Herden auch spontan eine feine kleieförmige Schuppung zeigt (Abb. **C-8.1**). Bei der **großflächigen Form** können bizarre zusammenfließende Felder, wiederum vorwiegend am Stamm, auftreten, die makulöse und manchmal auch stärker infiltrierte Bereiche haben und in der Regel jucken. Die Übergänge sind jedoch fließend.

Die Parapsoriasis en plaques, vor allem die kleinfleckige Form, zeigt eine deutliche Besserung im Sommer und eine Verschlechterung im Winter, was den Einfluss des UV-Lichtes auf die Erkrankung verdeutlicht.

C-8.1 Parapsoriasis en plaques

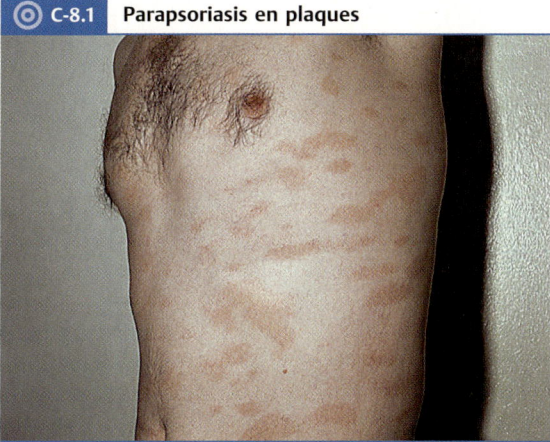

Typische ovale, z. T. fingerförmige Herde an den Flanken des Körpers.

Diagnostik: Verlauf, klinisches Bild und Histopathologie sichern die Diagnose.

Histopathologie: Diskret und uncharakteristisch findet sich ein lymphozytäres Infiltrat in der oberen Dermis mit gelegentlicher Exozytose der Lymphozyten in die Epidermis. Die Epidermis selbst ist kaum verändert und zeigt nur eine geringe Parakeratose. Bei der großflächigen Form können histopathologisch die ersten Zeichen eines kutanen T-Zell-Lymphoms auftreten mit dichten lymphozytären Infiltraten (T_4-Helferzellen) und Zellatypien, was auf die Verwandtschaft zu den Lymphomen hinweist.

Differenzialdiagnose: Oberflächliche Hautmykosen, vor allem die Pityriasis versicolor und das seborrhoische Ekzem mit stammbetonter Ausbreitung sowie die Pityriasis rosea, sind zu erwägen. Außerdem kann die Abgrenzung zu einer Mycosis fungoides schwierig sein.

Therapie: Abheilung nach UV-Bestrahlung.

Prognose: Für die großflächige Form wurde ein möglicher Übergang in eine Mycosis fungoides beschrieben, ansonsten jahrzehntelanger stabiler Verlauf (v. a. die kleinfleckige Form).

8.2 Primär kutane T-Zell-Lymphome (CTCL)

8.2.1 Mycosis fungoides

▶ **Definition**

Epidemiologie: Betrifft vor allem Männer im mittleren und höheren Lebensalter.

Ätiologie und Pathogenese: Nicht bekannt.

Klinik: Die Krankheit durchläuft typische Stadien:

- **Ekzemstadium:** Ekzematöse, stark juckende, relativ therapierefraktäre Herde (Abb. **C-8.2 a**).

- **Infiltrat(Plaque)stadium:** Stark juckende, plattenartige Infiltrate. Typischerweise Inseln gesunder Haut innerhalb der Lymphomherde (Abb. **C-8.2 b**).

- **Tumorstadium:** Nachweis von schwammartigen, halbkugeligen Tumoren, die zu Ulzerationen neigen (Abb. **C-8.2 c**).

Therapie: Die Parapsoriasis spricht auf eine UV-Therapie wie die SUP-Behandlung (s. S. 470) und bei stärkerer Ausprägung auf die systemische PUVA-Therapie an, während eine zusätzliche lokale Behandlung nur bei Juckreiz notwendig ist.

Prognose: Die Erkrankung zeigt über Jahrzehnte einen stabilen Verlauf ohne Verschlechterung. Für die großflächige Form wurde ein Übergang in eine Mycosis fungoides beschrieben, wobei die Unterscheidung klinisch und histologisch nicht immer einfach ist. Die Nomenklatur ist deswegen auch in der Literatur manchmal nicht einheitlich. Die Parapsoriasis wird als Vorstufe der Mycosis fungoides, manchmal aber auch als Initial-(Ekzem-)stadium der Mycosis fungoides angesehen.

8.2 Primär kutane T-Zell-Lymphome (CTCL)

8.2.1 Mycosis fungoides

▶ **Definition:** Chronisch verlaufendes, kutanes T-Zell-Lymphom, das an der Haut drei klinische Stadien durchläuft.

Epidemiologie: Mehr als ein Drittel aller kutanen Lymphome ist eine Mycosis fungoides. Die Erkrankung tritt bevorzugt bei Männern im mittleren und höheren Lebensalter auf.

Ätiologie und Pathogenese: Die Ätiologie der Mycosis fungoides konnte bislang nicht geklärt werden. Infektiöse Ursachen (Nachweis von HTLV-I-Sequenzen), genetische Mutationen und berufliche Substanzen wurden als auslösende Faktoren immer wieder diskutiert, bisher fehlt jedoch der Beweis für eine dieser Ursachen.

Klinik: Die klassische Mycosis fungoides durchläuft an der Haut drei typische Stadien, bevor – sofern keine Therapie erfolgt – ein Lymphknotenbefall und die Generalisation mit Befall der inneren Organe eintritt. Die typischen Läsionen können dabei auch nebeneinander bestehen.

- **Ekzemstadium:** Die Mycosis fungoides beginnt mit einem ekzematösen Stadium (Abb. **C-8.2 a**). Man findet entzündlich gerötete, pityriasiform oder psoriasiform schuppende, scharf begrenzte Herde, die häufig eine atrophe Oberfläche haben und Juckreiz verursachen. In dieser Phase ähnelt der klinische Befund einem nummulären oder lichenoiden Ekzem, einer Psoriasis oder einer großflächigen Parapsoriasis en plaques (S. 351) und kann von diesen Erkrankungen schwer abzugrenzen sein. Auffällig sind die Chronizität und die relative Therapieresistenz der Erkrankung.
  In seltenen Fällen beginnt die Mycosis fungoides unter dem Bild einer Muzinosis follicularis (S. 430).

- **Infiltrat(Plaque)stadium:** Bei Fortschreiten geht die Mycosis fungoides in das Infiltrat(Plaque)stadium (Abb. **C-8.2 b**) über. In ekzematösen Herden oder de novo entstehen infiltrierte Plaques, die eine bräunlich-rote Eigenfarbe aufweisen. Typischerweise finden sich Inseln gesunder Haut (**nappes claires**) in den Mycosis-fungoides-Bezirken. Der Juckreiz ist in diesem Stadium stark ausgeprägt. Als Maximalform kann eine Erythrodermie auftreten.

- **Tumorstadium:** Bei weiterem Fortschreiten geht die Erkrankung in das Tumorstadium über (Abb. **C-8.2 c**). Innerhalb der Infiltrate bilden sich halbkugelige Tumoren mit schwammartiger Konsistenz. Der letztlich irreführende Name der Erkrankung (Mycosis!) geht auf den Erstbeschreiber Jean Louis Alibert zurück, der 1806 diese an Pilze erinnernden Tumoren bei seinem Patienten beschrieb. Durch Ulzerationen kann es zu tödlich verlaufenden Sekundärinfektionen kommen. Klinisch (und auch histopathologisch) besteht der Eindruck einer weiteren Entdifferenzierung der Lymphomzellen.

8.2 Primär kutane T-Zell-Lymphome (CTCL)

- **Generalisiertes Lymphomstadium:** Sowohl im Infiltrat- als auch im Tumorstadium können die Lymphknoten betroffen sein. Diese sind zunächst unspezifisch geschwollen (**dermopathische Lymphadenopathie**), später können sie auch von Lymphomzellen befallen sein. Insgesamt selten und erst in späten Stadien kommt es zur **Organbeteiligung**, vor allem der Leber und Milz, aber auch der Lunge und des ZNS. Das Allgemeinbefinden ist deutlich beeinträchtigt, in der Regel besteht Fieber.

- **Generalisiertes Lymphomstadium:** Häufiger unspezifische Lymphknotenschwellung (dermopathische Lymphadenopathie), später dann Mycosis fungoides der Lymphknoten oder Befall der inneren Organe (Leber, Milz) möglich.

C-8.2 Mycosis fungoides

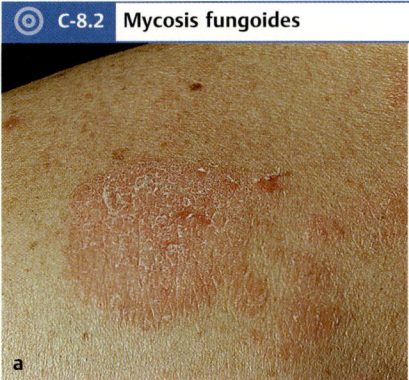
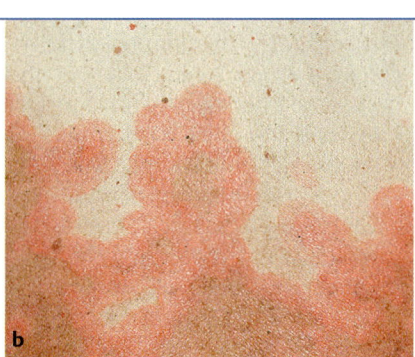
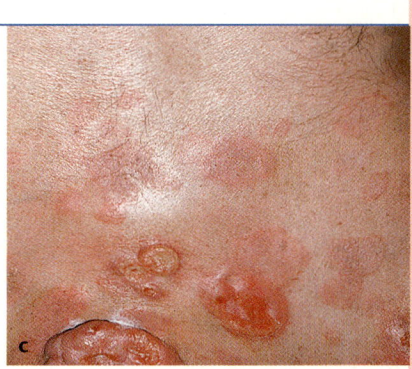
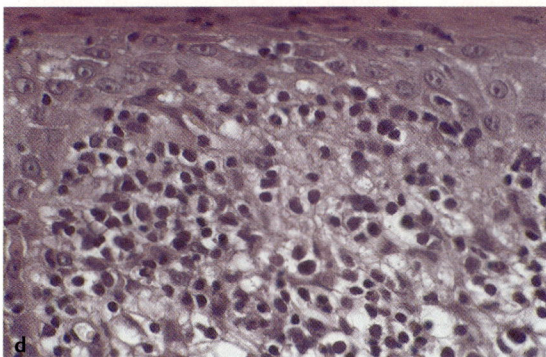

a Ekzemstadium – multiple, in den Spaltlinien angeordnete erythematöse Makulä mit leichter Schuppung und atropher Oberfläche (Stadium I).
b Infiltrationsstadium einer Mycosis fungoides (Stadium II).
c Pilzartige Knoten im Tumorstadium einer Mycosis fungoides (Stadium III).
d Ansammlung von Lymphomzellen in der Epidermis (Pautrier-Mikroabszess).

Diagnostik: Im ekzematösen Stadium ist die Diagnosestellung sehr schwierig, da weder klinisch noch histopathologisch sichere Zeichen der Mycosis fungoides vorliegen. Die relative Therapieresistenz weist, auch nach multiplen, nicht Mycosis-fungoides-typischen histopathologischen Untersuchungen von Hautbiopsien, auf die Diagnose hin.
Im Infiltrat- und Tumorstadium kann die Diagnose aufgrund des klassischen histopathologischen Bildes sichergestellt werden.

Histopathologie: Im **ekzematösen Stadium** finden sich lediglich unspezifische entzündliche Infiltrate, wie sie auch bei ekzematösen Reaktionen auftreten, wodurch die Abgrenzung zum Ekzem erschwert ist. Intraepidermale Ansammlungen von atypischen Lymphozyten können aber eine histopathologische Diagnose auch in frühen Läsionen erlauben.
Im **Infiltrat(Plaque)stadium** findet sich in der oberen Dermis ein bandförmiges, vorwiegend lymphozytäres Infiltrat. Häufig sind atypische Helfer-T-Lymphozyten (CD_4+-Phänotyp), selten auch zytotoxische T-Lymphozyten (CD_8^+), die einen hyperchromatischen, hirschgeweihartig gelappten (zerebriformen) Kern aufweisen, nachweisbar. Diese Lymphomzellen werden auch **Mycosis-** oder **Lutznerzellen** genannt. Charakteristisch ist ein **Epidermotropismus** mit Exozytose der Lymphozyten in die Epidermis. Dort bilden sie pathognomonische **Pautrier-Mikroabszesse** (Abb. **C-8.2 d**).
Durch molekulargenetische Untersuchungen kann häufig ab dem Plaquestadium, seltener auch schon im ekzematösen Stadium gezeigt werden, dass die Lymphomzellen klonalen Ursprungs sind (**T-Zell-Rezeptor-Rearrangement**). Im

Diagnostik: Die Diagnose wird histopathologisch gestellt, wobei das Bild im ekzematösen Stadium uncharakteristisch ist.

Histopathologie: Im **ekzematösen Stadium** finden sich lediglich unspezifische entzündliche Infiltrate.
Im **Infiltrat(Plaque)stadium** zeigt sich ein bandförmiges Infiltrat in der oberen Dermis, die Lymphomzellen werden **Mykosis-(Lutzner-)Zellen** genannt.
Durch monoklonale Lymphozyten, die in die Epidermis wandern (**Epidermotropismus**), kommt es zur Ausbildung von charakteristischen **Pautrier-Mikroabszessen** (Abb. **C-8.2 d**).
Im **Tumorstadium** ist das Bild monomorpher.

Differenzialdiagnose: Ekzematöses Stadium: Ekzem, Psoriasis, Tinea. Infiltrat- und Tumorstadium: andere maligne Lymphome, Pseudolymphome, nodöse Arzneimittelreaktionen.

Therapie: Stadienabhängig; Lokaltherapie: Kortikoide, Photochemotherapie (PUVA). Systemische Therapie: Interferon-α, Retinoide und Methotrexat. In späten Stadien kann eine Polychemotherapie durchgeführt werden.

Prognose und Verlauf: Die Prognose der Mycosis fungoides ist vom Stadium der Hautveränderungen abhängig.

▶ **Klinischer Fall**

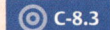

peripheren Blut können in diesem Stadium nicht selten ebenfalls Lymphomzellen (klonale T-Zellen) nachgewiesen werden.

Im **Tumorstadium** ist das Bild monomorpher. Die Anzahl der atypischen Lymphozyten steigt deutlich an, lymphozytäre Blasten können hinzukommen.

Differenzialdiagnose: Differenzialdiagnostisch kommen im ekzematösen Stadium ein Ekzem, eine Tinea, eine Psoriasis und besonders eine Parapsoriasis en plaques infrage. Im Infiltrat- und Tumorstadium sind klinisch die nodöse Arzneimittelreaktion, Pseudolymphome und andere maligne Lymphome abzugrenzen, die histopathologisch jedoch sicher ausgeschlossen werden können.

Therapie: Die Therapie der Mycosis fungoides sollte stadienadaptiert durchgeführt werden. Aggressive Therapien in frühen Stadien beeinflussen den Gesamtverlauf der Krankheit nicht wesentlich.
- **In frühen Stadien** werden lokale Kortikoide in Kombination mit PUVA-Bestrahlungen eingesetzt. Bei Ineffektivität können zusätzlich Interferon-α (3×3–9 MU/Woche) oder Acitretin (z. B. Neotigason) bzw. das selektiver wirksame Bexaroten (Targretin) gegeben werden. Eine Monotherapie mit Methotrexat (10–20 mg/Woche) ist in vielen Fällen wirksam. Solitäre Tumorknoten sprechen gut auf eine Strahlentherapie an (Dermopan-Bestrahlung oder schnelle Elektronen).
- **In späten Stadien** (v. a. bei Erythrodermie) sollte eine Kombinationsbehandlung mit Kortikoiden und Chlorambucil (Knospe- oder Winkelmann-Schema) durchgeführt werden. Eine Polychemotherapie ist in der Regel erst bei Organbeteiligung erforderlich. In einigen Zentren wird auch die extrakorporale Photopherese erfolgreich eingesetzt.

Prognose und Verlauf: Die Erkrankung verbleibt oft über Jahre oder Jahrzehnte im Ekzemstadium mit einer 5-Jahres-Überlebensrate wie in der Normalbevölkerung. Vollständige Rückbildungen, insbesondere bei früher und adäquater Therapie, sind möglich. Nach Eintritt in das Tumorstadium führt die Krankheit in der Regel innerhalb einiger Jahre zum Tode.

▶ **Klinischer Fall.** Bei einem 73-jährigen Patienten bestanden seit etwa 10 Jahren juckende Hautveränderungen, die vom Hausarzt unter der Diagnose Ekzem und später Psoriasis mit Lokalsteroiden behandelt wurden. Diese Therapie führte immer wieder zu Remissionen. Der Patient wurde zur Abklärung vorgestellt (Abb. **C-8.3**). Am gesamten Integument fanden sich scharf begrenzte, bis handflächengroße erythematöse Makulä und Plaques. Die Oberfläche wies eine feine Schuppung auf. Daneben bestanden z. T. exulzerierte Tumoren. Der Patient klagte über einen ausgeprägten Juckreiz. Die klinische Diagnose Mycosis fungoides konnte histopathologisch bestätigt werden. Unter systemischer PUVA-Behandlung sowie Röntgenbestrahlung der Tumoren (7×Gy, Dermopan Stufe IV) kam es nach Wochen zur fast vollständigen Rückbildung der Hauterscheinungen, die mit intermittierenden Behandlungszyklen über 5 Jahre erhalten werden konnte.

C-8.3 Mycosis fungoides im Stadium III

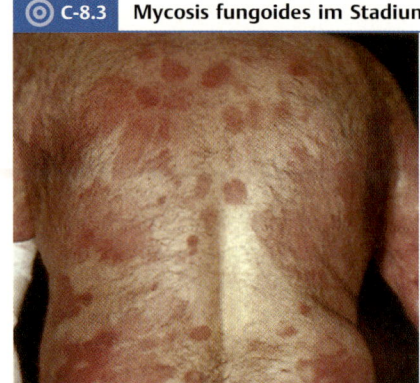

Nebeneinander von Plaques und Tumoren (73-jähriger Patient).

8.2.2 Sézary-Syndrom

▶ **Synonym.** T-Zell-Erythrodermie

▶ **Definition:** Erythrodermatisch verlaufendes kutanes T-Zell-Lymphom mit generalisierter Lymphadenopathie und im Blut zirkulierenden atypischen T-Zellen (Sézary-Zellen).

Epidemiologie: Die Erkrankung ist weitaus seltener als die Mycosis fungoides, der Erkrankungsbeginn liegt selten vor dem 50. Lebensjahr; Männer sind häufiger als Frauen betroffen.

Ätiologie: Ungeklärt. In Einzelfällen sind retrovirale DNA-Sequenzen in den Lymphomzellen gefunden worden.

Klinik: Das Sézary-Syndrom beginnt mit uncharakteristischen, ekzematösen Veränderungen ähnlich der Mycosis fungoides, die sich in eine Erythrodermie mit ausgeprägter Hautinfiltration weiterentwickeln (Abb. **C-8.4a**). Die befallene Haut neigt zu Hyperpigmentierung (**Melanoerythrodermie**) und ausgeprägtem Juckreiz. An Handflächen und Fußsohlen findet man als paraneoplastisches Zeichen ausgeprägte Hyperkeratosen (Abb. **C-8.4b**) sowie Nagelveränderungen (Onychodystrophie). Die oberflächlichen Lymphknoten sind geschwollen, was sowohl dermopathisch (unspezifisch) als auch tumorös bedingt sein kann. Im peripheren Blut sind atypische T-Zellen (Sézary-Zellen) nachweisbar, die Krankheit wird deshalb als leukämische Verlaufsform der Mycosis fungoides angesehen.

◀ Synonym

◀ Definition

Epidemiologie: Selten; betrifft vor allem Männer im höheren Lebensalter.

Ätiologie: Nicht bekannt.

Klinik: Stark juckende Erythrodermie mit Nachweis von atypischen T-Zellen (Sézary-Zellen) im peripheren Blut (Abb. **C-8.4**).

C-8.4 Sézary-Syndrom

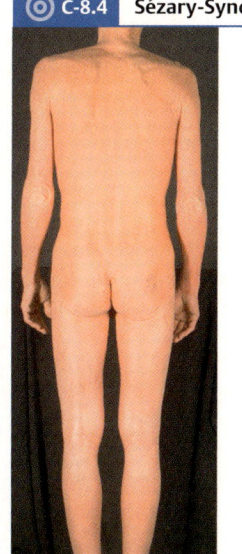
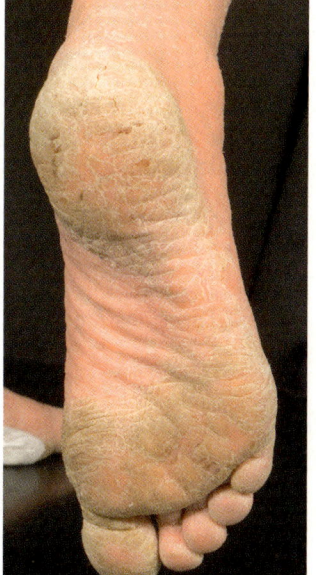

a Erythrodermer Patient mit **b** plantaren Hyperkeratosen.

Diagnostik: Die Abgrenzung zu anderen Erythrodermien kann schwierig sein. Wichtig ist neben Klinik, Histologie und Molekularbiologie der Nachweis von ≥ 1000 Sézary-Zellen/mm^3 im Differenzialblutbild.

Histopathologie: Das histopathologische Bild entspricht der Mycosis fungoides (s. S. 352).

Diagnostik: Die Diagnose erfolgt mithilfe von Klinik, Histologie, Molekularbiologie und Nachweis von Sézary-Zellen im Blut (≥ 1000 Zellen/mm^3).

Histopathologie: Entspricht der Mycosis fungoides.

Differenzialdiagnose: Erythrodermie anderer Genese, z. B. Ekzeme, Psoriasis, Lichen ruber.

Therapie: Ähnlich der Mycosis fungoides (s. S. 352).

Prognose: Unbehandelt letaler Verlauf innerhalb weniger Jahre.

8.2.3 Großzelliges CD30-positives kutanes T-Zell-Lymphom

▶ **Definition**

Epidemiologie: Seltenes Lymphom des höheren Lebensalters.

Klinik: Meist solitäre Knoten, die exulzerieren, aber auch spontan abheilen können.

Histopathologie: Großzellige, CD30-positive Lymphomzellen.

Differenzialdiagnose: Andere Lymphome, lymphomatoide Papulose, Hautmetastasen anderer Tumoren.

Therapie: Therapie der Wahl ist Exzision oder Radiatio solitärer Herde.

Prognose: Die 5-Jahres-Überlebensrate liegt bei 90 %.

8.2.4 Großzelliges CD30-negatives kutanes T-Zell-Lymphom

▶ **Definition**

Klinik Schnell wachsende Plaques, Knoten oder Tumoren.

Histopathologie: Pleomorphe Lymphomzellen, die kein CD30 exprimieren.

Therapie: Meistens Polychemotherapie erforderlich.

Differenzialdiagnose: Eine Erythrodermie stellt die Maximalform unterschiedlicher Dermatosen dar. Differenzialdiagnostisch kommen neben einem Sézary-Syndrom Arzneimittelreaktionen, Ekzeme, Psoriasis, Pityriasis rubra pilaris und Lichen ruber in Betracht.

Therapie: Zur Therapie werden ähnlich wie bei Mycosis fungoides PUVA, Interferon-α, Chlorambucil/Prednison und Methotrexat eingesetzt. Durch die extrakorporale Photopherese lassen sich die Symptome angehen, jedoch scheint sich die Überlebenszeit nicht zu verlängern.

Prognose: Unbehandelt besteht eine schlechte Prognose mit einer 5-Jahres-Überlebensrate von ca. 11 %.

8.2.3 Großzelliges CD30-positives kutanes T-Zell-Lymphom

▶ **Definition:** Es handelt sich um kutane Lymphome mit großen Tumorzellen, die T-Lymphozyten sind und das Aktivierungsantigen CD30 exprimieren. Unabhängig von der Morphologie der Tumorzellen (anaplastisch, immunoblastisch, pleomorph) haben diese Lymphome eine gute Prognose.

Epidemiologie: Ca. 10 % aller kutanen Lymphome sind CD30-positive großzellige Lymphome. Sie treten meist bei älteren Menschen und nur selten im Kindes- und Jugendalter auf.

Klinik: Es entstehen solitäre Knoten oder größere Tumoren ohne bevorzugte Lokalisation. Sehr häufig exulzerieren die Tumorknoten, aber auch eine spontane Regression ist möglich. Ein großflächiger Hautbefall ist ebenso wie eine systemische Beteiligung untypisch.

Histopathologie: Es finden sich Infiltrate aus großzelligen, pleomorphen oder anaplastischen Lymphoblasten, die eine starke Expression des Aktivierungsantigens CD30 aufweisen. Ein Epidermotropismus fehlt in der Regel.

Differenzialdiagnose: Andere kutane Lymphome und insbesondere die lymphomatoide Papulose müssen abgegrenzt werden. Auch Hautmetastasen anderer Tumoren können ein ähnliches klinisches Bild machen.

Therapie: Solitäre Herde werden exzidiert und / oder bestrahlt. Ausgedehnterer Befall wird mit der Kombination PUVA/Interferon, mit Methotrexat oder Radiatio behandelt, nur in sehr seltenen Fällen ist eine Chemotherapie erforderlich.

Prognose: Die 5-Jahres-Überlebensrate liegt bei 90 %, daneben sind spontane Remissionen möglich.

8.2.4 Großzelliges CD30-negatives kutanes T-Zell-Lymphom

▶ **Definition:** Primär kutanes Lymphom, dessen Tumorzellen T-Lymphozyten und für das Aktivierungsantigen CD30-negativ sind. Die Prognose ist schlecht.

Klinik: Meist entstehen solitäre oder generalisierte Plaques, Knoten oder größere Tumoren. Häufig kommt es schnell zu einem generalisierten Hautbefall und auch zu systemischer Beteiligung.

Histopathologie: Noduläres oder diffuses Infiltrat aus mittelgroßen bis großen pleomorphen T-Lymphozyten und Immunoblasten. Die Lymphomzellen sind für CD30 negativ.

Therapie: Nur bei solitären oder lokalisierten Befunden sollte eine Radiatio erwogen werden, ansonsten ist in der Regel eine Polychemotherapie erforderlich.

Prognose: Die Prognose ist schlecht, die Fünfjahresüberlebensrate liegt bei 15 %.

8.2.5 Pleomorphes klein-/mittelgroßzelliges T-Zell-Lymphom der Haut

▶ **Definition:** Kutanes Lymphom, das nach der EORTC-Klassifikation (Tab. C-8.1) als provisorische Entität eingeordnet wird, da die Prognose bisher noch nicht sicher abgeschätzt werden kann.

Epidemiologie: Dieses Lymphom tritt bevorzugt im mittleren und höheren Lebensalter auf.

Klinik: Es findet sich ein einzelnes Knötchen oder disseminierte Papeln und Knoten mit braun-roter Farbe. Im Gegensatz zur Mycosis fungoides ist eine epidermale Beteiligung und damit ein ekzematöser Aspekt selten.

Histopathologie: Man sieht ein dermales Infiltrat pleomorpher Lymphozyten, meist vom T-Helferzellphänotyp (CD4-positiv). Im Gegensatz zur Mycosis fungoides ist ein Epidermotropismus der Lymphozyten selten nachweisbar.

Differenzialdiagnose: Eine eindeutige Abgrenzung von Pseudolymphomen ist, auch bei Anwendung molekulargenetischer Methoden, oftmals nicht möglich. Ein primär extrakutanes Lymphom sollte durch Staginguntersuchungen ausgeschlossen werden.

Therapie: Bei lokalisierten Herden ist die Exzision und/oder Radiotherapie die Therapie der Wahl, bei disseminiertem Befall Therapie wie bei Mycosis fungoides (PUVA, Interferon, Methotrexat (S. 354).

8.2.6 Lymphomatoide Papulose

▶ **Definition:** Chronische Erkrankung, die durch wiederkehrende, spontan heilende entzündliche Papeln und Knötchen gekennzeichnet ist. Trotz klinisch meist benignem Verlauf zeigt sich histologisch ein malignes Bild.

Epidemiologie: Seltene Erkrankung des mittleren Erwachsenenalters.

Ätiologie: Die Ursache dieser Erkrankung ist ungeklärt.

Klinik: Ohne jegliche Allgemeinerscheinungen treten schubartig rote Knötchen, besonders am Stamm und in der Glutäalregion auf. Die meist asymptomatischen Effloreszenzen können sich hämorrhagisch nekrotisch umwandeln und heilen nach 3–4 Wochen unter Narbenbildung ab. Typisch ist ein Verlauf über viele Jahre. Bei 10–20 % der Patienten ist die Erkrankung mit einem anderen malignen Lymphom assoziiert, das der Lymphomatoiden Papulose vorausgehen oder aus ihr entstehen kann. Meistens handelt es sich dabei um eine Mycosis fungoides, ein CD30-positives großzelliges Lymphom oder einen Morbus Hodgkin.

Diagnostik: Die Diagnose wird durch das typische klinische Bild und die Histopathologie gestellt.

Histopathologie: Es findet sich ein dichtes, polymorphes dermales Infiltrat mit atypischen T-Lymphozyten. Diese sind entweder groß und exprimieren das Aktivierungsantigen CD30 (Ki-1) (Typ A der lymphomatoiden Papulose), oder kleiner und zerebriform und meist CD30-negativ wie bei der Mycosis fungoides (Typ B der lymphomatoiden Papulose). Hämorrhagien und Nekrosen sind sekundäre Veränderungen. Mit molekulargenetischen Methoden kann eine monoklonale Proliferation transformierter T-Lymphozyten nachgewiesen werden, wobei herdspezifische, unterschiedliche Klone auftreten können. Die Rückbildung nach einigen Wochen bedeutet möglicherweise eine Selbstheilung durch Ausschaltung dieser Klone.

Differenzialdiagnose: Differenzialdiagnostisch kommen die Pityriasis lichenoides acuta und auch eine Lues II in Betracht. In Infiltraten des Morbus Hodgkin und kutanen T-Zell-Lymphomen können ebenfalls CD30-positive Zellen auftreten, so dass beide Erkrankungen ausgeschlossen werden müssen.

Differenzialdiagnose: Pityriasis lichenoides acuta, Lues II, andere kutane Lymphome.

Therapie: Eine sicher wirksame Therapie ist nicht bekannt. Versucht werden kann die Gabe von lokalen Kortikoiden, PUVA, Methotrexat oder Interferon. Bei einzelnen Herden ohne subjektive Beeinträchtigung kann abgewartet werden.

Therapie: Keine sicher wirksame Therapie bekannt.

Prognose: Die Prognose ist gut mit einer Fünfjahresüberlebensrate von 100 %.

Prognose: Die Fünfjahresüberlebensrate liegt bei 100 %.

8.3 Primär kutane B-Zell-Lymphome (CBCL)

8.3.1 Kutanes Keimzentrumslymphom

8.3 Primär kutane B-Zell-Lymphome (CBCL)

8.3.1 Kutanes Keimzentrumslymphom

▶ **Definition:** Relativ gutartig verlaufende B-Zell-Lymphome, die typischerweise solitäre oder mehrere rötliche Knoten am Kopf, Nacken oder Oberkörper ausbilden.

▶ Definition

Epidemiologie: Primär kutane B-Zell-Lymphome machen ca. 25 % aller kutanen Lymphome aus, wobei die Keimzentrumslymphome die häufigsten unter den B-Zell-Lymphomen sind.

Epidemiologie: Häufigste Entität der primär kutanen B-Zell-Lymphome.

Klinik: Das klinische Bild ist gekennzeichnet durch solitäre oder auch gruppiert stehende rötliche Papeln oder Knoten. Diese sind bevorzugt am Capillitium, Nacken oder Stamm lokalisiert (Abb. **C-8.5**).

Klinik: Meist solitäre Knoten (Abb. **C-8.5**).

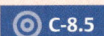

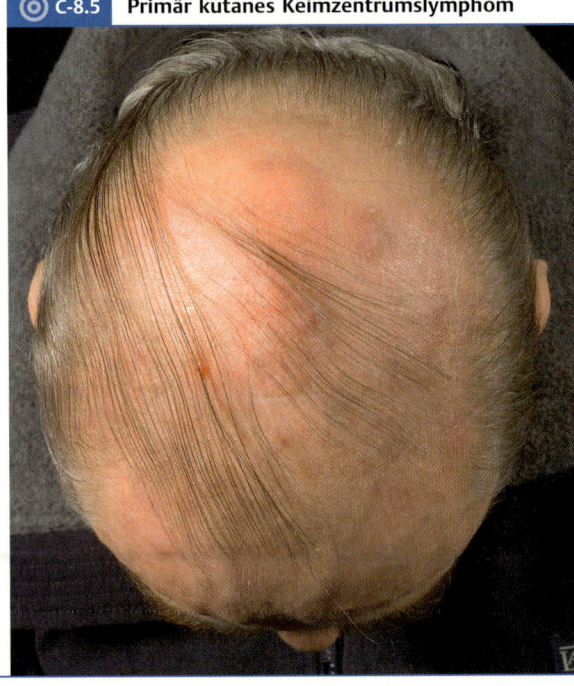

C-8.5 Primär kutanes Keimzentrumslymphom

Erythematöse Knoten am Kapillitium.

Diagnostik: Die Diagnose wird klinisch und histopathologisch gestellt. Wichtig ist ein ausgedehntes Staging zum Ausschluss eines primär nodalen Lymphoms mit sekundärer Hautbeteiligung.

Diagnostik: Klinische und histopathologische Diagnose.

Histopathologie: In den dermalen Infiltraten, die die Epidermis nicht betreffen, finden sich Keimzentrumszellen (Zentrozyten und Zentroblasten), die B-Zellmarker exprimieren. Molekulargenetisch lässt sich ein klonales Rearrangement des Immunglobulingens nachweisen.

Differenzialdiagnose: Differenzialdiagnostisch sollten vor allem Pseudolymphome (u.a. Borrelieninfektion) ausgeschlossen werden, wobei die Abgrenzung auch histologisch schwierig sein kann. Ein sekundär kutanes Lymphom muss durch die Staginguntersuchungen ausgeschlossen werden.

Therapie: Die Therapie der Wahl ist die Exzision und Strahlentherapie. Daneben stehen die intraläsionale und systemische Injektion von monoklonalen Antikörpern (Rituximab) und Interferon-α zur Verfügung. Nur bei generalisierter Ausdehnung oder viszeraler Beteiligung ist eine systemische Chemotherapie angebracht.

Prognose: Die Prognose ist sehr günstig mit einer Fünfjahresüberlebensrate von 97 %.

Histopathologie: Dermal lokalisierte klonale B-lymphozytäre Zellen.

Differenzialdiagnose: Pseudolymphome, sekundär kutane Lymphome.

Therapie: Exzision und Radiatio der Knoten, selten Chemotherapie erforderlich.

Prognose: Günstige Prognose, Fünfjahresüberlebensrate von 97 %.

8.3.2 Immunozytom

▶ **Definition:** Niedrigmalignes B-Zell-Lymphom, hervorgerufen durch diffus proliferierende kleine Lymphozyten, lymphoplasmozytoide Zellen und Plasmazellen. Diese produzieren zwar Immunglobuline, sezernieren sie im Gegensatz zu Plasmozytomen aber nur selten ins Blut. Wegen der Herkunft der Zellen bezeichnet man diese Lymphome auch als Marginalzonenlymphome.

◀ **Definition**

Epidemiologie: Das Immunozytom ist ein seltenes Lymphom, das vor allem im mittleren Erwachsenenalter auftritt.

Ätiologie: Die Ätiologie ist unbekannt, es ist keine spezifische Translokation bekannt.

Klinik: Es finden sich rasch entstandene solitäre oder multiple braun-rote Plaques oder Knoten, die keine Beschwerden verursachen und bevorzugt an den Extremitäten auftreten. Immunglobuline (meist Leichtketten) sind nur selten im Serum nachweisbar.

Diagnostik: Die Diagnose wird histopathologisch gestellt.

Histopathologie: In der mittleren und tiefen Dermis finden sich massive Infiltrate aus kleinen Lymphozyten, lymphoplasmozytoiden Zellen und Plasmazellen, die B-Zell-Oberflächenmarker exprimieren. Im Zytoplasma dieser Zellen sind Immunglobuline nachweisbar. In der molekulargenetischen Diagnostik lässt sich ein klonales Immunglobulin-Gen-Rearrangement nachweisen.

Differenzialdiagnose: Differenzialdiagnostisch kommen andere kutane Lymphome und Pseudolymphome in Betracht.

Therapie: Kleinere Herde können exzidiert werden, ansonsten ist eine Bestrahlung mit schnellen Elektronen wirksam.

Prognose: Die Prognose ist günstig mit einer Fünfjahresüberlebensrate von 100 %.

Epidemiologie: Seltenes Lymphom des mittleren Lebensalters.

Ätiologie: Unbekannt.

Klinik: Solitäre oder multiple Plaques oder Knoten. Eine Paraproteinämie ist ungewöhnlich.

Diagnostik: Histopathologische Diagnose.

Histopathologie: Dermales Infiltrat von lymphoplasmoiden B-Zellen, in denen Immunglobuline nachweisbar sind.

Differenzialdiagnose: Andere kutane Lymphome und Pseudolymphome.

Therapie: Exzision oder Radiatio.

Prognose: Günstig, Fünfjahresüberlebensrate von 100 %.

8.3.3 Großzelliges B-Zell-Lymphom der unteren Extremität

▶ **Definition:** Primär kutanes B-Zell-Lymphom, das typischerweise an einem Bein auftritt. Die Prognose ist schlechter als bei den Keimzentrumslymphomen.

Epidemiologie: Das großzellige B-Zell-Lymphom der unteren Extremität ist ein seltenes Lymphom, das vor allem im höheren Alter auftritt.

Klinik: Es finden sich relativ rasch wachsende blaurote Knoten an einem, seltener auch an beiden Beinen, wobei die Unterschenkel bevorzugt werden. Häufig besteht auch eine Schwellung und bereits spezifische Infiltration der inguinalen Lymphknoten.

Histopathologie: Diffuses, nichtepidermotropes Infiltrat aus großen B-Lymphozyten (Zentroblasten, großen Zentrozyten und Immunoblasten). B-Zell-Oberflächenmarker werden exprimiert und eine klonale Proliferation kann nachgewiesen werden.

Differenzialdiagnose: Differenzialdiagnostisch kommen andere kutane Lymphome und Pseudolymphome in Betracht.

Therapie: Solitäre oder umschriebene Hauttumoren können bestrahlt werden, ansonsten ist eine systemische Therapie mit dem monoklonalen Antikörper Rituximab oder Chemotherapie erforderlich.

Prognose: Die Prognose ist schlechter als bei den bisher genannten primär kutanen B-Zell-Lymphomen mit einer Fünfjahresüberlebensrate von 60 %.

8.4 Leukämien der Haut

8.4.1 Allgemeines

Leukämien sind durch eine systemische, diffuse und autonome Proliferation weißer Blutzellen gekennzeichnet. Meist kommt es zur Ausschwemmung dieser malignen Zellen ins Blut, daneben ist auch eine Proliferation in extramedullären Organen möglich. An der Haut kann es zu einer spezifischen Infiltration (Leucaemia cutis) und zu unspezifischen Veränderungen (Leukämide) kommen.

8.4.2 Spezifische Hautveränderungen

▶ **Definition:** Definition: Spezifische leukämische Infiltrate entstehen durch die Proliferation der malignen Zellen in der Haut oder an Schleimhäuten.

Epidemiologie: Spezifische Hauterscheinungen gehen bei der Monozytenleukämie in bis zu 50 % den leukämischen Blutbildveränderungen voraus, bei den anderen Leukämien sind sie seltener (5–30 %).

Klinik: Es entstehen erythematöse Papeln, Knoten oder plattenartige Infiltrate von hautfarbener bis braunroter oder lividroter Farbe. Auch Makulä sind möglich. Eine Vergrößerung der Gesichtszüge bei einer diffusen leukämischen Infiltration wird als **Facies leontina** bezeichnet (Abb. **C-8.6**). Besonders bei den akuten Leukämien treten auch Schleimhautinfiltrate auf (Gingivahyperplasie, Nekrosen).

Therapie: Die Behandlung erfolgt im Rahmen der Grundkrankheit, ggf. können die spezifischen Hautveränderungen zusätzlich mit einer Strahlentherapie behandelt werden.

C-8.6 Facies leontina

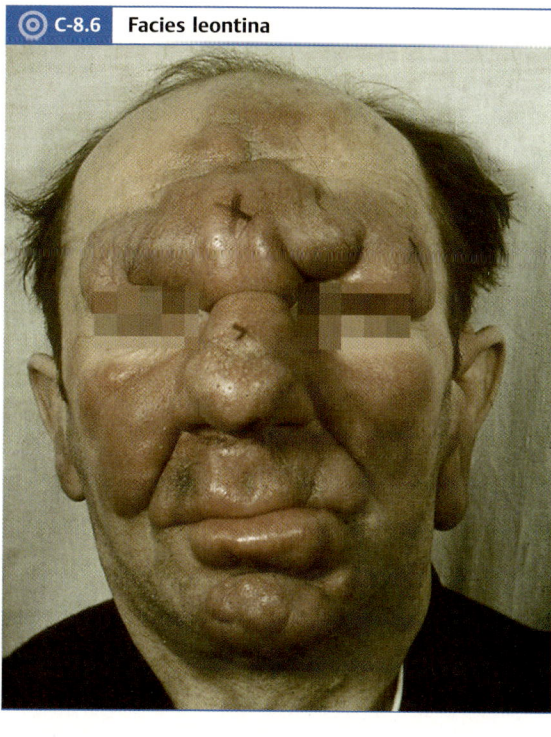

Ausgeprägte Vergröberung der Gesichtszüge bei diffuser leukämischer Infiltration.

C-8.7 Spezifische Hautveränderung bei Monozytenleukämie

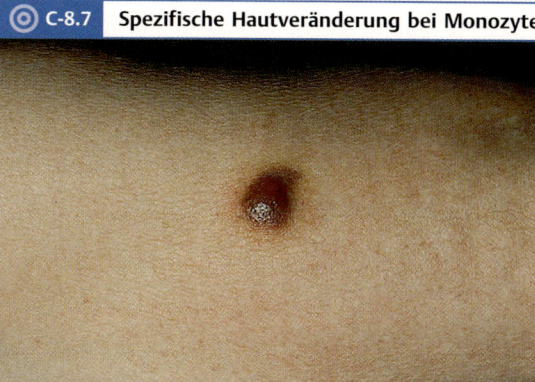

Hämorrhagischer Tumorknoten bei einer 82-jährigen Patientin mit Monozytenleukämie.

8.4.3 Unspezifische Hautveränderungen (Leukämide)

Epidemiologie: Unspezifische Hauterscheinungen sind bei etwa 30–50 % der Leukämiepatienten zu beobachten.

Klinik: Durch die gestörte Hämatopoese findet man Hautblässe bei Anämie, Hämorrhagien und Petechien bei Thrombozytopenie und vermehrte Infektionen (Mykosen, Pyodermien, Herpes-Infektionen) durch die Störung der weißen Blutzellen.
Reaktiv oder paraneoplastisch kann es zu Pruritus, figurierten Erythemen, einem Sweet-Syndrom (akute febrile neutrophile Dermatose), einem Pyoderma gangraenosum oder bullösen Veränderungen kommen.

Therapie: Die Behandlung der Grundkrankheit steht im Vordergrund. Die unspezifischen Hautveränderungen werden entsprechend der ausgelösten Dermatose therapiert. Falls eine Leukämie als Grundkrankheit nicht bekannt ist, sollte diese bei den genannten Leukämiden ausgeschlossen werden.

8.4.3 Unspezifische Hautveränderungen (Leukämide)

Epidemiologie: Unspezifische Hauterscheinungen finden sich bei 30–50 % aller Leukämien.
Klinik: Man unterscheidet Hautveränderungen, die durch die gestörte Hämatopoese zustande kommen von solchen, die reaktiv oder paraneoplastisch sind.

Therapie: Die Behandlung der Grundkrankheit steht im Vordergrund.

8.5 Morbus Hodgkin

▶ **Synonym.** Lymphogranulomatose

▶ **Definition:** Von den Lymphknoten ausgehendes malignes Lymphom, für das der histologische Nachweis von Hodgkin- und Sternberg-Zellen pathognomonisch ist.

Epidemiologie: Die Inzidenz beträgt 3/100 000 pro Jahr, wobei eine spezifische Hautinfiltration sehr selten ist (bis 5%).

Klinik: Die Hauptmanifestationsorte des Morbus Hodgkin sind Lymphknoten und Milz. Bis zu 5 % der Erkrankten weisen spezifische Hauterscheinungen mit Nachweis von Hodgkin-Zellen in der Dermis auf. Diese bestehen aus livid-roten oder bräunlichen Plaques oder Knoten. In Spätstadien der Erkrankung werden auch diffuse plattenartige Hautinfiltrate, insbesondere über Lymphknotenregionen, beobachtet. Eine Exulzeration der Herde ist möglich (**Ulcus lymphogranulomatosum**).

Bei 30–50% der Hodgkin-Patienten kommt es zu **unspezifischen paraneoplastischen Hautveränderungen:** sehr häufig sind Pruritus oder diffuse Hyperpigmentierungen der Haut. Ein Zoster generalisatus ist Folge einer krankheitsbedingten Immunsuppression.

8.6 Pseudolymphome

8.6.1 Allgemeines

Kutane Pseudolymphome sind gutartige, reaktiv bedingte, rückbildungsfähige lymphoproliferative Prozesse, die klinisch und oft auch histopathologisch einem malignen Lymphom gleichen. Als Ursache dieser Veränderungen kommen Insektenstiche, Arzneimittelallergien oder abnorme Reaktionen auf Licht oder Fremdkörper infrage.

8.6.2 Lymphozytom

▶ **Synonym.** Lymphadenosis cutis benigna

▶ **Definition:** Überwiegend singulärer, rückbildungsfähiger, reaktiv hyperplastischer Knoten, der nach Zeckenstichen entstehen kann.

Epidemiologie: Das Lymphozytom tritt bei Kindern und Jugendlichen auf. Es wird häufiger bei Frauen beobachtet.

Ätiologie: Eine Infektion durch **Borrelia burgdorferi** oder andere Borrelientypen ist in den meisten Fällen Auslöser des Lymphozytoms.

Klinik: In der Regel findet sich am Ohrläppchen (Abb. **C-8.8**), der Mamillengegend, der Axille oder am Skrotum ein recht scharf begrenztes, relativ weiches, blaurotes, knotiges Infiltrat; gelegentlich geht von diesem Herd Juckreiz aus, Allgemeinsymptome fehlen. Die regionären Lymphknoten sind zuweilen geschwollen, im Blutbild kann eine Lymphozytose bestehen. Ein örtlicher Zusammenhang mit vorausgegangenen Zeckenstichen kann aber nur in den seltensten Fällen nachgewiesen werden.

Diagnostik: Die klinische Verdachtsdiagnose sollte histopathologisch bestätigt werden.

C-8.8 Lymphozytom

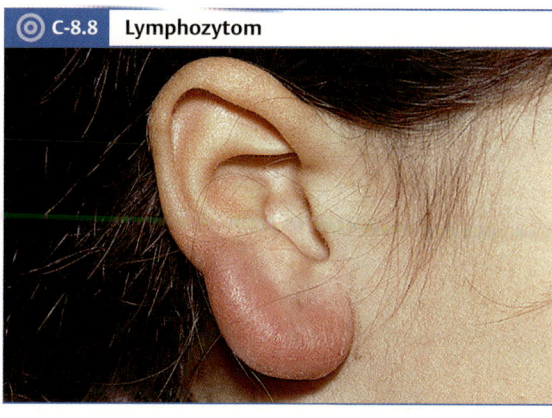

Deutlich begrenztes, rotbläuliches, tumoröses Infiltrat am Ohrläppchen bei einem 14-jährigen Mädchen.

Histopathologie: Charakteristisch sind noduläre, teilweise auch diffuse lymphoide Infiltrate in der oberen und mittleren Dermis mit Abnahme der Infiltratdichte zur Subkutis hin und oft Ausbildung von Keimzentren (**B-Zell-Pseudo-Lymphom**). Ein klonales Wachstum kann nicht nachgewiesen werden.

Differenzialdiagnose: Ein echtes Lymphom, eine Sarkoidose, ein eosinophiles Granulom und an der Brust ein Morbus Paget sind histopathologisch auszuschließen. Die Abgrenzung von B-Zell-Pseudolymphomen anderer Genese ist durch Bestimmung der Antikörpertiter gegen Borrelien und durch den molekulargenetischen Nachweis von Borrelien-DNA mittels PCR-Untersuchung möglich.

Therapie: Therapeutisch orale Gabe von Doxycyclin (200 mg/d) oder Amoxicillin (3×500–1000 mg/d) für 21 Tage.

Histopathologie: Lymphofollikuläre Infiltrate von B-Lymphozyten.

Differenzialdiagnose: Lymphom, Sarkoidose, Morbus Paget der Mamille, eosinophiles Granulom (Gesicht).

Therapie: Doxycyclin oder Amoxicillin.

8.6.3 Lymphocytic infiltration of the skin (Jessner-Kanof)

▶ **Definition:** Rückbildungsfähige, figurierte lymphozytäre Infiltrate besonders in lichtexponierten Arealen.

Epidemiologie: Nicht seltene Erkrankung im mittleren Erwachsenenalter, die vor allem bei Männern auftritt.

Ätiologie: Die Ursache der Erkrankung ist unbekannt. Sie ist auch noch nicht generell als eigene Entität anerkannt.

Klinik: Insbesondere in den lichtexponierten Arealen des Gesichtes, des Nackens und des oberen Thorax finden sich scharf begrenzte rote bis rotbraune Infiltrate, die oft aus einer Papel entstehen und sich unter zentraler Abheilung peripher ausbreiten (Abb. **C-8.9**). Zuweilen ist die Oberfläche schuppig belegt. Juckreiz ist die Ausnahme. Nach Monaten erfolgt eine spontane Abheilung ohne Narbenbildung; ein schubartiges Auftreten in weiteren Arealen ist jedoch nicht selten. Hyperästhesien oder follikuläre Keratosen wie beim diskoiden Lupus erythematodes lassen sich nicht nachweisen.

Diagnostik: Die Diagnose erfolgt histopathologisch.

Histopathologie: Es finden sich mäßig dichte oberflächliche und tiefe perivaskuläre Infiltrate, die überwiegend aus T-Lymphozyten bestehen (T-Zell-Pseudolymphom).

Differenzialdiagnose: Differenzialdiagnostisch sollten primär eine Mykose sowie ein diskoider Lupus erythematodes ausgeschlossen werden. Klinisch ähnliche Bilder können auch durch eine polymorphe Lichtdermatose, Arzneimittelreaktionen und Borrelieninfekte hervorgerufen werden.

◀ **Definition**

Epidemiologie: Betrifft bevorzugt Männer im mittleren Alter.

Ätiologie: Ungeklärt.

Klinik: Asymptomatische, oft figurierte Infiltrate in lichtexponierten Herden. Die Einzelherde heilen spontan ab, schubartig treten jedoch neue Läsionen auf (Abb. **C-8.9**).

Diagnostik: Histopathologische Diagnose.

Histopathologie: Perivaskuläre Infiltrate v. a. aus T-Lymphozyten.

Differenzialdiagnose: Mykose, diskoider LE, polymorphe Lichtdermatose, Arzneimittelreaktionen, Borreliose.

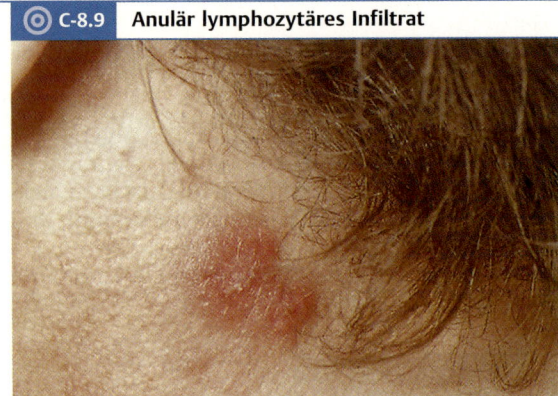

C-8.9 Anulär lymphozytäres Infiltrat

Lymphocytic infiltration of the skin bei einem 40-jährigen Mann.

Therapie: Unbefriedigend. Versuch mit Lokalsteroiden möglich, evtl. Chloroquin.

Therapie: Die Therapie ist oft unbefriedigend. Wirksam sind lokale und systemische Steroide. Versucht werden kann auch eine (Hydroxy-) Chloroquin-Therapie (Resochin, Quensyl).

8.6.4 Aktinisches Retikuloid

8.6.4 Aktinisches Retikuloid

▶ **Synonym**

▶ **Synonym.** Chronisch aktinische Dermatitis

▶ **Definition**

▶ **Definition:** Chronische ekzematoide Lichtreaktion, die an ein Lymphom erinnert. Vorausgegangen sind in der Regel Photoallergien und eine persistierende Lichtreaktion über Jahre.

Epidemiologie: Selten, betrifft meist ältere Männer.

Epidemiologie: Die Krankheit ist selten und betrifft Männer des mittleren und höheren Alters.

Ätiologie: Nicht sicher bekannt.

Ätiologie: Die Ursache ist unbekannt. Man nimmt an, dass es in Folge einer photoallergischen Dermatitis zu einer persistierenden Lichtreaktion kommt, die in ein aktinisches Retikuloid übergeht.

Klinik: Man findet lichenoide, ekzematöse Herde an den lichtexponierten Stellen mit starkem Juckreiz (Abb. **C-8.10**) und eine ausgeprägte Lichtempfindlichkeit.

Klinik: An lichtexponierten Stellen des Gesichts und des Nackens entsteht ein zunehmend lichenoides, chronisches Ekzem mit Hautverdickung, Rötung, Schuppung und starkem Juckreiz (Abb. **C-8.10**). In seltenen Fällen mündet die Erkrankung in eine Erythrodermie. Es besteht eine ausgeprägte Lichtempfindlichkeit gegenüber UVA, UVB und sichtbarem Licht.

Diagnostik: Klinisches Bild und Histopathologie.

Diagnostik: Die Diagnose ergibt sich aus den klinischen und histopathologischen Befunden.

Histopathologie: Ein buntes, dermales Infiltrat zeigt atypische Lymphozyten, Eosinophile und Plasmazellen, kann an ein kutanes Lymphom erinnern.

Histopathologie: In der Dermis findet sich ein dichtes, buntes Infiltrat aus Lymphozyten (überwiegend Suppressor-T-Lymphozyten, CD8-positiv), Plasmazellen und Eosinophilen. Vereinzelt lassen sich atypische Lymphozyten mit Mitosen nachweisen. Das Bild kann an ein Lymphom erinnern, ist jedoch uncharakteristisch; typische, die Diagnose beweisende Veränderungen gibt es nicht.

Differenzialdiagnose: Photoallergisches Ekzem, Mycosis fungoides.

Differenzialdiagnose: Differenzialdiagnostisch kommt ein chronisch photoallergisches Ekzem und bei großflächigem Befall auch eine Mycosis fungoides in Betracht.

Therapie: Lichtschutz. Lokal: Kortikoide. Systemisch: Versuch mit PUVA, evtl. Kortikoide.

Therapie: Die absolute Vermeidung von Lichtprovokationen und Lichtschutz sind zwingende Vorraussetzung für eine erfolgreiche Therapie. Paradoxerweise ist jedoch eine Lichttherapie mit niedrig dosierter PUVA oft wirksam. Die Lokaltherapie mit Steroiden kann hilfreich sein, eine immunsuppressive Therapie mit Kortikoiden, Azathioprin, Methotrexat oder Cyclosporin A sollte schweren Fällen vorbehalten bleiben. Beta-Carotin (z. B. Carotaben) und Chloroquin (z. B. Resochin) sind nur in Einzelfällen wirksam.

C-8.10 Aktinisches Retikuloid

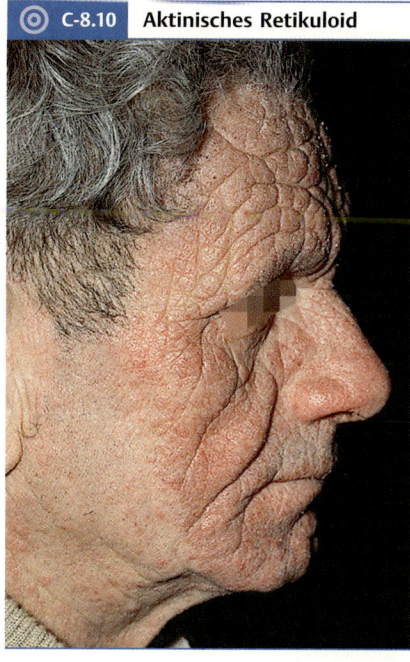

Ausgeprägte chronische, lichenoide Hautverdickung bei einem 59-jährigen Patienten mit multiplen Photoallergien (Gärtner).

Prognose: Jahrelange Persistenz; eine spontane Rückbildung und auch eine Normalisierung der Lichtempfindlichkeit sind jedoch möglich.

Prognose: Persistenz über Jahre, spontane Rückbildung möglich.

8.7 Histiozytosen

8.7.1 Allgemeines

Histiozytosen sind durch monozytär-histiozytäre Infiltrate (Monozyten/Makrophagen-System) gekennzeichnet. Morphologisch erscheinen diese Infiltratzellen als Xanthomzellen, Epitheloidzellen, Fremdkörperriesenzellen oder Langerhanszellen.

Eine allgemein anerkannte Klassifikation der Histiozytosen gibt es bislang noch nicht. Folgende Einteilung wird üblicherweise verwendet:

- **Non-Langerhanszell-Histiozytosen:** Hierzu gehören das juvenile Xanthogranulom, das Xanthoma disseminatum, die multizentrische Retikulohistiozytose, die generalisierten eruptiven Histiozytome und weitere noch seltenere Formen.
- **Langerhanszell-Histiozytosen** mit ihren Unterformen.

8.7.2 Juveniles Xanthogranulom

▶ **Synonym.** Juveniles Riesenzellgranulom, Nävoxanthoendotheliom

▶ **Definition:** Benigne Histiozytose des frühen Kindesalters, bei der gelborange Knoten bevorzugt im Gesicht auftreten, die sich innerhalb einiger Jahre spontan zurückbilden.

Epidemiologie: Die Erkrankung ist nicht selten und tritt bei Säuglingen und Kleinkindern vor allem im ersten Lebensjahr auf.

Ätiologie: Die Ätiologie ist unbekannt.

Epidemiologie: Die Erkrankung ist nicht selten und betrifft Säuglinge und Kleinkinder.

Ätiologie: Unbekannt.

Klinik: Gelborange glänzende Tumoren im Gesicht und an den Streckseiten der Extremitäten, die sich nach Monaten bis Jahren spontan zurückbilden (Abb. **C-8.11**).

Diagnostik: Klinisch.

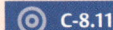 C-8.11

Klinik: Am Kopf und den Streckseiten der Extremitäten finden sich relativ rasch wachsende gelborange, kutan gelegene Papeln oder halbkugelige Tumoren. Diese treten solitär oder zu mehreren ohne Regelmäßigkeit der Anordnung auf (Abb. **C-8.11**). In seltenen Fällen sind Schleimhäute, Augen und innere Organe betroffen. Ohne Therapie bilden sich die asymptomatischen Herde innerhalb von Jahren unter Rücklassung einer Hyperpigmentierung zurück.

Diagnostik: Die Diagnose wird klinisch gestellt, eine histopathologische Bestätigung ist nur selten nötig.

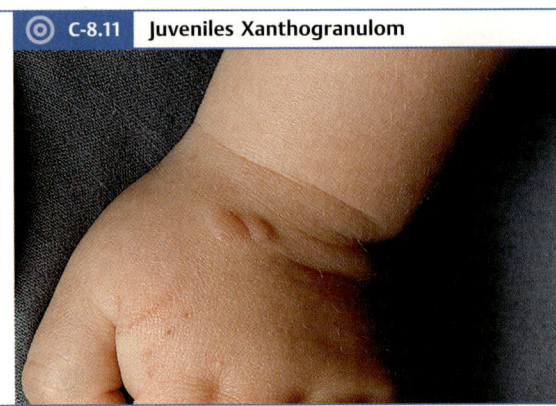

C-8.11 **Juveniles Xanthogranulom**

Zwei kutan gelegene Papeln am Handgelenk bei einem 18 Monate alten Mädchen.

Histopathologie: Histiozytäre granulomatöse Infiltrate.

Differenzialdiagnose: Mastozytose, Langerhanszell-Histiozytose.

Therapie: Nicht nötig.

8.7.3 Langerhanszell-Histiozytosen

▶ **Synonym**

▶ **Definition**

Epidemiologie: Selten, betrifft vor allem Kinder.

Ätiologie: Nicht bekannt.

Klinik: Einteilung in drei Unterformen:

Histopathologie: Es finden sich dermale granulomatöse Infiltrate aus Histiozyten, Schaumzellen, typischen Touton-Riesenzellen, Fremdkörperriesenzellen, Lymphozyten und Eosinophilen. Langerhanszellen sind nicht beteiligt, eine Beziehung zur Langerhanszell-Histiozytose besteht nicht.

Differenzialdiagnose: Ein exanthematischer Befall im Gesicht kann eine Langerhanszell-Histiozytose imitieren, die histologisch ausgeschlossen werden kann. Mastozytosen können durch fehlende urtikarielle Reaktionen nach physikalischen Reizen ausgeschlossen werden.

Therapie: Keine, allenfalls ist die Exzision störender Knoten zu erwägen. Bei exanthematischem Befall kann eine Kortikoidbehandlung versucht werden.

8.7.3 Langerhanszell-Histiozytosen

▶ **Synonym.** Histiozytosis X

▶ **Definition:** Durch Infiltrate und Granulome aus Langerhanszellen gekennzeichnete Erkrankung.

Epidemiologie: Die Langerhanszell-Histiozytosen sind selten. Sie treten bevorzugt im Kindesalter auf.

Ätiologie: Die Ätiologie ist unbekannt. Es ist bislang noch nicht geklärt, ob die Langerhanszell-Histiozytosen einen reaktiven Prozess oder eine maligne Proliferation darstellen.

Klinik: Es handelt sich um primäre Systemerkrankungen, wobei in der Hälfte der Fälle Hauterscheinungen vorliegen. Nach Verlaufsform und Manifestationsalter werden drei Erscheinungsformen unterschieden, wobei Übergänge dieser Formen möglich sind.

8.7 Histiozytosen

- Das **Abt-Letterer-Siwe-Syndrom** tritt gewöhnlich als akute Erkrankung im ersten Lebensjahr auf. An der Haut findet man gelbbraune, leicht schuppende Papeln, die zum Teil nekrotisch zerfallen und dann sekundär superinfiziert werden. Das schubartige Neuauftreten von Effloreszenzen führt zu einem polymorphen Bild. Die Erkrankung ist primär generalisiert, sie führt zu septischem Fieber und Blutbildveränderungen. Häufig bestehen Lymphadenopathien, eine Hepatosplenomegalie und auch Knochenveränderungen. Die Erkrankung schreitet rasch voran und führt oft innerhalb eines Jahres zum Tode.
- Die **Hand-Schüller-Christian-Krankheit** ist die chronische Verlaufsform der Langerhanszell-Histiozytose. Die Erkrankung beginnt im Kindesalter, selten auch im Erwachsenenalter. Die Hautveränderungen sind vielgestaltig, es finden sich braunrote Flecken und gelbbraune schuppende Papeln, die krustig belegt und oft auch superinfiziert sind. Prädilektionsorte sind der Kopf, die seborrhoischen Areale des Rumpfes und die Anogenitalregion. An den Schleimhäuten kann es zu schmerzhaften Ulzerationen kommen. Durch Granulombildung in den Knochen kommt es zu Defekten, die im Bereich der Schädelkalotte zu einem Landkartenschädel führen. Bei Befall der Sella kommt es zum **Diabetes insipidus**; Granulome in der Orbita führen zum **Exophthalmus**. Der Verlauf ist in der Regel chronisch progredient und führt in vielen Fällen zum Tode. Die Prognose ist umso besser, je später die Erkrankung auftritt.
- Das **eosinophile Granulom der Knochen** ist eine relativ gutartige Verlaufsform der Langerhanszell-Histiozytose. Sie wird als Spielart der Hand-Schüller-Christian-Krankheit aufgefasst, bei der Knochendefekte im Vordergrund stehen. Diese führen oft zu Spontanfrakturen. Die Hautveränderungen entsprechen der Hand-Schüller-Christian-Krankheit, sind jedoch diskreter ausgeprägt. Die Erkrankung schreitet nur langsam fort, zuweilen kommt es zu Spontanheilungen.

Diagnostik: Die Diagnose wird histopathologisch gesichert.

Histopathologie: Es findet sich eine Proliferation von Histiozyten in der Dermis mit den **Oberflächenmarkern von Langerhanszellen (CD1 a)**. Elektronenmikroskopisch lassen sich Langerhans- oder **Birbeck-Granula** in diesen Zellen nachweisen. Durch molekulargenetische Untersuchungen konnte gezeigt werden, dass bei den Langerhanszell-Histiozytosen eine klonale Proliferation der Tumorzellen vorliegt.

Differenzialdiagnose: Bei allen Erkrankungsformen der Langerhanszell-Histiozytosen kommen differenzialdiagnostisch ein seborrhoisches Ekzem sowie ein Morbus Darier in Betracht.

Therapie: Die akuten Formen der Langerhanszell-Histiozytosen werden meist interdisziplinär in Therapiestudien behandelt, in denen Kortikoide und Zytostatika (Etoposid, Vinblastin, Mercaptopurin und Methotrexat), aber auch Interferon-α verabreicht werden. Knochenveränderungen sprechen auf eine Strahlentherapie an. Chronische kutane Verlaufsformen können mit einer Lichttherapie (PUVA) behandelt werden, solitäre Herde können exzidiert und ggf. bestrahlt werden. Lokaltherapeutisch kommen symptomatisch außerdem Antiseptika und Kortikoide zum Einsatz.

- **Abt-Letterer-Siwe-Syndrom:** Polymorphes Bild mit superinfizierten, teilweise nekrotischen Papeln. Septisches Fieber, Lymphadenopathie, Hepatosplenomegalie. Oft letaler Verlauf innerhalb von einem Jahr.

- **Hand-Schüller-Christian-Krankheit:** Polymorphes Bild mit Flecken und zum Teil superinfizierten Papeln an Kopf, Rumpf und Anogenitalgegend. Knochenbefall (Landkartenschädel), oft mit Destruktion der Sella und Diabetes insipidus, Exophthalmus. Chronisch progredienter Verlauf, oft letal.

- **Eosionophiles Granulom der Knochen:** Hautveränderungen wie bei der Hand-Schüller-Christian-Krankheit, aber diskreter. Obligater Knochenbefall mit häufigen Spontanfrakturen. Relativ gutartige Verlaufsform der Histiozytose.

Diagnostik: Histopathologische Diagnose.

Histopathologie: Infiltrate von proliferierenden Histiozyten (Langerhanszellen).

Differenzialdiagnose: Seborrhoisches Ekzem, Morbus Darier.

Therapie: Symptomatisch Antiseptika, Kortikoide. Polychemotherapie sowie Strahlentherapie der Knochenveränderungen.

8.8 Mastozytosen

▶ **Synonym.** Mastzellen-Nävus, Mastozytom, Urticaria pigmentosa

▶ **Definition:** Erkrankungen, die durch die Ansammlung von Mastzellen in verschiedenen Organen charakterisiert sind. Den Hauptanteil machen dabei die kutanen Mastozytosen aus.

Epidemiologie: Die Mastozytosen sind nicht selten und treten vor allem im Kindesalter und bei jüngeren Erwachsenen auf. Die häufigste Manifestationsform ist die Urticaria pigmentosa.

Ätiologie: Die Ätiologie ist unbekannt.

Klinik:
Solitäre oder disseminierte Mastozytome sind selten. Sie sind entweder bei Geburt vorhanden oder treten in den ersten Lebensmonaten auf. Es finden sich scharf begrenzte bis zu münzgroße, schmutziggelbe bis bräunlich pigmentierte Plaques oder Tumoren. Ein Reiben an den Herden führt zur Freisetzung von Histamin aus den Mastzellen und dadurch zu einem apfelsinenschalenartigen urtikariellen Anschwellen der Flecken und zu starkem Juckreiz (Darier-Zeichen). Selten kann es durch mechanische Reizung zu Blasenbildung kommen.
Die **Urticaria pigmentosa** (Abb. C-8.12) ist die häufigste Form der kutanen Mastozytose. Es finden sich am gesamten Integument multiple bräunlich pigmentierte Flecken und Papeln. Das Darier-Zeichen ist positiv. Man kann eine juvenile und eine adulte Verlaufsform unterscheiden, wobei die juvenile Form wesentlich häufiger ist. Verstärkte Histaminfreisetzung, z. B. durch heiße Bäder oder Medikamente, kann neben Juckreiz und urtikariellen Hauterscheinungen auch zu Kopfschmerzen, Schwindel, Blutdruckabfall bis hin zum Schock führen. Die adulte Form ist in bis zu 50 % mit einem systemischen Befall assoziiert.
Systemische Mastozytosen werden vor allem bei Erwachsenen beobachtet, hierbei finden sich Infiltrate in inneren Organen (Gastrointestinaltrakt, Leber, Milz, Lymphknoten) und Knochen. Hinweise für diese klinische Erscheinungsform sind Diarrhöen, Kreislaufstörungen und Magengeschwüre. Daneben liegt meistens auch ein Hautbefall vor. Die Entartung von Mastozytosen zu Mastzellleukämien ist sehr selten.

Diagnostik: Die typischen Veränderungen der Herde nach physikalischen Reizen (Darier-Zeichen) legen die Diagnose einer Mastozytose nahe, die histopathologisch gesichert werden sollte.

Histopathologie: Diffus in der oberen Dermis finden sich Mastzellinfiltrate, die anhand ihrer histamin- und heparinhaltigen Granula nachgewiesen werden, zuweilen besteht eine perivaskuläre Akzentuierung dieser Zellen in der mittleren Dermis.
Auf eine schonende Biopsietechnik zur Vermeidung der Histaminfreisetzung muss geachtet werden.

Differenzialdiagnose: Differenzialdiagnostisch kommen Xanthome, Histiozytome, Lymphome, Arzneimittelexantheme und Insektenstichreaktionen infrage. Bei ausgeprägtem kutanen Befall und bei entsprechenden klinischen Symptomen ist auch an eine systemische Mastozytose zu denken. Ein erhöhter Tryptasespiegel im Serum weist auf eine systemische Erkrankung hin. Bislang ist aber noch nicht geklärt, ob diese serologische Untersuchung eine Knochenmarkbiopsie ersetzen kann.

Therapie: Mastzellstabilisatoren (Ketotifen) und Antihistaminika unterdrücken die Histamineffekte Flush und Pruritus. Gastrointestinale Erscheinungen sprechen gut auf Cromoglicinsäure (z. B. Colimune®) an. Eine Urticaria pigmentosa kann durch eine Photochemotherapie (PUVA) oder UVA-1 gebessert werden. Die

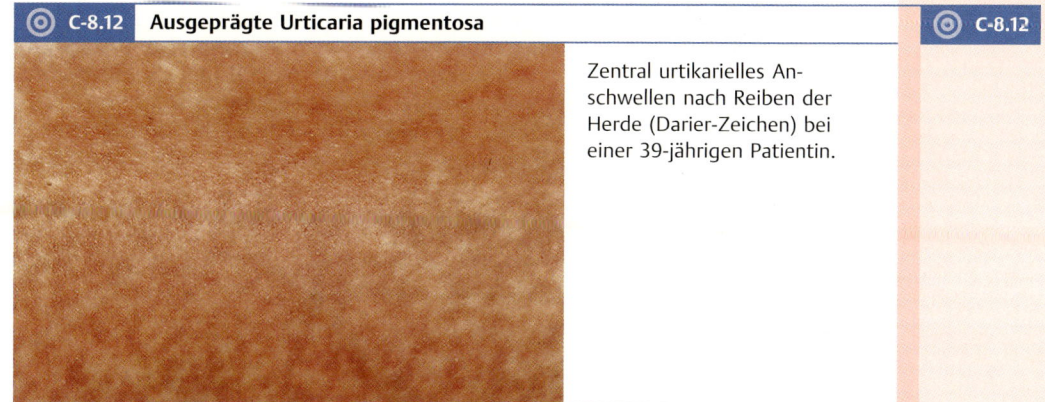

C-8.12 Ausgeprägte Urticaria pigmentosa

Zentral urtikarielles Anschwellen nach Reiben der Herde (Darier-Zeichen) bei einer 39-jährigen Patientin.

Patienten müssen vor Histaminliberatoren (Kodein, Morphin, Azetylsalizylsäure) sowie vor physikalischen Reizen (heiße und kalte Bäder) gewarnt werden. Eine Therapie des Mastozytoms ist meist nicht erforderlich.

Prognose: Fast alle der im Säuglingsalter entstandenen Mastozytome bilden sich nach einigen Jahren spontan zurück. Die juvenile Urticaria pigmentosa zeigt häufig ebenfalls einen selbstlimitierten Verlauf. Bei Erkrankungsbeginn im späteren Lebensalter ist die Prognose, besonders im Hinblick auf Persistenz und Systembeteiligung, vorsichtiger zu stellen.

Prognose: Im Säuglingsalter entstandene Mastozytome bilden sich spontan zurück. Die juvenile Urticaria pigmentosa ist häufig selbstlimitiert, die adulte Form chronisch.

9 Granulomatöse Erkrankungen

9.1 Allgemeines

Die Einordnung der granulomatösen Erkrankungen beruht auf dem einheitlichen histopathologischen Substrat, dem Granulom. Weiterhin ist diesen Krankheiten die unklare Ätiologie, der chronische Verlauf und der braun- oder blaurötliche Aspekt der bestehenden Hautefloreszenzen gemeinsam; wobei man Letzteren am besten unter Glasspateldruck prüft.

9.2 Sarkoidose

▶ **Synonyme.** Boeck-Sarkoid, Morbus Besnier-Boeck-Schaumann

▶ **Definition:** Nicht verkäsende, granulomatöse Systemerkrankung unklarer Ätiologie und Pathogenese, die meist im mittleren Lebensalter auftritt und vor allem mediastinale und periphere Lymphknoten, Lunge und Haut betrifft.

Epidemiologie: Die Sarkoidose ist eine relativ häufige, weltweit verbreitete Erkrankung, die meist im mittleren Lebensalter auftritt und beide Geschlechter gleichermaßen befällt; Frauen werden jedoch häufiger von Hautsarkoidose betroffen. Es besteht eine gesicherte familiäre Belastung und eine Assoziation mit HLA-B 7 und DR 5.

Ätiologie: Die Ätiologie ist unklar. Übergänge zu Tuberkulose werden beschrieben. Eine infektiöse Genese bleibt unbestätigt, momentan glaubt man eher an eine **immunologische Störung** mit zellulärer Hyporeaktivität gegenüber vielen Antigenen (Ausnahme Kveim-Reaktion) und normaler bis gesteigerter humoraler Immunität.

Verlauf und Klinik: Zunächst muss man die Sarkoidose nach akuten, subakuten und chronischen Verläufen unterteilen. Die akute bzw. subakute Form fängt ziemlich plötzlich mit Fieber, schmerzhaften Gelenken und Müdigkeit an. Häufig entwickelt sich ein Erythema nodosum. Die chronische Sarkoidose kann unerkannt abheilen, aber auch durch Entwicklung einer irreversiblen Lungenfibrose zum tödlichen Ausgang führen.
In allen Stadien kommen Hauterscheinungen vor; im Frühstadium tritt meist ein Erythema nodosum auf. Zum weiteren Organbefall s. Abb. **9.1**.

Allgemeinerscheinungen: Am Anfang bestehen unspezifische Symptome wie Müdigkeit, Gewichtsverlust und Abgeschlagenheit. Häufig erfolgt die Diagnosestellung erst durch das Auftreten eines Erythema nodosum oder des Löfgren-Syndroms (s. u.).

Hauterscheinungen: Bei 40–50% der Patienten mit Sarkoidose bestehen Hautefloreszenzen mit einer ausgesprochenen Polymorphie, die nur selten Juckreiz verursachen. Typisch ist immer der lupoide Aspekt bei Diaskopie (Glasspateldruck) mit graugelblicher Eigenfarbe (apfelgeleefarbig) und das negative Sondenphänomen (vgl. auch S. 253).

- **Erythema nodosum** (Abb. **9.2 a**): Es findet sich bei 30% der Patienten mit Sarkoidose und tritt hauptsächlich im akuten und subakuten Stadium auf. Von einem **Löfgren-Syndrom** (= akute Sarkoidose) spricht man, wenn die Trias: Erythema nodosum, bihiläre Lymphadenopathie (unbedingt radiologisch danach fahnden, Abb. **9.2 b**) und Arthritis besteht. Das Krankheitsbild ist häufig mit einer Hyp- oder Anergie vergesellschaftet und betrifft bevorzugt junge Frauen (vgl. auch S. 148).

9.2 Sarkoidose

C-9.1 Lokalisation und Häufigkeit des Organbefalls der Sarkoidose

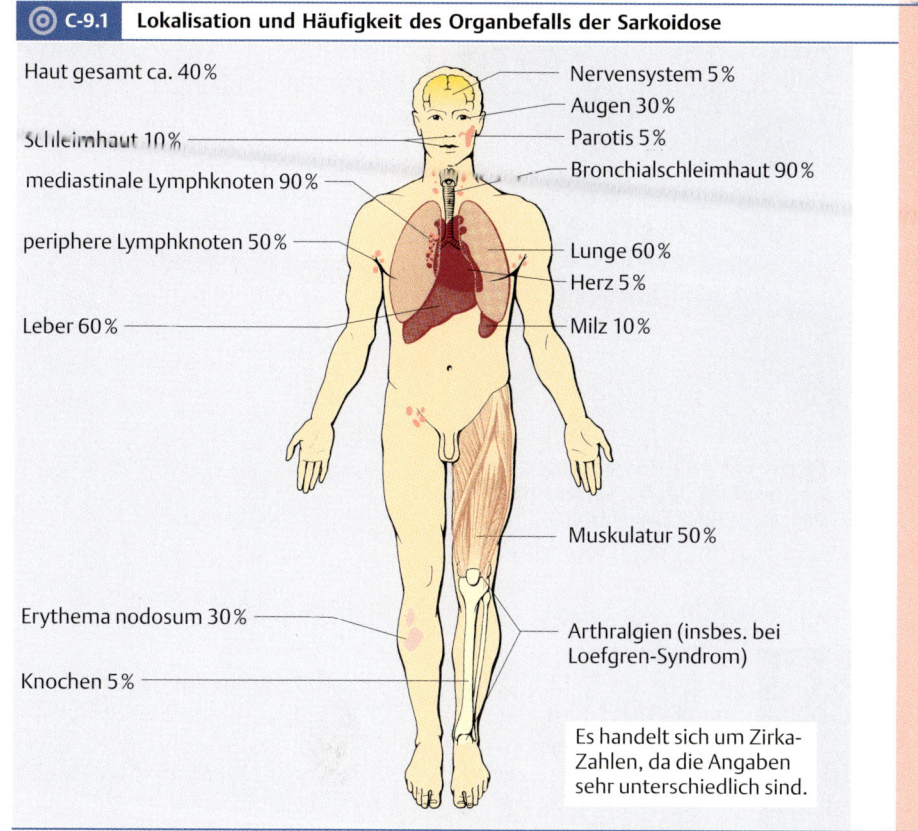

Es handelt sich um Zirka-Zahlen, da die Angaben sehr unterschiedlich sind.

- **Angiolupoid Brocq-Pautrier:** Auf den Brillenauflagestellen entwickeln sich angiomartige Effloreszenzen mit Teleangiektasien. Die Farbe geht ins Bräunliche und nimmt unter Glasspateldruck einen typischen lupoiden Aspekt an. In der Regel sind Frauen betroffen.
- **Kleinknotig-disseminierte Form** (benignes Miliarlupoid; Abb. 9.2 c): Diese Form ist gekennzeichnet durch multiple, livid-rote, mittelderbe, papulöse oder kleinknotige, nicht konfluierende, aber häufig gruppierte Effloreszenzen an den Streckseiten der Extremitäten, im Gesicht und gelegentlich auch am Rumpf.
- **Zirzinäre Form** (Abb. 9.2 d): Sie besteht aus gyrierten Herden, die sich vor allem im Gesichts- und Nackenbereich finden und kann oft nur histopathologisch von der Necrobiosis lipoidica (s. S. 377) differenziert werden.
- **Großknotige Form:** Sie ist eine relativ häufige Erscheinungsform des **Lupus pernio** und tritt im Rahmen einer chronischen Sarkoidose als eine flächenhafte, livide Infiltration der Nase, Ohren und Wangen auf und ist oft mit Knochenzysten assoziiert. Treten die Erscheinungen in ähnlicher Weise an Extremitäten und Rumpf auf, weist dies auf eine Beteiligung innerer Organe hin.
- **Subkutan-knotige Form** (Abb. 9.2 e): In der Subkutis finden sich tastbare sarkoide Granulome. Die überliegende Haut ist leicht livide oder unverändert.
- **Narbensarkoidose:** Sie ist ganz typisch bei Sarkoidose und äußert sich durch eine entzündliche Infiltration und livide Verfärbung einer bestehenden Narbe. Zur Sicherung der Diagnose ist die Histopathologie notwendig.
- Bei der **anulären** und **zirzinären** Hautsarkoidose (Abb. 9.2 d) besteht ein zentrifugales Wachstum mit zentraler Abheilung. Betroffen sind meistens die Stirn, das Gesicht und der Schulterbereich. Der Verlauf ist meist chronisch.

Schleimhauterscheinungen: Diese finden sich vor allem an Konjunktiven, Tonsillen, Nasen- und Kehlkopfschleimhaut, welche glasige Knötchen, Knoten oder Plaques aufweisen.

- Das **Angiolupoid Brocq-Pautrier** zeigt sich mit angiomartigen Herden an den Brillenauflagestellen.

- Die **kleinknotig-disseminierte Form** entsteht hauptsächlich an den Extremitätenstreckseiten, im Gesicht und am Stamm (Abb. 9.2 c).

- Die **zirzinäre Form** (Abb. 9.2 d) besteht aus gyrierten Herden im Gesicht und im Nacken.

- Die **großknotige Form** tritt meist als **Lupus pernio** im Nasen- und Wangenbereich auf. Fast immer ist auch eine Organbeteiligung vorhanden.

- Die **subkutan-knotige Form** (Abb. 9.2 e) tastet man als subkutane Knoten.

- Die **Narbensarkoidose** zeigt sich als livide und knotige Auftreibung in einer Narbe.

- Die **anuläre** und **zirzinäre Hautsarkoidose** zeigt ein zentrifugales Wachstum mit zentraler Abheilung (Abb. 9.2 d).

Schleimhautveränderungen: Sie finden sich v. a. im Augen- und Hals-Nasen-Ohren-Bereich.

C-9.2 Sarkoidose

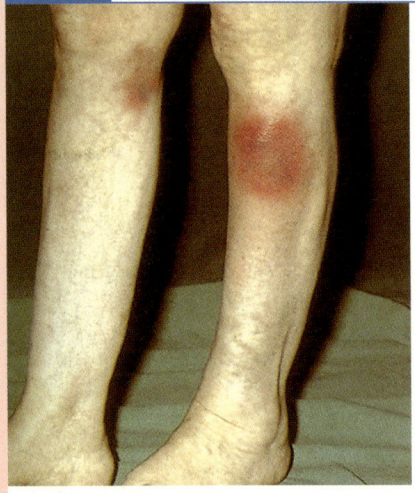

a Erythema nodosum bei einer 73-jährigen Frau mit alter Tuberkulose.

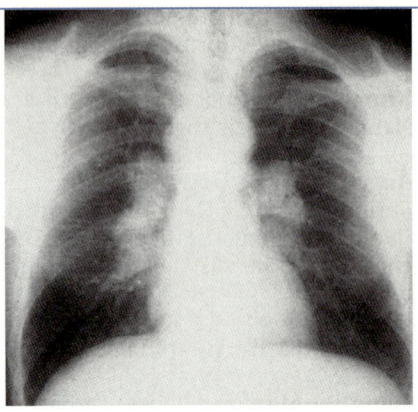

b Löfgren-Syndrom mit symmetrischer Lymphknotenschwellung des Lungenhilus (Stadium I) bei Sarkoidose (Röntgenaufnahme).

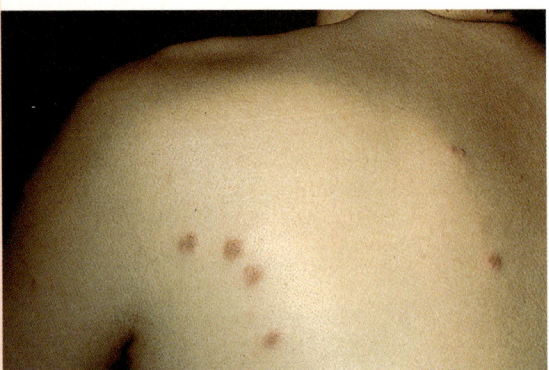

c Disseminierte, kleinknotige Form der Hautsarkoidose am Rücken eines sonst gesunden 35-jährigen Mannes.

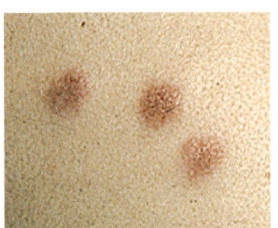

Detailbild.

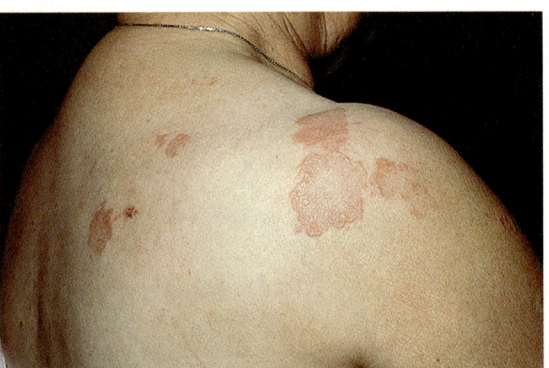

d Anuläre und zirzinäre Hautsarkoidose im Schulterbereich einer 68-jährigen Frau.

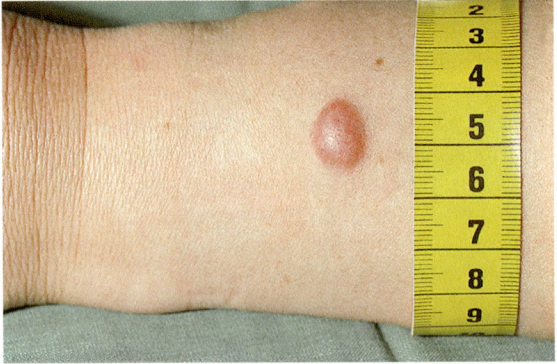

e Subkutan-knotige Form der Hautsarkoidose am Unterarm eines 42-jährigen Mannes.

C 9.2 Sarkoidose

Lungen: Die bihiläre Adenopathie kann über eine Marmorierung (fleckige Granulombildung) der Lungen zu einer Lungenfibrose führen (vgl. Tab. 9.2).
Knochen: Es finden sich zystische Aufhellungen, insbesondere an den Handknochen, als so genannte **Ostitis multiplex cystoides Jüngling**.
Augen: Wichtig sind Iridozyklitis, unspezifische Konjunktivitis, Uveitis und Retina-Ödem. Als **Heerfordt-Syndrom** wird die bilaterale Uveitis mit doppelseitiger Parotisschwellung, Beteiligung der übrigen Speichel- und Tränendrüsen, mit Fieber, Nervenparesen und evtl. auch Hautbeteiligung bezeichnet.
Leber und Milz: Eine Hepato-und Splenomegalie ist häufig.
Lymphknoten: Indolente, derbe, nicht verwachsene, in der Regel mäßige Vergrößerungen peripherer Lymphknoten treten in 30–70% der Fälle auf.
Zentrales Nervensystem: Polyneuritiden und sarkoide Infiltration des ZNS und der Meningen können eine breite Symptomatik hervorrufen.

Erst später entstehen
- **Lungenbeteiligung** (evtl. bis zu Fibrose)
- **Ostitis multiplex cystoides Jüngling**
- **Augenbeteiligung** (möglicherweise als Heerfordt-Syndrom)
- **Lymphknoten-, Leber- und Milzschwellung**
- sowie Befall des zentralen **Nervensystems.**

Diagnostik: Bei dieser Erkrankung kann der Dermatologe oft eine bis dahin unerkannte Systemerkrankung aufdecken. Aus dem klinischen Bild, der Histopathologie und den negativen Reaktionen auf die Recall-Antigene (Multitest Mérieux) gelingt die Diagnosesicherung. Die Höhe des Angiotensin-Converting-Enzyms (ACE) erlaubt Rückschlüsse auf die Aktivität der Erkrankung.
Der früher durchgeführte **Kveim-Test,** der wegen fehlender Standardisierung aufgegeben wurde, beruhte auf einer Granulombildung nach intrakutaner Injektion von Extrakten aus Sarkoidose-Granulomen und ist in 85% der Sarkoidosefälle positiv.
Zur Stadieneinteilung der Sarkoidose im Röntgenbild s. Tab. 9.2; zur speziellen Diagnostik s. Tab. 9.1.

Diagnostik: Die Diagnose erfolgt aus dem klinischen Bild, der Histopathologie, der tuberkuloiden Anergie.
Der früher durchgeführte **Kveim-Test** wurde wegen der fehlenden Standardisierung aufgegeben.

Zur radiologischen Stadieneinteilung und speziellen Diagnostik s. Tab. 9.1 bzw. 9.2.

Histopathologie: Typisch ist das sarkoide Granulom im Corium und der Subkutis, das aus bindegewebig eingescheideten **Epitheloidzellinseln** besteht. Zudem finden sich auch Langhans-Riesenzellen und solche mit vielfachen Einschlüssen (Asteroide, Schaumann-Körper). Eine zentrale Nekrobiose fehlt (Sondenphänomen daher negativ). Ein intakter Bindegewebsstreifen trennt das Granulom von der Epidermis.

Histopathologie: Bindegewebig eingescheidete **Epitheloidzellgranulome** mit Langhans-Riesenzellen ohne zentrale Nekrobiose sind die typischen Merkmale.

Differenzialdiagnose: Mögliche Differenzialdiagnosen fasst Tab. 7.4 zusammen.

Differenzialdiagnose: s. Tab. 7.4.

C-9.1 Spezielle diagnostische Befunde bei Sarkoidose

- BKS beschleunigt
- Serumelektrophorese, γ- und α$_2$-Globulinerhöhung
- Hyperkalzämie und -kalzurie
- Leberenzyme – erhöht bei Leberbeteiligung
- Angiotensin-converting-enzyme – erhöht bei starker Lungenbeteiligung
- Röntgen-Thorax – mediastinale Lymphknoten, Lungenbeteiligung
- Röntgen der Hände – Ostitis multiplex cystoides

C-9.2 Stadien des Krankheitsverlaufes im Thorax-Röntgenbild

Stadium 0	normales Lungenparenchym
Stadium I	mediastinale Lymphknoten und Strukturveränderungen des Lungenparenchyms
Stadium II	manifeste Lungenparenchymveränderungen, insbesondere in den Mittelfeldern
Stadium III	Fibrosestadium mit doppelseitigen Vernarbungen und Pleuraschwielen

C-9.3 Differenzialdiagnosen der Sarkoidose

Erkrankung	Abgrenzung mittels:
Lupus vulgaris	- Tuberkulintest - Histopathologie - Sondenversuch (s. S.)
Lues II	- Serologie
Lepra	- Anamnese - Anästhesie der Läsionen
Leishmaniosis	- Anamnese - Histopathologie
Pseudolymphome	- Anamnese
örtliche granulomatöse Gewebsreaktion (z. B. Akanthoma fissuratum)	- Lokalisation

Therapie: Man sollte drei Prinzipien berücksichtigen:
- Es ist nur eine morbostatische Behandlung möglich!
- Es besteht eine hohe Tendenz zur Spontanheilung!
- Die Sarkoidose ist eine Systemerkrankung und erfordert eine interdisziplinäre Zusammenarbeit.

- **Systemische Therapie:** Als antientzündliche systemische Therapie sind **ACTH** und **Glukokortikoide** empfehlenswert, wo nötig, in Kombination mit Tuberkulostatika (falls Aktivierungsgefahr einer Begleittuberkulose besteht). Kortikoide sind indiziert sowohl in der arthritischen Initialphase der akuten Verlaufsform als auch als Langzeittherapie in den Stadien II und III der chronischen Lungensarkoidose. Im Falle strikter Kortikoid-Kontraindikation kann man auch auf eine antiproliferative Behandlung mit Azathioprin oder Methotrexat zurückgreifen. Nichtsteroidale Antiphlogistika sind nicht wirksam. Hauterscheinungen sprechen zum Teil auch auf Chloroquin an.
- **Lokaltherapie:** Die besten Erfolge erzielt man mit einer intraläsionalen Injektion von Triamcinolonacetonid-Kristallsuspension oder mit glukokortikoidhaltigen Folienverbänden. Bei kleineren Herden kommt auch eine Exzision infrage. Photochemotherapie und UVB zeigen sich zum Teil ebenfalls hilfreich, Radiotherapie dagegen nur in ausgewählten Fällen.

Prognose: Die Prognose ist in der Regel günstig, wird aber bestimmt von Lungenbefall, Lungenfibrose und Cor pulmonale. Die Mortalität liegt bei 3–6 %. Die akute und subakute Form haben eine wesentlich bessere Prognose (Spontanheilung in > 95 %); bei der chronischen Form liegt diese Quote z. T. < 50 % bei Typ III. Die Erkrankung ist sehr rezidivfreudig und belastet die Patienten psychisch (Gesichtsherde) und physisch oft stark, was wiederum richtungsweisend ist für die Behandlung. Eine Restitutio ad integrum ist möglich, oft bleiben aber Atrophien und Narben zurück. Passagere Rückbildungen in einer Schwangerschaft sind möglich.

9.3 Granuloma anulare

▶ **Definition:** Gutartige, chronische, vorwiegend bei Jugendlichen an den Akren auftretende, umschriebene Erkrankung mit Bildung derber, sich zentrifugal ausbreitender Papeln, die häufig ringförmig (anulus = kleiner Ring) angeordnet sind.

Epidemiologie: Das Granuloma anulare ist relativ selten. Meistens erkranken Kinder (40 % im 1. Lebensjahrzehnt) und Jugendliche. Es besteht eine deutliche Gynäkotropie.

9.3 Granuloma anulare

Ätiologie: Die Ätiologie ist ungeklärt. Man weiß, dass kein Zusammenhang mit Tuberkulose oder mit rheumatischen Erkrankungen besteht. Ein Diabetes mellitus sollte ausgeschlossen werden.

Klinik: Die Dorsalseiten von Händen (Abb. 9.3), Fingern, Füßen und Zehen gelten als Prädilektionsstellen, aber auch Unterarme und Ellenbogen, Unterschenkel und seltener Gesicht, Gesäß und Körperstamm können befallen sein. Es handelt sich um umschriebene, derbe, hautfarbene bis gering gerötete Papeln, die keine Beschwerden verursachen, sich peripherwärts ausbreiten und zentral ohne Narbenbildung abheilen können. So entstehen anuläre und polyzyklische Figuren mit alabasterfarbigem Randwall. In immer neuen Schüben können weitere Papeln hinzutreten.

Ätiologie: Die Ätiologie ist ungeklärt.

Klinik: Prädilektionsstellen sind Hände, Finger, Füße und Zehen. Es finden sich derbe, juckreizfreie, hautfarbene bis gering gerötete Papeln, die meist anuläre Figuren bilden (Abb. 9.3).

C-9.3 Granuloma anulare

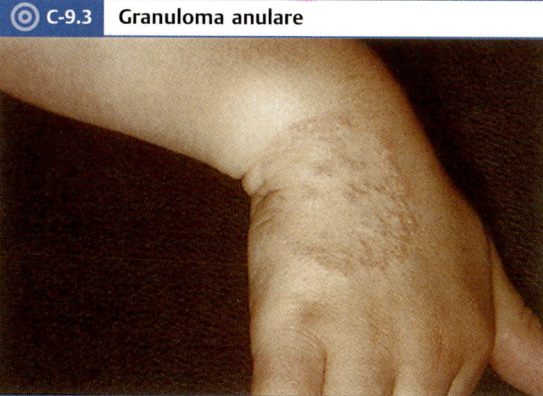

Typischer Knötchensaum am rechten Handrücken eines 11-jährigen Mädchens.

Sonderformen:
- **Subkutane Knotenform:** Derbe, manchmal schwer gegenüber Rheumaknoten abgrenzbare Knoten mit unveränderter Oberfläche. Sie bestehen vor allem bei Kindern an den Beinen, am Gesäß, an den Handinnenflächen und am Kopf.
- **Disseminierte Form** (Granuloma anulare disseminatum): Die Ringbildung steht hier nicht im Vordergrund. Es kommt zu einer disseminierten Eruption von sich aggregierenden Papeln und Knötchen. Man stellt gelegentlich eine beschleunigte Blutsenkung oder eine Eosinophilie fest. Betroffen sind hauptsächlich Erwachsene, wobei mehrfach eine Beziehung zu Diabetes mellitus und eine Provokation durch Sonnenlicht beobachtet wird. HIV-infizierte Patienten scheinen bevorzugt befallen.

Diagnostik: Das klinische Bild erlaubt oft eine einfache Diagnosestellung; sonst hilft die Biopsie.

Histopathologie: Unter der kaum veränderten Epidermis findet man im Corium nekrobiotische Bezirke mit mehr oder weniger vollständiger Kollagenfaserdegeneration, sauren Mukopolysacchariden und reichlich Glykogen. Diese Bezirke sind umgeben von epitheloidzelligen Granulomen und lymphozytären Infiltraten.

Differenzialdiagnose: Schwierig ist manchmal die Differenzialdiagnose zu Necrobiosis lipoidica, Noduli rheumatosi, Lichen ruber anularis und anulärer Sarkoidose. Bei Einzelherden an der Hand kommt auch ein Schwimmbadgranulom oder ein Fremdkörpergranulom (Kakteenstachel-Verletzungen) infrage.

Therapie: Glukokortikoide sind die Therapie der Wahl, insbesondere als Folienverband oder als intraläsionale Injektion. Recht häufig erfolgt nach Biopsie oder Kryotherapie eine spontane Rückbildung. Nur bei der disseminierten Form kommt eine systemische Behandlung mit INH, Etretinat, Dapson oder PUVA infrage.

Prognose: Die Prognose ist gut. Da eine spontane Rückbildung häufig ist, empfiehlt sich therapeutische Zurückhaltung.

Sonderformen:
- **Subkutane Knotenform:** Derbe Knoten mit unveränderter Oberfläche. Besonders bei Kindern an Beinen, Gesäß und Kopf.
- **Disseminierte Form:** Die Ringbildung steht hier nicht im Vordergrund. Es kommt zur disseminierten Eruption von sich aggregierenden Papeln und Knötchen. Meist sind Erwachsene betroffen.

Diagnostik: Das klinische Bild ist meist eindeutig; sonst hilft die Biopsie.

Histopathologie: Epitheloidzellige Granulome im oberen Corium mit oder ohne zentrale Nekrobiosezonen.

Differenzialdiagnose: Necrobiosis lipoidica, Noduli rheumatosi, Lichen ruber anularis und anuläre Sarkoidose sollten abgegrenzt werden.

Therapie: Die wichtigste Behandlung besteht in der intraläsionalen Injektion von **Glukokortikoiden** als Kristallsuspension oder unter Folienverband. Oft erfolgt nach der Biopsie eine spontane Rückbildung.

Prognose: Gut, daher empfiehlt sich eine therapeutische Zurückhaltung.

9.4 Melkersson-Rosenthal-Syndrom

▶ **Definition:** Symptomenkomplex unklarer Genese, gekennzeichnet durch Lingua plicata, rezidivierende periphere Fazialisparesen und Cheilitis granulomatosa.

Epidemiologie: Es handelt sich um ein seltenes, relativ wenig bekanntes und oft inkomplett auftretendes Syndrom. Die ersten Krankheitszeichen treten meist bei jungen Erwachsenen auf, beide Geschlechter sind gleich häufig betroffen. Eine familiäre Häufung ist bekannt.

Ätiologie: Die Ätiologie ist unklar. Vermutlich handelt es sich um ein polyätiologisches Geschehen mit genetischen, vegetativ-dysregulativen sowie entzündlichen, möglicherweise auch infektallergischen Komponenten.

Klinik: Es besteht eine Symptomtrias:
Die **Cheilitis granulomatosa** ist das häufigste und meist auch das erste Symptom und imponiert als rezidivierende, später immer länger persistente Schwellung der Lippen (insbesondere der Oberlippe). Diese sind rüsselförmig, oft asymmetrisch verdickt und gerötet (Abb. **9.4a**). Anfänglich bilden sich die Schwellungen nach Tagen bis Wochen zurück; später bleiben sie als Makrocheilie stehen. Der Patient spürt ein Spannungsgefühl oder Parästhesien. Oft treten begleitend leichtes Fieber und allgemeines Krankheitsgefühl auf.
Zweites Symptom ist eine rezidivierende meist einseitige **Fazialisparese** vom peripheren Typ, die gelegentlich auch als erstes Symptom auftreten kann. In 10% der Fälle wird der Nervus trigeminus mitbetroffen. Sogar zentralnervöse und psychische Symptome werden beobachtet.
Die **Lingua plicata** (Faltenzunge Abb. **9.4b**) mit Infiltration und Starre der Zunge, rascher Ermüdung, Geschmacks- und Empfindungsstörungen stellt das dritte Leitsymptom dar. Weitere durch Granulome bedingte Schwellungen betreffen

9.4 Melkersson-Rosenthal-Syndrom

▶ **Definition**

Epidemiologie: Beginnt meist im jungen Erwachsenenalter. Es besteht eine familiäre Häufung.

Ätiologie: Unklare Ätiologie – vermutlich Polyätiologie.

Klinik: Es besteht eine Symptomtrias mit
- **Cheilitis granulomatosa** als rezidivierende, oft asymmetrisch immer länger persistente Schwellung der Lippen mit Spannungsgefühl (Abb. **9.4a**).

- rezidivierende periphere, meist unilaterale **Fazialisparese**

- **Lingua plicata** (Faltenzunge Abb. **9.4b**) mit Funktionsstörungen.

C-9.4 Cheilitis granulomatosa (a) und Lingua plicata (b)

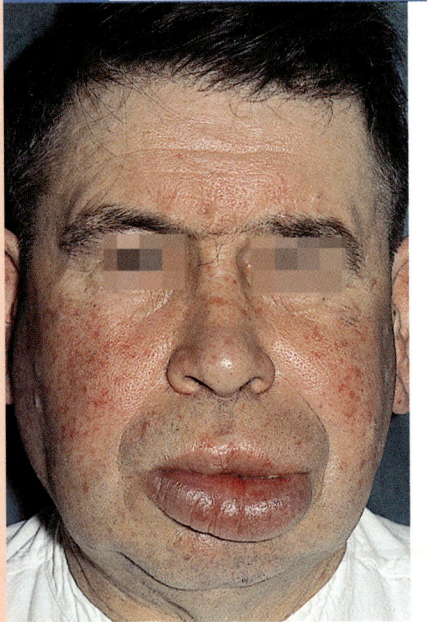

a Diffus entzündliche, asymmetrische Schwellung der Lippe (hier vorwiegend der Unterlippe) mit peripherer Fazialisparese links im Rahmen eines Melkersson-Rosenthal-Syndroms.

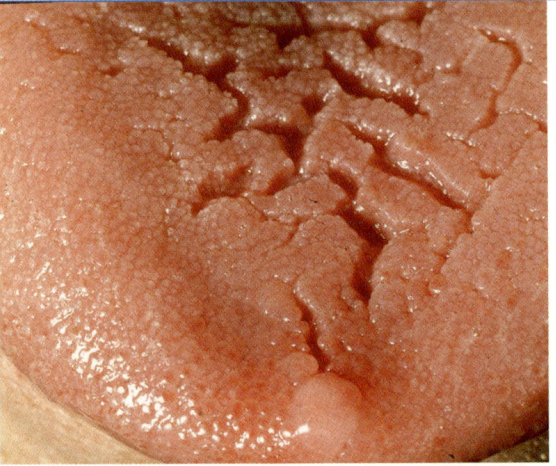

b Die Lingua plicata oder Lingua scrotalis ist gekennzeichnet durch tiefe multiple Furchung.

gelegentlich die Wangen (Pareiitis granulomatosa), die Augenlider (Blepharitis granulomatosa), die Stirn (Metopitis granulomatosa), eine oder beide Gesichtshälften (Prosopitis granulomatosa) oder den Gaumen (Uranitis granulomatosa). Für die Diagnose oligosymptomatischer Formen ist die Kenntnis weiterer **neurovegetativer Randsymptome** wichtig, z. B. migräneähnliche Kopfschmerzen, Geschmacksstörungen, Hyperakusis oder einseitiges Gesichtsschwitzen.

Diagnostik: Wenn kein Vollbild vorliegt, wird die Diagnose häufig verfehlt. Zur Diagnosestellung führen vor allem die Rezidivneigung und die Chronizität der Symptome. Ergänzend zu werten sind die neurovegetativen „Randsymptome".

Histopathologie: Die Cheilitis granulomatosa zeigt sich durch epitheloidzellige Granulome der Submukosa in einer ödematösen Umgebung. Anfangs und zwischen den Schüben finden sich häufig nur spärliche, später perivaskuläre Infiltrate.

Differenzialdiagnose: Die Differenzialdiagnose der Makrocheilie umfasst vor allem die Infektionen (z. B. Herpes rezidivans und Erysipel), Allergien (z. B. Quinckeödem), das hereditäre Angioödem (HES), Tumoren (z. B. Sarkome), Traumata (z. B. Hämatom) und Sarkoidose.

Therapie: Die Therapie ist symptomatisch. In schweren Fällen, und nur wenn noch keine persistente Makrocheilie besteht, empfiehlt sich die systemische Gabe von 40–60 mg Prednisolon mit langsamer Reduktion der Dosierung nach 3 Wochen. Auch nichtsteroidale Antiphlogistika und Azetylsalizylsäure sind wirksam. Die intraläsionale Injektion von Triamcinolon als Kristallsuspension wirkt vor allem zum Abfangen eines Schubes. Bei einer stabilen und hochgradigen Makrocheilie bleibt nur die operative Reduktion (Keilexzision).

Prognose: Der Verlauf ist chronisch und erstreckt sich schubweise über Jahre bis Jahrzehnte. Die Heilungsperspektiven sind schlecht.

Außerdem sind häufig **neurovegetative Randsymptome** richtungweisend.

Diagnostik: Vor allem die Rezidivneigung und die Chronizität der Symptome führt zur Diagnose.

Histopathologie: Zunehmende perivaskuläre Infiltrate entwickeln sich zu epitheloidzelligen Granulomen.

Differenzialdiagnose: Abzugrenzen sind insbesondere das rezidivierende Erysipel und der rezidivierende Herpes simplex.

Therapie: Systemisch: Prednisolon, Diclofenac oder Azetylsalizylsäure. Lokal: Intraläsionale Kortikoidinjektion. Bei einer stabilen hochgradigen Makrocheilie bleibt nur die Operation.

Prognose: Die Heilungschancen sind bei chronisch, schubweisem Verlauf meist schlecht.

9.5 Necrobiosis lipoidica (diabeticorum)

9.5 Necrobiosis lipoidica (diabeticorum)

▶ **Synonym.** Dermatitis atrophicans lipoides diabetica

◀ Synonym

▶ **Definition:** Sklerodermiformer Prozess mit papulösem Rand, der hauptsächlich bei Patienten mit Diabetes mellitus, Prädiabetes und Hypertonie auftritt und histopathologisch eine zentralnekrobiotische, granulomatöse Entzündung mit Lipidablagerungen in der Dermis aufweist.

◀ Definition

Epidemiologie: Diese relativ häufige Krankheit kann in jedem Alter auftreten, bevorzugt jedoch das mittlere Lebensalter. Frauen sind häufiger befallen. Nur bei 3 von 1000 Diabetikern findet sich eine Necrobiosis lipoidica, aber 50–70 % der Necrobiosis-lipoidica-Patienten haben einen Diabetes mellitus.

Epidemiologie: Relativ häufige Krankheit, die das weibliche Geschlecht bevorzugt.

Ätiologie: Die Ätiologie ist unbekannt. Da die Erkrankung häufig mit einem Diabetes mellitus oder Prädiabetes vergesellschaftet ist, hat man versucht, sie unter dem Überbegriff „Mikroangiopathie" zu subsumieren. Für Necrobiosis lipoidica bei Nicht-Diabetikern ist damit aber keine Erklärung erbracht.

Ätiologie: Die Ätiologie ist unklar. Die diabetische Mikroangiopathie spielt eine Rolle.

Klinik: Prädilektionsstellen sind die Unterschenkelstreckseiten (Schienbein), die Fußgelenkgegend und die Fußrücken. In nur 15 % sind auch andere Körperteile, manchmal sogar der Kopf, befallen.
Aus papulösen oder makulösen gelb-bräunlichen Elementen, die meist symmetrisch auftreten, entwickeln sich unregelmäßige, aber scharf begrenzte, plattenartig indurierte Herde mit Atrophie der Epidermis und Teleangiektasien sowie einem rötlichen bis livid-roten Rand (Abb. **9.5**). Bei Glasspateldruck zeigt sich am Rand ein lupoider Aspekt. Nicht selten entstehen schlecht heilende Ulzerationen im Zentrum.

Klinik: Die Schienbeinregion ist am häufigsten befallen. Es finden sich symmetrische, sklerodermiforme Herde mit zentralen Teleangiektasien und rötlichem bis livid-rotem Rand (Abb. **9.5**).

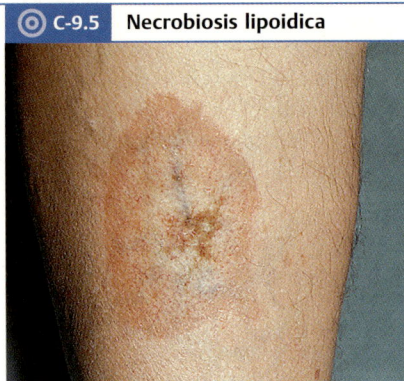

C-9.5 Necrobiosis lipoidica

Plattenartige, scharf begrenzte Infiltrationen und zentrale Atrophie (Teleangiektasien) mit scholligen Fetteinlagerungen am Unterschenkel einer 48-jährigen Patientin mit Diabetes mellitus.

Diagnostik: Klinisches Bild und Histopathologie sichern die Diagnose.

Histopathologie: Als Folge einer Angiopathie entwickelt sich eine Nekrobiose kollagenen Gewebes mit Ablagerung von Lipoiden.

Differenzialdiagnose: Hauptsächlich das Granuloma anulare sorgt für differenzialdiagnostische Probleme.

Therapie: Behandlung der Grunderkrankung und lokale Kortikoide.

Prognose: Chronischer Verlauf mit Abheilung unter Narbenbildung; bei 1/3 entwickeln sich Ulzera.

Granulomatosis disciformis chronica et progressiva (Mischer)

Vermutlich **Sonderform** einer Necrobiosis lipoidica ohne Diabetes mellitus, wobei sich histopathologisch tiefer gelegene und mehr epitheloidzellige Herde (als nekrobiotische Veränderungen mit Lipoidablagerungen) finden lassen.

9.6 Lichen nitidus

▶ **Synonym**

▶ **Definition**

Epidemiologie: Seltene Dermatose.

Ätiologie: Eigenständige Krankheit unklarer Genese.

Klinik: Vor allem am Penis und den Unterarmbeugeseiten auftretende glänzende,

Diagnostik: Das klinische Bild und der Befall der Prädilektionsstellen führen zur Diagnose, die histopathologisch gesichert wird.

Histopathologie: Die Epidermis ist atrophisch verstrichen. In der Dermis finden sich unscharf begrenzte kollagene Degenerationszonen mit Lipoideinlagerungen. Am Rande kommt es zur Bildung von entzündlichen Infiltraten, epitheloidzelligen Granulomen und Fibrose. Die Gefäße zeigen Endothelverdickung und häufig Verschlüsse.

Differenzialdiagnose: Differenzialdiagnostisch kommen Granuloma anulare, Sclerodermia circumscripta, Sarkoidose und rheumatische Hautmanifestationen in Betracht.

Therapie: Eine befriedigende Therapie ist nicht bekannt. Zunächst sollte die bestehende Grunderkrankung behandelt werden (Diabetes mellitus, Hypertonie) obwohl die optimale Einstellung die Ausdehnung nicht bremsen kann. Gute Erfolge gibt es mit lokalen Glukokortikoiden als intrafokale Injektion oder unter Folienverband. Außerdem werden Kompressionsverbände empfohlen.

Prognose: Bei 20% besteht Spontanrückbildung mit Narben, aber meist ist der Verlauf chronisch und führt in einem Drittel der Fälle zu Ulzerationen.

Granulomatosis disciformis chronica et progressiva (Mischer)

Wahrscheinlich handelt es sich um eine **Sonderform der Necrobiosis lipoidica** bei Nicht-Diabetikern mit Sitz oder Ausgangspunkt im tiefen Corium. Klinisch entsprechen die Herde einer Necrobiosis lipoidica, aber histopathologisch finden sich kaum Nekrobiose und Lipoidablagerungen, dafür mehr epitheloidzellige, granulomatöse Herde in tieferer Lage.

9.6 Lichen nitidus

▶ **Synonym:** Granuloma nitidum

▶ **Definition:** Chronische, ätiologisch unklare, durch epitheloidzellige Granulome ohne Nekrose in den Papillenspitzen gekennzeichnete Hauterkrankung, die sich als multiple, stecknadelkopfgroße, lichenoide Papeln manifestieren.

Epidemiologie: Seltene, nicht geschlechtsgebundene Dermatose, die in jedem Alter auftreten kann.

Ätiologie: Die Ätiologie ist unklar; vieles spricht für eine eigenständige Krankheit.

Klinik: Prädilektionsstellen sind Penisschaft und Unterarmbeugeseiten, gelegentlich auch der Stamm. Generalisierte Formen sind sehr selten.

Es finden sich rötliche, glänzende (nitidus = glänzend), bis glasstecknadelkopfgroße, nur ganz leicht erhabene, zum Teil zentral eingedellte dicht stehende Papeln, die nicht jucken (Abb. 9.6). Mit der Lupe ist oft ein zentrales braunes Pünktchen (Granulom) zu sehen.

Diagnostik: Die charakteristischen Effloreszenzen, der chronische Verlauf sowie die typische Histopathologie ermöglichen die Diagnose.

Histopathologie: Typisches Bild mit epitheloidzelligen, in den Papillenspitzen gelegenen Granulomen ohne Nekrose, die seitlich durch eine akanthotische Epidermis umfasst werden. Zentral ist die Epidermis dagegen atrophisch.

C-9.6 Lichen nitidus

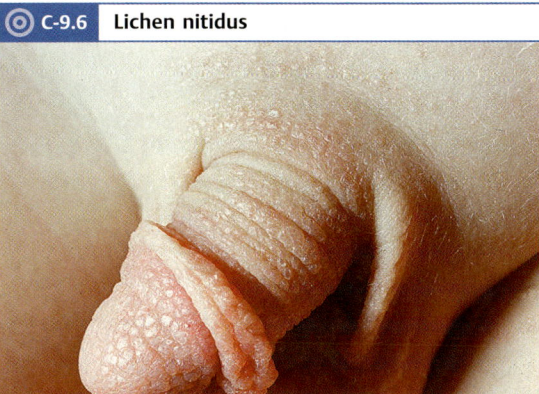

Glänzende, glasstecknadelkopfgroße rötliche Papeln im Genitalbereich bei einem sonst gesunden 3-jährigen Jungen.

Differenzialdiagnose: Differenzialdiagnostisch kommen Lichen ruber planus (Pruritus, Schleimhautbeteiligung), Lichen scrophulosorum (Tuberkulintest), Miliaria rubra cristallina (kürzerer Verlauf), Lichen trichophyticus (Pilznachweis) und Pityriasis rubra pilaris (pityriasiform schilfernd) sowie manchmal auch plane Warzen und Mollusca contagiosa in Betracht.

Therapie: Lokale Kortikosteroide helfen bei dieser therapieresistenten Erkrankung am besten.

Prognose: Der Verlauf ist chronisch mit spontaner, narbenfreier Abheilung nach Monaten bis Jahren.

9.7 Noduli rheumatosi

▶ **Synonyme.** Rheumaknoten, Rheumatismus nodosus

Ätiologie: Die Ätiologie ist unklar.

Klinik: Man unterscheidet „rheumatische Knötchen" und „rheumatoide Knoten". **Rheumatische Knötchen** treten hauptsächlich bei Kindern im Rahmen einer **akuten Polyarthritis** – bei über 30 % der Fälle von rheumatischem Fieber – als subkutane, multiple Knötchen über Knochenvorsprüngen und Gelenken auf. **Rheumatoide Knoten** sind indolente, subkutane Knoten, die sich in geringer Zahl hauptsächlich im Ulnarbereich in der Nähe des Ellenbogens bei Erwachsenen mit **chronischer Polyarthritis** finden.

Diagnostik: Die Diagnose wird histopathologisch gesichert.
Histopathologie: Es findet sich bei beiden eine fibrinoide Nekrose.

Differenzialdiagnose: Sie umfasst Heberden-Knoten, juxtaartikuläre Knoten (Lues), Gichttophi, Xanthome, Kalzinose, Acrodermatitis chronica atrophicans und Granuloma anulare.

Therapie: Die Behandlung des Grundleidens und intraläsionale Glukokortikoidinjektionen sind neben der Exzision am effektivsten.

Prognose: Rheumaknoten bilden sich nach unterschiedlich langer Zeit zurück, rheumatoide Knoten persistieren meist.

Therapie: Das Grundleiden soll behandelt werden. Bei Bedarf kann man die Knoten eventuell exzidieren; sonst ist die intraläsionale Glukokortikoidinjektion die effektivste Therapie.

Prognose: Rheumaknoten bilden sich nach unterschiedlich langer Zeit zurück, während rheumatoide Knoten in der Regel bestehen bleiben, spontan perforieren oder bei Belastung ulzerieren können.

10 Blasenbildende Erkrankungen

10.1 Allgemeines

Unter dem Begriff „Blasen bildende Erkrankungen" werden chronisch verlaufende Hautkrankheiten unterschiedlicher Genese zusammengefasst, deren Primäreffloreszenzen Blasen sind. Es handelt sich einerseits um Genodermatosen und andererseits um immunologisch bedingte Dermatosen:
- Pemphigus-Gruppe
- Pemphigoid-Gruppe
- Dermatitis herpetiformis Duhring
- lineare IgA-Dermatose
- Pemphigus chronicus benignus familiaris.

Die **Nikolski-Phänomene** weisen eine Neigung zur Blasenbildung nach:
- **Nikolski I:** Blasen lassen sich durch Schiebedruck auf gesunder Haut auslösen.
- **Nikolski II:** Stehende Blasen lassen sich durch seitlichen Druck verschieben.

10.2 Pemphigus-Gruppe

▶ **Definition:** Erworbene chronische Dermatosen, die durch akantholytische Blasenbildung, abgerundete Keratinozyten („Pemphiguszellen") im Blasenlumen und Autoantikörper gegen die Oberflächen von Plattenepithelzellen („Pemphigus-Antikörper") gekennzeichnet sind.

Akantholytische Blasen entstehen intraepidermal durch Auseinanderweichen der Keratinozyten (s. Abb. C-10.2). Die getrennten Zellen runden sich und können am Blasengrund zytologisch nachgewiesen werden (positiver Tzanck-Test); sie heißen **Pemphiguszellen**. Ursache der Akantholyse sind Autoantikörper gegen die Desmogleine 1 und 3. Desmogleine sind wichtige Transmembranproteine der Desmosomen aus der Familie der Cadherine (s. S. 383). Die Antikörper lösen die Zell-Zell-Kontakte und hemmen die Bildung neuer Kontakte. Die Pemphigus-Gruppe umfasst u.a. folgende Krankheiten:
- Pemphigus vulgaris
- Pemphigus vegetans
- Pemphigus foliaceus
- Pemphigus erythematosus.
- paraneoplastischer Pemphigus.

10.2.1 Pemphigus vulgaris

▶ **Definition:** In gesunder Haut und Schleimhaut entstehen Blasen durch Akantholyse in den unteren Epidermisschichten. „Pemphigus-Antikörper", IgG-Autoantikörper speziell gegen Desmoglein 3 sind im Serum und abgelagert in den Interzellularräumen der Epidermis nachweisbar.

Epidemiologie: Der Pemphigus vulgaris ist selten. Bevorzugt erkranken Menschen im mittleren und höheren Lebensalter, seltenst auch Kinder. Beide Geschlechter sind gleichermaßen betroffen.

Ätiologie und Pathogenese: Die „Pemphigus-Antikörper" sind gegen Desmoglein 3, ein Cadherin, in Desmosomen von Plattenepithelzellen gerichtet und dort findet die Hauptreaktion statt. Die „Pemphigus-Antikörper" (IgG-Autoantikörper) haben – wie Tierexperimente zeigen – eine wesentliche pathogenetische Bedeutung **(Autoimmunerkrankung!)**. Klinisch spricht dafür, dass ihr Titer-

Klinik: Es treten in gesunder Haut **schlaffe Blasen** mit klarem Inhalt auf, die rasch platzen, Erosionen und Krusten ergeben. Sie dehnen sich exzentrisch aus und konfluieren (Abb. **C-10.1**).

Durch **seitlich schiebenden Druck** sind auf gesunder Haut Blasen auslösbar (Nikolski-Phänomen I positiv).

Bei der Hälfte der Patienten beginnt die Krankheit in der Mundschleimhaut.

verlauf meist der Schwere der Krankheit parallel geht und Pemphigus vulgaris überzufällig häufig mit anderen Autoimmunerkrankungen (Myasthenie, perniziöse Anämie) kombiniert ist. Es wird diskutiert, dass die Fixation von „Pemphigus-Antikörpern" an der Zelloberfläche proteolytische Fermente aktiviert, was Akantholyse und Blasenbildung induziert. Bei genetischer Disposition für autoimmunologische Krankheiten können Medikamente (z. B. Propranolol, Penicillamin, Captopril, Pyrazolone), aber auch Viren, Ernährungsfaktoren und UV-Bestrahlung einen Pemphigus vulgaris induzieren.

Klinik: Die ersten Zeichen des Pemphigus vulgaris sind unscheinbar. An beliebigen Hautstellen, oft am Kopf, am Nabel, an der Brust oder am ganzen Integument treten schlaffe Blasen mit klarem Inhalt auf. Sie platzen rasch, Erosionen und Krusten sind meist vorhanden. Der Blasenrand schiebt sich exzentrisch weiter. Durch Konfluenz der Herde entstehen großflächige Läsionen, die teils erodiert, teils schuppig-krustig belegt sind, aber auch noch intakte Blasen zeigen (Abb. **C-10.1**). Die Reepithelialisierung beginnt im Zentrum und erfolgt ohne Narbenbildung. Eine reaktive Hyperpigmentierung bleibt jedoch noch lange an Stellen abgeheilter Blasen bestehen.

Da während akuter Phasen an **normaler Haut** durch **seitlich schiebenden Druck Blasen auslösbar** sind **(Nikolski-Phänomen I positiv)**, werden oft die druckexponierten Intertrigines und die Glutäalregion bevorzugt und sehr hartnäckig befallen. Teils entstehen dort sekundär Vegetationen.

Bei mehr als der Hälfte der Patienten beginnt die Krankheit an den Mundschleimhäuten und bleibt zuweilen lange Zeit darauf beschränkt. Die Blasen platzen dort noch rascher, und es entstehen leicht blutende, sehr schmerzhafte Erosionen. Bisweilen werden auch die Genitalschleimhäute befallen. Bei ausgedehntem Befall bestehen Krankheitsgefühl, Appetitlosigkeit und oft auch Fieber.

C-10.1 Pemphis vulgaris

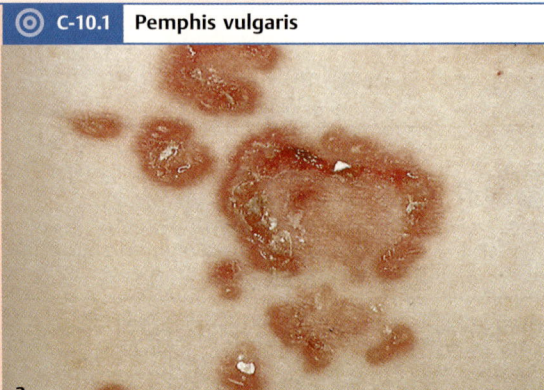
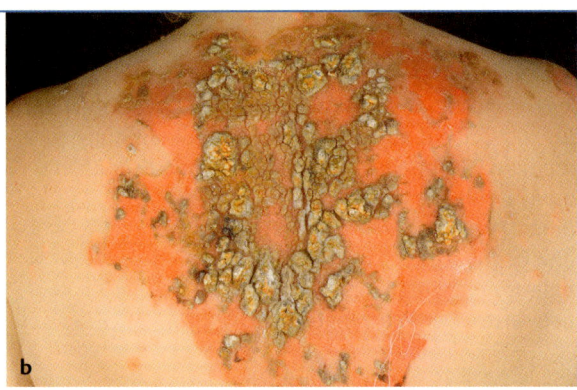
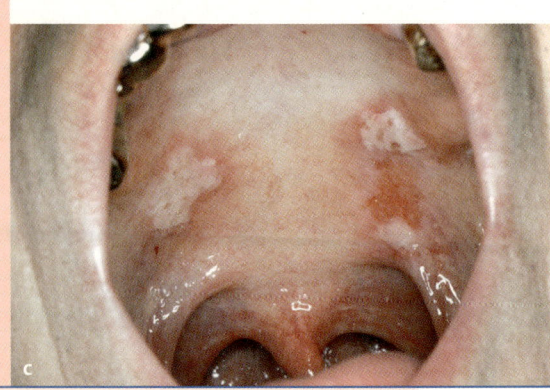

a Blasen und Erosionen auf gesunder Haut.
b Konfluierte Erosionen mit Schuppenkrusten.
c Weißliche Beläge und Erosionen an der oralen Schleimhaut.

C 10.2 Pemphigus-Gruppe

Diagnostik: Blasen an der Mundschleimhaut und/oder später am Körper mit Pemphiguszellen im Blasenlumen und ein **positives Nikolski-Phänomen** lassen an einen Pemphigus vulgaris denken.

Der histo- und immunhistopathologische Befund und der Nachweis von „**Pemphigus-Antikörpern**" (IgG-Autoantikörper gegen Desmoglein 3) im Serum bestätigen die Verdachtsdiagnose. Andere Parameter sind diagnostisch nicht richtungweisend und erst in fortgeschrittenen Stadien pathologisch: BSG, Blutbild (Entzündungsparameter bei Superinfektion), Serumproteine, Elektrolyte (Verluste!).

Histopathologie: Es herrschen oberhalb der Basalschicht lokalisierte, akantholytische Blasen vor, d.h. Blasen entstanden durch Verlust des Zell-Zell-Kontaktes und Insudation von Serum. Die basalen Keratinozyten bleiben auf der Basallamina wie Grabsteine erhalten. Im Blasenlumen finden sich Pemphiguszellen und Leukozyten. Der **Tzanck-Test** (Nachweis einer Akantholyse im Blasengrundausstrich) ist in der Exfoliativzytologie positiv (s. Abb. **C-10.2** und Abb. **C-10.3**). Die Dermis ist von Leukozyten infiltriert. **Immunhistopathologisch** lassen sich in den Interzellularräumen der gesamten Epidermis bevorzugt in frühen Läsionen IgG- und Komplementablagerungen nachweisen.

Diagnostik: Das klinische Bild, und ein **positives Nikolski-Phänomen** lassen an einen Pemphigus vulgaris denken.

Histopathologie und der Nachweis von „**Pemphigus-Antikörpern**" gegen Desmoglein 3 im Serum sind beweisend.

Histopathologie: Es herrschen oberhalb der Basalschicht lokalisierte, akantholytische Blasen vor, in deren Lumen sich Pemphiguszellen und Leukozyten finden (Abb. **C-10.2** und Abb. **C-10.3**).

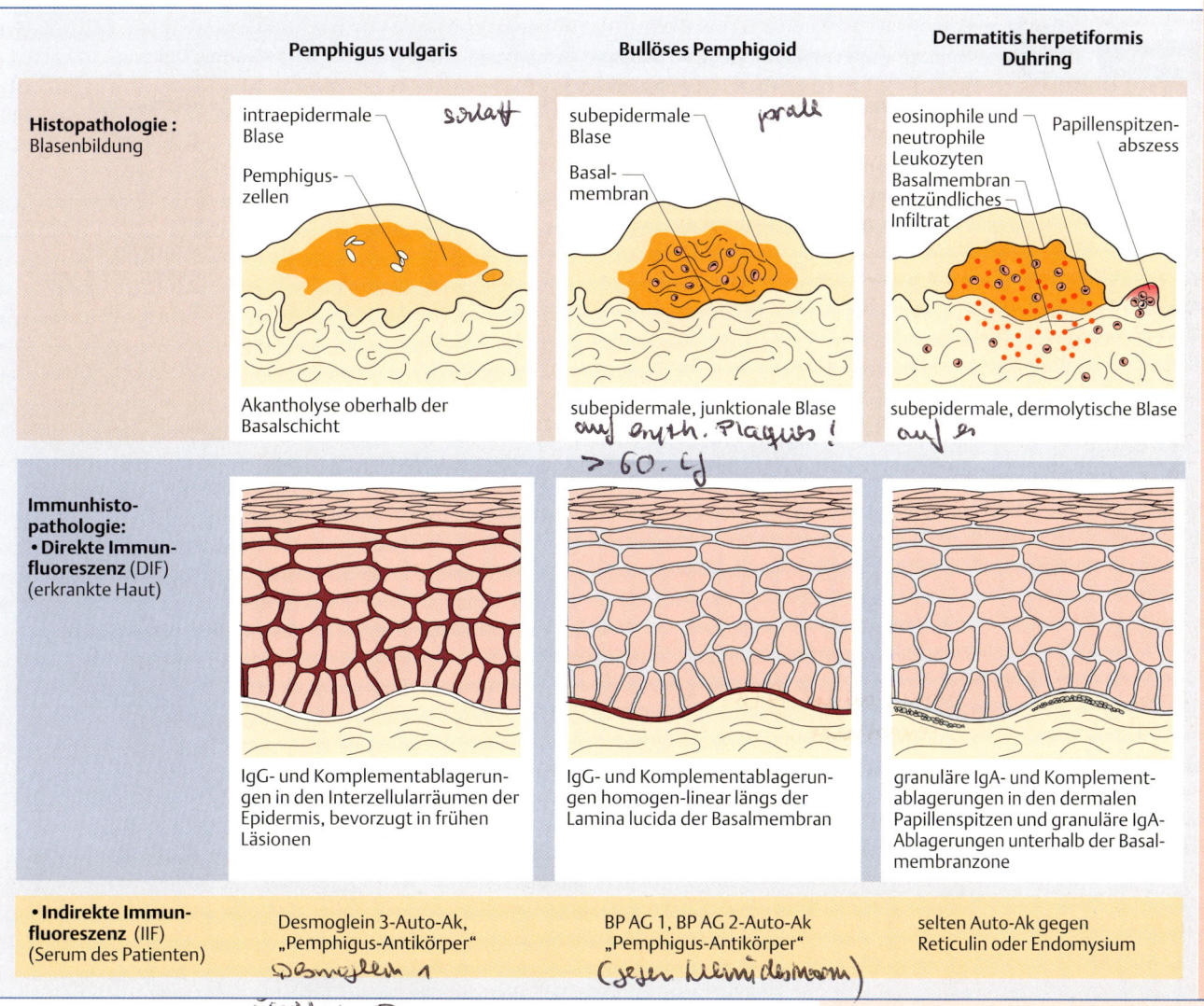

C-10.2 Histopathologische und immunhistopathologische Befunde bei Pemphigus vulgaris, bullösem Pemphigoid und Dermatitis herpetiformis Duhring

C-10.3 Tzanck-Test

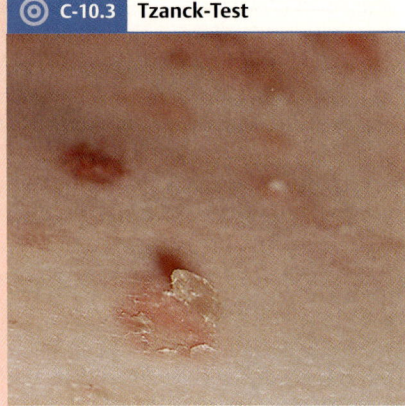
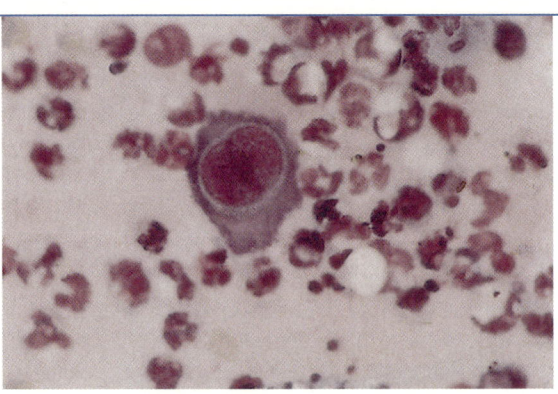

a Bei Verdacht auf Pemphiguskrankheiten wird nach Abschieben der oberen Epidermisschichten (Nikolski I) vom Blasengrund mit dem Messerrücken oder Spachtel Material gewonnen und auf Objektträger ausgestrichen.

b Im Ausstrichpräparat zeigen sich akantholytische, ballonierte Keratinozyten (Tzanck-Zelle; Bildmitte) und Granulozyten (May-Grünwald Giemsa, 1000fache Vergrößerung).

Differenzialdiagnose: s. Tab. **C-10.1**.

Differenzialdiagnose: Abzugrenzen sind die übrigen bullösen Dermatosen (Tab. **C-10.1**).

C-10.1 Differenzialdiagnose von Pemphigus vulgaris, bullösem Pemphigoid und Dermatitis herpetiformis Duhring

	Pemphigus vulgaris	**bullöses Pemphigoid**	**Dermatitis herpetiformis Duhring**
Erkrankungsalter	30–60 Jahre	meist älter als 60	20–50 Jahre
Geschlechtsverteilung	Frauen und Männer gleich	Frauen etwas häufiger	meist Männer
Hautbefall	schlaffe Blasen vorwiegend auf normaler Haut und Erosionen	polymorphes Bild mit prallen, meist großen Blasen auf erythematöser Haut und Erosionen	gruppierte Bläschen auf erythematösen und urtikariellen Plaques, Erosionen und Krusten
Schleimhautbefall	meist, oft zu Beginn	selten	praktisch nie
Vernarbung	nein	nein	möglich
Tzanck-Test (s. S.)	positiv (Pemphiguszellen)	negativ	negativ
Antigene	Desmoglein 3	BP AG 1 BP AG 2	negativ fraglich (Reticulin, Endomysium)
Nikolski-Phänomen I (s. S. 381)	positiv	negativ (positiv nur in Herden)	negativ
Nikolski-Phänomen II (s. S. 381)	positiv	positiv	negativ
subjektive Beschwerden	Erosionen sind schmerzhaft (bes. im Mund)	Erosionen sind schmerzhaft	brennende, juckende Empfindungen
Therapie	Kortikosteroide, Azathioprin, Cyclosporin A, Plasmapherese	Tumorsuche! Kortikosteroide, Azathioprin	Sulfone, Sulfonamide, jodfreie Diät (bei ausgeprägter Enteropathie auch glutenfreie Diät)

Therapie: Mittel der Wahl ist die systemische Therapie mit Glukokortikoiden und Immunsuppressiva (z. B. Azathioprin), evtl. Zytostatika oder Plasmapherese.

Therapie: Mittel der Wahl ist die systemische Therapie mit Glukokortikoiden. Zu Beginn der Therapie haben sich hohe Dosen (ca. 150 mg Prednison/d) bewährt, die nach Remission reduziert werden. Danach sucht man die niedrigst mögliche Erhaltungsdosis zu finden, die zur Aufrechterhaltung der Remission ausreicht. Liegt die Glukokortikoiddosis unter der so genannten Cushing-Schwelle, wird diese Dosis langfristig verordnet. Liegt sie höher und sind somit schwere Nebenwirkungen zu erwarten, beginnt man in der Remissionsphase eine zusätzliche immunsuppressive Therapie, z. B. mit Azathioprin (z. B. Imurek 100–200 mg/d). Danach kann gewöhnlich die Glukokortikoid-Erhaltungsdosis deutlich reduziert werden. Bei schweren Verlaufsformen kommen auch Cyclophosphamid, Methotrexat, Ciclosporin A und Plasmapherese in Betracht.

Nebenwirkungen der immunsuppressiven Therapie wie Leukopenie, Infektanfälligkeit und Nephro-/Hepatotoxizität sind zu beachten. Die Therapie richtet sich nach dem klinischen Verlauf und dem Titerverlauf der „Pemphigus-Antikörper", die oft eng korreliert sind (s.o.).

Die zusätzlich externe Therapie (u.a. Antiseptika, Metallfolien) soll die Beschwerden lindern, die Reepithelialisierung der Erosionen fördern und sekundäre Infektionen verhindern.

Zusätzliche Externa fördern die Reepithelialisierung und verhindern sekundäre Infektionen.

Prognose: Der Verlauf kann akut bis chronisch mit intermittierenden Remissionen sein. Unbehandelt und vor dem Einsatz von Glukokortikoiden verlief die Erkrankung meist in 1–3 Jahren letal. Glukokortikoide und Immunsuppressiva verbesserten die Prognose entscheidend. Die Todesursachen sind jetzt vorwiegend die Folgen der langfristigen Glukokortikoid- und immunsuppressiven Therapie.

Prognose: Der Verlauf ist akut bis chronisch. Die Progredienz kann zum Tode führen. Glukokortikoide und Immunsuppressiva verbessern die Prognose jedoch entscheidend.

10.2.2 Pemphigus vegetans

10.2.2 Pemphigus vegetans

▶ **Definition:** Der Pemphigus vegetans ist eine Sonderform des Pemphigus vulgaris, die gekennzeichnet ist durch Blasen mit Erosionen und nachfolgenden papillomatösen Vegetationen.

◀ Definition

Epidemiologie: Viel seltener als Pemphigus vulgaris.

Epidemiologie: Sehr seltene Erkrankung.

Ätiologie und Pathogenese: Eventuell ist diese Verlaufsform die Folge einer speziellen Immunitätslage des Patienten (vgl. auch Pemphigus vulgaris, S. 381).

Ätiologie und Pathogenese: s. Pemphigus vulgaris, S. 381.

Klinik: Die schlaffen, rasch erodierten Blasen heilen nicht ab, sondern bilden am Blasengrund papillomatöse Wucherungen aus, die **Vegetationen** genannt werden. Beim Eintrocknen können die Läsionen einen warzenartigen Aspekt annehmen. Prädilektionsstellen für die Vegetationen sind die Intertrigines, wo Mazeration und bakterielle Besiedelung fördernd wirken. Am übrigen Integument kommen meist wenige pemphigustypische Blasen vor.

Klinik: Die Blasen erodieren rasch, und in den Erosionen entstehen papillomatöse Wucherungen (= Vegetationen).

Diagnostik: Zur Abgrenzung von anderen vegetierenden Dermatosen sind die „Pemphigus-Antikörper" im Serum sowie die akantholytischen Blasen im Initialstadium mit erst nachfolgender Akanthose und Papillomatose diagnostisch entscheidend.

Diagnostik: Pemphigus-Antikörper im Serum und Histopathologie sind entscheidend.

Histopathologie: Die Epidermis zeigt suprabasale, durch Akantholyse entstandene Blasen, zugleich besteht eine ausgeprägte Akanthose und dermale Papillomatose. Meist sind in den Reteleisten multiple Mikroabszesse, angefüllt mit Neutrophilen und Eosinophilen vorhanden.

Histopathologie: Suprabasale, akantholytische Blasen sowie Akanthose und Papillomatose.

Differenzialdiagnose: Differenzialdiagnostisch ist an vegetierende Pyodermien (Staphylokokken!), Condylomata lata bei Lues II (TPHA!) und Acanthosis nigricans (Histopathologie!) zu denken.

Differenzialdiagnose: Vegetierende Pyodermien, Condylomata lata bei Lues II und Acanthosis nigricans.

Therapie: Die systemische Therapie entspricht der bei Pemphigus vulgaris (s. S. 384). Als lokale Maßnahmen kommen bei geringer Ausdehnung auch Glukokortikoide mit antimikrobiellem Zusatz und die chirurgische Abtragung in Betracht.

Therapie: Systemische Therapie wie bei Pemphigus vulgaris. Lokal bei geringer Ausdehnung Glukokortikoid-Cremes.

Prognose: Der Verlauf erfolgt in Schüben. Die Vegetationen sind häufig sehr therapieresistent, aber lokalisiert, nur zuweilen kann ein generalisierter Pemphigus vulgaris auftreten. Die Prognose ist daher günstiger.

Prognose: s. Pemphigus vulgaris, S. 385.

10.2.3 Pemphigus foliaceus

▶ **Definition**

▶ **Definition:** Die Erkrankung ist durch akantholytische Blasen im Stratum granulosum, Autoantikörper im Serum gegen Desmoglein 1 und Ablagerung von IgG in den Interzellularräumen, bevorzugt im Stratum granulosum, gekennzeichnet.

Epidemiologie: Sehr seltene Erkrankung.

Epidemiologie: Die Erkrankung ist sehr selten. Am meisten betroffen sind Menschen zwischen dem 30. und 60. Lebensjahr.

Ätiologie und Pathogenese: Autoimmunologisch bedingte Erkrankung, deren **Autoantikörper** i. S. in der direkten (DIF) und indirekten Immunfluoreszenz (IIF) wie Pemphigus-Antikörper reagieren. Beim Pemphigus foliaceus sind die Antikörper aber gegen Desmoglein 1 in den Desmosomen gerichtet.

Ätiologie und Pathogenese: Es handelt sich um eine Autoimmunerkrankung; die **Autoantikörper** im Serum von Patienten mit Pemphigus foliaceus reagieren in der direkten und indirekten Immunfluoreszenz wie „Pemphigus-Antikörper". Sie sind jedoch gegen ein anderes Cadherin, nämlich gegen Desmoglein 1, in den Desmosomen gerichtet. Für beide Antikörper (gegen Desmoglein 1 und 3) ist die Bezeichnung „Pemphigus-Antikörper" üblich. Für die pathogenetische Bedeutung der Desmoglein-1-Antikörper sprechen die gleichen Beobachtungen und Versuchsergebnisse wie bei Pemphigus vulgaris (s. S. 381). Auslösung durch Medikamente.

Klinik: Flache, **schlaffe, rasch platzende Blasen** (meist am Kopf oder oberen Rumpf), die klebrig-krustige, erosive Läsionen ergeben. Typisch ist ein **unangenehmer Fötor**. **Schleimhäute** sind nur **selten befallen**.

Klinik: Die ersten Läsionen sind flache, **schlaffe, rasch aufplatzende Blasen**, die meist am behaarten Kopf, im Gesicht und am oberen Rumpf lokalisiert sind. Die rasch zerstörten Blasen hinterlassen flache, nässende Erosionen, die schuppig-krustig belegt sind. Sie dehnen sich exzentrisch aus. So kann sich eine sekundäre Erythrodermie entwickeln. Das gesamte Integument ist dann gerötet und von klebrigen, blätterteigartigen Schuppenkrusten bedeckt. Bakterielle Sekretzersetzung ergibt einen charakteristischen, **unangenehmen Fötor**. Manchmal besteht Juckreiz oder Brennen. Durch Reibung entstehen immer neue Läsionen (Nikolski-Phänomen I positiv) und UV-Licht wirkt verschlechternd.
Die **Schleimhäute** sind **selten** und nur gering **befallen**.

Diagnostik: Serologische, immun- und histopathologische Befunde sichern die Diagnose (Abb. **C-10.4**).
Typisch sind **Autoantikörper** gegen Desmoglein 1.

Diagnostik: Serologische, immun- und histopathologische Befunde sichern die Diagnose (Abb. **C-10.4**).
Typisch sind **Autoantikörper** im Serum und abgelagert in den Interzellularräumen der Epidermis („Pemphigus-Antikörper" gegen Desmoglein 1). Zytologische Untersuchungen (Tzanck-Test, s. Abb. **C-10.3**) zeigen Pemphiguszellen im Blaseninhalt. Weitere pathologische Laborparameter wie BKS-Beschleunigung, Blutbildveränderung und Dysproteinämie finden sich erst im fortgeschrittenen Stadium und bei Superinfektionen.

C-10.4 **Akantholytische Blasenbildung im Stratum granulosum bei Pemphigus foliaceus**

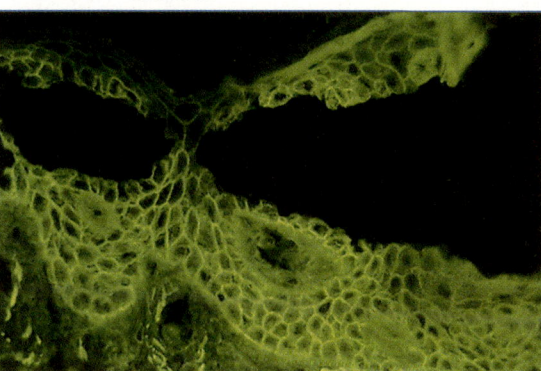

Die Immunhistopathologie zeigt an den Zellgrenzen antikörperdekorierte Keratinozyten, die Kontakte verlieren. C3-Darstellung (250fache Vergrößerung).

Histopathologie: Akantholytische Blasenbildung im Stratum granulosum, häufig auch Akanthose und Papillomatose. In der Dermis findet man ein leukozytäres Infiltrat, das reich an Eosinophilen ist.

Differenzialdiagnose: Die aufgelagerten Schuppenkrusten und die Prädilektionsstellen lassen auch an einen diskoiden Lupus erythematodes und an ein seborrhoisches Ekzem denken. Bei erythrodermatischen Ausprägungen müssen ein generalisiertes Ekzem, eine Psoriasis vulgaris oder Prämykoside abgegrenzt werden.

Therapie: Wie beim Pemphigus vulgaris werden vornehmlich Glukokortikoide und Immunsuppressiva (Azathioprin) eingesetzt. Bakterielle Sekundärinfektionen sind systemisch und/oder lokal zu behandeln. Lokal haben sich Desinfizienzien (z.B. KMnO$_4$) und Metallfolien bewährt.

Brasilianischer Pemphigus foliaceus

▶ **Synonym.** Fogo selvagem („wildes Feuer")

▶ **Definition:** Die Erkrankung ist ein endemischer Pemphigus foliaceus im zentralen Südamerika.

Epidemiologie: Der brasilianische Pemphigus foliaceus betrifft bevorzugt junge Frauen (65% unter 50 Jahren) und kann genetisch disponiert familiär gehäuft auftreten.

Ätiologie und Pathogenese: Autoimmunologisches Geschehen wie bei Pemphigus foliaceus (s. S. 386). Das endemische Auftreten weist noch auf ein zusätzliches infektiöses, von Insekten übertragenes Agens (z. B. Virus) hin.

Klinik: Das klinische Bild ist dem Pemphigus foliaceus sehr ähnlich, oft Erythrodermien. Die Schleimhäute bleiben unbeteiligt. Subjektiv klagen die Patienten über Schmerzen, die wie Feuer brennen („wildes Feuer").

Diagnostik: Es sind „Pemphigus-Antikörper" gegen Desmoglein 1 nachweisbar. Anamnestisch wichtig ist der Aufenthalt im Epidemiegebiet.

Histopathologie: s. Pemphigus foliaceus S. 387.

Therapie: Systemisch Glukokortikoide für Jahre in einer Dosierung, die sich nach dem klinischen Bild richtet. Zusätzlich systemische und lokale Therapie entsprechend der Sekundärinfektion.

Prognose: Vor Einführung der Glukokortikoide chronischer Verlauf, der nach 10–30 Jahren zum Tode führte. Die heute durchgeführte, oft mehrjährige systemische Glukokortikoidtherapie führt in ca. 50% der Fälle zu einer Heilung.

10.2.4 Pemphigus erythematosus

▶ **Synonym.** Pemphigus seborrhoicus, Senear-Usher-Syndrom

▶ **Definition:** Die Erkrankung ist durch erythematosquamöse Plaques und akantholytische Blasen in den seborrhoischen Arealen gekennzeichnet. Immunpathologisch handelt es sich um einen Pemphigus foliaceus (s. S. 386) in Kombination mit Lupus erythematodes (s. S. 173). Im Serum sind „Pemphigus-Antikörper" und manchmal ANA vorhanden und deshalb sind Immunglobulin-Ablagerungen entlang der Basalmembranzone (wie bei LE) und zwischen den Keratinozyten (wie bei Pemphigus foliaceus) nachzuweisen. Nicht immer sind alle Parameter nachweisbar.

Histopathologie: Akantholytische Blasenbildung im Stratum granulosum.

Differenzialdiagnose: Diskoider LE, seborrhoisches Ekzem, generalisiertes Ekzem, Psoriasis vulgaris.

Therapie: Systemische Therapie mit Glukokortikoiden und/oder Immunsuppressiva.

Brasilianischer Pemphigus foliaceus

◀ Synonym

◀ Definition

Epidemiologie: Bevorzugt junge Frauen, familiäre Häufung.

Ätiologie und Pathogenese: Autoimmunologisches Geschehen kombiniert mit Infektion (z. B. Virus).

Klinik: Ähnlich dem Pemphigus foliaceus (s. S. 386). Die Patienten klagen über Schmerzen, die wie Feuer brennen.

Diagnostik: Nachweis von „Pemphigus-Antikörpern".

Histopathologie: s. Pemphigus foliaceus S. 387.

Therapie: Systemisch Glukokortikoide und antiinfektiöse Therapie.

Prognose: Unter Glukokortikoidtherapie in ca. 50% Heilung.

10.2.4 Pemphigus erythematosus

◀ Synonym

◀ Definition

Epidemiologie: Sehr selten.

Ätiologie: Autoimmunologisch.

Klinik: Am Kopf und am oberen Rumpf sind erythematöse Herde mit Schuppen, Krusten und Blasen vorhanden, die häufig jucken (Abb. **C-10.5**). Die Schleimhäute sind nicht befallen.

Epidemiologie: Die Erkrankung ist sehr selten. Besonders Erwachsene im mittleren Lebensalter sind betroffen.

Ätiologie: Autoimmunologisch, evtl. provoziert UV-Licht (s. S. 191).

Klinik: In den seborrhoischen Arealen (Gesicht, behaarter Kopf, Brust- und Rückenmitte) bestehen symmetrische, **seborrhoid** schuppende, mit Schuppenkrusten belegte, **erythematöse Herde** zusammen mit **Blasen**, die rasch platzen (Abb. **C-10.5**). Typisch sind der flüchtige Verlauf und das wechselnde Aussehen der Hautefloreszenzen. Die **Schleimhäute** sind **nicht befallen**. Häufig besteht Juckreiz.

C-10.5 Pemphigus erythematosus

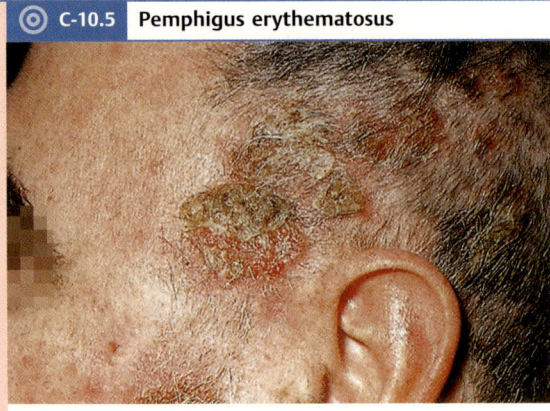
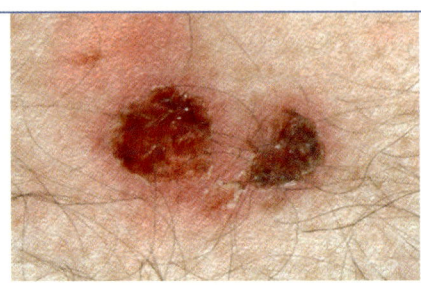

a Auf gerötetem Grund besteht eine seborrhoide Schuppung mit Bläschen im Randbereich.

b Schuppende, blasige Effloreszenzen auf geröteten Herden (Detailbild).

Diagnostik: Die Diagnose kann histopathologisch, immunhistopathologisch und serologisch gestellt werden.

Histopathologie: s. Pemphigus foliaceus, S. 387.

LE-Band, Pemphigus-Muster, ANA und „Pemphigus-Antikörper" gegen Desmoglein 1 sind charakteristisch.

Differenzialdiagnose: Seborrhoisches Ekzem, LE oder Pemphigus vulgaris.

Therapie: Glukokortikoide lokal oder systemisch je nach klinischer Ausprägung.

Prognose: Oft lokalisierter Verlauf.

Diagnostik: Die Diagnose wird histopathologisch, immunhistopathologisch sowie serologisch gestellt.

Histopathologie: Das histopathologische Bild entspricht dem Pemphigus foliaceus (s. S. 387).

Immunhistopathologisch zeigt die direkte Immunfluoreszenz in den Interzellularräumen der Epidermis abgelagerte IgG-Antikörper („Pemphigus-Antikörper") und in den Herden manchmal bandförmige Ablagerungen von IgG-Antikörpern in der subepidermalen Basalmembranzone wie beim LE (s. S. 176).

Im Serum werden „Pemphigus-Antikörper" gegen Desmoglein 1 und manchmal auch ANA nachgewiesen. "Pemphigoid-Antikörper" sind nicht vorhanden (s. S. 383).

Differenzialdiagnose: Differenzialdiagnostisch kommen in erster Linie seborrhoisches Ekzem, Lupus erythematodes oder Pemphigus vulgaris in Betracht, die sich jedoch durch o. g. diagnostische Maßnahmen abgrenzen lassen.

Therapie: Wenige Einzelherde werden lokal mit Glukokortikoid-Creme, schwere Verläufe systemisch mit Glukokortikoiden oder Immunsuppressiva behandelt.

Prognose: Der Verlauf ist weniger schwer als beim Pemphigus vulgaris. Die Erkrankung kann lokalisiert bleiben, in Schüben verlaufen oder generalisieren und in das Bild eines Pemphigus foliaceus übergehen.

▶ **Klinischer Fall.** Die 52 Jahre alte Patientin hatte seit 9 Monaten rezidivierend schmerzhafte Erosionen an den Mundschleimhäuten. Unterschiedliche Lokaltherapeutika sprachen wenig an. Seit 4 Monaten traten zunehmend am Nabel, in der Leistenregion und am Rücken auf gesunder Haut schlaffe Blasen auf, die rasch platzten und verkrusteten. Die bei der Krankenhausaufnahme durchgeführte histopathologische Untersuchung ergab eine akantholytische Blasenbildung in den unteren Epidermisschichten. In der direkten Immunfluoreszenz waren in den Interzellularräumen der Epidermis IgG- und Komplementablagerungen erkennbar. Die „Pemphigus-Antikörper" hatten im Serum einen Titer von 1: 320 und waren gegen Desmoglein 3 gerichtet. Diese histopathologischen und immunhistologischen Befunde bestätigten die klinische Verdachtsdiagnose eines Pemphigus vulgaris. Eine systemische Therapie mit anfangs 100 mg Decortin/die führte zur Remission, die mit Azathioprin 100 mg und Decortin 8 mg/die mehrere Monate stabil blieb.

10.2.5 Paraneoplastischer Pemphigus

▶ **Definition:** Spezielle Pemphiguskrankheit mit polymorphem klinischen Bild, in Assoziation mit Lymphomen, Leukämien, Thymomen und selten auch anderen Tumoren. Die Autoantikörper sind gegen verschiedene Proteine der Desmosomen (u. a. Desmoplakin I, II) und der Hemidesmosomen (bullöses Pemphigoid-Antigen 1) gerichtet.

Klinik: Typisch ist ein **polymorphes klinisches** Bild mit Erythemen, Blasen, kokardenartigen Effloreszenzen und Erosionen am gesamten Integument und mit ausgedehntem Befall der Schleimhäute (Mund, Oropharynx, Larynx, Ösophagus, Trachea, Bronchien).

Diagnostik: Immunhistopathologische, serologische und histopathologische Befunde sichern die Diagnose.
Die direkte Immunfluoreszenz (DIF) entspricht der bei Pemphigus vulgaris (s. S. 383).
Im Serum (IIF) finden sich vor allem Autoantikörper gegen **Desmoplakin I, II** und **bullöses Pemphigoid-Antigen 1** (Hauptbestandteile der Desmosomen und Hemidesmosomen).

Histopathologie: Suprabasale akantholytische Blasen, disseminierte Dyskeratosen der Keratinozyten und ein entzündliches Infiltrat in der Dermis.

Differenzialdiagnose: Die Abgrenzung von anderen Pemphigusformen erfolgt durch den Nachweis der Desmoplakin- und bullösen Pemphigoid-1-Antikörper.

Therapie: Oft schlechtes Ansprechen auf die üblichen Therapien des Pemphigus. Malignomsuche und -therapie!

Prognose: Leichte bis schwere Verläufe sind möglich. Oft heilt der paraneoplastische Pemphigus ab, wenn der Tumor therapiert wurde.

10.3 Pemphigoid-Gruppe

▶ **Definition:** Bei den Erkrankungen dieser Gruppe entstehen die Blasen epidermolytisch, d. h. durch Abheben der gesamten Epidermis von der Dermis. Es sind subepidermale Blasen. Da keine intraepidermale Akantholyse vorkommt, fehlen die Pemphiguszellen (Tzanck-Test negativ).

Die Pemphigoid-Gruppe umfasst:
- Bullöses Pemphigoid
- vernarbendes Schleimhautpemphigoid
- Pemphigoid gestationis (Herpes gestationis).

10.3.1 Bullöses Pemphigoid

▶ **Synonym.** Parapemphigus, Alterspemphigoid

▶ **Definition:** Die Erkrankung ist gekennzeichnet durch prall gespannte Blasen, die subepidermal auf gesunder Haut oder auf erythematösen Plaques entstehen. Typisch sind Autoantikörper gegen Proteine der Hemidesmosomen, **bullöses Pemphigoid-Antigen 1 und 2 (BP AG 1 und AG 2)**.

Epidemiologie: Am häufigsten betroffen sind Patienten nach dem 60. Lebensjahr.

Ätiologie und Pathogenese: Es handelt sich um eine **Autoimmunerkrankung**, bei der die Autoantikörper im Serum gegen **BP AG 1 und AG 2** gerichtet sind. BP AG 1 ist ein 230 KDa-Protein der intrazellulären Plaques der Hemidesmosomen (S. 8). BP AG 2 (180 KDa) ist ein ungewöhnliches Transmembranprotein der Hemidesmosomen mit kollagenartigen Teilabschnitten, daher auch Kollagen XVII genannt. Die Antigen-Antikörper-Reaktion entlang der Basalmembran in Hemidesmosomen führt zur Aktivierung der Komplementkaskade und durch Freisetzung von Enzymen zur Blasenbildung. Die pathogenetische Bedeutung der Autoantikörper ist durch In-vivo- und In-vitro-Experimente aufgezeigt.
Da das bullöse Pemphigoid auch als **Paraneoplasie** auftritt, könnte die Autoantikörperbildung primär durch das als „fremd" erkannte Karzinom induziert sein und durch Kreuzreaktion mit den Hemidesmosomen der Haut würden dann die Blasen entstehen. Evtl. ändern UV-Strahlen die Antigenität der Proteine der Hemidesmosomen.
Medikamente, wie z. B. Penicillin, Diazepam und Furosemid, können ein bullöses Pemphigoid triggern.

Klinik: Die charakteristischen Effloreszenzen sind **erbs- bis haselnussgroße pralle Blasen**, die generalisiert, bevorzugt jedoch in den Falten, am Abdomen, Oberschenkeln und Armen auftreten. Manchmal bleibt die Erkrankung einige Zeit lokalisiert. Die Blasen entstehen auf gesunder Haut und/oder auf elevierten Erythemen. Die Mundschleimhaut ist selten befallen (nur 20%), die übrigen Schleimhäute sehr selten. Der Blaseninhalt ist meist klar oder hämorrhagisch, da bei der subepidermalen Blasenbildung die Kapillaren des oberflächlichen Plexus angerissen werden können (Abb. **C-10.2**).
Da die Blasendecke aus der gesamten Epidermis besteht, sind die Blasen wesentlich widerstandsfähiger als bei Pemphigus-Krankheiten. Wenn sie platzen, entstehen flache Erosionen, die blutig-krustig belegt sind. Sie heilen von den Rändern ausgehend narbenlos ab. Durch die verkrusteten Erosionen bestehen gelegentlich Juckreiz oder Schmerzen.
Es gibt Sonderformen ohne Blasen, die generalisiert urtikarielle und ekzematöse Herde aufweisen (Abb. **C-10.6**). Eine andere Sonderform ist das lokalisierte bullöse Pemphigoid, das symmetrisch an den Unterschenkeln und am Kopf auftritt.

Diagnostik: Gespannte, pralle Blasen auf gesunder Haut und elevierten Erythemen lassen bei älteren Patienten an ein bullöses Pemphigoid denken. Gesichert wird die Diagnose durch die histo- und immunhistopathologische Untersuchung sowie serologisch.

Histopathologie: Anfangs entwickelt sich eine **subepidermale** Spalte, die unveränderte Epidermis wird als Blasendecke abgehoben. Der Blaseninhalt besteht nur aus Serum, manchmal sind zusätzlich reichlich eosinophile und neutrophile Granulozyten vorhanden. In der oberen Dermis findet sich ein Infiltrat aus Lymphozyten, Histiozyten, eosinophilen und neutrophilen Leukozyten (Abb. **C-10.2**). Elektronenmikroskopisch ist die Spaltbildung innerhalb der Lamina lucida der Basalmembran lokalisiert.

C-10.6 Bullöses Pemphigoid

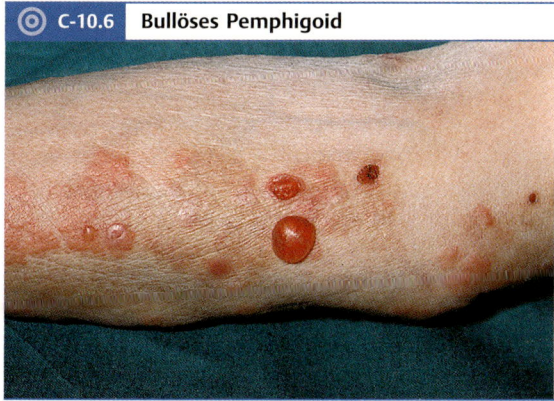

Pralle Blasen unterschiedlicher Größen und Erytheme.

Immunhistopathologie: Immunhistopathologisch können entlang der meist nicht verbreiterten Basalmembran abgelagertes IgG und Komplement C3 nachgewiesen werden (Abb. **C-10.2**).
Typisch sind im **Serum** der Patienten **Autoantikörper** gegen Antigene der Hemidesmosomen („Basalmembran-Antikörper", „Pemphigoid-Antikörper"). Autoantikörper gegen BP AG 1 sind in ca. 70 %, gegen BP AG 2 in ca. 55 % nachweisbar. Diese Antikörpertiter korrelieren nicht mit der Krankheitsaktivität. Alle übrigen Laborparameter sind unauffällig. Erst später treten unspezifisch erhöhte BKS, Proteinmangel, Leukozytose und Anämie auf.
Der Tzanck-Test ist negativ. Das Nikolski-I-Phänomen kann, vorwiegend in Blasenrandgebieten, positiv sein. Das Nikolski-II-Phänomen ist positiv, d. h. vorhandene Blasen lassen sich durch seitlichen Druck verschieben (s. S. 381).

Differenzialdiagnose: Differenzialdiagnostisch sind Pemphigus vulgaris, Morbus Duhring und eine diabetische bullöse Dermatose (Diabetes mellitus, keine entsprechenden immunhistologischen Befunde!) abzugrenzen (Tab. **C-10.1**, S. 384).

Therapie: Eine Tumorsuche ist in jedem Falle angezeigt. Systemisch werden Glukokortikoide verabreicht; anfangs in mittleren Dosen (40–50 mg Prednisolon/d), später dem Verlauf entsprechend. Meist reichen jedoch niedrige Dosen aus. Gelegentlich werden auch Langzeit-Sulfonamide gegeben. Nur in therapieresistenten Fällen wird man zusätzlich Immunsuppressiva (Azathioprin) oder Zytostatika (Methotrexat) verordnen. Lokal erfolgt die Behandlung desinfizierend, z. B. Pinseln mit antiseptischen Lösungen.

Prognose: Die Erkrankung verläuft chronisch, meist in Schüben und heilt oft spontan. Wenn ein Malignom bekannt und therapiert ist, sistiert das Pemphigoid häufig, und rezidiviert bei Tumorprogression. Glukokortikoide und Immunsuppressiva verbessern die Prognose entscheidend.

Immunhistopathologie: Entlang der Basalmembran sind IgG und Komplement abgelagert (Abb. **C-10.2**).

Serologie Typisch sind „Pemphigoid-Antikörper" im **Serum** gegen BP AG 1 und BP AG 2 (Hemidesmosomproteine)

Differenzialdiagnose: Pemphigus vulgaris, Morbus Duhring und diabetische bullöse Dermatose (s. Tab. **C-10.1**).

Therapie: Tumorsuche! Therapie mit systemischen Glukokortikoiden und lokal mit Desinfizienzien.

Prognose: Chronischer, meist schubweiser Verlauf, Spontanheilung möglich. Die Prognose ist vom evtl. Vorliegen eines Tumors abhängig.

▶ **Klinischer Fall.** Die 64-jährige Patientin litt über ein Jahr an mäßig juckenden großflächigen Erythemen, in denen immer wieder pralle, teils hämorrhagische Blasen auftraten. Die histopathologische Untersuchung zeigte subepidermale Blasen mit einem leukozytären Infiltrat in der Dermis. Die direkte Immunfluoreszenz ließ an der Basalmembranzone abgelagertes Immunoglobulin und Komplement erkennen. Im Serum waren „Pemphigoid-Antikörper" (Titer 1:128) vorhanden. Bei der Durchuntersuchung fand sich ein lobuläres Mammakarzinom, das vollständig reseziert werden konnte. Unter oraler Therapie mit Kortikosteroiden sistierte das bullöse Pemphigoid 2 Monate nach der Operation.

◀ **Klinischer Fall**

10.3.2 Vernarbendes Schleimhautpemphigoid

▶ **Synonym.** Benignes Schleimhautpemphigoid

▶ **Definition:** Chronische bullöse Dermatose, die bevorzugt an den Schleimhäuten auftritt, selten auch die Haut befällt und zu starken Vernarbungen führt.

Epidemiologie: Sehr seltene Erkrankung, meist sind ältere Menschen betroffen.

Ätiologie und Pathogenese: Es handelt sich um eine vernarbende Variante des bullösen Pemphigoids (s. S. 390). Die Autoantikörper (IgG) sind gegen BP AG 2 (s.o., Kollagen XVII), Laminin 5 (beides Proteine der Hemidesmosomen) oder Kollagen VII gerichtet. Die Erkrankung tritt auch als Paraneoplasie auf.

Klinik: Am häufigsten sind die Mundschleimhaut und die Konjunktiven, seltener auch Nasen-, Rachen-, Genital- und Analschleimhäute betroffen. Hautbeteiligung tritt bei ca. 30 % der Patienten auf.

In den **Augen** beginnt das bullöse Schleimhautpemphigoid mit kleinen Blasen an den bulbären Konjunktiven, die rasch platzen, eine chronische Konjunktivitis unterhalten und unter starker narbiger Schrumpfung abheilen. Dies führt zu narbigen Synechien zwischen bulbären und palpebralen Konjunktiven und Entropion. Die Augenbeweglichkeit wird reduziert. Ektropien bedingen nach längerer Persistenz sekundäre Hornhautveränderungen mit Pannusbildung und Ulzerationen, die zur Erblindung führen können. Die Verlegung der Tränenausführungsgänge durch Narben führt zur Austrocknung der Konjunktiven mit Panophthalmie, was letztlich zum Verlust des Auges führen kann.

An den **Mundschleimhäuten** treten, bevorzugt an der Wangenschleimhaut und Gingiva, rezidivierend Blasen auf, die rasch platzen und zu stark schmerzenden Erosionen führen, welche unter narbiger Schrumpfung abheilen. Die gleichen narbigen Synechien entstehen auch an anderen Schleimhäuten.

Eine **Hautbeteiligung** tritt in ca. 30 % auf und ist in den meisten Fällen auf wenige Areale beschränkt (v. a. Gesicht, behaarter Kopf, Nabelregion und Mons pubis). Generalisierte Blasenschübe sind extrem selten.

Diagnostik: Klinisches Bild, Histo- und Immunhistopathologie sichern die Diagnose.

Histopathologie: Charakteristisch ist die subepidermale Blasenbildung, wobei die gesamte Epidermis das Blasendach bildet. Anfangs herrscht in der Dermis ein Infiltrat aus Eosinophilen, Lymphozyten und Plasmazellen vor, später kommt eine fibroblastische Aktivität mit Vaskularisation und narbiger Schrumpfung hinzu.

Immunhistopathologie: Immunhistopathologisch lassen sich mittels direkter Immunfluoreszenz in der Basalmembranzone (wie auch beim bullösen Pemphigoid) lineare Ablagerungen von IgG, IgA und Komplement nachweisen. In der indirekten Immunfluoreszenz sind zirkulierende Basalmembran-Antikörper oft nicht nachweisbar. Meist sind sie gegen BP AG 2, gegen Laminin 5 oder seltener gegen Kollagen VII gerichtet.

Therapie: Auf Sulfone, Retinoide, Immunsuppressiva und Cyclosporin A spricht die Erkrankung manchmal an. Auch ein Versuch mit Glukokortikoiden (systemisch oder intraläsional) oder (bei diskreten Befunden) auch lokal ist gerechtfertigt, insgesamt jedoch schlechtes Ansprechen. Synechien werden operativ angegangen.

Prognose: Der Verlauf ist schubweise progressiv über Jahre. Große Probleme bereiten die narbigen Stenosen und das nachlassende Sehvermögen (20 % Erblindung).

10.3.3 Pemphigoid gestationis

▶ **Synonym.** Herpes gestationis

▶ **Definition:** Polymorphe, papulovesikulöse Pemphigoid-Krankheit in der Schwangerschaft, die starken Juckreiz verursacht. Das wichtige Autoantigen ist das BP AG 2 (gegen Kollagen XVII; s. S. 12).

Epidemiologie: Die Erkrankung ist sehr selten. Es tritt etwa ein Fall pro 3000–10000 Schwangerschaften auf.

Ätiologie und Pathogenese: Die passive Übertragung auf das Neugeborene und die immunologischen Befunde weisen auf die immunologische Genese hin. Gestagen- und östrogenhaltige Kontrazeptiva können provozieren. Es besteht eine genetische Disposition (MHC-II-Moleküle). Keine Herpes-Krankheit!

Klinik: Nach der 20. Schwangerschaftswoche, manchmal erst nach der Entbindung, treten bevorzugt in der Periumbilikalregion und an den Extremitäten, später auch am gesamten Integument **ödematöse, polyzyklische Plaques** auf, in denen **kleinere** und **größere Blasen** entstehen. Es besteht starker Juckreiz. Häufig sind die kleinen Blasen gruppiert herpetiform angeordnet. Das gleichzeitige Vorhandensein von ödematösen Plaques, Erythemen, Blasen verschiedener Größe und Krusten gibt der Dermatose ein **polymorphes Aussehen** (Abb. **C-10.7**). Die Schleimhäute sind selten betroffen. Das Allgemeinbefinden ist wenig beeinträchtigt.

Dieselben Effloreszenzen können auch beim Neugeborenen auftreten. Sie heilen jedoch in wenigen Wochen spontan ab.

C-10.7 Herpes gestationis

Auf erythematösen Plaques stehen herpetiform gruppierte Blasen unterschiedlicher Größe.

Diagnostik: Die Diagnose beruht auf dem Auftreten während der Gravidität, dem polymorph-bullösen klinischen Bild, dem starken Pruritus, den histo- und immunhistopathologischen und serologischen Befunden (BP AG 2-Autoantikörper).

Histopathologie: Es liegt eine subepidermale Blasenbildung mit auffälliger Nekrose der Basalzellen und ein entzündliches Infiltrat in der Dermis vor. Immunhistopathologisch lassen sich mittels direkter Immunfluoreszenz (DIF) lineare Komplementablagerungen (C 3) und in einigen Fällen auch Immunglobulinablagerungen (meist IgG und IgA) längs der Basalmembran nachweisen. Im **Serum** (IIF) finden sich in der Regel BP AG 2-Autoantikörper, die früher „Herpes-gestationis-Faktor" genannt wurden und meist eine Bluteosinophilie. Die Nikolski-Zeichen I und II (S. 381) sind häufig positiv.

Differenzialdiagnose: Differenzialdiagnostisch sind eine Dermatitis herpetiformis Duhring, ein PUPP und ein Erythema exsudativum multiforme abzugrenzen,

10.4 Dermatitis herpetiformis Duhring

▶ **Synonym.** Dermatitis herpetiformis, Morbus Duhring

▶ **Definition:** Polymorphe, oft chronisch rezidivierend verlaufende Dermatose an den Streckseiten, die mit brennenden und schmerzhaften Empfindungen einhergeht. Charakteristisch sind subepidermale Spannungsblasen, Ansammlungen von Granulozyten und granuläre IgA-Ablagerungen in den dermalen Papillenspitzen. Die meisten Patienten haben zugleich eine meist unbemerkte Enteropathie.

Epidemiologie: Selten. Sie betrifft alle Altersgruppen, bevorzugt jedoch Männer im mittleren Lebensalter.

Ätiologie: Die Ätiologie ist unklar. Wahrscheinlich handelt es sich um eine immunologische Krankheit mit genetischer Prädisposition. 80% Assoziation mit den Histokompatibilitätsantigenen HLA DR3, HLA DQ2, HLA A1 und HLA B8. Manifestationsfördernd sind Fokalinfekte, Jod und Gluten.

Klinik: Anfangs treten uncharakteristische Erytheme und urtikarielle ödematöse Plaques mit **brennendem** bis **schmerzhaftem Juckreiz** auf. Darauf entstehen kleine Bläschen, die oft in Gruppen herpetiform angeordnet sind, oder auch große Blasen. Die Blasen dehnen sich exzentrisch aus und verkrusten rasch (Abb. **C-10.8**, s. auch Abb. **C-10.10 c** und **d**, S. 398). Diese **synchrone Polymorphie** it Erythemen, urtikariellen Plaques, Bläschen, Blasen und Krusten ist sehr charakteristisch. Hinzu kommen Kratzeffekte mit Impetiginisierung. Typische Lokalisationen sind Streckseiten der Arme, Schultergürtel, Abdomen sowie die Glutäal-, Sakral- und Oberschenkelregion in symmetrischem Befall. Dieses Verteilungsmuster weist auf die Erkrankung hin. Die Schleimhäute sind praktisch nie befallen (s. Tab. **C-10.1**, S. 384).
Die Patienten sind **jodempfindlich**. Lokale und systemische Applikation von Jod oder anderen Halogeniden kann zu Exazerbationen führen.
Bei den Patienten tritt zugleich eine **glutensensitive Enteropathie** auf, die einer milden Form der idiopathischen Steatorrhö gleicht, oft aber subklinisch bleibt. Das Verhältnis zwischen Dermatitis herpetiformis Duhring und der Enteropathie ist noch unklar.

C-10.8 Dermatitis herpetiformis Duhring

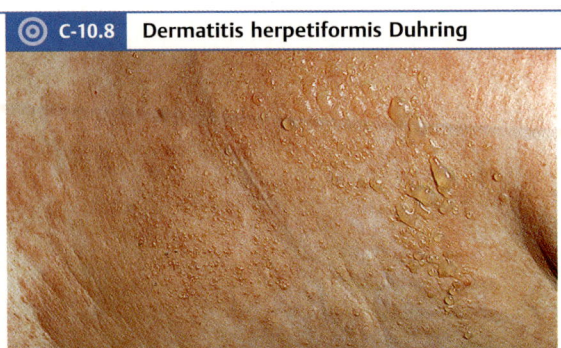

Kleine Bläschen stehen gruppiert in erythematöser Umgebung.

Diagnostik: Die klinische Diagnose beruht auf dem polymorphen Exanthem mit Prädilektion an Extremitäten-Streckseiten, Schultern und Glutäalregion sowie den typischen brennenden bis schmerzenden Empfindungen. Bestätigt wird die Diagnose histo- und immunhistopathologisch (s. auch Tab. **C-10.1**, S. 384).

Histopathologie: Die Blasenbildung erfolgt **subepidermal**. Die Blasen gehen aus Mikroabszessen in den Papillenspitzen hervor, die eosinophile und neutrophile Leukozyten enthalten. Besonders in den Blasenrandbereichen und in den Erythemen sind diese zahlreich zu finden. Im Blasenlumen finden sich massenhaft eosinophile und neutrophile Leukozyten. In der Dermis besteht ein buntes, entzündliches Infiltrat. Elektronenmikroskopische Befunde zeigen, dass die Blasen unterhalb der Lamina densa entstehen, d. h. dermolytisch (s. Abb. **C-10.2**, S. 383).

Immunhistopathologie: Immunhistopathologisch lassen sich in der direkten Immunfluoreszenzmikroskopie bei fast allen Patienten in gesunder und betroffener Haut granuläre IgA- und Komplement-Ablagerungen (C 3) in den Papillenspitzen und entlang der Basalmembranzone nachweisen.
Die indirekte Immunfluoreszenz zeigt manchmal Autoantikörper im Serum, die gegen Reticulin oder Endomysium (oft bei Patienten mit Enteropathie) gerichtet sind.
Oft finden sich eine Bluteosinophilie, erniedrigte IgM- und erhöhte IgA-Werte.

Differenzialdiagnose: Histo- und immunhistopathologische Befunde erlauben die klinisch oft schwierige Abgrenzung vom bullösen Pemphigoid, von Prurigoformen, chronischen Ekzemen und Erythema exsudativum multiforme.

Therapie: Mittel der Wahl sind Sulfone, z. B. Diaminodiphenylsulfon (DADPS). Der Wirkungsmechanismus dieses Präparates ist ungeklärt. Auf hämatologische Nebenwirkungen (Met-Hb, Hämolyse) ist regelmäßig zu achten; vor Therapiebeginn muss die Glucose-6-Phosphatdehydrogenase bestimmt werden! Wirksam sind auch Sulfonamide (z. B. Sulfapyridin). Im akuten Schub oder bei Sulfon-/Sulfonamidunverträglichkeit kommen Glukokortikoide in Betracht, die aber nur mäßig wirksam sind. Eine glutenfreie Diät bessert die Enteropathie und in manchen Fällen, jedoch nicht immer, auch die Hauterscheinungen. Sie ist jedoch sehr aufwändig und teuer und deshalb nur bei Enteropathie und in schweren Fällen angezeigt. Eine jodarme Diät ist immer erforderlich. Antihistaminika sind bei starkem Juckreiz angezeigt. Extern können Glukokortikoide, Lotio alba oder Teerpräparationen versucht werden.

Prognose: Eine Fokussanierung ist sinnvoll. Der Verlauf ist chronisch-rezidivierend über Jahre und Jahrzehnte, wobei in den meisten Fällen die Krankheitsintensität nachlässt. Der Allgemeinzustand bleibt unbeeinflusst.

Diagnostik: Klinisches Bild, Histo- und Immunhistopathologie sichern die Diagnose (s. auch Tab. **C-10.1**, S. 384).

Histopathologie: Subepidermale Blasenbildung mit massenhaft Eosinophilen und Neutrophilen im Blasenlumen und leukozytären Mikroabszessen in den Papillenspitzen.

Immunhistopathologie: In der DIF finden sich charakteristische granuläre IgA-Ablagerungen in den Papillenspitzen und in der Basalmembranzone.

Oft Bluteosinophilie und erhöhte IgA-Spiegel.

Differenzialdiagnose: Bullöses Pemphigoid, Prurigoformen, Ekzeme und Erythema exsudativum multiforme.

Therapie: Sulfone und Sulfonamide. Jod- und bei Enteropathie glutenfreie Diät.

Prognose: Eine Fokussanierung ist manchmal hilfreich, meist chronisch-rezidivierende Verläufe.

10.5 Lineare IgA-Dermatose

10.5 Lineare IgA-Dermatose

▶ **Synonym.** IgA-Pemphigoid, chronisch bullöse Dermatose des Kindesalters

◀ Synonym

▶ **Definition:** Die Dermatose ist charakterisiert durch lineare IgA-Ablagerungen entlang der Basalmembranzone. Das klinische Bild ist polymorph mit Erythemen und Blasen. Das Autoantigen ist BP AG 2 (s. Abb. **A-1.5**, S. 8). Es gibt eine kindliche und eine adulte Variante.

◀ Definition

Epidemiologie: Die Erkrankung ist viel seltener als die Dermatitis herpetiformis Duhring. Bevorzugt betroffen sind Frauen und Kinder.

Epidemiologie: Sehr selten. Kinder, bevorzugt Frauen.

Ätiologie: Autoantikörper gegen ein Teilstück des BP AG 2 verursachen die Blasen, evtl. auch Induktion durch Medikamente.

Ätiologie: BP AG 2-Autoantikörper.

Klinik: Klinisch entspricht die lineare IgA-Dermatose einem Mischbild von Dermatitis herpetiformis Duhring und bullösem Pemphigoid. Eine Enteropathie kommt nicht vor.

Diagnostik: Pathognomonisch sind **lineare IgA-Ablagerungen** längs der Basalmembranzone (gegen BP AG 2).

Therapie: Sulfone und Sulfonamide.

Prognose: Chronischer Verlauf, selbstlimitierend.

10.6 Pemphigus chronicus benignus familiaris

▶ **Synonym**

▶ **Definition**

Epidemiologie: Sehr selten.

Ätiologie: Es handelt sich um eine genetisch bedingte Erkrankung.

Klinik: Nach der Pubertät treten in den **großen Körperfalten** in erythematischer Umgebung Blasen auf, die erodieren und zu Vegetationen neigen (Abb. **C-10.9**). Es besteht gewöhnlich Juckreiz.

Klinik: Das klinische Bild entspricht einem Mischbild aus Dermatitis herpetiformis Duhring und bullösem Pemphigoid oder ähnelt vorwiegend einer der beiden Dermatosen. Prädilektionsstellen sind Rumpf und proximale Extremitäten. Eine glutensensitive Enteropathie kommt nicht vor.

Diagnostik: Die Diagnose wird immunhistopathologisch durch den Nachweis von **linearen IgA- und Komplementablagerungen** (C3) längs der Basalmembranzone gestellt. Im Serum sind manchmal Autoantikörper vom IgA-Typ gegen BP AG 2 nachweisbar.

Therapie: Die lineare IgA-Dermatose spricht gut auf Sulfone und Sulfapyridine an.

Prognose: Die Krankheit verläuft selbstlimitierend chronisch über Jahre.

10.6 Pemphigus chronicus benignus familiaris

▶ **Synonym.** Dyskeratosis bullosa hereditaria, Morbus Hailey-Hailey

▶ **Definition:** Autosomal-dominant vererbte Dermatose mit variabler Genpenetranz. Charakterisiert ist sie durch das rezidivierende Auftreten von gruppierten Erosionen, selten Bläschen in umschriebenen Arealen, vornehmlich in den Körperfalten.

Epidemiologie: Sehr seltene Erkrankung.

Ätiologie: Die Erkrankung ist genetisch bedingt durch Mutationen im Gen einer ATPase (ATP2 C1) auf Chromosom 3q. Traumen, Wärme, Feuchtigkeit und Mikroben können Schübe induzieren. Sie hat nichts mit den Erkrankungen der Pemphigus-Gruppe (s. S. 381) und nichts mit den hereditären Epidermolysen (s. S. 451) zu tun (historischer Name!).

Klinik: Nach der Pubertät kommt es in den großen Körperfalten (Axillen, Leisten und seitlicher Hals) in erythematöser Umgebung zu kleinen Blasen, die oft konfluieren. Nach Platzen der Blasendecken entstehen nässende Areale, die zu Vegetationen neigen, verkrusten und die typische rissige Oberfläche bilden (Abb. **C-10.9**). Die Läsionen dehnen sich in der Peripherie aus und heilen gleichzeitig zentral ab, wodurch ein polymorphes Bild entsteht. Es besteht gewöhnlich Juckreiz. Das Allgemeinbefinden ist nicht gestört.

C-10.9 Pemphigus chronicus benignus familiaris

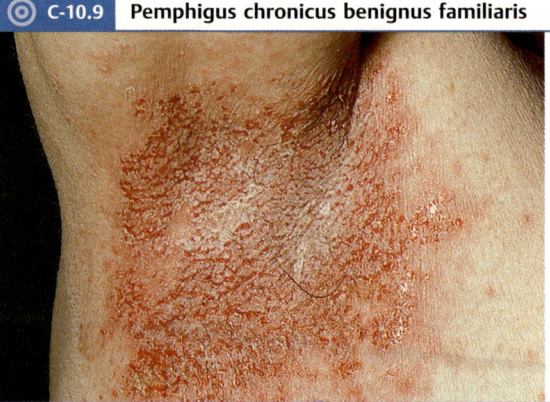

Erythematöse Herde mit Bläschen, Schuppenkrusten und Rissen in den großen Körperfalten.

Diagnostik: Die Familienanamnese, der schubhafte Verlauf, die Prädilektionsstellen und das klinische Bild lassen an einen Pemphigus chronicus benignus familiaris denken. Die Diagnose wird histopathologisch bestätigt.

Histopathologie: Vorherrschend sind eine ausgeprägte suprabasale Akantholyse und Dyskeratosen der akantholytischen Zellen. Daher sind Pemphiguszellen im Blasengrundausstrich nachweisbar. Leukozyten fehlen. Die direkte Immunfluoreszenz und „Pemphigus-Antikörper" (S. 383) im Serum sind negativ.

Differenzialdiagnose: Die Erkrankung ist von einer Intertrigo (bakteriell oder mykotisch superinfiziert) und vom Pemphigus vegetans abzugrenzen.

Therapie: Krankheitsinduzierende Faktoren (z. B. mikrobielle Infektionen, Traumen, Hitze und Sonne) müssen gemieden werden. Meist ist eine kombinierte Lokaltherapie mit Glukokortikoiden und Antibiotika ausreichend. Nur bei schweren Verläufen werden die Präparate systemisch verabreicht. Gute Dauererfolge bringen auch die Exzision mit Hauttransplantation und CO_2-Laser-Abtragungen.

Prognose: Die Erkrankung verläuft über viele Jahre in Schüben mit vollständigen Remissionen.

Diagnostik: Schubweise Blaseneruptionen in den Intertrigines erlauben die Verdachtsdiagnose, die histopathologisch bestätigt wird.
Histopathologie: Suprabasale Akantholyse und Dyskeratosen.

Differenzialdiagnose: Intertrigo, Pemphigus vegetans.

Therapie: Krankheitsinduzierende Faktoren meiden! Meist ist eine kombinierte Lokaltherapie mit Glukokortikoiden und Antibiotika ausreichend.

Prognose: Die Erkrankung verläuft in Schüben.

10.7 Übersicht über Blasen bildende Erkrankungen

Zur differenzialdiagnostischen Unterscheidung Blasen bildender Erkrankungen sind die wichtigsten in Abb. **C-10.10** dargestellt.

10.7 Übersicht über Blasen bildende Erkrankungen

C-10.10 Übersicht über Blasen bildende Erkrankungen

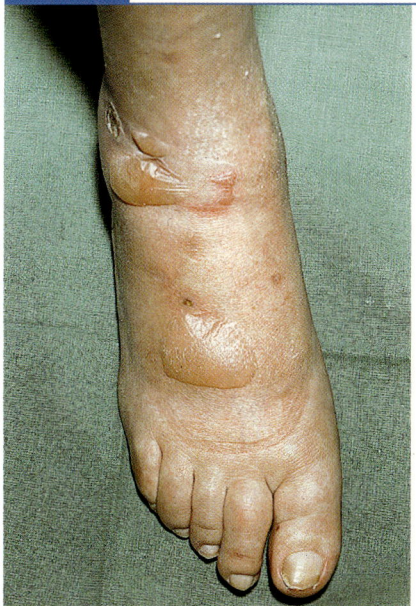 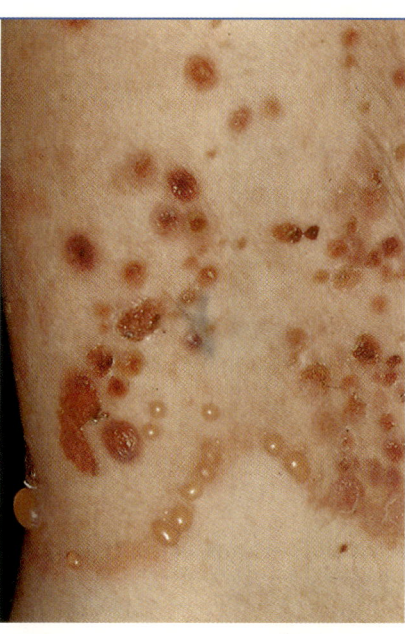

a Pemphigus vulgaris mit großen, schlaffen Blasen klaren Inhaltes (s. S. 381).

b Bullöses Pemphigoid mit prallen, randständigen Blasen auf geröteter Haut. Die zentralen Blasen sind teilweise eingetrocknet oder hämorrhagisch durchtränkt (s. S. 390).

Fortsetzung ▶

C-10.10 Fortsetzung

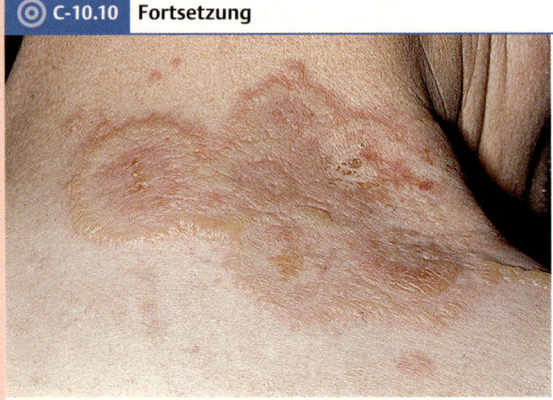

c Dermatitis herpetiformis Duhring im subakuten Stadium mit gruppierten, teils konfluierenden Bläschen, sekundärer Exulzeration und hämorrhagischer Verkrustung (s. S. 394).

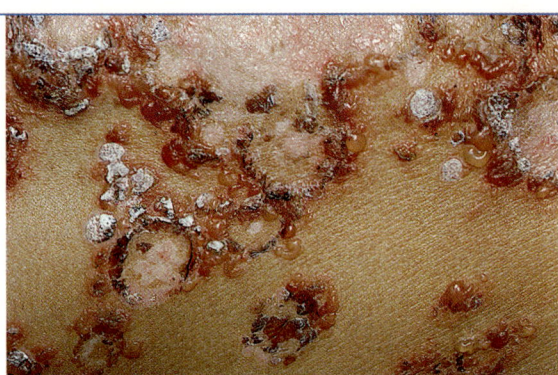

d Dermatitis herpetiformis Duhring mit starkem Brennen. Die akuten, stark entzündlichen Herde zeigen randständig eine urtikarielle Schwellung mit beginnender Blasenbildung (s. S. 394).

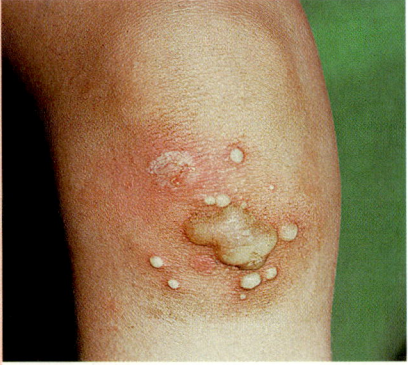

e Impetigo bullosa mit gruppiert stehenden, randständig fortschreitenden Pusteln, deren Eiter Leukozyten und Streptokokken enthält (s. S.).

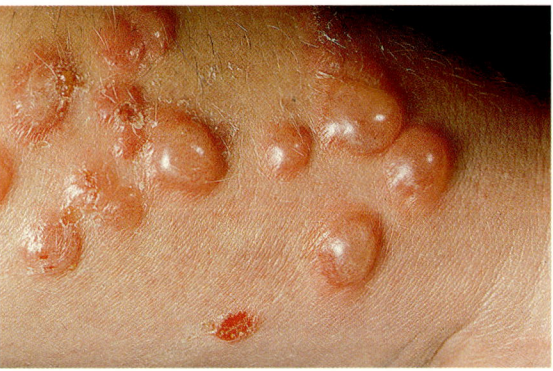

f Bullöse Insektenstichreaktionen in gruppierter Anordnung mit starkem, schmerzhaftem Juckreiz. Solche treten am 2. und 3. Tag nach den Insektenstichen auf, werden zerkratzt und persistieren oft als juckende Papeln noch wochenlang.

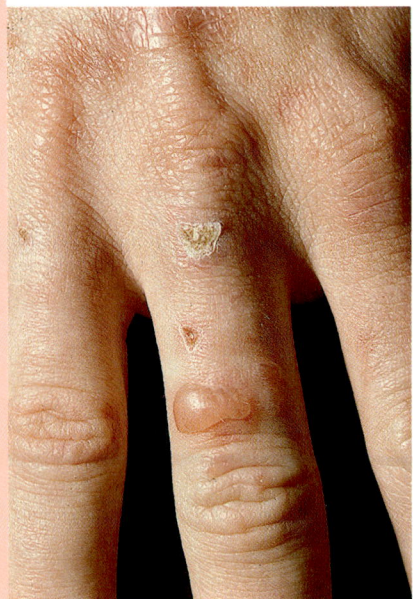

g Prallstehende Blase bei einer **Porphyria cutanea tarda** am Fingerrücken zusammen mit Krusten und Narben (s. S. 443).

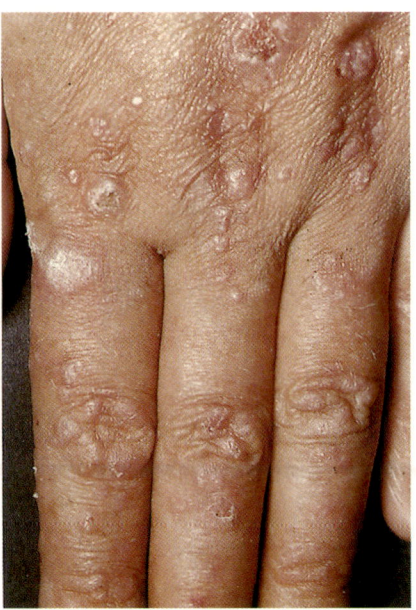

h Narben, Milien und Blasenbildungen am Handrücken einer Patientin mit der autosomal dominant vererbten **Epidermolysis bullosa dystrophica** Pasini (s. S. 452).

11 Exanthematische Hautkrankheiten

11.1 Allgemeines

▶ **Definition:** Exanthematische Hautkrankheiten sind durch ein Exanthem der Haut und meist auch der einsehbaren Schleimhäute (Enanthem) charakterisiert. Das Exanthem zeichnet sich durch eine Vielzahl einzeln ausgestreuter Elemente aus, die relativ rasch auftreten und symmetrisch große Teile oder die gesamte Körperoberfläche übersäen.

Sind die Elemente alle gleich gestaltet, spricht man von einem **monomorphen** Exanthem im Gegensatz zum **polymorphen** Exanthem, das durch ein Nebeneinander unterschiedlicher Elemente, die unterschiedliche Entwicklungsstufen erreicht haben, gekennzeichnet ist. Exantheme können „stamm-" oder „streckseitenbetont" angeordnet sein, oder auch exogene Einflüsse wiedergeben und abzeichnen. Sie treten oft bei Infektionskrankheiten (s. S. 209 ff) und im Rahmen von Allergien (s. S. 110 ff) auf, können aber auch Ausdruck eigenständiger exanthematischer Hautkrankheiten sein, die im Folgenden besprochen werden.

Je nach Gestalt der Exantheme werden **monomorphe** von **polymorphen** Exanthemen unterschieden. Sie treten oft bei Infektionskrankheiten (s. S. 209 ff) oder Allergien (s. S. 110 ff) auf, können aber auch Ausdruck eigenständiger Hautkrankheiten sein (s. u.).

11.2 Pityriasis lichenoides

▶ **Definition:** Chronische, in seltenen Fällen akute, selbst limitierende exanthematische Dermatose mit kleinfleckigen Papeln, lymphozytärer Vaskulitis und psoriasiformer Reaktion der Epidermis.

Epidemiologie: Seltene Erkrankung der Jugendlichen und Erwachsenen.

Epidemiologie: Seltene Erkrankung.

Ätiologie: Die Ätiologie ist nicht bekannt, möglicherweise liegt eine parainfektiöse, lymphozytäre Vaskulitis vor.

Ätiologie: Nicht bekannt.

Klinik:
- Die **Pityriasis lichenoides chronica** ist gekennzeichnet durch ein über Wochen bis Monate, oft in Schüben ablaufendes Exanthem mit einer Vielzahl von linsengroßen, ovalen oder runden, scharf begrenzten, wenig juckenden, entzündlichen flachen Papeln mit rötlicher bis brauner Farbe (Abb. **C-11.1**). Diese sind bedeckt von einem parakeratotischen Schuppendeckel, der von der Seite her angehoben werden kann (Hobelspan-Phänomen).
- Bei der **Pityriasis lichenoides et varioliformis acuta** (Mucha-Habermann, PLEVA, s. Abb. **C-11.11 j**, S. 414) ist der Verlauf akut und einzelne oder eine große Zahl der Papeln zeigen hämorrhagische Nekrosen, die schmerzen.

Klinik: Chronisch oder **akut**, selbst limitierend und schubweise tritt ein Exanthem mit scharf begrenzten, linsengroßen Papeln auf mit parakeratotischem Schuppendeckel (Abb. **C-11.1**, Abb. **C-11.11 j**, s. S. 414). Die akuten Elemente zeigen oft hämorrhagische Nekrosen.

In den meisten Fällen treten chronische und akute Elemente nebeneinander auf.

Diagnostik: Verlauf, klinisches Bild und Histopathologie sind dazu nötig.

Diagnostik: Verlauf, klinisches Bild und Histopathologie.

Histopathologie: In der oberen Dermis findet sich eine lymphozytäre Vaskulitis um die Gefäße herum in kleinknotiger Anordnung. Die Epidermis darüber ist akanthotisch verdickt und zeigt eine umschriebene Hyperparakeratose. Bei den akuten Elementen kommt eine Nekrose der Epidermis und gelegentlich der obersten Dermisanteile im Zentrum der Papeln hinzu, die oft hämorrhagisch durchsetzt ist.

Histopathologie: In der oberen Dermis findet sich eine lymphozytäre Vaskulitis in kleinknotiger Anordnung mit akanthotischer Epidermis und Hyperparakeratose.

Differenzialdiagnose: Bei der chronischen Form sind die Psoriasis guttata und ein psoriasiformes Syphilid im Rahmen der Lues II abzugrenzen; bei der akuten

Differenzialdiagnose: Die Psoriasis guttata und Lues II sowie Vaskulitis, Arzneimittel-

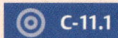

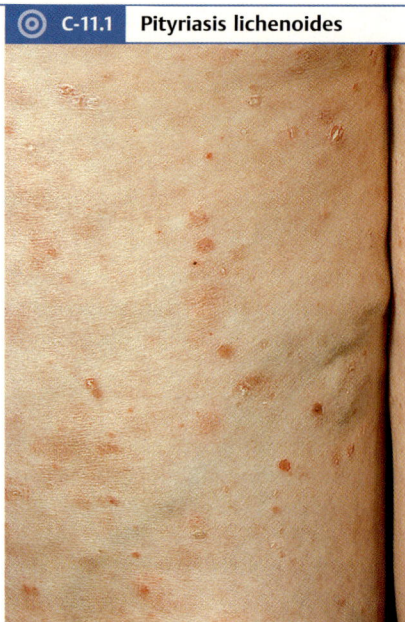

C-11.1 **Pityriasis lichenoides**

Bild einer Pityriasis lichenoides chronica mit positivem Hobelspan-Phänomen (s. S. 399) rechts oben.

exantheme und Windpocken sind abzugrenzen.

Therapie: Antibiotische Behandlung und/oder systemische PUVA-Therapie, blande Lokalbehandlung.

Form eine allergische Vaskulitis, papulöse Arzneimittelexantheme, lymphomatoide Papulose und Windpocken.

Therapie: Die Therapie ist symptomatisch, eine mittelhoch dosierte Glukokortikoidtherapie, Antibiotika und eine PUVA-Therapie können helfen, kombiniert mit einer desinfizierenden oder antientzündlichen Lokalbehandlung.

11.3 Lichen ruber

▶ **Synonym.** Knötchenflechte

▶ **Definition:** Chronische, rezidivierende, entzündliche Erkrankung der Haut und der hautnahen Schleimhäute, nicht ansteckend und nicht erblich, mit Juckreiz und großer morphologischer Vielfalt.

Epidemiologie: Betrifft vorwiegend Erwachsene, Männer mehr als Frauen.

Ätiologie: Nicht bekannt.

Epidemiologie: Der Lichen ruber ist eine der häufigsten Hautkrankheiten unbekannter Ursache, er befällt vorwiegend Erwachsene. Männer häufiger als Frauen.

Ätiologie: Nicht bekannt. Möglicherweise liegt eine virusbedingte Autoimmunreaktion vor. Des Weiteren wird gehäuft eine Assoziation mit einer Virushepatitis (insbesondere Hepatitis C) gefunden, wobei aber die Relevanz noch nicht endgültig geklärt ist.

Klinik: Die Einzelmorphe ist eine entzündliche, polygonale, scharf begrenzte flache Papel. An der Oberfläche ist die **Wickham-Streifung** sichtbar (Abb. **C-11.3a**). Häufig starker Juckreiz am Anfang, eine postinflammatorische Hyper- oder Hypopigmentierung kann zurückbleiben.

Klinik: Die häufigste Form des Lichen ruber stellt der **Lichen ruber planus** dar. Die Einzelmorphe ist eine gerötete, scharf und polygonal begrenzte, flache oder zentral eingedellte, manchmal ringförmige Papel. Punktfein bis linsengroß stehen sie oft in Gruppen (Abb. **C-11.3a**), konfluieren zu größeren, unregelmäßigen Platten (Plaques) und sogar zu netzförmigen Feldern. Auf diesen Elementen sieht man eine feine weißliche Streifung (**Wickham-Streifung**), die nicht abwischbar ist. Es handelt sich um die durchscheinende Verdickung des Stratum granulosum (Hypergranulose), welche oft erst nach Aufhellung der darüber gelegenen Hornschicht durch Öl oder Wasser darzustellen ist. Schubweise und akut mit starkem Juckreiz auftretend, persistieren die Papeln monate- und jahrelang. Noch deutlich länger ist eine posteruptive Pigmentierung sichtbar.

11.3 Lichen ruber

Bei stark pigmentierter Haut (z. B. bei bestimmten ethnischen Gruppen) kann der Lichen ruber auch zu einer Pigmentinkontinenz mit persistierender Depigmentierung führen.

Prädilektionsstellen des Lichen ruber planus sind die **Beugestellen** am Handgelenk, die Vorderarm-Innenseiten, der untere Rücken, die Kniebeugen und die Unterschenkel (Abb. **C-11.2**). An den Handflächen, Fußsohlen und am Nagelfalz imponieren die Lichen-ruber-Papeln oft als „warzenartige" Knötchen. Die Nägel können dadurch im Wachstum gestört sein.

Durch äußere Einflüsse (Verletzung, Kratzen, Druck etc.) der Haut lässt sich ein **isomorpher Reizeffekt** (Köbner-Phänomen), mit eruptiven Elementen entlang der traumatisierten Stellen, hervorrufen.

Selten tritt der Lichen ruber exanthematisch oder gar als Erythrodermie auf, möglicherweise infolge vorhergehender Exantheme anderer Ursache als isomorpher Effekt.

Neben dem häufigsten und klassischen Lichen ruber planus findet sich oft bei demselben Patienten ein **Lichen ruber mucosae**. Hierbei sind Mundschleimhaut, Zunge, Lippen, die Genitalschleimhäute (bei beiden Geschlechtern) und der Analtrichter – in dieser Reihenfolge der Häufigkeit – befallen. Der Lichen ruber mucosae juckt selten, ist durch die streifige oder netzartige Zeichnung gekennzeichnet (Abb. **C-11.3 b**, Wickham-Streifen) und kann erosive und schmerzhafte Stellen aufweisen. An der Mundschleimhaut kann dies zu Brennen und Schmerzen beim Essen führen. Der Lichen ruber mucosae kann auch ohne weitere Hautbeteiligung auftreten.

Der Lichen ruber befällt **bevorzugt** die **Beugestellen** (Abb. **C-11.2**).

Der Lichen ruber ist oft durch exogene Einflüsse provozierbar und lokalisierbar (**isomorpher Reizeffekt** [Köbner-Phänomen]).

Der **Lichen ruber mucosae** zeigt die Wickham-Streifung sehr deutlich (Abb. **C-11.3 b**).

C-11.2 Prädilektionsstellen bei Lichen ruber planus

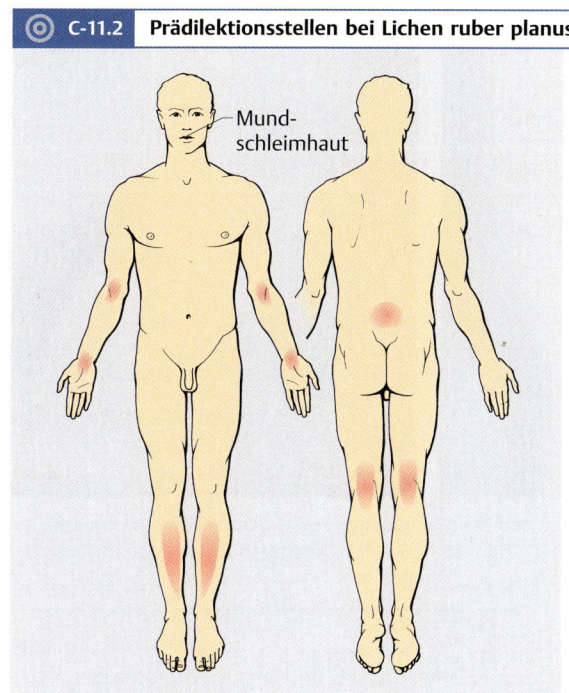

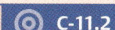

Als **Sonderformen** kommen vor:
- **Lichen ruber verrucosus:** Vor allem an den Unterschenkeln mit großen, knotigen Herden, welche jahrelang persistieren, zu Narben führen und sich sehr therapieresistent verhalten (Abb. **C-11.4a**).
- **Lichen ruber acuminatus:** Multiple, punktförmige Lichen-ruber-Papeln an den Haarfollikeln, oft exanthematisch auftretend mit wenig Juckreiz (Abb. **C-11.4b**). Als Maximalvariante gilt das seltene Graham-Little-Lasseur-Syndrom mit Lichen ruber acuminatus, follikulärem Befall der Axillar- und Genitalbehaarung sowie der Kopfhaut. Es kommt zum Verlust der Haare dieser Regionen, wobei an der Kopfhaut eine narbige Alopezie zurückbleibt.

Als **Sonderformen** imponieren:
- **Lichen ruber verrucosus** am Unterschenkel (Abb. **C-11.4a**).
- **Lichen ruber acuminatus** an den behaarten Stellen (Abb. **C-11.4b**). Maximalvariante ist das Graham-Little-Lasseur-Syndrom.

C-11.3 Lichen ruber

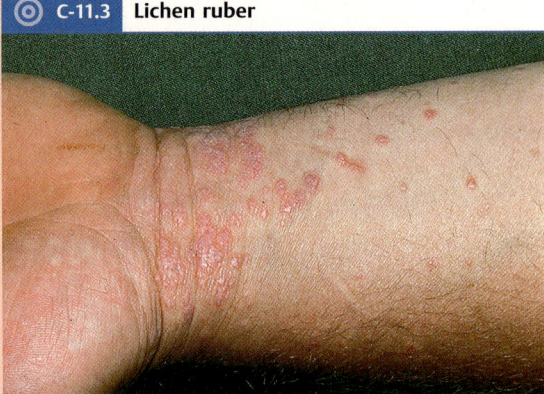
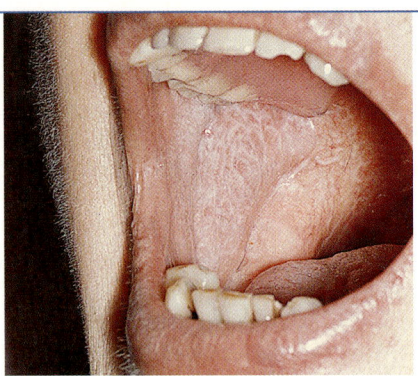

a Lichen ruber planus mit in Gruppen stehenden, scharf begrenzten, flachen Papeln, die eine Wickham-Streifung erkennen lassen; typische Prädilektionsstelle: Handgelenkbeugeseite.

b Lichen ruber mucosae mit typischer netzförmiger Zeichnung der mittleren und hinteren Wangenschleimhaut (s. auch Abb. **C-11.5**)

C-11.4

C-11.4 Sonderformen des Lichen ruber

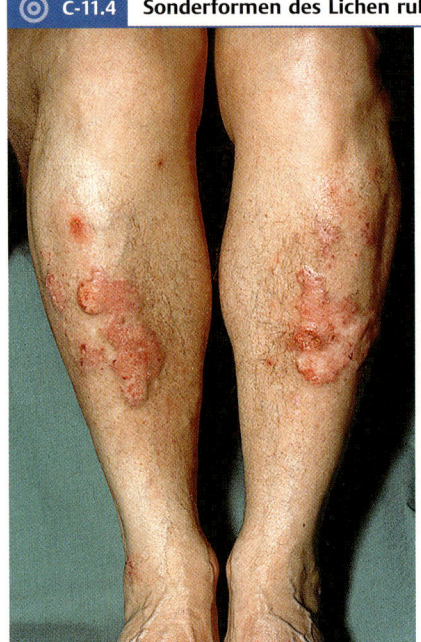
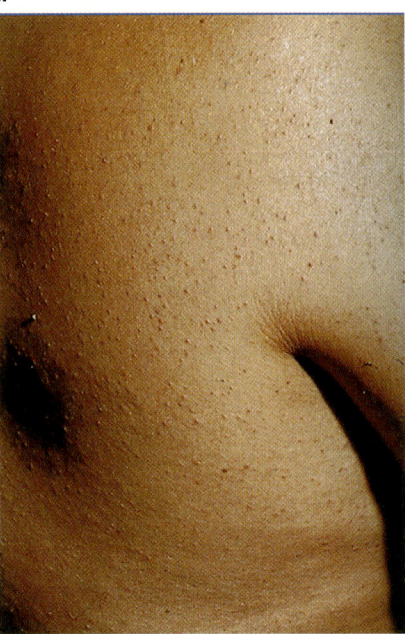

a Lichen ruber verrucosus an beiden Unterschenkeln mit großen, knotigen, z. T. vernarbten Herden.

b Lichen ruber acuminatus mit multiplen punktförmigen und follikulär gebundenen Papeln.

Diagnostik: Klinik und Histopathologie.

Histopathologie Ballonierende Degeneration der Basalzellschicht, Akanthose und Hypergranulose der Epidermis sowie ein bandförmiges Rundzell-Infiltrat in der oberen Dermis sind die Charakteristika.

Diagnostik: Die Diagnosestellung erfolgt klinisch und histopathologisch.

Histopathologie: Der Schwerpunkt des entzündlichen Geschehens spielt sich an der dermoepidermalen Grenze ab mit einer ballonierenden Degeneration der Basalzellen und einer Inkontinenz der Basalmembran. Melanosomen und epidermale Proteine (gepackt in sog. zytoide Körperchen) erreichen die Dermis und werden dort phagozytiert oder gelagert (posteruptive Pigmentierung). Die obere Dermis ist bandförmig eingenommen von einem dichten, lymphohistiozytären Infiltrat, welches die Epidermis erreicht und vorwölbt (entzündliche Papel). Die Epidermis selbst erfährt neben der basalen Degeneration auch einen Proliferationsreiz, der zur Hyperpigmentierung und vor allem zur Hyperepidermopoese mit der besonderen, herdförmig oder streifig angeordneten Verdickung des Stratum granulosum (Wickham-Streifen), zu einer sägezahnartigen Akanthose und

zu einer uncharakteristischen und nicht immer deutlich ausgeprägten Hyperkeratose führt.
Das besondere histopathologische Bild unterhält die Vermutung einer lokalen, möglicherweise virusbedingten Autoimmunreaktion.

Differenzialdiagnose: Die Differenzialdiagnose des Lichen ruber mucosae findet sich in Abb. **C-11.5**.

Differenzialdiagnose: Abb. **C-11.5**.

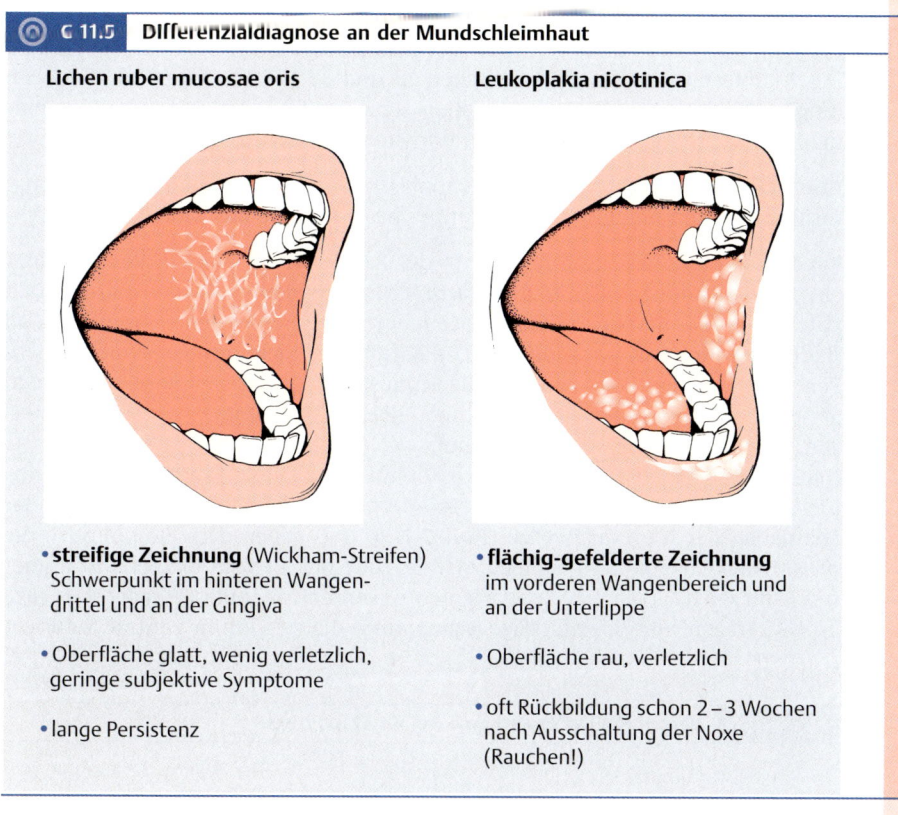

C 11.5 Differenzialdiagnose an der Mundschleimhaut

Lichen ruber mucosae oris
- **streifige Zeichnung** (Wickham-Streifen) Schwerpunkt im hinteren Wangendrittel und an der Gingiva
- Oberfläche glatt, wenig verletzlich, geringe subjektive Symptome
- lange Persistenz

Leukoplakia nicotinica
- **flächig-gefelderte Zeichnung** im vorderen Wangenbereich und an der Unterlippe
- Oberfläche rau, verletzlich
- oft Rückbildung schon 2–3 Wochen nach Ausschaltung der Noxe (Rauchen!)

Therapie: Die Therapie des Lichen ruber ist symptomatisch. Im Vordergrund steht die **Lokaltherapie** mit stark wirksamen Steroiden, welche messbar erfolgreich zur Entzündungshemmung und Juckreizverminderung führen. Die Anwendung ist offen, unter Okklusivverbänden oder mittels intrafokaler Injektion. An den Schleimhäuten sollte eine lokale Steroidbehandlung nur bei deutlichen subjektiven Beschwerden erfolgen. Geeignet sind Haftsalben, Lutschtabletten (möglichst nicht schlucken, sondern am Ort zergehen lassen) oder intrafokale Injektionen. Reizungen durch scharfe oder saure Speisen, schlechten Zahnstatus aber auch zu intensive Zahnpflege müssen vermieden werden.
Die **systemische Therapie** ist schweren (z. B. exanthematischen) Fällen – und auch dann nur als Initialbehandlung – vorbehalten: mit oralen Steroiden über Tage bis Wochen oder mit dem Retinoid Neotigason in einer Dosis von 25–75 mg/die für einige Wochen. Die Retinoidbehandlung kann auch mit einer systemischen PUVA-Therapie kombiniert werden.

Therapie: Lokal mit Steroiden (offen, unter Okklusivverbänden oder auch intrafokal).

In schweren (z. B. exanthematischen) Fällen kommt eine **systemische Behandlung** mit Steroiden, Retinoiden (z. B. Neotigason) und PUVA-Therapie infrage.

11.4 Pityriasis rosea

▶ **Synonym.** Röschenflechte, Schuppenröschen

▶ **Definition:** Akut-entzündliche und selbstheilende Dermatose mit multiplen, ovalen, erythematosquamösen Plaques, vorwiegend am Stamm.

Epidemiologie: Es handelt sich um eine reine Hauterkrankung mittlerer Häufigkeit mit einer Morbidität von ca. 1%. Frauen sind häufiger befallen als Männer. Das Manifestationsalter liegt zwischen 10 und 35 Jahren, selten können auch jüngere Kinder und alte Leute befallen sein. Die Pityriasis rosea ist eine einmalige Erkrankung, Rückfälle treten höchstens bei 2% der Patienten auf.

Ätiologie: Die Ursache ist nicht bekannt. Virale oder immunologische Mechanismen konnten nie bestätigt werden. Es besteht keine Erblichkeit.

Klinik: Die Pityriasis rosea beginnt in der Regel (bis 90 % der Fälle) mit einer einzigen, gut münzgroßen **Mutterplatte** (Primär-Medaillon, Plaque mère, Herald patch), die fast immer am Stamm, selten an den proximalen Extremitäten zu finden ist und kaum Symptome macht. Rötung und kleieförmige Schuppung, im Zentrum beginnend und am Rand als Saum stehend, sind die Charakteristika. In 5 % der Fälle treten begleitend geringe Allgemeinsymptome (wie Kopfschmerzen, Abgeschlagenheit, Nervosität) auf.

Nach einigen Tagen bis zwei Wochen kommt es zu einem Exanthem mit multiplen, kleinfleckigen, ovalären, geröteten Herden, die sich am Stamm **entlang der Spaltlinien** der Haut ausrichten (Abb. **C-11.6**) und neben dem Stamm auch die proximalen Extremitäten befallen. Hände, Füße und Gesicht bleiben fast immer frei (Abb. **C-11.7**). Die einzelnen Elemente werden im Laufe der nächsten Tage größer, tragen eine kleieförmige **Schuppung**, die wiederum zentral aufbricht

C-11.6 Verteilung der Exantheme bei Pityriasis rosea

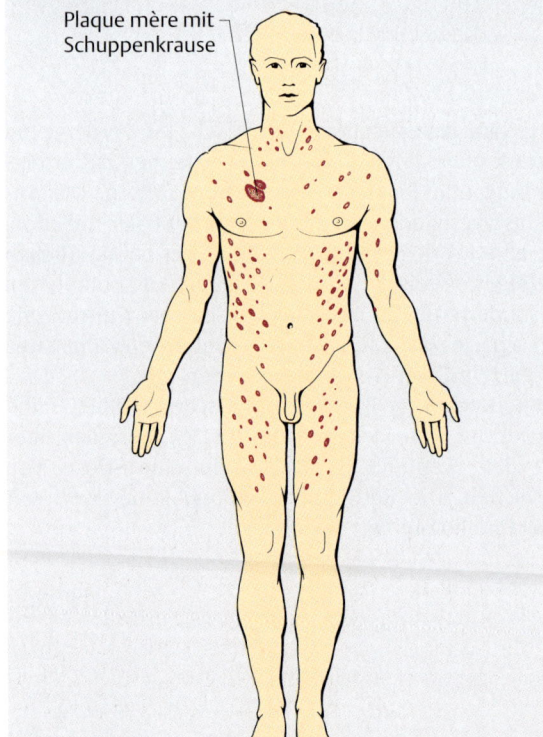

Darstellung der exanthematischen Verteilung entlang den Spaltlinien der Haut mit Ausprägung der Mutterplatte bei Pityriasis rosea.

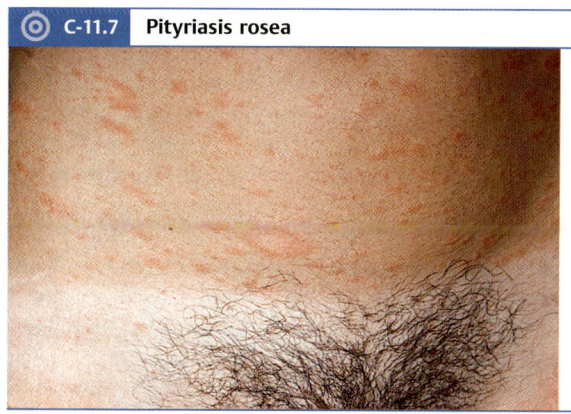

C-11.7 Pityriasis rosea

Typische Mutterplatte am Bauch rechts bei einer 23-jährigen Frau mit eine Woche später hinzugekommenem Exanthem.

und mit einem randständigen Saum stehen bleibt (sog. Collerette). **Juckreiz** tritt in einzelnen Fällen ausgesprochen stark auf. Ein zweiter und auch ein dritter exanthematischer Schub kann nachfolgen. Die Krankheit heilt spontan und narbenfrei nach 6–8 Wochen ab. In seltenen Fällen treten auch gerötete, scharf begrenzte Elemente an der Mundschleimhaut auf. Allgemeinsymptome treten in der Regel nicht auf, auch keine Lymphknotenschwellung.

Diagnostik: Die Diagnose kann in der Regel aus dem Verlauf, der typischen Morphologie und deren Verteilung gestellt werden.

Differenzialdiagnose: Eine Vielzahl von anderen Krankheiten kann eine Pityriasis rosea imitieren und muss aktiv ausgeschlossen werden.

Therapie: Die Pityriasis rosea bedarf eigentlich keiner Behandlung, sie läuft und klingt spontan ab. Behandelt werden muss der oft sehr starke und quälende Juckreiz, wobei berücksichtigt werden muss, dass die Haut besonders reizbar ist. Irritationen durch intensive Waschungen, Detergenzien oder mechanische Möglichkeiten (Bürsten, Wechselbäder etc.) sind zu vermeiden, da sie den Juckreiz steigern. Die Juckreiz stillende Therapie ist lokal mit Ölbädern, nachfettenden Cremes und möglicherweise einige Tage mit milden steroidhaltigen Externa zu führen. Antihistaminika nützen wenig.

Prognose: Gutartige, selbst heilende, nicht ansteckende Erkrankung mit geringer Rückfallquote. Körperliche und geistige Leistungsfähigkeit werden nicht beeinträchtigt. Die spontane Abheilung kann durch zu intensive Lokalbehandlung verzögert werden.

Diagnostik: Klinisches Bild.

Therapie: Der Spontanverlauf kann durch eine Therapie kaum beeinflusst werden. Zur Juckreizstillung sind Ölbäder und eine milde Lokalbehandlung angezeigt.

Prognose: Gutartige, selbst heilende Erkrankung mit geringer Rückfallquote. Die geistige und körperliche Leistungsfähigkeit sind nicht eingeschränkt.

11.5 Morbus Reiter

▶ **Synonym.** Reiter-Syndrom, Reiter-Trias

◀ **Synonym**

▶ **Definition:** Postinfektiöse Erkrankung mit Urethritis, Konjunktivitis, Arthritis und psoriasiformen Hautveränderungen.

◀ **Definition**

Epidemiologie: Seltene Erkrankung, tritt in über 90% bei Männern auf.

Ätiologie und Pathogenese: Es handelt sich um eine postinfektiöse Erkrankung, deren Pathogenese nicht genau bekannt ist. Molekulares Mimikri oder bakterielle Superantigene werden vermutet. Als Auslöser kommen enterale Infekte (Shigellen, Salmonellen, Yersinien) und venerische Infektionen (Gonorrhö, Chlamydien) infrage, doch werden Fälle von Morbus Reiter auch nach anderen Infektionen (HIV) beschrieben.

Epidemiologie: Selten, vorwiegend bei Männern.

Ätiologie und Pathogenese: Postinfektiöse Erkrankung mit unbekannter Pathogenese. Auslösung nach Shigellen-Enteritis, Gonorrhö, Chlamydien-Infektion und anderen.

Klinik: 1–4 Wochen nach einem Infekt entwickelt sich ein akutes **fieberhaftes Krankheitsbild,** das Wochen bis Monate andauert. Schubweises Geschehen über Jahre ist möglich.

Unspezifische **Urethritis** mit Prostatitis, bilaterale **Konjunktivitis,** eine akut entzündliche, sehr schmerzhafte **Polyarthritis** (Knie, Füße, Iliosakralgelenke), gruppierte **pustulöse Exantheme** mit Bevorzugung der Handflächen und Fußsohlen, gefolgt von psoriasiformen **Keratosen** (Abb. **C-11.8 a**) sowie Schleimhautveränderungen (**Balanitis circinata,** Abb. **C-11.8 b**) stellen das klinische Vollbild dar.

Klinik: 1–4 Wochen nach einem Infekt (Darminfekt oder Urogenitalinfekt) kommt es zu einem akuten Krankheitsgeschehen mit **Fieberattacken,** Abgeschlagenheit und Bettlägerigkeit, das Wochen bis Monate andauert.
In 30–40 % der Fälle kommt es zu einem chronisch-schubweisen Geschehen, teilweise über Jahre.
Gleichzeitig mit den Fieberattacken tritt eine leichte, schleimige bis trübe, in der Regel sterile **Urethritis** auf, die häufig von einer milden Prostatitis begleitet ist. An den Augen kommt es zu einer bilateralen serösen, selten eitrigen **Konjunktivitis,** die nur in wenigen Fällen von einer Iridozyklitis begleitet wird. Von besonderer Bedeutung ist die sehr schmerzhafte und zur Immobilisierung führende **akute Arthritis** mit Rötung, Schwellung und Ergüssen der Knie- und Fußgelenke sowie der Iliosakralgelenke. An der Haut treten vielgestaltige, meist gruppierte **pustulöse Exantheme** besonders an Handflächen und Fußsohlen auf, die sich auch periungual und subungual manifestieren können. Die Pusteln sind steril, platzen auf und gehen in psoriasiforme **Hyperkeratosen** über (Abb. **C-11.8 a**). Gelegentlich ist die Plantarfaszie sehr schmerzhaft (Fasziitis). An den Schleimhäuten beobachtet man oft eine Exfoliatio areata linguae und die nahezu pathognomonische polyzyklische, erosive und sterile **Balanitis circinata** (Abb. **C-11.8 b**).

Diagnostik: Die anamnestische und klinische Diagnose ist beim Vollbild leicht. Schwierigkeiten machen die mono- oder oligosymptomatischen Formen, bei denen erst der Verlauf Aufschluss gibt.

Diagnostik: Die Diagnosestellung als androtrope, postinfektiöse Erkrankung ist bei typischer Symptomatik relativ einfach. Schwieriger ist sie bei mono- oder oligosymptomatischen Formen, bei denen erst der Verlauf Aufschluss gibt.

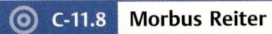

C-11.8 Morbus Reiter

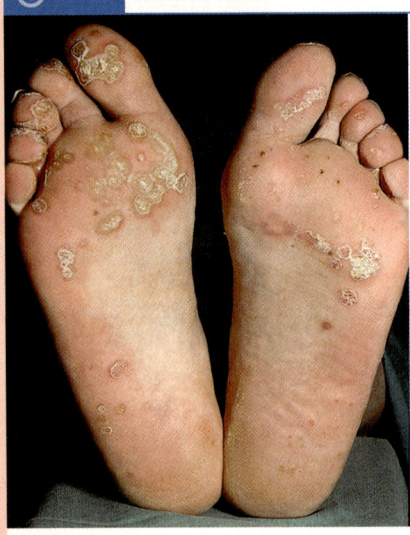

a Umschriebene, meist schmerzhafte **Plantarkeratosen**.

b Balanitis circinata.

Besondere Befunde: Entzündungszeichen bei negativer Rheumaserologie. In 75 % der Fälle ist HLA-B 27 positiv.

Besondere Befunde: Es zeigen sich eine Leukozytose und eine erhöhte BSG, die regelmäßig zusammen mit den anderen Entzündungszeichen auftreten. Die Rheumaserologie ist negativ. In 75 % der Morbus-Reiter-Fälle ist HLA-B 27 positiv.

Differenzialdiagnose: Krankheiten des rheumatischen Formenkreises, postinfektiöse vaskulitische Krankheitsbilder, Psoriasis.

Differenzialdiagnose: Die negative Serologie, der akute Verlauf mit in der Regel vollständiger Rückbildung erlaubt die Abgrenzung zu Krankheiten des rheumatischen Formenkreises, die Morphologie an der Haut dient zur Abgrenzung von postinfektiösen vaskulitischen Krankheitsbildern und der Psoriasis.

Therapie: Initial 40–80 mg Prednisolon systemisch/die, evtl. kombiniert mit nichtste-

Therapie: Die Behandlung ist mit systemischen Steroidgaben (Beginn mit 40–80 mg Prednisolon täglich) einzuleiten. Bei starken Gelenkschmerzen müssen zusätzlich nichtsteroidale Antiphlogistika gegeben werden. Bei noch bestehender Infektion muss eine antibiotische Therapie erfolgen. Sehr schwere Verläufe müssen ggf. mit Acitretin oder Methotrexat (nicht bei HIV) behandelt werden. Die Lokalbehandlung dient der Keratolyse und der Desinfektion.

Prognose: Die Hälfte bis zwei Drittel der Fälle heilen nach einem akuten, über Wochen bis Monate laufenden einmaligen Geschehen ab und hinterlassen in der Regel keine Defekte. Die übrigen Fälle können chronisch-rezidivierend, mit schwächeren Schüben über Jahre fortdauern, zu mutilierenden Gelenkveränderungen führen und damit zu einer Einschränkung der Belastbarkeit.

▶ **Klinischer Fall.** Bei einem 28-jährigen Patienten traten, nachdem er mehrere Wochen eine geringe seröse Urethritis anterior ohne Beschwerden beobachtete, als akutes Geschehen eine Balanitis circinata (Abb. **C-11.8 b**) und eine akute Arthritis auf. Diese betraf zunächst flüchtig mehrere Gelenke der Extremitäten mit nachfolgender Konzentration auf beide Knie und das linke Sprunggelenk. Die Arthritis war so schmerzhaft, dass eine Inaktivierung des Patienten und Bettlägerigkeit eintraten. Mehrere Tage später erschienen an den Handflächen und Fußsohlen sowie vereinzelt auch am Unterschenkel zunächst pustulöse, nach Tagen schuppende, tropfenförmig umschriebene entzündliche Herde (Abb. **C-11.8 a**), die auf Druck schmerzten. Es handelte sich um einen typischen Morbus Reiter im Anschluss an eine Chlamydienurethritis, wobei sowohl Chlamydien im Urethralsekret als auch eine Erhöhung der Chlamydienantikörper im Serum nachgewiesen werden konnten. Die Initialbehandlung wurde mit täglich 60 mg Urbason (langsames Ausschleichen) und 200 mg Tetracyclin geführt und brachte zunächst eine Abheilung der Chlamydienurethritis und nach zwei Monaten ein Abklingen der schmerzhaften Symptome des Morbus Reiter. Erfreulicherweise traten keine nachfolgenden Schübe auf.

11.6 Morbus Behçet

▶ **Synonym.** Behçet-Erkrankung

▶ **Definition:** Seltene, chronisch-rezidivierende, fieberhafte Erkrankung mit Aphthose, Hypopyon-Iritis und Polyarthritis.

Epidemiologie: Seltene Erkrankung, die bei Männern doppelt so häufig wie bei Frauen auftritt. In östlichen Mittelmeerländern und Japan wird die Erkrankung häufiger als in Mitteleuropa beobachtet.

Ätiologie und Pathogenese: Die Ursache ist nicht bekannt. Bei der Manifestation dieser nekrotisierenden Immunkomplex-Vaskulitis spielt sehr wahrscheinlich die Hyperchemotaxis der Granulozyten eine Rolle.

Klinik: Gleichzeitig, nacheinander oder alternierend treten die verschiedenen Symptome auf. Daraus resultiert ein chronisch-schubweises Geschehen, begleitet von Allgemeinsymptomen, Fieber, Müdigkeit und Muskelschmerzen.
Obligates Symptom ist die **Stomatitis aphthosa** mit in der Regel multiplen, schmerzhaften Aphthen in der Mundhöhle und im Nasen-Rachen-Raum, die mindestens 3-mal innerhalb von 12 Monaten aufgetreten sein müssen. Weitere **diagnostische Kriterien** sind:
- **Genital** an Haut und Schleimhaut auftretende schmerzhafte **Aphthen** und Ulzerationen, die eine schlechte Heilungstendenz zeigen. Seltener finden sich zudem aphthöse Läsionen entlang des gesamten Verdauungstraktes mit der Gefahr der Darmblutung und Perforation.
- Am Auge tritt einseitig, selten symmetrisch, eine sterile **Hypopyon-Iritis** (Eiter mit Spiegelbildung in der vorderen Augenkammer) auf, mit unspezifischer Entzündung der vorderen Augenabschnitte.
- Als Hautsymptome können **sterile Pusteln** und ein **Erythema nodosum** auftreten.

---

roidalen Antiphlogistika. Keratolytische und desinfizierende Lokalbehandlung.

Prognose: Die Hälfte bis zwei Drittel der Fälle heilen nach dem akuten Geschehen ohne Defekte ab. In chronisch-rezidivierenden Fällen können Gelenkveränderungen zurückbleiben.

◀ Klinischer Fall

11.6 Morbus Behçet

◀ Synonym

◀ Definition

Epidemiologie: Seltene, androtrope Erkrankung, v. a. östliche Mittelmeerländer und Japan.

Ätiologie und Pathogenese: Unbekannt, möglicherweise spielt eine Hyperchemotaxis der Granulozyten eine Rolle.

Klinik: Chronische, schubweise Erkrankung mit einer Vielzahl von Symptomen, die gleichzeitig oder nacheinander auftreten.

Obligates Symptom ist die **Stomatitis aphthosa** mit schmerzhaften, schlecht heilenden Aphthen im Mund-Nasen-Bereich. Weitere **diagnostische Kriterien** sind
- **genitale Aphthen**,
- eine **Hypopyon-Iritis**,
- **unspezifische Hautveränderungen** (sterile Pusteln, Erythema nodosum) und ein
- **positiver Pathergietest**.

- 24–48 h nach Injektion von 0,1 ml NaCl intrakutan entsteht in 25–75 % eine Papel oder Pustel (**positiver Pathergietest**). Histopathologisch entspricht die Reaktion einem polymorphkernigen, zum Teil zerfallenden leukozytären Infiltrat.

Weitere Krankheitssymptome sind an den Gelenken eine chronisch-rezidivierende Polyarthritis mit Rötung, Schwellung und vorübergehender Inaktivierung der betroffenen Gelenke. Es kann eine Thrombophlebitis migrans auftreten und das Nervensystem, peripher wie auch zentral, kann nekrotisierende Herde mit entsprechenden Ausfällen aufweisen.

Diagnostik: Nach der „International Study Group for Behçet's Disease" müssen neben dem obligaten Symptom der Stomatitis aphthosa zwei der vier genannten diagnostischen Kriterien erfüllt sein. Die Erkrankung ist gehäuft mit HLA-B5 assoziiert.

Therapie: Bei gering ausgeprägtem Befund kann eine lokale symptomatische Therapie mit Steroiden ausreichend sein. Bei ausgedehnterem Befall muss eine systemische Kortikosteroidtherapie erfolgen, möglichst kombiniert mit Colchicin (3×0,5 mg/d, Colchicum Dispert). Damit versucht man, im akuten Geschehen die Hyperchemotaxis der Granulozyten zu reduzieren. Alternativ kann Dapson eingesetzt werden. Die Lokalbehandlung dient der Desinfektion und der Schmerzlinderung.

Prognose: Chronisch-rezidivierende Allgemeinerkrankung, die in einzelnen Fällen auslaufen kann, in anderen durch akute Komplikationen (Blutung, Perforation) bedrohlich wird.

11.7 Polymorphe Lichtdermatose (PLD)

▶ **Definition:** Lichtprovoziertes, papulöses, vesikulöses oder lichenoides Exanthem unbekannter Genese, das narbenfrei abheilt.

Epidemiologie: Die Erkrankung hat in den letzten 15 Jahren sehr stark zugenommen. Sie betrifft vorwiegend Frauen im Erwachsenenalter, seltener Männer und Jugendliche. Familiäre Häufung kommt vor.

Ätiologie und Pathogenese: Die Ätiologie ist unbekannt, die Pathogenese zeigt eine histomorphologische Reaktion in Anlehnung an eine Spättypreaktion, vermutlich auf Autoantigene, die durch UV-Bestrahlung entstehen. Die Auslösung erfolgt überwiegend durch UVA-Bestrahlung, selten auch durch UVB. Bei betroffenen Patienten können isomorphe Elemente durch wiederholte UVA-Bestrahlungen (5–30 Joule/cm^2) ausgelöst werden.

Klinik: Die Hauterscheinungen treten beim ersten intensiveren Sonnenkontakt im **Frühjahr oder Sommer** auf, oft erstmals während des Urlaubs in einer sonnenreichen Gegend. Das Ausmaß der Symptome ist abhängig von der Intensität der Bestrahlung und tritt in der Regel am 3.–5. Tag auf. Die polymorphe Lichtdermatose tritt im Laufe des Jahres in **mehreren Schüben** jeweils nach stärkerer Sonnenexposition auf, wobei es aber in der Regel zu einer Gewöhnung mit zunehmender Toleranz der Sonne kommt. Die Dermatose heilt im Winter ohne Residuen ab und erscheint im Frühling wieder mit unverminderter Stärke, also auch in heimischen Bereichen, und schwächt sich nur in wenigen Fällen nach Jahren und Jahrzehnten ab.

An den im Winter bedeckten und nun erstmalig frei getragenen Körperstellen, insbesondere an Hals, Brust, Armen und gelegentlich auch an den Beinen, kommt es Stunden bis Tage nach der Sonnenexposition zu einem quälenden **Juckreiz** mit Aufschießen von **papulösen, pruriginösen, vesikulösen oder lichenoiden Elementen** (Abb. C-11.9). Meist ist das morphologische Bild bei einem

---

Zusätzliche Symptome können eine Thrombophlebitis migrans, eine chronisch-rezidivierende Polyarthritis sowie herdförmige Reizungen oder Ausfälle des Nervensystems sein.

Diagnostik: Nach der „International Study Group for Behçet's Disease" müssen neben dem obligaten Symptom zwei der vier genannten diagnostischen Kriterien erfüllt sein.

Therapie: Lokale und systemische Kortikosteroidtherapie, zusätzlich Immunsuppressiva. Mit Colchicin kann die Hyperchemotaxis der Granulozyten gedrosselt werden. Lokale Desinfektion und Schmerzlinderung.

Prognose: Chronisch-rezidivierender Verlauf, perforierende Ulzerationen im Darm können zu akuten Komplikationen führen.

11.7 Polymorphe Lichtdermatose (PLD)

▶ Definition

Epidemiologie: Stark zunehmend, betrifft vorwiegend Frauen.

Ätiologie und Pathogenese: Die Ätiologie ist unbekannt, die Pathogenese zeigt eine allergische Spättypreaktion auf vermutlich durch UV-Bestrahlung gebildete Autoantigene. Die Auslösung erfolgt überwiegend durch UVA-Bestrahlung.

Klinik: Die Hauterscheinungen treten im Frühjahr und Sommer, oft erstmals im Urlaub auf. Mehrere Schübe im Jahr erfahren eine Abschwächung (Härtung) mit erneutem schweren Schub im nächsten Frühling.

Befallen sind die zuvor bedeckten und nun frei getragenen Körperstellen (Hals, Brust, Arme), während Gesicht und Hände meist frei sind (Lichtgewöhnung). **Papulöse, pruriginöse, vesikulöse oder lichenoide Ele-**

Patienten relativ uniform, während es von Patient zu Patient stark variiert. Die Elemente persistieren Tage bis Wochen und werden durch neue Sonnenexposition verstärkt. Gesicht und Handrücken werden in der Regel verschont (Härtung durch Gewöhnung).

Diagnostik: Anamnese und klinisches Bild sind typisch.

mente treten auf und persistieren Tage bis Wochen (Abb. **C-11.9**).

Diagnostik: Klinisches Bild.

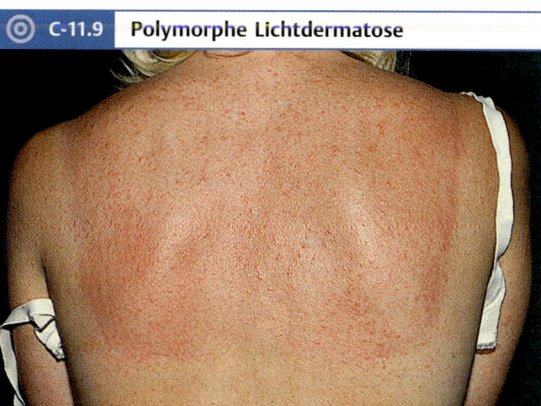

C-11.9 Polymorphe Lichtdermatose

An den frei getragenen Stellen des Oberkörpers bei einer 25-jährigen Frau zeigen sich stark juckende erythematöse Papeln.

Histopathologie: Es findet sich ein uncharakteristisches, lymphozytäres Infiltrat um die Gefäße der oberen Dermis mit mehr oder weniger spongiotischer Auflockerung der Epidermis.

Therapie: Die Therapie ist symptomatisch und besteht im Vermeiden der UVA-Bestrahlung und im konsequenten Lichtschutz gegen UVA und UVB. Nach neueren Untersuchungen ist die Zugabe eines Antioxidans (α-Glucosylrutin) zum UV-Filter hilfreich. In Anlehnung an die Lichtgewöhnung im Laufe des Jahres und an die Abhärtung von Gesicht und Handrücken kann 4–6 Wochen vor der gefährdenden Exposition eine Abhärtung durch Lichtgewöhnung eingeleitet werden mit langsam ansteigenden Ganzkörperbestrahlungen (UVB oder in schweren Fällen systemische PUVA-Therapie). In schweren, persistierenden Fällen kann eine systemische Therapie mit Azathioprin erfolgen. Frische Hautveränderungen können mit lokalen Glukokortikoiden behandelt werden.

Prognose: Die polymorphe Lichtdermatose ist eine gutartige, wenn auch juckende und einen Urlaub verderbende Dermatose. Sie heilt narbenfrei ab.

Histopathologie Es findet sich ein lymphozytäres Infiltrat mit Spongiose der Epidermis.

Therapie: Die Vermeidung von UVA-Bestrahlung und konsequenter Lichtschutz stehen im Vordergrund. Abhärtung durch Lichtgewöhnung 4–6 Wochen vor Sonnenexposition (UVB oder PUVA), in schweren Fällen systemische Therapie mit Azathioprin.

Prognose: Gutartig mit narbenfreier Abheilung.

11.8 Prurigo-Gruppe

Heterogene Gruppe von exanthematischen Hautkrankheiten mit stark **juckenden Knötchen**, die akut, subakut oder chronisch verlaufen können. Die Ätiologie ist unklar und wahrscheinlich vielfältig, die Pathogenese in den meisten Fällen nicht zu klären. Prurigo-Erkrankungen sind häufig.
Davon abzugrenzen ist der Begriff **Pruritus**. Hierbei besteht eine Missempfindung an der Haut, die zum Kratzen zwingt. Pruritus selbst geht nicht mit Hauterscheinungen einher. Er kann z. B. bei einem Diabetes mellitus, einer Niereninsuffizienz, Lebererkrankungen, hämatologischen Erkrankungen und bei Neoplasien auftreten.

11.8 Prurigo-Gruppe

Heterogene Gruppe exanthematischer Hauterkrankungen mit Juckreiz und Knötchen.

11.8.1 Prurigo simplex acuta

▶ **Synonym.** Strophulus infantum, Urticaria papulosa

▶ **Definition:** Akute, juckende Hauterkrankung im Kindesalter ohne Allgemeinsymptome.

Epidemiologie: Die Erkrankung tritt meist zwischen dem 2. und 10. Lebensjahr auf, vorwiegend im Sommer und Herbst mit Tendenz zur Selbstlimitierung.

Ätiologie und Pathogenese: Es handelt sich wahrscheinlich um ein allergisches Geschehen, welches der Urtikaria nahe steht (kindliche Urtikariaform). Blande Infekte, Verdauungsstörungen und intestinale Parasitosen können die Ursache darstellen. Meistens handelt es sich aber wohl um Epizoonosen, also Insektenstiche bzw. -bisse durch Flöhe, Stechmücken etc. Daneben können auch Irritanzien wie Heu und Pollen die Reaktion triggern.

Klinik und Diagnostik: Exanthematisch mit Betonung der Flanken und Extremitäten treten akut juckende, entzündlich gerötete urtikarielle Papeln mit einem zentralen Bläschen auf. Diese jucken so stark, dass sie zwanghaft zerkratzt werden. Erst beim Auftreten von Blutungen hört der Juckreiz auf. Die Krankheit kann in Schüben ablaufen und ist in der Regel selbstlimitierend. Allgemeinsymptome sind in der Regel nicht vorhanden.

Histopathologie: Eine frische Seropapel findet sich intraepidermal mit einem unspezifischen lymphozytären Infiltrat in der Dermis gelegentlich durchsetzt von eosinophilen Leukozyten. Narbige Abheilung nur infolge von tiefen Kratzeffekten.

Differenzialdiagnose: Differenzialdiagnostisch sind eine Urtikaria, ein massiver epidermaler Parasitenbefall, im Frühstadium Varizellen abzugrenzen.

Therapie: Lokale antipruriginöse Behandlung, z.B. mit Lotio alba, in schweren Fällen auch lokale Glukokortikoide. Zusätzlich können ggf. systemische Antihistaminika gegeben werden.

Prognose: Der Verlauf ist gutartig und selbstlimitierend.

11.8.2 Prurigo simplex subacuta

▶ **Synonym.** Strophulus adultorum, Urticaria papulosa chronica

▶ **Definition:** Schubweise, über Wochen bis Monate verlaufende Dermatose mit exanthematischer Ausbreitung von stark juckenden Seropapeln ohne einheitliche Ursache.

Epidemiologie: Mittelhäufig, bevorzugt tritt die Krankheit bei Frauen zwischen dem 20. und 50. Lebensjahr auf. Eine psychosomatische Überlagerung wird oft beobachtet.

Ätiologie und Pathogenese: Beide sind vielfältig und unklar.

Klinik: Am Stamm und an den proximalen Extremitäten finden sich mückenstichartige, bis linsengroße, hellrote Papeln mit zentralen Bläschen und äußerst starkem Juckreiz (Abb. C-11.10). Gelegentlich sind auch das Gesicht und die behaarte Kopfhaut mitbefallen. Charakteristisch ist die Verteilung auf Areale, die der Patient selber erreichen kann; die Rückenmitte ist meistens frei! Der Juckreiz der Primäreffloreszenzen lässt erst durch Zerkratzen nach, wodurch sekundäre, oft superinfizierte Knoten und hyperpigmentierte Narben entstehen;

manchmal sind auch streifige Kratzspuren zu sehen. Allgemeinsymptome sind in der Regel nicht vorhanden außer einer psychosomatischen Überlagerung, die bis zum Zoonosenwahn führen kann.

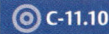

C-11.10 Prurigo simplex subacuta

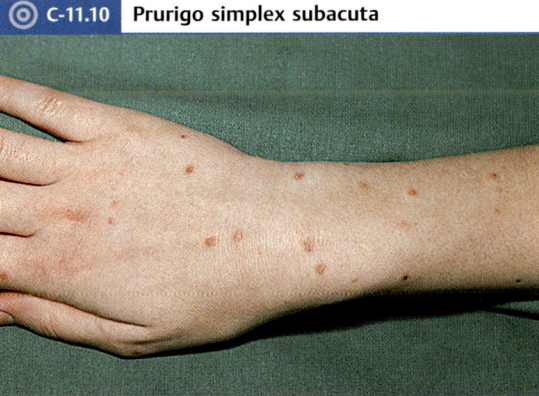

Zahlreiche exkoriierte erythematöse Knoten am Arm sowie einzelne hypopigmentierte Närbchen.

Diagnostik: Die Prurigo simplex subacuta ist oft als symptomatische Reaktion bei einer Grunderkrankung zu verstehen. Sie kann bei Diabetes mellitus, bei Leberstoffwechselstörungen und bei malignen Tumoren auftreten mit dem Verdacht auf eine metabolische Ursache. Auch in der Schwangerschaft und bei Menstruationsstörungen kann eine Prurigo auftreten mit dem Verdacht auf eine hormonelle Ursache. Bei Fokalinfekten, Magen-Darm-Störungen und intestinalen Parasitosen wird eine infektallergische Ursache diskutiert.

Histopathologie: Histopathologisch findet sich eine epidermale Seropapel, bei fortgeschrittenen Elementen eine Akanthose und ein unspezifisches lymphohistiozytäres Infiltrat.

Differenzialdiagnose: Differenzialdiagnostisch muss im Rahmen einer psychosomatisch überlagerten Akne eine pruriginöse Reaktion als Acne necrotica in Betracht gezogen werden, insbesondere bei Beteiligung des Gesichtes. Auch eine Neurodermitis atopica mit pruriginösen Elementen, die dem Krankheitsbild vorübergehend eine besondere Note geben kann, ist auszuschließen. Weitere Differenzialdiagnosen sind eine Skabies und eine Dermatitis herpetiformis Duhring.

Therapie: Primäres Ziel ist das Erkennen und Beheben möglicher Ursachen. Häufig ist dies leider aber nicht möglich. Die Lokalbehandlung sollte mit Antipruriginosa (Polidocanol, Teer, Capsaicin) und kurzfristig mit Steroidcremes oder -lotionen geführt werden. Eine zu stark austrocknende Behandlung ist zu vermeiden, da sonst zusätzlich diffuser Juckreiz entsteht. Eine UV-Therapie kann hilfreich sein (UVA, UVB, PUVA). In hartnäckigen Fällen ist eine unspezifische Behandlung mit oralen Tetrazyklinen, gefolgt von oralen Antimykotika und einer Normalisierung der Darmflora möglich. Gegen den quälenden Juckreiz kann man Antihistaminika mit sedierendem Effekt, Antidepressiva und Neuroleptika einsetzen. Die psychosomatische Mitbetreuung ist frühzeitig und intensiv anzustreben.

Prognose: Der Verlauf ist chronisch-rezidivierend über viele Monate, aber gutartig. Nur in seltenen Fällen ist die Erkrankung als Prurigo paraneoplastica einzustufen.

Diagnostik: Symptomatische Prurigo bei Diabetes, Lebererkrankungen und malignen Tumoren. Auch während der Schwangerschaft und bei Fokalinfekten möglich.

Histopathologie: Seropapel mit Übergang in akanthotische Papel.

Differenzialdiagnose: Differenzialdiagnostisch sind eine pruriginös zerkratzte Akne und eine pruriginöse Neurodermitis atopica auszuschließen.

Therapie: Behandlung und Behebung der Grundkrankheit. Lokale Therapie mit Antipruriginosa, kurzfristig auch Steroide. In hartnäckigen Fällen erfolgt eine unspezifische Behandlung mit oralen Tetrazyklinen, Antimykotika und Darmregulanzien. Psychosomatische Mitbehandlung ist anzustreben.

Prognose: Chronisch-rezidivierend, sonst gutartig.

11.8.3 Prurigo nodularis Hyde

Es handelt sich um eine sehr seltene Maximalform der Prurigo der Extremitäten mit akanthotischen, stark juckenden Knoten, die über Jahre persistieren oder langsam voranschreiten. Zur symptomatischen Therapie werden einzelne Knoten exzidiert, mit Triamcinolon-Kristallsuspension infiltriert oder durch Kryo-

11.8.3 Prurigo nodularis Hyde

Sehr seltene, primär noduläre Prurigo der Extremitäten mit starkem Juckreiz und jahrelanger Persistenz. Symptomatische Therapie:

Exzision einzelner Knoten, Kryotherapie oder Steroide intrafokal.

▶ **Merke**

therapie angegangen. Erfolge wurden auch mit Thalidomid erzielt, das wegen seiner Teratogenität aber nur noch schwer zu verordnen ist.

▶ **Merke.** Exantheme können infektiös, parainfektiös (infektallergisch), allergisch oder auch unbekannter Genese sein.

11.9 Pruritische und urtikarielle Papeln und Plaques in der Schwangerschaft

11.9 Pruritische und urtikarielle Papeln und Plaques in der Schwangerschaft

▶ **Synonym**

▶ **Synonym.** Pruritic urticarial papules and plaques of pregnancy, PUPPP, polymorphe Eruptionen in der Schwangerschaft = PEP.

▶ **Definition**

▶ **Definition:** Stark juckende, am Abdomen beginnende Hautkrankheit der zweiten Schwangerschaftshälfte mit urtikariellen Papeln und Plaques. Sie heilt nach der Entbindung ab.

Epidemiologie: 0,2–1 % der Schwangeren sind betroffen.

Epidemiologie: 0,2–1 % der Schwangeren sind betroffen.

Ätiologie und Pathogenese: Schwangerschaftsdermatose, die nach der Geburt abheilt. Die Pathogenese ist nicht bekannt.

Ätiologie und Pathogenese: Es handelt sich um eine typische Schwangerschaftsdermatose der zweiten Schwangerschaftshälfte, die nach der Geburt spontan abheilt. Die Pathogenese ist nicht bekannt.

Klinik: Exanthematisch und stammbetont treten urtikarielle Papeln und Plaques in der 2. Schwangerschaftshälfte auf und klingen nach der Geburt ab. Es besteht starker Juckreiz.

Klinik: Urtikarielle Papeln und Plaques treten zunächst einzeln am Abdomen, dann exanthematisch am Stamm und den proximalen Extremitäten auf. Oft geht eine unspezifische Juckreizphase voraus. Die einzelnen Elemente jucken sehr stark, werden aber selten zerkratzt und klingen nach einigen Tagen wieder ab, während ständig neue Elemente aufschießen. Die Krankheit kann, mehr oder weniger ausgeprägt, die ganze 2. Schwangerschaftshälfte begleiten und klingt nach der Geburt ab. Systemische Begleitsymptome bestehen nicht. Die Schwangerschaft verläuft ungestört.

Diagnostik und Differenzialdiagnose: Die Diagnose ist klinisch zu stellen. Differenzialdiagnostisch sind der Schwangerschaftsjuckreiz, der Herpes gestationes (s. S. 393), eine polymorphe Lichtdermatose (s. S. 408), ein Erythema exsudativum multiforme und ein akuter Schub eines atopischen Ekzems abzugrenzen.

Diagnostik und Differenzialdiagnose: Die Diagnose ist klinisch zu stellen. Abgegrenzt werden müssen der reine Schwangerschaftsjuckreiz, sofern er nicht ein Frühstadium der PUPPP darstellt, und der Herpes gestationes (Blasenbildung, immunpathologische Befunde; s. S. 393). Aufgrund der Anamnese (Lichtexposition) und der Verteilung kann eine polymorphe Lichtdermatose in der Schwangerschaft abgegrenzt werden (s. S. 408). Aufgrund der Morphologie und der Verteilung können auch ein Erythema exsudativum multiforme während der Schwangerschaft und ein akuter Schub eines atopischen Ekzems unterschieden werden.

Histopathologie: Lymphohistiozytäre Infiltrate der oberen Dermis ohne richtungsweisende Immunhistologie.

Histopathologie: Unspezifische, perivaskuläre lymphohistiozytäre Infiltrate in der oberen Dermis mit diskreter epidermaler Spongiose und gelegentlich Eosinophilie. Immunhistologisch finden sich keine richtungsweisenden Befunde.

Therapie: Lokalbehandlung mit Schüttelmixturen oder steroidhaltigen Cremes.

Therapie: Die Behandlung sollte lokal mit Schüttelmixturen und schwachen bis mittelstarken Steroiden in Cremegrundlage durchgeführt werden. Der Okklusionseffekt durch Salben ist zu vermeiden. Nur in schweren und sehr hartnäckigen Fällen ist eine kurzfristige systemische Steroidgabe angezeigt (20–40 mg täglich, rasches Ausschleichen).

Prognose: Gutartige Erkrankung der zweiten Schwangerschaftshälfte ohne Beeinträchtigung der Schwangerschaft. Rezidive sind selten.

Prognose: Die PUPPP kann chronisch rezidivierend die ganze Zeit der zweiten Schwangerschaftshälfte begleiten, ist gutartig, beeinflusst die Schwangerschaft nicht und klingt nach der Geburt ab. Rezidive bei der nächsten Schwangerschaft können in seltenen Fällen auftreten.

11.10 Differenzialdiagnostische Übersicht

Abb. **C-11.11** bietet Ihnen klinische Bilder von häufigen exanthemischen Hautkrankheiten mit unterschiedlichen Ursachen.

C-11.11 Bildtafel 4

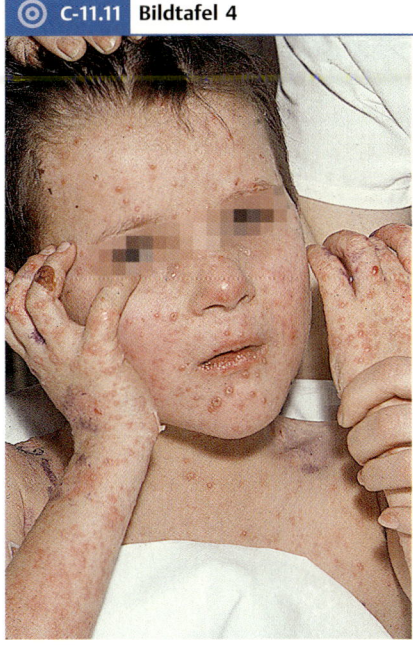

a Varizellenexanthem am 3. Tag der Eruption mit entzündlichen Papeln, Pusteln und genabelten Bläschen nebeneinander (mit Begleitkonjunktivitis) (s. S. 214).

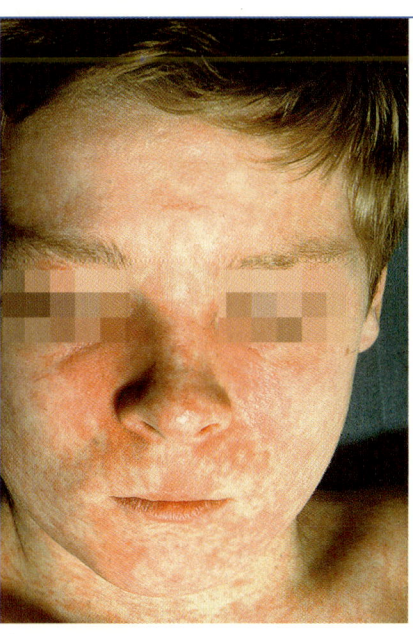

b Masernexanthem mit zentrofazial konfluierenden, diskreten, nicht juckenden makulösen Elementen (s. S. 218).

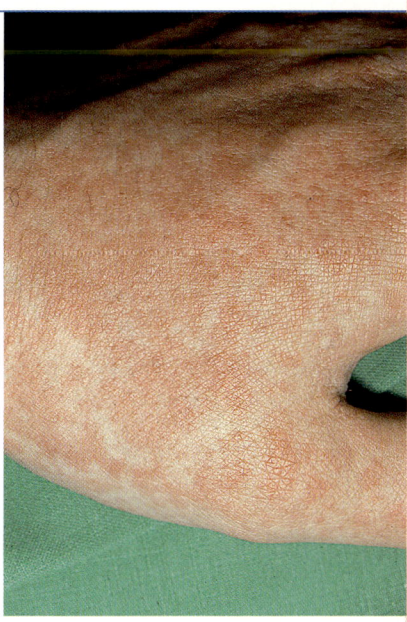

c Scharlachexanthem mit erythematösen Makulae und kleinen Papeln am Handrücken.

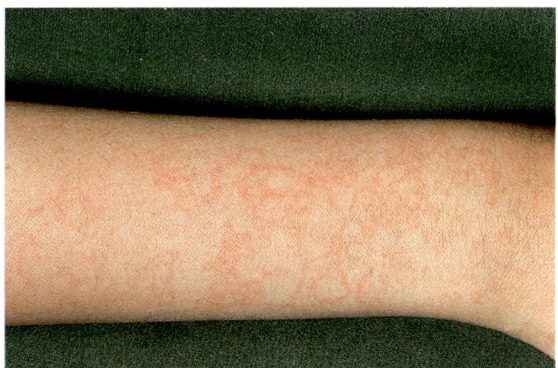

d Ringelröteln (Erythema infectiosum) mit diskreten, nicht juckenden Herden am Vorderarm ohne spürbare Infiltrationen (s. S. 219).

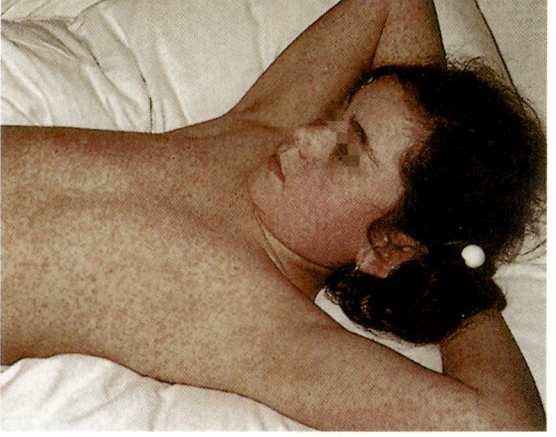

e Rötelnexanthem mit runden und ovalen, kleinen bis mittelgroßen, einzeln stehenden, gering erhabenen Effloreszenzen.

Fortsetzung ▶

C-11.11 Fortsetzung

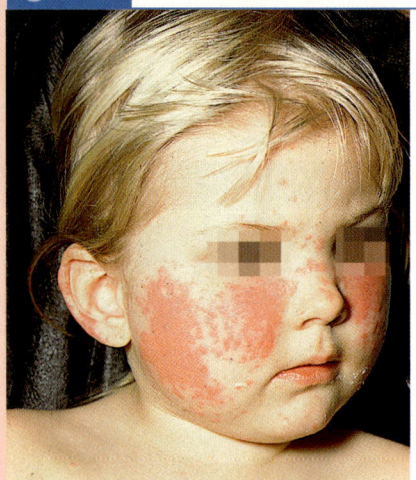

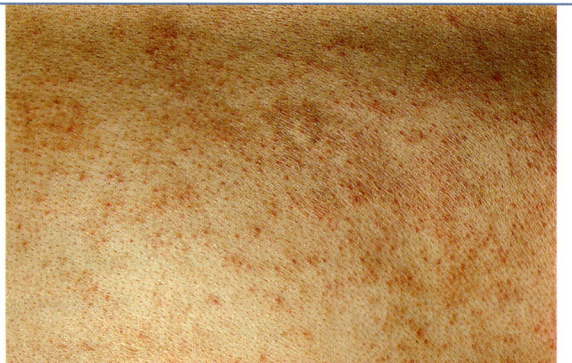

f Akropapulöses, juckendes **Exanthem** bei einem 6-jährigen Mädchen mit Befall der Wangen, wenig auch der Streckseiten der Extremitäten. Eine Virushepatitis liegt nicht vor.

g Arzneimittelexanthem vom makulopapulösen Typ mit juckenden Herden, die im Laufe der Zeit immer ekzemähnlicher werden. Es handelt sich um eine zellvermittelte Typ-IV-Reaktion nach systemischer Allergenzufuhr (s. S. 146).

h Erythema exsudativum multiforme mit exanthematischer Ausbreitung und akraler Betonung. Die anulären, kokardenförmigen Herde zeigen einen infiltrierten Rand und verursachen schmerzhaften Juckreiz (s. S. 151).

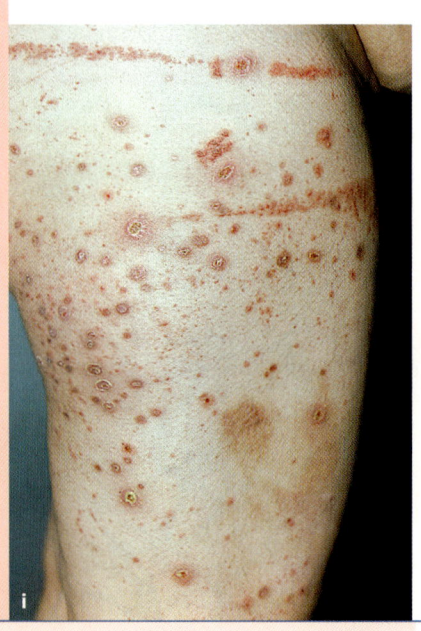

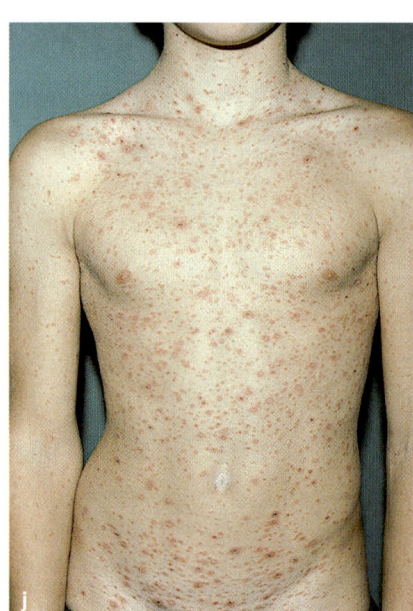

i Exanthematische **Vasculitis allergica** mit papulösen, teils hämorrhagisch durchtränkten Herden mit akraler Betonung. Die „Drucklokalisation" ist deutlich erkennbar. Mehr Schmerzen als Juckreiz (s. S. 126).

j Stammbetonte, exanthematische Anordnung von Makeln und Schuppen tragenden Papeln: **Pityriasis lichenoides varioliformis et acuta** (s. S. 399).

12 Umschriebene Dermatosen

12.1 Lichen Vidal

▶ **Synonym.** Lichen chronicus, Neurodermitis circumscripta

▶ **Definition:** Umschriebene, meist solitär auftretende, chronisch-persistente Lichenifikation mit starkem Juckreiz.

Epidemiologie: Häufige, harmlose Hauterkrankung mit Bevorzugung des weiblichen Geschlechts im mittleren Lebensalter. Eine überdurchschnittliche Korrelation mit dem Formenkreis der Atopie wird, obschon oft diskutiert, nicht beobachtet.

Ätiologie und Pathogenese: Die Ätiologie ist nicht bekannt. Für den Unterhalt spielen psychische Belastungen eine wesentliche Rolle (psychosomatischer Bezug!). Vermehrte epidermale Nerven können die Chronizität des sehr starken Juckreizes deuten und Kratzen wiederum die Lichenifikationen.

Klinik: Meist solitär und umschrieben tritt ein sehr starker, durch Kratzen **kaum stillbarer Juckreiz** auf, dem eine umschriebene Lichenifikation folgt. Die Morphologie derselben zeigt im Zentrum eine flächige, sehr starke **Lichenifikation** mit Verdickung der Haut (Hautfalte bei Abheben deutlich verdickt), Vergröberung des Oberflächenreliefs und mehr oder weniger parakeratotischer Schuppung. Die Lichenifikation löst sich am Rand in einzelne lichenoide Papeln auf. Der Herd zeigt eine diskrete braune **Hyperpigmentierung**, welche in der Regel die Lichenifikation auch umgibt (Abb. **C-12.1**). Die einzelnen Herde sind münzen- bis handtellergroß und zeigen eine Bevorzugung der Körpermitte (Nacken, Kreuz, Damm, Genitale) sowie der Unterschenkel und der Vorderarm-Beugeseiten. Deutliche Verschlechterungen oder Rezidive bei psychischen Belastungen können oft beobachtet werden.

Diagnostik: Die Diagnose kann durch die charakteristischen Merkmale Juckreiz, Chronizität und dreigegliederte Morphologie mit zentraler Lichenifikation umgeben von Papeln und Pigmentierung gestellt werden.

C-12.1 Lichen Vidal

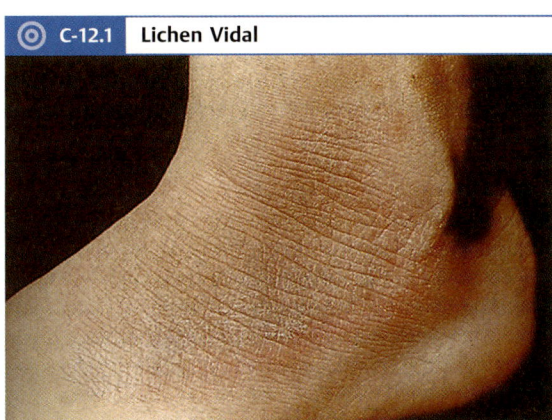

Lichenoide, verdickte Platte, randständige papulöse Auflösung und Hyperpigmentierung am linken Fuß bei Lichen Vidal.

Histopathologie: Eine mächtige, plumpe Akanthose der Epidermis imponiert ebenso wie eine Hyperkeratose mit parakeratotischen Einschlüssen. In der Dermis findet sich ein lymphohistiozytäres Infiltrat.
Mit Spezialfärbungen kann man eine Zunahme der Nervenendigungen in der Epidermis feststellen als mögliches Korrelat des chronischen Juckreizes.

Differenzialdiagnose: Umschriebene Psoriasis, lichenoide Ablagerungskrankheiten, Lichen ruber und lichenoide Hauttuberkulose kommen differenzialdiagnostisch infrage.

Differenzialdiagnose: Die wesentliche Differenzialdiagnose besteht zur umschriebenen Psoriasis, die aus der Anamnese, der Morphologie und der Histopathologie gelöst werden kann. Weiterhin müssen differenzialdiagnostisch ausgeschlossen werden: Ablagerungskrankheiten (Lichen amyloidosus, Lichen myxomatosus), der Lichen ruber planus und lichenoide Formen der Hauttuberkulose. Dabei hilft vor allem die Histopathologie mit Spezialfärbungen.

Therapie: Lokale Steroidbehandlung, unter Okklusivverband oder intrafokal.

Therapie: Die Therapie erfolgt lokal mit antientzündlichen Substanzen und Keratolytika. In der Regel helfen nur lokale Kortikosteroide, vorteilhafterweise unter Okklusivverband oder intrafokal. Die Anwendung von lokalen Teerpräparaten in mehreren Zyklen kann antiakanthotisch wirken. Eine systemische Behandlung erübrigt sich.

Prognose: Gut, allerdings Neigung zur Chronizität.

Prognose: Die Prognose ist gut; wegen des chronischen Verlaufs ist der Lichen Vidal aber oft äußerst quälend und beeinträchtigt die Lebensqualität des Trägers deutlich.

▶ **Klinischer Fall**

▶ **Klinischer Fall.** Eine 35-jährige Geschäftsfrau leidet seit 4 Jahren an einem quälenden Juckreiz des linken Fußrückens, sodass sie dem Kratzen, oft „bis auf's Blut", nicht widerstehen kann. Seit einem Jahr ist aus dem Lichen invisibilis ein typischer Lichen Vidal mit dicker Haut, Pigmentsaum und unvermindertem Juckreiz entstanden (Abb. **C-12.1**). Letzterer wird besonders quälend, wenn geschäftliche Anstrengungssituationen die ganze Konzentration verlangen oder wenn im privaten Bereich Probleme anstehen. Erst nach Erkennen der psychosomatischen Zusammenhänge, verbunden mit mehreren tropfenweisen intrafokalen Instillationen von Triamcinolon-Kristallsuspension mit einem Anästhetikum, kommt es zur Besserung von Juckreiz und Lichenifikation.

12.2 Zirkumskripte Sklerodermie

▶ **Synonym**

▶ **Synonym.** Morphaea, lokalisierte Sklerodermie

▶ **Definition**

▶ **Definition:** Episodische Erkrankung, bei der es an umschriebener Stelle zu einem entzündlich-ödematösen Erythem und nachfolgend zu einer plaqueartigen Sklerose der Haut mit Atrophisierung kommt.

Epidemiologie: Selten, meist sind Frauen betroffen.

Epidemiologie: Die zirkumskripte Sklerodermie ist relativ selten. Bevorzugt erkranken Erwachsene (20–40 Jahre), meist Frauen. Aber auch Kinder sind im Gegensatz zur progressiven systemischen Sklerodermie betroffen.

Ätiologie: Die Ätiologie ist unbekannt.

Ätiologie: Die Ätiologie ist unbekannt. Eine vaskuläre und hormonelle Dysfunktion, Borrelien-Infektionen oder immunologische Erkrankung werden diskutiert.

Klinik: Anfangs bestehen fleckige Erytheme, die sich, vom Zentrum ausgehend, in Sklerosen umwandeln. Das Resterythem bleibt als sog. **Lilac ring** zunächst bestehen (Abb. **C-12.2**). Im weiteren Verlauf können die Haut-Adnexe atrophisieren.

Klinik: Anfangs besteht ein fleckförmiges, sich zentrifugal ausdehnendes Erythem, das zunehmend teigig derb wird. Kurz darauf folgt eine im Zentrum beginnende Umwandlung in eine harte, weißlich glänzende Platte. Das Resterythem bleibt als charakteristischer, fliederfarbener Ring anfänglich noch bestehen (**Lilac ring**; Abb. **C-12.2**). Nach längerem Persistieren kommt es oft zur Atrophie der Haarfollikel und zu De- und Hyperpigmentierungen. Ein spontaner Stillstand der Erkrankung bis hin zur völligen Rückbildung ist möglich, oft bleibt die Sklerose aber bestehen.

Es kommen verschiedene **klinische Formen** vor:
- Herdförmig
- Disseminiert
- Bandförmig (en coup de sabre).

Nach dem klinischen Bild sind **verschiedene Formen** zu unterscheiden:
- **Herdförmige zirkumskripte Sklerodermie**: Es bestehen nur ein oder wenige, große Herde am Stamm.
- **Disseminierte zirkumskripte Sklerodermie**: Viele Herde sind über das gesamte Integument verteilt.
- **Bandförmige zirkumskripte Sklerodermie**: Bandförmig, bevorzugt in der Längsrichtung, sind Extremitäten oder seitliche Stirnregion betroffen (en coup de sabre = säbelhiebartig).

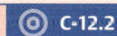

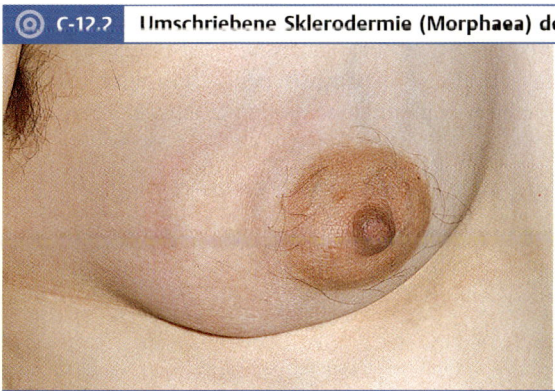

C-12.2 Umschriebene Sklerodermie (Morphaea) der Brust

Zentrale, weißlich-glänzende Sklerose und lilafarbener Infiltratsaum („Lilac ring").

Diagnostik:
Laborbefunde Keine spezifische Konstellation. Antinukleäre Antikörper (ANA) sind negativ. (ANA deuten auf eine **systemische** Sklerodermie hin!)

Histopathologie: Das entzündliche Stadium ist gekennzeichnet durch ein lymphozytäres Infiltrat in der Dermis und eine ödematöse Verquellung der Kollagenfasern. Im folgenden sklerotischen Stadium verbreitert sich das dermale Bindegewebe, die Kollagenfaserbündel werden homogenisiert und die Adnexe atrophisieren.

Therapie: Im entzündlichen Stadium ist Penicillin 3×10^6 E täglich für 2 Wochen angezeigt oder Cephtriaxon (z.B. Rocephin) angezeigt. Lokal können Calcipotriol-haltige oder heparinhaltige Cremes, auch in Kombination mit UVA-Bestrahlungen (PUVA, UVA-1) versucht werden. Bei bandförmigem Befall sind zusätzlich physikalische Maßnahmen notwendig.

Prognose: Der Krankheitsverlauf ist sehr unterschiedlich. In der Regel heilt die Erkrankung nach einigen Jahren spontan ab. In älteren Herden können schlecht heilende Ulzera entstehen. Sklerosen in Gelenknähe behindern manchmal die Beweglichkeit.

Diagnostik:
Laborbefunde: ANA sind negativ.

Histopathologie: Anfangs bestehen ein lymphozytäres, dermales Infiltrat und eine Verquellung der Kollagenfasern, später eine Verbreiterung und Homogenisierung der Dermis.

Therapie: Penicillin, UVA-Bestrahlungen, Calcipotriol.

Prognose: Sehr variabler Verlauf, in der Regel Abheilung nach einigen Jahren.

12.3 Lichen sclerosus et atrophicans

▶ **Definition:** Chronisch-progrediente, lichenoide, scharf begrenzte Papeln der Haut und der Genitalschleimhäute unbekannter Ursache mit Neigung zu Konfluenz und Atrophie.

Epidemiologie: Relativ seltene, umschriebene Hauterkrankung, die meist im mittleren Erwachsenenalter auftritt (selten in der Kindheit) und bevorzugt Frauen der weißen ethnischen Gruppe betrifft.

Ätiologie: Die Ätiologie ist unbekannt.

Klinik: Als Primäreffloreszenzen treten solitäre oder gruppierte, scharf begrenzte, elfenbeinweiße hyperkeratotische Papeln auf, die sich chronisch-progredient ausdehnen und mit Nachbarpapeln konfluieren können (Abb. **C-12.3**). Am Anfang kann manchmal eine kurze und diskrete Entzündungsphase beobachtet werden.
Der Lichen sclerosus et atrophicans juckt schubweise und führt zu einer **Atrophie** der Haut und Schleimhäute mit Schrumpfungsprozessen und **Verletzungsanfälligkeit**. Prädilektionsstellen der **Haut** sind oberer Rücken und Kreuzbereich, wobei auch bullöse und hämorrhagische Elemente auftreten können.
An den **Genitalschleimhäuten** der Frau führt die Erkrankung zu einem atrophischen Schwund der Schamlippen mit starkem Juckreiz (Craurosis vulvae). Am

12.3 Lichen sclerosus et atrophicans

◀ Definition

Epidemiologie: Seltene, umschriebene Hautveränderungen des mittleren Erwachsenenalters, Frauen bevorzugt.

Ätiologie: Unbekannt.

Klinik: Scharf begrenzte, solitäre und gruppierte Papeln mit elfenbeinweißer, hyperkeratotischer Oberfläche der Haut und Genitalschleimhäute (Abb. **C-12.3**).

Der Lichen sclerosus führt zur **Atrophie** und **Verletzungsanfälligkeit**.

Der Lichen am weiblichen und männlichen Genitale führt zur Atrophie (Craurosis vulvae aut penis). Juckreiz bei Frauen!

Erosive Elemente sind fakultative Präkanzerosen.

Diagnostik: Klinik und Histopathologie.

Histopathologie: Epidermisatrophie mit reaktiver Hyperkeratose und diskreter Kolliquationsnekrose der oberen Dermis.

Differenzialdiagnose: Leukoplakien, Lichen ruber atrophicans, Lichen Vidal.

Therapie: Lokalbehandlung mit lokalen Steroiden zur Entzündungshemmung und Testosteronpropionat 2 %ig in Fettsalbe.

Chronisch-erosive Elemente gelten als Präkanzerosen und sind zu exzidieren.

Prognose: Chronisch-progredientes, juckendes Krankheitsbild, erosive Elemente stellen Präkanzerosen dar.

▶ **Klinischer Fall**

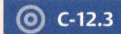

männlichen Genitale führen die Veränderungen zu einer Induration und Schrumpfung des Präputiums, des Frenulums (mit häufigen Einrissen) sowie zu einer Verengung der Urethralöffnung (Craurosis penis). Chronisch-erosive Entzündungen in Lichenherden der Schleimhäute stellen fakultative Präkanzerosen dar.

Diagnostik: Klinische Diagnose, die histopathologisch gesichert wird.

Histopathologie: Atrophie der Epidermis mit reaktiver Hyperkeratose. Ein lymphozytäres Infiltrat der Dermis umgibt eine diskrete Kolliquationsnekrose der oberen Dermis, wobei vor allem die elastischen Fasern frühzeitig zerstört werden.

Differenzialdiagnose: Leukoplakien, Lichen ruber planus atrophicans und Lichen Vidal sind abzugrenzen.

Therapie: Lokalbehandlung im Genitalbereich mit lokalen Kortikosteroidanwendungen oder Testosteronpropionat 2 %ig in einer Fettsalbe. Intraläsionale Triamcinoloninjektionen können akute Juckreizphasen unterbrechen. Die Behandlung der Hautherde beschränkt sich auf eine fettende Pflege.
Chronisch-erosive Elemente sind wegen der Gefahr der Präkanzerose zu exzidieren. Beim Mann ist in fortgeschrittenen Stadien in der Regel die Zirkumzision mit Frenulum-Plastik angezeigt.

Prognose: Es handelt sich um ein chronisch-progredientes, oft mit schubweisen Juckreizattacken einhergehendes Krankheitsbild, das mit Ausnahme der präkanzerösen Potenz gutartig ist und nur die lokale Befindlichkeit beeinträchtigt.

▶ **Klinischer Fall.** Bei einer 47-jährigen Frau tritt schleichend eine Schrumpfung der großen und kleinen Schamlippen mit Verhärtung, Trockenheit, Juckreiz und Verletzlichkeit beim Geschlechtsverkehr auf. Ein Jahr danach entwickeln sich zudem umschriebene, scharf begrenzte weißliche und atrophische Hautbezirke an beiden Seiten des Halses und im Kreuzbereich. Diese Elemente zeigen plattenartige, feine Hyperkeratosen. Auf Reiben entstehen kleine Einblutungen und Blutkrusten (Abb. **C-12.3**). Die Diagnose eines multilokulären Lichen sclerosus et atrophicus mit Craurosis vulvae kann klinisch gestellt und histopathologisch gesichert werden. Unter der Lokalbehandlung mit Testosteronpropionat 2 % in Nerisona Fettsalbe bessert sich der Juckreiz und die Verletzlichkeit lässt nach. Die anderen Lokalisationen lassen sich therapeutisch, auch mit intrafokaler Steroidanwendung, nicht beeinflussen.

C-12.3 **Multilokulärer Lichen sclerosus et atrophicans**

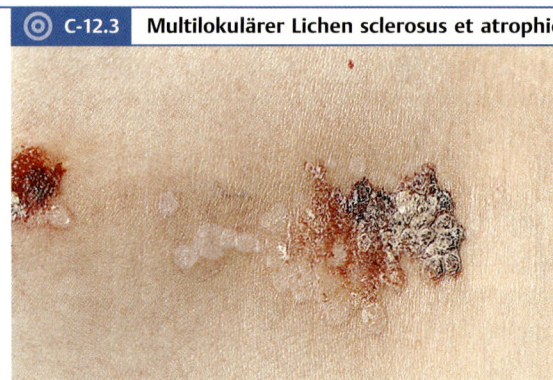

Gruppierte, scharf begrenzte Papeln, deren Oberfläche eine elfenbeinfarbene Hyperkeratose aufweist. Ein Teil der Elemente ist bullös abgehoben und hämorrhagisch unterlaufen (Prädilektionsstelle sakral).

13 Ablagerungskrankheiten

13.1 Metallablagerungen

13.1.1 Argyrose

▶ **Synonym.** Argyrie

▶ **Definition:** Umschriebene oder universelle Silbereinlagerungen in der Haut.

Ätiologie: Die lokalisierte Argyrose ist zurückzuführen auf die lokale Applikation von silbersalzhaltigen Externa, z. B. in Form von Nasentropfen oder Silbernitrat-Präparationen. Auch Ohrschmuck aus Silber und Akupunkturnadeln können zu einer lokalen Argyrose führen. Die universelle Argyrie entwickelte sich nach der langfristigen Benutzung von silbersalzhaltigen Medikamenten, u.a. nach der Verwendung von Adsorgan wegen chronischer Gastritis oder Magenulzera oder nach industrieller Exposition (Silber verarbeitende Industrie).

Klinik: Man unterscheidet zwischen einer umschriebenen und einer universellen Form. Es kommt zunächst zu einer graubraunen, später zu einer grauen bis grau-schwärzlichen Verfärbung der Schleimhaut (Konjunktiven oder Mundschleimhaut) oder der Haut. Die Hyperpigmentierung manifestiert sich am stärksten an den lichtexponierten Arealen, Stirn, Nase und an den Händen.

Diagnostik: Das typische klinische Bild führt, in Verbindung mit der Histopathologie, zur Diagnose.

Histopathologie: Lichtmikroskopisch und elektronenmikroskopisch sind Silberpartikel an der Basalmembran und den elastischen Fasern nachweisbar.

Therapie: Wenig erfolgversprechend, dekorative Kosmetik.

Prognose: Die Pigmentierung ist permanent.

13.1.2 Hydrargyrose

▶ **Definition:** Grau-schwärzliche Pigmentierung der Haut nach langfristiger Benutzung von Quecksilberderivaten.

Ätiologie: Die bekanntesten Auslöser sind Hautbleichcremes (gegen Sommersprossen) und Augensalben.

Klinik: Die Pigmentierung äußert sich vor allem im Gesicht und an den Händen, besonders in den Handlinien.

Diagnostik: Das typische klinische Bild führt, in Verbindung mit der Histopathologie, zur Diagnose.

Histopathologie: Man findet Quecksilbergranula an den elastischen Fasern.

Therapie: Penicillamin fördert die Quecksilbersalzausscheidung.

13.1.3 Hämochromatosen

▶ **Synonyme:** Bronzediabetes, Siderose

▶ **Definition:** Eisenüberladungs-Syndrom, das gekennzeichnet wird durch schiefergraue Hyperpigmentierung der Haut, Diabetes mellitus (Bronzediabetes) und Leberzirrhose. Häufig besteht ein Hypogonadismus.

Epidemiologie: Selten. Die primäre Hämochromatose ist autosomal-rezessiv vererbt, die sekundäre entsteht als Begleiterkrankung.

Ätiologie und Pathogenese: Aus unklarer Ursache kommt es zur verstärkten Resorption und Ablagerung von Eisen.

Klinik: Meist geht eine grau-braune bis bronzefarbige Einfärbung der Beugen und der lichtexponierten Hautbereiche voraus mit Haarausfall und Koilonychie.

Es folgen eine Hepatosplenomegalie, Pankreasschädigung mit Diabetes mellitus, Hypogonadismus und Polyarthropathie.

Diagnostik: Hyperpigmentierung mit Diabetes mellitus und Leberzirrhose sind eine verdächtige Trias. Die Leberbiopsie sichert die Diagnose.

Histopathologie: Typisch ist die Melaninhyperpigmentierung der Basalzellschicht und Eisenablagerungen in der Dermis.

Differenzialdiagnose: Andere Speicherkrankheiten und der Morbus Addison sollten ausgeschlossen werden.

Therapie: Aderlässe, eisenarme Diät und Desferoxamin (Chelatbildner).

13.2 Kalzinosen

▶ **Definition**

Ätiologie: Meist unklare Genese. Zu möglichen Ursachen und deren Einteilung s. Tab. **C-13.1**.

Klinik: Man tastet harte, weiße Papeln, Knoten oder Plaques.

Diagnostik: Tastbefund und Inspektion.

Therapie: Falls möglich, ist das Grundleiden zu behandeln, sonst bleibt nur der operative Weg als symptomatische Behandlung.

Epidemiologie: Man unterscheidet die primäre und die sekundäre Hämochromatose. Frauen und Männer werden befallen, aber es besteht eine starke Androtopie. Meist beginnt das Leiden zwischen dem 40. und 60. Lebensjahr. Die primäre Hämochromatose wird autosomal-rezessiv vererbt; die sekundäre ist nicht erblich und entsteht als Folge anderer Erkrankungen (z. B. chronisch ineffektive Erythropoese, multiple Bluttransfusionen).

Ätiologie und Pathogenese: Die Ätiologie ist unklar. Durch den genetischen Defekt erfolgt eine erhöhte Resorption von Eisen aus dem Darm. Bei den sekundären Formen werden die Leberzellen durch Alkohol und eisenhaltige Getränke geschädigt.

Klinik: Die Hautsymptomatik kann den anderen Erscheinungen viele Jahre vorausgehen, aber auch erst später zum Ausdruck kommen. Vor allem die lichtexponierten Bereiche und die Beugen sind grau-braun bis bronzefarbig verfärbt. Sogar die Schleimhäute können befallen sein. Weitere dermatologische Symptome sind Haarausfall (75 %), Koilonychie (50 %) und eine atrophisch wirkende, ichthyosiform schuppende Haut.

Die Eisenüberladung führt zur Organbeteiligung mit Hepatosplenomegalie, Diabetes mellitus (Bronzediabetes) durch Pankreasschädigung, Hypogonadismus mit Libidoverlust, Herzkrankheiten und schließlich seronegativer Polyarthropathie.

Diagnostik: Verdächtig ist die Kombination von Hyperpigmentierung, Diabetes mellitus und Leberzirrhose. Typisch sind Hypersiderinämie und gesättigtes Plasmatransferrin. Insbesondere die Leberbiopsie, weniger die Hautbiopsie (Axillen), führt zur Diagnosesicherung.

Histopathologie: Typisch ist die Melaninvermehrung in der Basalzellschicht, das Auftreten von Melanophagen in der oberen Dermis sowie Eisenablagerung in der tieferen Dermis. In anderen Organen zeigen sich ebenfalls Eisendepots mit Begleitfibrose.

Differenzialdiagnose: Ausgeschlossen werden sollten andere Pigmentstörungen, wie z. B. Argyrose, Hydrargyrose, Arsenmelanose und Morbus Addison.

Therapie: Aderlässe (zu Beginn bis zu 500 ml wöchentlich), eisenarme Diät, Desferoxamin (Chelatbildner) unter Kontrolle des Ferritins sind therapeutisch und prophylaktisch hilfreich.

13.2 Kalzinosen

▶ **Definition:** Bei den Kalzinosen kommt es zur Präzipitation von unlöslichen Kalziumsalzen in Geweben. Auch die Haut kann davon betroffen sein.

Ätiologie: Mögliche Ursachen sind lokale Schädigungen oder Systemerkrankungen mit erhöhter Kalzämie. Meist bleibt die Genese unklar. Die Einteilung richtet sich nach der Ätiologie (Tab. **C-13.1**).

Klinik: Man findet einzelne oder mehrere, eventuell disseminierte, harte, weiße Papeln, Knoten oder Plaques, gelegentlich mit Begleitentzündung und therapieresistenten Ulzerationen.

Diagnostik: Die Diagnose einer Kalkablagerung lässt sich häufig schon aufgrund des Tastbefundes und der Inspektion stellen. Noch einfacher wird es, wenn sich kalkiger Inhalt entleert.

Therapie: Sie gestaltet sich sehr unterschiedlich. Bei der dystrophischen Kalzinose mit lokaler Schädigung steht die operative Maßnahme im Vordergrund. Bei den sonstigen dystrophischen Kalzinosen sowie bei der metastatischen Kalzinose muss das Grundleiden behandelt werden. Das Auftreten einer stärkeren Entzündung verlangt den Einsatz von Glukokortikoiden.

13.3 Hyalinosen

C-13.1 Einteilung der Kalzinosen

I. dystrophische Kalzinosen	▶ an einen lokalen Prozess gekoppelt	
	▪ kongenital: Fibrodysplasia ossificans	
	▪ traumatisch: Narbe	
	▪ degenerativ: bei venöser Stase	
	▪ neoplastisch: Epithelioma calcificans Malherbe	
	▶ mit allgemeinen Störungen verbunden oder im Rahmen von Systemerkrankungen	
	▪ Dermatomyositis	
	▪ systemischer Lupus erythematodes (SLE)	
	▪ CREST-Syndrom	
	▪ Ehlers-Danlos-Syndrom	
	▪ Pseudoxanthoma elasticum	
	▪ Acrodermatitis atrophicans	
II. idiopathische Kalzinose	▪ Calcinosis metabolica universalis	
	▪ Calcinosis metabolica circumscripta	
	▪ Calculus cutaneus	
	▪ Kalkknötchen an den Ohrrändern	
	▪ Calcinosis tumoralis	
III. metastatische Kalzinose (Störungen im Kalzium- und/oder Phosphorstoffwechsel)	▶ mit Hyperkalzämie	
	▪ Hyperparathyreoidismus	
	▪ Sarkoidose	
	▪ destruierende Knochenerkrankungen	
	▪ medikamentös (Vitamin D- oder AT10-Überdosierung)	
	▪ Milch-Alkali-Syndrom	
	▶ mit Normokalzämie	
	▪ chronische Nierenerkrankungen	
	▪ Pseudohypoparathyreoidismus	

Prognose: Die Prognose der Kalzinose ist ungünstig. Spontane Rückbildung ist äußerst selten.
Allgemein betrachtet, können die Konsequenzen schwerwiegend sein. Die Calcinosis (metabolica) universalis verläuft meistens chronisch-progredient. Die Patienten versterben häufig an den Folgen einer Sekundärinfektion. Bei der metastatischen Kalzinose wird die Prognose durch das Grundleiden bestimmt.

Prognose: Langsame Progression; einzelne Kalkherde verschwinden nicht.

13.3 Hyalinosen

Insgesamt seltene Erkrankungen. Am wichtigsten ist die Lipoidproteinose. Nur diese wird hier besprochen.

13.3.1 Lipoidproteinose

▶ **Synonyme:** Urbach-Wiethe-Syndrom, Hyalinosis cutis et mucosae

◀ **Synonym**

▶ **Definition:** Autosomal-rezessive Erkrankung mit Ablagerung von Lipiden und Typ-IV-Kollagen in der Haut und den Schleimhäuten mit Beginn in der Kindheit.

◀ **Definition**

Epidemiologie: Seltene Erkrankung ohne Geschlechtsprädisposition.

Epidemiologie: Seltene Erkrankung.

Ätiologie: Die Ätiologie ist unbekannt.

Ätiologie: Unbekannt.

Klinik: Heiserkeit seit früher Kindheit ist das hervorstechendste Kennzeichen. Die Zunge wird größer und gröber; die Lippen werden dicker. In der Mundhöhle entstehen gelb-bräunliche Noduli; an der Haut, insbesondere im Gesicht, sind die Knötchen eher gelblich-weiß und lösen häufig an behaarten Regionen Haarausfall aus. Am Stamm konfluieren sie zu morphaeaartigen Plaques. Auch an-

Klinik: Heiserkeit, Makroglossie, Makrocheilie und gelbliche Knötchen bis Plaques an Haut und Schleimhaut sind typisch. Eventuell Organbefall.

dere Organe können befallen werden. Typisch sind intrakranielle Verkalkungen, die epileptiforme Anfälle auslösen können.

Diagnostik: Die Heiserkeit seit früher Kindheit, die typischen Papeln und Plaques sowie die Histopathologie sichern die Diagnose.

Histopathologie: Im Corium sieht man Hyalin-PAS-positive amorphe Massen mit extrazellulären Lipoiden.

Differenzialdiagnose: Differenzialdiagnostisch sind der Lichen myxoedematosus (Histopathologie) und die Hyalinosis cutis bei Protoporphyria erythropoetica (keine Schleimhautbeteiligung) abzugrenzen.

Therapie: Eine kausale Therapie ist nicht möglich; somit bleibt nur die Exzision von störenden Herden sowie eine Dermabrasio.

Prognose: Die Krankheit ist progredient bis zum frühen Erwachsenenalter. Eine Rückbildung erfolgt nicht. Problematisch ist die Larynxbeteiligung, insbesondere wenn eine Tracheotomie notwendig wird.

13.4 Purinstoffwechselstörungen

13.4.1 Gicht

▶ **Synonyme:** Podagra, Arthritis urica

▶ **Definition:** Diese heterogene Gruppe wird charakterisiert durch Hyperurikämie und rezidivierende akute Arthralgien mit Uratablagerungen in und um die Gelenke, eventuell auch in der Haut.

Epidemiologie: Betroffen werden vor allem Männer (95%) nach dem 40. Lebensjahr. 40% der Patienten haben eine positive Familienanamnese. Meist findet sich eine polygene Vererbung, obwohl auch manches für einen unregelmäßig dominanten Erbgang spricht.

Ätiologie: Man unterscheidet primäre und sekundäre Gicht. Die **primäre Gicht** ist zurückzuführen auf die verminderte renale Purin-Ausscheidung. Weniger als 10% der Patienten haben eine erhöhte Purinbiosynthese.
Die **sekundäre Gicht** lässt sich auf einen erhöhten Substratanfall als Komplikation bei Polyzythämie, Leukämien, chronischer Niereninsuffizienz, perniziöser Anämie und bei der Einnahme verschiedener Medikamente zurückführen.

Klinik: Das typische klinische Bild ist schon seit der frühen Medizingeschichte (Hippokrates) bekannt. Man unterscheidet die akute und die chronische Gicht.
Akute Gicht: Nach einer zunächst asymptomatischen hyperurikämischen Phase entwickelt sich, meist nach Diätfehlern oder nach kleinen Verletzungen, eine akute Arthralgie, in 80% der Fälle am Großzehengrundgelenk (Sprunggelenk und Fußwurzel: 10%; Kniegelenk: 5%). Es zeigen sich die klassischen Entzündungssymptome: rubor, calor, dolor, tumor und functio laesa. Bei Abklingen wird der befallene Bereich häufig violettfarben und schuppt ab.
Bei der **chronischen Gicht** entstehen aus rezidivierenden akuten Attacken destruierende, persistente Gelenkveränderungen. In etwa 50% der Fälle lagert sich Natriumurat in der Subkutis ab. Die weißlich-gelblichen, verschieblichen, meist schmerzlosen Knötchen nennt man Tophi oder Gichtknötchen. Sie finden sich bevorzugt am freien Helixrand sowie in der Umgebung erkrankter Gelenke. Eine Nierenbeteiligung mit Entwicklung einer Gichtnephropathie oder Nephrolithiasis ist möglich.

Diagnostik: Hinweisend sind die Hyperurikämie, Arthralgieattacken (insbesondere bei Ansprechen auf Colchicin) und Tophi.

Histopathologie: Nach Fixierung in absolutem Alkohol sieht man Natriumurat als büschelweise angeordnete, nadelartige Kristalle in der Dermis und Hypodermis umgeben von einem Fremdkörpergranulom.

Differenzialdiagnose: Bei Gelenkschmerzen kommen alle anderen Erkrankungen, die mit Arthralgien einhergehen, infrage. Was die Hauterscheinungen betrifft, sollte man insbesondere an Chondrodermatitis nodularis helicis, Kalkknötchen der Ohrränder und Basaliome denken.
Bei Tophi in Gelenknähe sind weiterhin abzugrenzen: Xanthome, rheumatische und rheumatoide Knoten, die Calcinosis cutis und Heberden-Knötchen.

Therapie: Kausal behandelt man durch purinarme Diät, Probenecid (z. B. Benemid) und Allopurinol. Im akuten Fall sind nichtsteroidale Antiphlogistika (z. B. Indometacin), Analgetika und Colchicin indiziert. Störende und kleinere Tophi können kürettiert oder exzidiert werden.

Prognose: Insbesondere durch die neueren Medikamente hat die Gicht einen Großteil ihres Schreckens verloren. Allerdings muss man bei Gichtpatienten häufig auch mit anderen Stoffwechselstörungen rechnen.

13.5 Tätowierungen

Man unterscheidet zwischen Schmutz- und Schmucktätowierungen. Beide entstehen durch das Eindringen oder Einbringen von gefärbten Partikeln in das Bindegewebe der Haut.
Schmutztätowierungen sind in der Regel Folgen von Unfällen mit Feuerwerkskörpern, von Pulverschmauchverletzungen oder von Straßenunfällen (Abb. **C-13.1 a**). Das Eindringen von Metallsplittern in die Haut löst eine bräunliche Verfärbung (Siderose) aus. Bei Bergleuten entstehen häufig Kohlestaubtätowierungen durch Einbringung von Kohlepartikeln. Innerhalb der ersten 72 Stunden können Schmutzpartikel durch Ausbürsten relativ einfach und ohne große kosmetische Beeinträchtigung entfernt werden (Abb. **C-13.1 b**). Später bleibt fast nur die Möglichkeit der Stanzexzision oder der Lasertherapie.

Schmucktätowierungen werden nur auf Wunsch des Patienten wegen der Angst vor einer sozialen Stigmatisierung entfernt. Sie werden zumeist in der Jugend oder während der Militärdienstzeit, sowohl von Laien als auch von Profis, durch das Einbringen von verschiedenen Farbpartikeln durch Nadelstiche in die Dermis gesetzt.

C-13.1 Schmutztätowierung

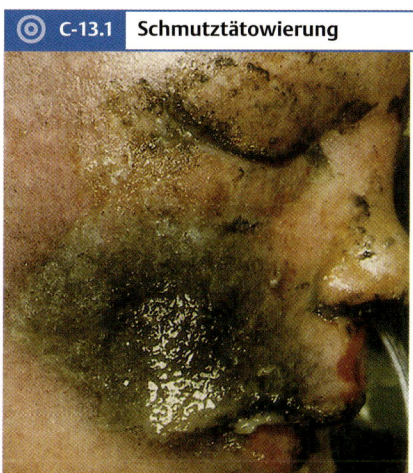

a Schmutztätowierung.

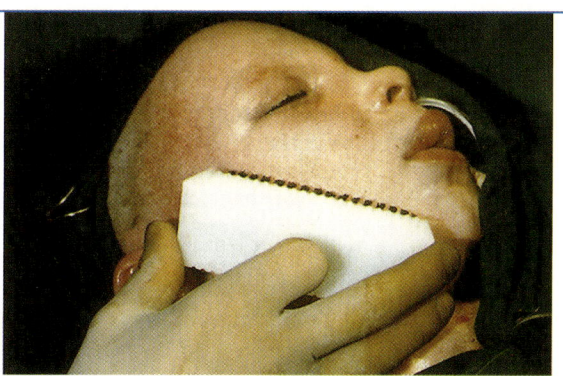

b Entfernung des Materials mit einer starren Bürste.

Sowohl operative, chemische als auch physikalische Behandlungsmöglichkeiten können zur Entfernung eingesetzt werden.

Zur Entfernung kommen sowohl Exzision (eventuell Serienexzisionen), Stanzexzision, Schleifung, Spalthautabtragung, chemische Ätzung als auch Lasertherapie in Betracht. Eine narbenlose Entfernung ist nicht möglich.

13.6 Störungen im Fettstoffwechsel

13.6.1 Xanthomatosen

▶ **Definition**

▶ **Definition:** Xanthome (xanthos = gelb, oma = Tumor) und Xanthelasmen sind Neubildungen als Folge einer Speicherung von Plasmalipoproteinen durch Perizyten und Makrophagen in der Haut. Erhöhte Plasmalipoproteinkonzentrationen im Serum sind häufig vorhanden, aber keine „conditio sine qua non".

Epidemiologie: Relativ häufig. Zum Teil werden sie vererbt.

Epidemiologie: Relativ häufig. Zum Teil werden die primären Hyperlipoproteinämien vererbt. Dabei kommen autosomal-dominante und rezessive Erbgänge vor.

Ätiologie und Pathogenese: Xanthelasmen und Xanthome entwickeln sich aus einer örtlichen Störung oder bei Hyperlipoproteinämien.

Ätiologie und Pathogenese: Xanthelasmen und Xanthome können im Rahmen von primären oder sekundären Hyperlipoproteinämien entstehen. Sie können allerdings auch lokalisiert als Ausdruck einer umschriebenen Störung auftreten.

Klinik und Klassifikation:
- **Xanthelasmen:** Meist bilaterale, gelbe, flache Plaques, vor allem am Oberlid (Abb. **C-13.2 a**). Meist stellen sie eine örtliche Stoffwechselstörung dar.

- **Xanthoma planum:** Scharf begrenzte, flache Lipideinlagerungen, hauptsächlich am Rumpf. Hier gilt: örtliche Störung oder Paraneoplasie.

- **Xanthoma eruptivum:** Multiple, plötzlich aufschießende, von einem roten Hof umgebene Papeln zeigen sich im Rahmen einer Hypertriglyzeridämie (Abb. **C-13.2 b**).

- **Xanthoma tuberosum:** Knotige Effloreszenzen in unterschiedlicher Größe, Farbe und Form an den Extremitätenstreckseiten bei Hypercholesterinämie.

- **Xanthoma tendinosum et articulare:** Als Begleitung einer Hypercholesterinämie entwickeln sich gelbliche, feste Knoten an Sehnen, Ligamenten, Faszien und am Periost, hauptsächlich an den Fingern und an der Achillessehne (Abb. **C-13.2 c**).

- **Xanthochromia palmaris striata aut papulosa:** Flache bis papulöse, gelbliche Veränderungen an den Palmae.

Klinik und Klassifikation:
- **Xanthelasmen:** Meist bilaterale und symmetrische, strohgelbliche bis elfenbeinfarbige, beetartig konfluierte weiche Papeln und Plaques an den Augenlidern, hauptsächlich am Oberlid und am inneren Augenwinkel (Abb. **C-13.2 a**). Oft besteht kein Hinweis für eine Hyperlipidämie, und die Xanthelasmen sind Ausdruck einer örtlichen Fettstoffwechselstörung.

- **Xanthoma planum:** Gelbliche oder orangefarbige, flache, manchmal kaum palpable Lipideinlagerungen. Die Prädilektionsstelle ist der Rumpf. Gehäuftes Auftreten bei Lymphomen, Leukämie und beim multiplen Myelom lassen an eine Paraneoplasie denken. Plane Xanthome können aber auch wie das Xanthelasma palpebrarum eine örtliche Stoffwechselstörung darstellen.

- **Xanthoma eruptivum:** Symmetrische, gelbliche, von einem roten Hof umgebene Papeln (Abb. **C-13.2 b**), die sich akut entwickeln und bevorzugt Gesäß, Rücken und Extremitätenstreckseiten befallen. Die entzündliche Umgebung und sogar die Xanthome selbst können sich unter Hinterlassung einer diskreten Pigmentierung zurückbilden. Das Auftreten dieser Erscheinungen weist auf erhöhte Konzentrationen von Chylomikronen oder VLDL hin, also auf eine Hypertriglyzeridämie vom Typ I, III, IV oder V. In Kombination mit tuberösen Xanthomen spricht man von tuberoeruptiven Xanthomen.

- **Xanthoma tuberosum**: Knotige Elemente mit einer großen Variationsbreite in Form (flach bis lobulär), Größe (0,5–5 cm Durchmesser) und Farbe (gelblich, rötlich bis bräunlich). Sie entwickeln sich langsam an den Extremitätenstreckseiten und typischerweise bei einer Hypercholesterinämie oder LDL-Vermehrung beim Typ II und III der Hyperlipidämien.

- **Xanthoma tendinosum et articulare:** Langsam wachsende, feste Knoten insbesondere an der Achillessehne (Abb. **C-13.2 c**) und an den Fingerstreckseiten. Fast alle Sehnen, auch an Palmae und Plantae, können befallen werden, ebenso wie auch Ligamente, Faszien und das Periost. Röntgenologisch stellt man keine Verkalkung fest. Im Serum finden sich eine schwere Hypercholesterinämie und ein erhöhter LDL-Spiegel beim Typ II und III der Hyperlipoproteinämien.

- **Xanthochromia palmaris striata aut papulosa:** Gelbliche, zum Teil streifige Effloreszenzen an den Handinnenflächen verdicken sich und werden gelegentlich papulös. Sie treten auf bei Typ-III-Hyperlipoproteinämie und VLDL-Erhöhung.

Diagnostik: Das typische klinische Bild und die Serumlipidbestimmungen ergeben die Diagnose.

Diagnostik: Das klinische Bild ist typisch und ist zu ergänzen durch Untersuchungen: Serumlipide, Blutzucker, Schilddrüsenwerte, Harnsäure und Serumeiweißelektrophorese.

C-13.2 Xanthomatosen

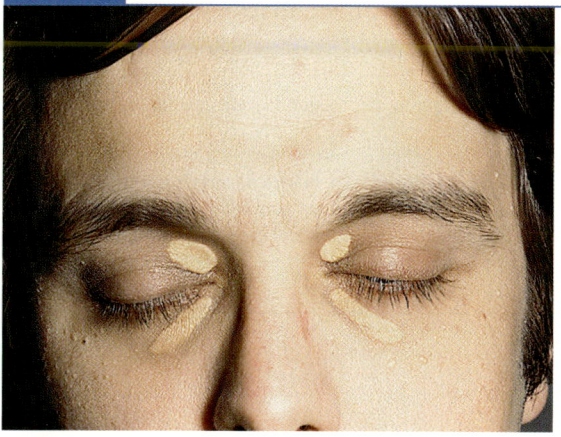

a **Xanthelasma palpebrarum** bei einer 32-jährigen Frau.

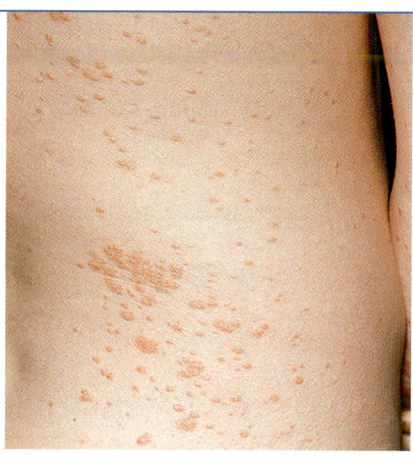

b **Multiple eruptive Xanthome** am Stamm eines 28-jährigen Mannes mit Hypertriglyzeridämie.

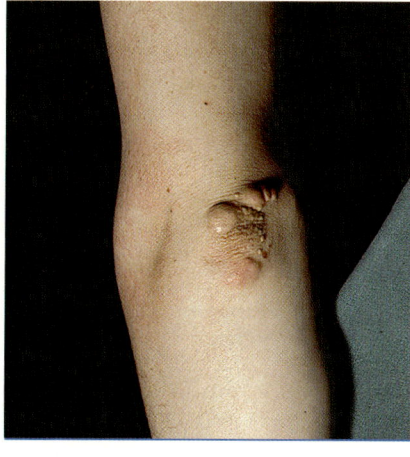

c **Tuberöse Xanthome** über den Ellenbogensehnen bei einem 30-jährigen Mann mit Hypercholesterinämie vom Typ II.

Histopathologie: Man findet mächtige perivaskuläre Infiltrate aus lymphozytären und histiozytoiden Zellen, die Lipidmaterial aufnehmen und sich in Schaumzellen und Schaumriesenzellen (Touton-Zellen) umwandeln. Die Lipoide bestehen aus Cholesterinkristallen, Phospholipoiden, Fettsäuren und anderen Fetten. In älteren Xanthomen kommt es zu einer zunehmenden Fibrosierung. Bei eruptiven Xanthomen besteht eine entzündliche Umgebungsreaktion.

Differenzialdiagnose: Xanthelasmata palpebrarum müssen von Syringomen (gutartige Fehlbildungen der Schweißdrüsenausführungsgänge, die klinisch als kleine, multiple glasige oder leicht rötliche Papeln imponieren) und Milien, Xanthome von anderen juxta-artikulären Tumoren und Histiozytosen abgegrenzt werden.

Therapie: Treten die Xanthome und Xanthelasmen als Begleitung einer Hyperlipoproteinämie auf, muss diese behandelt werden (Diät und Lipidsenker). Bei den sekundären Hyperlipoproteinämien sollte zunächst die Grunderkrankung behandelt werden.
Bei störenden Xanthelasmen oder Xanthomen führt nur die Exzision oder die diathermische Entfernung zu einer befriedigenden Besserung.

Prognose: Primäre familiäre Hyperlipoproteinämien haben eine sehr unterschiedliche Prognose, die durch die Gefäßveränderung bestimmt wird. Die Hauterscheinungen können unter Diät verschwinden.
Die Prognose der sekundären erworbenen Hyperlipoproteinämien wird im Wesentlichen durch die Grunderkrankung bestimmt.

Histopathologie: In mächtigen perivaskulären Infiltraten findet man typischerweise Schaumzellen und Touton-Riesenzellen. Jüngere Xanthome weisen eher Entzündung, ältere eher Fibrose auf.

Differenzialdiagnose: Xanthelasmata palpebrarum müssen von Syringomen und Milien, Xanthome von anderen juxta-artikulären Tumoren und Histiozytosen abgegrenzt werden.

Therapie: Besteht eine begleitende Hyperlipoproteinämie, muss diese behandelt werden (Diät und Lipidsenker); bei den sekundären Formen primär Behandlung der Grunderkrankung.

Prognose: Die Hauterscheinungen können unter Diät verschwinden, was die Prognose der Hyperlipoproteinämien nicht beeinflusst.

Sekundäre Hyperlipoproteinämien erfordern eine Therapie der Grunderkrankung.

Bei einer örtlichen Störung ist eine Rückbildung ausgeschlossen.

▶ **Klinischer Fall**

Xanthome aufgrund einer örtlichen Störung haben eine gute Prognose. Allerdings ist Spontanrückbildung ausgeschlossen, die weitere Ausdehnung leider nicht.

▶ **Klinischer Fall.** Bei einem 49-jährigen Patienten, der wegen Claudicatio intermittens in die Sprechstunde kam, stellte man eine Hyperlipoproteinämie Typ III nach Frederickson fest. Seine Großmutter war an einem Herzinfarkt verstorben. Klinisch ließ sich ein lehrbuchmäßiger Arcus lipoides corneae und bilaterale Xanthelasmen an beiden Oberlidern diagnostizieren. Eine Operation der Verschlussstelle an der Bifurcatio wurde geplant. Präoperativ stellte man noch einen latenten Diabetes mellitus fest. Die operative Behandlung der Xanthelasmen wurde nicht gewünscht. Es wurde empfohlen, eine lipidsenkende Diät einzuhalten, außerdem wurde ein Lipidsenker verschrieben.

13.7 Amyloidosen

13.7 Amyloidosen

▶ **Definition**

▶ **Definition:** Zelluläre Stoffwechselstörung mit extrazellulärer Ablagerung von Amyloid (einem Glykoprotein mit fibrillärer Ultrastruktur) im Interstitium verschiedener Organe.

Ätiologie und Pathogenese: Unbekannt. Chronisch-entzündliche Prozesse können auslösend wirken.

Ätiologie und Pathogenese: Die Ätiopathogenese ist unbekannt. Allerdings scheint die Amyloidbildung ein aktives Geschehen auf zellulärer Ebene darzustellen, das durch verschiedene Ursachen lokal oder systemisch ausgelöst werden kann.

Einteilung: s. Tab. **C-13.2**.

Einteilung: Die Einteilung der Amyloidosen zeigt Tab. **C-13.2**.

≡ **C-13.2**

≡ C-13.2	Einteilung der Amyloidosen
▶ **systemische Amyloidose** (ohne Geschlechtsbevorzugung)	• hereditäre Amyloidose – ohne klinisch relevante Amyloidablagerung • idiopathische Amyloidose – klassische primäre systemische Amyloidose: mit Hauterscheinungen in 30 %
▶ **lokalisierte Amyloidose** (seltenere Form, Frauen bevorzugt)	• Lichen amyloidosus • makulöse Amyloidose • Amyloidosis cutis nodularis atrophicans • Amyloidtumoren der Haut
▶ **sekundäre Amyloidose** (Begleitamyloidose)	• tritt in Verbindung mit chronisch-infektiösen und nicht infektiösen Erkrankungen auf (z. B. bei malignen Tumoren, Plasmozytom)

Klinik:

▪ **Systemische Amyloidose**

Polymorphes Bild, typisch sind weiß-gelbliche Papeln bis Plaques mit häufigem Einbluten; eventuell auch Schleimhautbeteiligung.

Klinik:

▪ **Systemische Amyloidose**

Sie ist durch eine ausgesprochene Polymorphie gekennzeichnet. Typisch sind kleine, zu Knoten und sogar zu Plaques auswachsende, weißlich-gelbliche Papeln, vor allem periorbital, im Kopfbereich (Folge: Alopezie) und in den Intertrigines. Dazu finden sich petechiale bis flächenhafte Einblutungen. Die Mundschleimhaut kann befallen sein mit glasigen Knötchen, verhärteten Plaques, Einblutungen und Makroglossie; bei Larynxbefall auch Schluckbeschwerden und Heiserkeit. Bezüglich der Organmanifestationen verweisen wir auf Lehrbücher der Inneren Medizin.

▪ **Lokalisierte Amyloidosen**

Lichen amyloidosus: stark juckende, dicht stehende Papeln an den Unterschenkelstreckseiten.

Makulöse Hautamyloidose: braune Maculae zwischen den Scapulae.

▪ **Lokalisierte Amyloidosen**

Der **Lichen amyloidosus** betrifft hauptsächlich die Unterschenkelstreckseiten in Form von stark juckenden, hyperkeratotischen, hautfarbenen bis gelblich-bräunlichen, dicht stehenden Papeln.

Die **makulöse Hautamyloidose** imponiert als braune, oft konfluierende Verfärbung zwischen den Schulterblättern.

C 13.7 Amyloidosen

Bei der **Amyloidosis cutis nodularis atrophicans** Gottron finden sich bräunlichrote Knoten, die teilweise ein anetodermatisches (= atrophisches) Zentrum zeigen.
Die **Amyloidtumoren** der Haut kann man von den vorgenannten Formen unterscheiden; sie befallen hauptsächlich das Gesicht und weisen keine Atrophie auf (Abb. **C-13.3**).

Amyloidosis cutis nodularis atrophicans: Knoten mit zentraler Atrophie.

Amyloidtumoren: rotbraune Gesichtstumoren (Abb. **C-13.3**).

C-13.3 Amyloidtumor

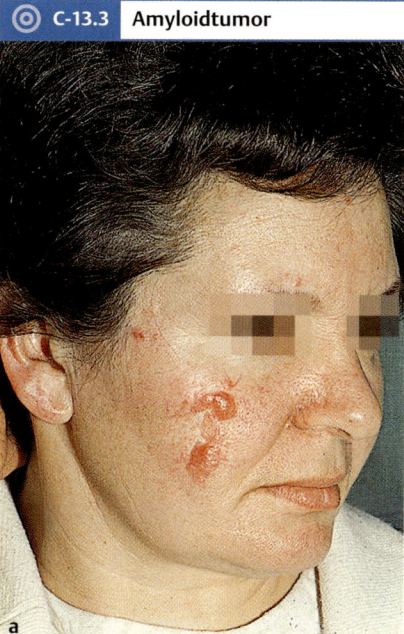
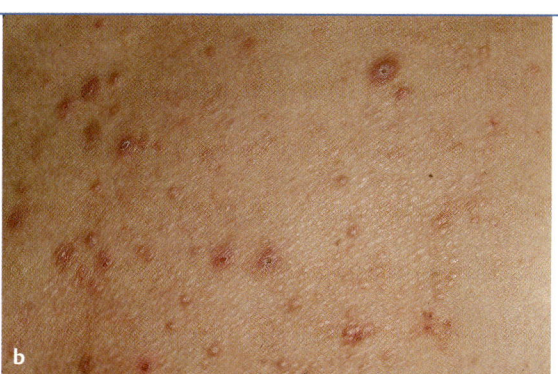

a Rotbrauner umschriebener Tumor im Gesicht einer 44-jährigen Frau.
b Lichen amyloidosus (Detail).

Diagnostik: Bei den systemischen Amyloidosen führt die Rektumbiopsie mit Amyloidnachweis eher als eine Haut- oder Mundschleimhautbiopsie zur Diagnosestellung. Bei den lokalisierten Amyloidosen kann per definitionem nur eine Hautbiopsie die Diagnose bestätigen.

Histopathologie: Das Amyloid ist periretikulär (um Retikulinfasern und Basalmembran) oder perikollagen (um Kollagenfasern) gelagert. Die Organzellen selbst enthalten kein Amyloid. Der Amyloidnachweis gelingt am besten mit der Kongorotfärbung und durch Untersuchung von Doppelbrechung im Polarisationsmikroskop.

Differenzialdiagnose: Zur Differenzialdiagnose der systemischen Formen gehören Hyalinosis cutis et mucosae; Lichen myxoedematosus sowie bei knotigen Effloreszenzen tuberöse Xanthome.
Der Lichen amyloidosus sollte von Lichen-ruber-Formen sowie vom Lichen simplex chronicus abgegrenzt werden. Die makulöse Hautamyloidose lässt an Lichen Vidal denken sowie an postinflammatorische Hyperpigmentierungen. Bei der Amyloidosis cutis nodularis atrophicans kommen differenzialdiagnostisch Amyloidtumoren sowie andere mit zentraler Atrophie einhergehende Dermatosen in Betracht.

Therapie: Bei systemischen Amyloidosen empfiehlt sich ein Versuch mit D-Penicillamin und Immunsuppressiva wie Azathioprin oder Melphalan. Bei Vorliegen einer Grundkrankheit muss diese vordringlich behandelt werden.
Wegen des teilweise starken Juckreizes bei den lokalisierten Formen sind Glukokortikoide lokal und intrafokal angezeigt. Operative Maßnahmen kommen vor allem bei den nodulären und knotigen Formen infrage.

Prognose: Nur bei den sekundären systemischen Formen besteht die Möglichkeit einer Rückbildung. sofern die zugrunde liegende Erkrankung behoben wer-

Diagnostik: Systemische Form: Rektumbiopsie. Lokalisierte Form: Hautbiopsie.

Histopathologie: Das Amyloid liegt extrazellulär; es zeigt sich mit Kongorot oder im Polarisationsmikroskop in periretikulärer oder perikollagener Anordnung.

Differenzialdiagnose: Systemische Formen: Hyalinosis cutis et mucosae, Lichen myxoedematosus und tuberöse Xanthome.

Lokalisierte Formen bzw. Lichen amyloidosus: Lichen ruber.

Therapie: Systemische Formen: Azathioprin, Melphalan oder D-Penicillamin.

Lokalisierte Formen: lokale Glukokortikoide. Operation der knotigen Elemente.

Prognose: Chronisch-progredient; bei der systemischen Amyloidose durch die Organbeteiligung infaust.

13.8 Muzinosen

▶ **Definition:** Bei Myxodermien oder Muzinosen finden sich Ablagerungen von gallertigem Material im Gewebe durch Störungen im Mukopolysaccharidstoffwechsel. Die schleimartige Substanz besteht aus Glykosaminoglykanen mit neutralen (z. B. Hexosamine) und sauren (z. B. Hyaluronsäure) Mukopolysacchariden; die ein unterschiedliches färberisches Verhalten zeigen.

Folgende Muzinosen sind an der Haut von Bedeutung:
- diffuses Myxödem
- Myxoedema circumscriptum praetibiale symmetricum
- Mucinosis follicularis
- Mucinosis erythematosa reticularis
- Lichen myxoedematosus
- Skleromyxödem (Arndt-Gottron).

▶ **Merke:** Wird bei Muzinoseverdacht eine histopathologische Gewebeuntersuchung notwendig, muss das Gewebe in absolutem Alkohol mit 1 % Formalin und nicht mit dem gewöhnlichen Formalin fixiert werden.

13.8.1 Diffuses Myxödem

▶ **Synonyme:** Echtes Myxödem, diffuse Myxodermie bei Hypothyreose

▶ **Definition:** Infolge einer Hypothyreose sammeln sich disseminiert und diffus saure Mukopolysaccharide und Flüssigkeit in der Haut an.

Epidemiologie: Sehr seltene Erkrankung.

Ätiologie: Begleiterscheinung einer Hypothyreose.

Klinik: Die Haut ist sebostatisch, hyperkeratotisch, fahl und ödematös geschwollen. Charakteristisch ist die Unmöglichkeit der Dellenbildung durch Fingerdruck, wie das bei anderen Ödemen der Fall ist. Am auffälligsten sind diese Veränderungen an den Extremitäten und im Gesicht. Die Nasolabialfalten sowie Palmae und Plantae sind gelblich verfärbt.

Diagnostik: Die typische Klinik mit dem charakteristischen Gesichtsausdruck bei nachgewiesener Hypothyreose führt zur Diagnose.

Differenzialdiagnose: Manchmal wird ein Myxödem mit einer Sklerodermie verwechselt.

Therapie: Substitutionstherapie der Hypothyreose.

Prognose: Unter Durchführung einer Substitutionsbehandlung bilden sich die Hauterscheinungen zurück.

13.8.2 Myxoedema circumscriptum praetibiale symmetricum

▶ **Synonyme:** Prätibiales Myxödem, Myxodermia circumscripta symmetrica praetibialis, zirkumskriptes prätibiales Myxödem

▶ **Definition:** Nach Thyreoidektomie oder bei Hyperthyreose auftretende prätibiale Einlagerung von sauren Mukopolysacchariden.

Epidemiologie: Nicht so seltene Erkrankung mit deutlicher Bevorzugung des weiblichen Geschlechts.

Ätiologie und Pathogenese: Typisch ist das Auftreten nach Thyreoidektomie oder bei Hyperthyreose (Morbus Basedow). Man diskutiert vor allem das LATS (long acting thyroid stimulator) als auslösenden Faktor (Autoimmunkrankheit?).

Klinik: An den Unterschenkelstreckseiten, eventuell bis zum Fußrücken, entwickeln sich gelbliche bis livid-rote, kissenartige, apfelsinenschalenartige Ödeme mit Hypertrichose (Abb. C-13.4). Begleitsymptome wie Exophthalmus und Trommelschlägelfinger dürfen nicht übersehen werden.

13.8.2 Myxoedema circumscriptum praetibiale symmetricum

◀ Synonym

◀ Definition

Epidemiologie: Nicht selten; Gynäkotropie.

Ätiologie und Pathogenese: Hyperthyreose und Thyreoidektomie liegen dem Myxödem meist zugrunde.

Klinik: Kennzeichnend sind gelbliche bis lividrote, apfelsinenschalenartige Unterschenkelödeme mit Hypertrichose (Abb. C-13.4).

C-13.4 Myxoedema circumscriptum praetibiale

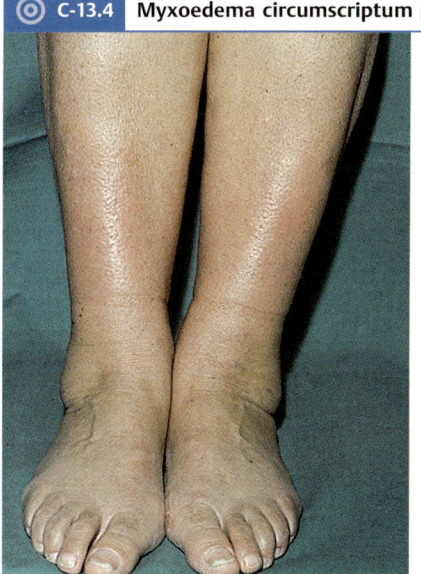
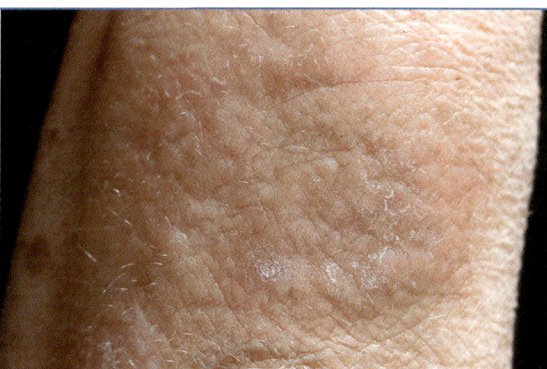

Detailbild.

Klinischer Befund an den Unterschenkeln einer 66-jährigen Patientin, deren Hyperthyreose durch Thyreoidektomie behandelt wurde.

Diagnostik: Das klinische Aussehen, die Schilddrüsendiagnostik und die Vorgeschichte eines behandelten Morbus Basedow führen zur Diagnose.

Histopathologie: Muzine finden sich hauptsächlich im mittleren und unteren Drittel der Dermis. Histochemisch handelt es sich um saure und neutrale Mukopolysaccharide. Das Kollagen wirkt reduziert und auseinandergedrückt. Sperrarterien in der Dermis sind vermehrt.

Differenzialdiagnose: Differenzialdiagnostisch kommen andere Unterschenkelödeme und die Necrobiosis lipoidica in Betracht.

Therapie: In erster Linie muss die Grundkrankheit behandelt werden. Zusätzlich können ggf. Glukokortikoide (intraläsional oder als Folienverband) oder Hyaluronidase (intraläsional) verabreicht werden. Auch längerfristige Kompressionen sind erfolgversprechend.

Diagnostik: Typische Anamnese, Klinik und Schilddrüsendiagnostik führen zur Diagnose.

Histopathologie: Es findet sich eine dermale Einlagerung von sauren und neutralen Mukopolysacchariden.

Differenzialdiagnose: Unterschenkelödeme anderer Ursache, Necrobiosis lipoidica.

Therapie: Behandlung der Hyperthyreose. Dazu evtl. Glukokortikoide (intraläsional oder als Folienverband) oder Hyaluronidase (intraläsional). Kompression!

Prognose: Nur in einem Teil der Fälle bilden sich die Hauterscheinungen unter entsprechender Behandlung zurück.

13.8.3 Mucinosis follicularis

▶ **Synonyme:** Alopecia mucinosa, Mucophanerosis intrafollicularis et seboglandularis

▶ **Definition:** Idiopathisch oder symptomatisch auftretende intraepitheliale Muzineinlagerungen in Talgdrüsen und Follikelwand.

Epidemiologie: Die Erkrankung ist nicht selten.

Ätiologie und Pathogenese: Die Ätiologie ist unbekannt. Wahrscheinlich werden die mukoiden Substanzen sekundär im Anschluss an Zellschädigungen im Talgdrüsenapparat und den äußeren Haarwurzelscheiden gebildet und abgelagert.

Klinik: Man unterscheidet die **akute-subakute, benigne Form** mit teigig infiltrierten, alopezischen, zum Teil papulösen Herden von der **chronisch-benignen Form** mit multiplen, polymorphen, keratotischen Herden an den Extremitäten und am Stamm. Eine chronische Form bei malignen Lymphomen entspricht einer follikulär betonten Mycosis fungoides. Sie tritt häufiger auf als die idiopathische Form, weshalb eine Mucinosis follicularis auch als eine **Paraneoplasie** zu deuten ist.

Diagnostik: Eine Blickdiagnose ist nur selten möglich. Erst die histopathologische Untersuchung bringt Sicherheit.

Histopathologie: Man findet eine Zelldegeneration in der äußeren Haarwurzelscheide und in den Talgdrüsen mit Bildung von zystischen Räumen angefüllt mit Muzin. Außerdem sieht man unterschiedlich ausgeprägte lymphohistiozytäre Infiltrate, die bei der symptomatischen Mucinosis follicularis einen Rückschluss auf die Grunderkrankung erlauben.

Differenzialdiagnose: Differenzialdiagnostisch sind zu erwähnen: Alopecia areata, Tinea capitis, Tinea barbae, seborrhoisches Ekzem, Lichen simplex chronicus und Lichen ruber acuminatus.

Therapie: Enttäuschend. Glukokortikoide helfen am besten bei systemischer Anwendung. Sonst kommen auch Dapsone, PUVA und Röntgenweichstrahlentherapie in Betracht. Bei der symptomatischen Form steht die Behandlung der Grunderkrankung im Vordergrund.

Prognose: Auch hier wird differenziert zwischen idiopathisch und symptomatisch. Die akut-idiopathische Form heilt nach Wochen bis Monaten ohne bleibende Alopezie ab.
Die chronisch-idiopathische Form kann sich über das ganze Integument ausdehnen und mehrere Jahre persistieren. Es muss sogar damit gerechnet werden, dass sich später noch ein malignes Lymphom entwickelt. Bei der symptomatischen Form besteht keine Rückbildungstendenz. Die Prognose ist allein von der Grundkrankheit abhängig.

C 13.8 Muzinosen

13.8.4 Mucinosis erythematosa reticularis

▶ **Synonyme:** Retikuläre erythematöse Muzinose, REM-Syndrom, plaqueartige kutane Muzinose

▶ **Definition:** Im oberen Thoraxbereich sieht man netzförmige Eritheme als Ausdruck einer Ablagerung von mukoiden Substanzen im Bindegewebe.

Epidemiologie: Betroffen sind hauptsächlich Frauen im mittleren Lebensalter. Wahrscheinlich kommt das REM-Syndrom häufiger vor als gedacht, wird aber oft übersehen.

Ätiologie und Pathogenese: Man vermutet ein entzündliches Geschehen, in dessen Verlauf mukoide Substanzen abgelagert werden.

Klinik: Im zentralen Brust- und Rückenbereich bilden sich erythematöse Infiltrate, die netzförmig zusammenfließen. Nur selten wird auch die abdominelle Haut befallen. Mit Ausnahme eines milden Juckreizes, bestehen keine Symptome. Häufig verschlechtern sich Lokalbefund und Juckreiz nach Sonnenbestrahlung.

Diagnostik: Das klinische Bild führt in Verbindung mit der Histopathologie zur Diagnose.

Histopathologie: Die Epidermis ist normal. Dermal findet sich eine Gefäßerweiterung mit einem vorwiegend lymphozytären perivaskulären und perifollikulären Infiltrat. Wichtig für die Diagnose ist das Vorhandensein von alcianblauen Niederschlägen zwischen den Kollagenfasern.

Differenzialdiagnose: Die wichtigste Differenzialdiagnose stellt das seborrhoische Ekzem dar. Außerdem sollte das REM-Syndrom vom Lupus erythematodes abgegrenzt werden.

Therapie: Synthetische Antimalariamittel (Chloroquinphosphat, Hydroxychloroquin und Mepacrin) sind in vielen Fällen hilfreich. Eine spontane Rückbildung ist nicht ausgeschlossen. Antihistaminika und Glukokortikoide sind wirkungslos.

Prognose: Das REM-Syndrom ist chronisch, verschwindet aber in manchen Fällen spontan.

13.8.5 Lichen myxoedematosus

▶ **Synonyme:** Mucinosis papulosa seu lichenoides, Myxodermia papulosa

Ätiologie: Die Ätiologie ist unbekannt.

Klinik: Diese sehr seltene Erkrankung tritt unabhängig von einer Schilddrüsenerkrankung auf und äußert sich vor allem an den Armen, am Rumpf und an den Oberschenkeln. Man unterscheidet eine diskrete papulöse, eine lokalisierte, eine generalisierte Form mit Plaques und eine eruptive Form mit urtikariellen Plaques und Noduli. Das Skleromyxödem (Arndt-Gottron) wird häufig als eine Form des Lichen myxoedematosus im Sinne einer generalisierten, lichenoiden papulösen Eruption betrachtet. Fakultativ sind Leberfunktionsstörungen und Plasmazellinfiltration des Knochenmarks assoziiert.

Diagnostik: Typisch sind die Papeln in verdickter, aber verschieblicher Haut und die IgG-Paraproteinämie.

Histopathologie: Es zeigt sich eine Fibromuzinose.

◀ **Synonym**

◀ **Definition**

Epidemiologie: Betroffen sind Frauen im mittleren Lebensalter.

Ätiologie und Pathogenese: Nach einem entzündlichen Prozess entstehen mukoide Ablagerungen.

Klinik: Im zentralen Brust- und Rückenbereich bilden sich erythematöse, evtl. netzförmig zusammenfließende Infiltrate. Sonneneinwirkung bewirkt eine Verschlechterung.

Diagnostik: Klinisches Bild und Histopathologie.

Histopathologie: Typisch sind ein perivaskuläres und perifollikuläres lymphozytäres Infiltrat und alcianblaue Niederschläge zwischen den Kollagenfasern.

Differenzialdiagnose: Seborrhoisches Ekzem und Lupus erythematodes sind abzugrenzen.

Therapie: Eine spontane Rückbildung ist möglich. Sonst helfen nur Antimalariamittel.

Prognose: Chronischer Verlauf.

◀ **Synonym**

Ätiologie: Unbekannt.

Klinik: Sehr selten. Umschriebene papulöse oder plaqueartig besetzte Felder mit weicher Infiltration.

Diagnostik: Klinisches Bild und IgG-Paraproteinämie.

Histopathologie: Fibromuzinose.

Therapie: Unbefriedigend.

Therapie: Für die externe Behandlung benützt man intraläsionale Injektionen von Hyaluronidase oder Glukokortikoid-Kristallsuspension. Zur internen Therapie wurden Glukokortikoide und Immunsuppressiva zum Teil mit gutem Erfolg versucht. Insgesamt aber sind die Ergebnisse enttäuschend.

Prognose: Chronisch progredienter Verlauf.

Prognose: Chronisch-progredienter Verlauf. Es muss insbesondere auf die Gefahr kardialer und zerebraler Insulte hingewiesen werden.

13.8.6 Skleromyxödem

▶ **Synonym.** Arndt-Gottron-Syndrom

▶ **Definition:** Sehr seltene, hauptsächlich bei Frauen auftretende Dermatose mit einer flächenhaften Pachydermie der Haut sowie darauf stehenden disseminierten Papeln. Beides wird hervorgerufen durch Einlagerung mukoider Substanzen und gesteigerte fibroblastische Aktivität im Rahmen eines Plasmozytoms. Es wird häufig als eine besondere Form des Lichen myxoedematosus gesehen.

Ätiologie und Pathogenese: Massive kutane Manifestation eines Plasmozytoms (IgG oder IgM), die der hämatologischen Manifestation oft vorausgeht.

Ätiologie und Pathogenese: Das Skleromyxödem Arndt-Gottron ist eine massive kutane Manifestation eines Plasmozytoms (IgG oder IgM), die der hämatologischen Manifestation oft vorausgeht.

Klinik und Diagnostik: Symptomentrias:
- sklerodermieartige diffuse Verdickung
- Pachydermie mit grobem Faltenbild
- Aussaat multipler Papeln (Abb. **C-13.5**).

Klinik und Diagnostik: Klinisch imponiert folgende **Symptomentrias:**
- sklerodermieartiges Bild vom Typ der diffusen Sklerodermie mit mimischer Starre
- elefantenhautartige, hyperpigmentierte, dicke und in groben Falten abhebbare Haut (Pachydermie)
- multiple, dichtstehende, lichenoide, derbe hautfarbene, oft juckende Papeln, die manchmal auch linear angeordnet sind und hauptsächlich im Gesicht und am Nacken auftreten (Abb. **C-13.5**).

Therapie und Prognose: Sie werden von der Grundkrankheit bestimmt.

Therapie und Prognose: Sie werden beide von der Grundkrankheit bestimmt.

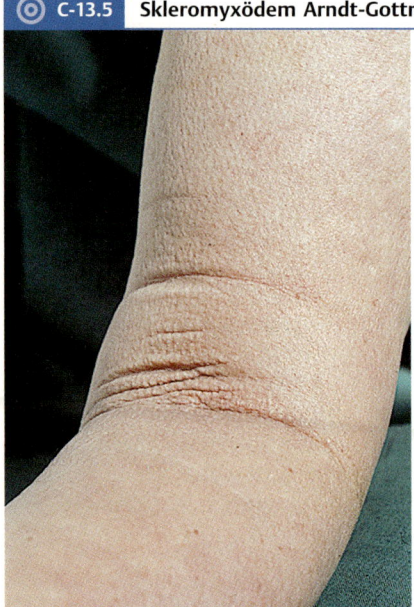

C-13.5 Skleromyxödem Arndt-Gottron

Flächige Pachydermie und darauf stehender papulöser Besatz bei einer 46-jährigen Patientin mit einem Plasmozytom (IgG).

14 Erbkrankheiten der Haut

14.1 Neurofibromatosis generalisata

▶ **Synonym.** Morbus von Recklinghausen

▶ **Definition:** Erblich neuroektodermale Systemerkrankung (Phakomatose) mit einer Trias von Hautsymptomen: Neurofibrome, Café-au-lait-Flecken und kleinfleckige Hyperpigmentierungen der Axillen.

Erbgang und Epidemiologie: Die autosomal-dominante Erbkrankheit zeigt deutliche intra- und interfamiliäre Expressivitätsschwankungen. Die Häufigkeit beträgt 1 : 3000 mit ca. 50 % an Neumutationen. Es besteht eine Heterogenie mit 5 erblichen und 2 sporadischen Typen (Tab. **C-14.1**). Der Typ I ist der häufigste und wird hier angesprochen. Der Gendefekt liegt auf Chromosom 17q. Das Gen kodiert ein GTPase aktivierendes Protein, das den Zellzyklus beeinflusst (Tumorsuppressorgen).

C-14.1 Heterogenie bei der Neurofibromatosis generalisata von Recklinghausen (nach V. M. Riccardi)

autosomal-dominant	
▪ **klassische kutane Lokalisation der Trias, 85–90 %**	**Typ I**
▪ Haut gering befallen, bilaterale Akustikus-Neurinome „Akustikus-Typ"	Typ II
▪ gemischter kutaner und zentraler Befall	Typen III, IV, V
sporadisch	
▪ segmentäre kutane Form (somatische Mutation)	Typ V
▪ generalisierte, spätmanifeste Fälle	Typ VII

Ätiologie: Erbkrankheit, der wahrscheinlich eine genetische und somatische Hypermutabilität zugrunde liegt.

Klinik: Seit früher Kindheit, mit einer Verstärkung in der Adoleszenz, treten multiple kutane und subkutane **Neurofibrome**, als kleine, weiche, indolente Knötchen in der Haut (Abb. **C-14.1 a**) oder als gestielte Exophyten auf. Sie sind in der Regel schmerzfrei und gelegentlich bräunlich eingefärbt. Vereinzelt kommen auch derbe Fibrome und andere Nävi vor. Neurofibrome können, zumeist vereinzelt, sehr groß werden, wammenartig entstellend wirken und als lokale Dermatochalasis herunterhängen (z. B. am Oberlid als Paragraphen-Neurofibrome). Kleine Neurofibrome treten fast regelmäßig am vorderen Auge (Iris) als **Lisch-Knötchen** auf.

Am Stamm und an den proximalen Extremitäten kommen ovale, scharf begrenzte Pigmentflecken als **Café-au-lait-Flecken** (Abb. **C-14.1 b**) frühkindlich zur Ausprägung. Oft sind sie das erste und jahrelang das einzige Symptom. Finden sich mehr als 6 Café-au-lait-Flecken (≥ 2,5 cm), so kann allein damit die Diagnose gestellt werden. Daneben treten häufig, meist während der Adoleszenz, multiple **kleinfleckige Hyperpigmentierungen** besonders der Axillen auf (Abb. **C-14.1 b**).

Neurofibrome können an Nerven, am Rückenmark und im zentralen Nervensystem auftreten und entsprechend Ausfälle sowie **epileptische Anfälle** verursachen. Skelettveränderungen, vor allem an der Wirbelsäule (z. B. Kyphoskoliose), Störungen innerer Organe und Debilität finden sich häufig.

Bei der Neurofibromatosis von Recklinghausen kommt es selten zu einer sarkomatösen Entartung großer Neurofibrome und vermehrt zu malignen Tumoren des lymphatischen oder hämatopoetischen Systems (maligne Entartung in 10 bis 25 % der Fälle).

C-14.1 Neurofibromatosis von Recklinghausen

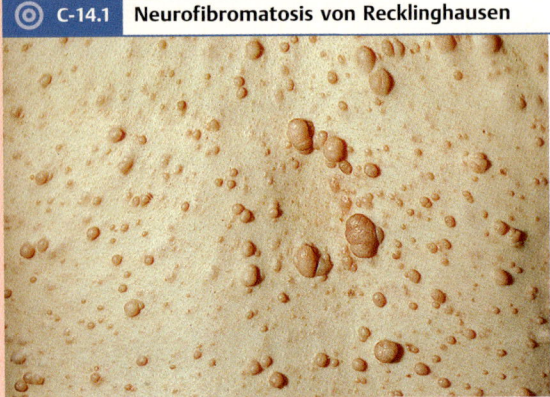

a Multiple kleine und mittelgroße, weiche Neurofibrome der Rückenhaut.

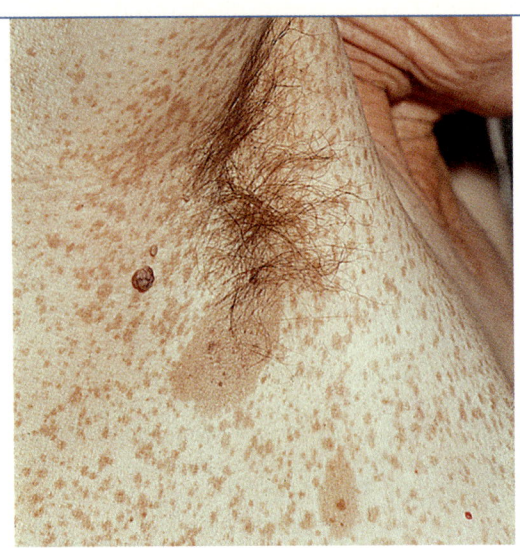

b Zwei Café-au-lait-Flecken und kleinfleckige Hyperpigmentierung der Axilla.

Diagnostik: Die klinische Trias, multiple Neurofibrome, mehr als 6 Café-au-lait-Flecken und kleinfleckige Hyperpigmentierungen der Axillen, sichert die Diagnose.
Therapie: Exzision der störenden Neurofibrome.
Prognose: Chronisch progredient, determiniert durch die maligne Entartung und die epileptischen Anfälle.

Diagnostik: Durch die klinische Trias der Haut, wobei multiple Neurofibrome (histopathologisch gesichert), mindestens 6 Café-au-lait-Flecken und kleinfleckige Hyperpigmentierungen in den Axillen die Diagnose sichern.

Therapie: Symptomatisch durch Exzision der störenden Neurofibrome.

Prognose: Die Krankheit ist chronisch progredient und determiniert durch die Möglichkeit der malignen Entartung (Neurofibrosarkome, Lymphome, Hämoblastosen) und die epileptischen Anfälle.

14.2 Tuberöse Hirnsklerose

14.2 Tuberöse Hirnsklerose

▶ **Synonym**

▶ **Synonym.** Morbus Bourneville-Pringle, Adenoma sebaceum

▶ **Definition**

▶ **Definition:** Erbliche, neuroektodermale Erkrankung (Phakomatose) mit der Trias: Epilepsie, mentale Retardierung und Hautveränderungen (Adenoma sebaceum) sowie mit weißen, blattförmigen Flecken.

Erbgang und Epidemiologie: Autosomal-dominant (TSC1- und -2-Gene) mit frühkindlicher Manifestation und Expressivitätsschwankung.

Erbgang und Epidemiologie: Autosomal-dominante Erbkrankheit mit frühkindlicher Manifestation sowie inter- und intrafamiliärer Expressivitätsschwankung. Die Häufigkeit beträgt ca. 11 : 100 000. Das TSC-Gen 1, Hamartin (Chromosom 9) und das TSC-Gen 2, Tuberin (Chromosom 16), die wahrscheinlich beide Tumorsuppressions-Gene darstellen, sind etwa gleich häufig mutiert, ca. 60 % Neumutationen.

Ätiologie: Neuroektodermales Erbleiden.

Ätiologie: Neuroektodermales Erbleiden.

Klinik: Die Haut ist immer betroffen mit weißen, blattförmigen Flecken (Abb. **C-14.2**), dem zentrofazialen Adenoma sebaceum und bindegewebigen Nävi (Abb. **C-14.3**, Tab. **C-14.2**).

Klinik: Die Haut ist zu 100 % betroffen und zeigt in der Regel auch die frühesten charakteristischen Symptome (Tab. **C-14.2**). Die weißen, ovalen und mit einem gezähnten Rand als blattförmige Flecken charakterisierten Veränderungen treten vereinzelt am Stamm und an den proximalen Extremitäten auf (Abb. **C-14.2**). Diese Flecken sind bei hellhäutigen Kindern sehr diskret und müssen gesucht werden; sie persistieren. Im Laufe der Kindheit und der Adoleszenz kommt es zur Ausprägung des Adenoma sebaceum mit multiplen, zentrofazial angereicherten, schmutzig-braunen bis roten Knötchen ohne subjektive Symptome. Es handelt sich um Angiofibrome oder gefäßreiche Bindegewebsnävi (Abb. **C-14.3**). Im Laufe des Lebens kommen in unterschiedlicher Häufigkeit Bindegewebsnävi vor allem lumbosakral, Fibrome am Nagelfalz (Koenen-Tumoren) und andere Nävi hinzu. Die Symptome am zentralen Nervensystem mit epileptiformen Anfällen und mentaler Retardierung sind frühe und die Entwicklung in fast allen Fällen entscheidende Veränderungen. Fibrome und Angiofibrome können auch am Zahnfleisch, im Auge und an inneren Organen auftreten. Am Herzen und an der Niere kommt es gelegentlich zur malignen Entartung (Fibrosarkome).

Die zentralnervösen Symptome mit epileptiformen Anfällen und Entwicklungsrückständen sind entscheidend. Die Fibrome an Herz und Nieren können gelegentlich entarten.

C-14.2 Tuberöse Hirnsklerose

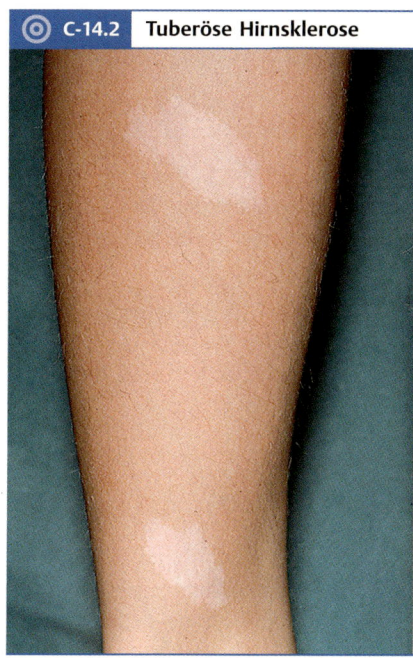

Zwei ovale, blattförmige weiße Flecken mit gezähmtem Rand am Bein eines Kindes mit tuberöser Hirnsklerose.

C-14.3 Prädilektionsschema von Adenoma sebaceum

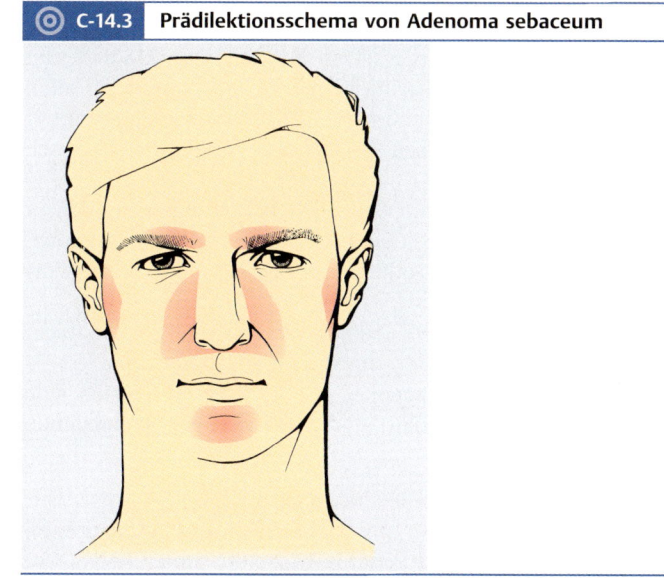

Diagnostik und Differenzialdiagnose: Die weißen, blattförmigen Flecken, in Mehrzahl auftretend, sind pathognomonisch (Differenzialdiagnose: Pityriasis versicolor alba), zumal wenn sie mit unklaren Anfällen und Entwicklungsstörungen einhergehen. Das zentrofaziale Adenoma sebaceum tritt später auf und

Diagnostik und Differenzialdiagnose: Sowohl die weißen, blattförmigen Flecken in Mehrzahl (DD: Pityriasis versicolor alba) wie auch das Adenoma sebaceum (DD: zentro-

C-14.2 Hautsymptome der tuberösen Hirnsklerose

Häufigkeit der Manifestation bei	Kindern (5-jährig)	Erwachsenen (35-jährig)
Frühsymptome		
▪ Adenoma sebaecum	~50%	~100%
▪ weiße blattförmige Flecken	~80%	50–80%
Spätsymptome		
▪ Bindegewebsnävi inkl. Fibrome	20–30%	~60%
▪ Koenen-Tumoren	<10%	~50%
▪ andere (Naevi spili, Angiome, Chagrinlederhaut, Teleangiektasien)	<10%	~30%

faziale Epitheliome, atypische Akne) sind pathognomonisch.

Therapie: Die antiepileptische Therapie ist vordringlich. Das Adenoma sebaceum kann geschliffen, bindegewebige Tumoren exzidiert werden.

Prognose: Die Prognose wird durch die zentralnervösen Symptome und gelegentlich auftretende Fibrosarkome bestimmt.

ist ebenfalls pathognomonisch (Differenzialdiagnose: zentrofaziale Epitheliome, atypische Akne).

Therapie: Die antiepileptische Behandlung steht im Vordergrund. Das Adenoma sebaceum im Gesicht kann durch Dermabrasio verbessert werden, Koenen-Tumoren können exzidiert werden.

Prognose: Die Hautveränderungen haben großen Wert in der Frühdiagnostik, sie beeinflussen die Prognose nicht. Diese wird von der Schwere der zentralnervösen Symptome frühzeitig bestimmt, in 5–10% der Fälle durch Auftreten von Fibrosarkomen an Herz oder Niere.

14.3 Xeroderma pigmentosum (XP)

▶ **Definition:** Heterogene Gruppe von sehr seltenen, autosomal-rezessiven Erbkrankheiten mit Pigmentanomalien und multiplen Tumoren auf lichtexponierter Haut. Die DNS-Reparatur nach Schäden (z. B. UV-Schäden, Chemikalien) ist vermindert oder fehlt.

Erbgang und Epidemiologie: 2–4 Patienten pro 1 Million Menschen zeigen die manifeste Erkrankung dieser autosomal-rezessiven Erbkrankheit. Männer und Frauen sind gleich häufig befallen; Xeroderma pigmentosum kommt bei allen ethnischen Gruppen und auf allen Kontinenten vor. Die Genfrequenz beträgt 1: 200, die heterozygoten Träger sind klinisch gesund und können biochemisch nicht erfasst werden.

Man kennt bis jetzt **7 Gruppen** von XP (A–G), bei welchen die Exzisionsreparatur vermindert oder defekt ist. Sie unterscheiden sich durch das Manifestationsalter, die Häufigkeit, die Schwere der Erkrankung und die Art der lichtinduzierten Tumoren.

Dazu kommt der **Varianten-Typ (V)**, bei welchem die Postreplikationsreparatur vermindert ist. Diese Patienten entsprechen mittelschweren Fällen mit Krankheitsmanifestationen im frühen Erwachsenenalter (Tab. **C-14.3**). Die für jede Gruppe spezifischen, defekten Genprodukte und Genloki auf verschiedenen Genen sind bekannt.

Ätiologie und Pathogenese: Die Sonnenbestrahlung (UVB) führt zu einer Vielzahl molekularbiologischer Veränderungen u. a. auch an der DNS lichtexponierter Zellen, wobei vorwiegend benachbarte Thymin-Moleküle dimerisieren. Dadurch wird der DNS-Strang funktionell inaktiviert. Die Zelle verfügt über 3 fehlerfreie Erholungsmechanismen, diese Schäden zu beheben. Bei den XP-Komplementationsgruppen A–G ist der **Exzisionsmechanismus** (auf zellulärer Ebene messbar als „unscheduled DNA synthesis", UDS) vermindert oder defekt, weshalb Thymindimere persistieren und durch fehlerhafte Notfallmechanismen

eliminiert werden. Die so eingeführten Fehler stellen Punktmutationen dar, die Ausgangspunkte von somatischen Mutationen sind.
Beim Varianten-Typ ist die fehlerfreie **Postreplikationsreparatur** vermindert, weshalb ähnliche Abläufe eingeleitet werden. Es ist nicht klar, warum einzelne Gruppen besondere Tumorinzidenzen haben (z.B. XP-D 100% Melanome).

Beim Varianten-Typ ist die fehlerfreie **Postreplikationsreparatur** vermindert.

C-14.3 Heterogenität von Xeroderma pigmentosum

Komplementationsgruppen	Fälle	UDS	Hautsymptome	vorherrschende Hauttumoren	neurologische Symptome
A	158	5%	schwer, früh	SCC	++ (DC-Sy.)
B	3	10%	+ Cockayne-Sy.		+
C	85	10–47%	mittel – schwer	SCC + BCC	–
D	49	15–60%	mittel	LMM	–
E	13	40–70%	mild, spät	BCC	–
F	16	10%	mittel		+
G	5	2%	mittel		+
Varianten (V)	128	100%	mild, spät	BCC	–

SCC = Spinaliom, BCC = Basaliom, LMM = Lentigo-maligna-Melanom, UDS = unscheduled DNA synthesis, DC-Sy. = De-Sanctis-Coccione-Syndrom

Klinik: Alle Patienten weisen eine Lichtempfindlichkeit mit lange persistenter Rötung der Haut auf und zeigen eine Lichtscheu. Nach wenigen Lichtexpositionen und nach einer Latenzzeit von Monaten bis einigen Jahren treten chronische Lichtschäden multipel an den exponierten Hautstellen auf: Pigmentverschiebungen, trockene Haut mit epidermaler Atrophie, aktinische Elastose des Bindegewebes, multiple **Präkanzerosen** und **maligne Hauttumoren** (Basaliome, Spinaliome, Melanome) (Abb. C-14.4). Latenzzeit, Schwere der Hautveränderungen sowie Zahl und Art der Tumoren hängen vom Komplementationstyp ab und vom Ausmaß der exogenen Belastung.
Pigmentverschiebungen, Atrophien und Neoplasien treten auch an den Augenlidern und im vorderen Augenabschnitt auf. Neurologische Symptome kommen bei ca. 15% aller XP-Patienten vor, vor allem beim Komplementationstyp A. Solche Fälle mit schweren zerebellären Ataxien sind als De-Sanctis-Cacchione-Syndrom (DC-Syndrom) bekannt.

Diagnostik und Differenzialdiagnose: Die Diagnose und die Differenzialdiagnose des Komplementationstyps können klinisch nur vermutet werden. Gesichert werden sie durch die Messung der Exzisionsreparatur an Lymphozyten oder kultivierten Fibroblasten. Letztere werden in Cokultivierungsversuchen auch für die Bestimmung des Komplementationstyps verwendet.
Klinisch und molekularbiologisch ist die Differenzialdiagnose zur Gruppe der Poikilodermien, zu anderen seltenen Syndromen mit Lichtempfindlichkeit (Cockayne-Syndrom, Bloom-Syndrom) und den Porphyrien möglich. Der Typ D ist gelegentlich vergesellschaftet mit Trichothiodystrophie (s. S. 530).

Therapie: Eine kausale Therapie gibt es nicht. Lichtschutz und Vermeidung jeglicher Sonnenexposition sind notwendig. Die lichtveränderte Haut muss in drei- bis sechsmonatigen Abständen kontrolliert werden, Präkanzerosen müssen kürettiert, realisierte Tumoren operativ entfernt werden. Onkoprotektion mit 0,5 mg/kg KG Acitretin oral täglich.

Prognose: Die Lebensqualität der Patienten mit XP ist reduziert, die Lebenserwartung durch die Tumoren und deren Entfernung determiniert. Die genetische Beratung von Familien mit einem XP-Patienten ist dringend notwendig. Eine pränatale Diagnostik bei den Gruppen A–G ist möglich.

Klinik: Alle Patienten weisen eine Lichtempfindlichkeit und persistente Rötung als Sofortsymptom auf. Spätveränderungen wie Pigmentverschiebungen, Epidermisatrophie, aktinische Elastose, multiple **Präkanzerosen** und **maligne Hauttumoren** treten nach Monaten bis Jahren auf (Abb. **C-14.4**).

Auch die vorderen Augenabschnitte können mitbefallen sein. 15% zeigen neurologische Störungen.

Diagnostik und Differenzialdiagnose: Unterscheidung der XP-Typen vergleiche Tab. **C-14.3**, beachte die unterschiedliche Tumorinzidenz.

Abgrenzung zu Poikilodermien, Porphyrien und seltenen Syndromen.

Therapie: Es existiert keine kausale Therapie. Die Entfernung der manifesten Tumoren ist wichtig! Lichtschutz und Vermeiden von Lichtexposition!

Prognose: Die Lebensqualität ist reduziert, die Lebenserwartung abhängig von den Tumoren.

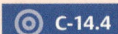

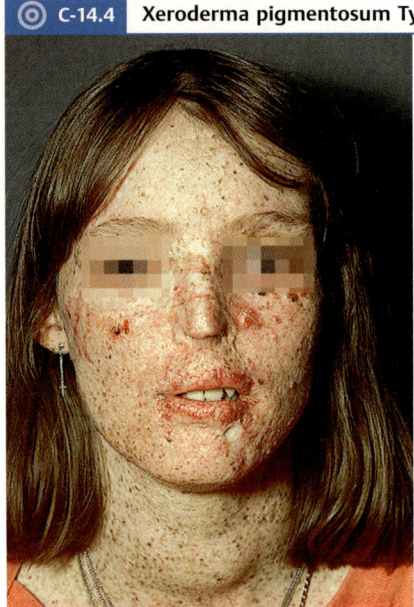

C-14.4 Xeroderma pigmentosum Typ C

Pigmentverschiebungen im Gesicht und am Hals, multiple Basaliome, melanotische Präkanzerosen und Operationsnarben von früheren Exzisionen. Cheilitis actinica der Unter- und Oberlippe.

14.4 Vergreisungssyndrome

▶ **Synonym.** Progerie-Syndrome

▶ **Definition:** Inhomogene Gruppe von sehr seltenen, autosomal-rezessiv vererbten Krankheiten mit vorzeitiger Alterung der Haut und von inneren Organen, die aus Mutationen von DNA-Helikasen resultieren.

Epidemiologie: Alle drei familiär vorkommenden Formen (Akrogerie, Progerie und Werner-Syndrom) sind sehr selten und werden autosomal-rezessiv vererbt. Daneben kommen einige solitäre Formen besonderer Art vor.

Ätiologie und Pathogenese: Den Vergreisungssyndromen liegen Mutationen in den Genen der DNA-Helikasen zugrunde, was zu genomischen Instabilitäten mit vorzeitiger Alterung und erhöhten Malignomraten führt.

Klinik: Man unterscheidet (Tab. **C-14.4**):

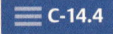

C-14.4 Organbefall und Differenzialdiagnose bei Vergreisungssyndromen

	Akrogerie	Progerie	Werner-Syndrom
Hautatrophie	+ (akral)	++	+ (akral)
Minderwuchs	–	++	+
Lebenserwartung vermindert	–	++	+
Arteriosklerose	–	++	++
Diabetes mellitus	–	+ (~ 50 %)	+ (~ 50 %)
Hypogenitalismus	–	+	++
besondere Merkmale	–	–	Katarakt Tumoren (10 %)

Die **Akrogerie** (Gottron) mit akral beginnender und langsam zentripetal fortschreitender, atrophisch vorgealterter Haut und Gesichtsveränderungen im Sinne eines Vogelgesichtes. Innere Organe sind nicht betroffen, die Lebenserwartung ist normal.

Die **Progerie** (Hutchinson-Gilford), bei welcher frühkindlich eine generalisierte atrophisierende Vergreisung der Haut auftritt, ist mit einem unproportionierten Zwergwuchs, Entwicklungsstörungen aller Organe, krächzender Stimme, Haarverlust und Lipoatrophie im Gesicht vergesellschaftet. Die Geschlechtsreife wird nicht erreicht, die Patienten sterben vorher an Arteriosklerose oder Herzinfarkt. Das **Werner-Syndrom** (Progeria adultorum) zeigt nach normaler Kindheit einen vorzeitigen Wachstumsstopp mit 16–18 Jahren und stellt eine bizarre Mischung oder eine „Karikatur" des Alterns dar. Im dritten Lebensjahrzehnt tritt eine atrophisch-sklerodermieartige Vergreisung der Haut und des Unterhautgewebes an den Extremitäten und im Gesicht auf mit zentripetaler Progression. Gleichzeitig ergrauen die Haare, und es tritt eine vorzeitige Glatzenbildung auf. Bilaterale Katarakte und eine krächzende Stimme gehören ebenfalls zu den Symptomen dieses Krankheitsbildes. Die Geschlechtsreife wird zwar erreicht, findet aber ein vorzeitiges Ende durch Hodenatrophie oder vorgezogene Menopause mit 30–35 Jahren. Etwa die Hälfte aller Patienten erkrankt in diesem Alter an einem Diabetes mellitus. Die Lebenserwartung ist reduziert, die Patienten versterben in der Regel an den Folgen der vorzeitigen Arteriosklerose. 10 % der Patienten entwickeln bösartige Tumoren, meist Sarkome. Das Gen für das Werner-Syndrom liegt auf Chromosom 8p12-p21.

Differenzialdiagnose: Differenzialdiagnostisch muss die Abgrenzung der Vergreisungssyndrome von den Krankheiten der Sklerodermie-Gruppe und von den Poikilodermien sowie vom Xeroderma pigmentosum erfolgen. Zur Unterscheidung und Charakterisierung der verschiedenen Formen der Vergreisungssyndrome dient Tab. **C-14.4**.

Therapie: Eine Therapie ist nicht möglich.

Prognose: Sie ist determiniert durch die Veränderungen am kardiovaskulären System mit vorzeitigem Ableben durch Gefäßverschlüsse, Blutungen oder durch Herzinfarkt.

Die **Progerie** ist eine schwere, frühkindlich beginnende generalisierte Vergreisung der Haut und aller Organe mit vorzeitigem Tod an Arteriosklerose.

Das **Werner-Syndrom** zeigt nach normaler Kindheit einen Wachstumsstopp mit 16–18 Jahren und eine „Karikatur" des vorzeitigen Alterns mit Befall innerer Organe.

Differenzialdiagnose: Die Vergreisungssyndrome müssen von den Sklerodermien, Poikilodermien und vom Xeroderma pigmentosum abgegrenzt werden.

Therapie: Nicht möglich.

Prognose: Abhängig von den Veränderungen am kardiovaskulären System, Herzinfarkt, Arteriosklerose.

14.5 Die Porphyrinkrankheiten

▶ **Synonym.** Porphyrien

14.5.1 Allgemeines

Porphyrien sind **Stoffwechselkrankheiten**, bei denen die **Porphyrin- und Hämbiosynthese** im **Knochenmark** und in der **Leber gestört** ist. Bei den Porphyrinen handelt es sich um Tetrapyrrole, die durch Oxidation physiologischer Zwischenprodukte bei der Hämsynthese entstehen. Es handelt sich um eine vielstufige Synthese durch eine Kette von Enzymen. Hereditäre, durch Fehlfunktion eines oder mehrerer Enzyme charakterisierte Störungen können ebenso wie toxische Beeinflussung (Hormone, Medikamente, Gifte) zu einer Störung der Hämsynthese und zu einer Anhäufung bestimmter Zwischenprodukte führen, die unter normalen Umständen nur in Spuren gebildet und über die Niere und im Stuhl ausgeschieden werden (Abb. **C-14.5**). Obwohl die chemische Struktur aller Porphyrine ähnlich ist, variieren die Symptome je nach Löslichkeit, Lokalisation, Ablagerung und Konzentration dieser Stoffe in Zellen und Zellorganellen. Dabei können rötliche Verfärbungen auftreten. Porphyrine absorbieren in oxidiertem Zustand Licht im UVA- und im sichtbaren Bereich und wirken phototoxisch, wenn sie in hohen Konzentrationen in der Haut erscheinen. Die meisten Porphyrinkrankheiten zeigen deshalb **lichtabhängige Sofort- und Spätschäden** an den lichtexponierten Stellen der Haut und der Schleimhäute. In Gegenwart von Sauerstoff bilden bestrahlte Porphyrine Peroxide, welche die Zellmembranen und die Zellorganellen schädigen und so zur Hämolyse, zu Blasenbildungen und zu Nekrosen führen können.

◄ **Synonym**

14.5.1 Allgemeines

Porphyrien sind **Stoffwechselkrankheiten**, bei denen die **Hämbiosynthese** im **Knochenmark und in der Leber gestört ist**. Es treten je nach Defekt unterschiedliche Anhäufungen bestimmter Zwischenprodukte der Porphyrinsynthese in pathologischen Konzentrationen auf (Abb. **C-14.5**). Je nach Löslichkeit und Konzentration derselben variieren die Symptome. Porphyrine führen zu einer **Lichtempfindlichkeit** (UVA und sichtbares Licht), welche ein klinisches Leitsymptom darstellt.

Zur Einteilung der Porphyrinkrankheiten s. Tab. **C-14.5**.

Die Einteilung der Porphyrinkrankheiten zeigt Tab. **C-14.5**:

C-14.5 Einteilung der Porphyrinkrankheiten

erythropoetische Porphyrien (Anhäufung von Porphyrinen durch Störung der Hämsynthese im Knochenmark)	• erythropoetische Protoporphyrie (EPP) • Porphyria erythropoetica congenita (CEP)
hepatische Porphyrien (defekte Hämsynthese in der Leber)	• Porphyria cutanea tarda (PCT) • Porphyria variegata • hereditäre Koproporphyrie • intermittierende Porphyrie (Porphyria acuta intermittens)

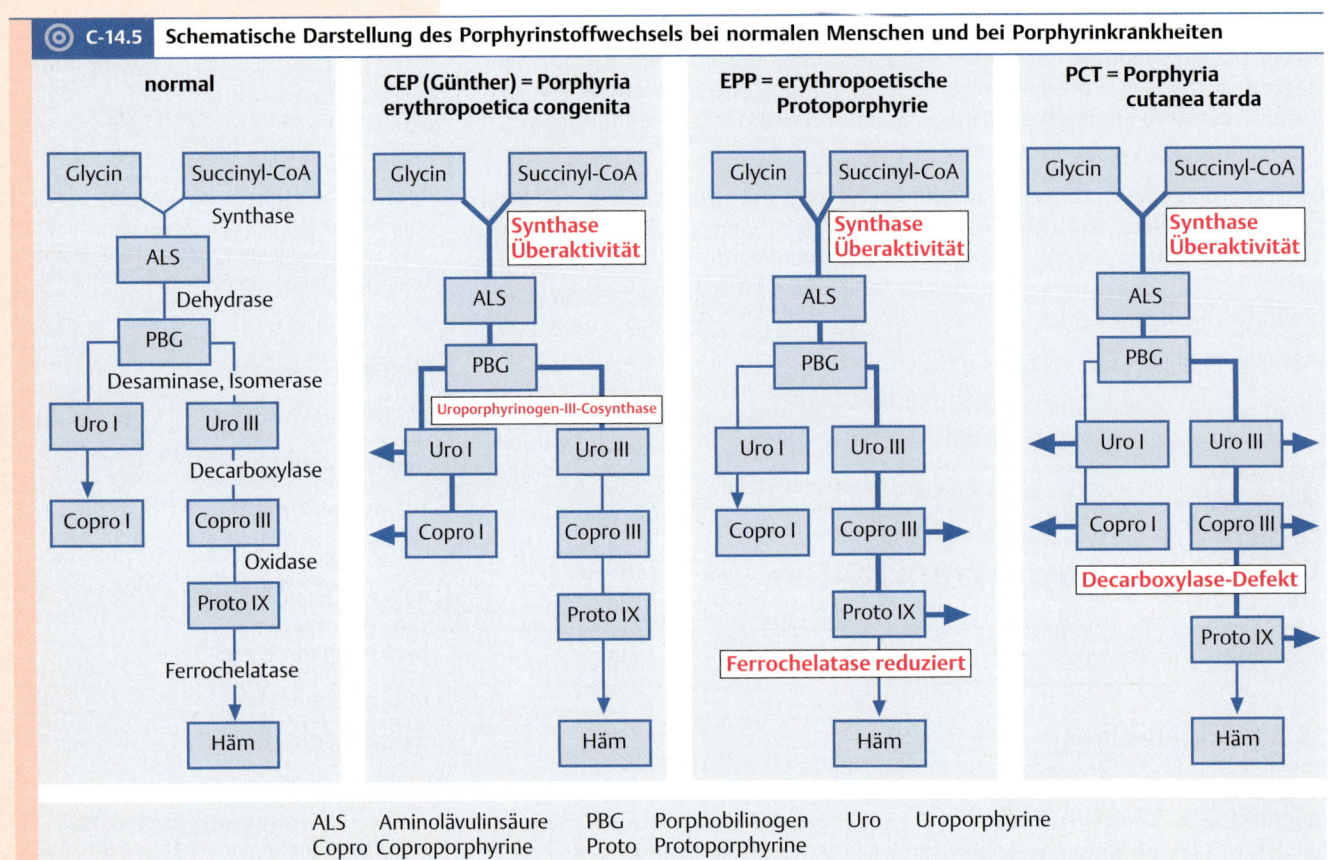

C-14.5 Schematische Darstellung des Porphyrinstoffwechsels bei normalen Menschen und bei Porphyrinkrankheiten

ALS Aminolävulinsäure   PBG Porphobilinogen   Uro Uroporphyrine
Copro Coproporphyrine   Proto Protoporphyrine

Die Porphyria acuta intermittens zeigt neben starken kolikartigen Schmerzen mit Leukozytose auch neurologische oder psychische Symptome.

Die letzten drei in der Tabelle genannten Porphyrien sind sehr selten und zeigen wenig phototoxische Symptome an der Haut. Die Porphyria acuta intermittens zeigt neben starken kolikartigen Schmerzen mit Leukozytose auch neurologische oder psychische Symptome.

14.5.2 Erythropoetische Protoporphyrie (EPP)

▶ **Synonym.** Protoporphyrinämische Lichtdermatose

▶ **Definition:** Seltene, familiäre, lichtempfindliche Hauterkrankung mit akuten urtikariellen und chronischen pachydermieartigen Veränderungen aufgrund eines angeborenen Defektes der Ferrochelatase mit massiver Anreicherung von Protoporphyrin in den Erythrozyten.

14.5 Die Porphyrinkrankheiten

Epidemiologie: Seltene, in allen Rassen vorkommende Erkrankung. Man nimmt eine Morbidität von 1 Patient auf 10 000 Menschen an. Der Erbgang ist unregelmäßig autosomal-dominant, Männer sind etwa doppelt so häufig betroffen wie Frauen.

Ätiologie und Pathogenese: Es handelt sich um einen angeborenen Enzymdefekt der Ferrochelatase (Haem-Lyase, Chromosom 18q21.3), sodass es in den jungen Erythrozyten zu einer bis zu 100fachen Erhöhung des Protoporphyrins kommt (Abb. **C-14.5**). Diese Erythrozyten unterliegen bei ihrer Passage durch lichtexponierte Haut der Photohämolyse, Protoporphyrine treten ins perivaskuläre Gewebe aus und führen dort unter Bestrahlung zu massiven Zellschäden, welche die klinischen Symptome auslösen.

Klinik Schon in früher Kindheit treten bei kurzer **Sonnenexposition**, bevorzugt an Handrücken und im Gesicht, hier besonders über der Nase, an den Wangen und am Kinn, brennende und juckende Rötungen auf (Abb. **C-14.6 a**). In abortiven Fällen besteht nur ein brennender Juckreiz. Stunden später erscheint entweder ein urtikarielles, flüchtiges, oder aber ein derbes, tagelang anhaltendes Infiltrat. Die Haut erscheint orangenschalenartig aufgetrieben, oft kommen Einblutungen hinzu, jedoch sehr selten Bläschen. Da die Hautveränderungen jucken, werden sie oft zerkratzt, und es bleiben windpockenartige, manchmal auch flächige, oft diskrete Narben zurück. Bei wiederholten Sonnenexpositionen verstärken sich die Symptome, was hässliche und flächige Narben sowie im Laufe der Jahre eine zunehmende Vergröberung und Verdickung der Haut **(Pachydermie)** zur Folge hat. Diese beruht auf der perivaskulären Einlagerung von Lipoproteinen im kutanen Bindegewebe (Abb. **C-14.6 b**). Selten kommt es auch zu Ablagerungen von übermäßigen Protoporphyrinen in der Leber, was Leberzellschäden bedingt und gelegentlich zu protoporphyrinhaltigen Gallensteinen.

Epidemiologie: Unregelmäßig autosomal-dominante Erkrankung, Morbidität 1 Patient auf 10 000 Menschen

Ätiologie und Pathogenese: Es handelt sich um einen angeborenen Enzymdefekt der Ferrochelatase, wodurch die jungen Erythrozyten Protoporphyrin in großen Mengen anreichern (Abb. **C-14.5**).

Klinik Nach **Sonnenexposition** treten an den bestrahlten Stellen (Gesicht, Handrücken) brennende und juckende Rötungen auf, die tagelang persistieren und gelegentlich hämorrhagisch einbluten (Abb. **C-14.6 a**). Narben können zurückbleiben. Bei wiederholten Expositionen kommt es zur **Pachydermie** durch Einlagerung von Lipoproteinen (Abb. **C-14.6 b**).

C-14.6 Erythropoetische Protoporphyrinämie (EPP)

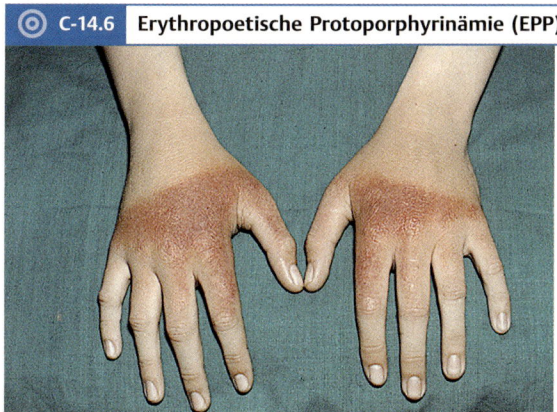 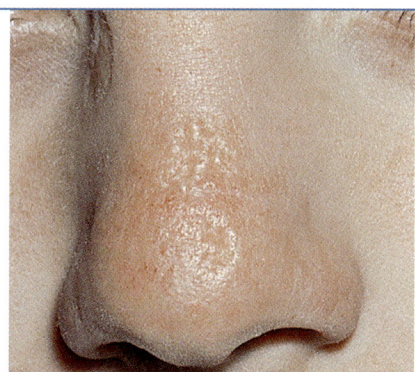

a Persistentes Erythem der lichtexponierten Handrücken mit deutlicher Abzeichnung des kleidungsgeschützten Vorderarms.

b Pachydermie des exponierten Nasenrückens mit Einlagerung pathologischer Glykoproteine.

Diagnostik: Die erythropoetische Protoporphyrinämie kann aufgrund der klinischen Symptome von den anderen Porphyrinkrankheiten abgegrenzt werden. Die Diagnose kann durch die **Protoporphyrin-Fluoreszenz** in einer Erythrozytensuspension bewiesen werden. Dabei wird mithilfe eines Fluoreszenzmikroskopes (Anregung bei 405 nm, mit Sperrfilter bei 500 nm) untersucht. Etwa 10 % der Erythrozyten (es handelt sich um jugendliche Erythrozyten), fluoreszieren für wenige Sekunden rötlich, um dann der Photohämolyse anheimzufallen. Das Präparat muss deshalb immer wieder verschoben werden. Die Protoporphyrine sind auch im Stuhl erhöht, die Urinporphyrine werden in normalen Mengen ausgeschieden.

Diagnostik: Die klinische Verdachtsdiagnose kann durch die **Protoporphyrin-Fluoreszenz** in einer Erythrozyten-Suspension bewiesen werden.

Differenzialdiagnose: Erythropoetische Porphyrie und Bleivergiftungen zeigen auch Fluorozyten, aber keine Photohämolyse.

Therapie: Äußerer Lichtschutz und β-Karotin oral.

Prognose: Gut, besonders bei wirksamem Lichtschutz.

14.5.3 Porphyria erythropoetica congenita (CEP)

▶ **Synonym**

▶ **Definition**

Epidemiologie und Erbgang: Sehr seltene, autosomal-rezessive Stoffwechselerkrankung.

Ätiologie: Uroporphyrinogen-III-Cosynthase-Defekt (s. Abb. **C-14.5**).

Klinik: Rot gefärbte Windeln können als erstes Symptom beobachtet werden. An den lichtexponierten Stellen kommt es im ganzen Leben zu hämorrhagischen Blasen mit narbiger Abheilung. Bei Wiederholung kommt es zu Mutilationen, narbigen Alopezien und später zu Narbenkarzinomen. Auffällige Hypertrichose der lichtexponierten Stellen (Arme, Gesicht).

Diagnostik und Differenzialdiagnose: Diese wird in Abb. **C-14.5** dargestellt.

In seltenen Fällen kann nur die biochemische Analyse (Porphyrinstoffwechsel) eine Abgrenzung zu Xeroderma pigmentosum und zu Poikilodermien erbringen.

Differenzialdiagnose: „Fluorozyten" sind auch bei der erythropoetischen Porphyrie zu beobachten und selten bei Bleivergiftungen. Sie zeigen aber nur bei der erythropoetischen Protoporphyrinämie Photohämolyse. Die Lichturtikaria (sehr selten) zeigt keine Störung des Porphyrinstoffwechsels.

Therapie: Neben dem konstanten und hohen Lichtschutz und der Vermeidung von direkten Sonnenexpositionen durch zweckmäßige Bekleidung hat sich β-Karotin als oraler Lichtschutz (Radikalfänger) bewährt. Die Dosis muss individuell zwischen 25–200 mg/die gefunden werden. Nebenwirkungen dieser Behandlung sind, mit Ausnahme einer leichten Gelbfärbung der Haut, nicht bekannt.

Prognose: Die Prognose ist gut. Die Lebensqualität ist durch die Vermeidung der Sonnenexpositionen individuell unterschiedlich beeinträchtigt. Die Patienten leiden nicht selten unter psychsozialen Problemen

14.5.3 Porphyria erythropoetica congenita (CEP)

▶ **Synonym.** Morbus Günther, erythropoetische Porphyrie

▶ **Definition:** Sehr seltene, schwere Porphyrinkrankheit mit Lichtempfindlichkeit, Narben, Mutilationen der Akren und später Narbenkarzinomen. Komplikationen entstehen durch die Splenomegalie und eine hämolytische Anämie.

Epidemiologie und Erbgang: Sehr seltene, schwere Stoffwechselerkrankung (ca. 200 Patienten sind beschrieben). Der Erbgang ist autosomal-rezessiv, die Eltern der Erkrankten sind oft blutsverwandt.

Ätiologie: Der Gendefekt liegt auf Chromosom 10 q25 (Uroporphyrinogen-III-Cosynthase-Defekt; viele Mutationen bekannt, s. Abb. **C-14.5**).

Klinik: Als erstes Zeichen der Erkrankung findet man vom Urin rosarot gefärbte Windeln. Schon in der frühen Kindheit treten nach Lichtexposition Rötungen der Haut auf, gefolgt von hämorrhagischen Bläschen und Blasen, die zu schlecht heilenden, oft superinfizierten Erosionen und Ulzerationen führen. Diese haben, vor allem durch Wiederholung der Lichtexposition an den Akren (besonders an Fingern, Nase, Lidern und Ohrmuscheln), Mutilationen zur Folge, die teilweise sklerodermieartig, derb und gestrafft imponieren, teilweise hyper- oder hypopigmentiert sind. Am behaarten Kopf treten oft fleckförmige bis flächige, narbige Alopezien auf (Abb. **C-14.7**). Besonders auffällig ist die Hypertrichose der lichtexponierten Hautflächen (Handrücken, Vorderarme, Wangen und seitliche Stirnpartien). Die Kranken leiden zusätzlich häufig an einer Splenomegalie und einer hämolytischen Anämie (Milzexstirpation oft notwendig). Als Spätveränderungen treten an den oft exponierten und mutilierten Stellen Narbenkarzinome (s, Kap. 306) auf (Nase, Unterlippe, Ohren).

Diagnostik und Differenzialdiagnose: Die Abgrenzung von den anderen Porphyrinkrankheiten ist in Abb. **C-14.5** dargestellt. Neben dem Urin zeigen auch Haut und Zähne (Erythrodonie) eine rötliche Verfärbung, die unter Woodlicht kräftiger rot erscheint.
Auch die Knochen und die Schnittfläche der meisten Organe zeigen im Woodlicht eine Rotfluoreszenz. Biochemisch sind die Gesamt-Porphyrine in den Erythrozyten stark vermehrt. Massive Porphyrinausscheidungen im Urin und Stuhl werden regelmäßig gefunden. 60–90 % aller Porphyrine gehören der Isomeren-Reihe I an (normalerweise III, s. Tab. **C-14.5**). Die histopathologische Untersuchung der Haut ergibt keine richtungweisenden Veränderungen, die Blasen liegen subepidermal. In seltenen Fällen kann nur die biochemische Analyse (Porphyrinstoffwechsel) eine Abgrenzung zu Xeroderma pigmentosum und zu Poikilodermien erbringen.

C-14.7 Porphyria erythropoetica congenita (CEP)

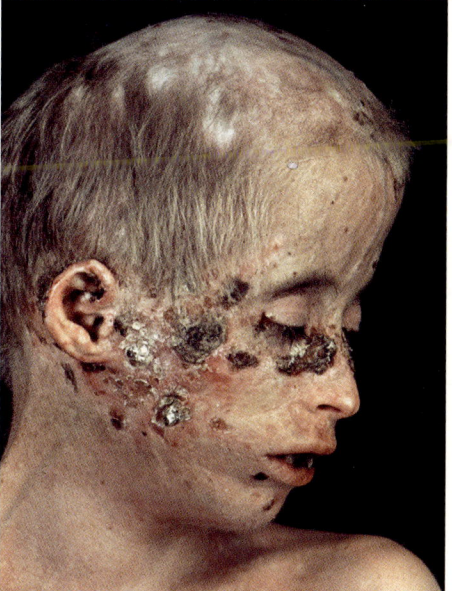

Therapie: Strenger Lichtschutz und Meiden jeglicher Sonnenexposition ist unabdingbar. Bei einigen, nicht so schwer betroffenen Patienten, kann ein oraler Lichtschutz durch β-Karotin (50–200 mg/die) erwirkt werden, wenn die Behandlung hiermit schon in der Kindheit beginnt.

Prognose: Die Lebensqualität ist deutlich eingeschränkt, die Lebenserwartung ist determiniert durch die hämolytische Anämie und die sekundär auftretenden Narbenkarzinome.

14.5.4 Porphyria cutanea tarda (PCT)

▶ **Definition:** Häufigste Porphyrinkrankheit, die im Erwachsenenalter auftritt und in der Regel auf einen Leberschaden hinweist.

Epidemiologie: Sie ist die häufigste Porphyrie überhaupt und tritt zwischen dem 40. und 70. Lebensjahr bei ca. 1 % der Bevölkerung auf. Man unterscheidet eine seltene, erbliche (autosomal-dominante) Form von einer **häufigen, erworbenen oder symptomatischen** Erkrankung.

Ätiologie und Pathogenese: Der erblichen Form liegt ein Enzymdefekt der Uroporphyrinogen-III-Decarboxylase (Chromosom 1p34) zugrunde. Bei den **erworbenen Formen** kommt es offenbar im Rahmen von **Leberschäden** zu einer Insuffizienz dieses Enzyms, was zu einer massiven Vermehrung der Porphyrinausscheidung im Urin, aber auch im Stuhl führt (Abb. **C-14.5**). Der frische Urin zeigt oft eine Rotfluoreszenz im Woodlicht. Dieselbe rötliche Fluoreszenz zeigen auch Leberbiopsien. Häufigster Auslöser der Leberschädigung ist Alkohol, darüber hinaus kommen Kontrazeptiva, vor allem Östrogene, γ-Hexachlorbenzol (Insektenschutzmittel) und Barbiturate in Betracht.

Klinik: Bevorzugt befallen sind Handrücken, Unterarmstreckseiten, Gesicht und Nacken. Die Patienten klagen über eine **erhöhte Verletzbarkeit** der Haut, die zu **Blasen** und schlecht heilenden Wunden führt. Nach Lichtexpositionen erscheinen diskrete Bläschen und Blasen in wenig geröteter Umgebung. Nach Einreißen der Blasendecke kommt es zu **Erosionen** und **Ulzerationen**, die ebenso wie die Bagatellverletzungen unter Hinterlassung von Narben und Milien abheilen (Abb. **C-14.8**, s. auch Abb. **C-10.10** S. 398). Die Lichtempfindlichkeit ist nicht

Milien abheilen. Zudem entsteht eine **Hypertrichose** (Gesicht).

immer stark ausgeprägt und wird deshalb vom Patienten oft nicht bemerkt. Sie kann wechseln. Weitere Symptome sind fleckige **Hyperpigmentierungen** und eine regelmäßige **Hypertrichose** mit besonderer Betonung der seitlichen Periorbitalregion. Bei chronischem Verlauf können sklerodermieartige Hautveränderungen an Stirn und Kopfhaut auftreten. Bei den meisten Patienten findet man einen Leberschaden unterschiedlichen Ausmaßes bis hin zur Leberzirrhose.

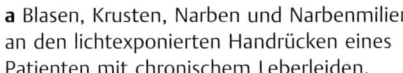

C-14.8 Porphyria cutanea tarda (PCT)

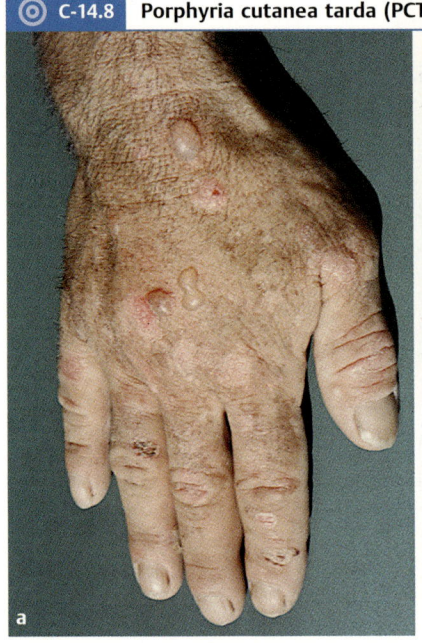 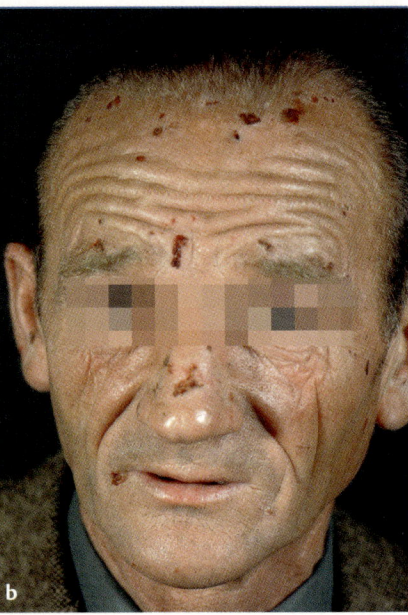

a Blasen, Krusten, Narben und Narbenmilien an den lichtexponierten Handrücken eines Patienten mit chronischem Leberleiden.

b Hämorrhagische Krusten, Erosion, chronisch lichtgeschädigte Haut im Gesicht.

Diagnostik: Klinisches Bild, Porphyrinausscheidung i.U. und nachgewiesener Leberschaden sichern die Diagnose.

Differenzialdiagnose: Abb. **C-14.5**.

Therapie: In erster Linie Vermeidung jeder weiteren Leberschädigung und der Lichtexposition.

Die **Aderlassbehandlung** führt ebenso wie die niederdosierte Behandlung mit Chloroquin zu einer vorübergehenden Normalisierung der Klinik und der biochemischen Befunde.

Diagnostik: Die Diagnose der PCT kann anhand des klinischen Bildes, der Erfassung des Leberschadens und durch die Bestimmung der vermehrten Porphyrinausscheidung im Urin gesichert werden.

Differenzialdiagnose: Die Differenzialdiagnostik ist in Abb. **C-14.5** angegeben.

Therapie: Eine Voraussetzung zur Therapie ist die Meidung aller lebertoxischen Einflüsse, Genussmittel, Medikamente etc. Auch eine Prophylaxe der Lichtexposition ist notwendig. Die pathologische Stoffwechsellage kann durch eine **Aderlasstherapie** wirksam beeinflusst werden. 1- bis 2-mal wöchentlich werden Aderlässe bis zu 500 ml durchgeführt und über Wochen, möglicherweise in größeren Abständen, vorgenommen. Kontrollparameter sind Serumeisenkonzentration, Hämoglobin und die Porphyrinausscheidung im Urin, die sich in der Regel nach einigen Wochen normalisiert. Die Wirkungsweise der Behandlung ist ungeklärt (Enzyminduktion?). Eine medikamentöse Therapie mit Chloroquin (z. B. Resochin) in der Dosierung von 2×125 mg/Woche für die Dauer von 9–12 Monaten kann ebenfalls zu einer Normalisierung der biochemischen Befunde und zu einer Abheilung der Haut bei der Porphyria cutanea tarda führen. Man nimmt an, dass Chloroquin durch Komplexbildung eine verstärkte Ausscheidung der pathologischen Porphyrine im Urin bewirkt, eine Maßnahme, die durch die Alkalisierung des Urins mit Natriumbikarbonat oder Uralyt U ebenfalls angestrebt wird.

Prognose: Sie wird durch das Ausmaß des Leberleidens bestimmt.

Prognose: Ausmaß und Verlauf des Leberschadens bestimmen die Prognose.

▶ **Klinischer Fall.** Ein 46-jähriger Heizungsmonteur, welcher vor 6 Jahren eine infektiöse Hepatitis A durchmachte, empfand seit einem Jahr eine gesteigerte Verletzbarkeit seiner Finger und Hände, wenn er unvorsichtig anstieß oder fest zupackte. Schürfungen entstanden auf schrägen und tangentialen Druck sehr viel eher als auf senkrechte Belastung. Daneben bemerkte er auch, dass die Haut nach einer geringen Sonnenexposition leichter rot wurde und länger brannte. Dies registrierte er vor allem an Stirn, Nacken und Handrücken. Seit einigen Wochen traten auch spontan kleine bis mittlere pralle Blasen am Handrücken und an den Fingerstreckseiten auf, die in gesunder Haut standen und nach Wochen narbig abheilten (Abb. **C-14.8**). Der klinische Verdacht auf eine Porphyria cutanea tarda wurde durch die zehnfach verstärkte Ausscheidung von Uroporphyrinen im Urin bewiesen. Die Leberfunktionsstörung führte neben einer Fettleber auch zu einem latenten Diabetes mellitus und besserte sich auf Alkoholkarenz und Diät deutlich. Unter Lichtschutz und einer kontinuierlichen Aderlasstherapie heilten die vorhandenen Hautveränderungen narbig ab; neue Veränderungen traten nicht mehr auf.

◀ **Klinischer Fall**

14.6 Hereditäre Ichthyosen

14.6 Hereditäre Ichthyosen

▶ **Definition:** Hereditäre Ichthyosen (Ichthys, der Fisch) sind Krankheiten, die durch genetische Störungen der terminalen Differenzierung der Keratinozyten gekennzeichnet sind. Sie stellen sehr heterogene Gruppen von Krankheiten mit unterschiedlich gestörter epidermaler Differenzierung der Epidermis und vermehrter Schuppenbildung am gesamten Integument dar (s. Kap. 3). Sie kommen als isolierte Ichthyosen oder im Rahmen von sehr seltenen Syndromen, assoziiert mit Anomalien der Augen, des Skeletts oder neurologischen und psychiatrischen Symptomen vor.

◀ **Definition**

Nach ihren klinischen Bildern, Vererbungsmodus und molekulargenetischen Kriterien sind zu unterscheiden (s. Tab. **C-14.6**):

C-14.6 Die wichtigsten hereditären Ichthyosen

Diagnose	klinische Besonderheiten	Manifestation	Erbgang	Gen/Genlokus	Bemerkungen
Ichthyosis vulgaris (ADI)	milde Schuppung, Beugen frei, Keratosis follicularis, vergröberte Handfurchen	häufigste Form 1. Lebensjahr oder später	autosomal-dominant	1q21	häufig milde Verläufe, oft assoziiert mit Atopie
X-chromosomale Ichthyose (XRI)	mäßige Schuppung, Beugen beteiligt, Palmae u. Plantae o.B.	Geburt oder 1. Lebensjahr, nur Männer befallen	X-chromosomal-rezessiv	Steroidsulfatase Xp22.3	keine follikulären Keratosen! Kryptchismus, Hornhauttrübungen bei allen männlichen Patienten und bei einem Teil der Konduktorinnen Wehenschwäche, gehäuft Aborte
Lamelläre Ichthyosen	rhomboide grob lamelläre Schuppung mit variablem Befall der Palmae u. Plantae und variabler Erythrodermie	Geburt: oft Kollodiumbaby	autosomal-rezessiv	Transglutaminase 1, 14p u.a.	heterogene Gruppe TG 1+- und TG 1--Formen
Epidermolytische Ichthyosen	grob lamelläre braune Schuppung, hystrixartige Schuppung mit Betonung der Beugen; Schübe mit Blasen und Erosionen	Geburt: verbrühtes Kind	autosomal-dominant	Keratin 1, 12q13 Keratin 10, 17q21–22	Neigung zu Bakterienbefall mit üblem Geruch: Ortho-hyperkeratose, Akanthose (typisch!), vakuolige Degeneration (suprabasal)

14.6.1 Ichthyosis vulgaris (ADI)

Epidemiologie und Erbgang: Häufigste Ichthyose (1:1000). Autosomal-dominanter Erbgang, klinische Variabilität

Pathogenese: Filaggrin-Synthese gestört, Gendefekt unbekannt.

Klinik: Extremitäten bevorzugt, Gelenkbeugen bleiben frei; verstärkt Handfurchung (Ichthyosishand) (Abb. C-14.9a–d).

Besserung im Sommer.

14.6.1 Ichthyosis vulgaris (ADI)

Epidemiologie und Erbgang: Häufigste hereditäre Ichthyose mit einer Inzidenz von ca. 1:200 und autosomal-dominantem Erbgang. Beide Geschlechter sind gleich betroffen. Es besteht eine große Variationsbreite in der Ausprägung des klinischen Bildes innerhalb einer Familie.

Pathogenese: Die Gendefekte sind noch unklar, Chromosom 1 trägt ein Dispositionsgen. Die Filaggrin-Synthese ist gestört. (s. Kap. 3).

Klinik: Bei Geburt sind Babys erscheinungsfrei. Die vermehrte Schuppenbildung wird in den ersten Lebensjahren manifest, kann bis zur Pubertät progredient sein und bleibt dann meist unverändert. Die Streckseiten der Extremitäten sind stark betroffen, wobei die Gelenkbeugen, auch die Leisten, ausgespart bleiben (Abb. C-14.9 a). Die Haut schuppt fein weißlich, pityriasiform oder besonders an den unteren Extremitäten in größeren polygonal, zentral fest haftende Schuppenplättchen und oberflächliche Risse (Abb. C-14.9 b) und hat dadurch ein raues, trockenes Erscheinungsbild.

Die Haut an der Palmae und Plantae, weist die typischen groben Handlinienmuster (Ichthyosis-Hand, Abb. C-14.9 c) auf, die sich ungewöhnlich weich anfühlen. Sehr verbreitet sind follikuläre Keratosen an den proximalen Extremitäten und der Glutealregion (Abb. C-14.9 d). Eine atopische Diathese ist überdurchschnittlich häufig assoziiert.

Hohe Luftfeuchtigkeit und warme Umgebungstemperaturen führen zur Besserung des Hautzustandes.

C-14.9 Ichthyosis vulgaris (ADI)

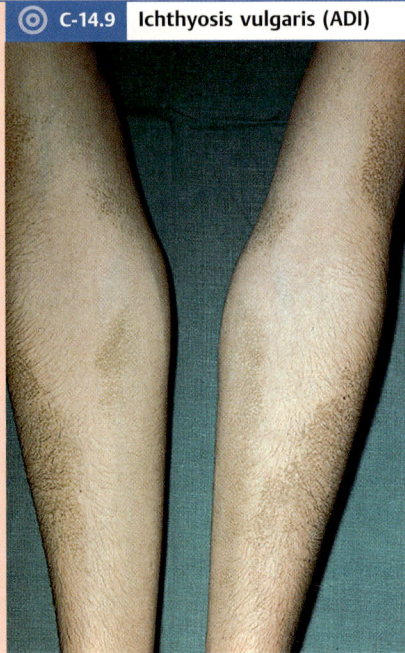

a Feinlamelläre, bräunliche Schuppung unter Aussparung der Ellenbeugen.

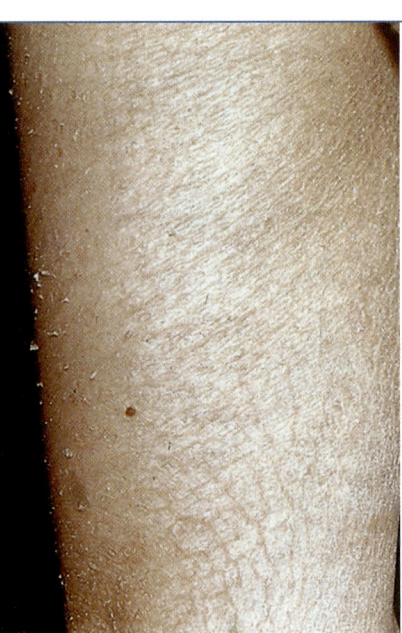

b Kleieförmige und gefelderte Schuppung des Oberarms.

Fortsetzung ▶

C-14.9 Fortsetzung

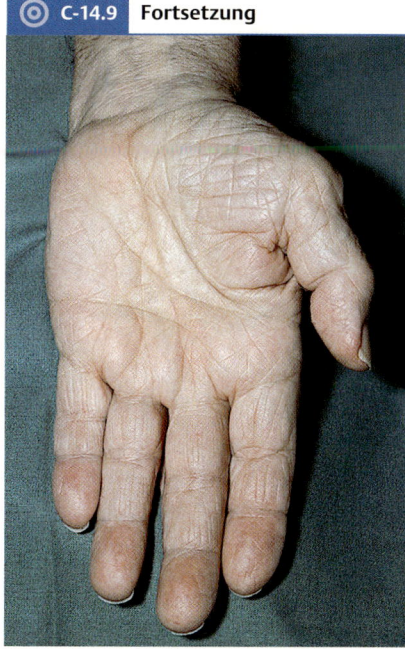

c Vergröbertes Handlinienmuster (Ichthyosishand).

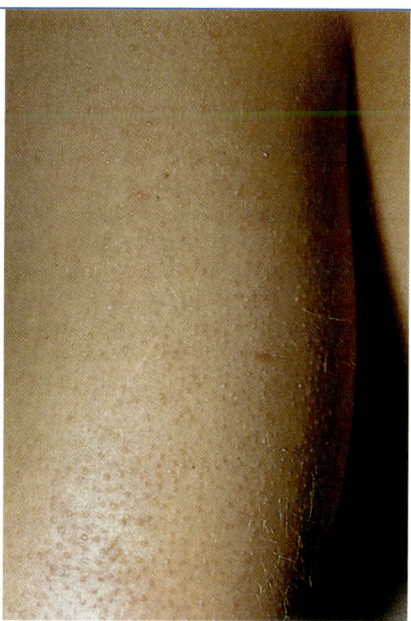

d Follikuläre Hyperkeratosen (Oberarm); häufig auf an Schultern, Glutäen und proximalen Extremitäten.

14.6.2 X-chromosomale rezessive Ichthyose (XRI)

▶ **Synonym.** Steroidsulfatasemangel-Syndrom

Epidemiologie und Erbgang: Häufige hereditäre Ichthyose (1:2000), an der klinisch nur männliche Individuen erkranken. Der Erbgang ist X-chromosomal-rezessiv. Die verantwortliche Mutation betrifft das Steroidsulfatase-Gen (STS) auf Xp22.32

Pathogenese: Die Mutation betrifft das Gen der Steroidsulfatase, ein Enzym, das sowohl Bedeutung für die normale terminale epidermale Differenzierung als auch für Plazentafunktionen hat. Ihre Aktivität ist stark vermindert oder abwesend.

Klinik: Die Krankheit manifestiert sich im 3. bis 4. Lebensmonat, und ist oft progredient bis zur Pubertät. Meist mit Besserung im Sommer. Bevorzugt betroffen sind die Streckseiten der Extremitäten, besonders der Unterschenkel. Die Beugen sind diskret mitbetroffen. Palmae und Plantae bleiben frei. Das Handlinienmuster ist normal. Insgesamt ist der Befall schwerer als bei der ADI und die Schuppen sind gröber, schmutzig-gräulich und thromboid. Ca. die Hälfte der Patienten hat Hornhauttrübungen (ohne Sehminderung), ca. ein Fünftel Hypogonadismus und Kryptorchismus.
Die Konduktorinnen haben eine gesunde Haut – allenfalls eine diskrete Schuppung an den Unterschenkeln, Hornhauttrübungen; vermehrt Aborte durch Plazentaschwäche und Wehenschwäche bei Geburten können vorkommen.

Diagnostik: Die Familienanamnese, das klinische Bild und der Nachweis des Steroidsulfatasemangels erlauben die Diagnose. Der Enzymmangel bedingt erhöhte Cholesterolsulfatwerte im Serum und in Folge eine erhöhte Mobilität von β-Lipoproteinen in der Lipidelektrophorese (sog. Prä-β-Bande).

Therapie: s. S. 450.

14.6.2 X-chromosomale rezessive Ichthyose (XRI)

◀ Synonym

Epidemiologie und Erbgang: X-chromosomal-rezessiv (1:2000), nur männliche Individuen erkranken.

Pathogenese: Mutation des Gens der Steroidsulfatase (Xp22).

Klinik: Manifestation in den ersten Lebensmonaten. Besserung im Sommer. Streckseiten der Extremitäten ausgeprägt befallen, Beugen beteiligt, Handlinien normal.

Diagnostik: Der Nachweis eines Steroidsulfatasemangels ist beweisend.

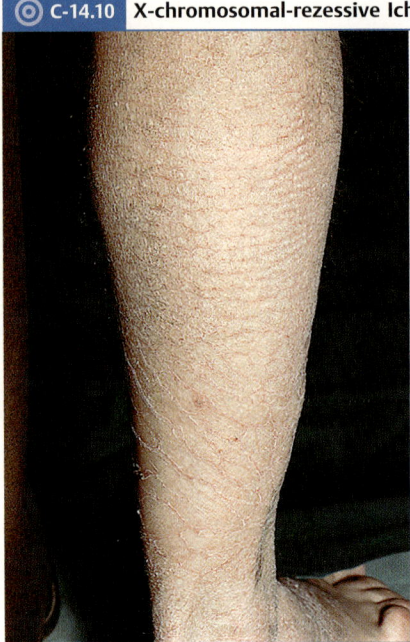

C-14.10 X-chromosomal-rezessive Ichthyose (XRI)

Grobfeldrige Schuppung des rechten Unterschenkels.

14.6.3 Lamelläre Ichthyosen

Erbgang: Lamelläre Ichthyosen sind eine genetisch heterogene Gruppe mit meist autosomalem rezessivem Abgang. Es handelt sich um nicht-bullöse, kongenitale Ichthyosen mit einem breiten klinischen Spektrum.

Pathogenese: Die Vererbung der klassischen Formen ist autosomal-rezessiv. Die Gen-Mutationen wurden im Transglutaminase 1-Gen (Chromosom 14q11) lokalisiert. Transglutaminasen vernetzen bei der terminalen Differenzierung Involucrin und andere Proteine zu stabilen Proteinkomplexen, die entlang der inneren Plasmamembran den „cornified envelope" bilden (s. Kap. 3). Es gibt auch Transglutaminase 1-positive lamelläre Ichthyosen, deren Mutationen noch unbekannt sind.

Klinik: Das Neugeborene ist bei Geburt oft von einer pergamentartigen Hülle umgeben (Kollodiumbaby, Abb. **C-14.11 a**), die sich in den folgenden Wochen ablöst. Danach entwickelt sich am gesamten Integument eine grob lamelläre Schuppung mit schmutzigbraunem Kolorit (Abb. **C-14.11 b**). Palmae und Plantae sind geringer betroffen. Zugleich kann eine weniger ausgeprägte Erythrodermie bestehen, die oft völlig fehlt.

Histopathologie: Proliferationshyperkeratose und Akanthose.

Therapie: s.u.

Netherton-Syndrom

▶ **Definition:** Autosomal-rezessiv vererbtes Syndrom. Die Mutation betrifft einen Serin-Protease-Inhibitor (SPINK 5, Chr. 5q23), der wichtig ist in der epidermalen Differenzierung.

Klinik: Bei Geburt herrscht meist eine Erythrodermie vor, die sich während der ersten Lebensjahre in eine Ichthyose generalisata circumflexa mit polyzyklisch figurierten Herden oder in eine Art lamelläre Ichthyose entwickelt. Eine Trichorrhexis invaginata („Bambushaare") gehören zum Syndrom. Eine atopische Dermatitis (IgE erhöht!), manchmal auch Immundefekte können dazukommen, was Infektneigung und Entwicklungsstörungen bedingen kann.

14.6.3 Lamelläre Ichthyosen

Erbgang: Heterogene Gruppe von autosomal-rezessiven Ichthyosen.

Pathogenese: Mutationen im Transglutaminase 1-Gen nachgewiesen.

Klinik: Das Neugeborene ist oft von einer Hülle umgeben (sog. Kollodiumbaby, s. Abb. **C-14.11 a**). Schmutzigbraune Schuppen am ganzen Körper mit oder ohne Erythem (Abb. **C-14.11 b**).

Histopathologie: Proliferationshyperkeratose und Akanthose
Therapie: s.u.

Netherton-Syndrom

▶ **Definition**

Klinik: Erythematöse, gyrierte Ichthyosis-Herde, auch ähnlich einer Ichthyosis lamellosa.

C-14.11 | Lamelläre Ichthyose (rezessiver Typ)

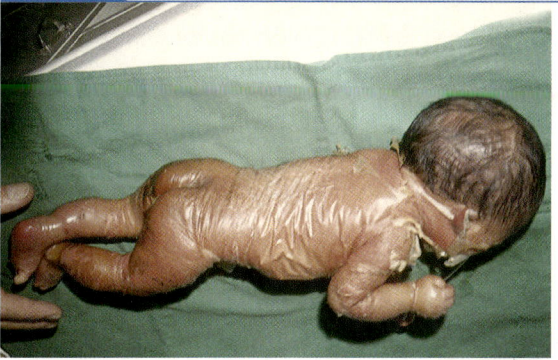

a Baby in einer pergamentartigen Umhüllung (Kollodiumbaby).

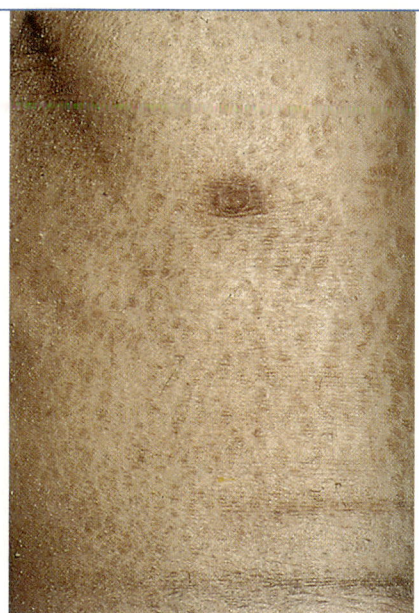

b Schmutzigbraune, grob lammelläre Schuppung.

Therapie: s.u.
Eine Zusammenfassung der wichtigsten hereditären Ichthyosen zeigt Tab. **C-14.6**.

14.6.4 Epidermolytische Ichthyosen

▶ **Synonym.** Epidermolytische (ichthyosiforme) Hyperkeratosen

▶ **Definition:** Epidermolytische Ichthyosen umfassen eine Gruppe, die histopathologisch durch vakuolige Degeneration suprabasaler Keratinozyten (Blasenbildung!) und assoziierte Hyperkeratosen gekennzeichnet sind mit autosomal-dominanter Vererbung. Jedoch ist die Spontanmutationsrate sehr hoch (ca. 50%). Es gibt mehrere klinische Phänotypen, die sich durch das Vorhandensein bzw. Fehlen palmoplantarer Hyperkeratosen, mehr oder weniger bis fehlende Erythrodermie und die Art der Schuppen unterscheiden.

Pathogenese: Mutationen betreffen die Gene der Keratine 1 oder 10 (Chromosom 12 bzw. 17) (s. S. 4).

Epidemiologie: Die Häufigkeit wird auf 1:300 000 geschätzt.

Bullöse ichthyosiforme Erythrodermie Brocq

Pathogesese: Mutationen in den Genen für Keratin 1 oder 10, die die Intermediärfilamente suprabasaler Keratinozyten aufbauen, welche im Wesentlichen für die Stabilität der Epidermis verantwortlich sind (s. Kap. 3). Diese Mutationen bedingen dadurch eine Keratinozytenfragilität, Blasenbildung und reaktive Hyperproliferation.

Klinik: Bei Geburt bestehen meist eine schwere Erythrodermie, ausgeprägte Blasenbildung bis Abschälung der Haut (ähnlich „verbrühtes Kind"). Im weiteren Verlauf entwickeln sich generalisierte Hyperkeratosen, die mit mehr oder weniger ausgeprägter Erythrodermie verbunden sind. Die Keratosen sind

(Abb. **C-14.12**). Neigung zu Blasenbildung bleibt.

stachel- und streifenartig, kammförmig und betont in den Gelenkbeugen und am seitlichen Rumpf. Die Keratinauflagerungen sind üblicherweise bräunlich-schmutzig und übel riechend, bedingt durch reichliche Bakterienbesiedelung. Diese Neigung zu Hautinfektionen bleibt lebenslang bestehen. Die Blasenbildung reduziert sich, jedoch kann es zu mechanisch ausgelösten Blasenschüben kommen.

C-14.12 Epidermolytische Ichthyose

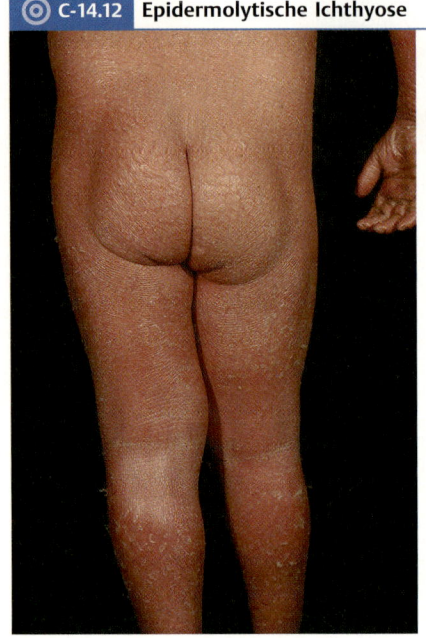
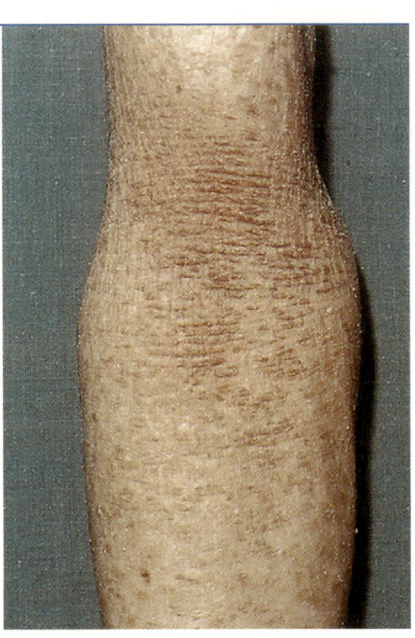

a Erythrodermie mit lamellärer Schuppung   **b** Stachelige Hyperkeratosen in der rechten Ellenbeuge

Histopathologie: Epidermolytische Degenerationen im Str. spinosum sind ein histopathologisches Leitsymptom.

Therapie: s. S. 450.

Ichthyosis bullosa Siemens

Nicht-erythrodermische bullöse Ichthyose.

Pathogenese: Keratin-2e-Mutation.

Therapie der hereditären Ichthyosen

Rückfettende Hautpflege, Keratolyse vor allem mit harnstoffhaltigen Salben. Ölbäder.

Histopathologie: Das histopathologische Bild ist sehr charakteristisch mit vakuoliger Degeneration suprabasaler Keratinozyten, Akanthose und ausgeprägter Orthohyperkeratose.

Therapie: s. S. 450.

Ichthyosis bullosa Siemens

Es handelt sich um eine sehr mild verlaufende Form einer epidermolytischen Hyperkeratose ohne Erythrodermie. Sie ist sehr selten und wird autosomal-dominant vererbt.

Pathogenese: Die Mutationen liegen im Gen des Keratin 2 e auf Chromosom 12, das nur in den obersten suprabasalen Keratinozyten vorhanden ist (s. Kap. 3).

Therapie der hereditären Ichthyosen

Die Therapiemaßnahmen bestehen in regelmäßiger und intensiver Hydratisierung und Keratolyse der Haut sowie in regelmäßiger Rückfettung. Bei leichteren Verläufen reichen lokale Maßnahmen meist aus, z. B. mit harnstoff-, milchsäure-, und polyäthylenhaltigen Cremes. Salicylsäurehaltige Externa können zu perkutanen Intoxikationen führen (gestörte Barriere!) und sollten nur umschrieben angewendet werden. Die Schuppen können durch Schwämme entfernt werden. Tägliche Bäder z. B. mit Salz- und Badeölen unter Zusatz von Desinfektionsmitteln können der oft bestehenden Infektionsneigung vorbeugen. Feuchtes, mildes Klima bessert die Ichthyosen. In schweren Fällen sind zusätzlich orale Retinoide, insbesondere Neotigason angezeigt, die sehr effektiv wirken, solange sie gegeben werden. Aus diesem Grund und wegen der Nebenwirkungen bei Kindern (u.a. Skelettsystem) und der Teratogenität ist die Indikation eng zu stellen. Retinoide können in der Neugeborenenphase bei schwerem Befall lebenserhaltend sein.

Die genetische Beratung der Familie, evtl. mit pränataler Diagnostik sowie die rechtzeitige Berufsberatung des Ichthyosepatienten sind angezeigt.

In schweren Fällen werden orale Retinoide (Neotigason) eingesetzt.

Genetische Beratung und evtl. pränatale Diagnostik sind angezeigt.

14.7 Symptomatische Ichthyosen

Symptomatische ichthyosiforme Hautzustände können auch erworben werden, ausgelöst durch Krankheiten, Malignome und Medikamente (Tab. **C-14.7**).

14.7 Symptomatische Ichthyosen

Bei Erstmanifestation einer Ichthyose im höheren Alter sollte an eine symptomatische Ichthyose (Krankheiten, Medikamente!) gedacht werden.

C-14.7 Symptomatische Ichthyosen	
paraneoplastisch	maligne Lymphome (M. Hodgkin!) viszerale Karzinome
infektiös	HIV-Infektion u. a.
autoimmun	Lupus erythematodes u. a.
sonstige	Graft-versus-Host-Reaktion Malabsorption Hypothyreose Medikamente

C-14.7

14.8 Hereditäre Epidermolysen

▶ **Definition:** Die erblichen Epidermolysen stellen eine heterogene Krankheitsgruppe dar, die dadurch gekennzeichnet ist, dass die Haut und Schleimhäute lokalisiert oder generalisiert dazu neigt, auf geringfügige Traumen mit Blasen zu reagieren (Tab. **C-14.8**). Dies beruht auf Funktionsverlusten von Strukturproteinen der dermoepidermalen Junktionszone (Abb. **A-1.5** S. 8), denen genetische Mutationen in den entsprechenden Genen zugrunde liegen. Dies führt zu einer verminderten Festigkeit der dermoepidermalen Junktionszone und damit zu Blasenbildung. Je nach defektem Strukturprotein tritt die Spaltbildung in unterschiedlichen Ebenen ein und entsprechend werden die Epidermolysen klassifiziert (Tab. **C-14.8**). Bislang sind mehr als 20 Formen der seltenen Epidermolysen (1 : 100 000) bekannt, die sich in drei Untergruppen einteilen lassen.

14.8 Hereditäre Epidermolysen

◀ Definition

Es werden die wichtigsten hereditären Epidermolysen kurz aufgeführt:

I. Epidermolysis bullosa simplex (EBS)

Die EbS-Gruppe umfasst meist mild verlaufende Formen mit autosomal-dominanter Vererbung, die keine Narben bilden. Die Mutationen sind in den Genen der Keratine 5 und 14 lokalisiert (Chromosom 12 bzw. 17), welche in den basalen Keratinozyten prominent sind. Die Kontinuitätstrennung erfolgt somit durch Zytolyse innerhalb der basalen Keratinozyten, daher entstehen keine Narben (Abb. **A-1.4**).

Die Mutationen der meisten Typen sind nachgewiesen.

I. Epidermolysis bullosa simplex (EBS)

Epidermolytische Blasen, ohne Narbenbildung, Mutationen von Keratingenen, autosomal-dominant.

EBS Typ Weber-Cockayne

Milde Epidermolyse mit autosomal-dominantem Erbgang. Nach mechanischer Belastung entstehen – meist nur im Sommer – an Palmae und Plantae Blasen. Die Blasenbildung beginnt typischerweise erst im frühen Jugendalter.

EBS Typ Weber-Cockayne

Akral betonte Blasenbildung.

C-14.8 Einteilung der hereditären Epidermolysen

	Lokalisation der Spaltebene
I. Epidermolysis bullosa simplex (EBS) • EBS Typ Weber-Cockayne • EBS Typ Köbner • EBS Typ Dowling Meara	in der Basalschicht der Epidermis
II. Epidermolysis bullosa junctionalis (EBJ) • EBJ Typ Herlitz • EBJ Typ Non-Herlitz	in der Lamina lucida
III. Epidermolysis bullosa dystrophicans (EBD) • EBD Typ Hallopeau-Siemens • EBD Typ Non-Hallepeau-Siemens • EBD Typ Dominant	in der oberen Dermis

EBS Typ Köbner

Milde Epidermolyse mit autosomal-dominantem Erbgang und Manifestation bei Geburt oder in früher Kindheit. Warme Umgebungstemperatur fördert die Manifestation – bevorzugt Hände, Füße und große Gelenke (Abb. **C-14.13 a**) – bis zur Generalisation.

EBS Typ Dowling Meara

Sehr seltene Form mit generalisierter Blasenbildung.

II. Epidermolysis bullosa junctionalis (EBJ)

Die Gruppe umfasst hereditäre Ichthyosen, deren Blasenbildung in der Lamina lucida der Basalmembran erfolgt. Der Erbgang ist bei allen Typen autosomal-rezessiv und betrifft eine Reihe von Strukturgenen innerhalb der Lamina lucida. Es sind Mutationen in den Genen für Laminin 5, Kollagen 17 und Integrinen bekannt.

EBJ Typ Herlitz

Dieser sehr schwere Epidermolysetyp ist durch großflächige, schlecht heilende Erosionen (Abb. **C-14.13 b**) schon bei Geburt, massivem Befall der Schleimhäute, Nageldystrophien und Zahnschmelzdefekte gekennzeichnet. Die betroffenen Kinder überleben nur selten die ersten Lebensjahre.

EBJ Typ Non-Herlitz

Seltener Subtyp mit generalisierter Blasenbildung und guter Prognose.

III. Epidermolysis bullosa dystrophica (EBD)

Die Spaltbildung erfolgt in der obersten Dermis (dermolytische Blase), entsprechende Abheilung mit Narben und Nageldystrophien. Der Erbgang ist autosomal-dominant oder -rezessiv. Mutationen im Kollagen-VII-Gen sind bekannt. Der klinische Verlauf variiert stark.

Epidermolysis Typ Hallopeau-Siemens

Dieser autosomal-rezessiv vererbte Typ gehört zu den häufigeren Epidermolysen (1:200000). Es handelt sich um eine schwer verlaufende, generalisierte Form, die gekennzeichnet ist durch Beginn bei Geburt, ausgedehnte Erosionen, Atrophien, Milien und Narbenbildung. Finger und Zehen verschmelzen zu Synechien und erstarren in Beugekontraktur (Abb. **C-14.13 c**). Immer finden sich Nageldystrophien und Zahnanomalien. Die Schleimhäute sind regelmäßig betroffen, gefürchtet sind narbige Stenosen (Kehlkopf, Ösophagus).

Häufig zeigen die Kinder einen Wachstums- und Entwicklungsrückstand. Die Narbenfelder sind fakultative Präkanzerosen und disponieren zu Plattenepithel-

karzinomen. Die Lebenserwartung ist durch zahlreiche weitere Komplikationen (Sekundärinfektionen, Plattenepithelkarzinome) herabgesetzt.
Die Mutationen finden sich im Kollagen-VII-Gen (COL 7 A 1). Typ-VII-Kollagen stellt die Hauptkomponente der Verankerungsfibrillen der Dermis dar.

C-14.13 Hereditäre Epidermolysen

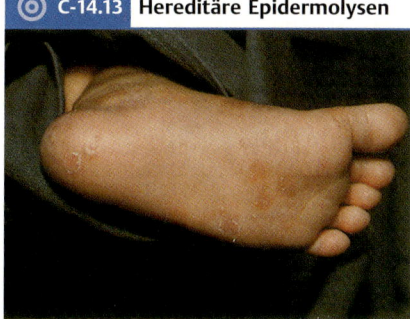
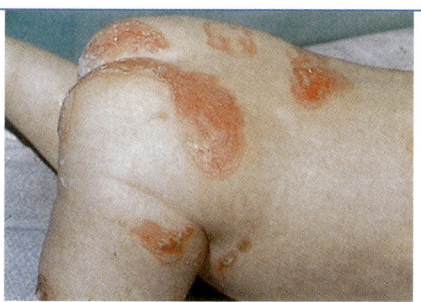
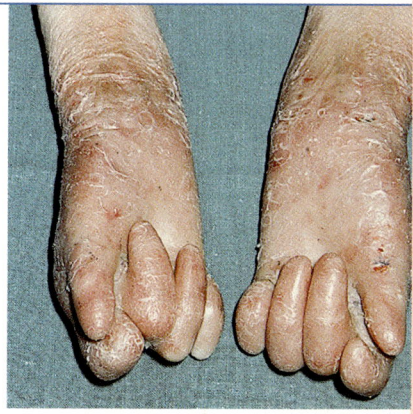

a **EBS (Typ Köbner).** Reizlose Blasen und Erosionen der linken Fußsohle nach mechanischer Belastung.

b **EBJ (Typ Herlitz).** Überkrustete, teilweise superinfizierte Erosionen der Sakral- und Glutäalregion bei einem Säugling.

c **EBD (Typ Hallopeau-Siemens).** Schwerer Befall mit fortgeschrittenen Synechien und Mutilationen der Hände.

Diagnostik hereditärer Epidermolysen

Die Abgrenzung der hereditären Epidermolysen untereinander ist klinisch nicht möglich. Die Diagnose erfolgt immunhistochemisch durch Antikörper gegen Moleküle, die die Mutationen betreffen (Keratine 5, 14; Laminin 5; Kollagene XVII, VII u. a.), ultrastrukturell durch Lokalisation der Spaltebene oder – jetzt meist – molekulargenetisch durch Analysen der Mutationen (Tab. **C-14.9**).

Diagnostik hereditärer Epidermolysen

Differenzialdiagnose exakt nur mithilfe der Elektronenmikroskopie, Immunhistopathologie und Mutationsanalysen möglich (Tab. **C-14.9**).

C-14.9 Differenzialdiagnosen der häufigsten hereditären Epidermolysen

Typ	Prädilektionsstellen	Blasen	Narben	Nageldystrophien	Mutationen	Erbgang	Verlauf
EBS Köbner	Palmae und Plantae, große Gelenke	epidermolytisch	–	–	Keratine 5, 14	autosomal-dominant	leicht, temperaturabhängig
EBJ Herlitz	Kopf, Gesicht, generalisiert Stamm, Glutäen	junktiolytisch	–	+	Laminin 5	autosomal-rezessiv	schwer, oft im 1. Lebensjahr letal
EBD Hallopeau-Siemens	generalisiert	dermolytisch	+	+	Kollagen VII	autosomal-rezessiv	schwer, Mutilationen, Strikturen, Synechien

Therapie hereditärer Epidermolysen

Die therapeutischen Möglichkeiten sind auf **symptomatische Maßnahmen** beschränkt. Grundsätzlich angezeigt ist die Vermeidung von Trauma und Hitze, regelmäßige Hautpflege (häufiges Einfetten), frühzeitige Eröffnung der Blasen und desinfizierende Lokalbehandlung. Silikonbeschichtete Gitterverbände fördern die Abheilung. Bei Superinfektion sind lokale oder systemische Antibiotikabehandlungen hilfreich. Auf ausgewogene Ernährung ist zu achten, um Mangel und Minderwuchs zu verhindern.

Therapie hereditärer Epidermolysen

Die Möglichkeiten beschränken sich auf **symptomatische Maßnahmen**:
- Sorgfältige Hautpflege und Vermeiden von Traumen
- Bei Superinfektion lokale oder systemisch Antibiotika
- ausgewogene Ernährung

- chirurgische Behandlungen bei stenosierenden und mutilierenden Epidermolysen
- Aufklärung und psychologische Hilfe

Chirurgische Behandlungen sind bei stenosierenden und mutilierenden Epidermolysen häufig notwendig zur Lösung von Synechien, zur Ösophagusdilatation und zur Zahnerhaltung. In ausgeprägten Fällen ist eine Peg-Sonde nötig, um zusätzlich Nahrung zu verabreichen. Eine Aufklärung und psychologische Hilfe für Patient und Eltern ist notwendig. Pränatale Diagnostik (s.o.) ist nötig.

Es besteht Aussicht auf zukünftige somatische Gentherapie, deren Prinzip die Herstellung der Synthesefähigkeit der defekten Strukturproteine durch gentechnologisch veränderte Keratinozyten sein wird.

14.9 Palmoplantarkeratosen (PPK)

▶ **Definition:** Palmoplantarkeratosen sind eine vielfältige Gruppe von Erbkrankheiten, die durch vermehrte Keratinproduktion an Palmae und Plantae gekennzeichnet sind. Nach dem Bild der Hornplatten unterscheidet man diffus punktförmige, streifenförmige u.ä. Palmoplantarkeratosen, daneben sind Vererbungsmodus und assoziierte Symptome verschieden.

Hier wird nur auf wichtige Formen eingegangen.

Hereditäre Palmoplantarkeratosen

Keratosis palmoplantaris diffusa (Vörner-Unna-Thost)

Häufigste autosomal-dominant vererbte PPK mit diffuser plattenartiger Verdickung von Palmae und Plantae (Abb. **C-14.14 a**), oft mit Rhagaden und Hyperhidrose. Die Verhornungsstörung setzt im 1.–2. Lebensjahr ein. Assoziierte Symptome fehlen. Mutationen wurden im Gen für Keratin 9 gefunden, das nur in Palmae und Plantae vorhanden ist.

Keratosis palmoplantaris papulosa seu. maculosa (Buschke-Fischer)

Autosomal-dominante PPK, die erst im 2. Lebensjahrzehnt manifest wird. Man findet derbe Papeln, die zentral gedellt sind oder eine Hornperle enthalten (Abb. **C-14.14 b**). Diese werden häufig als vulgäre Warzen oder Clavi verkannt. Schmerzen beim Gehen.

Keratosis palmoplantaris transgrediens (Mal de Meleda)

Die auf der kroatischen Insel Meleda endemische PPK wird autosomal-rezessiv vererbt. Die plattenartigen Keratosen bleiben nicht auf Handteller und Fußsohlen beschränkt, sondern greifen auf Hand- und Fußrücken Fersen, Knie und Ellenbogen über. Hyperhidrose, Rhagaden und subunguale Keratosen können auftreten.

Syndrome mit PPK

Bei diesen Krankheitsbildern sind neben der Haut auch noch andere Organsysteme betroffen:

Pachyonychia-congenita-Syndrom (Jadassohn-Lewandowsky)

Die Vererbung ist autosomal-dominant. Leitsymptom ist die massive Pachyonychie (krallenartige Nagelverdickung), hinzu kommen umschriebene PPK (inselförmig, diffus oder striär), follikuläre Keratosen (Extremitäten) und Leukoplakien der Schleimhäute). Weitere assoziierte Symptome (Zahnanomalien, Korneadystrophie, Innenohrschwerhörigkeit u. a.) sind beschrieben. Mutationen in den Genen der Keratine 6, 16 und 17 sind bekannt, da diese Keratine sehr verbreitet sind, erklären sich die vielfältigen Symptome.

Papillon-Lefèvre-Syndrom

Autosomal-rezessiv vererbte, wenig ausgeprägte PPK mit Periodontopathie, die zum Zahnverlust führt.

14.9 Palmoplantarkeratosen (PPK)

▶ Definition

Hereditäre Palmoplantarkeratosen
Keratosis palmoplantaris diffusa (Vörner-Unna-Thost)

Autosomal-dominant. Gleichmäßige Verdickung von Handtellern und Fußsohlen (Abb. **C-14.14 a**).

Keratosis palmoplantaris papulosa seu. maculosa (Buschke-Fischer)

Autosomal-dominant. Hornige Papeln, die Warzen ähneln (Abb. **C-14.14 b**).

Keratosis palmoplantaris transgrediens (Mal de Meleda)

Autosomal-rezessiv, über die Palmoplantargrenze hinausgehende, diffuse Keratosen.

Syndrome mit PPK

Pachyonychia-congenita-Syndrom (Jadassohn-Lewandowsky)

Autosomal-dominant. Pachyonychien, PPK und Leukoplakien.

Papillon-Lefèvre-Syndrom

Autosomal rezessiv. PPK mit Periodontopathie.

C-14.14 Hereditäre Palmoplantarkeratosen

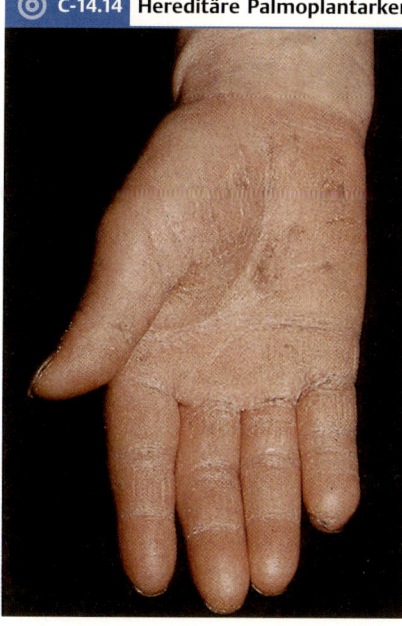

a **Keratosis palmoplantaris diffusa circumscripta (Vörner-Unna-Thost).** Flächenhafte Hyperkeratose, scharf begrenzt, angedeuteter erythematöser Randsaum.

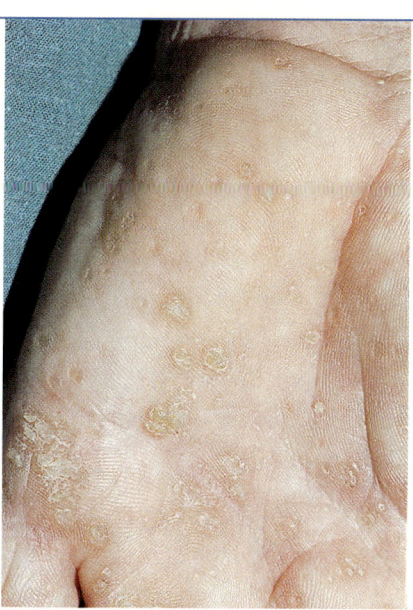

b **Keratosis palmoplantaris papulosa seu. maculosa (Buschke-Fischer).** Isolierte verruköse Papeln z. T. nach Verlust der zentralen Hornperle der linken Palma.

PPK als Teilmanifestation erblicher Verhornungsstörungen

Diese finden sich unter anderem bei den Ichthyosen, den Erythrokeratodermien, der hidrotischen Ektodermaldysplasie, beim Morbus Darier und der Pityriasis rubra pilaris.

Diagnostik einer PPK

Familienanamnese, Manifestationsalter, klinisches Bild der Verhornungsstörung sowie assoziierte Symptome und insbesondere Analyse der Mutationen erlauben eine korrekte Diagnose.
Symptomatische (erworbene) **PPK** müssen ausgeschlossen werden. Diese können hormonellen (Hypothyreose, Klimakterium), infektiösen (Lues II, Verrucae vulgares. Mykosen), mechanischen (Klavi, Schwielen), paraneoplastischen (viszerale Karzinome), toxischen (Arsen, Gold), trophischen (Lymphödeme, Syringomyelie) Ursprungs sein oder bei Hautkrankheiten (Lichen ruber, Psoriasis palmoplantaris, tylotisches Ekzem u. a.) auftreten; sie manifestieren später als die hereditäre PPK.

Therapie der PPK

Die Therapie ist nur symptomatisch möglich. Lokal sind salicylsäurehaltige Rezepturen (5–10%) angezeigt. Auch Vitamin-A-Säure- und harnstoffhaltige Externa sind geeignet, unterstützt durch tägliche Bäder und mechanischer Entfernung der Keratosen (Hornhauthobel).
Orale Retinoide (z. B. Neotigason) können in Einzelfällen zu dramatischen Besserungen führen, sollten jedoch wegen der unerwünschten Langzeitwirkungen nur intermittierend gegeben werden.

PPK als Teilmanifestation erblicher Verhornungsstörungen

Diagnostik einer PPK

Klinisches Bild, Genetik, Mutationsanalyse.

Symptomatische PPK müssen ausgeschlossen werden; sie manifestieren sich erst im höheren Alter.

Therapie der PPK

Symptomatische Behandlung mit salicylsäurehaltigen Rezepturen; auch Vitamin-A-Säure- und harnstoffhaltige Externa.

In schweren Fällen intermittierend orale Retinoide.

14.10 Erythrokeratodermien

▶ **Definition:** Diese Krankheitsgruppe ist durch variable Erytheme und Keratosen gekennzeichnet.

Erythrokeratodermia figurata variabilis (Mendes da Costa)

Erbgang: Der Erbgang ist autosomal-dominant mit Mutationen im Gen für Connexin 31, einem wichtigen Protein der sog. offenen Zellverbindungen (Gap junctions s. S. 5).

Klinik: Schubweise, zentrifugal wachsende, symmetrische und teilweise keratotisch umgewandelte Erytheme. Manifestation in früher Kindheit mit wechselhaftem Verlauf. Keine assoziierten Symptome.

Therapie: Rückfettende Hautpflege, im Schub externe Kortikoide, evtl. in Kombination mit Vitamin-A-Säure lokal, in schweren Fällen Versuch mit aromatischem Retinoid (z. B. Neotigason).

Erythrokeratodermia symmetrica progressiva (Gottron)

Erbgang: Autosomal-dominanter Erbgang; der Gendefekt liegt im Loricrin, einem Protein des sog. „cornified envelopes" der Hornzellen (s. S. 4).

Klinik: Scharf begrenzte, langsam progrediente erythrokeratotische Herde in symmetrischer Anordnung. Der Stamm bleibt meist frei.

Therapie: s. Palmoplantarkeratosen

14.11 Follikularkeratosen

Es handelt sich um Verhornungsstörungen, die am Haarfollikel betont sind. Nur die Keratosis follicularis und die Dyskeratosis follicularis (Darier) werden besprochen.

14.11.1 Keratosis follicularis

▶ **Synonym.** Lichen pilaris, Keratosis pilaris

Epidemiologie und Erbgang: Häufige, auf die Haarfollikelöffnung beschränkte Verhornungsstörung, die vor allem Mädchen im Pubertätsalter betrifft und die Extremitäten (Oberarmstreckseiten, Außenseite der Ober- und Unterschenkel) bevorzugt. Eine autosomal-dominante Vererbung ist wahrscheinlich.

Klinik: Die hornigen Papeln erzeugen ein Reibeisengefühl. Die Keratosis follicularis kann Teilmanifestation einer Ichthyosis vulgaris (ADI) sein. Der Verlauf ist langwierig, im Alter kommt es zur Rückbildung oder Abheilung.

Diagnostik: Follikelassoziierte Hyperkeratosen erlauben die Diagnose.

Therapie: Therapeutisch werden salicylsäure- und harnstoffhaltige Salben verwendet.

14.11.2 Dyskeratosis follicularis (Darier)

▶ **Synonym.** Morbus Darier, Morbus Darier-White

▶ **Definition:** Autosomal-dominant vererbte Erkrankung mit gestörter Verhornung der Epidermis, Haarfollikel und Nägel.

Erbgang: Autosomal-dominante Vererbung mit häufigen Spontanmutationen. Die Mutation (Chr. 12q 23–24.1) betrifft eine Calcium-ATPase, welche an der Differenzierung der Keratinozyten beteiligt ist. Segmentale Formen sind ohne familiäre Häufung.

Klinik: Raue, schuppig-krustig belegte, rötliche Papeln charakterisieren die Krankheit, die häufig zu größeren Herden konfluieren. Prädilektionsstellen sind vordere und hintere Schweißrinne, Gesichtsmitte, behaarter Kopf und Anogenitalregion. Hinzu kommen, besonders nach Irritationen durch Schwitzen, Feuchtigkeit, UV-Licht oder mechanische Exazerbationen stark vegetierende Läsionen, oft auch starker Juckreiz. Häufig sind solche Exazerbationen auch durch bakterielle Superinfektionen ausgelöst und verursachen einen üblen Fötor. Die Papillarleisten an Finger- und Zehenballen zeigen kleine punktförmige Unterbrechungen, die verursacht sind durch abnorme Keratinisierung (palmoplantare „pits"). Hand- und Fußrücken können bräunliche Keratosen, die planen Verrucae ähneln, aufweisen (Akrokeratosis verruciformis Hopf). Weißliche Papeln, ähnlich einer Leukoplakie, können an den Schleimhäuten der Wangen und des harten Gaumens auftreten (Pflastersteinläsionen). Nageldystrophien sind auch häufig.

Diagnostik: Die schuppig-krustig belegten, vorwiegend follikulären Papeln in talgdrüsenreichen Arealen erlauben die klinische Diagnose, die durch das typische histopathologische Bild belegt wird.

Histopathologie: Lichtmikroskopisch findet sich eine Papillomatose, Akanthose, Hyperkeratose und die charakteristische fokale, akantholytische Dyskeratose, d. h. vorzeitige Einzelzellverhornung in Form von so genannten „corps rounds" (im Str. spinosum) und „grains" (im Str. corneum) (Abb. **C-14.16**).

Erbgang: Autosomal-dominant mit häufigen Spontanmutationen. Die Mutation betrifft eine Calcium-ATPase.

Klinik: Charakteristisch sind raue, schuppig-krustig belegte, rötliche Papeln, die häufig zu größeren Herden konfluieren. Prädilektionsstellen sind vordere und hintere Schweißrinne, Gesichtsmitte, behaarter Kopf und Anogenitalregion.

Diagnostik: Dyskeratotische, follikuläre Papeln in talgdrüsenreichen Zonen und das charakteristische Papillarleistenmuster erlauben die Diagnose, die histopathologisch bestätigt wird.

Histopathologie: Fokale akantholytische Dyskeratose.

C-14.15 Dyskeratosis follicularis (Darier)

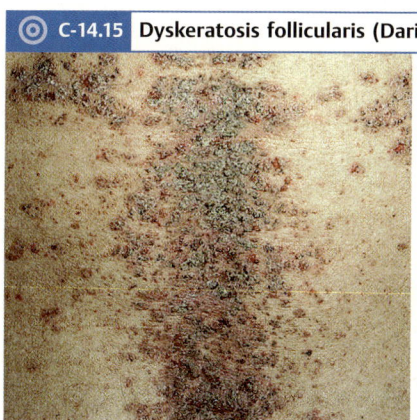
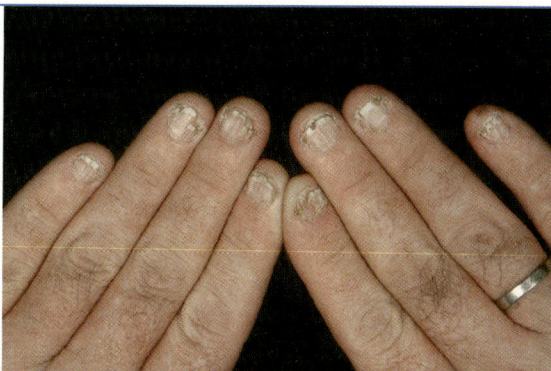

a Befall der vorderen Schweißrinne mit schmutzig-braunen follikulären Papeln.

b Nageldystrophien.

C-14.16 Dyskeratosis follicularis (Darier)

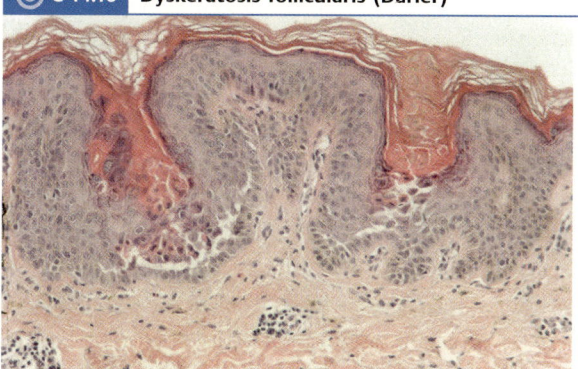

Hyperplastische Epidermis mit suprabasalen, fokalen Akantholysen und dyskeratotischen Keratinozyten (HE-Färbung).

Differenzialdiagnose: Nicht selten kommt es zur Verwechslung mit seborrhoischen Ekzemen.

Therapie: Im Schub externe Kortikosteroide, intermittierend lokal oder aromatisches Retinoid (z. B. Neotigason).

Differenzialdiagnose: Am ehesten kommen chronische Ekzeme, seborrhoische Ekzeme in Betracht aber auch die transitorische akantholytische Dermatose (Morbus Grover), der Pemphigus chronicus benignus familiaris (Morbus Hailey-Hailey) und bei segmentärem Befall die striären und verrukösen Nävi.

Therapie: Kurzfristig im Schub sind externe Kortikosteroide, bei Superinfektion in Kombination mit Antibiotika und antiseptischen Bädern indiziert. Versuch mit Retinoiden lokal. Ausgezeichnete Wirkung haben aromatisches Retinoid (z. B. Neotigason), das zu dramatischen Verbesserungen des Hautzustandes führt, jedoch nur morbostatisch wirkt, und Dermabrasionen.

14.12 Ehlers-Danlos-Syndrom

▶ **Definition**

▶ **Definition:** Heterogene, genetisch determinierte Gruppe von Krankheiten, bedingt durch Störungen in der Synthese des Kollagens mit charakteristischen Symptomen an Gelenken, Haut und inneren Organen.

Epidemiologie und Erbgang: Seltene Erbkrankheit mit Heterogenie (10 Typen, Tab. **C-14.10**), wobei die autosomal-dominant vererbten Typen I–III über 80 % aller Fälle ausmachen.

Ätiologie und Pathogenese: Heterogene Gruppe erblicher Kollagendefekte. Die molekularen Defekte sind bekannt (Tab. **C-14.10**).

Klinik: Durch gestörte und verminderte Kollagensynthese sind die bindegewebsreichen Strukturen der Haut, der Gelenke und der Blutgefäße unzureichend ausgebildet

Folgende Symptome stechen hervor:
- **Cutis hyperelastica** (Abb. **C-14.17 a**)

- **Überstreckbarkeit der Gelenke** (Abb. **C-14.17 b**)

- **Brüchigkeit der Gefäße** mit Ekchymosen und Massenblutungen.

Epidemiologie und Erbgang: Das Ehlers-Danlos-Syndrom ist selten. Man unterscheidet 10 genetisch, klinisch und molekularbiologisch unterschiedliche Typen, wobei die autosomal-dominant vererbten Typen I–III über 80 % aller Fälle ausmachen (Tab. **C-14.10**). Die Typen IV–VII umfassen nur wenige Familien, die Typen VIII–X entsprechen Einzelfällen.

Ätiologie und Pathogenese: Es handelt sich um eine heterogene Gruppe erblicher Kollagendefekte, deren defekte Genprodukte und Genloci meist bekannt sind (Tab. **C-14.10**).

Klinik: Durch die gestörte und reduzierte Kollagensynthese sind die bindegewebsreichen Strukturen der Haut, der Gelenke und der Blutgefäße unzureichend ausgebildet. Es fehlt die Festigkeit, das Bindegewebe ist überdehnbar und zerreißt leicht, was vor allem bei den Blutgefäßen zu kleinen, aber auch zu massiven Blutungen führen kann.
Die Symptome an der Haut zeigen sich durch eine ausgeprägte **Cutis hyperelastica**, die über den Gelenken, seitlich am Hals und auch im Gesicht in dünnen Falten bis zu 4 und mehr Zentimetern abgehoben werden kann (Abb. **C-14.17 a**). Nach Loslassen schnellt sie wieder in die Ausgangslage zurück („Gummihaut"). Wundränder weichen enorm auseinander. Wunden zeigen eine verzögerte Wundheilung (Nähte müssen 3- bis 4-mal länger liegen gelassen werden!); es resultieren atrophische, bizarre und minderwertige Narben, wobei molluskoide hypertrophische Narbenbereiche ohne Festigkeit dazukommen. Es besteht eine Neigung zu Infektionen.
Die Gelenke sind überstreckbar, oft in ungewollten Richtungen beweglich und entbehren der Festigkeit (Abb. **C-14.17 b**). Dadurch können ungewöhnliche Bewegungen ausgeführt werden (Schlangenmenschen). Die Gelenke neigen zu rezidivierenden Luxationen und zu Fehlstellungen.
Die **Brüchigkeit des perivaskulären Bindegewebes** zeigt sich an den kleinen Gefäßen als Ekchymosen und an den großen Gefäßen durch lebensgefährliche Massenblutungen. Zu solchen kann es provoziert durch Anstrengung, durch Unfälle und auch durch Schwangerschaft und Geburt kommen. Aber auch andere Bindegewebsstrukturen sind minderwertig, so dass es oft zu Hernien, Wirbelsäulenverkrümmungen und gelegentlich auch zu Rupturen des Darmes oder einem Pneumothorax kommen kann.
Das Mosaik der klinischen Manifestation ist abhängig vom biochemischen Defekt der verschiedenen Kollagentypen und spiegelt sich in der klinischen Symptomatik (Tab. **C-14.10**) wider.

C-14.17 Ehlers-Danlos-Syndrom

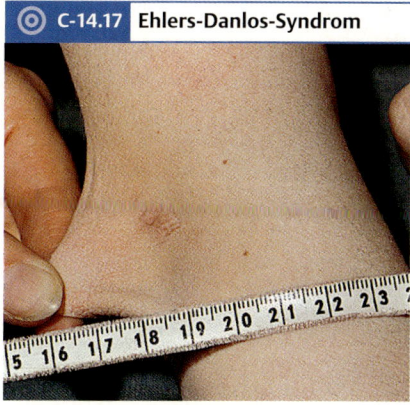

a **Hyperelastische Haut** am Ellbogen eines 8-jährigen Knaben mit **Ehlers-Danlos-Syndrom Typ II**. Die Haut ist 4 cm als Falte abhebbar. Im Ellbogenbereich besteht eine atrophische Narbe mit einem kleinen hypertrophischen Anteil (molluskoider Pseudo„tumor").

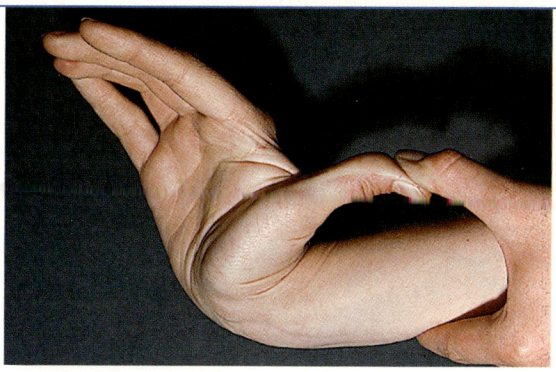

b Bizarre **Überstreckbarkeit** der Gelenke bei einer 27-jährigen Patientin. Die Patientin hat nach der genetischen Beratung auf Schwangerschaften verzichtet und zwei Kinder adoptiert.

C-14.10 Heterogenität des Ehlers-Danlos-Syndroms

Typ	Erbgang	Gen-Mutation	klinische Symptomatik		
			Haut	**Gelenke**	**Gefäße**
			Hyperelastizität Verletzbarkeit Wundheilungsstörung	überstreckbar leicht verstauchbar Fehlstellung	brüchig Blutungsneigung
I gravis	AD	Kollagen V	+++	+++	+++
II mitis	AD	Kollagen V	++	++	++
III Fam. Hypermobilität	AD	Kollagen III	++	++	–

A = autosomal D = dominant

Diagnostik: Die Diagnose kann aufgrund der klinischen Beschreibung erfolgen und wird durch die Familienuntersuchung ergänzt. Klonierungen erlauben die Typen zu bestätigen.

Therapie: Eine Therapie ist weder symptomatisch noch molekularbiologisch möglich. Das Vermeiden von Verletzungen und größeren Belastungen der Gelenke ist ebenso Bestandteil von Aufklärung und Beratung wie der Hinweis auf die Gefahren von Schwangerschaft und Geburt bei den Typen I, II, IV und VI. Auftretende Wunden müssen besonders sorgfältig gepflegt werden. Operationen sollten nur im Notfall durchgeführt werden, da die Wundheilung 3- bis 4-mal langsamer als üblich erfolgt. Die Nähte müssen deshalb stabiler sein und länger liegen.

Prognose: Die Krankheit ist chronisch progredient, wobei Wunden der Haut und Luxationen der Gelenke die Lebensqualität beeinträchtigen, während Rupturen der großen Gefäße lebensbedrohlich sind.

Diagnostik: Aufgrund der Klinik mithilfe der Klonierung.

Therapie: Eine Therapie ist nicht möglich. Belastungen und Verletzungen sind zu vermeiden ebenso wie Schwangerschaften und Geburten bei den Typen I, II, IV und VI.

Prognose: Die Krankheit ist chronisch progredient. Rupturen größerer Gefäße sind lebensbedrohlich.

14.13 Pseudoxanthoma elasticum

▶ **Synonym.** Elastorrhexis generalisata, Grönblad-Strandberg-Syndrom

▶ **Definition:** Heterogene Erbkrankheit der elastischen Fasern mit Manifestation an der Haut, am Auge und am kardiovaskulären System.

Epidemiologie und Erbgang: Heterogene, seltene, meist autosomal-rezessive Erbkrankheiten, die ausschließlich die elastischen Fasern betreffen. Gendefekt umfasst einen Transmembran-ATP-bindenden Transporter (Chr. 16p 13.1).

Klinik: Es besteht eine generalisierte Störung der elastischen Fasern, die sich im frühen Erwachsenenalter manifestiert und besonders Haut, Augen und Arterien vom elastischen Typ betrifft. Das minderwertige elastische Gewebe ist an der Haut sichtbar, während es am Auge und am Gefäßsystem zu funktionellen Einbußen und bei Rupturen zu lebensgefährlichen Verletzungen führt.

An der **Haut** finden sich symmetrisch angeordnet fleckige und plattenartige, unscharf begrenzte Felder, auf denen sich papulöse, streifig angeordnete und meist konfluierende Einzelelemente von scholligen Einlagerungen in die obere Dermis mit gelblicher Eigenfarbe befinden (Abb. **C-14.18**). Die Hautfalten werden prominent. Durch Spannen der Haut sind sie besonders gut sichtbar. Sie finden sich an den Beugen, vor allem seitlich am Hals, in den Ellenbeugen, um den Nabel und seitlich am Rumpf. Schollige, gelblich durchschimmernde Elastikaeinlagerungen sind auch an der Mundschleimhaut besonders beim Spannen zu sehen.

An den Augen finden sich am **Augenhintergrund**, in der Umgebung der Papille, gefäßähnliche, gelblich bis schwärzliche Streifen, die manchmal verzweigt sind, gelegentlich pflastersteinartig zusammenfließen oder nur als Spritzer zu sehen sind. Sie finden sich beidseitig und können Ausgangspunkte für Blutungen sein (**angioid streaks**). Die Veränderungen führen zu Sehstörungen, die im 3–4 Lebensjahrzehnt bemerkt werden, progredient verlaufen und bei 80% der Patienten auftreten. Infolge von Retinablutungen kann es auch zur Erblindung kommen.

C-14.18 Pseudoxanthoma elasticum

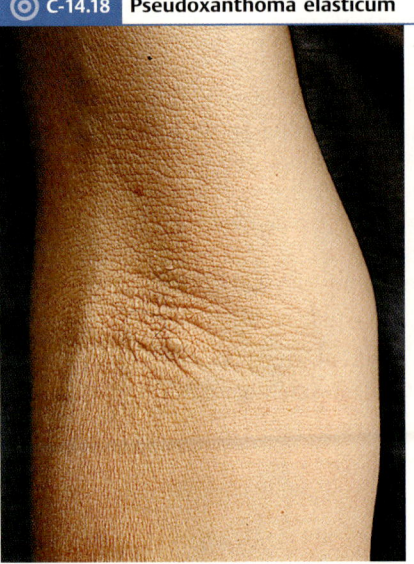
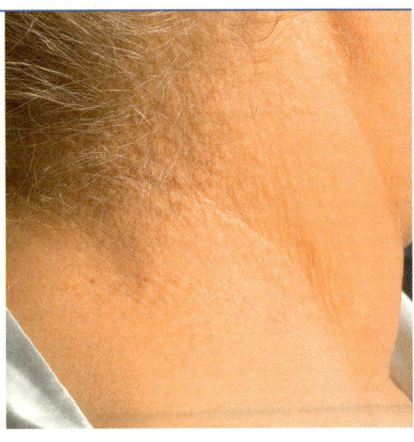

b Gelbliche Papeln und Streifen in faltiger Haut (am Hals, seitlich).

a Unscharf begrenztes Feld in der Ellenbeuge einer 32-jährigen Patientin. Man achte auf die gelblichen Elastika-Schollen, die teils papulös, teils streifig, meist aber felderartig in der Haut liegen und die Beugefalten überdeutlich zeichnen.

Die **kardiovaskulären Veränderungen** betreffen vor allem **Arterien vom elastischen Typ** und führen zur vorgezogenen Arteriosklerose und zu vermehrter und erhöhter Neigung von bedrohlichen Blutungen, die intestinal, pulmonal, zerebral, im Urogenitaltrakt und auch am Herzen auftreten können. Fehlende Pulse an den Extremitäten sind typisch.

Diagnostik: Die Hautveränderungen sind sehr typisch und können dank der Morphologie mit Fehlen von follikulären Elementen, der Lokalisation und aufgrund des Manifestationsalters von der aktinischen Elastose unterschieden werden. Die Diagnose sollte histopathologisch gesichert werden.

Histopathologie: Die Veränderungen betreffen das Elastin in elastischen Fasern, die fokal schollig verquollen und in kurze Stücke zerfallen. Die so fragmentierte Elastika ist reich an Kalziumsalzen und liegt zwischen normal ausgebildeten Kollagenfasern. Die „angioid streaks" entsprechen schollten Elastikafragmentierungen der Bruch-Membran und der Elastika der Retinalarterien.

Differenzialdiagnose: Abzugrenzen sind lokalisierte, schollige Elastikadegenerationen durch Säureeinwirkung oder im Bereich von Narben. Die Veränderungen am Auge und am kardiovaskulären System müssen gesucht werden.

Therapie: Eine wirksame Behandlungsmöglichkeit besteht nicht. Die Patienten bedürfen einer genetischen Beratung und haben schwere Anstrengungen wegen der Gefahr einer Massenblutung zu vermeiden. Dies gilt auch für Schwangerschaften.

Prognose: Die Krankheit ist chronisch, schubweise progredient und determiniert durch die Blutungsneigung am Auge und am kardiovaskulären System.

Die **Arterien vom elastischen Typ** sind befallen mit der Gefahr von Blutungen und vorzeitiger Arteriosklerose.

Diagnostik: Klinisches Bild und Histopathologie sichern die Diagnose.

Histopathologie: Fokal und schollig ist das elastische Bindegewebe verquollen und fragmentiert. Es liegt zwischen normalen Kollagenfasern und ist mit Kalziumsalzen angereichert.

Differenzialdiagnose: Abzugrenzen sind die aktinische Elastose und elastotische Veränderungen im Bereich von Narben.

Therapie: Eine Behandlung ist nicht möglich. Genetische Beratung ist anzustreben.

Prognose: Chronisch progrediente Erbkrankheit mit der Gefahr von Massenblutungen.

15 Psoriasis

15.1 Grundlagen

▶ **Synonym.** Schuppenflechte

▶ **Definition:** Die Psoriasis ist eine gutartige, chronisch schubweise verlaufende erbliche Dispositions-(Auto-)Immunkrankheit der Haut und Nägel, seltener auch der Schleimhäute und Gelenke mit scharf begrenzten erythematosquamösen Plaques vor allem an den Streckseiten.

Epidemiologie und Erbgang: Die Psoriasis ist eine häufige Hauterkrankung, die – einschließlich ihrer besonderen Formen – Männer und Frauen gleichermaßen betrifft. Mit Ausnahme von Eskimos, Indianern und Schwarzafrikanern erkranken alle ethnischen Gruppen, am häufigsten die Europäer, etwa 2–3 % der Bevölkerung sind hier betroffen. Es handelt sich um eine erbliche Dispositionskrankheit, wobei man eine polygene und multifaktorielle Vererbung mit Schwellenwerteffekt annimmt.

Ist ein Elternteil erkrankt, liegt das Psoriasisrisiko für das Kind bei 8,1 %, bei zwei erkrankten Elternteilen sogar bei 41 %. Bei eineiigen Zwillingen liegt das Konkordanzrisiko bei 65 %.

Genotypisch determiniert ist außer der Disposition auch der Typ der Psoriasis, während die Lokalisation der Hauterscheinungen und der Verlauf im Wesentlichen anderen (Umwelt-)Einflüssen unterliegen. Mechanische, infektiöse und psychosomatische Faktoren sind als Auslöser gut bekannt.

Formen: siehe Tab. C-15.1.

C-15.1 Psoriasis-Formen

Form (Häufigkeit)	Merkmale, Kriterien
Psoriasis vulgaris	
▪ Typ I (60–70 %)	▪ frühe Manifestation (Alter zwischen 10–25 Jahren) ▪ klinisch oft schwerere Fälle ▪ hohe familiäre Belastung ▪ Koppelung: besonders stark (bis zu 95 %) mit HLA-Cw 6 und HLA-Dr 7, darüber hinaus mit HLA-B 57 und HLA-B 17 (diese Befunde legen nahe, dass die für diesen Psoriasis-Typ relevanten Gene wie die HLA-Gene auf dem kurzen Arm des Chromosoms 6 liegen)
▪ Typ II (30–40 %)	▪ späte Manifestation (Alter zwischen 35–60 Jahren) ▪ klinisch oft leichtere Fälle ▪ keine familiäre Häufung ▪ nur geringe Koppelung mit den HLA-Typen (s.o.)
Psoriasis arthropathica (5–7 %)	▪ Gelenkbefall und meist zusätzlich Hautbefall ▪ erhöhte Korrelation mit HLA-B 27
Psoriasis pustulosa (0,5–2,5 %)	▪ Hautbefall mit Pustelbildung ▪ erhöhte Korrelation mit HLA-B 27

Ätiologie und Pathogenese: Die Veranlagung für Psoriasis ist genetisch festgelegt. Der Erkrankung liegt ein Immunprozess zugrunde, bei dem T-Zellen durch körpereigene Auto-Antigene im Sinne einer Autoimmunkrankheit stimuliert werden. Bis auf Keratine der Epidermis (s.u.) hat man diese Antigene jedoch noch nicht genau identifizieren können.

Histologisch findet man als Korrelat der Immunreaktion eine Ansammlung von Leukozyten. Diese schütten Entzündungsfaktoren (Interleukine) aus, welche einen entzündungs- und proliferationsfördernden Effekt auf Keratinozyten aufweisen. Es kommt es zu einer Proliferation der Epidermis mit bis zu 10facher Geschwindigkeit, so dass sich die Epidermis verbreitert (**Akanthose**, s. S. 45). Die so rasch proliferierenden Keratinozyten haben keine Chance auszureifen und besitzen daher beim Erreichen des Stratum corneum noch ihre Kerne (**Parakeratose**, s. S. 4).

Die Psoriasis ist eine nichtinfektiöse Immunerkrankung der Haut mit sekundärer Proliferation der Epidermis, wobei autoimmune Vorgänge als Verursacher diskutiert werden.

▶ **Exkurs:** Schuppenmaterial des Stratum corneum enthält antibakterielle Proteine, die so genannten Defensine, die den Menschen vor Hautinfektionen schützen. Da Psoriatiker besonders viele davon besitzen, leiden sie signifikant weniger unter bakteriellen, aber auch viralen Hautinfektionen, was mit der Evolutionstheorie begründet in der Geschichte der Menschheit in der Vergangenheit zu einem Selektionsvorteil und somit zu der starken Verbreitung der Veranlagung für Psoriasis (bis 3% der Bevölkerung) geführt hat.

◀ Exkurs

Triggerfaktoren für einen Ausbruch oder eine Exazerbation der Erkrankung:
- **Infektionen** (v. a. der oberen Luftwege mit β-hämolysierenden Streptokokken Gruppe A). Ursache ist möglicherweise, dass die M-Proteine der Streptokokkenkapseln große Homologien zu Keratinen der Epidermis aufweisen (Keratin 14 und 16). Bei entsprechender genetischer Veranlagung scheint das Immunsystem nach Stimulation durch eine Streptokokkeninfektion fälschlicherweise auch durch Keratine im Sinne einer Autoimmunkrankheit stimuliert zu werden (typischerweise kommt es 7–14 Tage nach einem Streptokokkeninfekt zu einer Exazerbation der Psoriasis). Das Prinzip, dass das Immunsystem sich fälschlicherweise gegen körpereigene Antigene richtet, die Antigenen von Infektionserregern täuschend ähnlich sehen, wird **molekulare Mimikry** genannt. Als weiterer Erreger kann eine Hautbesiedlung mit Staphylococcus aureus mittels Superantigenexpression zur Immunstimulation und somit zur Entstehung von Psoriasisplaques führen. Darüber hinaus kommt es bei einer HIV-Infektion aus ungeklärten Gründen häufig zu einer Exazerbation der Psoriasis, v. a. der Psoriasis arthropathica.
- **Medikamente** (Betablocker, Lithium, Interferon, Chloroquin).
- **Mechanische Reizungen** – sog. **Köbner-Phänomen:** ein unspezifischer Reiz, z. B. eine Hautschnittverletzung (Operation), triggert an dieser Stelle eine spezifische Erkrankung, in diesem Falle das Entstehen eines Psoriasisherdes.
- **Klima/Jahreszeiten:** in den Sommermonaten Verbesserung der Psoriasis durch erhöhte UV-Exposition, da UV-Licht immunsuppressiv/antientzündlich an der Haut wirkt.
- Auch **psychische Faktoren** spielen eine Rolle: typischerweise führt Stress zu einer Exazerbation.

Triggerfaktoren:
- **Infektionen** (Streptokokkeninfekte)

- **Medikamente**
- **Mechanische Reizungen (Köbner-Phänomen)**

- **Klima/Jahreszeiten**

- **Psychische Faktoren, Stress**

15.2 Klinik

15.2.1 Psoriasis vulgaris

Das klinische Bild der Psoriasis im chronischen Stadium ist geprägt durch die Effloreszenz des **erythematosquamösen Plaque:** erythematöser Plaque mit aufsitzender nicht fest haftender silbrig-weißer grober Schuppung.
Prädilektionsstellen sind die Streckseiten der Extremitäten, die Sakralregion und der behaarte Kopf (Abb. **C-15.2 a**). Häufig ist auch die Rima ani befallen, typischerweise ohne Schuppung aber mit Rhagade (Abb. **C-15.1 a**). In Sonderfällen kann das klinische Bild der Psoriasis sich auch ganz umdrehen und primär die intertriginösen Areale der Haut befallen (axillär, inguinal, submammär). Diese Form nennt man **Psoriasis inversa** (Abb. **C-15.2 b**), welche klassischerweise keine oder wenig Schuppung besitzt. Eine wichtige Differenzialdiagnose ist in diesem Fall die intertriginöse Mykose.
Die Psoriasis kann vor allem während Exazerbationen jucken.

15.2 Klinik

15.2.1 Psoriasis vulgaris

Die chronische Psoriasis ist geprägt durch **erythematosquamöse Plaques** an den Extremitätenstreckseiten, sakral und der Kopfregion. Die Psoriasis geographica ist die chronische Form mit großen Plaques. Akute Schübe zeigen zahlreiche disseminierte münzgroße Herde (Psoriasis guttata). Selten ist die Psoriasis inversa (Befall der intertriginösen Areale). Die exazerbierte Psoriasis kann jucken.

C-15.1 Psoriasis vulgaris

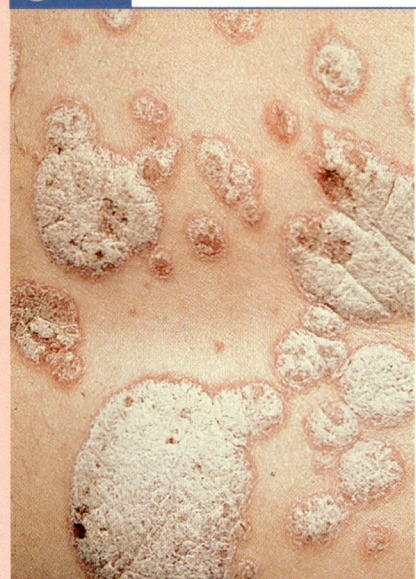 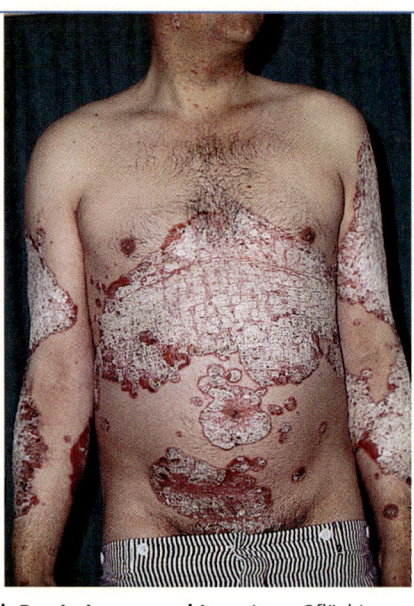 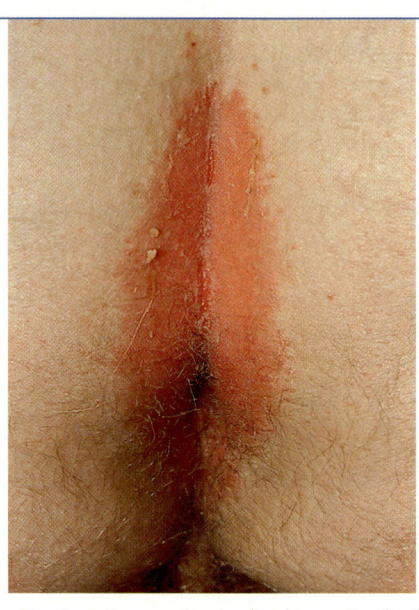

a Typische, scharf begrenzte Herde der **Psoriasis vulgaris** mit starker, parakeratotischer Schuppung, die nicht fest haftet.

b Psoriasis geographica mit großflächigen, scharf begrenzten Psoriasisherden am Stamm und den Extremitäten und Aussparung der Ellenbeugen.

c Psoriasis inversa im Analtrichter mit scharf begrenzter Rötung, wenig Schuppung und charakteristischer Rhagade in der Mittelfalte.

C-15.2 Prädilektionsstellen der Psoriasis vulgaris (a) und der Psoriasis inversa (b)

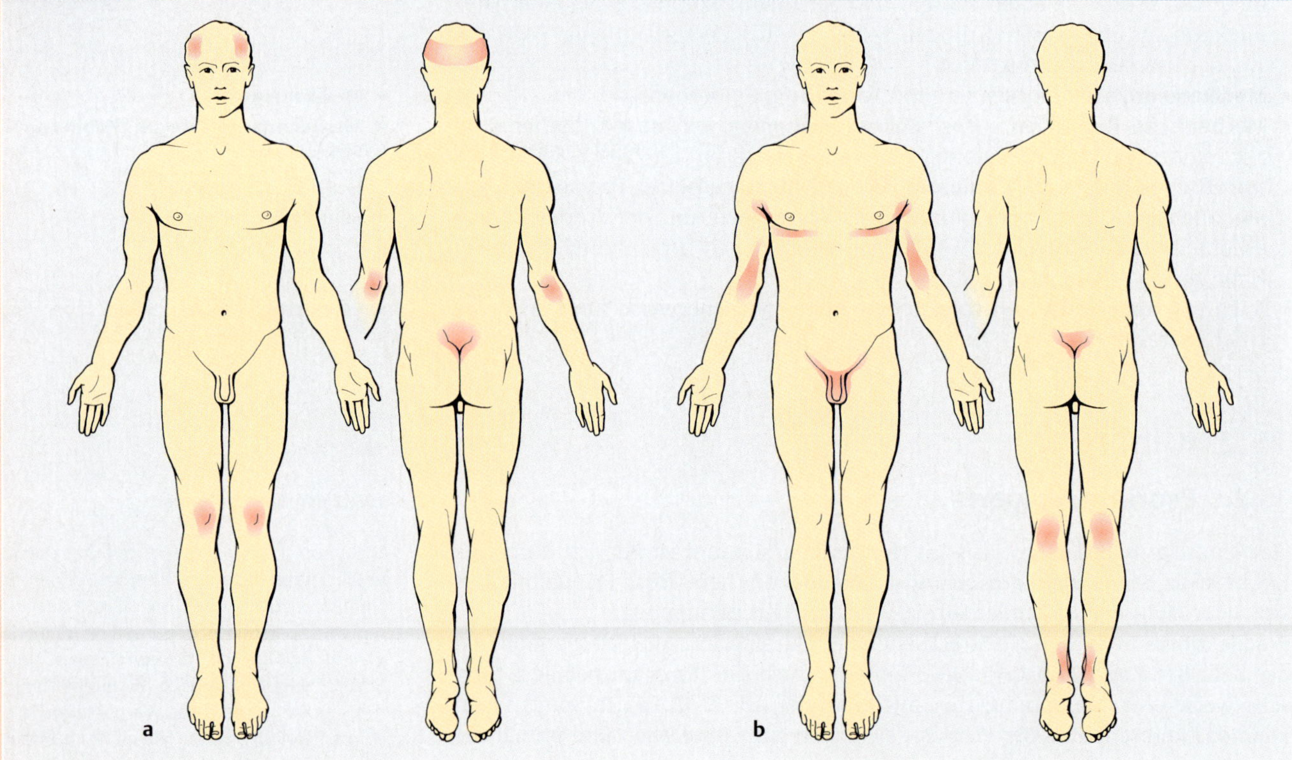

a Prädilektionsstellen der Psoriasis vulgaris

b Prädilektionsstellen der Psoriasis inversa

In akuten Schüben (häufig nach Streptokokkeninfekten, s.o.) kommt es zur Aussaat von disseminierten Psoriasisherden (Abb. **C-15.1 a**), die initial nur Punktgröße aufweisen (**Psoriasis punctata**), dann aber an Größe zunehmen: Tropfengröße (**Psoriasis guttata**) bis Münzgröße (**Psoriasis nummularis**). Die Psoriasisform im chronischen Stadium mit großen polyzyklisch begrenzten Plaques nennt man **Psoriasis geographica** (Abb. **C-15.1 b**) aufgrund der Ähnlichkeit mit dem Bild der Kontinente auf einer Weltkarte. Ist als Maximalform nahezu der gesamte Körper befallen, spricht man von einer **psoriatischen Erythrodermie:** generalisierte schuppende entzündliche Hautrötung (Erythrodermien können neben der Psoriasis auch beim atopischen Ekzem, Sézary-Syndrom und bei den Ichthyosen auftreten).

Die Psoriasis unterliegt insgesamt einem dynamischen Verlauf mit Verbesserungen und Verschlechterungen (Schüben). Dabei kommt es im Sommer meist zu einer tendenziellen Verbesserung (s. Triggerfaktoren S. 463).

Nagelveränderungen: Im Laufe der Psoriasiserkrankung, selten als erstes Symptom, treten bei bis zu 50 % der Patienten charakteristische psoriatische Nagelveränderungen auf. Diese beruhen auf dem Psoriasisbefall der Nagelmatrix:
- **Tüpfelnägel** sind Nägel, die einige bis viele kleine trichterförmige Einziehungen der Nagelplatte aufweisen (Abb. 5 a). Diese Veränderungen beruhen auf der insuffizienten parakeratotischen Verhornung an der Oberfläche des Nagels. Diese Areale sind weniger widerstandsfähig und lösen sich mit der Zeit heraus.
- Befinden sich die Parakeratose-Areale inmitten der Nagelplatte erscheinen sie als scharf begrenzte, gelb-bräunliche, schmutzige Veränderungen (**„Ölfleck"**; Abb. **C-15.3 b**).
- Ist der komplette Nagelapparat befallen, erscheint der gesamte Nagel dystroph (**Nageldystrophie**), aufgeworfen und verdickt (sog. Krümelnägel). Differenzialdiagnostisch muss eine Nagelmykose abgegrenzt werden (S. 200).

Nagelveränderungen: Bei der Psoriasis treten oft charakteristische Nagelveränderungen auf:
- **Tüpfelnägel** (Abb. **C-15.3 a**) als symptomlose, kleine trichterförmige Einziehungen der Nagelplatte (Parakeratose der oberen Nagelplatte),
- **Ölflecke** (Abb. **C-15.3 b**) als gelb-bräunliche, scharf begrenzte Verfärbungen der Nagelplatte (Parakeratose inmitten der Nagelplatte).
- Ist der gesamte Nagel befallen, spricht man von einer **Nageldystrophie** (Krümelnägel).

C-15.3 Psoriasis der Nägel

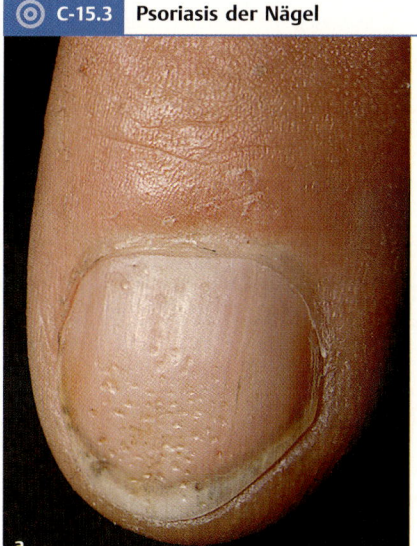
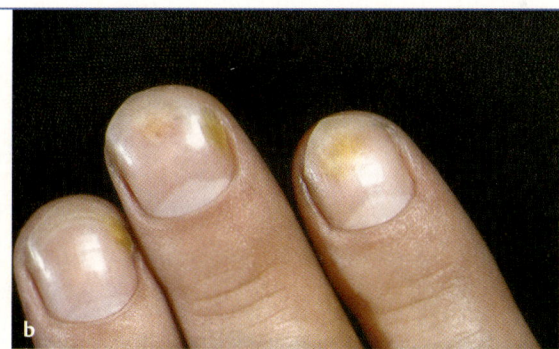

a Tüpfelnägel mit grübchenförmigen Einziehungen der Nagelplatte bei Psoriasis vulgaris.
b Gelb-bräunlicher „Ölfleck" bei Psoriasis vulgaris.

15.2.2 Psoriasis arthropathica

Die Psoriasis arthropathica: Im Laufe der Psoriasiserkrankung tritt bei 5–7 % der Patienten eine Psoriasis arthropathica auf, die meist vom peripheren und selten vom axialen Typ (Abb. **C-15.4**) ist.
Typisch ist der akute oder auch chronische Beginn mit Befall von Finger- und Zehengelenken. Symptome sind die einer entzündlichen Gelenkerkrankung. Der Rheumafaktor ist negativ, eine Korrelation zum HLA-B 27 jedoch deutlich.

15.2.2 Psoriasis arthropathica

Die Psoriasis arthropathica findet sich vorwiegend bei der Psoriasis vulgaris vom Typ I mit familiärer Häufung und früher Manifestation. Eine Korrelation mit HLA-B 27 ist deutlich, vor allem beim axialen Typ. Der Rheumafaktor ist negativ.
Bei 5–7 % der Psoriasis-Patienten tritt zumeist nach den ersten Hautveränderungen, selten gleichzeitig oder sogar vorher, eine Psoriasis arthropathica (Arthritis psoriatica) auf. Man unterscheidet zwei Formen:

- Am häufigsten ist der **periphere Typ** (Abb. **C-15.4**), wobei ein oder mehrere kleine Gelenke, oft symmetrisch, von akuten, sehr schmerzhaften und geröteten Auftreibungen betroffen sind. Der Befall von Finger- und Zehengelenken oder der Befall aller Gelenke eines Fingers (Strahltyp) ist typisch für diesen Typ der Arthritis psoriatica. Das Geschehen verläuft schubweise über Monate und Jahre und wechselt oft das betroffene Gelenk. Neben den Weichteilschwellungen um die Gelenkkapsel kommt es zur Destruktion und zur Wucherung der Synovia sowie zu einer gelenknahen Osteoporose. Die Spätzustände sind durch Destruktion, Mutilation und Ankylose der Gelenke charakterisiert. (Differenzialdiagnose: primär chronische Polyarthritis).
- Der seltenere **axiale Typ** der Psoriasis arthropathica führt klinisch zu einer Versteifung der Iliosakralgelenke und der Wirbelsäule (Abb. **C-15.4**). Eine wichtige Differenzialdiagnose ist hier der Morbus Bechterew. Die peripheren Gelenke können zusätzlich befallen sein.

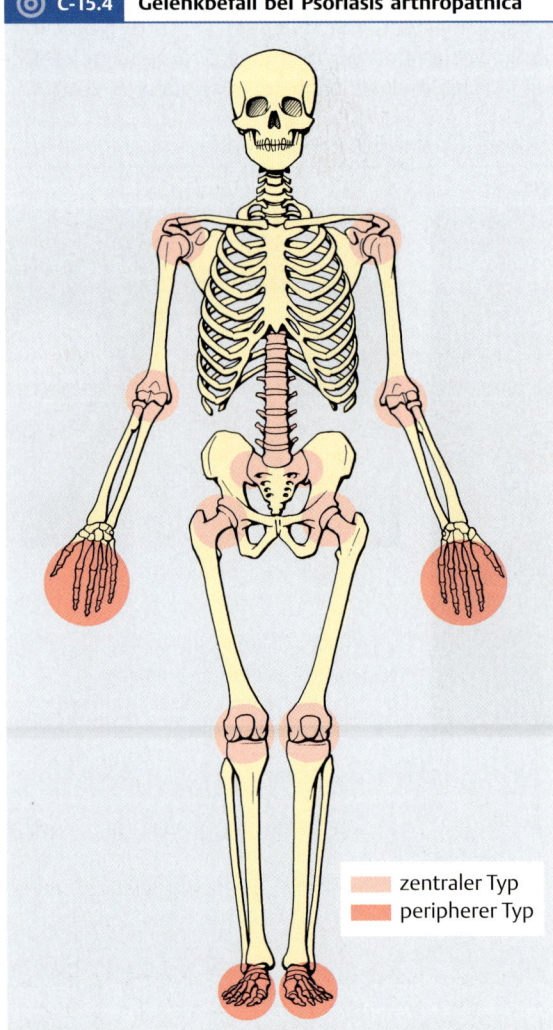

C-15.4 Gelenkbefall bei Psoriasis arthropathica

Gelenkbefall vom peripheren Typ (ähnlich wie die primär chronische Polyarthritis) und Gelenkbefall vom zentralen Typ (ähnlich wie beim Morbus Bechterew).

15.2.3 Psoriasis pustulosa

Im Laufe von akuten Schüben der Psoriasis kann es zu pustulösen Eruptionen kommen, wobei multiple, gruppiert stehende und oft zusammenlaufende, weiße, auf Berührung schmerzhafte, intraepidermale Pusteln auf geröteter Haut stehen. Man spricht beim exanthematischen Befall des gesamten Körpers oder großer Teile davon von der **Psoriasis pustulosa generalisata Typ Zumbusch** (Abb. 7 b), sind nur Hände und Füße befallen, vom akral lokalisierten **Typ Barber** (Abb. 7 a). Die **Pusteln** entstehen durch Leukozytenansammlungen (neutrophile Granulozyten) in gekammerten Bläschen der Epidermis und sind **steril**. Die Psoriasis pustulosa ist selten.

15.2.3 Psoriasis pustulosa

Selten kommt es im Verlaufe der Psoriasis zu akuten pustulösen Eruptionen, die exanthematisch auftreten können (Typ Zumbusch, Abb. 7 b) oder nur akral lokalisiert sind (Typ Barber, Abb 7 a). In der Epidermis treten sterile, spongiforme Pusteln voller Leukozyten auf.

C-15.5 Psoriasis pustulosa

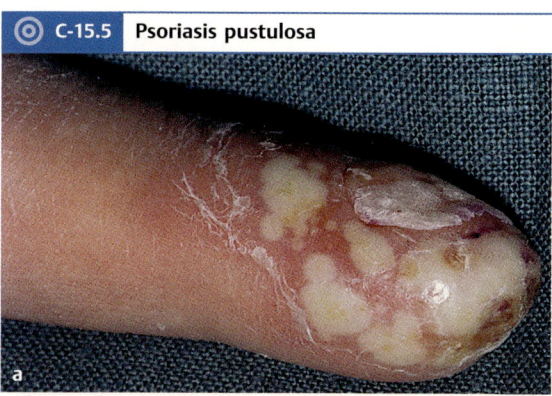
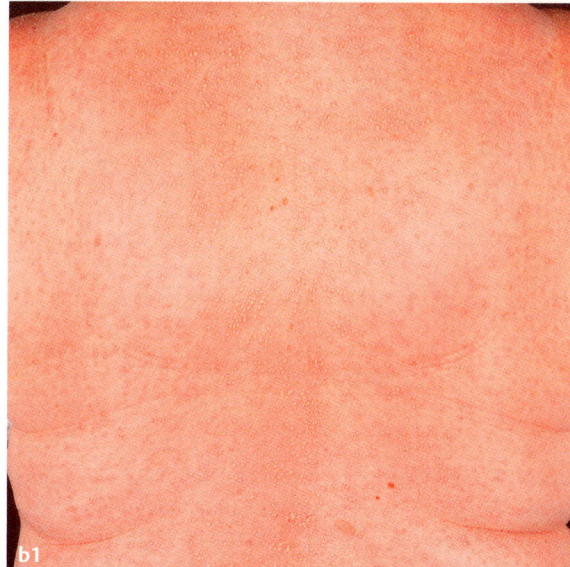
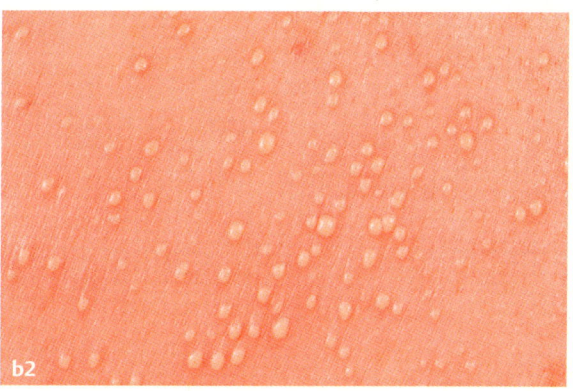

a Psoriasis pustulosa **Typ Barber**: Befall der Hände und Füße
b Psoriasis pustulosa generalisata **Typ Zumbusch**:
   1) Übersichtsaufnahme,
   2) Nahaufnahme

15.3 Diagnostik und Differenzialdiagnose

Die Diagnose der Psoriasis kann in der Regel leicht aus der familiären Disposition, der Verteilung der scharf begrenzten, erythematosquamösen Plaques und den Psoriasiskratzphänomenen (s.u.) gestellt werden. Die histologische Untersuchung sichert die Diagnose im Zweifelsfall.

Kratzphänomene:
- **Kerzentropfenphänomen:** Kratzt man die Schuppen eines Psoriasisplaques ab (z.B. mit einem Holzspatel), so lösen sich diese ab wie Wachs eines getrockneten Wachstropfens auf einer Tischdecke (Abb. **C-15.6 a**).

15.3 Diagnostik und Differenzialdiagnose

Familiäre Häufung, Verteilung und typische Morphologie erlauben die Diagnose im Regelfall. Diagnostische **Kratzphänomene** helfen zusätzlich (Abb. **C-15.6**):
- **Kerzentropfenphänomen**.
- **Phänomen des letzten Häutchens**.
- **Auspitzphänomen** oder **Phänomen des blutigen Tau**.

- **Phänomen des letzten Häutchens:** Kratzt man die Epidermis weiter ab, schaut man nun auf die wegen der Entzündung stark durchblutete und rot glänzende Dermis (Abb. **C-15.6 b**).
- **Auspitzphänomen** oder **Phänomen des blutigen Tau** (Abb. **C-15.6 c**): Kratzt man noch einmal, hat man die Dermis mit seinen Blutgefäßen eröffnet und es beginnt punktförmig zu bluten (punktförmig, weil es an den Reteleisten auf gleicher Höhe *nicht* blutet – hier befindet man sich noch in der Epidermis ohne Blutgefäße).

C-15.6 Kratzphänomene

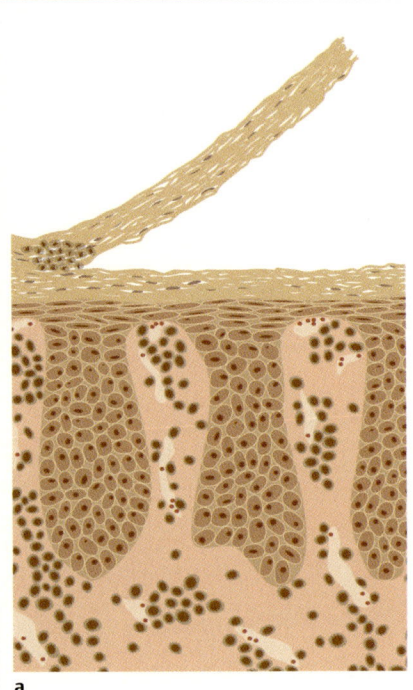
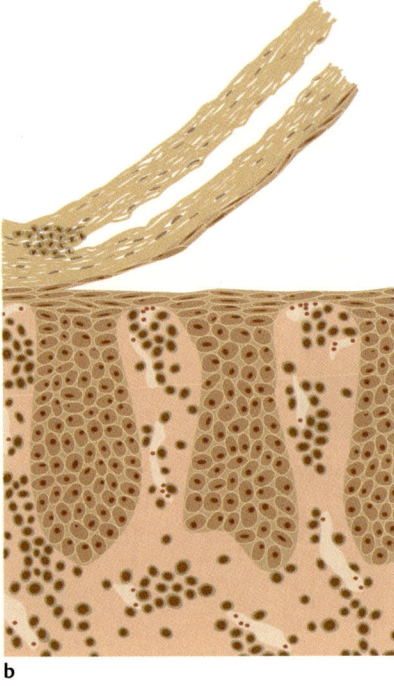
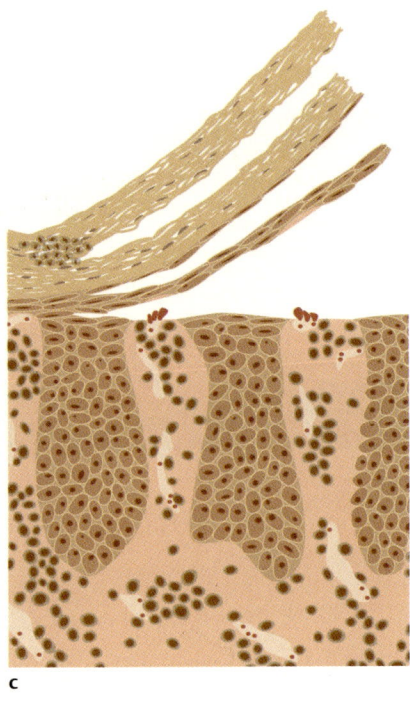

a. Kerzentropfenphänomen

b. Phänomen des letzten Häutchens (Blick auf die rot glänzende Dermis)

c. Phänomen des blutigen Tau (Auspitzphänomen): punktförmige Blutung aus den eröffneten Papillenspitzengefäßen wie morgendlicher Tau auf einem Blatt; die dazwischen liegenden Reteleisten zeigen aufgrund fehlender Gefäße (Epidermis!) keine Blutung

Histopathologie und Psoriasisphänomene: In der Dermis findet sich ein entzündliches Infiltrat. Die Epidermis mit ausgeprägtem Stratum corneum ist stark verbreitert und von kleinen neutrophilen Granulozyten-Abszessen durchsetzt (Munro-Mikroabszesse).

Differenzialdiagnose: Mykose, Rumpfhautbasaliom, seborrhoisches Ekzem, atopisches Ekzem, Kontaktekzem.

Histopathologie: Die Psoriasis ist eine Immunreaktion an der Haut. Es findet sich histologisch in der oberen Dermis ein Infiltrat aus Lymphozyten, Makrophagen und neutrophilen Granulozyten (Abb. **C-15.7**) und in die Epidermis eingewanderte Verbände aus neutrophilen Granulozyten (so genannte Munro-Mikroabszesse). Letztere sind bei einer maximal starken Psoriasis auch äußerlich als Pusteln sichtbar (Psoriasis pustulosa). Ansonsten zeigt sich eine Akanthose mit birnenförmiger Ausziehung der Reteleisten. Wegen der überschnellen Reifung der Keratinozyten fehlt das Stratum granulosum. Das Stratum corneum ist verdickt.

Differenzialdiagnose:
- **Psoriasis vulgaris:** Mykose, Morbus Bowen, Rumpfhautbasaliom, seborrhoisches Ekzem, Kontaktekzem, atopisches Ekzem, Lichen ruber, Ichthyosis, Syphilis. Beim Ausschluss der Differenzialdiagnosen helfen oft die typische Lokalisation der Psoriasisplaques sowie eine positive Familienanamnese.
- **Psoriasis arthropathica:** Rheumatoide Arthritis, Morbus Bechterew, reaktive Arthritis.
- **Psoriasis pustulosa:** Bakterielle Infektionen mit Pustelbildung (z. B. Impetigo contagiosa), dyshidrosiformes Hand- und Fußekzem.

C-15.7 Histologische Schemazeichnung: Vergleich Normalhaut und Psoriasis

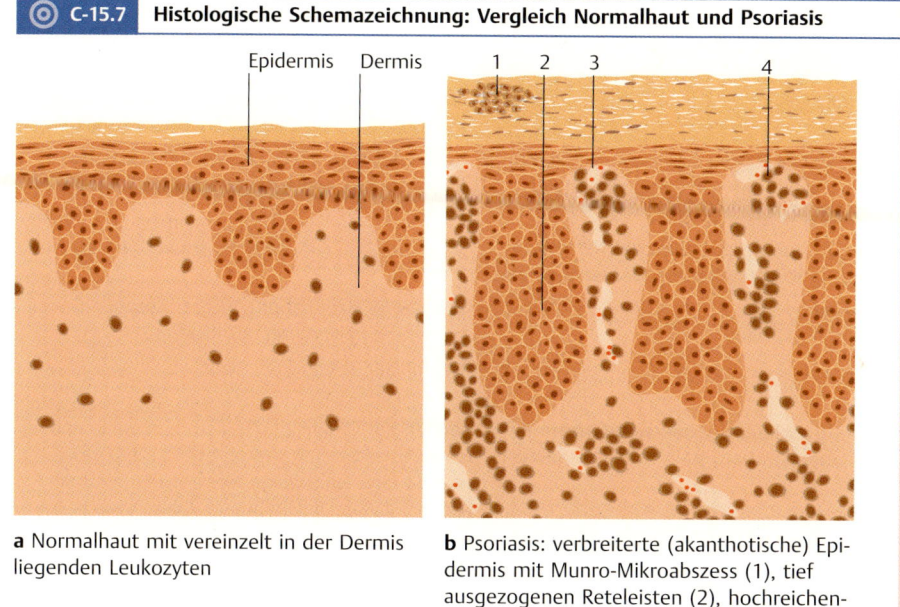

a Normalhaut mit vereinzelt in der Dermis liegenden Leukozyten

b Psoriasis: verbreiterte (akanthotische) Epidermis mit Munro-Mikroabszess (1), tief ausgezogenen Reteleisten (2), hochreichenden Papillenspitzen mit erweiterten Gefäßen (3) und leukozytärem Infiltrat (4)

15.4 Therapie

Die Therapie der Psoriasis ruht auf drei Säulen:
- Lokaltherapie.
- Phototherapie (UV).
- Systemische Therapie.

Säulen der Therapie:
- Lokaltherapie.
- Phototherapie (UV).
- Systemische Therapie.

▶ **Merke.** Alle drei Säulen zielen auf eine **Drosselung der überschießenden Keratinozytenproliferation** und auf eine **Entzündungshemmung** ab.

15.4.1 Lokaltherapie

Am Anfang jeder Psoriasisbehandlung steht, um an die eigentlich entzündete Haut heranzukommen, die Entfernung der Schuppen (**Keratolyse**) durch lokale Anwendungen, zum Beispiel mit Salicylsäure in Vaseline, Harnstoffsalben, kombiniert mit Solebädern oder Ölbädern. Die Keratolyse muss wiederholt werden, sobald sich die parakeratotische Hornschicht wieder ausgebildet hat.
An die Keratolyse schließt sich eine weitere Lokaltherapie mit den in Tab. **C-15.2** genannten Therapeutika an. Diese können z.T. auch kombiniert werden (z.B. lokale Steroide und Calcipotriol).

Am Anfang jeder Psoriasisbehandlung steht die Entfernung der Schuppen (**Keratolyse**), um an die eigentlich entzündete Haut zu kommen.

Anschließend folgt eine Lokaltherapie mit in Tab. **C-15.2** genannten Therapeutika.

▶ **Merke.** Bei einer Steroid-Monotherapie kommt es zum **Rebound-Phänomen** (Reduktion oder Absetzen führt zu einem Rezidiv der Psoriasis in noch stärkerer Ausprägung als zuvor), daher niemals Steroide alleine anwenden. Das Rebound-Phänomen ist bei systemischer Steroidtherapie besonders ausgeprägt, weshalb sich diese bei der Psoriasis ausdrücklich verbietet!

C-15.2 Lokaltherapeutika zur Psoriasistherapie

Wirkstoff (Handelsnamen)	Wirkmechanismus	Bemerkung
Salicylsäure **Harnstoff**	Keratinolyse	Anwendung in 5–10%iger Konzentration (z. B. in Vaseline), um Hautreizungen zu vermeiden
Calcipotriol (Vitamin-D_3-Analogon)	neben antiproliferativer und keratinozytendifferenzierungsfördernder Wirkung auch antientzündliche Effekte	Anwendung an maximal 30% der Körperoberfläche täglich, um eine zu hohe systemische Resorption zu verhindern
Dithranol (Anthralin, Cignolin)	antientzündlich und Hemmung der Keratinozyten-Hyperproliferation durch Apoptose-Induktion	schwierige Handhabung wegen Verfärbung der Kleidung
Teerpräparate	antientzündlich	schwierige Handhabung wegen strengen Geruchs und Verfärbung der Kleidung
lokale Retinoide (Vitamin-A-Analoga, z. B. Tazaroten)	antiproliferativ	Gefahr der Reizung der Haut
lokale Steroide	wirksame Drosselung der überschießenden Keratinozytenproliferation, stark antientzündlich	wegen der Gefahr der Epidermisatrophie und einer Rarefizierung des dermalen Bindegewebes ist eine langfristige Anwendung kontraindiziert; Gefahr des Rebound-Phänomens (s. o.)

15.4.2 Phototherapie

Reicht die Lokaltherapie einer Psoriasis nicht aus, um die Erkrankung erfolgreich zu behandeln, wird sie mit der äußerst wirksamen **Ultraviolett-Phototherapie** kombiniert (zu Details s. 48). Bei leichteren Fällen verwendet man UVB, in schwereren aufgrund der größeren Eindringtiefe UVA meist in Kombination mit dem Wirkungsverstärker Psoralen (**P**soralen + **UVA** = **PUVA**, s. 51).

Bei der Langzeitanwendung v. a. bei hellen Hauttypen ist das Risiko der vorzeitigen Hautalterung sowie der Tumorentstehung (Melanome, Plattenepithelkarzinome) zu berücksichtigen.

15.4.3 Systemische Therapie

Reicht eine Lokaltherapie sowie eine eventuell zusätzliche Phototherapie nicht aus, um die Erkrankung zu kontrollieren, ist man gezwungen, sie um eine systemische Therapie zu ergänzen.

Eine Normalisierung der Keratinozytenproliferationsrate und -ausdifferenzierung kann auch mit dem oralen **Retinoid** Acitretin (Vitamin A-Analogon) gut erreicht werden (oft Kombination mit PUVA).

Die systemische Anwendung von **Fumarsäure** beruht auf ihrer antientzündlichen Wirkung (jedoch schlechte Verträglichkeit, v. a. gastrointestinal und Flushsymptomatik im Gesicht).

In ausgewählten, schweren Fällen kommt auch die systemische Behandlung mit **Immunsuppressiva** wie Methotrexat und Ciclosporin A in Frage (keine Kombination mit Phototherapie aufgrund des gesteigerten Tumorrisikos). In letzter Zeit haben auch Immunsuppressiva der neuesten Generation, die so genannten **Biologicals** (monoklonale Antikörper und Fusionsproteine: TNFα-Blocker [Etanercept, Infliximab], T-Gedächtniszell-Rezeptorblocker [Alefacept], T-Zellaktivierungsinhibitoren [CD11α-Blockade; Efalizumab]) Einzug in die Therapie der schweren und therapieresistenten Psoriasis gehalten. Ihre Funktion beruht auf der Blockade immunologisch wichtiger Rezeptoren, was zu einer Herunterregulation des Immunsystems führt (zu Details s. S. 85).

Die **Psoriasis arthropathica** wird immer systemisch behandelt (Immunsuppressiva und symptomatisch NSAR).

15.5 Prognose

Die Psoriasis ist eine gutartige Erkrankung der Haut mit gelegentlichem Befall der Gelenke und der hautnahen Schleimhäute. Sie führt per se nicht zu Hautkrebs oder Tumoren anderer Organe (Vorsicht: bestimmte Therapieformen – Immunsuppressiva, UV-Therapie – sind potenziell kanzerogen!). Durch ihren chronisch-rezidivierenden Verlauf ist sie jedoch für den Patienten und seine Umgebung sehr lästig. Die Behandlungsmöglichkeiten erlauben eine Verbesserung des Hautzustandes, der in vielen Fällen auch zu einer Abheilung der manifesten Veränderungen führen kann. Die Therapie kann aber nicht verhindern, dass nach einem unterschiedlich langen freien Intervall weitere Psoriasisschübe auftreten können.

▶ **Merke.** Die Hautmanifestationen können durch die Therapie gebessert oder zum Verschwinden gebracht werden, die Disposition aber bleibt vorhanden und ist nicht heilbar.

Patienten mit einer schweren und häufig rezidivierenden Psoriasis können durch die Krankheit und ggf. auch durch deren Behandlung in eine Isolation geraten. Durch Verlust des Arbeitsplatzes, krankheitsbedingte Meidung sozialer Kontakte sowie durch Resignation können diese Menschen vereinsamen. Die Flucht in Alkohol- und Drogenabhängigkeiten wird oft beobachtet.
Die Psoriasis arthropathica kann darüber hinaus durch Schmerzen und Mutilation zu einer schweren Beeinträchtigung der Gelenke, vor allem der Hände und Füße führen.

▶ **Klinischer Fall.** Ein 29-jähriger Patient litt seit 4 Jahren unter schuppenden Rötungen, v.a. an den Streckseiten der Ellenbogen und Knie. Dazu klagte er seit Jahren über eine stark schuppende Kopfhaut. Trotz Anti-Schuppenshampoos und Fettcremes waren die Hauterscheinungen kaum in den Griff zu bekommen. Im letzten Jahr fielen ihm kleinste tüpfelige Vertiefungen der Fingernägel auf. Sein vor kurzem verstorbener Vater hatte immer raue schuppende Ellenbogen gehabt.
Vor 2 Wochen wurde der Patient wegen einer Mandelentzündung vom Hausarzt behandelt (positiver Nachweis von Streptokokken). Seit 2 Tagen sei es nun zu einem disseminierten Auftreten tropfenförmiger kleiner Rötungen mit feiner weißlicher Schuppung am ganzen Körper gekommen, weshalb ihn der Hausarzt mit der Frage, ob es sich um ein Arzneimittelexanthem handeln könnte, an den Dermatologen überwiesen hatte. Dieser diagnostizierte aufgrund der klassischen Anamnese (Streptokokkeninfekt der oberen Atemwege, positive Familienanamnese) und dem typischen klinischen Bild das Vorliegen einer Psoriasis vulgaris vom Guttata-Typ. Mit einer Lokaltherapie aus einem Vitamin-D-Analogon (Calcipotriol) und Steroiden sowie UVB-Bestrahlung kam es innerhalb einiger Wochen zur weitestgehenden Abheilung. Zurück blieben plaqueförmige Psoriasiserscheinungen an den Streckseiten der Ellenbogen und Knie, die mit einer lokalen Vitamin-D-Behandlung kontrolliert werden konnten.

16 Akne und akneähnliche Erkrankungen

16.1 Acne vulgaris

▶ **Definition:** Multifaktorielle Erkrankung mit genetischer Prädisposition in den besonders talgdrüsenreichen Hautregionen mit den Effloreszenzen Komedonen, Papeln, Pusteln und Knoten.

Epidemiologie: Acne vulgaris zählt zu den häufigsten Hautkrankheiten. Ca. 85 % der Bevölkerung sind betroffen. Sie beginnt durchschnittlich im 11.–12. Lebensjahr und klingt im Laufe des dritten Lebensjahrzehntes wieder ab. 10 % haben nach dem 25. Lebensjahr noch Akneläsionen. Männer sind häufiger, später und oft schwerer betroffen als Frauen.

Formen: Klinisch werden je nach der Schwere drei Akneformen unterschieden:
- Acne comedonica (s. S. 474)
- Acne papulopustulosa (s. S. 474)
- Acne conglobata (s. S. 475).

Man unterscheidet primäre, sekundäre und tertiäre Effloreszenzen (Tab. **C-16.1**)

C-16.1 Akne-Effloreszenzen

primär, nicht entzündlich	• Mikrokomedonen • geschlossene Komedonen • offene Komedonen (Abb. **C-16.1**)
sekundär, entzündlich	• Papeln (Abb. **C-16.1**) • Pusteln (Abb. **C-16.1**) • Knoten • Abszesse
tertiär, nicht mehr entzündlich	• Narben • Zysten • Fistelkomedonen

C-16.1 Akne-Effloreszenzen

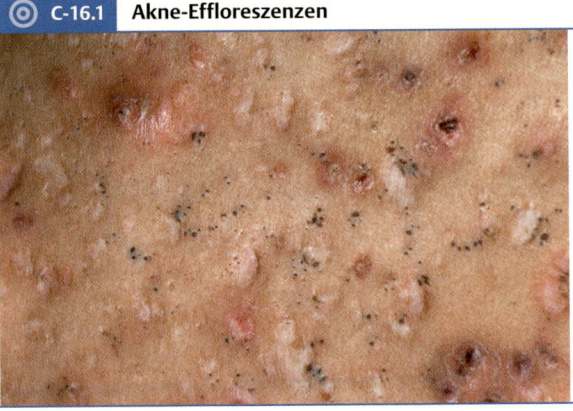

Komedonen, Papeln und Pusteln

Ätiologie und Pathogenese: Vererbt werden **disponierende Faktoren** für die Erkrankung, wie Seborrhö und Beschaffenheit der Talgdrüsen, nicht die Akne selbst. Man geht von einem polygenen autosomal-dominanten Erbgang mit unterschiedlicher Penetranz aus.
Hauptursachen der Akne sind **Seborrhö, follikuläre Hyperkeratose und Propionibacterium acnes** (Abb. **C-16.2**). Die **Seborrhö** findet sich bei fast allen Aknepa-

tienten. In der Pubertät vergrößern sich die Talgdrüsenacini durch **Androgene** (Testosteron, 5-α;-Dihydrotestosteron) und die **Talgproduktion nimmt zu.** Die Stärke dieser Reaktionen steht jedoch nicht im graduellen Zusammenhang mit der Höhe der Serumwerte, sondern beruht auf einer individuellen Talgdrüsenhyperreaktivität des einzelnen Patienten und kann auch an verschiedenen Lokalisationen differieren.

der Akne (Abb. **C-16.2**). Androgene fördern die Talgproduktion.

C-16.2 Pathogenese der Akne

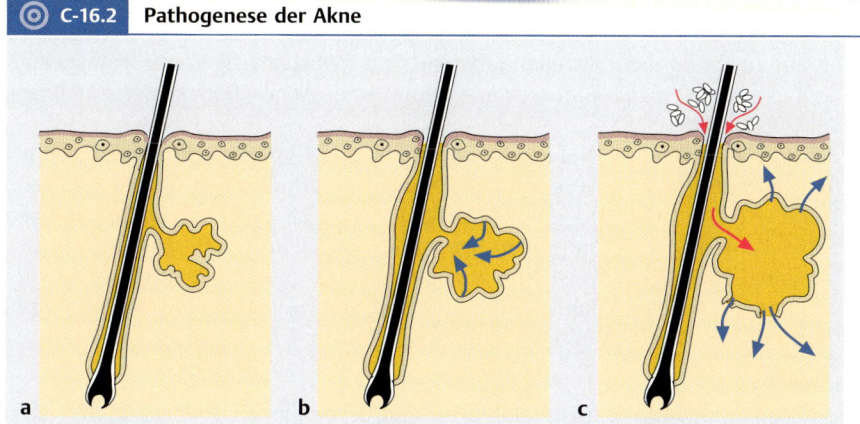

Proliferations- und Retentionshyperkeratose des Follikelepithels (**a**), Seborrhö und vermehrte Adhäsion der Korneozyten führen zur Komedonenbildung (**b**). Chemotaktisch aktive Substanzen aus der Talgdrüse und ihrem Ausführungsgang (z. B. Faktoren von P. acnes) führen zur Entzündungsreaktion, in deren Spätphase die Follikelwand rupturieren kann (**c**) und Lipasen sowie Korneozyten Fremdkörperreaktionen auslösen können.

Entstehung der primären Effloreszenzen: Durch eine **Proliferations- und Retentionshyperkeratose** entstehen sog. **Mikrokomedonen.** Diese Entstehung hängt mit einer Störung der interzellulären Lipidveränderungen zusammen. Solche Lipidveränderungen sind z. B. vermehrte freie Fettsäuren, Squalen, Squalenoxide im Follikelausführungsgang. Durch die Hyperkeratose wird der Talgdrüsenfollikel verschlossen und weitet sich unterhalb der Keratose auf. Durch Akkumulation der Korneozyten bilden sich die intrafollikulären Hornmassen. Klinisch sichtbar wird ein **geschlossener Komedo** – eine halbkugelige, milienartige Effloreszenz, aus der sich durch Druck der weißliche Inhalt fadenförmig entleeren kann. Aus den geschlossenen entwickeln sich zum Teil **offene Komedonen** mit dem typischen schwarzen Mittelpunkt. Dieser wird nicht aus Schmutz, sondern aus Melanin gebildet. Der produzierte Talg kann weitgehend ungehindert an die Hautoberfläche abfließen. Der **Hornpfropf** im Infundibulum wächst durch Korneozytenproduktion und -adhäsion weiter an. Dazwischen befinden sich Talg, Propionibakterien, Staphylokokken und Pityrosporumarten.
Die Talgdrüsen selbst bilden sich weitgehend zurück. Komedonen können sich zurückbilden oder in **entzündliche Effloreszenzen** übergehen.
Entstehung der sekundären Effloreszenzen: Die **frühe** entzündliche Entwicklung wird anfangs durch Lymphozyten, später durch neutrophile Granulozyten geprägt. Als Entzündungsmediator sieht man Faktoren von Propionibacterium acnes (s.u.) bzw. seiner extrazellulären Produkte an. Die Komplementkaskade wird aktiviert.
Die an den Entzündungsreaktionen beteiligten **Bakterien** in den unteren anaeroben Follikelanteilen sind Propionibakterien. Man unterscheidet drei Typen, wobei **Propionibacterium acnes** (Typ I) am häufigsten vorkommt. P. granulosum (Typ II) und P. parvum (Typ III) spielen eine untergeordnete Rolle. Die sich in den äußeren Follikelanteilen befindenden Staphylokokken und Pilze sind bei der Akneentstehung eher unbedeutend.
Papeln entstehen durch Entzündungen innerhalb des Follikels, meist mit **Ruptur der Follikelwand** in der **Spätphase.** Austretende Lipide und Korneozyten lösen

Entstehung primärer Effloreszenzen: Zunächst entstehen durch eine **Proliferations- und Retentionshyperkeratose** des Follikelausführungsganges **Mikrokomedonen.**

Aus Mikrokomedonen bilden sich **geschlossene Komedonen**, daraus **offene Komedonen** mit einem schwarzen Zentrum aus Melanin.

Entstehung der sekundären Effloreszenzen Chemotaktisch aktive Faktoren der **Bakterien** im Talgdrüsenfollikel fördern die entzündliche Umwandlung.

Es entstehen **Papeln** und **Pusteln** sowie bei Follikelruptur mit tieferer Entzündung schmerzhafte **Knoten** und Abszesse.

Entstehung tertiärer Effloreszenzen: Bei schwerer Akne und nach Manipulation bleiben **Narben** und **Zysten** zurück.

Aknepatienten reagieren **empfindlicher** auf komedogene Stoffe und zeigen gesteigerte Typ-I- und -IV-Reaktionen gegen P.-acnes-Antigen.

Klinik:
- **Acne comedonica:** Komedonen überwiegen; hauptsächlich im Gesicht, nasal betont (Abb. **C-16.3a**).

- **Acne papulopustulosa:** Man findet vor allem **Papeln** und **Pusteln**, außer im Gesicht auch am Rücken und Dekolletée (Abb. **C-16.3b**).

Fremdkörperreaktionen in der Umgebung aus. Während dieser Entzündungsphase können sich **Pusteln** entwickeln und im weiteren Verlauf bei tieferen Entzündungen in der Dermis schmerzhafte **Knoten**. Bei schwer verlaufenden Akneformen findet man zusätzlich **Abszesse**, häufig mit Fistelgängen, die sich immer wieder entzünden können.

Entstehung tertiärer Effloreszenzen: Bei den schweren Akneformen mit Knotenbildung und bei mechanischen Manipulationen können **Narben** zurückbleiben; auch Keloidbildungen sind möglich. Nicht mehr entzündliche Knoten imponieren als **Zysten**; die bleibende Rupturneigung kann immer wieder Anlass zu Entzündungen geben. **Fistelkomedonen** sind fuchsbauartige, epithelausgekleidete Gänge, die durch Einbrechen entzündlicher Akne-Effloreszenzen ineinander übergehen.

Häufige Dispositionen: Neben einer Seborrhö und Hyperkeratose findet sich bei Aknepatienten auch eine **erhöhte follikuläre Empfindlichkeit** auf komedogene Stoffe wie z. B. Öle, Fette, einige Kosmetika. Eher als nicht erkrankte Personen entwickeln sie Verhornungsstörungen und perifollikuläre Entzündungen. Immunologisch bedeutsam ist eine gesteigerte Typ-I- und -IV-Reaktion von Aknepatienten gegen Antigene von P. acnes und eine Herabsetzung der zellulären Immunantwort bei Patienten mit Acne conglobata.

Klinik:
- **Acne comedonica:** Sie ist gekennzeichnet durch das überwiegende Auftreten von offenen und geschlossenen **Komedonen**, die in Anzahl und Ausprägung stark variieren. Die Komedonen finden sich hauptsächlich im Gesicht, besonders im Nasenbereich (Abb. **C-16.3a**). Das Verhältnis von offenen zu geschlossenen Komedonen beträgt etwa 1: 7.

- **Acne papulopustulosa:** Aus den Komedonen können sekundär entzündliche **Papeln** und **Pusteln** entstehen. Die Anzahl der Papeln und Pusteln beeinflusst die Schwere des Krankheitsbildes. In schweren Fällen sind außer dem Gesicht auch Hals, Dekolletée, Rücken und Oberarme betroffen. Bei tiefreichenden Entzündungen können schmerzhafte, indurierte, narbig abheilende Knoten entstehen (Abb. **C-16.3b**).

C-16.3 Acne vulgaris

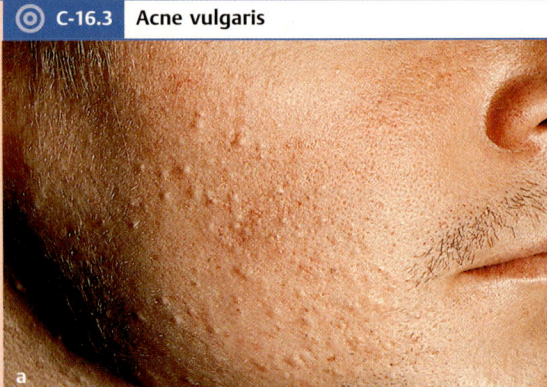
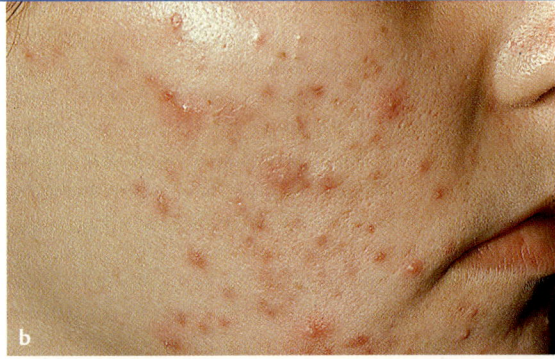
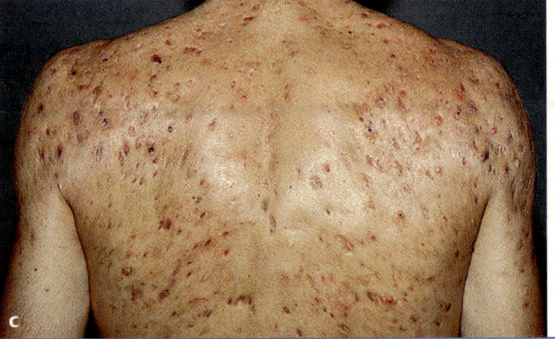

a Acne comedonica bei 18-jährigem Patienten mit geschlossenen Komedonen.
b Acne papulopustulosa seit 5 Jahren bei 20-jähriger Patientin. Gerötete Papeln und Eiterpusteln beherrschen das klinische Bild.
c Acne conglobata mit Befall des gesamten Rückens und der Schultern, seit 2 Jahren fortschreitend. Die zahlreichen Pusteln und die entzündlichen Knoten, die bereits zu starker Vernarbung führten, stehen im Vordergrund.

C 16.1 Acne vulgaris

- **Acne conglobata:** Bei dieser **Akneform** ist die Seborrhö weit stärker ausgeprägt als bei den anderen Formen. Häufig betrifft sie das männliche Geschlecht. Kennzeichnend sind neben Komedonen, Papeln, Pusteln und indurierten Knoten fuchsbauartige Fistelkomedonen, besonders im Rücken- und Nackenbereich, sowie multiple einschmelzende Knoten, die der Akneform ihren Namen geben. Weiter finden sich Zysten, multiple Narben und auch Keloide.
Diese schwere und entstellende Akneform kann auch nicht aknetypische Lokalisationen, besonders Stammpartien und Arme, befallen und ist für die Betroffenen psychisch sehr belastend (Abb. **C-16.3 c**).

Sonderformen

- **Acne fulminans:** Aus ungeklärter Ursache kommt es selten, zumeist bei jungen Männern mit vorher bestehender Acne conglobata, akut zu einer Leukozytose und BKS-Beschleunigung sowie zu Fieber und Polyarthralgien. An den aknebefallenen Lokalisationen zeigen sich hämorrhagische Nekrosen, die großflächig einschmelzen können. Bei diesem sehr schweren Krankheitsbild kann begleitend ein **Erythema nodosum** (S. 148) auftreten.
- **Acne inversa:** Dieses Krankheitsbild zeigt sich bei meist adipösen Patienten mit Nikotinabusus und familiärer Disposition. Man findet hier keinen oder nur einen geringen Befall der aknetypischen Prädilektionsstellen, was zu Fehldiagnosen führen kann.
Es entwickeln sich oft über Jahre in Axillen und Leisten bretthartere, einschmelzende Infiltrate mit Ausbreitungsneigung (**intertriginöse Abszesse**), Keloidbildung sowie eine **abszedierende Perifollikulitis**, die auch auf Nacken und Kopf-

- **Acne conglobata:** Sie ist die **schwerste Akneform** und betrifft häufiger junge Männer. Neben Komedonen, Papeln und Pusteln entstehen im Gesicht und am Oberkörper schmerzhafte Knoten und Fistelkomedonen (Abb. **C-16.3**).

Sonderformen

- **Acne fulminans:** Acne conglobata mit Fieber, Polyarthralgien, Leukozytose und BKS-Erhöhung, z. T. Erythema nodosum. Meist junge Männer.

- **Acne inversa:** Rezidivierende, fistulierende Abszesse inguinal und axillär mit Narbenbildung, z. T. mit Pilonidalsinus.

C-16.4 Acne inversa

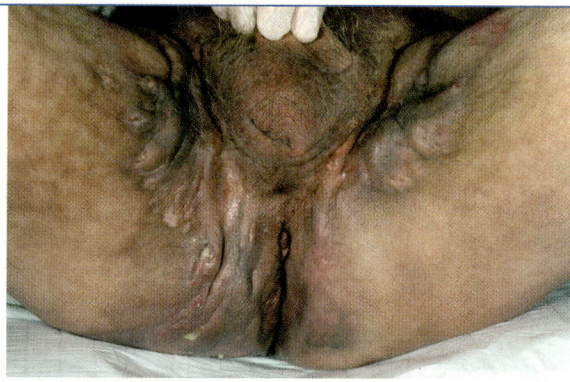

b genital

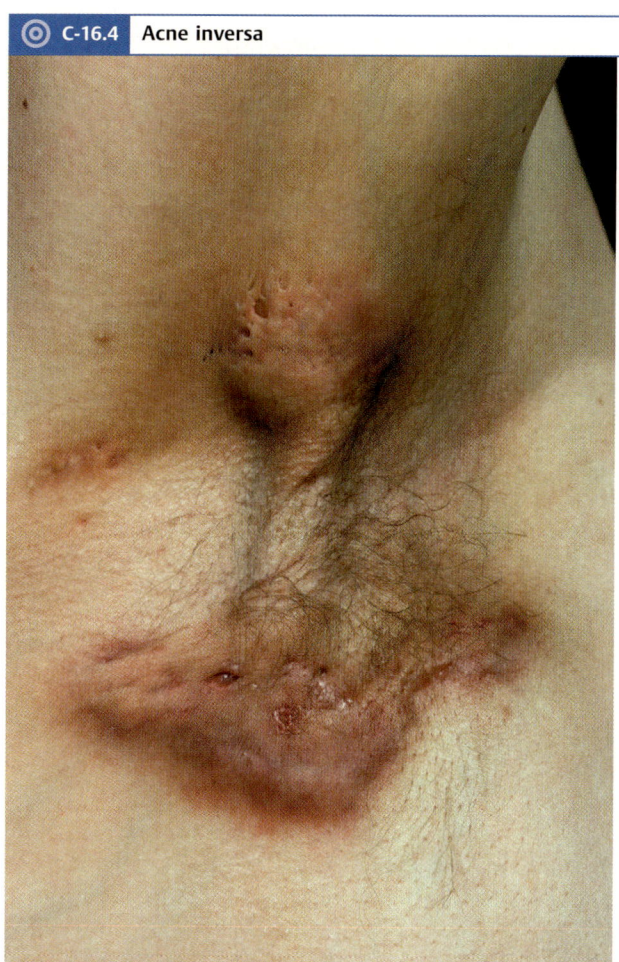

a axillär

haut übergreifen kann. Teilweise findet sich ein **Pilonidalsinus** in der Rima ani oder darüber (**Aknetetrade**). Übergänge der Entzündungen auf das äußere Genitale und das Gesäß sind häufig und oft über Jahre anhaltend.

Durch Einschmelzungen der Entzündungsherde kommt es zu epithelausgekleideten **Fistelgängen** mit hämorrhagisch putride und bakteriell zersetztem Inhalt. Die **ausgeprägte Narben- und Keloidbildung** kann in den intertriginösen Regionen zu Bewegungseinschränkungen, an der Kopfhaut zu einer irreversiblen Alopezie führen. Erschwerend können später Spinaliome oder eine kutane Amyloidose hinzukommen (selten). Leukozytose und BKS-Erhöhung sind möglich.

Der alte Begriff **Hidradenitis suppurativa** ist irreführend, da die Entzündungen nicht von den Schweißdrüsen, sondern von den Talgdrüsen ausgehen.

- **Acne excoriée des jeunes filles:** Diskrete Akne-Effloreszenzen werden zwanghaft manipuliert, was zu Narben führt.
- **Acne excoriée des jeunes filles:** Vor allem Mädchen und junge Frauen mit einer diskreten Acne vulgaris verursachen durch zwanghaftes Manipulieren an Akne-Effloreszenzen persistierende, zum Teil sehr entstellende Narben und Entzündungen. Die Patientinnen müssen über diesen Zusammenhang aufgeklärt werden. Eine psychologische Beratung und Therapie ist in hartnäckigen Fällen angebracht.

- **Acne medicamentosa:** Auslösung durch Medikamente, z. B. Steroide (**Steroidakne**), Halogene, INH, Vitamin B, ACTH und Antibiotika (Tetrazyklin).
- **Acne medicamentosa:** Diese Akneform wird am häufigsten durch systemische und lokale Kortisonapplikation (**Steroidakne**) verursacht. Es zeigt sich ein homogenes Erscheinungsbild mit entzündlichen Papeln, z. T. Komedonen. Weitere Auslöser sind **Halogene** (z. B. in Schlafmitteln), **INH, Vitamin B, ACTH** und einige **Antibiotika** wie Tetrazykline. Nach Absetzen des verantwortlichen Medikaments klingt das Erscheinungsbild bald ab.

- **Acne neonatorum:** Die Neugeborenenakne entsteht durch mütterliche Androgene und heilt spontan ab (Abb. **C-16.5**).
- **Acne neonatorum:** Wahrscheinlich durch diaplazentar übertragene mütterliche Androgene ausgelöst, kann sich bei 20 % der Neugeborenen eine leichte papulopustulöse Akne an den Wangen ausbilden, die sich innerhalb weniger Wochen spontan zurückbildet (Abb. **C-16.5**).

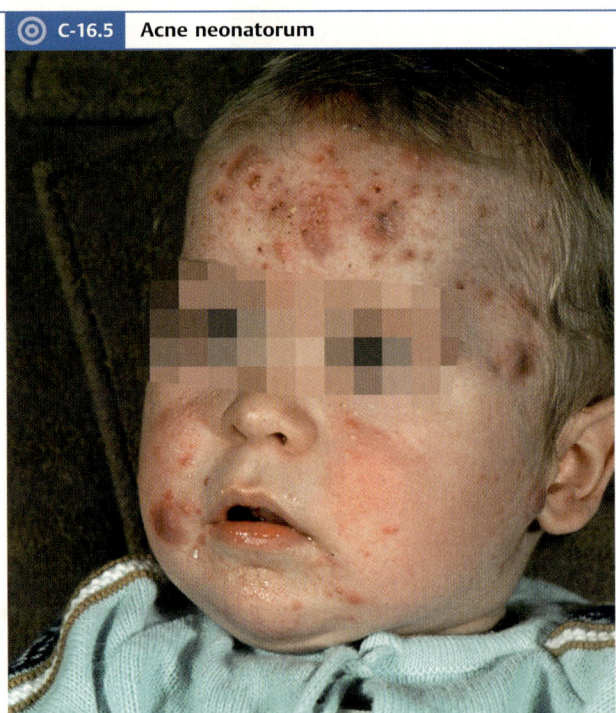

C-16.5 Acne neonatorum

- **Acne venenata (Kontaktakne):** Öl, Pech, Teer und chlorierte Kohlenwasserstoffe wirken Akne auslösend und fördernd. Befallen werden auch akneuntypische Stellen.
- **Acne venenata (Kontaktakne):** Bei diesem akneähnlichen Bild spielt die Disposition der erkrankten Patienten zur Acne vulgaris eine große Rolle. Durch direkten, oft beruflichen Hautkontakt, in seltenen Fällen aber auch durch perorale oder inhalative Aufnahme, kommt es vor allem zu Komedonen und danach zu weiteren Akne-Effloreszenzen auch an den **nicht** aknetypischen

Lokalisationen. Auslösende Stoffe sind z. B. **Öl, Teer, Pech** und **chlorierte Kohlenwasserstoffe**. Bekannt wurden Akneepidemien nach Unfällen mit **Dioxin** (Abb. **C-16.6**) oder **Perchlornaphthalin**. Neben der zum Teil sehr schweren Hauterkrankung können innere Organe, ZNS und Knochenmark betroffen sein.

C-16.6 Dioxin-Akne

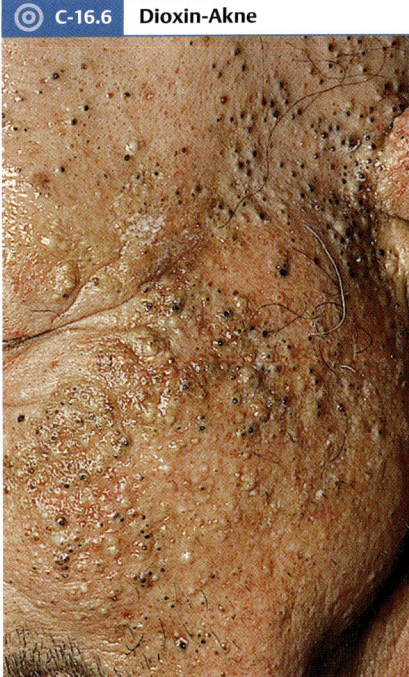

Massive Komedonen- und Zystenbildung im Gesicht eines früher dioxinexponierten Arbeiters. Zu beachten sind die allgemein verdickte Epidermis und die pustulöse Superinfektion. Die Dioxin-Akne tritt schon Monate nach der Exposition auf und persistiert oft lebenslang.

- **Acne mechanica:** Durch einen exogenen mechanischen Entzündungsreiz an Scheuer- und Druckstellen kann eine milde Acne vulgaris gereizt werden und auch an akneuntypischen Stellen entstehen. Beispiel: Stirnband, Hüte.
- **Kosmetikakne:** Sie entsteht bei unsachgemäßer Hautpflege mit zu fetten oder komedogenen Externa. Vor allem an Stirn, Kinn und Wangen entwickeln sich geschlossene Komedonen, die sich entzünden können.
- **Acne aestivalis (Mallorca-Akne):** An lichtexponierten Regionen kommt es unter UV-Bestrahlungen zu hartnäckiger Papelentwicklung, besonders im Gesicht, an Oberarmen und Rücken. Dieses Krankheitsbild gehört nicht in die Aknegruppe sondern zu den polymorphen Lichtdermatosen.
- **Acne necroticans:** Diese Erkrankung zählt trotz des Namens nicht zum Formenkreis der Akne, sondern zu den follikulären beziehungsweise parafollikulären Pyodermien. Auf seborrhoischen Arealen entstehen zentral nekrotisierende Papeln, die nach Abfallen einer Kruste varioliforme Narben hinterlassen. Pruritus wird beschrieben.

Acne mechanica: Sie entsteht durch Reizung einer Acne vulgaris an Druck- und Scheuerstellen.

Kosmetikakne: Durch zu fette oder komedogene Externa verursacht.

Mallorca-Akne: Nach Besonnung treten an den belichteten Stellen Papeln auf.

Acne necroticans: Folliküläre Pyodermie, die varioliform vernarben kann.

Therapie:

Therapie:

▶ **Merke.** Die Therapie richtet sich nach dem Schweregrad der Akne; häufig kommen Kombinationstherapien zur Anwendung.

◀ **Merke**

Eine gründliche **Reinigung** der Haut kann den Akneverlauf günstig beeinflussen, da nahezu alle Aknepatienten zu einer Seborrhö neigen. Die Reinigung sollte mit synthetischen Tensiden (Syndets), benzoylperoxidhaltigen Waschgelen oder milden alkoholischen Lösungen erfolgen.

Bei der Acne comedonica bietet sich eine **Schälbehandlung** mit Vitamin-A-Säure-Derivaten, wie Adapalen (Differin Gel) oder Isotretinoin (z. B. Isotrex Gel) an, die zunächst zu einer Reizung und „Reifung" der Komedonen führt. Um in dieser

Eine gründliche **Reinigung** kann die Akne nicht beseitigen, aber günstig beeinflussen, da fast immer eine Seborrhö vorliegt.

Acne comedonica: Externa, wie Vitamin-A-Säure-Derivate, Azelainsäure und Benzoylperoxid.

Phase Therapieabbrüche zu vermeiden, ist eine gute Patientenaufklärung und, wie bei der Aknetherapie grundsätzlich erforderlich, eine gute Patientenführung nötig. Die optimale Wirkung tritt langsam ein. Benzoylperoxid (z. B. Sanoxit Gel) wirkt in 2,5–10%igen Grundlagen ebenso wie Azelainsäure (z. B. Skinoren Gel) stark antibakteriell (besonders auf P. acnes und Staphylococcus epidermis), antiinflammatorisch und reduziert sekundär die Komedonenzahl. Bei allen Medikamenten können lokale Reizungen auftreten.

Acne papulopustulosa: Zusätzlich **lokale/orale Antibiotika**

Bei entzündlichen Akne-Effloreszenzen, Papeln und Pusteln (Acne papulopustulosa) werden o.g. Externa angewendet. Bei hartnäckigen Fällen ist eine Kombination mit **antiseptischen Behandlungen,** wie alkoholischen Lösungen, Gesichtsmasken und eine **lokale antibiotische Therapie** erforderlich. Hier werden Erythromycin, Tetrazyklin und Clindamycin in verschiedenen Grundlagen verwendet, wobei die Kombination mit Benzoylperoxid Resistenzbildungen reduziert.

Ein oberflächliches Peeling mit **Fruchtsäuren** (α-Hydroxysäuren) verbessert das Erscheinungsbild bei Acne comedonica und papulopustulosa. Fruchtsäurepeelings werden ca. 5–10-mal im Abstand von 1–4 Wochen für wenige Minuten appliziert und führen zu einer Keratolyse. Auch flache Aknenarben bessern sich. Wenn externe Maßnahmen nicht ausreichen, werden **Antibiotika systemisch** gegeben. Hierbei wird Doxycyclin (100–200 mg/Tag) oder Minocyclin (1–2×50 mg/die) angewendet. Das für die Akneentstehung wichtige Propionibacterium acnes ist tetrazyklinempfindlich, doch werden zunehmend Resistenzen bekannt. Komplikationen bei Dauertherapie sind selten, bei mehr als 3-wöchiger Therapiedauer sollten regelmäßig Leberfunktionsparameter, Blutbild und Niere, sowie nach 6-monatiger Therapie die antinukleären Faktoren kontrolliert werden.

Bei den systemischen **Antibiotika** wird Doxycyclin oder Minocyclin verabreicht.

Bei Frauen können **Antiandrogene** zur Blockade der körpereigenen Androgenwirkung auf die Talgdrüsen eingesetzt werden. In Kombination mit Östrogenen kommen hier cyproteronacetathaltige (z. B. Diane 35) oder chlormadinonacetathaltige (z. B. Neo-Eunomin) **Kontrazeptiva** infrage. Die Behandlung sollte durch den behandelnden Gynäkologen erfolgen.

Bei Frauen können Antiandrogene wie cyproteronacetat- (z. B. Diane 35) und chlormadinonacetathaltige (z. B. Neo-Eunomin) **Kontrazeptiva** eingesetzt werden.

Bei schwerer oder therapierefraktärer Akne wird **13-cis-Retinsäure** (Isotretinoin) eingesetzt, ein oral wirksamer Vitamin-A-Säureabkömmling. Über eine Reduktion der Seborrhö, Verkleinerung der Talgdrüsen und antiinflammatorische Wirkung kommt es, bei einer Tagesdosierung von 0,2–1,0 mg/kg KG/die, nach 3–6 Monaten zu einer deutlichen Besserung. Die Keimbesiedlung der Talgdrüsenfollikel wird reduziert. Als Nebenwirkungen werden Teratogenität, Trockenheit der Haut und Schleimhäute, selten Muskel- und Gelenkbeschwerden sowie bei höherer Dosis Cholesterin- und Triglyzeridanstiege im Blut beschrieben. Als kumulative Gesamtdosis pro Behandlung werden 120 mg/kg KG empfohlen. Eine gleichzeitige Therapie mit Tetrazyklinen ist kontraindiziert (Hirndruckerhöhung).

13-cis-Retinsäure (Isotretinoin), ein Vitamin-A-Säure-Derivat, wirkt bei oraler Gabe sebosuppressiv, antikomedogen und antiinflammatorisch.

▶ Merke

▶ **Merke.** Bei Patientinnen muss während und bis 4 Wochen nach Therapie mit 13-cis-Retinsäure der Empfängnisschutz gewährleistet sein und alle 4 Wochen ein Schwangerschaftstest durchgeführt werden. Vor Therapie ist ein schriftliches Einverständnis und das Vorliegen von 2 negativen Schwangerschaftstestergebnissen erforderlich.

Eine **manuell-physikalische Therapie** kann, durch fachgerechte Entfernung oder Entleerung der Komedonen, unterstützend wirken. Einschmelzende Knoten und Abszesse müssen gelegentlich **inzidiert** werden.

Diäten zeigen, außer bei bestehenden individuellen Reaktionen auf Nahrungsmittel, keinen generellen Einfluss auf die Akne. Auf Diätvorschriften sollte deshalb verzichtet werden.

Zur Narbenkorrektur **nach Abklingen der Akne** sind Exzisionen, Peelings, Schleifungen und Unterspritzen mit Fillern möglich. Bei der Acne inversa sind intertriginöse Exzisionen Mittel der Wahl. Ein Nikotinverzicht sollte angestrebt werden.

Prognose: Die Prognose ist gut. Durch eine konsequente Behandlung kann der Krankheitsverlauf gemildert und verkürzt werden. Meist spontanes Abklingen Anfang des dritten Lebensjahrzehntes.

Prognose: Gut. Milderung und Verkürzung möglich. Meist spontanes Abklingen nach dem 20. Lebensjahr.

▶ **Klinischer Fall.** Bei der 20-jährigen Patientin traten in der Pubertät multiple Komedonen im Nasen- und Wangenbereich auf. Später entwickelten sich zudem entzündliche Papeln und Pusteln. Inzwischen sind durch mechanische Manipulationen einige Narben hinzugetreten. Es besteht eine typische Acne papulopustulosa (s. Abb. **C-16.3b**, S. 474).
Unter einer kurzfristigen oralen Therapie mit Minocyclin und einer langfristigen Lokaltherapie mit Azelainsäure sowie der Unterlassung mechanischer Manipulationen kommt es zu einer kontinuierlichen Abheilung des Befundes.

◀ Klinischer Fall

16.2 Rosazea

16.2 Rosazea

▶ **Synonym.** Kupferfinne, Kupferrose, Acne rosacea

◀ Synonym

▶ **Definition:** Entzündliche Gesichtsdermatose der zweiten Lebenshälfte mit Erythemen und Teleangiektasien, Papeln und Pusteln sowie gelegentlich Rhinophym und Augenbeteiligung.

◀ Definition

Epidemiologie: Beginn meist im 4.–5. Lebensjahrzehnt. Frauen sind etwas häufiger als Männer betroffen, nur die Rhinophymentwicklung ist fast ausschließlich bei Männern zu sehen. Rosazeavorstufen können schon vor dem 3. Lebensjahrzehnt auftreten.

Epidemiologie: Die Rosazea beginnt meist im 4.–5. Lebensjahrzehnt und betrifft häufiger Frauen. Das Rhinophym tritt fast nur bei Männern auf.

Ätiologie: Die Ätiologie ist noch nicht abschließend geklärt. Entzündungsreaktionen führen zu destruktiven Dermisveränderungen mit einer Schädigung der Blutgefäße. Diskutiert werden erbliche Faktoren, UV und Assoziation mit internistischen Erkrankungen. Durch äußere Einflüsse, wie Genuss von Alkoholika und Gewürzen, durch Hitze, Kälte und starke Sonneneinwirkung kann über die bestehende **Gefäßhyperreaktivität** eine Provokation hervorgerufen werden.

Ätiologie: Vererbung, UV und innere Erkrankungen werden diskutiert. Die Rosazea kann durch Alkohol, Gewürze, Kälte, Hitze und Sonnenlicht provoziert werden. Es besteht eine **Gefäßhyperreaktivität**.

Typen:
- erythematös-teleangiektatische Form
- papulopustulöse Form
- Rhinophym
- okuläre Form.

Klinik: Die Rosazea manifestiert sich in der **Gesichtsmitte,** besonders Wangen, Nase, Stirn. Seltene Lokalisationen sind Dekolletée und seitliche Halspartien. **Perioral** und **periorbital** finden sich schmale, **erscheinungsfreie Zonen**. Der Krankheitsverlauf ist schubartig mit unterschiedlicher Schwere (Abb. **C-16.7**).
Am Beginn stehen paroxysmale oder transitorische Erytheme. Nach und nach persistieren die Erytheme über Stunden. Zusätzlich treten Teleangiektasien auf (Typ 1). Oft wird über brennende und stechende Missempfindungen berichtet. Viele Externa reizen. Bei Typ 2 finden sich auf düsterroten Erythemen persistierende, senfkorn- bis erbsgroße Papeln und schließlich Pusteln.
Im Gegensatz zur Akne sind die entzündlichen Effloreszenzen nicht follikulär gebunden, **Komedonen fehlen.** Die entzündlichen Effloreszenzen heilen ohne Narbenbildung ab. Im weiteren Verlauf treten die akuten entzündlichen Phasen immer häufiger auf, und eine Ausbreitung über die Gesichtsmitte hinaus ist möglich. Bei weiterer Intensivierung der Erkrankung können entzündliche Infiltrate und Knoten auftreten. Vor allem im Nasen- und Wangenbereich wirkt die Haut höckerig und aufgetrieben.

Klinik: Prädilektionsstellen sind Wangen, Nase, Stirn und Kinn. **Periorale** und **periorbitale Bereiche** bleiben meist erscheinungsfrei.

Persistierende Erytheme, Teleangiektasien. Z. T. Papeln und Pusteln (Abb. **C-16.7**).

Komplikationen: In 2–5 % der Rosazea tritt eine Augenbeteiligung (Konjunktivitis oder Blepharitis) auf, deren Schwere jedoch nicht mit den Stadien bzw. der

Komplikationen: Augenbeteiligung mit Konjunktivitis, Blepharitis und Keratitis bis

C-16.7 Rosazea

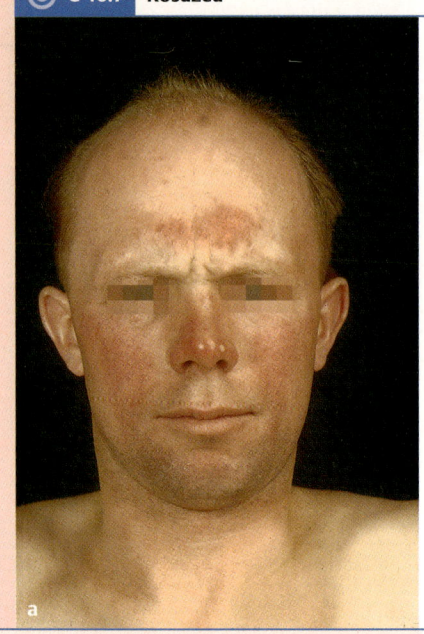
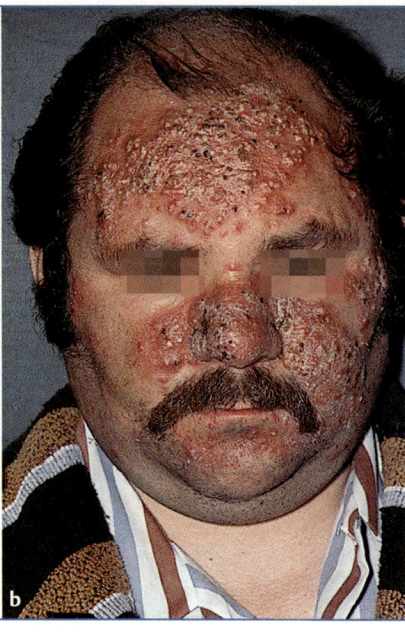

a Rosacea erythematosa.
b Seit Jahren bestehende ausgeprägte **Rosacea papulopustulosa** bei 35-jährigem Patienten mit äthylisch bedingter Gastritis. Papeln und verkrustete Pusteln stehen auf lividen Erythemen. Komedonen fehlen im Gegensatz zur Akne völlig.

hin zur Erblindung. Die Augenbeteiligung ist unabhängig vom Schweregrad der Rosazea.

Ausprägung der Rosazea korreliert. Bei der selteneren Keratitis kann es sogar zu Korneaperforationen und -trübungen kommen, die zur Erblindung führen können.

▶ Merke

▶ **Merke.** Auch bei leichten Rosazeaformen muss routinemäßig ein ophthalmologisches Konsil erfolgen.

Durch Talgdrüsenhypertrophie, Bindegewebshyperplasie und Gefäßerweiterung kann ein **Rhinophym** entstehen (Abb. **C-16.8**), das fast nur Männer betrifft. Die Nase ist monströs vergrößert.

Bei 7–10% der von Rosazea betroffenen Männer entsteht durch eine massive Talgdrüsenhypertrophie, Bindegewebshyperplasie und Gefäßerweiterung eine Vergrößerung der Nase **(Rhinophym),** die bizarre, auch asymmetrische Formen annehmen kann (Abb. **C-16.8**). Das Rhinophym kann auch ohne weitere Rosazeaerscheinungen auftreten. Die Hyperplasien sind nur operativ zu beeinflussen, zeigen danach aber sehr gute Ergebnisse. Gleichartige Veränderungen sind seltener auch an anderen Lokalisationen zu finden (z. B. Otophym am Ohr, Gnatophym am Kinn, Metophym über der Nasenwurzel).

C-16.8 Rhinophym

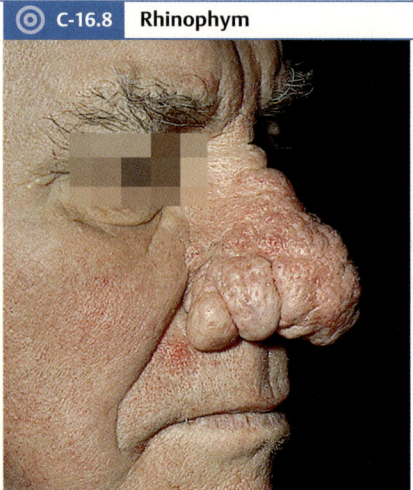

Großknolliges Rhinophym seit 4 Jahren infolge einer ausgebrannten Rosazea bei 77-jährigem Patienten.

Besonderheiten:
- **Lupoide Rosazea.** Die Bezeichnung kennzeichnet ein kleinknotiges, braunrotes Erscheinungsbild der Rosazea, das auf Glasspateldruck ein lupoides Infiltrat und histopathologisch tuberkuloide Granulome zeigt. Klinisch fehlen oft andere Rosazeazeichen, wie persistierende Erytheme und Flush.
- **Steroid-induzierte-rosazea-ähnliche Dermatose.** Bei einer lokalen Kortikosteroidbehandlung treten typische Nebenwirkungen wie Teleangiektasien, Atrophie, Komedonen und entzündliche Papeln und Pusteln auf. Wird eine bestehende Rosazea mit Steroiden behandelt, kommt es zur Verschlechterung mit gleichen Symptomen. Nach Absetzen der lokalen Behandlung kommt es zu einem akuten Aufflammen der Rosazea. Eine konsequent kortikosteroidfreie Lokaltherapie ist wichtig.
- **Demodikose.** Dieses eher seltene und zu den rosazeaartigen Erkrankungen gezählte Krankheitsbild betrifft häufig Frauen und äußert sich mit einseitigen Papeln und Pusteln oder pityriasiformer Schuppung an den Wangen und Augenlidern. Die Talgdrüsenfollikel sind von der Milbe Demodex folliculorum und anderen Demodexarten befallen, wo die Milben selbst, ihre Eier und ihr Kot zu Reizungen und auch zu Fremdkörpergranulomen führen können.

Diagnostik: Klinisches Bild und ggf. Histopathologie sichern die Diagnose.

Histopathologie: In den frühen Stadien finden sich Gefäßerweiterungen und später lymphozytäre, perifollikuläre Infiltrationen. Spätere Stadien zeigen Talgdrüsenhyperplasien.

Differenzialdiagnose: Von der Acne vulgaris ist die Rosazea, außer durch die Altersverschiedenheit, durch das Fehlen von Komedonen und durch die typischen düsterroten Erytheme zu unterscheiden (Tab. **C-16.2**). Des Weiteren kommen akneiforme Exantheme, besonders die Steroidakne und die periorale Dermatitis, in Betracht. Die Krankheitsbilder Lupus erythematodes chronicus discoides müssen differenzialdiagnostisch ausgeschlossen werden.

Besonderheiten:
- **Lupoide Rosazea:** Sonderform mit tuberkuloiden Granulomen.
- Wird eine Rosazea lokal mit Steroiden behandelt, treten zusätzlich Teleangiektasien, Atrophie, Komedonen, Papeln und Pusteln auf.
- Die **Demodikose** ist eine rosazeaartige Erkrankung und betrifft vor allem Frauen. Die Talgdrüsen werden von Demodex-Milben befallen und können sich dadurch entzünden.

Diagnostik: Klinisches Bild und ggf. Histopathologie sichern die Diagnose.

Differenzialdiagnose: Abgegrenzt werden müssen Akne (Tab. **C-16.2**), akneiforme Exantheme, vor allem Steroidakne, periorale Dermatitis, Lupus erythematodes chronicus.

C-16.2 Akne und Rosazea

Effloreszenzen	Akne	Rosazea
Komedonen	+++	–
Papeln	++	++
Pusteln	++	++
Knoten	+	+
Narben	+	–
Keloide	+	–
Teleangiektasien	–	++
livide oder düsterrote Erytheme	–	++
Augenbeteiligung	–	+ (2–5 %)
Talgdrüsenhyperplasie (Rhinophym)	–	+ (7–10 %)

Therapie:
Die **Reinigung** muss mit milden Seifen oder Syndets erfolgen. Jede lokale Irritation durch zu stark reizende, alkoholische Substanzen ist zu meiden.
Eine **lokale Behandlung** mit Metronidazol (z. B. Metrogel) oder Tetrazyklinen, Erythromycin oder Clindamycin in einer nicht reizenden Grundlage (0,5–2 %ig) bringt nach mehrwöchiger Therapie gute Erfolge.
Die Gabe von **oralen Tetrazyklinen** (Doxycyclin bzw. Minocyclin) ist durch den antiinflammatorischen Effekt wirksam. Auch die Augenbeteiligung wird durch orale Tetrazykline positiv beeinflusst. Die orale Behandlung mit Metronidazol ist wirkungsvoll, wobei man aber heute aufgrund der Nebenwirkungen der lokalen Anwendung den Vorzug gibt.
Mit **13-cis-Retinsäure** (z. B. Roaccutan) sind gute Erfolge erzielbar; diese Therapie ist schweren Rosazeaformen vorbehalten.

Therapie:
Milde **Reinigung,** wenig alkoholische Lösungen.

Lokale Behandlung, z. B. Metronidazol, keine reizenden Grundlagen.

Orale Tetrazyklinpräparate sind vor allem bei Augenbeteiligung Mittel der Wahl.

Bei schweren Fällen ist **13-cis-Retinsäure** (z. B. Roaccutan) indiziert.

UV, Alkoholika, scharfe Gewürze und heiße Getränke sollten gemieden werden.

Eine spezielle **Diät** gibt es nicht. Zu meiden sind jedoch heiße Getränke, scharfe Gewürze und Alkohol, da diese flushartige Erytheme provozieren können.
Empfehlenswert ist eine **Massagebehandlung**, die zu einer Besserung der Gefäßhyperreaktivität führt. Mit kreisenden Fingerbewegungen sollen die befallenen Hautareale, außer in der entzündlichen Phase, zweimal täglich massiert werden.

Elektrokoagulation oder Lasertherapie gröberer Teleangiektasien, operative Abtragung eines Rhinophyms.

Einzelne größere Teleangiektasien können durch Elektrokoagulation mit feinster Nadel oder dem Argon-Laser verödet werden. Das Rhinophym wird in Lokalanästhesie oder Narkose mit Laser, Einmalrasierern oder Skalpell abgetragen und die normale Nasenform wieder modelliert. Die **operativen Verbesserungsmöglichkeiten** sind gut, die Reepithelisierung geht rasch und meist komplikationslos vonstatten.

Lichtschutz erforderlich.

Sonnenlicht, besonders im Frühjahr, kann die Rosazea provozieren. Deshalb sind Sonnenexpositionen zu vermeiden und **Sonnenschutzmittel** zu empfehlen.

Prognose: Phasenhafter Verlauf. Augenbeteiligung möglich.

Prognose: Gut, jedoch phasenhafter Verlauf. Komplikationen bei Augenbeteiligung sind möglich.

16.3 Periorale Dermatitis

16.3 Periorale Dermatitis

▶ **Synonym**

▶ **Synonym.** Periorale, rosazeaartige Dermatitis

▶ **Definition**

▶ **Definition:** Entzündliche, meist periorale Dermatose mit kleinen Papeln und Papulovesikeln auf geröteter Haut.

Epidemiologie: Betroffen sind meist Frauen zwischen 20 und 40 Jahren.

Epidemiologie: Die Erkrankung betrifft bevorzugt Frauen zwischen 16–45 Jahren, ist jedoch auch im Kindesalter und höheren Erwachsenenalter festzustellen.

Ätiologie und Pathogenese: Übermäßige Anwendung von Feuchtigkeitsprodukten. Häufiges Auftreten nach **lokaler Steroidtherapie**.

Ätiologie und Pathogenese: Es liegt eine Störung der epidermalen Barrierefunktion vor. Auslösefaktoren sind viele in der alltäglichen Pflege übliche Externa insbesondere „Feuchtigkeitscremes", welche diese Barrierestörung verschlechtern. Meistens besteht eine atopische Diathese. Eine häufige Ursache ist eine vorausgegangene, längere **lokale Anwendung von Glukokortikosteroiden** aufgrund einer anderen, meist banalen Dermatose. Lokale Glukokortikosteroide führen auch zu einer Verschlechterung des Hautbefundes bei einer bereits bestehenden perioralen Dermatitis; eine langfristige Anwendung führt hier zu schweren Schäden und kann das Vollbild einer **Steroidrosazea** verursachen.
Candidaarten, fusiforme Spirillen oder Stäbchen können häufig nachgewiesen werden, sind jedoch nicht als krankheitsauslösend anzusehen. Trotzdem kann eine Behandlung dieser Superinfektionen eine deutliche Besserung erbringen und sollte bei positivem Nachweis erfolgen.
Belichtung kann die periorale Dermatitis provozieren.

Klinik: Auf perioralen Erythemen finden sich Papeln bzw. Papulopusteln. Ein schmaler Rand um die Lippen bleibt frei. Möglich ist die Ausbreitung auf das übrige Gesicht, besonders auf die Augenoberlider (**periokuläre Dermatitis**) (Abb. **C-16.9** und Abb. **C-16.10**).

Klinik: Perioral und in den Nasolabialfalten finden sich auf gelb-rötlichen, leicht schuppenden Erythemen Papeln bzw. Papulopusteln. Eine schmale Randzone der Lippen bleibt erscheinungsfrei und ist ein wichtiges diagnostisches Kriterium (Abb. **C-16.10**). Bei weiterer Ausdehnung können auch Kinn und Augenunterlider, später Augenoberlider, Stirn und Wangen befallen werden (Abb. **C-16.9**). Teleangiektasien finden sich fast nur nach lokaler Kortikosteroidtherapie. Die Patientinnen klagen über ein brennendes Spannungsgefühl, seltener über Pruritus.

Komplikationen: Sie entstehen durch eine lokale Steroidtherapie. Bei Absetzen tritt durch „Steroidentzug" eine Verschlechterung auf.

Komplikationen: Bei Behandlung der perioralen Dermatitis mit lokalen Glukokortikosteroiden kommt es zu kurzfristiger Besserung, danach zu einer deutlichen Verschlechterung des Krankheitsbildes. Nach Absetzen der Steroide tritt eine weitere Verschlechterungsphase ein, in der die Patientinnen engmaschig betreut werden müssen, um ein Zurückgreifen auf die lokalen Steroide zu verhindern.

C 16.3 Periorale Dermatitis

C-16.9 Steroidabusus

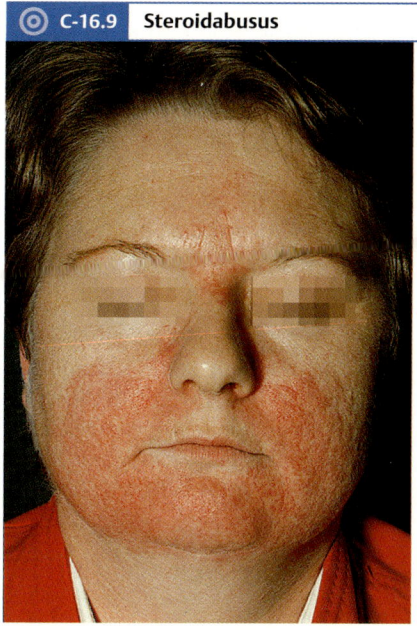
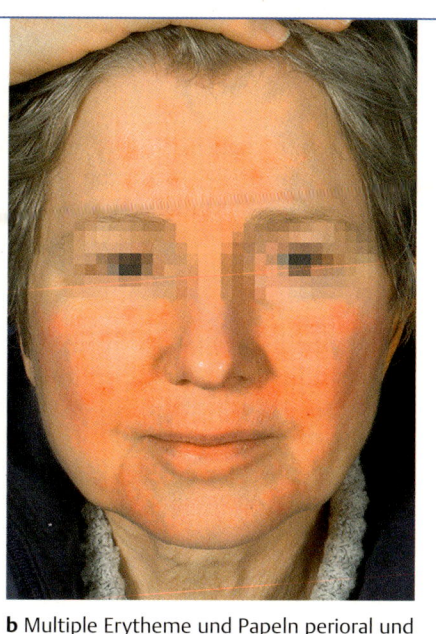

a Periorale Dermatitis nach 4-monatigem Steroidabusus. Zu beachten ist die schmale periorale Aussparung.

b Multiple Erytheme und Papeln perioral und auf den Wangen.

C-16.10 Verteilungsmuster der Rosazea und der perioralen Dermatitis

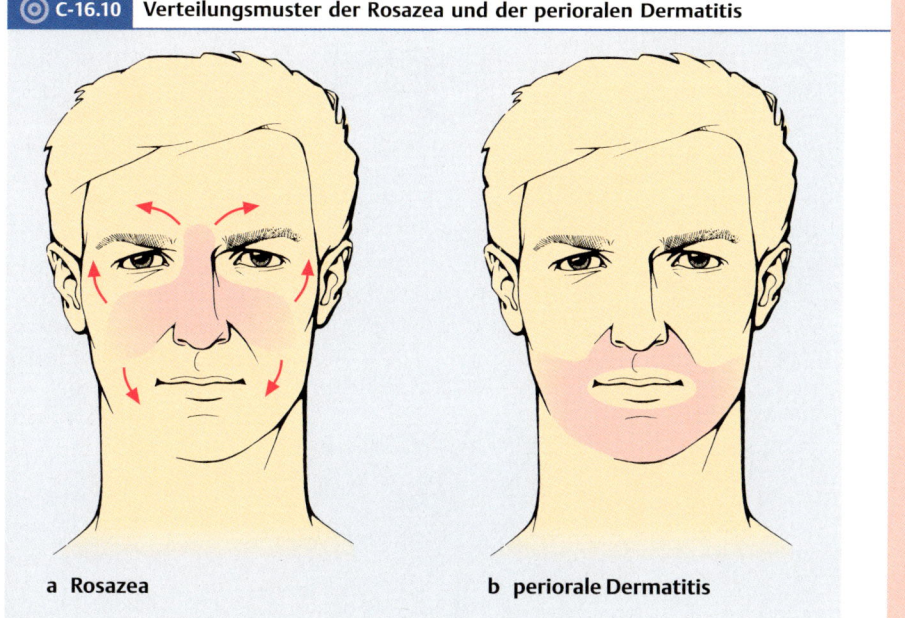

a Rosazea **b** periorale Dermatitis

▶ **Merke.** **Kortikoide** sind in der Behandlung der perioralen Dermatitis kontraindiziert.

Diagnostik: Diagnostisch wegweisend ist das klinische Verteilungsmuster.

Differenzialdiagnose: Von der Rosazea ist die Unterscheidung durch das Verteilungsmuster möglich (Abb. **C-16.10**). Weiterhin kommen Acne vulgaris, atopisches und seborrhoisches Ekzem in Betracht sowie der Folgezustand nach lokaler Glukokortikosteroidtherapie dieser Dermatosen oder anderer Ekzeme.

◀ **Merke**

Diagnostik: Klinisches Bild.

Differenzialdiagnose: Durch Verteilungsmuster von Rosazea unterscheidbar (Abb. **C-16.10**). Akne, atopische und seborrhoische Ekzeme müssen abgegrenzt werden.

Therapie: Alle Externa absetzen.

Therapie: Wie bei der Rosazea sind alle aggressiven Substanzen zu meiden. Die **Reinigung** sollte nur mit warmem Wasser, eventuell mit milden Seifen oder Syndets erfolgen. Wenn möglich, Verzicht auf alle Kosmetika, auf fettende Externa und auf alle irritierenden mechanischen Maßnahmen während der Erkrankungsphase. Die Patienten müssen über eine mögliche anfängliche Verschlechterung aufgeklärt werden. Stattdessen empfiehlt sich eine lokale Therapie mit Unguentum emusificans aquosum oder Eucerin cum aqua, ggf. zusätzlich mit 1–2 % Metronidazol. Schwarzteeumschläge lindern die Entzündung.
Orale Antibiotika wie Tetrazyklin, Minocyclin oder Erythromycin können eine deutliche Verbesserung erbringen und die Symptome des „Steroidentzugs" mildern.

Prognose: Die periorale Dermatitis ist eine langsam entstehende Dermatose mit Spontanremissionen und Rezidiven.

Prognose: Die periorale Dermatitis entwickelt sich langsam, kann über Monate andauern und ein ständig wechselndes Ausprägungsbild zeigen. Die Therapie sollte sehr zurückhaltend erfolgen, da bereits das konsequente Meiden aller Externa zu einer, wenn auch langsam eintretenden, Erscheinungsfreiheit führen kann. Aufklärung über den Entstehungsmechanismus unbedingt erforderlich. Spontanremissionen und Rezidive sind möglich. Die Abheilung erfolgt narbenlos.

▶ **Klinischer Fall**

▶ **Klinischer Fall.** Eine 25-jährige Patientin stellt sich mit vorwiegend perioral und nasolabial lokalisierten, spitzkegeligen, kleinsten Papeln und Papulovesikeln vor (s. Abb. **C-16.9**). Zuletzt wurde 4 Monate lang mit einer Steroidcreme behandelt, was zunächst zu einer kurzfristigen Besserung und dann zu einer weiteren Verschlechterung des Hautbildes führte. Aufgrund des typischen klinischen Bildes, das unter anderem die charakteristische Aussparung einer schmalen erscheinungsfreien Zone um das Lippenrot zeigt, konnte die Diagnose einer perioralen Dermatitis gestellt werden. Unter Verzicht auf alle Kosmetika, einer Lokalbehandlung mit Metronidazol 2 % in einer Cremegrundlage heilte die Erkrankung ab.

17 Venen und Venenkrankheiten

17.1 Allgemeine Grundlagen

Krankheiten der oberflächlichen und tiefen Venen der unteren Extremitäten sind ausgesprochene Volkskrankheiten. Von den leichteren Formen sind hier zulande mehrere Millionen, von schwereren weit über eine Million Menschen betroffen. Venenerkrankungen sind ein interdisziplinäres medizinisches Problem, sie spielen jedoch eine bedeutende Rolle in der Dermatologie. Ganz besonders wichtig sind die oberflächliche und tiefe Varikosis sowie die Folgezustände der chronisch-venösen Insuffizienz, wie zum Beispiel das Ulcus cruris.

17.1.1 Anatomie, Physiologie, Pathophysiologie

Der Rückstrom des venösen Blutes verläuft an der unteren Extremität über das tiefe (subfasziale) und das ausgedehnte, oberflächliche (epifasziale) Venensystem. Die oberflächlichen Venen des Saphena-Systems (Abb. **C-20.12**) zeigen eine ausgeprägte anatomische Variabilität sowohl in ihrem Verlauf, in ihrem Durchmesser und in der Zahl der Verbindungsvenen (Vv. perforantes oder communicantes) zu tiefen Venen.

Die **V. saphena magna** entsteht aus kleinen Venen im Fußbereich. Sie verläuft vor dem Innenknöchel an der Innenseite des Unterschenkels nahe der Tibia, hinter dem Condylus medialis femoris auf die Oberschenkelinnenseite und tritt dort über die Adduktorenmuskulatur etwa handbreit unter dem Leistenband in die Tiefe, wo sie im Hiatus saphenus in die V. femoralis mündet.

Vor der Mündungskrümmung, der so genannten Krosse (Crosse), münden verschiedene andere Venen, wodurch der Venenstern in der Leistenbeuge zustande kommt. Die Funktionstüchtigkeit dieser anatomischen Struktur ist für die Entstehung der Stammvarikose entscheidend.

Die **V. saphena parva** (Abb. **C-20.12**) drainiert vor allem den Fußrücken, an dem sie über den Arcus venosus dorsalis Verbindung mit der V. saphena magna hat. Die V. saphena parva verläuft hinter dem Außenknöchel zur Wade, wo sie ab Wadenmitte subfaszial verläuft. Sie mündet recht variabel im Bereich der Kniekehle, meist in S-förmiger Krümmung, in die V. poplitea.

Die **tiefen Venen**, die in drei Schichten zum größten Teil in der Muskulatur verlaufen, begleiten die gleichnamigen Arterien in einer gemeinsamen Faszienhülle. Phlebologisch sind verschiedene der zahlreichen Verbindungsvenen zwischen oberflächlichem und tiefem Venensystem bedeutsam. Die wichtigsten Gruppen dieser **Vv. perforantes** sind in Abb. **C-20.12** dargestellt. Vor allem die Insuffizienz der Cockett-Gruppe kann zum Ulcus cruris führen.

Für die normale Venenfunktion besonders bedeutsam sind die **Taschenklappen**, die einen Blutrückfluss und damit eine Gefäßerweiterung verhindern. Die Zahl der Klappen ist in den einzelnen Venen und Venenabschnitten sehr verschieden. Hämodynamisch sind die Verhältnisse komplex, zum einen wegen des variablen Volumens dieses Niederdrucksystems, zum anderen wegen der extravasalen Druckverhältnisse und der engen funktionellen Bindung an den Gewebestoffwechsel und das Lymphsystem.

Im Stehen ist das Venensystem maximal belastet, der Druck liegt bei bis zu 90 mm Hg (12 kPa). Der geringe Innendruck im venösen System bedeutet allerdings auch eine leichte Verlegung bei Kompression durch äußere Faktoren, z.B. bei Tumoren und nach Traumen im Abdominal- oder Thoraxbereich.

Für die Versorgung des Gewebes spielen die Druckverhältnisse im Bereich der Endstrombahn eine entscheidende Rolle. Neuere Untersuchungen lassen jedoch vermuten, dass die früher gemessenen Druckgradienten die tatsächlichen Verhältnisse nicht korrekt wiedergeben und in ihrer hämodynamischen Bedeutung überschätzt wurden.

Für den Gewebestoffwechsel gleichermaßen wichtig wie das Venensystem ist das **Lymphsystem**. Die Gewebeflüssigkeit sammelt sich in präformierten Spalten

C-17.1 Schematische Darstellung des oberflächlichen Venensystems am Bein

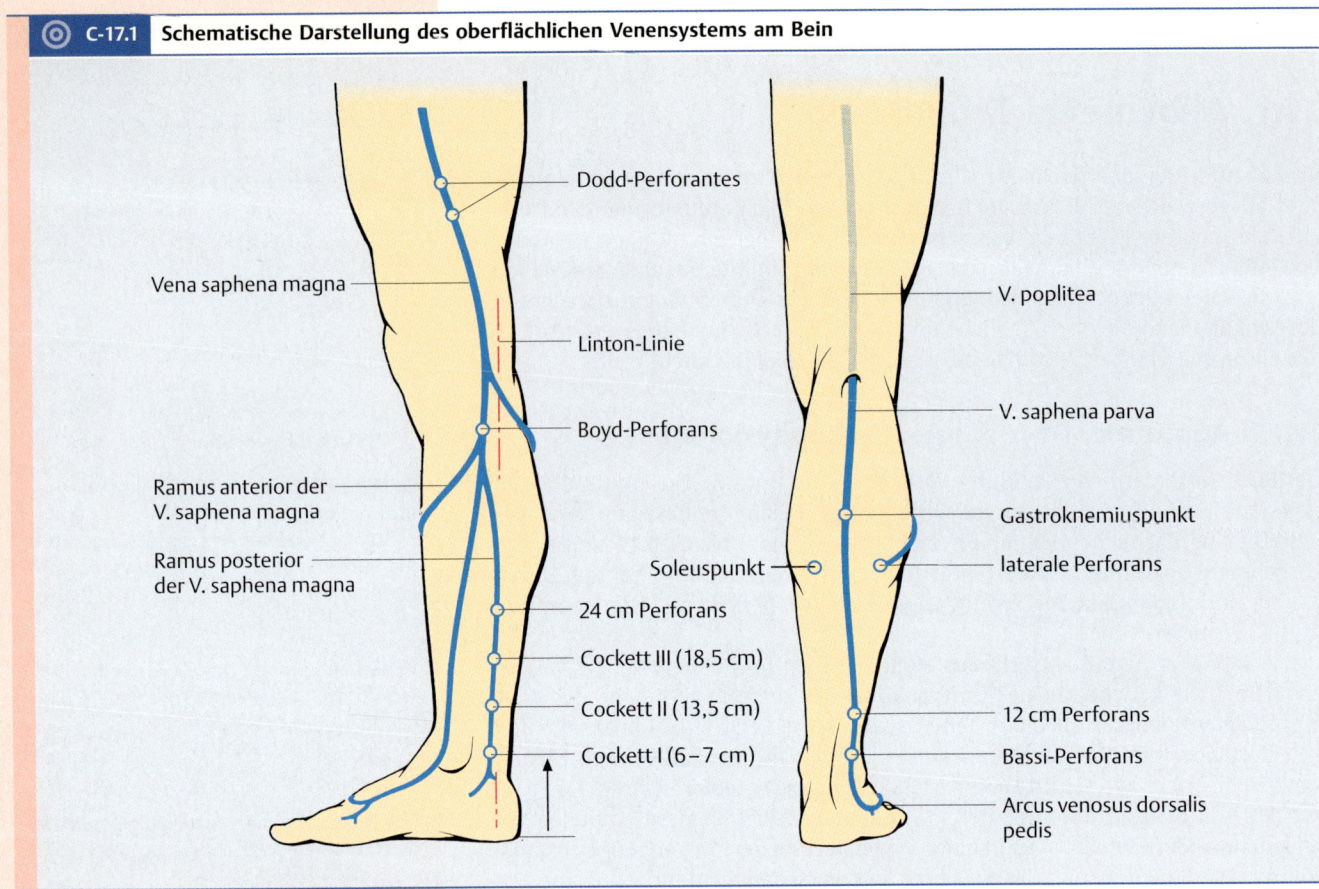

Blut- und Lymphgefäßsystem bilden eine funktionelle Einheit. Der Lymphtransport erfolgt durch rhythmische Kontraktion der Lymphgefäße.

Bei Überlastung der Transportkapazität der Lymphgefäße manifestieren sich Ödeme.

des Bindegewebes, von wo sie in blind endende, mit einem einschichtigen Endothel ausgekleidete Lymphkapillaren eintritt.
Die Lymphkapillaren vereinigen sich zu einem ausgedehnten Lymphgefäßnetz, das mit den Blutgefäßen und dem Bindegewebe eine Einheit bildet, wobei ab einer gewissen Gefäßgröße Klappen und glatte Muskelzellen in der Wand vorhanden sind. Der Lymphtransport wird von einer langsamen, rhythmischen Kontraktion dieser Lymphgefäße bewirkt. Wird die kompensatorische Kapazität des Lymphsystems zum Abtransport der proteinreichen Ödemflüssigkeit überschritten, kommt es zum manifesten Lymphödem.
Kompliziert werden die Verhältnisse durch zahlreiche Faktoren, wie dem Zustand der bindegewebigen Matrix und der Funktion von Makrophagen, die den kolloidosmotischen Druck wesentlich beeinflussen. Eine erhöhte Flüssigkeitsansammlung wird jedoch erst bei der beträchtlichen Volumenzunahme von 25 % und mehr klinisch manifest. Ursachen des Beinödems sind vor allem hydrostatische Belastung (stehende Berufe bei genetisch bedingter Disposition), Venenwandschädigungen, Klappeninsuffizienz der Venen oder der Perforansvenen, venöser Hochdruck und Endothelschäden, Abflussstauung bei Störungen des Lymphabflusses (auch bei Entzündungen wie Erysipel und Kontaktekzem) und arterielle Insuffizienz.

17.1.2 Klinik

An Symptomen finden sich Spannungs-, Druck- und Schweregefühl, Wadenkrämpfe. Tiefe Venenthrombosen sind oft symptomarm.

17.1.2 Klinik

Die Symptomatik bei Venenkrankheiten ist relativ monomorph, sie besteht vor allem in Spannungs-, Druck- oder Schweregefühl, seltener in nächtlichen Wadenkrämpfen. Bei Hautveränderungen kommt es häufiger zu Juckreiz. Tiefe Venenthrombosen sind oft symptomarm, falls nicht, kommt es zu eher dumpfen Schmerzen, die in Rücken, Thorax und Kopf ausstrahlen können, sowie zur Beinschwellung.

17.1.3 Phlebologische Diagnostik

Da erbliche Faktoren für die Entstehung von Venenkrankheiten eine Rolle spielen, ist die Familienanamnese bedeutsam. **Anamnestisch** wichtig sind ferner Operationen, Schwangerschaften, Thrombosen, Einnahme von Hormonpräparaten, Nikotinabusus, hämatologische Erkrankungen und die Frage, in welcher Körperhaltung der Beruf ausgeübt wird. Zunehmend häufiger sind Thrombosen durch sportliche Betätigung und durch lange Flugreisen.

Die **Inspektion** des stehenden Patienten muss bei guter Beleuchtung erfolgen und die Genitalregion mit einschließen, um Varizen im Bauch- und Genitalbereich (Kollateralkreislauf nach Beckenvenenthrombose) mit zu erfassen.

Durch die **Palpation** lassen sich Faszienlücken und teilweise auch insuffiziente Perforansvenen (runde „Lücke") der Cockett-Gruppe (Abb. C-17.1) erfassen. Der Beinumfang muss im Seitenvergleich gemessen, Konsistenz und Ausdehnung von Ödemen erfasst und die Gelenkbeweglichkeit festgestellt werden (eingeschränkte Beweglichkeit vermindert die Funktion der Muskelpumpe).

Zur orientierenden Überprüfung der Venenfunktion eignet sich der Test nach **Trendelenburg**. Er dient dem Nachweis einer Klappeninsuffizienz im Bereich der Stamm- und Perforansvenen: Der liegende Patient hält das Bein in die Senkrechte, wodurch sich, durch Ausstreichen unterstützt, die Venen entleeren. Nach Kompression der V. saphena magna am Oberschenkel mit einem Stauschlauch kommt es nach dem Aufstehen bei suffizienten Klappen der Perforansvenen zu einer langsamen Füllung von distal. Wird die Stauung gelöst, füllen sich die Venen bei suffizienten V.-saphena-magna-Mündungsklappen nur langsam von proximal. Bei Insuffizienz beider Systeme kommt es zur schnellen Füllung aus beiden Richtungen.

Weitere Funktionstests (nach Perthes, Schwartz oder Linton) werden heute wegen ihrer begrenzten Aussagekraft kaum mehr eingesetzt.

17.1.4 Apparative Diagnostik

In den vergangenen Jahren haben sich **Duplex-Sonographie** und **Farb-Duplex-Sonographie** zu Standardverfahren der phlebologischen Diagnostik entwickelt. Die wichtigste apparative Screening-Untersuchung ist die mittels Ultraschall-Doppler. Das Prinzip beruht auf der Frequenzänderung des Ultraschalls an bewegten Grenzflächen. Für phlebologische Zwecke finden vor allem Frequenzen zwischen 8 und 10 MHz (oberflächliche Strukturen) und 4 bis 5 MHz (tiefe Strukturen) Verwendung. Der langsame venöse Blutstrom lässt sich durch die niedrige Frequenz des Strömungssignals leicht vom höherfrequenten arteriellen Signal unterscheiden, bei der Farb-Duplex-Sonographie an der Farbe.

Die **Farb-Duplex-Sonographie** erlaubt zusätzlich zur Strömungsdiagnostik die morphologische Darstellung der Gefäße und die anderer anatomischer Strukturen.

▶ **Merke.** Die Farb-Duplex-Sonographie ersetzt in zunehmendem Maß die Phlebographie und ist deshalb heute diagnostische Methode der Wahl.

Am liegenden Patienten werden die Fußpulse geprüft und der Blutdruck gemessen, im Stehen wird die Mündung der V. saphena magna bzw. die V. saphena parva auf Suffizienz geprüft.

Eine Insuffizienz der Klappen der V. saphena magna und der Mündungskrümmung lässt sich durch den **Valsalva-Pressversuch** nachweisen, bei dem durch die intraabdominale Druckerhöhung ein mittels Doppler feststellbarer **Blutrückfluss** in die Vene stattfindet. Der „distale Insuffizienzpunkt" bezeichnet die Stelle, an der kein Reflux mehr nachweisbar ist (s. Abb. C-17.3).

Die **Lichtreflexionsrheographie** (LRR) beruht auf der Messung der Blutfülle des oberen Gefäßplexus mittels Infrarotlicht. Gemessen wird vor und nach definierter Fußbewegung im oberen Sprunggelenk. Die zur erneuten Auffüllung des

Gefäßplexus erforderliche Zeit liefert gute Hinweise auf die Suffizienz des Venensystems. In der Regel beträgt sie mehr als 25 s.

Die **Phlebodynamometrie** erlaubt nach Punktion einer Fußrückenvene die direkte Druckmessung. Die Druckdifferenz zwischen dem normal 75–90 mm Hg (10–12 kPa) betragenden Venendruck vor und nach Bewegung liefert Hinweise auf insuffiziente Venen.

Bei der **Plethysmographie** wird der Verlauf des Druckes im Bein oder des Beinvolumens mittels Dehnungsmessstreifen vor und nach Kompression bestimmt. Neben diesen dynamischen Messverfahren ist die **Phlebographie**, also die Kontrastmitteldarstellung des Venensystems einschließlich der Perforansvenen, wichtig. Mithilfe dieses Verfahrens ist es möglich, die zahlreichen morphologischen Varianten des Venenverlaufs zuverlässig zu erfassen, eine für bestimmte operative Eingriffe wichtige Voraussetzung.

17.2 Varikose-Syndrom

▶ **Definition:** Erweiterung der großen oberflächlichen Venenstämme, der Leit- und Muskelvenen, der Perforansvenen sowie kleinerer und kleinster Venen. Die „primäre" Varikose ist anlagebedingt, die „sekundäre" Varikose Folge einer Insuffizienz der tiefen Venen. Eine klare Unterscheidung ist nicht immer möglich. Mit zunehmender Dauer der Varikosis kommt es im Gefolge der Klappeninsuffizienz zur Beeinträchtigung der Mikrozirkulation. Die trophischen Störungen können zum Gewebsuntergang führen, der klinisch als Ulcus cruris in Erscheinung tritt.

Epidemiologie: Etwa 15 % der erwachsenen Bevölkerung zeigt eine mehr oder weniger ausgeprägte Varikose, wobei Männer und Frauen etwa gleichermaßen betroffen sind.

Klinik und Diagnostik: Klinisch auffällig, da gut sichtbar, ist die Varikose der V. saphena magna, die auf einer Insuffizienz der Krosse oder der Klappen im Verlauf der Vene beruht (Abb. **C-17.2**). Nicht selten findet sich gleichzeitig eine Perforansvenen-Insuffizienz.

Je nach Lokalisation des distalen Insuffizienzpunktes lassen sich **4 Schweregrade der Saphena-magna-Insuffizienz** mittels Ultraschall-Doppler unterscheiden (Abb. **C-17.3**). Die **Stammvarikose der V. saphena parva** wird in 3 Schweregrade eingeteilt (Abb. **C-17.3**).

Die Erweiterung der Seitenäste der V. saphena magna und die der V. saphena parva wird als **Seitenastvarikose** bezeichnet, die durch gestaute Stammvenen entsteht.

Die Stammvarikose beider Venensysteme kann bei langem Bestand zu Phlebitiden und zur chronisch-venösen Insuffizienz mit oder ohne Ulcus cruris führen (s. u.).

Die Insuffizienz der tiefen **Leit-** und **Muskelvenen** ist durch die versteckte Lage dieser Venen etwas schwieriger zu diagnostizieren. Ödembildung, Schwere- und Spannungsgefühl bei intaktem oberflächlichen Venensystem sind wegweisend, gesichert wird die Diagnose duplexsonographisch, evtl. auch phlebographisch.

Die **Perforansvenen-Insuffizienz** ist häufig mit einer Insuffizienz der oberflächlichen und tiefen Venen kombiniert. Das hierbei entstehende „Pendelblut", vor allem im Bereich der Cockett-Gruppe, kann zu so genannten Blow-out-Ulzera führen. Zur Diagnostik finden Ultraschall-Doppler, Phlebographie und Duplex-Sonographie Verwendung.

Therapie: Oberflächlich varikös veränderte Venen lassen sich, sofern das tiefe Venensystem sicher durchgängig ist, entweder sklerosieren (medikamentös, mittels endovasal eingesetztem Laser oder Hochfrequenzwellen) oder chirurgisch entfernen („strippen"). Kaliberstarke Varizen werden im Allgemeinen ope-

---

Phlebodynamometrie: direkte blutige Druckmessung am Fußrücken.

Plethysmographie: unblutige Druck-/Volumenmessung.

Phlebographie: röntgenologische Kontrastmitteldarstellung anatomischer Venenverhältnisse, unverzichtbar vor bestimmten operativen Eingriffen.

17.2 Varikose-Syndrom

▶ **Definition**

Epidemiologie: Das Varikose-Syndrom ist sehr häufig, ca. 15 % der Bevölkerung sind betroffen.

Klinik und Diagnostik: Varikose der oberflächlichen Venen durch Klappeninsuffizienz (Abb. **C-17.2**).

Je nach Ausmaß des Refluxes lassen sich **4 Schweregrade** der **Saphena-magna-** und 3 der **Saphena-parva-Insuffizienz** unterscheiden (Abb. **C-17.3**).

Als **Seitenastvarikose** wird die Erweiterung der Saphenaäste bezeichnet.

Die Stammvarikose kann zur chronisch-venösen Insuffizienz mit oder ohne Ulcus cruris führen.

Die **Insuffizienz tiefer Venen** ist schwierig zu diagnostizieren, am besten duplexsonographisch und phlebographisch.

Die **Perforansvenen-Insuffizienz** ist oft mit einer Klappeninsuffizienz der Saphena-Venen kombiniert.

Therapie: Es werden Stripping oder Verödung der Venen angewendet, eventuell kombiniert je nach Kaliber und Therapeut.

C 17.2 Varikose-Syndrom

rativ entfernt, kleinere Varizen, Varizenkonvolute und Seitenastvarikosen dagegen häufig lokal verödet oder abschnittsweise durch kleine Hautschnitte entfernt. Operation und Verödungsbehandlung lassen sich auch kombinieren. Insuffiziente Perforansvenen werden subfaszial ligiert oder durchtrennt, die Sklerosierung ist umstritten.

Die **Verödungsbehandlung** wird mit verschiedenen Lösungen (z. B. Aethoxysklerol, Varigloban) durchgeführt. Diese reizen die Venenwand so erheblich, dass es zu einer starken Entzündungsreaktion und Bildung eines künstlichen Thrombus kommt. Die Kontraindikationen für eine Sklerosierungstherapie sind in Tab. C-17.1 dargestellt.

Die Sklerosierung hat eine Reihe typischer **Komplikationsmöglichkeiten**: paravenöse Injektion mit Nekrosebildung, arterielle Injektion mit der Gefahr eines Gefäßverschlusses und nachfolgender Gangrän sowie anaphylaktische bzw. anaphylaktoide Reaktionen durch Unverträglichkeit des Verödungsmittels. Diese Reaktionen können noch nach Stunden auftreten. Die Komplikationsmöglichkeiten der operativen Therapie sind in den einschlägigen chirurgischen Lehrbüchern nachzulesen.

Da heutzutage Unterschenkelvenen für **Bypass-Operationen** eingesetzt werden, ist die Indikation zur Ausschaltung transplantationsfähiger Venen streng zu stellen.

Die **Verödungsbehandlung** beruht auf der Reizung der Venenwand mit nachfolgender Entzündungsreaktion und Thrombosierung (Kontraindikationen s. Tab. **C-17.1**).

Wichtigste **Komplikationen** der Sklerosierung sind Unverträglichkeitsreaktionen durch Verödungsmittel, sowie versehentliche paravenöse und intraarterielle Injektion.

Bei der Therapie der Varikosis ist zu beachten, dass für **Bypass-Operationen** geeignete Venen erhalten bleiben.

C-17.2 Primäre Varikose

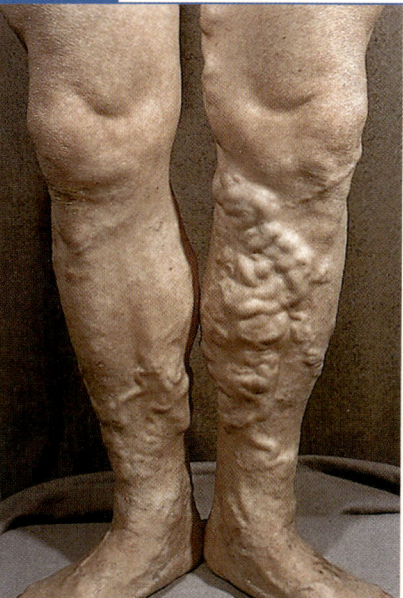

Primäre Varikose mit großen Varizenkonvoluten besonders am linken Unterschenkel

C-17.1 Kontraindikationen für die Sklerotherapie von Varizen

- akute Phlebothrombose
- fortgeschrittene Herzinsuffizienz
- Nieren- und Lebererkrankungen
- arterielle Durchblutungsstörungen
- Beinödeme
- eingeschränkte Beinbeweglichkeit
- superinfizierte Dermatosen
- Verödungsmittel-Unverträglichkeit

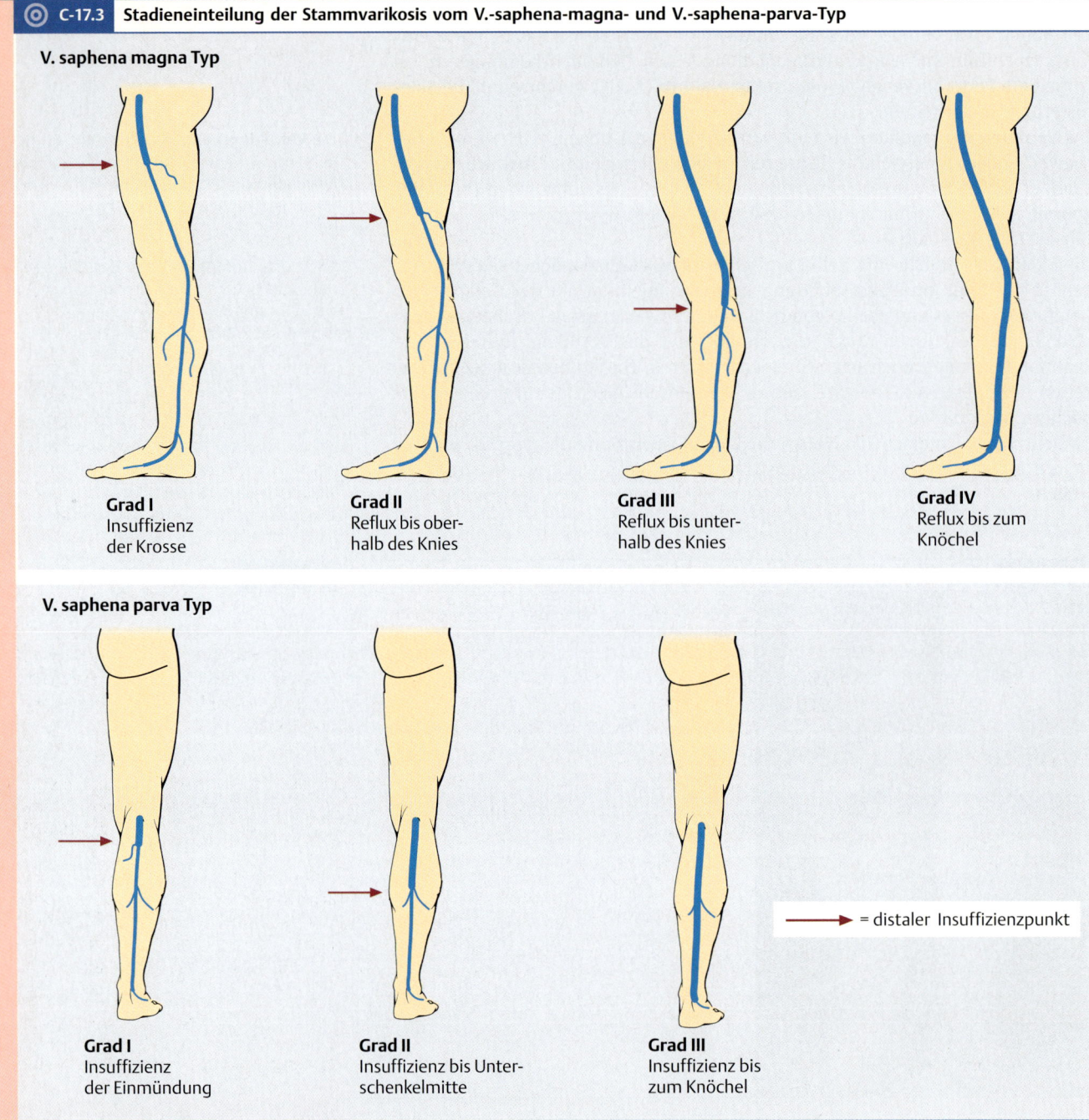

C-17.3 Stadieneinteilung der Stammvarikosis vom V.-saphena-magna- und V.-saphena-parva-Typ

17.3 Oberflächliche Thrombophlebitis

▶ **Synonym.** Thrombophlebitis superficialis

▶ **Definition:** Entzündung der oberflächlichen Venenstämme als Ausdruck einer Thrombusorganisation mit den Symptomen Rötung, Schwellung, Druck- und Spontanschmerz.

Ätiologie: Zu den häufigsten Ursachen der oberflächlichen Thrombophlebitis zählen mechanische Reize von z. B. Venenkathetern oder Braunülen und chemisch-osmotische Reize durch i.v. applizierte Infusionslösungen. Aber auch nach Insektenstichen und nach paravenöser Injektion kann es zu oberflächlichen Venenentzündungen kommen. Gelegentlich ist die Thrombophlebitis Begleitphänomen von Infektionskrankheiten wie der Syphilis und Tuberkulose sowie von Systemerkrankungen wie dem Behçet-Syndrom.

Klinik: Meist plötzlich auftretende, schmerzhafte Schwellung oberflächlicher Venenabschnitte, auch im Bereich von Varizen (dann auch als **Varikophlebitis** bezeichnet). Die Haut ist gerötet, die entzündete Vene als derber Strang oder Knoten in der Tiefe tastbar. Ausgedehnte Thrombophlebitiden können mit Fieber und Blutbildveränderungen einhergehen.

▶ **Merke.** Im Gegensatz zur Phlebothrombose besteht nur eine umschriebene lokale Schwellung und keine Schwellung der Extremität.

Sonderformen: Eine Sonderform der Thrombophlebitis ist die **Phlebitis migrans (saltans)**, die vor allem Männer betrifft. Hierbei kommt es, meist im Rahmen von Infekten, Autoimmunkrankheiten oder malignen Tumoren, schubweise zu oberflächlichen Phlebitiden wechselnder Lokalisation, oft begleitet von Störungen des Allgemeinbefindens und von Fieber.
Eine weitere seltene Form der Thrombophlebitis unklarer Ätiologie ist die der V. thoracoepigastrica **(Mondor-Krankheit)**, die bei subakuter Entzündung als derber Strang am seitlichen Thorax palpabel ist. In diese Gruppe der Thrombophlebitiden gehört auch die Kranzfurchen-Phlebitis im Sulcus coronarius penis.

Komplikationen: Bei entsprechender Therapie kommt es nur selten zu Komplikationen. Bei ausgedehnter Thrombophlebitis im Bereich der proximalen V. saphena magna kann die Entzündung auf die tiefen Venen übergreifen (Gefahr der tiefen Venenthrombose mit nachfolgender Lungenembolie). Seltene Komplikationen sind auch die eitrige Einschmelzung der Thrombophlebitis und die Ulzeration.

Diagnostik: Bei allen oberflächlichen Venenentzündungen ist das klinische Bild recht charakteristisch und die Diagnose daher meist einfach zu stellen.

Differenzialdiagnose: Differenzialdiagnostisch muss vor allem an ein Erysipel gedacht werden; das jedoch diffuser und flächenhafter ist und stärkere Allgemeinsymptome (insbesondere Schüttelfrost) verursacht. Das Erythema nodosum kann aufgrund multipler Veränderungen und wegen des schubweisen Verlaufs leicht abgegrenzt werden.

Therapie: Die Patienten müssen mobilisiert werden (bei Bettruhe besteht die Gefahr, dass tiefe Venen betroffen werden). Wichtigste Maßnahme ist ein gut sitzender Kompressionsverband, ergänzt durch ein nicht steroidales Antiphlogistikum wie Indometacin oder Acetylsalicylsäure. Zur Lokalbehandlung können ichthyol- oder heparinhaltige Externa verwendet werden. Antibiotika sind nur bei septischen Verlaufsformen indiziert. Bei der Varikophlebitis kann versucht werden, den Thrombus per Stichinzision zu entfernen, wenn die akuten Erscheinungen abgeklungen sind. Bei einer Thrombophlebitis der V. saphena magna ist eine Low-dose-Heparinisierung ratsam.

17.4 Phlebothrombose

▶ **Definition:** Thrombotischer Verschluss tiefer Venen, bevorzugt am Unterschenkel, mit Gefahr der Lungenembolie und Entwicklung einer chronisch venösen Insuffizienz.

Epidemiologie: Phlebothrombosen sind nicht selten. Über die wahre Häufigkeit ist jedoch nichts bekannt, zum einen wegen diagnostischer Schwierigkeiten, zum anderen, weil nicht wenige tiefe Thrombosen stumm verlaufen und erst nach vielen Jahren anhand der Folgezustände retrospektiv diagnostiziert werden. Bevorzugt betroffen ist die Unterschenkelregion, links häufiger als rechts, selten beidseits.

Ätiologie und Pathogenese: Entscheidend für die Entstehung der tiefen Venenthrombose ist die Kombination aus Verlangsamung der Blutströmung, Wandveränderungen der Venen und subtilen Blutgerinnungsstörungen (so genannte **Virchow-Trias**). Die Stase beruht meist auf der Immobilisierung des Patienten oder auch auf einer Traumatisierung der Vene. Gefäßwandschädigungen kommen durch Verletzungen, Operationen oder Entzündungen zustande. Störungen der Gerinnung beruhen oft auf hämatologischen oder neoplastischen Erkrankungen. Besonders gefährdet sind Patienten in der postoperativen Phase, vor allem nach Eingriffen im Bauch- und Beckenbereich sowie nach Beinfrakturen. Eine erhöhte Gefährdung besteht auch postpartal.

Klinik: Es treten mehr oder weniger ausgeprägte ziehende Schmerzen, sowie ein Schwere- und Spannungsgefühl im Bereich der Leiste, Kniekehle oder Fußsohle auf. Ein initiales Ödem (Umfangsdifferenz!), eine Erweiterung der oberflächlichen Venen am Unterschenkel sowie eine Druckempfindlichkeit im Bereich der Fußsohlen (Payr-Zeichen), ein Kletterpuls und subfebrile Temperaturen sind weitere Warnsymptome.

Komplikationen: In etwa 10–30% kommt es zur **Lungenembolie**, selten mit letalem Ausgang, in bis zu 50% zu einem **postthrombotischen Syndrom (PTS)**.

Sonderform: Bei der **Phlegmasia coerulea dolens** kommt es durch eine Störung der Mikrozirkulation zu einer kompletten Verlegung des venösen Abflusses einer Extremität, mit schmerzhafter, zyanotischer Schwellung, die zur Gangrän und zum Schock führen kann. Hier wird eine intensivmedizinische Behandlung mit dem Versuch der medikamentösen oder chirurgischen Thrombolyse erforderlich.

Diagnostik: Die klinischen Zeichen und die Prüfung verschiedener Schmerzpunkte sind unzuverlässig. Bei Thrombosen im Oberschenkelbereich sind Sensitivität und Spezifität der Sonographie (in Form der Kompressions-Sonographie) hoch, bei Thrombosen im Unterschenkelbereich deutlich geringer (s. S. 487). Die Phlebographie (s. S. 488) ist zur Diagnostik der Phlebothrombosen aller Lokalisationen geeignet, der Befund je nach Lokalisation der Thrombose jedoch manchmal schwer zu interpretieren.

Differenzialdiagnose: Akutes Lymphödem, Muskelriss und Muskelzerrung sowie Erysipel sind leicht abzugrenzen.

Therapie: Bei frischen Thrombosen im Becken- und Oberschenkelbereich ist eine möglichst frühzeitige Thrombolyse anzustreben, um ein postthrombotisches Syndrom zu vermeiden. Die Thrombolyse wird mit Streptokinase, Urokinase oder rekombinanten Plasminogenaktivatoren (rtPa) durchgeführt. Die Behandlung dauert etwa 5 bis 7 Tage. Verbindliche Therapieschemata existieren nicht, außerdem sind zahlreiche Kontraindikationen zu beachten (z.B. hohes Lebensalter, ausgeprägte Hypertonie, Karzinome des Gastrointestinaltraktes, Magen-Darm-Ulzera, diabetische Retinopathie). Der Lysetherapie schließt sich eine Thromboseprophylaxe mit Heparin oder Acetylsalicylsäure an.
Bei Lokalisation im Becken- oder Leistenbereich kommt auch die Thrombektomie in Betracht.

Prophylaxe: Zur Rezidivprophylaxe werden Antikoagulanzien und Kompressionsverbände eingesetzt; Letztere sollen auch die Ausbildung eines PTS verhindern.

Prophylaxe: Kompressionsverbände, Antikoagulanzien.

17.5 Chronisch-venöse Insuffizienz (CVI) und Folgezustände

17.5 Chronisch-venöse Insuffizienz (CVI) und Folgezustände

Epidemiologie: An mehr oder weniger ausgeprägter chronisch-venöser Insuffizienz leiden ca. 2–3 Millionen der erwachsenen Bundesbürger, wobei Frauen etwas häufiger betroffen sind als Männer. Die Inzidenz steigt mit zunehmendem Lebensalter an.

Epidemiologie: Eine CVI ist bei beiden Geschlechtern sehr häufig.

Ätiologie: Venöse Abflussstörungen, insbesondere bei primärer Varikose und nach Phlebothrombose, führen nicht selten zur chronisch-venösen Insuffizienz mit trophischen Störungen und deren Komplikation Ulcus cruris.

Ätiologie: Die CVI tritt nicht selten als Folgezustand der Varikose oder nach einer Phlebothrombose auf.

Pathogenese: Vor allem durch die Überlastung des Lymphtransportes kommt es zur Einlagerung wasserbindender Substanzen (Ödembildung) und nachfolgend zu einer vermehrten Bildung von Bindegewebe. Umbauvorgänge an den kleinen Gefäßen und perikapillare Fibrinablagerungen führen zu einer Hypoxie des Gewebes und letztendlich zum Gewebsuntergang.

Pathogenese: Entscheidend ist das Missverhältnis zwischen Flüssigkeitszu- und -abstrom mit Ödembildung, das zu Bindegewebsneubildung und Entzündung und letztlich zum Gewebsuntergang führt.

Klinik (Tab. **C-17.2**): Eine Erweiterung der Venen des Plantarrandes (sog. **Corona phlebectatica**) ist häufig das erste Zeichen einer chronisch-venösen Insuffizienz (Abb. **C-17.4a**). Auch ein Ödem (v.a. im Knöchelbereich) findet sich im Frühstadium (CVI I. Grades). Bei längerem Bestand kommt es zur Verhärtung des Subkutangewebes (Stauungsinduration, Dermatoliposklerose). Entzündliche Vorgänge kennzeichnen die CVI II. Grades und führen zur Hyperpigmentierung (Dermite ocre), zu Atrophien (Atrophie blanche [Abb. **C-17.4b**], Capillaritis alba) und Depigmentierungen. Ausgeprägt entzündliche Vorgänge führen zum **Stauungsekzem**, das nicht nur Folge der chronischen Stauung, sondern oft auch Ausdruck einer Kontaktallergie gegen lokal verwendete Zubereitungen ist. Auch Störungen des Nagelwachstums mit Onychomykosen sind nicht selten.
Wichtigste Komplikation ist das **Ulcus cruris** (CVI III. Grades), das bevorzugt im Bereich der **Unterschenkelinnenseite** auftritt (Abb. **C-17.4 c, d**). Über 80 % der Ulzera des Unterschenkels sind venöser Genese, arterielle Durchblutungsstörungen und andere Ursachen sind vergleichsweise selten.
Verschiedene Ulkusformen bei CVI lassen sich unterscheiden. Das thrombo- oder periphlebitische Ulkus ist Folge oberflächlicher Thrombophlebitiden mit Gewebedestruktion. Beim postthrombotischen Ulkus finden sich nicht selten mehrere Ulzera am gleichen Bein. Das so genannte Blow-out-Ulkus entsteht über insuffizienten Perforansvenen vor allem im Bereich der Cockett-Gruppe. Gamaschenulzera im Knöchelbereich beruhen häufig auf Thrombosen in dünneren, retikulären Varizen.

Klinik (Tab. **C-17.2**): **Corona phlebectatica** (Abb. **C-17.4a**) und Ödembildung kennzeichnen die CVI im Frühstadium. In der Folge entwickeln sich trophische Störungen mit Induration, Hyper- und Depigmentierung, eine Atrophie blanche und **Stauungsekzeme** (Abb. **C-17.4b**).

Wichtigste Komplikation ist das **Ulcus cruris** (CVI III. Grades, Abb. **C-17.4c, d**).

Ulzera kommen auch durch Thrombo- und Periphlebitis zustande. Multiple Ulzera sind möglich. Das so genannte Blow-out-Ulkus entsteht über insuffizienten Vv. perforantes (Cockett-Gruppe).

C-17.2 Klinische Stadieneinteilung der CVI (nach Widmer)

Stadium	klinische Befunde
Grad I	Corona phlebectatica, Ödem im Knöchelbereich
Grad II	Dermatoliposklerose, Dermite ocre, Atrophie blanche, Stauungsekzem
Grad III	wie Grad II, zusätzlich Ulcus cruris

C-17.2

Differenzialdiagnose: Ulzera durch arterielle Durchblutungsstörungen, Stoffwechselkrankheiten wie Diabetes mellitus, Kryoglobulinämie, Prolidase-Mangel, Sichelzell-Anämie, Ulzera bei Colitis ulcerosa und Morbus Crohn (Dermatitis ulcerosa) sind auszuschließen.

Differenzialdiagnose: Ulzera durch arterielle Durchblutungsstörungen, Stoffwechselkrankheiten und Dermatitis ulcerosa sind abzugrenzen.

C-17.4 Komplikationen der chronisch-venösen Insuffizienz

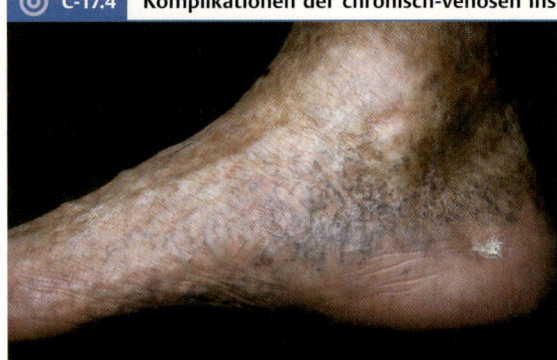

a Corona phlebectatica am medialen Fußrand (CVI Grad I).

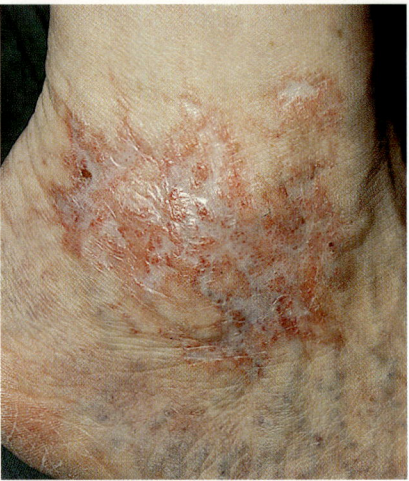

b Atrophie blanche der lateralen Knöchelregion bei chronisch-venöser Insuffizienz (CVI) mit weißen atrophischen Bereichen und hpyerpigmentierten Atrophien in der Umgebung. Die Atrophie blanche führt leicht zu äußerst schmerzhaften Ulzerationen, die nur sehr langsam wieder abheilen (CVI Grad II).

c Ulcus cruris und Stauungsdermatosen des rechten Unterschenkels. Die das Ulkus umgebende Haut ist gerötet, teils flächenhaft verdickt und bräunlich verfärbt. Deutliche Varikose der Knöchel- und Fußrückenvenen (CVI Grad III).

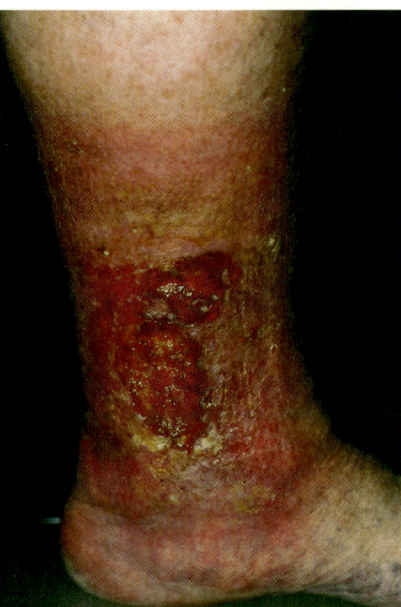
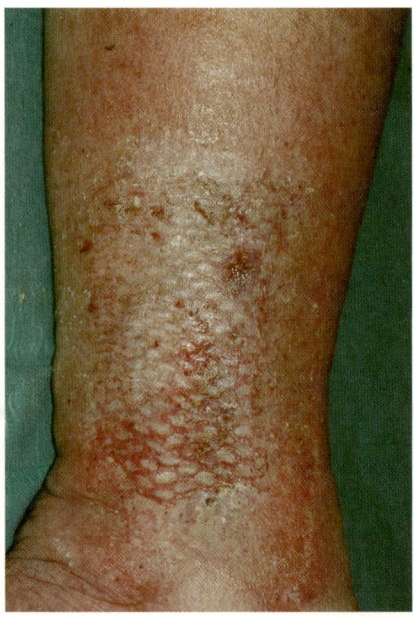

d Ulcus cruris bei CVI Grad III vor und 4 Monate nach Shave-Therapie und Meshgraft-Transplantation.

17.5 Chronisch-venöse Insuffizienz (CVI) und Folgezustände

Therapie: Wichtigste therapeutische und prophylaktische Maßnahme zur Verhinderung von Rezidiven ist der kunstgerechte **Kompressionsverband** mit Kurzzugbinden, der die Pumpwirkung der Wadenmuskulatur unterstützt. Wichtigste Kontraindikation für den Kompressionsverband sind arterielle Durchblutungsstörungen, mit einem systolischen Druck von weniger als 60 mm Hg (< 8 kPa) im Knöchelbereich. Korrektes Anwickeln eines Kompressionsverbandes erfordert Übung und ist nur von einem Teil der Patienten zu erlernen. Für die Behandlung geringerer Schweregrade der CVI kommen gut angepasste Kompressionsstrümpfe in Betracht.

Zur Behandlung venöser Ulzera wird zunehmend die „Shave-Technik" eingesetzt. Dabei werden das Ulkus selbst und die lipodermosklerotisch veränderte Umgebung mittels Dermatom abgetragen und der Defekt mit Spalthaut gedeckt, meist nach Ligatur hämodynamisch insuffizienter Venen (Perforantes, Krosse).

Die **medikamentöse Behandlung** mit venenwirksamen Pharmaka hat allenfalls unterstützenden Charakter, sie ist kein Ersatz für die Kompressionsbehandlung.

Die **Lokalbehandlung** von Stauungsdermatose und Ulcus cruris ist nach Möglichkeit mit Externa ohne sensibilisierende Inhaltsstoffe vorzunehmen, da die **Gefahr kontaktallergischer Reaktionen** bei dieser Patientengruppe sehr groß ist, wodurch die Behandlung unnötig kompliziert wird. Schmierig belegte Ulzera müssen gereinigt werden. Dazu eignen sich **enzymhaltige** Zubereitungen (z.B. Varidase, Fibrolan) kombiniert mit feuchten Umschlägen. Zur Anregung der Epithelisierung nach erfolgter Reinigung eignen sich vor allem nicht allergene Puder (z.B. auf Dextranbasis), synthetische Schaumstoffe oder Hydrokolloide zur feuchten Wundbehandlung. Zur Anregung der Epithelisierung können die Wundränder von Zeit zu Zeit inzidiert werden.

Therapie: Kompressionsverband mit Kurzzugbinden, nach Entstauung mit Kompressionsstrümpfen bei mäßiger CVI.

Bei Ulzera in dermatoliposklerotischer Haut „Shave-Technik".

Eine **medikamentöse Behandlung** mit venenwirksamen Pharmaka allenfalls als Adjuvans.

Die **Lokalbehandlung** von Stauungsdermatose und Ulcus cruris ist nach Möglichkeit mit Externa ohne sensibilisierende Inhaltsstoffe vorzunehmen, da die **Gefahr kontaktallergischer Reaktionen** bei dieser Patientengruppe sehr groß ist, wodurch die Behandlung unnötig kompliziert wird.

▶ **Klinischer Fall.** Die jetzt 72-jährige Patientin kam wegen Ulzera im Bereich beider Innenknöchel, die rechts seit mehr als 10 Jahren, links seit knapp 2 Jahren bestanden. Vor 27 Jahren war es nach einem komplizierten Knöchelbruch rechts zu einer beidseitigen Thrombose der tiefen Bein- und Beckenvenen gekommen. Nach Rekonvaleszenz war die Patientin mehrere Jahre beschwerdefrei, dann stellten sich zunehmend Spannungsgefühl und Schmerzen in den Beinen ein, vor allem bei längerem Stehen, zuletzt Unterschenkelödeme, Pigmentverschiebungen und Ulzera. Therapeutisch kommen eine konsequente Kompressionsbehandlung und eventuell eine Shave-Therapie in Betracht.

◀ **Klinischer Fall**

18 Proktologie

18.1 Allgemeine Grundlagen

Kolon, Sigma und Rektum bilden für die Defäkation eine funktionelle Einheit. Die willkürliche Stuhlentleerung (Kontinenz) ist dabei von komplexen Regelmechanismen abhängig, die das ZNS, anorektale Muskulatur, Gefäßpolstersystem des Plexus haemorrhoidalis und sensible Empfindungen des Anoderms umfassen (Abb. **C-18.1**).

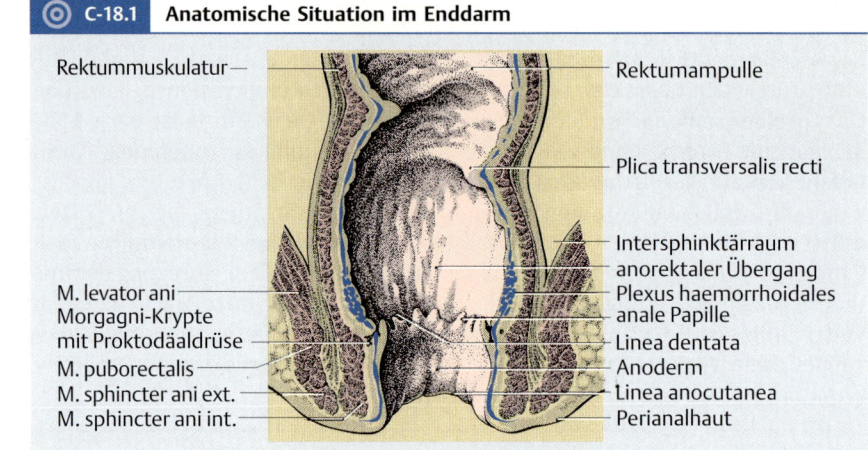

C-18.1 Anatomische Situation im Enddarm

Rektummuskulatur — Rektumampulle — Plica transversalis recti — Intersphinktärraum — anorektaler Übergang — Plexus haemorrhoidales — anale Papille — Linea dentata — Anoderm — Linea anocutanea — Perianalhaut

M. levator ani
Morgagni-Krypte mit Proktodäaldrüse
M. puborectalis
M. sphincter ani ext.
M. sphincter ani int.

Diagnostik: Nach einer ausführlichen Anamnese über Essgewohnheiten, Stuhlgang, Erkrankungen, Medikation etc. wird der Patient entweder in Linksseitenlage oder in Steinschnittlage untersucht. Einfachste Untersuchungsmethode ist die **digitale Austastung** des Rektums, bei der sich Sphinktertonus und Prostata beurteilen lassen.
Die Untersuchung des Anorektums erfolgt, etwa bis in 10–15 cm Höhe, mit dem Proktoskop, das entweder seitlich (Blond) oder vorne (Morgan) offen ist. Für die Untersuchung des Rektums sind starre Rektoskope gebräuchlich, höhere Abschnitte lassen sich nur mittels biegsamer Fiberglasoptik (Koloskop) im Rahmen der Rektosigmoidoskopie bis in etwa 30 cm Höhe einsehen.

18.2 Analekzem

▶ **Definition:** Akute bis chronische Entzündung des Anoderms („Ekzem") mit ausgeprägtem Juckreiz. Das Analekzem ist sehr häufig, wobei neben Irritationen vor allem kontaktallergische Sensibilisierungen eine Rolle spielen.

Ätiologie und Pathogenese: Irritationen durch Stuhl bei Hämorrhoiden, Marisken und Analprolaps, Intestinalmykose, mangelhafte oder übertriebene Analhygiene sowie exogene Irritation durch Lokaltherapeutika und Suppositorien. Diese sind nicht selten Ursache einer Kontaktallergie (Kontaktekzem), deshalb immer Abklärung durch die Epikutantestung mit den wichtigsten Kontaktallergenen (Konservierungsmittel, Lokalanästhetika, Antibiotika, Salbengrundlagen).

Klinik: Klinisch finden sich alle Stadien des Ekzems, wobei subakute und chronische Stadien vorherrschen. Betroffen ist vor allem die unmittelbare Umgebung des Anus in Form einer flächenhaften, unscharf begrenzten, oft infiltrierten Rötung der Haut. Durch die Mazeration entsteht nicht selten eine weißliche

Verfärbung (Abb. **C-18.2**). Bedingt durch die Lokalisation fehlt eine Schuppung häufig.

C-18.2 Analekzem

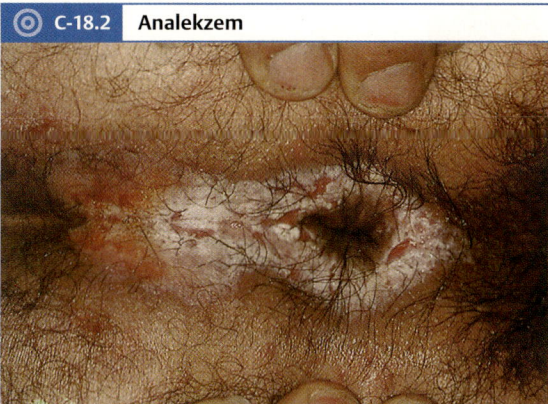

Analekzem mit flächiger Verdickung der mazerierten und von Erosionen durchsetzten Perianalhaut.

Diagnostik: Das klinische Bild ist recht charakteristisch, zur Sicherung der Diagnose ist eine histopathologische Untersuchung hilfreich (s. u.). Wegen der häufig gleichzeitig bestehenden Hämorrhoiden ist eine proktologische Untersuchung obligatorisch.

Histopathologie: Typische Ekzemreaktion mit Akanthose und Spongiose der Epidermis und bandförmigem, subepidermalem Infiltrat vorwiegend aus Lymphozyten.

Differenzialdiagnose: Vor allem intertriginöse Mykosen, Psoriasis vulgaris der Rima ani mit nur geringen Manifestationen an anderen Körperstellen (die Psoriasis dieser Lokalisation zeigt häufig eine charakteristische Rhagade entlang der Analfalte), seltener Lichen ruber planus, Morbus Bowen und die extramammäre Form des Morbus Paget kommen in Betracht.

Therapie: Im Vordergrund steht die Beseitigung oder Linderung der angeführten Ursachen. Zur Lokalbehandlung eignen sich austrocknende Externa mit geringer allergisierender Potenz (Farbstoffe, z. B. 0,5 %ige wässrige Eosinlösung), zusätzlich Sitzbäder mit gerbstoffhaltigen Mitteln. Stark austrocknende Reinigungsmaßnahmen, vor allem durch den übermäßigen Gebrauch detergenzienhaltiger Reinigungsmittel, müssen vermieden werden.

Diagnostik: Klinisches Bild und Histopathologie; ergänzend Proktoskopie.

Histopathologie: Typische Ekzemreaktion mit Akanthose und Spongiose.

Differenzialdiagnose: Mykosen und Psoriasis (inversa).

Therapie: Beseitigung des Grundleidens; Lokaltherapie mit blanden Externa; angemessene Reinigungsmaßnahmen.

18.3 Marisken

▶ **Synonym.** Analfalte, Vorpostenfalte, Wächter

▶ **Definition:** Zumeist weiche, teils knotige, teils faltenartige harmlose Veränderungen am Übergang von Anoderm zur umgebenden Haut.

Ätiologie: Marisken sind häufige, harmlose Veränderungen, wahrscheinlich anlagebedingt als Folge entzündlicher Prozesse (z. B. Perianalvenenthrombose).

Klinik: Klinisch zeigen sich ein bis mehrere, meist schlaffe, hautfarbene, perianal gelegene Falten (Abb. **C-18.3**), die im Allgemeinen symptomlos sind. Ab einer gewissen Größe können sie jedoch Probleme bei der Defäkation bereiten. Durch Sekretstau kann eine bakterielle oder pilzbedingte perianale Dermatitis unterhalten werden.

Differenzialdiagnose: Verwechslung mit hypertrophen, prolabierten Analpapillen, mit spitzen Kondylomen und gestielten Tumoren möglich.

Ätiologie: Ursächlich sind wahrscheinlich Entzündungen wie z. B. Perianalvenenthrombose.

Klinik: Im Allgemeinen symptomlose perianal gelegene Hautfalten (Abb. **C-18.3**).

Differenzialdiagnose: Prolabierte Analpapille, spitze Kondylome, gestielte Tumoren.

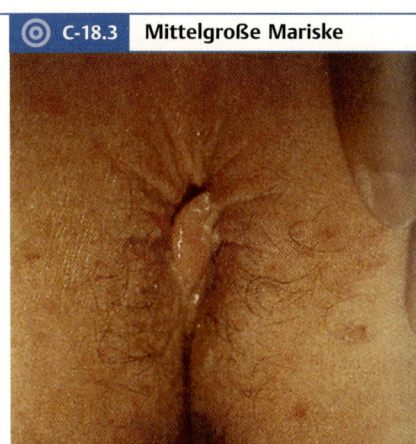

C-18.3 **Mittelgroße Mariske**

Mariske (Analfalte), den Anus bedeckend.

Therapie: Größere Mariske können chirurgisch (nicht zirkulär!) abgetragen werden.

Therapie: Größere Mariske, die die Analhygiene erschweren oder Mariske, die sich rezidivierend entzünden, können (elektro-) chirurgisch abgetragen werden, vor allem bei gleichzeitigem Analekzem. Zur Vermeidung von Stenosen keine zirkuläre Abtragung.

18.4 Perianalvenenthrombose

18.4 Perianalvenenthrombose

▶ **Definition**

▶ **Definition:** Meist akute, schmerzhafte Schwellung des Analrandes von bläulicher Farbe durch die Ruptur einer Vene mit Hämatombildung oder durch eine Thrombose im Bereich des perianalen Venenplexus.

Klinik: Blaurote, pralle, sehr schmerzhafte Schwellung, oft nach Anstrengung.

Klinik: Rote bis blaurote, pralle Knoten im Bereich des anokutanen Überganges. Charakteristisch ist der plötzliche Schmerz, z. B. nach Anstrengung oder Entbindung. Bei Spontanperforation Rückgang der Schmerzen.

Differenzialdiagnose: Verwechslung mit Hämorrhoiden kaum möglich.

Differenzialdiagnose: Eine Verwechslung mit anderen Krankheitsbildern ist kaum möglich, am ehesten noch mit thrombosierten Hämorrhoiden, die aber wesentlich höher lokalisiert sind.

Therapie: Inzision, heute oft nur konservativ mit Antiphlogistika.

Therapie: Innerhalb der ersten Tage ist eine Stichinzision und Entleerung der Thromben möglich. Alternativ können Antiphlogistika (z. B. Indometacin) lokal oder systemisch verabreicht werden. Nach vollständiger Rückbildung verbleibt als Residuum eine Mariske (s. S. 497).

18.5 Hämorrhoiden

18.5 Hämorrhoiden

▶ **Definition**

▶ **Definition:** Vergrößerung der submukös im distalen Rektum gelegenen Gefäßpolster des Plexus haemorrhoidalis (s. Abb. **C-18.5**).

Epidemiologie: Beide Geschlechter sind betroffen; eine genetische Disposition ist wahrscheinlich.

Epidemiologie: Zwischen 50 und 70 % aller Erwachsenen haben Hämorrhoiden unterschiedlichen Schweregrades. Beide Geschlechter sind betroffen, Männer jedoch etwas häufiger als Frauen, eine gewisse hereditär bedingte Disposition scheint vorhanden zu sein.

Ätiologie: Disposition, Stauung, Gravidität und Nahrung gelten als Hauptfaktoren.

Ätiologie: Disposition, Stauung durch sitzende Lebensweise, Gravidität bei disponierten Frauen, ballaststoffarme Nahrung und Stress werden als Hauptfaktoren angesehen.

Klinik und Diagnostik: Hämorrhoiden finden sich vor allem bei 3, 7 und 11 Uhr in Steinschnittlage (Abb. **C-18.5**), wobei der Patient auf dem Rücken liegt und die Beine seitlich auf Stützen gelegt werden. Projiziert man in dieser Lage ein Zifferblatt auf die Analregion, lassen sich die Veränderungen eindeutig entsprechend der Uhrzeit angeben. Im Allgemeinen werden vier Schweregrade unterschieden (Abb. **C-17.1**).
- Hämorrhoiden **I. Grades** lassen sich nur proktoskopisch als rote bis blaurote Polster bzw. Knoten erfassen.
- Hämorrhoiden **II. Grades** lassen sich inspektorisch fassen, wenn der Patient presst.
- Hämorrhoiden **III. und IV. Grades** sind durch ihren Prolaps (reponibel bzw. nicht reponibel) prima vista zu diagnostizieren.

Subjektiv verursachen Hämorrhoiden Schmerzen, Brennen und Juckreiz, vor allem bei und nach der Defäkation. Nicht selten sind Blutauflagerungen auf dem Stuhl.

Therapie: Für alle Stadien sind die Stuhlregulierung durch ballaststoffreiche Kost sowie regelmäßige Defäkation wichtig. Im Stadium I lassen sich die Hämorrhoiden mit Infrarotlicht koagulieren oder sklerosieren. Die Verödungsbehandlung ist auch im Stadium II gebräuchlich, neben der Gummibandligatur. In den Stadien III und IV ist die Hämorrhoidektomie Therapie der Wahl; Sklerosierung bzw. Gummibandligatur kommen hier nur in Ausnahmefällen zum Einsatz. Eine symptomatische Therapie mit Suppositorien kommt nur temporär oder zur Unterstützung spezifischer Verfahren in Betracht.

Klinik und Diagnostik: Hämorrhoiden finden sich meist bei 3, 7 und 11 Uhr in Steinschnittlage (Abb. **C-18.5**). Vier Schweregrade werden unterschieden (Abb. **C-18.4**):
- Hämorrhoiden **I. Grades** prolabieren nur in das Proktoskop.
- Hämorrhoiden **II. Grades** prolabieren beim Pressen nach außen.
- Hämorrhoiden **III. und IV. Grades** sind prolabiert.

Subjektiv finden sich Schmerzen oder Brennen bei der Defäkation. Gleichzeitig häufig auch Blutauflagerungen auf dem Stuhl.

Therapie: Je nach Stadium kommen Koagulation, Sklerosierung, Ligatur oder Operation in Betracht. Lokalbehandlung nur adjuvant. Stuhlregulierung durch ballaststoffreiche Kost und Defäkationsrhythmus sind wichtig.

C-18.4 Schematische Darstellung der Hämorrhoiden I. bis IV. Grades

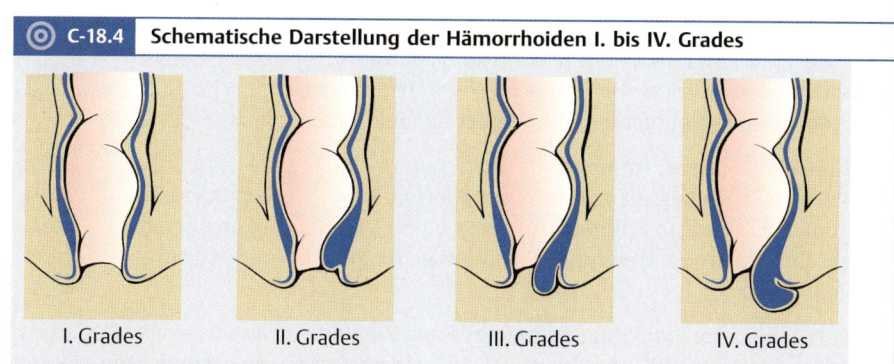

I. Grades | II. Grades | III. Grades | IV. Grades

C-18.5 Rektoskopischer Befund bei Hämorrhoiden

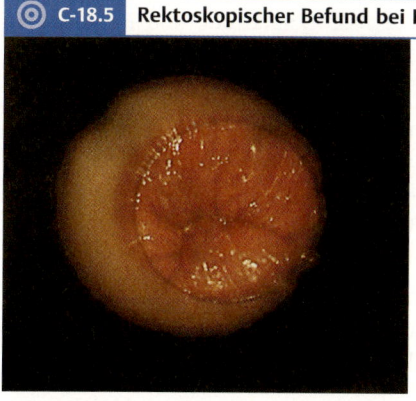
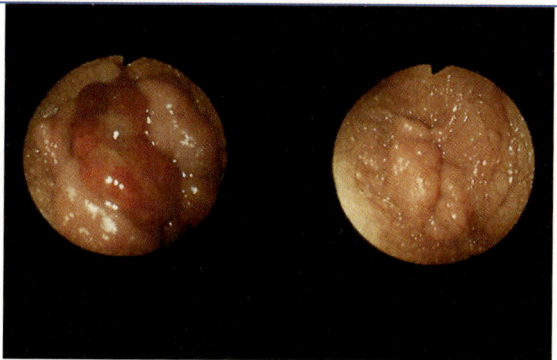

a Rektoskopischer Befund von Hämorrhoiden I. Grades bei 3 und 7 Uhr mit Vorwölbung der Schleimhaut.

b Hämorrhoiden III. Grades mit Vorfall von Analschleimhaut. Vor und nach deren digitaler Reposition.

18.6 Analfissur

▶ **Definition:** Radiärer Einriss des Anoderms, bis auf den Schließmuskel reichend, der meist bei 6 Uhr in Steinschnittlage lokalisiert ist.

Epidemiologie und Ätiologie: Relativ häufiges Krankheitsbild neben Analrhagaden und Analerosionen. Ursächlich sind Hämorrhoiden und harter Stuhlgang, manchmal eine vorausgegangene Analthrombose.

Klinik: Im Vordergrund der Symptomatik steht der ausgeprägte Schmerz, bei und besonders nach der Defäkation, häufig mit Schließmuskelkrampf. Da die Patienten die Defäkation fürchten, kann eine Obstipation resultieren.

Diagnostik und Differenzialdiagnose: Die Diagnose ist unproblematisch, da sehr charakteristisch. Die Abgrenzung gegen einen syphilitischen, nicht schmerzenden Primäraffekt ist leicht möglich.

Therapie: Im akuten Stadium antiphlogistische Lokalbehandlung, evtl. Botulinumtoxin-Injektionen. Bei chronischer Fissur Exzision oder Verschorfung mit dem Laser bzw. elektrochirurgisch. Gleichzeitig Behandlung eventuell vorhandener Grundleiden.

18.7 Weitere proktologische Krankheitsbilder

Kondylome:
- Der Analkanal ist häufig Sitz von **Condylomata acuminata** (spitze Kondylome, s. S. 228), die von Papillomaviren (HPV) hervorgerufen werden. An begleitende Geschlechtskrankheiten (Gonorrhö, Syphilis, AIDS) ist zu denken.
- Differenzialdiagnostisch kommen **Condylomata lata** (breite Kondylome) als spezifische Hautveränderungen bei der Sekundärsyphilis in Betracht.

Tumoren: Andere Tumoren als Plattenepithelkarzinome sind im Analbereich selten. Infrage kommen: **Basaliome, Morbus Paget, Bowen-Karzinom** und **Melanom**. Besonders in Frühfällen ist eine bioptische Klärung anzustreben, bei fortgeschrittenen Veränderungen klinische Diagnostik und chirurgische Intervention.

Entzündungen: Eine Entzündung der Proktodäaldrüsen äußert sich als **Kryptitis**, die vor allem Defäkationsbeschwerden macht. Davon ausgehend kann es zum **periproktitischen Abszess** und zur **Analfistel** kommen. Letztere werden aufgrund des anatomischen Verlaufs klassifiziert. Auszuschließen sind hierbei Grundkrankheiten wie Morbus Crohn, Colitis ulcerosa, Aknetetrade und Tuberculosis colliquativa cutis. Einzelne Fisteln können mittels Fadendränage behandelt werden, häufig ist jedoch nur die radikale chirurgische Sanierung erfolgreich.

Zysten: Bei subkutanen Fisteln im Steißbeinbereich handelt es sich um **Sinus-pilonidalis-Zysten**. Diese sind Dermoidzysten ektodermalen Ursprungs und enthalten oft reichlich Haare. Früher oder später kommt es zur Entzündung und zur Abszessbildung. Therapeutisch kommt nur die Ausräumung der Zyste und ihrer Fistelgänge in Betracht.

▶ **Klinischer Fall.** Eine 35-jährige Frau, bei der seit geraumer Zeit ein Hämorrhoidalleiden bekannt war, kam wegen unerträglicher Schmerzen im Analbereich in die Sprechstunde. Vorausgegangen war ein mehrstündiger Aufenthalt auf einem kalten Stuhl in einem ungeheizten Raum. Bei der Untersuchung fand sich ein praller, blauroter Knoten am äußeren Analring, etwa bei 5 Uhr. Diagnose: Perianalvenenthrombose. Nach zweitägiger oraler Behandlung mit 50 mg Indometacin/die war die Patientin weitgehend beschwerdefrei.

19 Erkrankungen der Arterien

19.1 Anatomie und Physiologie der Gefäßversorgung der Haut

Die Gefäßversorgung der Haut erfolgt, etwas schematisiert, durch drei horizontal angeordnete Gefäßnetze, die jeweils durch vertikal verlaufende Gefäße verbunden sind. Das tiefste Netz aus relativ kaliberstarken Gefäßen besteht im Bereich der Muskelfaszien. Aus den mittleren Gefäßen an der Grenze zwischen subkutanem Fettgewebe und dermalem Bindegewebe entsteht durch aufsteigende „Kandelabergefäße" das oberflächlichste Netz zwischen papillärem und retikulärem Bindegewebe. Von diesem Netz aus wird die Epidermis, die selbst gefäßfrei ist, durch Arteriolen und Kapillaren, die bis in die Papillenspitzen reichen, versorgt (S. 3). Haarfollikel und Drüsen sind von einem dichten Kapillargeflecht umgeben. Arteriovenöse Anastomosen, die für die Thermoregulation bedeutsam sind, finden sich relativ häufig in der Haut, vor allem in den Akren. Die Regulation der Hautdurchblutung ist ein komplexer Vorgang, bei dem lokale, periphere, nervale und zentralnervöse Vorgänge beteiligt sind. Die Messung der Hautdurchblutung ist apparativ aufwändig, Hautfarbe und Hauttemperatur lassen nur ungenügende Schlüsse auf die Durchblutung zu.

Die Gefäßversorgung der Haut ist durch drei Gefäßnetze in unterschiedlichen Etagen, verbunden durch vertikale Gefäße, charakterisiert (s. Abb. **1.6**, S. 9). Die Epidermis ist gefäßfrei; sie wird durch aufsteigende Arteriolen und Kapillaren in den Papillenspitzen versorgt. Arteriovenöse Anastomosen finden sich vor allem an den Akren. Die Hautdurchblutung ist von lokalen, nervalen, hormonellen und zentralnervösen Faktoren abhängig.

19.2 Erkrankungen mit permanenter Gefäßerweiterung

Weitaus die meisten der Hautveränderungen, die auf einer anatomischen oder funktionellen Gefäßerweiterung beruhen, betreffen die Kapillaren. Deren permanente Erweiterung wird als **Teleangiektasie** bezeichnet. Teleangiektatische Hautveränderungen lassen sich in zwei Hauptgruppen unterteilen (Tab. **C-19.1**). Nävoide und tumoröse Gefäßveränderungen sind in den entsprechenden Kapiteln abgehandelt.

Die Erweiterung der Kapillaren wird als **Teleangiektasie**, lokalisiert oder generalisiert (Tab. **C-19.1**), bezeichnet.

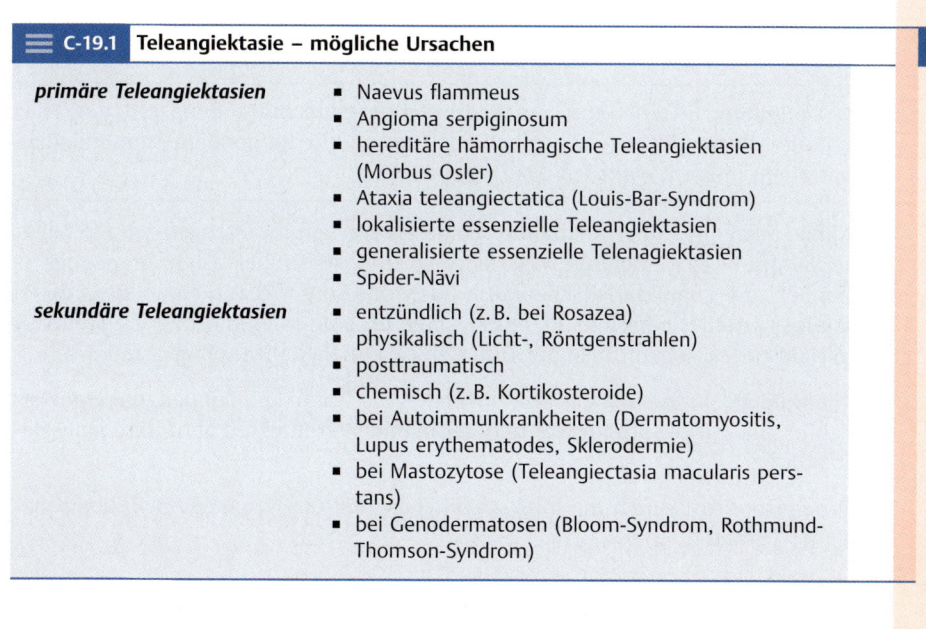

C-19.1	Teleangiektasie – mögliche Ursachen
primäre Teleangiektasien	- Naevus flammeus - Angioma serpiginosum - hereditäre hämorrhagische Teleangiektasien (Morbus Osler) - Ataxia teleangiectatica (Louis-Bar-Syndrom) - lokalisierte essenzielle Teleangiektasien - generalisierte essenzielle Telenagiektasien - Spider-Nävi
sekundäre Teleangiektasien	- entzündlich (z. B. bei Rosazea) - physikalisch (Licht-, Röntgenstrahlen) - posttraumatisch - chemisch (z. B. Kortikosteroide) - bei Autoimmunkrankheiten (Dermatomyositis, Lupus erythematodes, Sklerodermie) - bei Mastozytose (Teleangiectasia macularis perstans) - bei Genodermatosen (Bloom-Syndrom, Rothmund-Thomson-Syndrom)

19.2.1 Primäre, lokalisierte und generalisierte Teleangiektasien

Allgemeines

Primär lokalisierte oder generalisierte Teleangiektasien sind relativ häufig und treten familiär gehäuft auf.

Sie zeigen sich als flächenhafte, diffuse, unscharf begrenzte Areale aus einem dichten Netz von feinen und feinsten Gefäßspinnen, die aus Distanz betrachtet als flächenhafte Rötung imponieren. Nicht selten verstärkt Sonnenlicht die Bildung von Teleangiektasien. Die lokalisierte Form beschränkt sich in der Regel auf den Gesichtsbereich.

Teleangiektasien lassen sich gut mit gefäßselektiven Lasern (Farbstoff-, Neodym-YAG) oder laserähnlichen hochenergetischen Blitzlampen behandeln.

Hereditäre hämorrhagische Teleangiektasien (Morbus Osler)

▶ **Definition:** Autosomal-dominant vererbte Erkrankung mit kleineren und größeren angiomartigen Gefäßektasien an Haut, Schleimhäuten und inneren Organen.

Klinik: Frühes und häufigstes Symptom ist Nasenbluten schon im Kindes- oder Jugendalter, manchmal auch erst im Erwachsenenalter. Gleichzeitig oder später treten multiple, umschriebene Gefäßerweiterungen und Angiome von bläulicher oder dunkelroter Farbe auf, vor allem an der oberen Körperhälfte. Ein Schleimhautbefall und ein Befall des Gastrointestinaltraktes ist sehr charakteristisch.

Diagnostik: Anamnese (Nasenbluten) und klinisches Bild lassen auf die Diagnose schließen.

Therapie: Kleinere Herde lassen sich mit der Diathermie-Nadel, größere, auch solche an den Schleimhäuten, mit dem Argon- oder dem Neodym-YAG-Laser koagulieren.

Prognose: Relativ gut, gelegentlich aber profuse Blutungen aus größeren Angiomen oder im Magen-Darm-Trakt.

Ataxia teleangiectatica (Louis-Bar-Syndrom)

▶ **Definition:** Seltene, autosomal-rezessiv vererbte Erkrankung mit der Trias kutaner Teleangiektasien, zerebellärer Ataxie und humoralem Immundefizit, vor allem in Form eines IgA-Mangels.

Klinik: Schon in früher Kindheit imponieren Wachstumsverzögerung, zerebelläre Symptomatik, mentale Retardierung und Teleangiektasien im Gesichtsbereich, die charakteristischerweise auch die Konjunktiven (besonders deren laterale Anteile) betreffen. Es besteht eine erhöhte Infektneigung. Im weiteren Verlauf treten gehäuft maligne Tumoren (v. a. maligne Lymphome) auf.

Therapie: Beeinflussung des Immundefekts mit Gammaglobulinen und Transfer-Faktor. Expositionsprophylaxe und bei manifesten Infekten antimikrobielle Behandlung.

Prognose: Ernst durch die Infektanfälligkeit und die Neigung zur Bildung maligner Tumoren.

19.2.2 Sonstige teleangiektatische Fehlbildungen

Spider-Nävus (Naevus araneus)

▶ **Definition:** Erworbene solitär oder multipel auftretende Gefäßveränderung, die von einem zentralen erweiterten arteriellen Gefäß ausgeht und spinnenartige Ausläufer zeigt. Eine Assoziation mit Lebererkrankungen, Schwangerschaft und dem CREST-Syndrom (S. 183) ist beim Erwachsenen bekannt.

Klinik: Charakteristisch ist ein von einem zentralen, manchmal deutlich pulsierenden, arteriellen Gefäß ausstrahlendes Netz mit bis zu 2 cm Durchmesser (Abb. C-19.1). Bevorzugte Lokalisationen sind Kopf, Hals, Hände und oberer Thorax.

Therapie: Verödung des zuführenden Gefäßes mit der Diathermie-Nadel, eventuell auch wiederholt, da Rezidive nicht selten sind. Alternativ gefäßselektiver Laser (nicht besser, Gefahr der Narbenbildung höher!).

Prognose: Eine spontane Rückbildung ist selten, ausgenommen bei den Spider-Nävi in der Gravidität und bei Kindern.

⊙ **C-19.1** Spider-Nävi

Multiple Spider-Nävi der Stirnhaut bei einem Patienten mit Leberzirrhose.

19.3 Funktionelle Gefäßkrankheiten

Die periphere Durchblutung wird insbesondere über den Gefäßtonus beeinflusst, der wiederum vor allem von zentralnervösen und lokalen Nervenimpulsen, von der Blutviskosität sowie von der Integrität der Gefäße abhängt.

19.3.1 Akrozyanose

▶ **Definition:** Funktionelle Störung der Gefäßdurchblutung mit passiver Hyperämie, entweder idiopathisch oder sekundär im Rahmen verschiedener Erkrankungen (Tab. C-19.2).

Epidemiologie: Betroffen sind vor allem Frauen.

Ätiologie und Pathogenese: Bei der idiopathischen Form liegt wahrscheinlich eine Regulationsstörung des Gefäßtonus auf zentralnervöser und humoraler Basis vor.

Klinik: Typisch sind blaurote, schmerzhafte, nur langsam weichende, fleckige oder diffuse Verfärbungen der Finger, vor allem nach Kälteexposition. Häufig bestehen gleichzeitig eine Hyperhidrose und Parästhesien.

Diagnostik: Auf Druck füllt sich die anämische Stelle nicht gleichmäßig, sondern vom Rand her (**Irisblenden-Phänomen**). Nach Abkühlung unter standardisierten Bedingungen ist die Wiedererwärmungszeit im Vergleich zu Hautgesunden deutlich verlängert. Oszillographisch imponieren verkleinerte Pulsamplituden.

Differenzialdiagnose: In erster Linie ist an periphere Durchblutungsstörungen (auch solche durch Veränderungen im Schultergürtelbereich), Zyanose bei kongenitalen Herzvitien, Raynaud-Syndrom, akrale Form der Sklerodermie und Akrodynie zu denken.

Therapie: Kältereize und Berufe mit Kälteexposition sind strikt zu meiden. Durchblutungsfördernde Medikamente sind von fraglichem Wert. Noxen wie Nikotin sind auszuschalten, dazu kommt ein Gefäßtraining (z. B. mit Wechselbädern).

Prognose: Gut, häufig vollständige Rückbildung im Verlauf von Jahren.

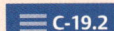

C-19.2	Akrozyanose: mögliche Ursachen
sekundär	- Autoimmunkrankheiten - Antiphospholid-Syndrom
neoplastisch	- Paraproteinämien - Paraneoplasie
hämatologisch	- Kälteagglutinine - Kryoglobuline - Essenzielle Thrombozythämie
kardiologisch	- Orthostase-Syndrom
neurologisch	- Plexus brachialis Neuropathie
sonstige	- Arsenvergiftung (chronisch) - Butylnitrat - Interferon-α(2a) - mentale Retardierung - Schizophrenie

19.3.2 Erythrocyanosis crurum puellarum

▶ **Definition:** Sonderform der Akrozyanose bei jungen Mädchen und Frauen, die nicht an den Akren, sondern vor allem an den Beinen auftritt.

Klinik: An kälteexponierten Stellen treten nach Kälteexposition Erytheme auf (insbesondere an den Beinen). Wie bei der Akrozyanose finden sich häufig eine begleitende Hyperhidrose und Parästhesien.

Diagnostik: Die Diagnose wird klinisch und anamnestisch gestellt.

Differenzialdiagnose: Insbesondere Frostbeulen (Perniosis) und Erfrierungen (Anamnese!), selten Erythema induratum (Bazin).

Therapie: Wie bei der Akrozyanose (s. o.).

Prognose: Gut, zumeist spontane Rückbildung innerhalb von Jahren.

19.3.3 Livedo reticularis (Cutis marmorata)

▶ **Definition:** Netzförmige Zeichnung der Haut, besonders an den proximalen Extremitäten, durch Erweiterung subkutaner Gefäßplexus.

Epidemiologie: Frauen sind bevorzugt befallen.

Ätiologie und Pathogenese: Die idiopathische Form wird meist durch Kälte provoziert (Livedo reticularis e frigore) und beruht, wahrscheinlich wie die Akrozyanose, auf einer neurovegetativen Dysregulation im Bereich der Endstrombahn. Durch Wärme (z. B. Heizkissen) bzw. Infrarotstrahlen lassen sich gleichartige Veränderungen auslösen (Livedo reticularis e calore). Bei häufiger Provokation können dauerhafte, fleckige Hyperpigmentierungen zurückbleiben (Hitzemelanose).

Klinik: Regelmäßige, zumeist symmetrische, netzförmige Zeichnung durch durchscheinende Gefäße mittleren Kalibers. Besonders ausgeprägt an den Extremitäten (Abb. **C-19.2**). Die Haut erscheint oft gleichzeitig kühl.
Hyperhidrose und Parästhesien treten als Begleitsymptome auf (wie bei der Akrozyanose). Bei ausgeprägten Veränderungen kommen sehr schmerzhafte, schlecht heilende Ulzera hinzu. Diese Kombination wird gelegentlich als eigenständiges Krankheitsbild **(Livedo reticularis mit Ulzeration)** angesehen.

Diagnostik und Differenzialdiagnose: Das klinische Bild ist recht charakteristisch. Abzugrenzen ist die Livedo racemosa, die jedoch blitzfigurenartige, meist asymmetrische Gefäßerweiterungen zeigt. (In der englischen Literatur wird nicht zwischen Livedo reticularis und Livedo racemosa unterschieden.)

Therapie: Unbefriedigend. Eingesetzt werden Kneipp-Anwendungen und sportliche Betätigung zum Gefäßtraining. Noxen wie Nikotin sind auszuschalten.

Prognose: Gut, da es wie bei den anderen funktionellen Gefäßkrankheiten meist im Verlauf von Jahren zur spontanen Rückbildung kommt.

Ätiologie und Pathogenese: Kälteexposition und Wärmeexposition wirken auslösend bei vegetativer Dysregulation des Gefäßtonus.

Klinik: Es tritt eine netzförmige Gefäßzeichnung, verstärkt nach Kälteeinwirkung, an den Extremitäten auf (Abb. **C-19.2**).

Hyperhidrose und Parästhesien sind Begleitsymptome, in schweren Fällen können Ulzera **(Livedo reticularis mit Ulzera)** hinzutreten.

Diagnostik und Differenzialdiagnose: Das klinische Bild ist wegweisend.

Therapie: Gefäßtraining (Wechselbäder), Nikotinkarenz

Prognose: Gut, meist spontane Rückbildung.

C-19.2 Livedo reticularis

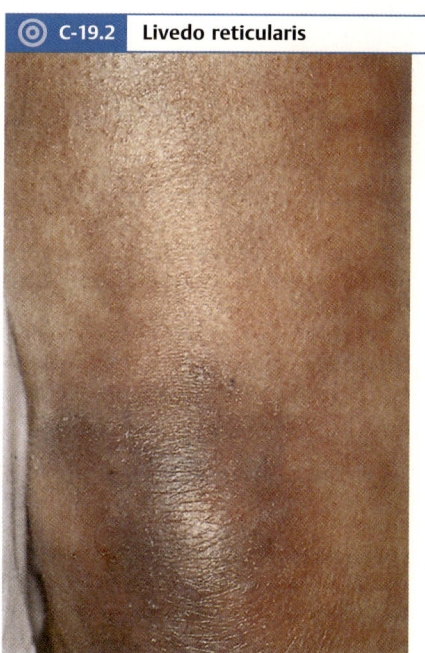

Netzförmige Zeichnung durch subkutane Gefäße ähnlichen Kalibers. Knie akrozyanotisch verändert.

C-19.2

19.3.4 Erythromelalgie

▶ **Definition:** Seltenes Krankheitsbild mit schmerzhafter Rötung und Überwärmung distaler Extremitäten nach Wärmeexposition und Besserung durch Kälteapplikation.

- **Ätiologie und Pathogenese:** Drei Typen lassen sich unterscheiden:
- **Typ I:** mit Thrombozythämie assoziiert,

◀ Definition

- **Ätiologie und Pathogenese:**
- **Typ I** bei Thrombozythämie,

- **Typ II** bei Gefäßregulationsstörung,
- **Typ III** bei Entzündungen.

- **Typ II:** klassischer, idiopathischer Typ, wahrscheinlich auf dem Boden einer Gefäßregulationsstörung,
- **Typ III:** sekundär bei entzündlichen oder degenerativen Gefäßkrankheiten.

Klinik: Anfallsartige, dann persistierende, schmerzhafte Rötung der Füße und Hände mit Ödem (Abb. **C-19.3**).

Klinik: Anfänglich meist anfallsartig auftretende, später persistierende schmerzhafte erythematöse, ödematöse, fast immer bilateral auftretende Schwellung der Hände oder Füße (Abb. **C-19.3**).

Diagnostik: Klinisch charakteristisches Krankheitsbild mit Anfallsprovokation durch kontrollierte Erwärmung. Nach Grundkrankheiten fahnden.

Diagnostik: Das Krankheitsbild ist charakteristisch, es bestehen kaum Verwechslungsmöglichkeiten. Auslösung des Anfalls durch Erwärmung auf über 30 °C, wobei die Auslösetemperatur individuell verschieden ist. Nach den oben genannten Grundkrankheiten muss gesucht werden.

Therapie: Beim Typ II Substanzen, welche die Serotonin-Wiederaufnahme hemmen, trizyklische Antidepressiva, Ca-Antagonisten, Prostaglandine und Antihistaminika, bei den Typen I und III Behandlung der Grundkrankheit.

Therapie: Bei den Typen I und III muss die Grunderkrankung behandelt werden. Bei Typ II sind Medikamente, die die Serotonin-Wiederaufnahme hemmen, trizyklische Antidepressiva, Kalzium-Antagonisten, Prostaglandine und bestimmte Antihistaminika manchmal wirksam. Häufig ist eine Kombination dieser Medikamente notwendig.

C-19.3

C-19.3 Erythromelalgie

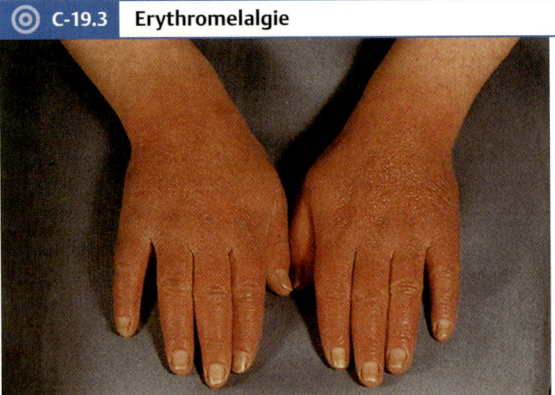

Erythematöse, ödematöse Schwellung beider Hände bei einem 33-jährigen Patienten, mit seit 15 Jahren bestehender Erythromelalgie.

19.3.5 Raynaud-Phänomen

▶ **Synonym**

▶ **Synonym.** Morbus Raynaud, Raynaud-Syndrom

▶ **Definition**

▶ **Definition:** Anfallsartige, schmerzhafte Spasmen der Fingerarterien mit Asphyxie und nachfolgender Hyperämie, die durch Kältereize ausgelöst werden.

Epidemiologie: Betrifft überwiegend Frauen.

Epidemiologie: Die Erkrankung findet sich 5-mal häufiger überwiegend bei Frauen als bei Männern.

Ätiologie und Pathogenese: Ursache unbekannt. Symptomatisch bei vielen Krankheiten (Tab. **C-19.3**).

Ätiologie und Pathogenese: Die Ursachen für die plötzlichen Spasmen sind nicht bekannt. Auslösend sind Kälte und mechanische Reize (z. B. Arbeit mit dem Presslufthammer), wobei wahrscheinlich auch hormonelle und psychische Faktoren eine Rolle spielen. Auch als **Begleitsymptom** kommt das Raynaud-Phänomen vor (Tab. **C-19.3**).

Klinik: Plötzliche, schmerzhafte Abblassung der Finger, mit anschließender Hyperämie. Trophische Störungen bei häufigen Anfällen oder langem Bestand.

Klinik: Fast immer nach Kältereiz kommt es zu einer plötzlichen Abblassung der Finger, begleitet von Schmerzen mit anschließender blauroter Verfärbung (Zyanose) und reaktiver arterieller Hyperämie, die längere Zeit anhalten kann. Häufige und schwere Anfälle können zu trophischen Störungen mit mehr oder weniger ausgeprägten Nekrosen führen.

Diagnostik: Das klinische Bild ist charakteristisch. Die Symptomatik kann durch ein kaltes Handbad provoziert werden. Nach den in Tab. **C-19.3** genannten Grundkrankheiten ist zu fahnden.

Differenzialdiagnose: Vor allem die akrosklerotische Form der Sklerodermie kann mit einem Raynaud-Phänomen einhergehen. Entscheidend ist der Nachweis von antinukleären Antikörpern (ANA).

Therapie: Kälteschutz, Nikotinkarenz und zusätzlich physikalische Therapie. Im Anfall sind gefäßerweiternde Mittel und Kalzium-Antagonisten indiziert.

Diagnostik: Provokation durch Abkühlung.

Differenzialdiagnose: Akrosklerotische Form der Sklerodermie (Antikörpernachweis).

Therapie: Kälteschutz, Nikotinkarenz, physikalische Therapie, Kalzium-Antagonisten.

C-19.3 Erkrankungen, bei denen das Raynaud-Phänomen als Begleitsymptom auftritt

Sklerodermie	Neuritis
Lupus erythematodes	Syringomyelie
Rheumatismus	Kryoglobulinämie
Periarteriitis nodosa	Morbus Waldenström
Endangiitis obliterans	Polycythaemia vera
Arteriosklerose	Intoxikationen mit Mutterkorn-Alkaloiden (Ergotismus)
Skalenus-Syndrom	

C-19.3

19.3.6 Sonstige Gefäßerkrankungen

Bei einer Vergiftung mit Schwermetallen (Quecksilber, Arsen, Thallium) kann, vor allem bei Kindern, eine **Akrodynie** (Feer-Krankheit) entstehen, begleitet von anderen Symptomen einer Vergiftung mit diesen Metallen.

19.3.6 Sonstige Gefäßerkrankungen

Akrodynie (Feer-Krankheit): akrale Zyanose bei einer Vergiftung mit Quecksilber, Arsen oder Thallium.

19.4 Organische Angiopathien

Heterogene Gruppe von Krankheiten, bei denen es durch entzündliche Gefäßveränderungen zu Ischämie und Gangrän kommen kann (Tab. **C-19.4**).

19.4 Organische Angiopathien

Entzündliche Gefäßerkrankungen mit Ischämie und Gangrän (Tab. **C-19.4**).

C-19.4 Ursachen von Ischämie und Gangrän (nach Ryan)

externe Ursachen	Kompression, Trauma, Kälte-/Hitzeeinwirkungen, kaustische Substanzen, Röntgentherapie, Schlangen- und Spinnenbisse, Artefakte
Infektionen und parainfektiöse Ursachen	Gasgangrän, Pseudomonas-Infektionen, Septikämie (z. B. Meningokokken), Syphilis, Anaerobier- und synergistische Gangrän, nekrotisierende Fasziitis, Fournier-Gangrän (Skrotum), Leukämie, Dermatitis ulcerosa, Purpura fulminans
hämatogene Ursachen	Kryoglobuline, Kälteagglutinine, Hämoglobinopathien, (z. B. Sichelzell-Anämie), Koagulationsstörungen
metabolische Ursachen und entzündliche Gefäßveränderungen	Diabetes mellitus, Hypercholestinämie mit Atherosklerose, Hyperparathyreoidismus, Arteriitis, Thrombangiitis obliterans, Arteriitis temporalis
vasospastische Ursachen	Raynaud-Phänomen (Morbus Raynaud und Raynaud-Syndrom), Ergotismus, Methysergid-Vergiftung

C-19.4

19.4.1 Periarteriitis nodosa

▶ **Synonym.** Panarteriitis, Polyarteriitis nodosa oder nekrotisierende Angiitis

▶ **Definition:** Systemerkrankung mit granulomatöser und nekrotisierender Vaskulitis der kleinen und mittleren Arterien, bei der es in bis zu einem Drittel der Fälle zu Hautveränderungen kommt.

Epidemiologie: Männer und Frauen sind gleichermaßen betroffen.

Ätiologie und Pathogenese: Die Periarteriitis nodosa ist meist Folge einer Infektion, vor allem durch Streptokokken oder Hepatitis B und C.

Klinik: Vielfältiges Erscheinungsbild, bei dem es isoliert oder kombiniert zu subkutanen Knoten, Urtikaria, Exanthemen, Purpura und Gangrän kommen kann. Typische Knötchen entlang der subkutanen Arterien sind eher selten. Häufig sind Allgemeinsymptome wie Fieber und Gewichtsverlust sowie entzündliche Blutbildveränderungen. Bei Organbeteiligung finden sich Gefäßveränderungen auch in den Nieren (ca. 70%) und den Gelenken (ca. 50%).

Sonderform: Abgrenzen lässt sich eine nur die Beine betreffende (Frauen!) Periarteriitis nodosa. Diese zeigt einen protrahierten Verlauf und hat eine gute Prognose.

Diagnostik: Entscheidend sind das histopathologische Bild einer ausreichend großen und tiefen Biopsie sowie die Anwesenheit und das Muster von Anti-Neutrophilen-Zytoplasma-Antikörpern („ANCA"). Im Blutbild zeigen sich eine Leukozytose, Eosinophilie, Thrombozytose und beschleunigte BSG.

Differenzialdiagnose: Abzugrenzen sind andere nekrotisierende Vaskulitiden wie die kryoglobulinämische Purpura sowie die allergische Granulomatose (Churg-Strauss-Syndrom), die mikroskopische Polyarteriitis und die Wegener-Granulomatose.

Therapie: Kortikosteroide, zumindest anfänglich in hoher Dosierung (1–2 mg/kg KG/d), kombiniert mit Immunsuppressiva (Azathioprin, 50–150 mg/d). Bei der die Beine bereffenden kutanen Form reichen manchmal Acetylsalicylsäure und nicht steroidale Antiphlogistika aus.

Prognose: Zumeist schubweiser Verlauf mit unterschiedlich langen Remissionsphasen. Unter immunsuppressiver Therapie klingen die Erscheinungen ab zu blanden Verlaufsformen.

19.4.2 Wegener-Granulomatose

▶ **Definition:** Sehr seltene, granulomatöse, destruierende Vaskulitis der Haut und im Bereich des oberen und unteren Respirationstraktes sowie der Niere mit dem Charakter einer malignen Systemerkrankung.

Ätiologie: Die Ursache ist unbekannt.

Klinik: Besonders im Gesicht und im Respirationstrakt treten leicht verletzliche, schnell zerfallende Tumoren auf. Initialsymptom kann eine chronische Rhinitis sein. Im Stadium der Generalisation kommt es zu extrakutanen Herden in Lunge (Lungenrundherde und Infiltrationen) und Nieren (Glomerulonephritis). Zusätzlich können sog. B-Symptome (Fieber, Gewichtsverlust, Nachtschweiß) auftreten.

Diagnostik: Die histopathologische Untersuchung, gegebenenfalls an mehreren Biopsaten, ist wegweisend. Dabei stehen ausgeprägte granulomatöse Reaktionen mit Destruktion der Gefäßwände im Vordergrund. Diagnostisch wegweisend sind klassische Anti-Neutrophilen-Cytoplasma-Antikörper (cANCA).

Differenzialdiagnose: Abzugrenzen sind maligne Lymphome einschließlich des so genannten „lethal midline granuloma" (angiozentrisches natürliches Killerzellen-Lymphom) und die allergische Granulomatose (Churg-Strauss-Syndrom).

Therapie: Am besten Kombinationstherapie aus Cyclophosphamid (2 mg/kg KG/d) und Prednisolon (1 mg/kg KG/d) mit nur sehr langsamer Reduktion der Dosis über ca. 2 Jahre hinweg.

Differenzialdiagnose: Abzugrenzen sind maligne Lymphome.

Therapie: Kombinationstherapie aus Cyclophosphamid und Prednisolon.

19.4.3 Arteriitis cranialis

▶ **Synonym.** Arteriitis temporalis (Horton), Riesenzell-Arteriitis

◀ Synonym

▶ **Definition:** Schmerzhafte granulomatöse Entzündung insbesondere der Temporalarterien mit ungeklärter Genese.

◀ Definition

Epidemiologie: Betroffen sind vor allem alte Menschen.

Ätiologie: Unbekannt, möglicherweise Granulombildung im Rahmen des sog. Polymyalgia-rheumatica-Komplexes.

Klinik: Es imponiert die deutlich sichtbare, schmerzhafte Schwellung der Arterie im Temporalbereich. Häufig kommen Allgemeinsymptome mit Fieber und Krankheitsgefühl, „rheumatische" Beschwerden, ausgeprägte Kopfschmerzen und manchmal Schwindel hinzu. In über der Hälfte der Fälle entwickeln sich Sehstörungen durch die beeinträchtigte Augendurchblutung.

Diagnostik: Anamnese und Klinik sind wegweisend. Die histopathologische Untersuchung eines ausreichend langen Abschnitts (ca. 2 cm) der A. temporalis superficialis sichert die Diagnose (Entnahme am besten dopplersonographisch kontrolliert). Laborchemisch BSG-Beschleunigung sowie Leukozytose mit Eosinophilie.

Histopathologie: Granulomatöse, riesenzellige Entzündung mit Einengung der Arterie.

Therapie: Dauerbehandlung mit Kortikosteroiden (initial ca. 1 mg/kg KG/d), selten Kombination mit Immunsuppressiva (Azathioprin) notwendig.

Prognose: Abgesehen von der Gefahr der lokalen Nekrosebildung und der Erblindung ist die Prognose recht gut.

Epidemiologie: Betrifft v.a. alte Menschen.

Ätiologie: Unbekannt.

Klinik: Sicht- oder tastbare, schmerzhafte Schwellung der Temporalarterie. Fieber, „rheumatische" Beschwerden, Kopfschmerzen, Schwindel und Sehstörungen kommen dazu.

Diagnostik: Histopathologisch riesenzellige Arteriitis mit Obliteration, BKS-Beschleunigung, Leukozytose, Eosinophilie.

Histopathologie

Therapie: Kortikosteroide, evtl. Immunsuppressiva.

Prognose: Gut, abgesehen von der Gefahr der lokalen Nekrosebildung und der Erblindung.

19.4.4 Arteriolitiden

Heterogene Gruppe entzündlicher Erkrankungen der oberflächlichen, kleinkalibrigen peripheren Arterien.

Vasculitis allergica
s. S. 126.

Dermatitis ulcerosa (Pyoderma gangraenosum)

▶ **Definition:** Hautgangrän mit zerfallenden, schmierig belegten Ulzera ohne mikrobielle Genese.

Ätiologie und Pathogenese: Wahrscheinlich ursächlich sehr heterogene Autoimmunerkrankung. In einem Teil der Fälle als Begleiterkrankung bei Colitis

19.4.4 Arteriolitiden

Entzündliche Erkrankungen kleinkalibriger Arterien und Arteriolen.

Vasculitis allergica
s. S. 126.

Dermatitis ulcerosa (Pyoderma gangraenosum)

◀ Definition

Ätiologie und Pathogenese: Wahrscheinlich heterogene Autoimmunkrankheit. Begleitend bei Darmerkrankungen wie Morbus Crohn und Colitis ulcerosa

Klinik: Primär Pusteln mit rapider Vergrößerung und flächenhaftem, geschwürigem Zerfall (Abb. **C-19.4**) sowie narbiger Abheilung

Diagnostik: Typisches klinisches Bild. Histopathologisch nur in den Frühstadien als Vaskulitis erkennbar.

Störung verschiedener humoraler und zellulärer Immunparameter beschrieben (IgA-Gammopathie).

Differenzialdiagnose: Bei intertriginöser Lokalisation ist die Akne-Tetrade und die Pyodermia fistulans sinifica abzugrenzen.

Therapie: Ciclosporin A, Kortikosteroide, Immunsuppressiva, Dapson, Clofazimin, Colchizin. Die Lokalbehandlung ist wie bei Ulzera anderer Genese zu führen.

ulcerosa, Morbus Crohn, chronischer Bronchitis und rheumatoider Arthritis zu beobachten.

Klinik: Primäreffloreszenz sind eine oder mehrere aggregierte Pusteln, die sich rapide vergrößern und geschwürig zerfallen (Abb. **C-19.4**). Dabei werden oft große Areale geradezu „abgeweidet". Die Abheilung erfolgt mit plattenartigen, oft de- oder hyperpigmentierten, unschönen Narben.

Diagnostik: Das klinische Bild und die negative Bakteriologie sind wegweisend. Die histopathologische Untersuchung ist nur bei Frühveränderungen sinnvoll, wobei sich eine leukozytoklastische Vaskulitis der dermalen Gefäße nachweisen lässt. Ältere Veränderungen bieten nur noch das Bild einer uncharakteristischen Entzündung mit Gewebeuntergang.
Laborchemisch und immunologisch wurden zahlreiche Störungen beschrieben, insbesondere monoklonale Gammopathien (IgA). ANA und ANCA fast immer negativ.

Differenzialdiagnose: Unproblematisch, da charakteristisches Krankheitsbild. Bei Lokalisation in intertriginösen Bereichen kommen die so genannte Akne-Tetrade und die Pyodermia fistulans sinifica in Betracht.

Therapie: Mittel erster Wahl ist Ciclosporin A, wirksam sind auch Kortikosteroide, Immunsuppressiva (Azathioprin, Cyclophosphamid, Methotrexat) sowie Dapson, Clofazimin, Colchizin, hochdosiertes intravenöses Gammaglobulin und TNF-α-Inhibitoren (Infliximab, Etanercept). Die Lokalbehandlung ist wie bei Ulzera anderer Genese zu führen, wobei die Behandlung oft durch die extreme Schmerzhaftigkeit der Ulzera erschwert wird.

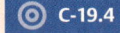

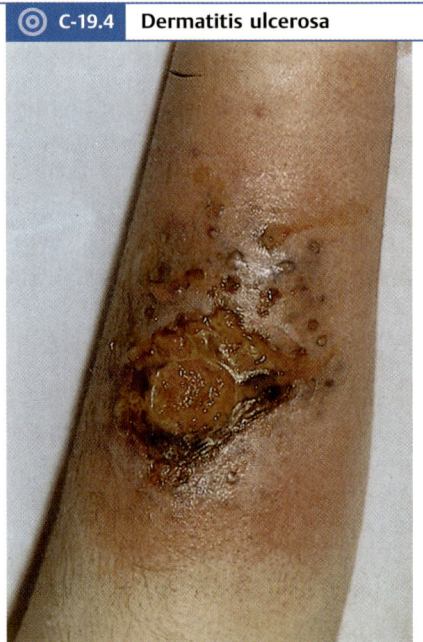

C-19.4 Dermatitis ulcerosa

Schmierig belegte, zerfallende Geschwürherde in entzündlich veränderter Umgebung.

▶ **Klinischer Fall**

▶ **Klinischer Fall.** Bei der jetzt 39-jährigen Frau kam es seit etwa 5 Jahren zur Bildung von Pusteln, bislang ausschließlich am Stamm. Aus diesen bildeten sich innerhalb weniger Tage flache, extrem schmerzhafte, schmierig belegte Ulzera mit düsterrotem Randsaum, die nach Wochen oder Monaten narbig abheilten. Bis auf eine gelegentliche Erhöhung des Serum-IgA und einer Beschleunigung der BKS ergaben sich keine pathologischen Befunde. Die im Verlauf der Jahre durchgeführten Behandlungsmaßnahmen (Plasmapherese, Immunsuppressiva, Dapson, Clofazimin und Thymuspeptide) waren nur zeitweilig wirksam. Diagnose: Dermatitis ulcerosa (s. Abb. **C-19.4**).

Livedo racemosa

▶ **Definition:** Entzündliche Erkrankung der kleineren und mittleren Gefäße in der Dermis bei entsprechender Disposition und zusätzlichen Noxen (Nikotin). Betroffen sind fast ausschließlich Frauen die rauchen oder Kontrazeptiva einnehmen.

Ätiologie: Unbekannt, wahrscheinlich genetisch bedingte Disposition (familiäre Häufung) in Verbindung mit bestimmten Noxen (Nikotin und Hormone). Symptomatisch kommt die Livedo racemosa bei Polyarteriitis, Thrombangiitis obliterans, rheumatischen Erkrankungen, Thrombozythämie und bei Pankreatitis vor.

Klinik: Kennzeichnend ist eine asymmetrische, bizarre Gefäßzeichnung (meist mit einer Blitzfigur verglichen) an den Beinen, Oberarmen und am Gesäß; andere Lokalisationen sind selten. Eine Beteiligung anderer Gefäße, vor allem zerebraler Lokalisation mit der Gefahr eines apoplektischen Insultes oder Hirninfarktes (Sneddon-Syndrom), ist häufig.

Diagnostik und Differenzialdiagnose: Klinisches und histopathologisches Bild sind wegweisend. Die histopathologische Untersuchung der Dermis ergibt, im Gegensatz zur Livedo reticularis, entzündliche Veränderungen mit Alteration der Gefäßwände. Die Beteiligung weiterer Gefäßgebiete muss angiologisch abgeklärt werden. Livedo-racemosa-Veränderungen finden sich auch beim Lupus-Antikoagulans-Syndrom, das durch rezidivierende Thrombosen und Antikardiolipin-Antikörper gekennzeichnet ist.

Therapie: Neben dem Ausschalten der genannten Noxen werden fließverbessernde Mittel wie Acetylsalicylsäure und nicht steroidale Antiphlogistika (z. B. Indometacin) eingesetzt; eventuell begleitende „Low-dose"-Heparinisierung.

Prognose: Extrem chronischer Verlauf, durch plötzliche zerebrale Insulte kompliziert.

19.4.5 Arterielle Verschlusskrankheit

In diesem Kapitel werden nur die Verschlüsse der Extremitätenarterien, die dermatologisch von Interesse sind, abgehandelt.

▶ **Definition:** Vollständiger oder teilweiser Verschluss der Arterien, der zu Ischämie und Gangrän führen kann.

Ätiologie und Pathogenese: Die eigentlichen Ursachen der Arteriosklerose sind noch ungenügend bekannt. Risikofaktoren wie Hypertonie, Hyperlipidämie, Diabetes mellitus und Nikotinabusus scheinen eine wichtige Rolle für die obliterativen Umbauvorgänge an den Arterien zu spielen.
Der progrediente Verschluss der Arterien mit Verlust der Elastizität bei gleichzeitiger Verdickung der Arterienwände mit verkalkenden atherosklerotischen Plaques ist eine altersabhängige Systemerkrankung. Die Lumenverengung, besonders an strömungsmechanisch problematischen Stellen (Aorta, Karotiden), führt zur plötzlichen oder protrahierten Ischämie. Besonders häufig ist der Verschluss der proximalen Beinarterien (so genannter „Oberschenkeltyp") mit nachfolgender Claudicatio intermittens (intermittierendes Hinken, „Schaufensterkrankheit").

Klinik: Der Oberschenkeltyp der Verschlusskrankheit wird im Allgemeinen in vier Stadien (nach Fontaine) eingeteilt (Tab. **C-19.5**). Dermatologische Symptome fortgeschrittener Stadien sind, abgesehen von der für das Stadium IV charakteristischen Gangrän, trophische Störungen. Diese treten als trockene, schuppende, manchmal auch atrophisch glatte, glänzende Haut der Unterschenkel in Erscheinung. Nicht selten sind Nageldystrophien und Nagelmykosen.

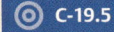

C-19.5 Stadieneinteilung nach Fontaine

Stadium I	Arteriosklerotische Gefäßveränderungen ohne klinische Symptome, da Kollateralversorgung
Stadium II	Beschwerden nur bei Belastung, dann mit typischer Claudicatio intermittens nach unterschiedlich langer Gehstrecke
Stadium III	Stadium des Ruheschmerzes
Stadium IV	Gangrän unterschiedlichen Ausmaßes und Lokalisation (Abb. C-19.5)

C-19.5 Gangrän

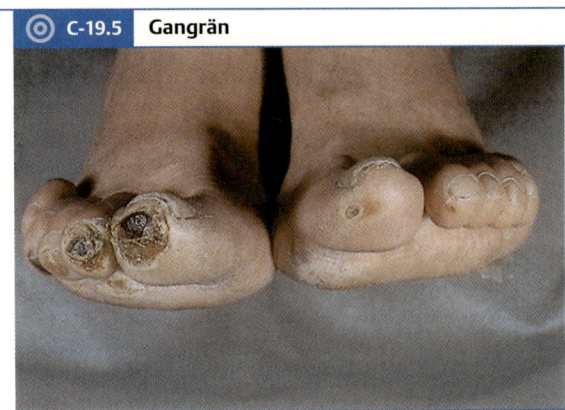

Fortgeschrittene trockene Gangrän der Zehen mit Gewebeverlust bei **arterieller Verschlusskrankheit Stadium IV**.

Diagnostik: Einfache klinische Untersuchungen: Inspektion, Palpation, Auskultation, Ultraschall-Doppler, Blutdruckmessung im Seitenvergleich.

Funktionsprobe nach Ratschow zur groben Überprüfung suffizienter arterieller Durchblutung.

Im Stadium II Bestimmung der Gehstrecke unter standardisierten Bedingungen.

Weiterführende Diagnostik mittels Oszillographie und Angiographie.

Therapie: Risikofaktoren minimieren oder ausschalten, je nach Stadium Intervall-Gehtraining, gefäßaktive Substanzen, Antikoagulanzien oder Gefäßchirurgie.

Eine Gangrän ist trocken zu behandeln. Traumen sind zu vermeiden. In schweren Fällen bleibt nur die Amputation.

Prognose: Sehr variabel, der plötzliche Verschluss wichtiger Arterien ist bestimmend.

Diagnostik: Wichtige und einfache Untersuchungsmethoden sind Palpation und Inspektion der Extremitäten und ihrer Arterien besonders im Seitenvergleich; der Patient sollte dabei gut an die Temperatur des Untersuchungsraumes adaptiert sein. Zusätzlich Auskultation und Ultraschall-Doppler-Untersuchung der zugänglichen Arterienstämme, außerdem Blutdruckmessung an den Extremitäten im Seitenvergleich.

Eine einfache **Funktionsprobe** ist die **nach Ratschow**: Bei senkrecht angehobenen Beinen werden die Füße in den Sprunggelenken für etwa 2 Minuten kräftig bewegt. Bei insuffizienter arterieller Versorgung zeigt sich eine verminderte Hautdurchblutung und die Fußsohlen blassen ab. Lässt man den Patienten sofort anschließend die Beine herabhängen, kommt es normalerweise schon nach wenigen Sekunden zu einer reaktiven Hyperämie. Bei arterieller Durchblutungsstörung tritt diese Hyperämie erst mit einer Verzögerung von 15–60 Sekunden auf.

Eine weitere grobe Funktionsprüfung vor allem im Stadium II ist die Messung der Gehstrecke, möglichst unter standardisierten Bedingungen.

Zur weiterführenden Diagnostik dienen Oszillographie vor und nach Belastung sowie invasive Methoden wie Angiographie und deren Modifikationen.

Therapie: Die Therapiemöglichkeiten sind beschränkt, das Ergebnis häufig unbefriedigend. Risikofaktoren sollten ausgeschaltet oder kompensiert werden, je nach Stadium sind ein Intervall-Gehtraining, gefäßaktive Substanzen, Antikoagulanzien, Rheologika und manchmal eine kontrollierte Hypertension durch Mineralokortikoide indiziert. Bei isolierten Verschlüssen erfolgt eine gefäßchirurgische Intervention (Gefäßprothese, Bypass, Thrombarteriektomie).

Gangränöse Areale sind trocken zu behandeln, um eine Superinfektion mit Übergang in die feuchte Form zu vermeiden. Die Nagelpflege ist sehr vorsichtig durchzuführen. In schweren Fällen bleibt oft nur die Amputation.

Prognose: Da die Arteriosklerose in den meisten Fällen progredient ist, wird der Verlauf vor allem vom plötzlichen Verschluss lebenswichtiger Gefäßgebiete (Herz, Gehirn) bestimmt.

19.4.6 Thrombangiitis obliterans (v. Winiwarter-Buerger)

▶ **Definition:** Segmental-obliterierende Entzündung von mittel- und kleinkalibrigen Extremitäten-Arterien, nicht selten Begleitphlebitis, die fast ausschließlich bei jüngeren Männern mit Nikotinabusus vorkommt.

Ätiologie: Die Ursache ist unbekannt; als auslösende Faktoren gelten Nikotinabusus, Kältereize und hormonelle Einflüsse bei genetisch Disponierten.

Klinik: Anfallsartig und belastungsunabhängig treten sehr starke, meist nächtliche Schmerzen auf; gleichzeitig besteht häufig eine Kälteempfindlichkeit. Im weiteren Verlauf kommt es zur Ischämie mit nachfolgenden Nekrosen, Ulzerationen und einer Gangrän (v.a. an Füßen und Zehen, seltener an den Fingern) wie beim arteriosklerotisch bedingten Gefäßverschluss.

Diagnostik: Charakteristisch sind verminderte oder fehlende arterielle Pulse und unilaterale bzw. asymmetrische Nekrosen und Ulzerationen. Diagnostisch wegweisend ist die histopathologische Untersuchung eines Gefäßexzisates, das segmental entzündliche, stadienabhängige Veränderungen zeigt.

Differenzialdiagnose: Abzugrenzen sind vor allem das Raynaud-Syndrom, die akrale Form von Sklerodermie und Ergotismus, besonders aber die arterielle Verschlusskrankheit atherosklerotischer Genese.

Therapie: Wichtig ist eine strikte Nikotinkarenz und das Vermeiden von Traumen und abruptem Temperaturwechsel. Von unsicherem Wert sind gefäßerweiternde Mittel und Sympathektomie. Bei fortgeschrittener Gangrän kommt nur noch die Amputation in Betracht.

Prognose: Die Prognose ist von der Krankheitsaktivität abhängig. Sowohl foudroyante als auch extrem chronische Verlaufsformen über Jahrzehnte hinweg sind beschrieben.

19.4.7 Diabetes mellitus und Haut

Im Verlauf des Diabetes mellitus kommt es nicht selten zu Hautveränderungen (Tab. **C-19.6**), die jedoch kaum diabetesspezifisch sind. Als ursächlich werden Störungen des Kohlehydrat- und Fettstoffwechsels, Makro- und Mikroangiopathien sowie nervale und immunologische Störungen diskutiert.

Besonders bei lang bestehendem oder schlecht eingestelltem Diabetes kommt es zu peripheren Durchblutungsstörungen aufgrund der arteriosklerotischen Angiopathie. Schwerste Veränderung ist die **diabetische Gangrän** mit sehr schmerzhaften, tief reichenden, kaum oder nicht heilenden Ulzerationen, die zum Verlust der Extremität oder Teilen davon führen kann.

C-19.6	Hautveränderungen bei Diabetes mellitus
angiopathisch/neuropathisch	*infektiös*
• diabetische Gangrän	• Follikulitis
• diabetische Dermopathie	• Furunkulose
• Bullosis diabetica	• Impetigo
• Necrobiosis lipoidica	• Erysipel
• Granuloma anulare disseminatum	• Candidamykosen
	• Dermatomykosen (inkl. Nägel)
	• Pityriasis versicolor

Stehen trophische Störungen durch die periphere Neuropathie im Vordergrund, kommt es zu **neurotrophen Ulzera** (Malum perforans). Therapeutisch empfehlen sich hier die Entlastung der Extremität, Schutz vor Traumen und die frühzeitige antibiotische Therapie bei infizierten Ulzera.

Diabetische Dermopathie mit braunroten Makulä vor allem an den Unterschenkeln.

Diabetische Blasen (Abb. **C-19.6**) treten auf unveränderter Haut, meist an Extremitäten auf.

Die **diabetische Dermopathie** findet sich in Form unterschiedlich großer, meist münzenförmiger, anfangs erythematöser, später braun-atrophischer Makulä im Schienbeinbereich. Histopathologisch besteht Ähnlichkeit mit der Stauungsdermatose, wobei besonders eine Verdickung der Kapillarwände auffällt.
Diabetische Blasen (Abb. **C-19.6**) treten vor allem an den distalen Extremitäten in unveränderter Haut und ohne wesentliche subjektive Symptome auf. Als Auslöser gelten Traumen und Licht.

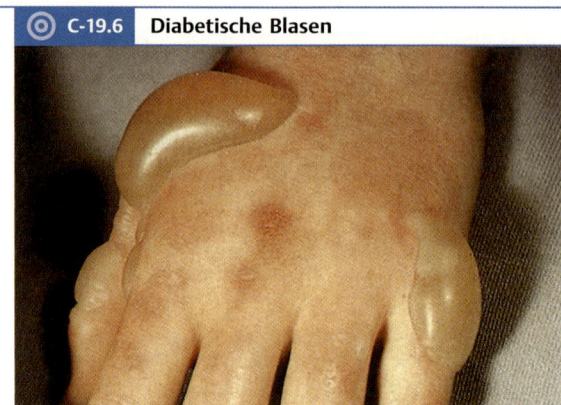

C-19.6 **Diabetische Blasen**

Prall gefüllte Blasen mit serösem Inhalt auf kaum veränderter Haut

Die **Necrobiosis lipoidica** mit plaqueartigen Nekrobiosen ist vor allem an den Schienbeinen lokalisiert.

Das **Granuloma anulare disseminatum** und das **Sklerödem** sind manchmal mit Diabetes mellitus assoziiert.

Hautinfekte wie Impetigo, Follikulitis, Furunkel und **Erysipel** sind beim Diabetes häufiger. Die Behandlung erfolgt antibiotisch mit möglichst optimaler Einstellung des Diabetes mellitus

Hefepilzinfekte, vor allem intertriginös und bei intestinaler Hefemykose, kommen vor und werden durch antimykotische Therapie und sorgfältige Hygienemaßnahmen behandelt.

Auch bei hartnäckigen **Fadenpilzinfektionen** der Haut ist ein Diabetes mellitus auszuschließen.

Bei ca. 0,3% der Diabetiker kommt es zur **Necrobiosis lipoidica** mit braungelben, indurierten, zentral oft atrophischen, selten ulzerierten Plaques von sehr variabler Größe vorzugsweise an den Unterschenkelstreckseiten. Pathogenetisch spielen Entzündung und Mikroangiopathie eine Rolle. Eine wirksame Therapie existiert nicht. Wird der Diabetes korrekt eingestellt, kommt es manchmal zu Remissionen. Die Necrobiosis lipoidica ist bei etwa 50% der Patienten mit einem Diabetes mellitus assoziiert.
Gelegentlich ist die disseminierte Form des **Granuloma anulare** mit einem Diabetes mellitus assoziiert mit kleinpapulösen oder makulösen Effloreszenzen vor allem am Rücken. Therapeutisch sollen Chloroquin (Resochin) und Niacinamid in höherer Dosierung wirksam sein. Ebenfalls an der Rückenhaut manifestiert das **Sklerödem** beim Diabetes in Form einer flächenhaften, diffusen, erythematösen, wächsernen Verdickung.
Obwohl sichere Beweise fehlen, begünstigen wahrscheinlich subtile immunologische Störungen im Rahmen eines Diabetes mellitus Hautinfekte durch Bakterien und Pilze. Nicht selten finden sich, vor allem bei adipösen Kranken, bakterielle Infekte wie **Impetigo, Follikulitis, Furunkel** und **Erysipel**. Bei Letzterem stellen Interdigitalmykosen, Verletzungswunden und Gangrän mögliche Eintrittspforten dar. Therapeutisch Antibiotika, möglichst nach Resistenzbestimmung.
Auch **Hefepilzinfektionen** sind bei Diabetikern nicht selten. Sie betreffen vor allem intertriginöse Areale und die Genitalschleimhaut. Mitursachen sind oft unzureichende hygienische Maßnahmen. Infektionsquelle für dort lokalisierte Veränderungen stellt oft eine gleichzeitige intestinale Hefemykose dar. Die Therapie erfolgt mit den üblichen Antimykotika, möglichst in austrocknender Grundlage sowie durch Darmsanierung.
Ob auch **Fadenpilzinfektionen** (Tinea) gehäuft bei Diabetikern auftreten, ist umstritten. Auf alle Fälle sollten hartnäckige, häufig rezidivierende oder scheinbar therapieresistente Hautinfekte, unabhängig vom Erreger, immer an einen Diabetes mellitus als Grundkrankheit denken lassen.

20 Erkrankungen der Haare

20.1 Entwicklung, Aufbau und Wachstum der Haare

Entwicklung

Zwischen der 9. und 12. Embryonalwoche beginnt durch Aussprossung von primitiven Haarkeimen aus der fetalen Epidermis die Haarentwicklung (bei Geburt 2 Millionen Haarfollikel). Der voll entwickelte Haarfollikel besteht aus epithelialen und mesenchymalen Anteilen. Die Zusammensetzung von dermalen Papillen, Gefäßen, Nerven und der Haarmatrix bildet den Haarbulbus.

Morphologie der Haare und Chemie des Haarkeratins

In der Haarmatrix entsteht durch Differenzierung der sich etwa einmal pro Tag teilenden Zellen (vergleichbar einer holokrinen Drüse) das eigentliche Haar. Die Matrixzellen gehören zu den aktivsten Zellen des menschlichen Körpers. Durch eingelagerte Melanozyten wird Pigment an das Haar abgegeben.
Das **Terminalhaar** ist dreischichtig und besteht aus Mark, Rinde und Kutikula. Chemisch setzt es sich im Wesentlichen aus **Keratinen** zusammen, die im Vergleich zu den Keratinen der Hornschicht außerordentlich hart sind und einen hohen Zystingehalt aufweisen. Diese Keratine, Haarkeratine genannt, sind filamentär angeordnet und bestehen aus verschiedenen Keratinpolypeptiden, die mit zahlreichen Disulfid- und Wasserstoffbrücken vernetzt sind, so dass sie dem Haar die mechanisch-chemische Festigkeit geben. Die Kutikula besteht aus dachziegelartig übereinander geschobenen Hornzellen, die auch Keratine enthalten. Sie dient als Schutzschicht gegen exogene Faktoren. Haarschaft, Haarwurzel, Wurzelscheiden und Haarbalg zusammen bilden den Follikel. Die äußerste bindegewebige Hülle besteht aus mesenchymalen Anteilen und wird auch **Haarbalg** genannt. Mit der Epidermis in kontinuierlicher Verbindung steht die äußere Wurzelscheide, die sich bis zum tiefen Bulbus (s. S. 9) erstreckt. Sie ist ein mehrschichtiges Plattenepithel, welches oberhalb der Talgdrüsenmündung wie die Epidermis differenziert (s. S. 9). Jeder Haarfollikel unterliegt einer Alterung, die in den Terminalhaaren eine allmähliche Vellushaar-Transformation (s. S. 8) darstellt. Das Ergrauen kommt durch sekundären Melaninverlust zustande.

Haarzyklus

Die Haare gehören zu den so genannten Mausergeweben mit zyklischen Aktivitätsphasen. Jeder Follikel durchläuft asynchron mit den Nachbarfollikeln Wachstums- und Ruhephasen.
- **Anagenphase:** Durch Teilung der Haarmatrixzellen und durch Keratinisierung kommt es zum Haarwachstum. Die Wachstumsgeschwindigkeit und -dauer ist regional unterschiedlich, genetisch determiniert und beträgt ca. 0,34 mm/d. Ungefähr 90% aller Follikel befinden sich in dieser Wachstumsphase.
- **Katagenphase:** Diese Übergangsphase umfasst die Umwandlungsvorgänge zur nachfolgenden Ruhepause und dauert etwa 14 Tage.
- **Telogenphase:** Die Dauer der Ruhepause ist regional unterschiedlich; am behaarten Kopf etwa 3 Monate, an den Augenbrauen etwa 6–8 Monate. Der physiologische Haarverlust beträgt bis zu 100 Haare/d.

Trichogramm. Durch ein **Trichogramm** kann der Haarwurzelstatus (Haarzyklusphasen, Haarwachstumskapazität und Anteil von Haarverlusten) eingeschätzt werden. Unter standardisierten Bedingungen (5 Tage keine Haarwäsche) werden mittels einer mit Gummi überzogenen Kocherklemme 70–100 Haare an einer umschriebenen Stelle (Scheitel und/oder Schläfe) durch einen kräftigen Zug epiliert und im Binokularmikroskop untersucht. Die Haarfollikel werden ausgezählt und ihre prozentuale Verteilung berechnet. Außerdem können Haarschaftveränderungen festgestellt und die Dicke der einzelnen Haarschäfte beurteilt werden.

Beeinflussung der Haarzyklusphasen

Die Länge der Haarzyklusphasen ist genetisch determiniert und lokalisationsabhängig und unterliegt vielen exogenen Einflüssen:

Hormone. Androgene haben auf verschiedene Haarfollikelpopulationen unterschiedliche Effekte, dafür spricht die Tatsache, dass derselbe Haarfollikel in der Fetalzeit ein Lanugohaar, in der früheren Kindheit ein Vellushaar, im Erwachsenenalter ein Terminalhaar bildet. Dieser hormonelle Einfluss führt auch zur Bildung von:
- **Sexualhaare:** Primäre Geschlechtsbehaarung: Barthaare, Ohrhaare und Haare im oberen Pubisdreieck wachsen beim Mann abhängig von Androgenen.
- **Ambisexualhaare:** Sekundäre Geschlechtsbehaarung: Haare der Axille und des unteren Pubisdreiecks, wie sie bei Frauen vorkommen, sind abhängig von Androgenkonzentrationen im Plasma.
- **Nichtsexualhaare:** Kopf- und Körperhaare, auch Augenbrauen und Wimpern stehen nicht unter direkter androgener Stimulation.

Noxen (s. S. 518).

Immunreaktionen. Immunologische Untersuchung des Haarfollikels weisen auf ein komplexes Zusammenspiel von Keratinozyten, Melanozyten, Sebozyten, Langerhanszellen, Merkelzellen, Endothelialzellen und Nervenzellen hin, die aufgrund ihrer Struktur eine immunologische Kompartimentierung des Haarfollikels erlauben. Es besteht das mikrobiell stark besiedelte Infundibulum mit den epithelialen Stammzellen und der proximale Haarfollikel mit der stärksten Zellproliferation (s. S. 524). Jede Art von entzündlicher perifollikulärer Erkrankung führt zu einer Immunreaktion und zur Produktion von Zytokinen und Wachstumsfaktoren (IL-1α/β, TNF-α, IL-6, TGF-β/α, FGF-5).

Exogene Veränderungen des Haarschaftes

Exogene Schäden (z. B. massives Kämmen und Bürsten, gehäuftes Haare waschen, Färben, Bleichen) führen zu mechanischen Schäden an der Kutikula und zu vermehrter Brüchigkeit (Trichoklasie), Verlust des Haarglanzes und Trichoptilosis („Haarspalten"). Eine Haarverformung (z. B. durch Föhnstäbe, Frisiercremes, Haarsprays, Dauerwellen) äußert sich in einer Schrumpfung des Haarschaftes mit baumstammartigen Einkerbungen und Kutikulazellschäden, die beim Nachwachsen gesunden Haares voll reversibel sind, solange keine Entzündung der Kopfhaut zu einer Schädigung der Haarwurzel führt.

Haarfollikeluntergang

Der permanente Untergang des Haarfollikels hat viele Ursachen. Genetische z. B. HLA-Haplotypen und Zytokine, sowie Androgene, Medikamenteneinflüsse, Toxine, Infektionen und Bildung von Superantigenen führen zur vorzeitigen Katageninduktion und zur Apoptose des Haarfollikels. Diese, noch reversible, Schädigungen der dermalen Papille und der Follikelzelle (Matrix- bzw. Stammzellen) verursachen Follikeldystrophie oder einen zeitlich begrenzten Zelluntergang. Sind diese Schädigungen weit fortgeschritten ist ein irreversibler Haarfollikel-Untergang die Folge.

Ein zweiter Weg zum irreversiblen Haarfollikel-Untergang führt direkt durch genetische Faktoren zu perifollikulären Entzündungsherden und Bildung von Makrophagen, Mastzellen und T-Lymphozyten, die je nach Lokalisation (peribulbär bei der Alopecia areata bzw. im Isthmusbereich bei den atrophisierenden Alopezien) und Zytokinbildung zu einer perifollikulären Fibrose und zur kompletten Zerstörung des Haarfollikels führen. Aus dieser synoptischen Zusammenschau der Vorgänge, die zum permanenten Untergang des Haarfollikels führen, lassen sich gleichzeitig Ansatzpunkte für rationale Therapien ableiten (s. Tab/Abb. **C-20.1**).

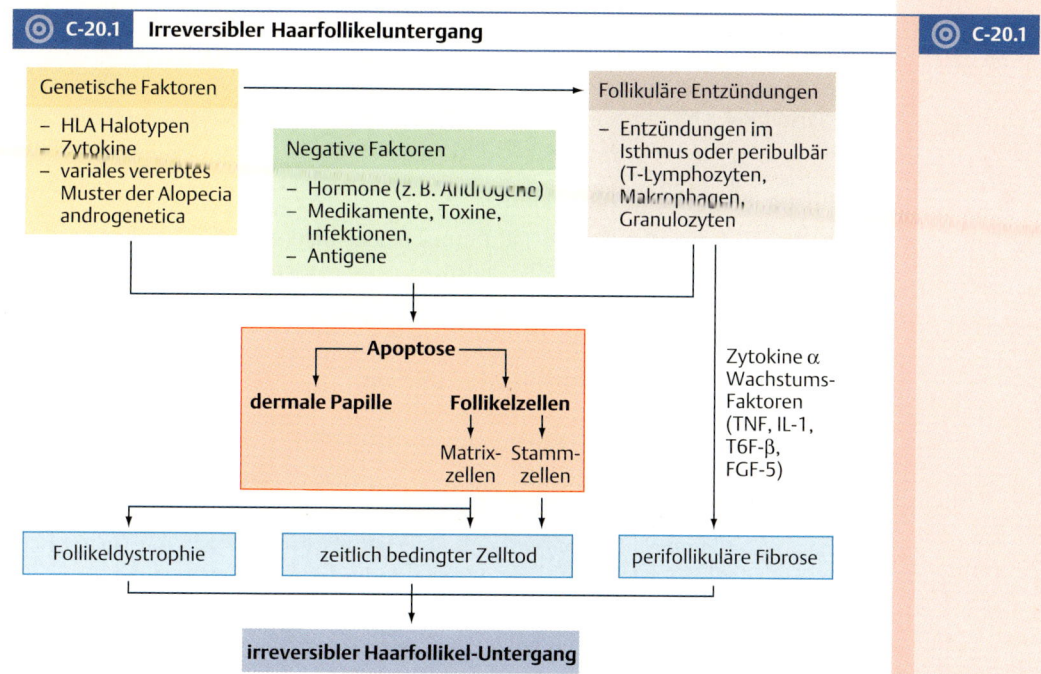

C-20.1 Irreversibler Haarfollikeluntergang

20.2 Alopezien

Als Alopezie wird der Zustand der Haarlosigkeit bezeichnet. Dabei lassen sich zirkumskripte (herdförmige) vernarbende oder nicht vernarbende, diffuse kongenitale oder erworbene Alopezien unterscheiden. Als **Effluvium** bezeichnet man den dynamischen Vorgang des Haarausfalls.

Man unterscheidet zirkumskripte (vernarbende oder nicht vernarbende) und diffuse (kongenitale oder erworbene) Haarlosigkeit.

20.2.1 Diffuse Alopezien

Diffuse kongenitale Alopezien

Atrichie

Es handelt sich um eine angeborene diffuse Haarlosigkeit. Bei der autosomal rezessiv vererbten Atrichie congenita wurde ein Gendefekt auf dem kurzen Arm von Chromosom 8 (8p12) gefunden. Der Gendefekt beeinflusst vorwiegend die Regulation von Zytokinen und Wachstumsfaktoren. Diese Abnormität kommt isoliert oder auch als Teilsymptom mit anderen ektodermalen Dysplasien vor.

Angeborene, diffuse Haarlosigkeit autosomal rezessiv vererbt (8p12).

Hypotrichose

Man bezeichnet damit eine kongenitale, schüttere Ausprägung der Behaarung. Die Hypotrichose ist oft als Teilsymptom vieler Syndrome (z. B. Thompson-Syndrom, Netherton-Syndrom) vorhanden, wobei oftmals nicht nur eine verminderte Haarquantität vorliegt, sondern auch qualitative Haarschaftveränderungen (Pili torti, Monilethrix) zu erkennen sind. Diese heterogene Gruppe beinhaltet überwiegend rezessiv erblich Genodermatose mit weit gehend unbekannter Pathogenese. Der Erbgang der Ektodermaldysplasien wird autosomal dominant vererbt. Diese uneinheitliche Gruppe, die in zwei Typen (A und B) unterteilt ist, beinhaltet mehr als 100 hereditären Erkrankungen mit kombinierten Defekten der Haar-, Zahn-, Nagel- und Schweißdrüsenanlagen. Zusätzlich können auch Strukturanomalien anderer Organe vorhanden sein.

Kongenitale, schütter ausgeprägte Behaarung. Bei Ektodermaldysplasien autosomal dominant vererbt. Uneinheitliche Gruppe mit ektodermalen und organstrukturellen Anomalien.

Alopecia triangularis congenita

Es handelt sich um einen angeborenen, münzengroßen haarfreien Bereich an der Haargrenze im Schläfenbereich. Die Haut ist normal, jedoch ohne reife Haarfollikel. Differenzialdiagnose: Alopecia areata und androgenetische Alopezie.

Diffuse erworbene Alopezien

Bei diesen Arten von Haarausfall unterscheidet man eine akute, eine temporär chronische und eine progressive Form.

Akute, diffuse erworbene Alopezie

▶ **Synonym.** Anagen-dystrophisches Effluvium

Ätiologie: Viele Noxen kommen infrage (Tab. C-20.1).

Klinik: Bei stärkerer Schädigung der Haarmatrix kommt es innerhalb von Stunden bis Tagen zu einem starken, akuten und diffusen Haarausfall mit einem anagen-dystrophischen Haarwurzelmuster. Öfter verdünnt sich das Haar, bricht ab und tritt im Trichogramm als dystrophisches Haar in Erscheinung.
Gelegentlich kommt es zu einer Nekrose der Haarmatrix, die ein trichomalazisches Degenerationsprodukt aus Melaninschollen, Resten der Wurzelscheiden und Haarkeratin bildet und komedonenartig aussieht (**kadaverisierte Haare**).

Diagnostik: Anamnese, Klinik, Trichogramm und Laborparameter sind wichtig zur Sicherung der Ursache.

Therapie: Der Haarnachwuchs erfolgt nur nach Ausschaltung oder Therapie der spezifischen Noxe.

Prognose: Die Haare wachsen meist wieder nach.

C-20.1 Differenzialdiagnose der Noxen bei akutem Haarausfall

Noxen bei Alopezie vom Spättyp mit telogenem Haarwurzelmuster	Noxen bei Alopezie vom Frühtyp mit anagen-dystrophischem Haarwurzelmuster
▪ Alopezien bei Säuglingen und Neugeborenen ▪ postpartale Alopezien, Haarausfall durch Kontrazeptiva ▪ postinfektiöse, postfebrile Alopezien ▪ Alopezien bei Eisenmangel, Ferritinmangel, bei Malignomen oder durch metabolische Störungen ▪ Alopezien bei Endokrinopathien ▪ medikamentöse Alopezien (z. B. Diclofenac, Ibuprofen) ▪ Alopezien durch Röntgenstrahlen ▪ Alopecia areata mit geringer Progressionstendenz ▪ „Male pattern alopecia" ▪ Alopecia climacterica	▪ medikamentös und chemisch ausgelöste Alopezien – Zytostatika – Antikoagulanzien – Thallium – Schwermetallintoxikation – Pflanzentoxine – Thyreostatika – β-Rezeptorenblocker – Antikonvulsiva – Lipidsenker – Retinoide – Antidepressiva – Anabolika – ACE-Hemmer – Aromatasehemmer – α- + γ-Interferon ▪ physikalische Alopezien durch – Röntgenstrahlen – Trichotillomanie ▪ Alopecia areata mit rascher Progressionstendenz ▪ schwere Verlaufsformen von postpartalen, postinfektiösen oder postfebrilen Alopezien ▪ „Male pattern alopecia" ▪ Alopecia climacterica ▪ psychosomatisch bedingte Alopezien

C-20.2 Anagen-distrophischer diffuser Haarausfall

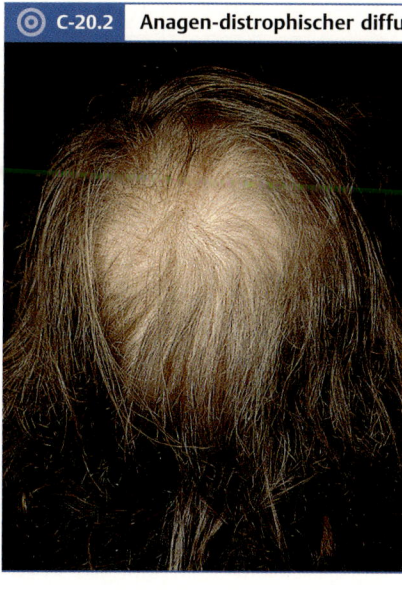

Verstärkter diffuser Haarausfall mit Scheitelbetonung nach Haparin. Nach Absetzen wachsen die Haare wieder nach.

Chronische, diffuse erworbene Alopezie

▶ **Synonym.** Telogene Alopezie, telogenes Effluvium

Ätiologie: Viele Noxen kommen infrage (Tab. **C-20.1**).

Pathogenese und Klinik: Geringfügige Haarmatrixschädigungen können zu einer Umwandlung der Anagenhaare in Telogenhaare und damit 3 Monate nach dem Ereignis zum Haarausfall führen. Die Ausdehnung dieser Alopezie entspricht der Ausdehnung der vorherigen Anagenfollikelschädigung. Es fallen 100–1000 Haare/d aus, was zu einer diffusen Alopezie führt.

Diagnostik: Anamnese, Laboruntersuchungen sowie ein Trichogramm führen zur Diagnose (s. auch Tab. **C-20.1** und **20.2**).

Chronische, diffuse erworbene Alopezie

◀ Synonym

Ätiologie: s. Tab. **C-20.1**.

Pathogenese und Klinik: Durch eine Anagenfollikelschädigung entsteht ein diffuser Haarausfall.

Diagnostik: Anamnese, Labor und Trichogramm (Tab. **C-20.1** und **20.2**).

C-20.2 Übersicht der Haarveränderungen und deren mögliche Ursachen

quantitavitve Haarveränderungen						qualitative Haarveränderungen
vermehrt	**vermindert**					**Haarschaft**
Hypertrichose Hirsutismus	reversible zirkumskript	reversibel diffus	irreversibel zirkumskript narbig	irreversibel diffus		
■ **endogene Hormone**	■ Alopecia areata	■ postpartal	■ Aplasia cutis	■ Atrichose		■ Monilethrix
– Menarche, Menopause	■ Säuglingsglatze	■ Endokrinopathien	■ Incontinentia pigmenti	■ Hypotrichose		■ Trichorrhexis nodosa
– Gravidität	■ Trichotillomanie	■ medikamentös	■ Ichthyosen	■ Monilethrix		■ Pili anulati
– Nebennierenrinde	■ Zug-Druck-Alopezie	■ Lues	■ Morbus Darier	■ Alopecia androgenetica		■ Wollhaare
– Ovarien, Nieren	■ Lues	■ chronische Krankheiten	■ Epidermolysen	■ „Male pattern alopecia"		■ Rollhaare
– Hypophyse	■ Mykosen	■ Sepsis	■ schwere virale, mykotische und bakterielle Infekte	■ schwere chronische Krankheiten		■ Pili recurvati

Fortsetzung ▶

C-20.2	Übersicht der Haarveränderungen und deren mögliche Ursachen (Fortsetzung)					
quantitavitve Haarveränderungen						qualitative Haarveränderungen
vermehrt		vermindert				Haarschaft
Hypertrichose Hirsutismus	reversible zirkumskript	reversibel diffus	irreversibel zirkumskript narbig	irreversibel diffus		
• **exogene Hormone**	• Pyodermien	• Radiotherapie	• Neoplasien	• idiopathisch		• Syndrom der unkämmbaren Haare
– Anabolika	• postinfektiös	• psychovegetativ	• Status pseudopeladicus	• Alopecia triangularis congenita		• Trichonodosis
– Androgene	• „Loos-anagen"-Syndrom		• Pseudopelade Brocy			• exogene Schäden
– Steroide						• Trichothiodystrophie
– ACTH						

Therapie und Prognose: Ausschaltung der Noxen führt zu langsamem Haarnachwuchs.

Therapie und Prognose: Die Behandlung und Beseitigung der Ursache bringt innerhalb von Wochen das Sistieren des Effluviums und einen langsamen Haarnachwuchs.

Progressive, diffuse erworbene Alopezie

Progressive, diffuse erworbene Alopezie

▶ Synonym

▶ **Synonym.** Alopecia androgenetica des Mannes, männlicher Haarausfall

▶ Definition

▶ **Definition:** Sowohl genetisch determinierter als auch durch Alterung bedingter Haarausfall. Der androgenetische Haarausfall ist Ausdruck einer genetisch und individuell festgelegten, erhöhten Empfindlichkeit der Kopfhaarfollikel auf männliche Sexualhormone (Androgene).

Epidemiologie: Sie macht 95 % aller männlichen Alopezien aus und betrifft 80 % aller Männer mit unterschiedlicher Verlaufsform (Abb. **C-20.4** und Tab. **C-20.2**), nur 12–15 % davon erreichen Grad IV.

Epidemiologie: Diese Alopezie macht 95 % aller männlichen Alopezien aus. Die Häufigkeit der Alopecia androgenetica hängt von ethnischen und familiären Faktoren ab und betrifft 5 % aller Männer vor ihrem 20. Lebensjahr. 80 % aller Männer zeigen bis zum 70. Lebensjahr Grad I. 12–15 % der Männer entwickeln Grad IV, aber nur bei 1–2 % von diesen ist Grad IV mit 30 Jahren vollständig ausgebildet (Abb. **C-20.4** und Tab. **C-20.2**).

Ätiologie und Pathogenese: Zu den beeinflussenden Faktoren zählen **Alter, androgene Hormone** und **genetische Determinierung**.

Ätiologie und Pathogenese: Die bestimmenden drei Faktoren sind **genetische Determinierung** (autosomal-dominant vererbt mit schwankender Expressivität), **Alter** und **androgene Hormone**. Die genetische Determinierung ist verantwortlich für das Ansprechen zur Umwandlung in die Telogenphase der individuellen Follikel in bestimmten Regionen und zu einem bestimmten Zeitpunkt. Die Aktivität der 5-alpha-Reduktase im Haarfollikel spielt dabei eine wichtige Rolle.

Die Form 1 der 5-α-Reduktase findet man vorwiegend in der Haut, die Form 2 in der Prostata.

Es sind 2 Typen der 5-alpha-Reduktase identifiziert worden. **Typ 1** ist spezifisch für Haut und Kopfhaut, **Typ 2** kommt vorwiegend in der Prostata und gelegentlich im frontalen Bereich der Kopfhaut, vermehrt bei Männern mit Alopecia androgenetica vor. Typ 1 findet sich auch an der äußeren Wurzelscheide, der Talgdrüse und der dermalen Papille.

Das derzeitige Verständnis der Pathophysiologie der Alopecia androgenetica beruht auf der Wirkung der Androgene bzw. ihrer peripheren Metaboliten auf den Haarfollikel. Im Blutplasma zirkulierendes testikuläres bzw. ovariales Testosteron und adrenales Dehydroepiandrosteron werden im Haarfollikel durch die 5-α-Reduktase zu wirkameren Androgenen, wie die Dehydroepiandrosteron (DHT), metabolisiert. Diese werden durch andere Enzyme zu schwächer androgen wirksamen 17-Ketosteroiden bzw. das Testosteron durch die Aromatase zu 17β-Östradiol konvertiert. Die zelluläre androgene Wirkung wird erst durch

Bindung an einen intrazellulären Androgenrezeptor entfaltet. Die erhöhte 5-α-Reduktase- und erniedrigte Aromatase-Aktivität in den Haarfollikeln mit lokal erhöhter DHT-Konzentration beim Mann mit Alopecia androgenetica weist auf eine direkte pathogenetische Bedeutung dieser Systeme hin.

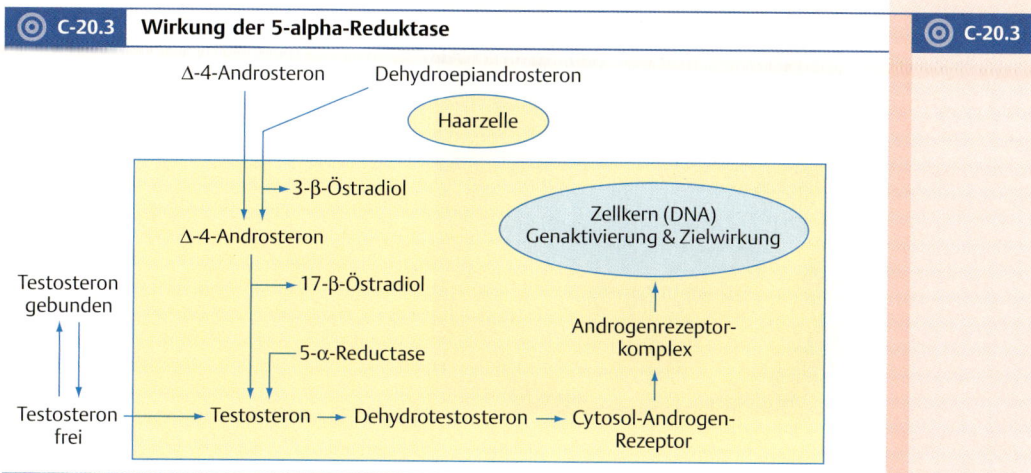

C-20.3 Wirkung der 5-alpha-Reduktase

Klinik: Mit der Zeit breitet sich dieses Geschehen vom Ausgangsstadium Grad I (Geheimratsecken), in Form einer Tonsur am Hinterkopf (Grad II) aus. Anschließend kommt es durch Haarlichtung in der Scheitelregion und Konfluieren der Bereiche zum Grad III (Abb. **C-20.5**) und schließlich bis zum Grad IV, wo nur noch seitlich und hinten ein breites, hufeisenförmiges Haarband besteht (Abb. **C-20.4**).
Klinisch ist die Glatze scharf begrenzt, das Haarwachstum ist im behaarten Kopfbereich stets normal, die Haut im Glatzenbereich ist nicht atrophisch, meist von vellusartigen Haaren besetzt und glänzend, da die Talgdrüsenfunktion erhalten bleibt.

Klinik: Klinisch werden die Grade I–IV unterschieden (Abb. **C-20.4**).

Die Kopfhaut ist nicht atrophisch, zeigt jedoch eine glänzende Oberfläche durch die verbleibende Talgdrüsenfunktion.

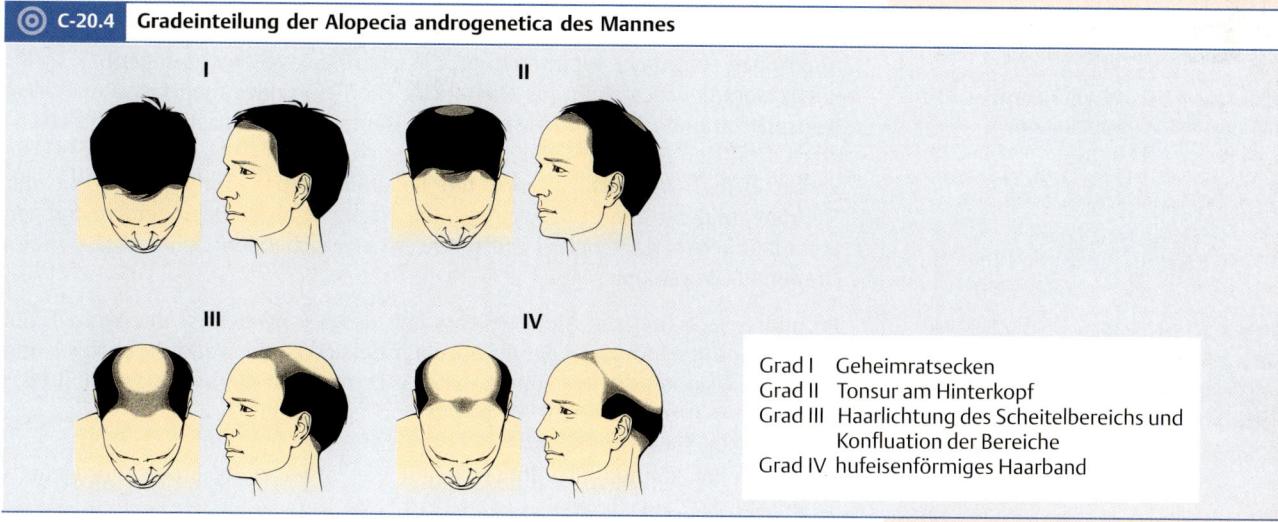

C-20.4 Gradeinteilung der Alopecia androgenetica des Mannes

Grad I   Geheimratsecken
Grad II Tonsur am Hinterkopf
Grad III Haarlichtung des Scheitelbereichs und Konfluation der Bereiche
Grad IV hufeisenförmiges Haarband

Diagnostik: Die Diagnose ist durch Anamnese und klinisches Bild einfach zu stellen. Das Trichogramm zeigt je nach Intensität und Progression des Effluviums einen vermehrten Prozentsatz an Telogenhaaren und ist somit von prognostischer Bedeutung.

Diagnostik: Anamnese und klinisches Bild.

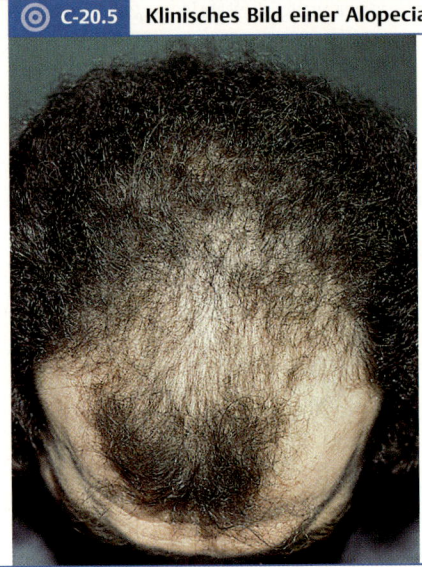

C-20.5 Klinisches Bild einer Alopecia androgenetica des Mannes (Grad III)

Therapie: Zurzeit schwer möglich.

Therapie: Eine wirksame konservative Behandlung der männlichen Glatze ist zurzeit nicht möglich. **Östrogenhaltige Haarwasser** können das Fortschreiten der Alopezie verzögern und werden von den Patienten günstig beurteilt. Im Gegensatz zum weiblichen Geschlechtshormon 17β-Estradiol zeigt 17α-Estradiol bei lokaler Anwendung keine systemischen Effekte. **Lokal wirksame Antiandrogenmittel** ohne systemische Begleiterscheinung scheinen für die Zukunft die Therapie der Wahl zu werden. Die Lokalbehandlung mit Minoxidil (2–5 %) verlängert die Anagenphase und erhöht den Nachwuchs auf das 5fache im Gegensatz zur Plazebolösung. Die systemische Anwendung von Antiandrogenen beim Mann ist nicht vertretbar.

Wirksam sind **Minoxidil** Lösungen (lokal) sowie **Finasterid**.

Noch wirksamer ist die orale Therapie mit **Finasterid** 1 mg/d. Finasterid ist ein kompetitiver Inhibitor der 5-α-Reduktase (Form II), der keine Affinität zum Androgenrezeptor aufweist und deswegen die physiologische Wirkung der Testosterone nicht wesentlich beeinflusst. Bei vielen Patienten kommt es innerhalb von mehreren Monaten zum kompletten Stillstand des Haarausfalls. Die Sexualfunktionen sind nicht beeinträchtigt. Cave Kardiale Nebenwirkungen!

Ersatztherapien bestehen aus **Perücke** oder **operativen Haartransplantationen**

Ersatztherapien bestehen aus **Haarersatz** (Perücke) oder mehrfache **operative Transplantationen** kleiner haartragender Hautstücke (Stanzen) oder lasertechnisch, von den Seiten in den Glatzenbereich, und erzielen eine kosmetische Verbesserung. Wertvoll ist auch die Behandlung der starken Seborrhö, der Schuppenbildung und des Juckreizes, die oft als störende Begleiterscheinungen des männlichen Haarausfalls auftreten. An ausreichenden Lichtschutz bei den Graden III–IV denken.

Prognose: Schwer einschätzbar; prinzipiell gilt: Je früher die Alopezie entsteht, desto schwerer ist der Verlauf.

Prognose: Je früher die Alopezie entsteht, desto schwerer ist der Verlauf. Bei langsamer Entwicklung in der 4.–5. Lebensdekade ist der Verlauf günstiger und begrenzt. Männer, die bis zum 4. oder 5. Dezennium keinen Haarausfall vom männlichen Typ aufweisen, bleiben davon verschont. Zusätzliche Noxen wie Kopfekzeme, Seborrhö, Pityriasis simplex capillitii, Infektionskrankheiten und Medikamente können sich fördernd auf die Entwicklung einer androgenetischen Alopezie auswirken.

Alopecia androgenetica der Frau

▶ **Synonym**

▶ **Synonym.** „male pattern alopecia" der Frau

▶ **Definition**

▶ **Definition:** Der alterungsbedingte Haarausfall summiert sich mit dem genetisch determinierten aber auch individuell bedingten androgenbeeinflussten Haarausfall.

C 20.2 Alopezien

Epidemiologie: Der „männliche Haarausfall" stellt 95 % aller Alopezien bei der Frau dar.

Ätiologie und Pathogenese: Als auslösende Noxen kommen infrage: das adrenogenitale Syndrom, Androgen produzierende Tumoren (Syndrom der polyzystischen Ovarien – PCO, Nebennierenrinde), Medikamente mit Androgenwirkung oder erhöhte Empfindlichkeit der Haarfollikel auf den physiologischen Androgenspiegel.

Klinik: Die Alopecia androgenetica der Frau wird klinisch in 3 Grade eingeteilt (Abb. **C-20.6** und Abb. **C-20.7**). Zu einer ausgeprägten Glatze kommt es nur im Ausnahmefall, wenn eine vermehrte Androgenproduktion besteht. In jedem Fall ist dieses Krankheitsbild eine schwere psychische Belastung für die Betroffenen. Weitere Zeichen der Vermännlichung wie Hirsutismus und Virilismus sind gelegentlich nachweisbar.

Diagnostik und Differenzialdiagnose: Die Anamnese und Familienanamnese, die klinische Untersuchung und die Nebenzeichen wie Hirsutismus und Virilismus führen zur Diagnose. Der Haarwurzelstatus zeigt ein telogenes Muster. Eine endokrinologische Durchuntersuchung (Testosteron und Dehydroepiandrosteronsulfat-Spiegel) zum Ausschluss einer erhöhten Androgenproduktion ist angebracht. Auf Vorerkrankungen, Medikamente, Gravidität und hormonelle Kontrazeptiva ist zur Abgrenzung anderer Formen diffusen Haarausfalls besonders zu achten (Tab. **C-20.2**).

Ätiologie und Pathogenese: Viele Noxen, die zu einer Gleichgewichtsstörung des Androgenspiegels führen, kommen infrage.

Klinik: Klinisch werden 3 Grade unterschieden (Abb. **C-20.6** und Abb. **C-20.7**).

Diagnostik: Anamnese und klinisches Bild führen zur Diagnose. Fokussuche und endokrinologische Abklärung sind angebracht.

C-20.6 Gradeinteilung der Alopecia androgenetica der Frau

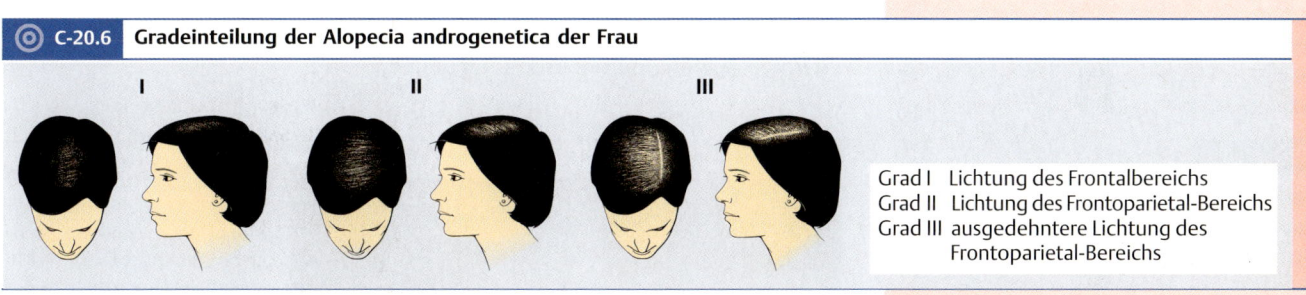

Grad I   Lichtung des Frontalbereichs
Grad II   Lichtung des Frontoparietal-Bereichs
Grad III ausgedehntere Lichtung des Frontoparietal-Bereichs

C-20.7 Klinisches Bild bei Alopecia androgenetica der Frau (Grad II)

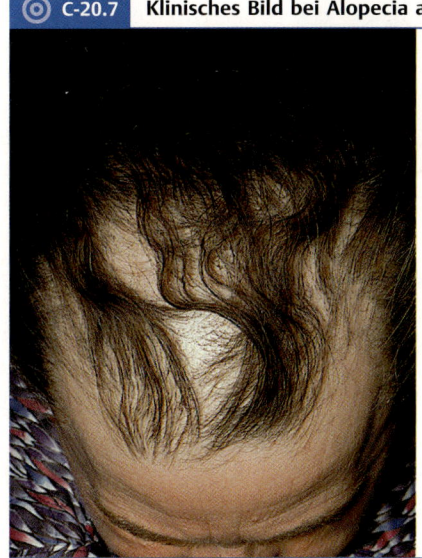

55-jährige Frau. Beachte, dass die Haare an der Stirnhaargrenze saumartig stehen bleiben.

Therapie: Orale Antiandrogene sind wirksam: bei jüngeren Frauen Diane-35 als Kontrazeptivum, bei Frauen in der Menopause 25–50 mg Cyproteronacetat täglich (z. B. Androcur). Lokal wirksam ist Minoxidil (Vasodilatator), das aber nicht in der Zeit der Schwangerschaft und des Stillens angewendet werden darf. Lokal sind östrogenhaltige Haarwasser oder Glukokortikosteroide bei entzündlichen Begleiterscheinungen geeignet.

20.2.2 Alopezien bei subakuten und chronischen Krankheiten

▶ **Synonym** Chronische, diffuse nicht temporäre Alopezie

▶ **Definition:** Alle internistisch ausgeprägten Krankheitsbilder können durch Reduzierung des Allgemeinzustandes eine irreversible chronische, diffuse Alopezie hervorrufen. Die Haare sind verdünnt, glanzlos und pigmentarm geworden. Der Haarwurzelstatus zeigt ein gemischtes Haarwurzelmuster.

Ätiologie: Zu den Ursachen gehören alle chronischen Infekte, die zur Kachexie führen (z. B. Tuberkulose, Leukämie, schwere Leberstörungen, Neoplasien, Diabetes mellitus, Kollagenosen, Lupus erythematodes visceralis, Abb. **C-20.8**).

Diagnostik: Anamnese und Klinik führen zur Diagnose.

Therapie: Eine Behandlung ist schwierig und nicht gesichert. Es werden Polyvitaminpräparate und Vitamin D empfohlen.

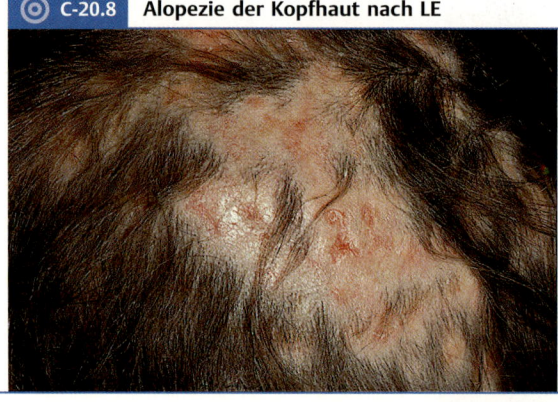

C-20.8 Alopezie der Kopfhaut nach LE

Unregelmäßige vernarbende Alopezie der Kopfhaut nach einem durchgemachten diskoiden Lupus erythematodes mit partiellen, teils in Büscheln geordneten Resthaaren.

20.2.3 Zirkumskripte Alopezien

Bei diesen Formen von Haarausfall unterscheidet man nicht vernarbende und vernarbende Alopezien. Diese Gliederung beruht auf dem klinischen Aspekt des Haarbodens.

Nicht vernarbende, zirkumskripte Alopezien

Alopecia areata

▶ **Synonym.** „Pelade", kreisrunder Haarausfall

▶ **Definition:** Ein bis mehrere herdförmige, in der Regel reversible Kahlstellen mit leichter follikulärer Entzündung.

Epidemiologie: Die Alopecia areata ist die häufigste zirkumskripte Alopezie, sie befällt vorwiegend Kinder und junge Menschen, Männer häufiger als Frauen; in 20% der Fälle tritt die Erkrankung familiär auf. Prävalenz in der Gesamtbevölkerung: 1/1000, Lebenszeit-Risiko ca. 1–2/100.

Ätiologie und Pathogenese: Die Alopecia areata wird wahrscheinlich immunologisch ausgelöst. Dafür sprechen insbesondere die Ansammlung von peribulbären Rundzellinfiltraten, die Assoziation mit Autoimmunkrankheiten (Morbus Addison) und dem Immundefizienzsyndrom (Trisomie 21), eine hohe Assoziation zu HLA DQ3 und HLA DR11 und peri- und intrabulbäre Infiltrate mit T-Lymphozyten (T_4/T_8-Relation beträgt 4:1). Auch die Verteilung von Langerhans-Zellen, bis in den peri- und intrabulbären Bereich sprechen für Immunprozesse. Obwohl viele Fälle auf eine auffallende zeitliche Assoziation zwischen Beginn der Erkrankung und schweren psychosozialen oder psychoaffektiven Stresssituationen hinweisen, konnte dies nicht belegt werden.

Klinik: Ohne subjektive Symptome und ganz plötzlich kommt es zu einem oder zu mehreren, runden oder ovalen Herden mit vollständigem Haarausfall. In diesen Bezirken ist die Kopfhaut elfenbeinfarbig, zeigt zu Beginn eine follikuläre Entzündung, niemals eine Atrophie (Abb. **C-20.9**).
Mit einer Progression ist zu rechnen, wenn sowohl die Haare leicht und schmerzlos dem Epilationszug folgen, als auch **Kolbenhaare** oder **kadaverisierte Haare** (s. S. 518) zu erkennen sind. Kolbenhaare sind 0,2–0,7 cm lang, wenig pigmentiert, am freien Ende häufig gespalten und gehen proximal in ein zugespitztes Ende über (Ausrufezeichen-Haare). Der Haarwurzelstatus zeigt bei progredienten Herden im Randbereich ein telogenes oder ein telogen-dystrophisches Haarwurzelmuster.
Die Lokalisationen sind beliebig, bevorzugt betroffen ist jedoch die **Okzipital- und Temporalgegend.** Bartgegend, Augenbrauen, Wimpern und die übrigen behaarten Körperstellen sind seltener befallen.
In 20% der Fälle kommt es zu Nagelveränderungen (**Tüpfel- oder Grübchennägel**), die als klinische Begleiterscheinungen gesehen werden.

Epidemiologie: Betrifft vorwiegend Kinder und junge Menschen, Männer mehr als Frauen.

Ätiologie und Pathogenese: Unbekannt; eine Autoimmunpathogenese dieser entzündlichen Alopezie kommt infrage.

Klinik: Scharf begrenzte, kreisrunde Kahlstellen ohne atrophisierende Kopfhaut (Abb. **C-20.9**).

Leicht zu epilierende, **Kolben- oder kadaverisierte Haare** am Rand der befallenen Stellen sind pathognomonisch.

Die Alopecia areata betrifft vorwiegend die **Okzipital- und Temporalgegend.**

Tüpfel- oder Grübchennägel treten als Begleiterscheinung auf.

C-20.9 Frischer Herd einer Alopecia areata

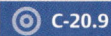

Die typischen Kolbenhaare, angereichert im Randbereich, sprechen für die Progression des Geschehens.

C-20.9

Diagnostik: Anamnese und Klinik sind charakteristisch. Diagnostisch und prognostisch wichtig ist die genaue Untersuchung der Haare am Rand der betroffenen Stellen.

Differenzialdiagnose: Es kommen vor allem die atrophisierende Pseudopelade Brocq und Pseudopeladezustände infrage, die Alopecia specifica (Lues II, serologischer Ausschluss!), die Mikrosporie (Pilznachweis) und die Trichotillomanie (Tab. **C-20.3**).

Therapie: Eine kausale Therapie ist nicht möglich. Die antientzündliche Behandlung mit Steroiden lokal oder in schweren Fällen oral (Initialdosis 20–40 mg/d)

Diagnostik: Anamnese und Klinik sind typisch.

Differenzialdiagnose: Alle Pseudopeladezustände, Morbus Brocq (Tab. **C-20.3**), Lues, Mikrosporie, Trichotillomanie.

Therapie: Steroide lokal oder oral, PUVA-Therapie, Auslösung einer Dermatitis werden empfohlen.

und mit niedriger Dauertherapie über Monate (4–8 mg/d) ist mindestens mittelfristig hilfreich.
Die lokale PUVA-Therapie oder die Induktion einer allergischen Kontaktdermatitis durch Diphencyprone, bzw. Quadratsäuredibutylester, oder die Auslösung einer toxischen Dermatitis durch Cignolin 0,3–0,9 % werden empfohlen. In schweren Fällen ist das Tragen einer Perücke nötig. Laserbehandlungen werden zurzeit eingesetzt mit einer Wellenlänge von 310–315 nm. Langzeitergebnisse liegen noch nicht vor.

Prognose: Sehr unterschiedlich, bei 20 % Persistenz der Alopezie.

Prognose: Der Verlauf ist von Fall zu Fall unterschiedlich. Dies betrifft sowohl die Zeitdauer der Erkrankung als auch das Haarwachstum. Die Dauer des ersten Schubes beträgt bei 30 % weniger als sechs Monate, bei 50 % ein Jahr. Kein Nachwachsen findet sich nur bei 20 %. Etwa 70 % zeigen Rezidive nach Monaten, aber auch nach vielen Jahren.

Sonderformen:
- **Alopecia areata diffusa**
- **Ophiasis**
- **Alopecia areata totalis**

Sonderformen:
- **Alopecia areata diffusa:** Eine Alopecia areata kann auch großflächig auftreten und so ein diffuses Effluvium bewirken. Sie ist dann von den anderen Formen der Alopezien schwer zu unterscheiden, wenn man die Diagnose nicht feingeweblich sichert.
- **Ophiasis:** Besondere Verlaufsform der Alopecia areata, deren Herde sich in den Randgebieten des Kapillitium lokalisieren, besonders im Nacken, aber auch an den Schläfen und der Stirn. Die Prognose des Nachwachsens ist schlecht (Abb. **C-20.10**).
- **Alopecia areata totalis:** Sie ist die schwerste Verlaufsform der Alopecia areata, die zum vollständigen Ausfall aller Körperhaare führt. Sämtliche Körperhaare, auch Augenbrauen, Wimpern und Schambehaarung können befallen sein. Die Prognose des Nachwachsens ist schlecht.

C-20.3 Diagnose und Differenzialdiagnose des Status pseudopeladicus

Erkrankung	Manifestationsalter	Hautveränderungen	Histopathologie	Beteiligung innerer Organe
Pseudopelade Brocq	30–55 Jahre	Atrophie und follikuläre Entzündung	unspezifisch	keine
Alopecia areata	Kinder bis junge Erwachsene	keine	unspezifisch	keine
Status pseudopeladicus				
▪ **hereditäre Formen**				
Incontinentia pigmenti	Kindesalter	Blasen, Papeln, Pigmentation	spezifisch	Augen, Gefäße, Zähne, Knochen
Epidermolysen	Kindesalter	Blasen	spezifisch	Schleimhäute
Ichthyosen	Kindesalter	Ichthyosis	spezifisch	selten
Morbus Darier	15–40 Jahre	follikuläre Dyskeratosen	spezifisch	Ösophagus
▪ **Granulomatosen**				
Sarkoidose	25–60 Jahre	Tuberkuloide Infiltrate	spezifisch	Lungen und alle Organe
Necrobiosis lipoidica	30–50 Jahre	serpiginöse Herde mit zentraler Atrophie	spezifisch	Pankreas (Diabetes)
▪ **Bindegewebserkrankungen**				
systemischer Lupus erythematodes	20–55 Jahre	Papeln, Hyperkeratose, Atrophie	spezifisch	fast alle Organe
Sklerodermie	20–50 Jahre	Akrosklerose	spezifisch	Lunge, Gefäße, Nieren
▪ **andere**				
Tumoren	in jedem Alter	unterschiedlich	spezifisch	positiv bei Metastasen
Folliculitis decalvans	Erwachsene	Follikulitiden, Pusteln	spezifisch	keine
ionisierende Strahlen	Erwachsene	Radiodermatitis	spezifisch	keine
Mucinosis follicularis	Erwachsene	lichenoide Papeln	spezifisch	keine
Lichen ruber	Erwachsene	rötliche Papeln	spezifisch	Schleimhäute, Haut

C-20.10 Ophiasis

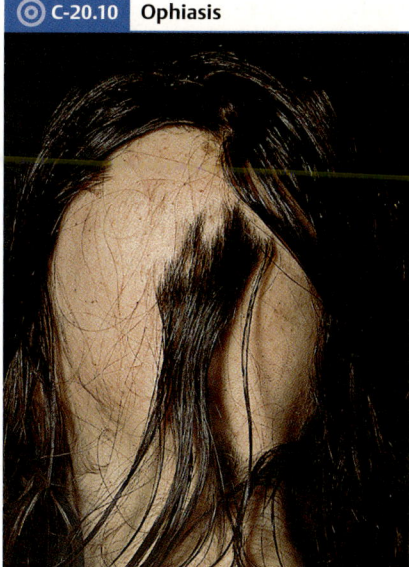

Ausgedehnte Alopecia areata des Hinterkopfes (Ophiasis) bei einer 24-jährigen Frau. Im kahlen Bereich sieht man folliculäre Entzündungen um kadaverisierte Haare herum. Die Prognose ist relativ schlecht.

„Loose-Anagen-Hair"-Syndrom

Dieses Syndrom ist wahrscheinlich häufiger als bisher angenommen, Prädilektion für Kinder mit blonden Haaren, zwischen 2 und 6 Jahren, selten bei Erwachsenen mit assoziierten Anomalien (z.B. Noonan-Syndrom). Bei diffusem Haarverlust lassen sich Kopfhaare büschelweise, leicht und ohne Schmerzen ausziehen. Im Trichogramm finden sich fast ausschließlich dysplastische Anagenhaare ohne Wurzelscheiden. Die Erkrankung ist auf die Kopfhaut begrenzt und, oft erst nach Jahren reversibel. Eine Behandlung ist nicht notwendig.

„Loose-Anagen-Hair"-Syndrom
Vorübergehender anagener Haarausfall bei Kindern.

Zirkumskripte, postinfektiöse Alopezie

Impetigo contagiosa, Furunkel, Karbunkel, Erysipel und Herpes zoster führen in befallenen Bereichen zu toxischen Schädigungen der Haarfollikel und zu umschriebenen Alopezien, die reversibel sind, sofern es nicht zu einer Haarmatrixdegeneration gekommen ist.

Sonderform: Zirkumskripte, entzündliche Alopezien kommen selten auch in der Umgebung von chronischen, reversiblen, entzündlichen Dermatosen (z.B. chronische Ekzeme, Lichen Vidal, Psoriasis vulgaris) vor.

Zirkumskripte, postinfektiöse Alopezie
Bakterielle, virale oder entzündliche Dermatosen im behaarten Kopfbereich führen durch Schädigung des Haarfollikels zu herdförmigem reversiblem oder irreversiblem Haarausfall.

Zirkumskripte, traumatische Alopezie

Chronischer Druck und Zug führen zu regressiven Veränderungen im Haarbulbus und sind verantwortlich für verdünntes oder schütteres Haar.
Die **Alopezie durch Druck** ist öfter berufsbedingt, wie bei Korbträgerinnen, Druckstellen durch Haarschmuck, Druckverbände und Schwesternhaube. **Alopezien durch Zug** zeigen das typische Zurücktreten der Haargrenze an Stirn, Schläfen oder am Hinterkopf durch bestimmte Frisuren (Pferdeschwanz, Haartrachten, Lockenwickel). Die Prognose ist nur dann ungünstig, wenn die Haarwurzel irreversibel geschädigt ist. In der Regel genügt die Verminderung des Zugs zur Erholung der Zugalopezie.
Die **Säuglingsglatze** ist das Resultat einer Teilsynchronisierung der Haarzyklen unter dem hormonellen Diktat der Mutter. Sie ist in jedem Fall reversibel.

Zirkumskripte, traumatische Alopezie
Sie entsteht durch **chronischen Druck** oder **Zug** am behaarten Kopf.

Vernarbende zirkumskripte Alopezien

Man unterscheidet entsprechend der Ursache drei Formen von Haarausfall, die angeborene, die erworbene und spezifische Krankheitsbilder:

Vernarbende zirkumskripte Alopezien
Unterschieden werden:

Alopezien bei angeborenen Hautkrankheiten

Atrophisierende Genodermatosen oder Entwicklungsdefekte können zum Untergang der Haarfollikel führen (z. B. Aplasia cutis, Incontinentia pigmenti, Parakeratosis Mibelli, Ichthyosen, Dyskeratosis Darier, Atrophodermien, Poikilodermien).

Erworbene, vernarbende zirkumskripte Alopezien

Sie können durch Quetschungen, Verätzungen, Verbrennungen, bei Röntgenschäden, nach Viruserkrankungen (z. B. Varizellen oder Zoster gangraenosus), durch bakterielle Infektionen (z. B. Tuberkulose, Lepra, Lues III, Pustulosen) und durch tiefe Mykosen der Haut entstehen.

Spezifische Krankheitsbilder

Pseudopelade Brocq

▶ **Synonym.** Alopecia areata atrophicans

▶ **Definition:** Zirkumskripter, irreversibler Haarausfall unklarer Genese, wobei die Kopfhaut atrophisch wird.

Epidemiologie: Dieses Krankheitsbild wird häufiger bei Frauen und vorzugsweise im Alter zwischen 30 und 55 Jahren gesehen.

Ätiologie: Die Ätiologie ist unbekannt.

Klinik: Die Pseudopelade Brocq beginnt unauffällig, ohne subjektive Symptome mit einem oder mehreren kleinfleckigen Alopezieherden auf einer gespannten, glänzenden, depigmentierten und leicht geröteten Kopfhaut. Einzelne gruppierte Haarbüschel innerhalb befallener Bezirke bleiben stehen. Die Pseudopelade Brocq weitet sich durch Konfluieren der Herde aus. Passagere Follikelkeratosen sind am Rande der Herde häufig an solchen Follikeln zu sehen, die im entzündlichen Infiltrat zugrunde gehen und deren Haare schon fehlen.

Diagnostik und Differenzialdiagnose: Die Diagnose Pseudopelade Brocq darf erst gestellt werden, wenn alle anderen Alopezien und erkennbare Ursachen ausgeschlossen sind (Ausschlussdiagnose).

Therapie: Eine Therapie ist nicht möglich.

Prognose: Langsam progredienter Haarverlust.

Pseudopeladezustände

▶ **Synonym.** Status pseudopeladicus

▶ **Definition:** Pseudopeladezustände sind die zirkumskripten, irreversiblen, atrophisierenden Alopezien als Folge einer Grundkrankheit.

Klinik: Als Grunderkrankungen kommen LE, zirkumskripte Sklerodermie, atrophisierender Lichen ruber, hereditäre Epidermolysen, Necrobiosis lipoidica, Sarkoidose, Lupus vulgaris, Favus, Mucinosis follicularis, Porphyrien, Folliculitis decalvans, ionisierende Strahlen und bösartige Hauttumoren (Abb. **C-20.11**) infrage.

Diagnostik und Differenzialdiagnose: Anamnestisch, klinisch und histopathologisch gesicherte nachweisbare Ursachen führen zur Diagnose. Als Differenzialdiagnose kommt die Alopecia areata infrage. Die Unterscheidung ist wichtig wegen der besseren Prognose (Tab. **C-20.3**).

Therapie: Die Therapie beschränkt sich auf die Behandlung der Grunderkrankung.

C-20.11 Pseudopelade

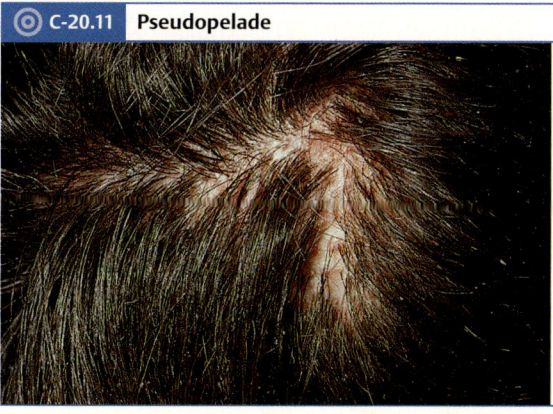

Status pseudopeladicus mit umschriebenen, kleinfleckigen atrophischen Herden, die gruppiert stehen. Haut und Haarfollikel sind atrophisiert. Die Ursache ist nach Abheilung nicht mehr erkennbar.

Prognose: Die Prognose ist vom therapeutischen Ansprechen der Grunderkrankung abhängig; der Haarausfall ist meist irreversibel.

Dermatosen der Kopfhaut

Viele Dermatosen können am behaarten Kopf auftreten und zu zirkumskriptem oder diffusem Haarausfall führen: Cutis verticus gyrata, Pityriasis simplex, Pityriasis simplex capitis, seborrhoisches Ekzem, Acne necroticans, Tinea amiantacea u. a.

20.3 Veränderungen des Haarschaftes

20.3.1 Kongenitale Haarschaftveränderungen

Monilethrix

▶ **Synonym.** Spindelhaar

Erbgang: Die Monilethrix wird autosomal dominant vererbt. Genmutationen der Haarkortexkeratine 1 und 6 (Chr. 12q) sind bekannt. Es scheint eine hohe Penetranz zu bestehen.

Klinik: Die Kopfhaare sehen matt aus und fühlen sich beim Darüberstreichen stumpf an. Gleichzeitige Keratosis follicularis und Koilonychie sind nicht selten.

Diagnostik: Klinisches Bild und Histopathologie sichern die Diagnose.

Histopathologie: Mikroskopisch erkennt man perlschnurartig angeordnete, spindelförmige Verdickungen des Haarschaftes; dieser ist durch starke Brüchigkeit an den zwischen den Knoten liegenden dünnen Bereichen gekennzeichnet (Abb. **C-18.4 d**).

Therapie Eine Therapie ist nicht möglich.

Trichorrhexis nodosa

▶ **Definition:** Lokalisierte, knotige Verdickung des Haares mit Bruchanomalien an diesen Stellen.

Klinik: Die Trichorrhexis nodosa ist nicht pathognomonisch für ein bestimmtes Krankheitsbild, kommt aber häufig in Verbindung mit spezifischen Krankheitsbildern wie z.B. Pili torti bei Ichthyosen, Ektodermaldysplasien, Menkes-Syndrom und Björnstedt-Syndrom vor. Am Haarschaft finden sich knotenförmige Verdickungen und Auflockerungen, die zu einer borstenpinselartigen Aufsplitterung führen (Abb. **C-18.4 e**). Oft sind die Haare knapp über der Kopfhaut abgebrochen. Die nicht abgebrochenen Haare sind glanzlos, wirken strohartig und fühlen sich rau an.

Diagnostik: Klinisch und mittels Lichtmikroskop leicht zu diagnostizieren.

Trichorrhexis invaginata

Diagnostik: Klinisches Bild und lichtmikroskopisch.

Klinik: Knotige Verdickungen in regelmäßigen Abständen am Haarschaft, die an Bambusstangen erinnern (Abb. **C-18.4f**).

Klinik: Bambushaare (Abb. **C-20.12 f**).

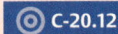

C-20.12 Schematische Darstellung der verschiedenen Haarschaftanomalien

a normales Haar
b Pilus tortus
c Pilus anulatus
d Monilethrix
e Trichorrhexis nodosa
f Trichorrhexis invaginata

Diagnostik: Leitsymptom für das Netherton-Syndrom (s. S. 448).

Diagnostik: In Kombination mit Ichthyosis linearis circumflexa und Atopie für die Diagnose eines Netherton-Syndroms (s. S. 448) beweisend.

Trichothiodystrophie

Ätiologie: Cystin-Cystein-Mangel.

Ätiologie: Genetischer Stoffwechseldefekt der Haare (Chr 2q) mit drastischer Verminderung von Cystin und Cystein (autosomal-rezessiv).

Klinik: Angeborenes schütteres Haar.

Klinik: Seltene Störung mit trockenem, schütterem und brüchigem Haar ab dem frühen Kindesalter. Die Trichothiodystrophie tritt als Teilsymptom bei vielen, seltenen, neuroektodermalen Syndromen auf und kann mit einer Xeroderma pigmentosum B und D (S. 436) assoziiert sein.

Diagnostik: Schwefel- und Cysteingehalt der Haare reduziert.

Diagnostik: Die klinische Vermutung wird durch Bestimmung des Schwefel- und Cystingehaltes der Haare bestätigt. Im Trichogramm sind Pili anulati vorherrschend. Im Rasterelektronenmikroskop zeigt sich die fehlende Struktur der Kutikula.

Therapie: Nicht möglich.

Therapie: Eine Therapie ist nicht möglich.

Pili anulati

Pili anulati

▶ **Synonym**

▶ **Synonym** Ringelhaare

Erbgang: Autosomal-dominant.

Klinik: Harmlose Haarveränderung.

Klinik: Harmlose Haarveränderung, bei der die Haare insgesamt normal wachsen, aber regelmäßig abwechselnde helle und dunkle Strecken aufzeigen.

Diagnostik: In der Lichtreflexion zeigt das Haar einen regelmäßigen Wechsel von dunklen und helleren Strecken (Abb. **C-20.12 c**).
Therapie: Nicht möglich.

Diagnostik: In der Lichtreflexion zeigt das Haar einen regelmäßigen, rhythmischen Wechsel dunkler und hellerer Strecken, wobei letztere einer höheren Lichtreflexion entsprechen (Abb. **C-18.4c**).

Therapie: Eine Therapie ist nicht möglich.

Pili torti

▶ **Synonym.** Torsionshaare

Epidemiologie: Häufig bei Kindern und Mädchen mit blonden Haaren, im Rahmen ektodermaler Dysplasien (Netherton-Syndrom, Menkes-Syndrom, Björnstedt-Syndrom; Abb. C-20.12 b).

Ätiologie: Bis heute ungeklärt.

Klinik: Eine der häufigsten Haarschaftanomalien im Zusammenhang mit verschiedenen Syndromen. Die Haare sind seitlich abgeflacht und regelmäßig oder unregelmäßig, oft gruppiert in drei, sechs oder zehn Torsionen, um die Längsachse gedreht. Die Haare sind brüchig, was bis hin zur Kahlheit führen kann.

Therapie: Eine kosmetische Verbesserung kommt infrage.

Weitere Haarschaftveränderungen
- **Wollhaare:** Der Haarschaft ist eng gekräuselt und unkämmbar, häufig ähnelt er dem Haar von Schwarzen. Bei Weißen sind Wollhaare selten; dann aber familiär mit einem autosomal-dominanten Erbgang.
- **Pili recurvati:** Bei schwarzhaarigen, kraushaarigen Männern finden sich am Unterkiefer und im Halsbereich gekrümmte Haare, die mit der Spitze wieder in die Haut stechen, was zu entzündlichen Fremdkörperreaktionen (Pseudofolliculitis barbae) führt.
- **Rollhaare:** Einzelne Haare sind dicht unterhalb der Follikelmündung spiralförmig aufgerollt. Lokalisation: Unterbauch, Rücken und Streckseiten der Extremitäten.
- **Syndrom der unkämmbaren Haare:** Unkämmbares, raues (oft blondes) Haar seit Geburt, das mit diffuser Alopezie verbunden sein kann.

20.3.2 Erworbene Haarschaftveränderungen

Diese entstehen infolge pruriginöser Kopfdermatosen, Trichomykosen und exogener Schäden.
- **Trichonodosis:** Vereinzelte, schleifenartige Verknotungen bei stark gewelltem Haar infolge pruriginöser Kopfdermatosen oder intensivem Durchkämmen.
- **Haarschaftveränderungen durch exogene Schäden** (z. B. Dauerwellen, Färben, Verbrennungen)
- **Trichomykose** (s. S. 197)

Veränderung der Haarfarbe: Bei der rezessiv vererbten Melaninsynthesestörung des **Albinismus** kommt es zu farblosen (weiß-gelblichen) Haaren. Bei der **Poliose** stehen erworbene, herdförmige, pigmentlose Haarbüschel im Bereich von entzündlichen Kopfhautherden (Alopecia areata, Vitiligo, nach Bestrahlungen und bei Morbus Recklinghausen). Graue und weiße Haare, beim physiologischen Altern, bezeichnet man als **Canities**. **Canities praecox:** Vorzeitiges Ergrauen der Haare ab dem 20. Lebensjahr.

Canities symptomatica: Sie kann bei Malignomen, perniziöser Anämie, schweren endokrinologischen Störungen, akuten fieberhaften Zuständen, Malnutrition, durch Arzneimittel (Chloroquin), Kosmetika, Metalle und spontan auftreten.
Heterochromien sind individuelle Farbunterschiede zwischen Kopf-, Bart- und Körperhaaren oder exogen durch Kosmetika, Metalle, Säuren (akzidenziell), Cignolin und farbstoffbildende Mikroorganismen (Trichomykosen) bedingt.

20.4 Hypertrichose

▶ **Definition:** Verstärkte Körperbehaarung ohne Beteiligung der Sexualhaare, wobei sich die Haare von kurzen Vellushaaren in dicke, markhaltige und längere Terminalhaare umwandeln.

Angeborene umschriebene Hypertrichose

Nävoide Hypertrichose: Alle Pigmentnävi können mit dunklen langen Haaren bestückt sein. Besonders deutlich ist dieses Phänomen beim Naevus pigmentosus et pilosus (s. S. 297) und bei der Becker-Melanose.

Erworbene umschriebene Hypertrichosen

Lang andauernde mechanische Belastungen der Haut, Entzündungen, Verletzungen oder lokale Anwendung von Steroiden führen gelegentlich zu einer lokalen Vermehrung der Behaarung. Die Erscheinungen sind reversibel.

Diffuse Hypertrichosen

- **Ethnisch bedingte Hypertrichose:** Vorwiegend an den Armen, Beinen und an den Wangen tritt die familiäre und rassisch bedingte diffuse Hypertrichose auf. Die Behaarungsintensität und das Behaarungsmuster sind individuell verschieden (in der Regel bei dunkelhaarigen Frauen aus dem Mittelmeerraum bedeutend stärker als bei blonden Nordeuropäerinnen, schwach bei Asiatinnen).
- **Hypertrichosis lanuginosa congenita:** Genetisch bedingte Persistenz der fetalen Lanugohaare an den Extremitäten.
- **Hypertrichosis lanuginosa acquisita:** Paraneoplastisch bedingte, erworbene Hypertrichose bei metastasierenden Karzinomen (s. S. 342).
- **Symptomatische Hypertrichose:** Sie tritt insbesondere an Stirn und Schläfen auf und wird bei kutanen Porphyrien, Hypothyreose, Anorexie, Akromegalie, Dermatomyositis, Kopfverletzungen, Stresssituationen und dienzephalem Geschehen beobachtet.
- **Medikamentöse Hypertrichose:** Eine systemische Behandlung (z. B. mit Minoxidil, Diphenylhydantoin, Psoralen, Streptomycin und Penicillamin) kann Wachstum und Pigmentierung der Vellushaare verstärken.

20.5 Hirsutismus

▶ **Definition:** Eine dem männlichen Behaarungstyp entsprechende verstärkte Körper- und Sexualbehaarung der Frau mit oder ohne gleichzeitige Virilisierung (Klitorishypertrophie, Libidosteigerung, männliche Glatzenbildung, Amenorrhö, Mammaatrophie und Stimmveränderung). Neben der Einwirkung von androgenen Hormonen (Ovarien, Nebennierenrinde) spielt auch eine individuelle, ethnische oder rassische Empfindlichkeit der Haarfollikel eine wichtige Rolle.

Klinik: Der Hirsutismus betrifft Frauen. Man sieht eine verstärkte Behaarung an Oberlippe, Kinn und Wangen, an den Schultern und im oberen Rückenbereich, zwischen den Brüsten sowie am Stamm. Die endokrinologische Untersuchung ist notwendig. Nur bei ca. 10 % kommen Auffälligkeiten vor: Androgen produzierende Tumoren in Ovar oder Nebenniere, Cushing-Syndrom, kongenitales oder postpubertäres adrenogenitales Syndrom, Akromegalie, Hyperprolaktinämie, Hypogonadismus-Syndrom, Pseudohermaphroditismus masculinus und Gonadendysgenesie, Anorexia nervosa, Porphyrien und neurologische Erkrankungen. Aber ca. 90 % aller Hirsutismusformen sind idiopathisch. Auch Medikamente wie Androgene, Anabolika, Progesteronderivate, ACTH und Steroide können zum Hirsutismus führen.

20.5 Hirsutismus

Therapie: Beim idiopathischen Hirsutismus kommen neben einer hormonellen Therapie (z. B. Diane, Androcur) vor allem physikalische Methoden in Betracht: Rasur, Bleichung, Epilation, Dauerepilation und operative Entfernung ganzer Bereiche. Kleine Bereiche sind durch Elektrokoagulation zu therapieren. Für größere Areale (Oberlippe, Kinn, Axilla, Oberschenkel) ist die Lasertherapie geeignet (Alexandrit- und Diodenlaser) sowie spezifische Photoflashlight-Apparate. Ist die Ursache bekannt, muss die verantwortliche Noxe ausgeschaltet bzw. die Grunderkrankung behandelt werden.

Therapie: Neben hormonellen kommen beim idiopathischen Hirsutismus physikalische Methoden zum Einsatz (z. B. Rasur, Bleichung, Epilation, Laser).

21 Pigmentstörungen der Haut

21.1 Grundlagen

21.1 Grundlagen

Melanozyten entstammen der Neuralleiste. In der Haut liegen sie suprabasal entlang der Basalmembran und bilden das Melanin. Die „Epidermale Melanin-Einheit" besteht aus einem Melanozyten, der sein Pigment an etwa 36 Keratinozyten verteilt.

Das Melanin wird im Keratinozyten supranukleär gelagert („nuclear capping") und schützt die nukleäre DNA vor Schäden

Die Melanozyten entstammen der Neuralleiste; von dort migrieren sie als Vorstufen, sog. Melanoblasten, in die Haut, die Haarfollikel, die Leptomeningen, das Ohr (Kochlea) und in die Augen (Uvea). In der Haut differenzieren sie dann zu Melanozyten, die typischerweise suprabasal entlang der Basalmembran regelmäßig verteilt sind. Sie bilden ein wichtiges Chromophor der menschlichen Haut, das Melanin, das in Melanosomen verpackt von den Dendriten der Melanozyten an die umgebenden Keratinozyten abgegeben wird. Ein Melanozyt versorgt etwa 36 Keratinozyten. Der Komplex aus Melanozyt und umgebenden Keratinozyten wird oft auch als „Epidermale Melanin-Einheit" bezeichnet (Abb. C-21.1 a) (s. S. 6). Keratinozyten nutzen das Melanin primär, um die nukleäre DNA vor Schäden, z. B. durch UV-Exposition, zu schützen. So wird das Melanin typischerweise in den Strahlengang des einfallenden UV-Lichts gelagert, meist supranukleär. Dieses typische Phänomen wird als „nuclear capping" bezeichnet (Abb. C-21.1 b).

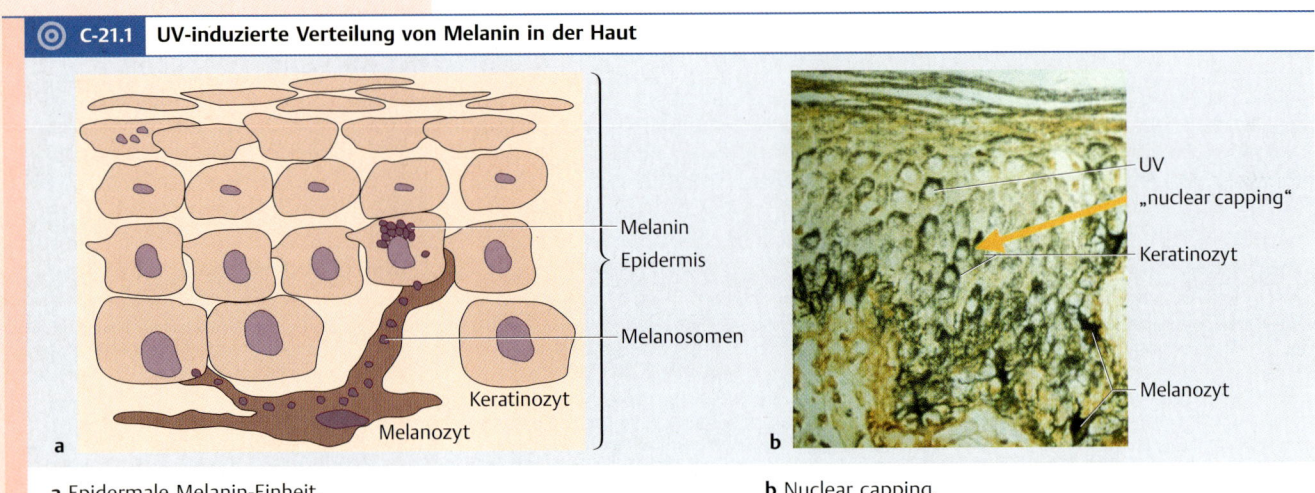

C-21.1 UV-induzierte Verteilung von Melanin in der Haut

a Epidermale Melanin-Einheit.
b Nuclear capping.

C-21.1 Hauttypen I–VI (nach Fitzpatrick)

Hauttyp	Hautfarbe	Entwicklung von Sonnenbrand/ Sonnenbräune
I	sehr helle Haut, Sommersprossen, rote Haare, helle Augen (keltischer Typ)	verbrennt praktisch immer/ bräunt praktisch nie
II	helle Haut, blonde Haare, helle Augen (skandinavischer Typ, Kaukasier)	verbrennt leicht/bräunt minimal
III	hellbraune Haut, hellbraune bis dunkelbraune Haare, helle oder braune Augen	verbrennt gelegentlich/bräunt gut
IV	mittelbraune Haut, dunkle Haare, dunkle Augen (mediterraner Typ)	verbrennt selten, bräunt sehr gut
V	dunkelbraune Haut (asiatischer Typ, Orientalen, Lateinamerikaner)	verbrennt sehr selten, bräunt sehr gut
VI	schwarze Haut (Afrikaner, Afroamerikaner)	verbrennt extrem selten bis gar nicht/sehr dunkle Pigmentierung

21.1 Grundlagen

Die Menge des Melanins bestimmt den Hauttyp. Der Hauttyp (konstitutioneller Hautpigmentierungstyp) wird nicht durch die Anzahl der Melanozyten, sondern durch die melanogene Aktivität der Melanozyten bestimmt. Dies schließt die Menge des produzierten Pigments, die Anzahl und Größe der Melanosomen sowie der Art des Melanins ein. Die Anzahl der Melanozyten in der Haut ist bei Individuen unterschiedlicher Hauttypen gleich. Stark unterschiedlich ist jedoch die Fähigkeit der Melanozyten, Melanin zu produzieren. Diese Unterschiede sind sowohl im Ruhe- oder Basalzustand als auch nach Stimulation, z. B. durch Sonnenlicht, zu beobachten. Typischerweise werden 6 Hauttypen unterschieden (nach Fitzpatrick, (Tab. **C-21.1**).

Melanogenese

Die zwei Hauptformen des Melanins in menschlicher Haut und in Haaren sind das schwarzbraune Eumelanin und das gelblich-rote Pheomelanin. Als Schlüsselenzym der Melanogenese gilt die Tyrosinase. Diese wandelt Tyrosin in DOPA (Dihydroxy-Phenylalanin) um, das dann durch weitere enzymatische Schritte zu Pheomelanin (rot-braun) oder Eumelanin (schwarzbraun) umgewandelt wird. (Abb. **C-21.2**).

Mutationen des Tyrosinase-Gens führen zu einer Störung der Melanogenese und zum Albinismus (siehe unten). Weitere genetisch bedingte Störungen der Melanozyten können jedoch auch das Tyrosinase-related Protein (TRP-1 oder -2) Gen, den c-Kit-Tyrosinase/Kinase-Rezeptor oder das Mikroophthalmia-(MITF-)Gen betreffen. Die entsprechenden klinischen Syndrome werden weiter unten diskutiert.

Die Menge des Melanins bestimmt den **Hauttyp.**
Die Anzahl der Melanozyten in der Haut ist bei Individuen unterschiedlicher Hauttypen gleich.
6 Hauttypen werden unterschieden (Tab. **C-21.1**).

Melanogenese

Es gibt zwei Hauptformen des Melanins: Eumelanin (schwarzbraun) und Pheomelanin (gelblich-rot).
Die Tyrosinase ist das Schlüsselenzym der Melanogenese.

Mutationen des Tyrosinase-Gens führen zu einer Störung der Melanogenese und zum Albinismus.

C-21.2 Melanin-Biosynthese

Induktoren der Melanogenese

UV-Strahlung ist der wichtigste Stimulus der Melanogenese in vivo; hierbei stimulieren insbesondere UV-B-Strahlen Melanozyten direkt oder indirekt durch parakrine Stimulatoren. Faktoren, die hierbei von Keratinozyten sezerniert werden, sind z.B. ACTH, α-MSH, α-Melanotropin, Endothelin (ET-1 bis 3), bFGF (basic fibroblast growth factor), TNF-α (tumor necrosis factor alpha), verschiedene Interleukine, Neurotrophine, NGF (nerve growth factor), HGF (hepatocyte growth factor) oder SCF (stem cell factor). Diese Faktoren stimulieren das Wachstum der Melanozyten, die Dendritenformation sowie die Melanogenese. UV-Licht induziert darüber hinaus, über eine unmittelbare Schädigung der DNA, eine sekundäre Aktivierung der Tyrosinase und verstärkt damit die Melanogenese.

21.2 Hypopigmentierungen

21.2.1 Genetisch bedingte (angeborene) Hypopigmentierungen

Diese können entweder durch genetische Veränderungen der Melanogenese, z.B. beim okulo-kutanen Albinismus, oder durch Störung der Melanozytenentwicklung und Fehlverteilung der Melanozyten während der Embryogenese, ausgezeichnet sein.

Okulo-kutaner Albinismus (OCA)

Diese schwersten Formen des Albinismus betreffen die Haare, die Haut und die Iris. Häufig kommen weitere klinische Symptome, z.B. Sehstörungen, hinzu. Mehrere Typen können unterschieden werden (s.u.).

▶ **Merke.** Wichtig bei allen Formen des Albinismus ist ein lebenslanger konsequenter UV-Schutz und die regelmäßige hautärztliche Untersuchung aufgrund der Gefahr der Bildung maligner Hauttumoren.

OCA Typ 1: Der okulo-kutane Albinismus (OCA Typ 1) wird autosomal-rezessiv vererbt. Typische klinische Zeichen sind das Fehlen von Pigment in Haaren, Haut und Augen, Nystagmus, Photophobie sowie ein reduzierter Visus. Beim OCA Typ 1a fehlt die Tyrosinaseaktivität komplett; beim OCA Typ 1b ist sie lediglich reduziert.

OCA Typ 2: (tyrosinasepositiver okulo-kutaner Albinismus) ist der weltweit häufigste Typ des Albinismus, der meist autosomal-rezessiv vererbt wird. Aufgrund einer Mutation wird ein integrales Melanosomenmembran-Protein nicht gebildet, was zu einer verminderten Pigmentierung führt.

OCA Typ 3: gehört zu den autosomal-rezessiv vererbten Formen des Tyrosinase-positiven okulo-kutanen Albinismus. Klinisch kann geringes bräunliches Pigment vorhanden sein; häufig besteht ein Nystagmus.

OCA Typ 4: Beim OCA Typ 4 liegt der Gendefekt auf Chromosom 5 p. Der Phänotyp ähnelt dem OCA Typ 2.

Hermansky-Pudlak-Syndrom (HPS): Dieses Syndrom, das autosomal-rezessiv vererbt wird, stellt eine Unterform des okulo-kutanen Albinismus dar, der sich durch eine variable Hypopigmentierung der Haut auszeichnet. Der genetische Defekt liegt auf Chromosom 10 q und führt zu einer Störung der Lysosomen und Ansammlung von Lipofuszin in Makrophagen. Klinisch kommt es zu einer restriktiven Lungenerkrankung, einer granulomatösen Kolitis, Nierenversagen, Kardiomyopathie und einer verstärkten Blutungsneigung.

Chediak-Higashi-Syndrom (CHS): Die Erkrankung, die ebenfalls autosomal-rezessiv vererbt wird, zeichnet sich durch eine generalisierte Hypopigmentierung, bläuliche Iris, silbriges Haar sowie das Vorhandensein von Riesenorganellen (in verschiedenen Zelltypen) aus. Letzteres führt zu schweren rezidivierenden Infektionen sowie lymphoproliferativen Erkrankungen und einer progressiven, peripheren Neuropathie.

Chediak-Higashi-Syndrom (CHS): Generalisierte Hypopigmentierung, bläuliche Iris, silbriges Haar, Riesenorganellen, Infektionen lymphoproliferative Erkrankungen, periphere Neuropathie.

Piebaldismus

Der autosomal-dominant vererbte genetische Defekt im kit-Gen führt zu einer Fehlverteilung der Melanozyten in der Haut während der Embryonalentwicklung. Klinisch bestehen bei Geburt weiße Flecken im Bereich der Stirn oder umschriebenen Arealen mit weißen Haaren (Abb. **C-21.3**). Amelanotische Makulä können auch im Bereich des Abdomens oder der Extremitäten auftreten. Diese hypopigmentierten Areale wachsen zwar während der Entwicklung mit, vergrößern sich jedoch nicht. Piebaldismus betrifft typischerweise nur die Melanoblasten, die in Haut und Haare auswandern, nicht jedoch die, die in die Augen oder Ohren auswandern, daher sind Retina und Iris normal.

Piebaldismus

Piebaldismus: Fehlverteilung der Melanozyten in der Haut während der Embryonalentwicklung.
Bei Geburt bestehen weiße Flecken an Stirn oder anderen umschriebenen Arealen oft mit weißen Haaren.

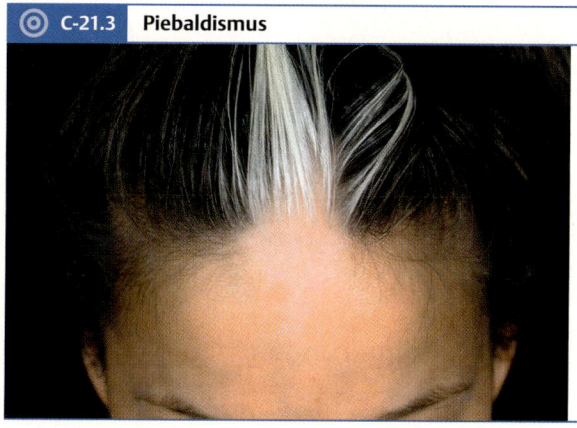

C-21.3 Piebaldismus

Waardenburg-Syndrom

3 Typen werden unterschieden. Klinisch ähnelt dieses Krankheitsbild dem Piebaldismus, jedoch mit Pigmentanomalien der Augen, insbesondere der Iris (Heterochromia iridis). Hinzu kommt eine Lateralverlagerung des inneren Kantus des Auges (Dystopia cantorum) sowie eine kongenitale Innenohrschwerhörigkeit (Typ 1). Bei Typ 2 fehlt die Dystopia cantorum, Typ 3 ist zusätzlich assoziiert mit Fehlbildungen der Extremitäten.

Hypomelanosis Ito

Dieses neurokutane Syndrom kann autosomal-dominant vererbt werden (Incontinentia pigmenti achromians), zeigt jedoch meist ein chromosomales Mosaik. Klinisch zeigen sich den Blaschko-Linien (Abb. **C-21.4** und Abb. **A-1.1**, S. 2) folgende streifige Hypopigmentierungen, die bei Geburt vorhanden sind. Häufig treten assoziierte Fehlbildungen der Augen, Zähne, des ZNS oder Muskel- und Skelettsystems, in einigen Fällen auch geistige Retardierung auf. Zusätzlich kommt es in den befallenen Arealen häufig zum Fehlen der Schweißproduktion.

Naevus hypo-/depigmentosus

Dieser kann als einzelne Macula auftreten, aber auch ein ganzes Dermatom umfassen oder überschreiten. Als **Incontinentia pigmenti achromians** zeigt sie sich im Verlauf der Blaschko-Linien (s.o.) Differenzialdiagnostisch muss ein Naevus anaemicus erwogen werden (kein Fehlen der Melanozyten, Hypopigmentierung durch Vasospasmus bedingt). Therapie: Ggf. Exzision bei kosmetisch störendem Befund.

Waardenburg-Syndrom

Ähnelt Piebaldismus, zusätzlich mit Pigmentanomalien der Augen, Innenohrschwerhörigkeit und Fehlbildungen der Extremitäten.

Hypomelanosis Ito

Streifige Hypopigmentierungen entlang der Blaschko-Linien; assoziierte Fehlbildungen anderer Strukturen sind möglich.

Naevus hypo-/depigmentosus

Oft einzelne Makula, kann aber auch ein ganzes Dermatom umfassen.

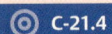

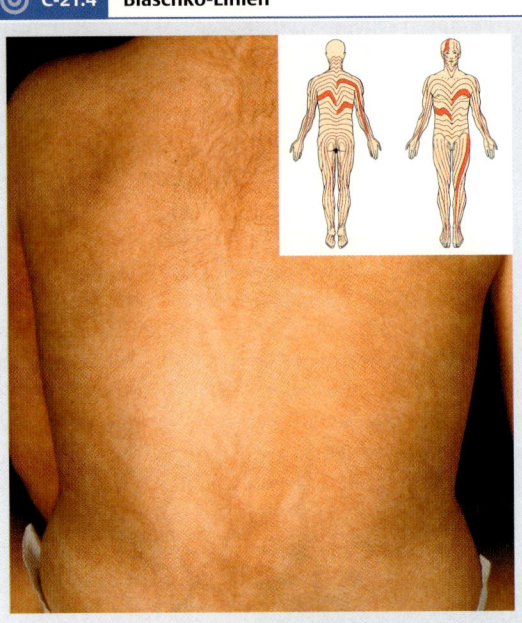

C-21.4 Blaschko-Linien

a Blaschko-Linien, schematische Darstellung.
b Klinisches Bild.

Tuberöse Sklerose

Eschenblattförmige hypopigmentierte Makulä, Angiofibrome, Epilepsie und mentale Retardierung.

21.2.2 Erworbene Hypopigmentierungen

Vitiligo

▶ **Definition**

Epidemiologie: Prävalenz etwa 1% in Europa, die Hälfte der Patienten sind Kinder.

Formen, Klinik
- **Lokalisiert:** Einzelherde.
- **Generalisiert:**
  - *Vulgaris:* Disseminiert, gesamter Körper.
  - *Akrofazial:* Gesicht, Hände/Füße betroffen.

Pathogenese: umstritten; autoimmun metabolisch (oxidativer Stress); neurogen.

Tuberöse Sklerose

Bei dieser Systemerkrankung finden sich amelanotische, eschenblattförmige Makulä einhergehend mit Angiofibromen, Epilepsie und mentaler Retardierung (S.). Differenzialdiagnose sind erworbene Hypopigmentierungen (s.u.).

21.2.2 Erworbene Hypopigmentierungen

Vitiligo

▶ **Definition:** Die Vitiligo ist eine entzündliche Hauterkrankung, die durch fortschreitende fokale oder disseminierte Depigmentierung gekennzeichnet ist. Ihr liegt eine autoimmune Zerstörung von Melanozyten durch spezifische Autoantikörper und/oder zytotoxische T-Zellen zugrunde. Bei vielen Patienten liegt gleichzeitig eine weitere Autoimmunerkrankung wie z. B. eine Thyreoiditis vor.

Epidemiologie: Die Vitiligo gehört zu den häufigen erworbenen Hypopigmentierungen. Vitiligo ist eine bereits seit Jahrtausenden bekannte Erkrankung, deren Prävalenz in Europa bei etwa 1% liegt, wobei etwa die Hälfte der Patienten Kinder oder Jugendliche sind. Obwohl eine „gutartige" Erkrankung, bedingt sie durch ihre weißen Flecken eine Stigmatisierung, die oft zu psychischen Problemen und sozialer Ausgrenzung führt.
- **Formen, Klinik:** Klinisch findet man umschriebene Hypo- oder Depigmentierungen.
- **Lokalisiert:** Einzelherde (Abb. **C-21.5 a**), oder segmental (meist auf ein Dermatom beschränkt).
- **Generalisiert:**
  - *Vulgaris* (häufigste Form): Disseminiert über das gesamte Integument, Schleimhäute oder Haare können betroffen sein.
  - *Akrofazial:* Besonders Gesicht (periokulär, periorbital) und Hände/Füße betroffen (Abb. **C-21.5 b, c**).

Pathogenese: Die Ursachen der Vitiligo sind umstritten; neben einer genetischen Prädisposition werden folgende Faktoren diskutiert: Eine autoimmune Genese mit Aktivierung zytotoxischer Antikörper gegen Melanozytenantigene; eine metabolische Genese mit Dysregulation oxidativer Prozesse und Fehlver-

C-21.5 Vitiligo

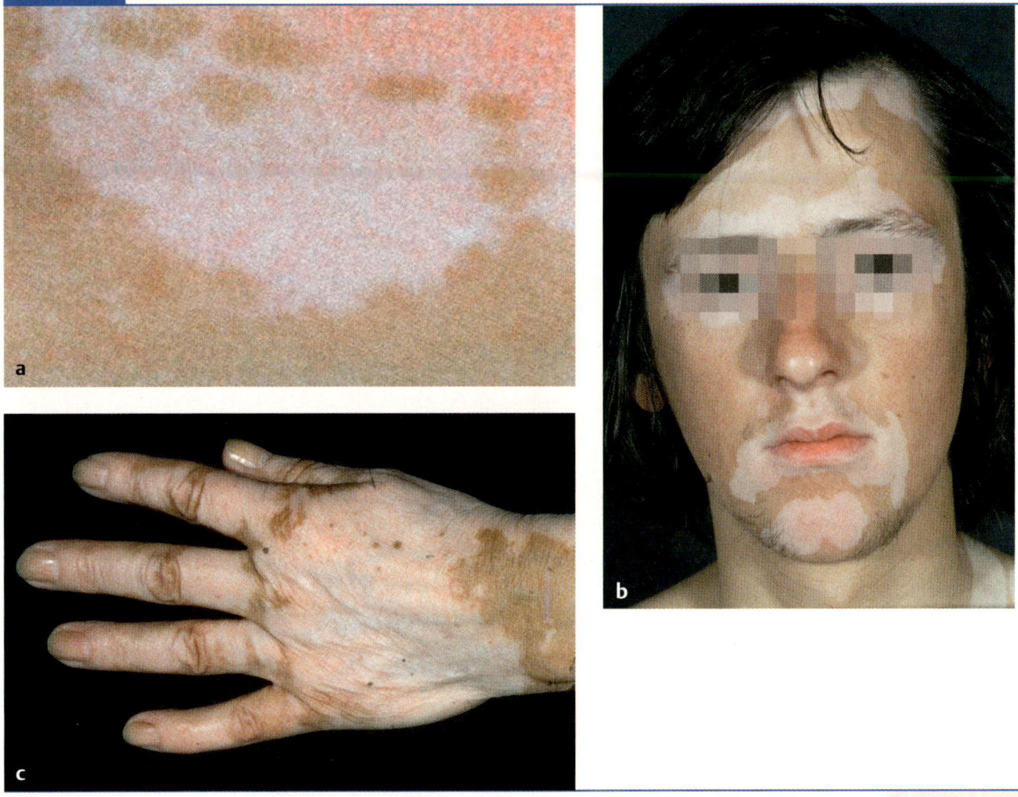

arbeitung von oxidativem Stress (Katalase-/Tetrahydrobiopterindefekt) sowie eine neurogene Genese, mit Aktivierung des Immunsystems durch stressinduzierte Mediatoren.

▶ **Merke.** Eine Vitiligo kann durch mechanische Reize/Verletzungen getriggert werden (Köbner-Phänomen, Abb. **C-21.6**). Mechanischer Stress wird als Stimulus angesehen, der sekundär zur Aktivierung des Immunsystems führt.

◀ Merke

C-21.6 Köbner-Phänomen bei Vitiligo

C-21.6

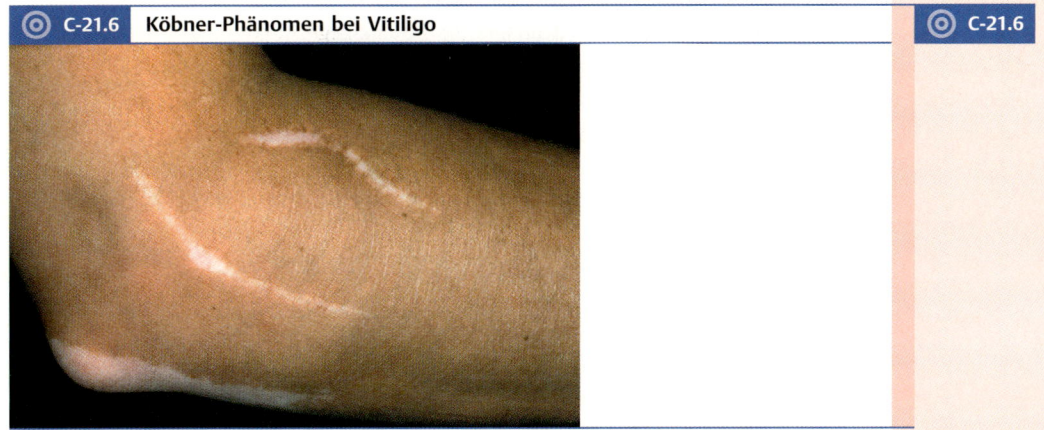

Diagnostik: Eingehende Anamnese (wann und wie entstanden?), Verlauf (progredient, spontane Repigmentierung?), Verteilung der Hypopigmentierungen. Zusätzlich: Klinische Untersuchung im Wood-Licht (364 nm). Vitiligo-Herde zeigen eine typische Autofluoreszenz (weißlich-gelb, durch Pterine).

Diagnostik Anamnese, Untersuchung im Wood-Licht.

Therapie: Phototherapie, v. a. UV-B 311 nm (Abb. **C-21.7**).

Alternativ Excimer-Laser: 308 nm; PUVA-Therapie (systemisch oder topisch).

Kombinationstherapien: z. B. Phototherapie plus Steroide, Calcipotriol oder Pseudokatalase.

Alternativ: Immunmodulatoren (z. B. Tacrolimus Salbe) ohne UV-Therapie oder autologe Melanozytentransplantation.

Therapie: Zu den am häufigsten durchgeführten und oft sehr gut wirksamen Therapien der Vitiligo gehört die **Phototherapie** (S. 48). Insbesondere die Schmalspektrum-UV-B-Therapie (UV-B 311 nm) führt zu einer guten (meist follikulär beginnenden) Repigmentierung, bei geringerem Risiko der Entstehung von Sonnenbrand als UV-B-Breitspektrum Therapie (Abb. **C-21.7**).

Zu den neueren Phototherapien gehört der Xenon-Chlorid Excimer-Laser (monochromatisches Licht: 308 nm Wellenlänge). Ebenfalls eingesetzt wird die PUVA-Therapie, systemisch oder topisch (als Creme, Bad oder Dusche); sie hat einen stärkeren immunsupprimierenden und melanogeneseinduzierenden Effekt, birgt jedoch auch ein höheres Karzinomrisiko.

Kombiniert werden können diese Phototherapien mit einer Reihe von Externa, die den melanogenen Effekt verstärken können. Kontrollierte Studien hierzu sind jedoch rar. Folgende Externa können verwendet werden: Steroide, Calcipotriol sowie Pseudokatalase (Letztere auch in Verbindung mit einer Klimatherapie am toten Meer – Heliotherapie, S. 54).

Auch Immunmodulatoren, z. B. Tacrolimus (S. 85), werden eingesetzt, kontrollierte Studien hierzu fehlen jedoch. Eine Kombination mit UV sollte nicht erfolgen, aufgrund des erhöhten Karzinomrisikos. Andere therapeutische Optionen sind die autologe Melanozytentransplantation sowie eine Reihe weiterer experimenteller Verfahren.

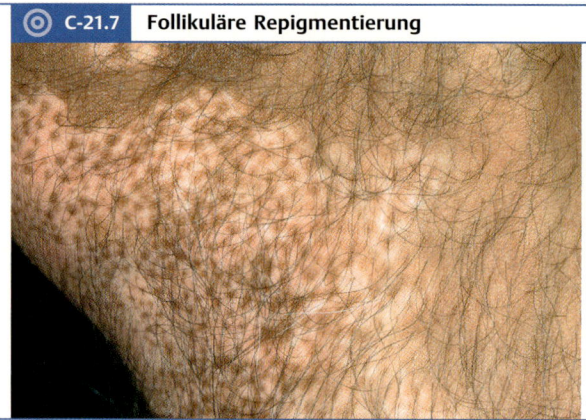

C-21.7 Follikuläre Repigmentierung

Andere erworbene Hypopigmentierungen

Hypomelanosis guttata idiopathica: Durch chronische UV-Exposition.

Postinflammatorische Hypopigmentierung: z. B. durch chronische Ekzeme.

Postinfektiöse Hypopigmentierung: z. B. bei Pityriasis versicolor.

Toxische Hypomelanosis: v. a. durch Hydrochinon-Derivate, (z. B. in „Bleichcremes").

Andere erworbene Hypopigmentierungen

Hypomelanosis guttata idiopathica: Durch chronische UV-Exposition enstehen an den Extremitäten multiple, kleinfleckige, z. T. follikuläre Hypopigmentierungen (Abb. **C-21.8 a**). Die Ursache ist unklar. **Therapie:** Konsequenter UV-Schutz.

Postinflammatorische Hypopigmentierung: Eine Vielzahl dermatologischer Erkrankungen heilt unter Hinterlassung hypopigmentierter Makulä ab, z. B. chronische Ekzeme oder chronisch diskoider Lupus erythematodes (CDLE) (Abb. **C-21.8 b**).

Postinfektiöse Hypopigmentierung: Auch infektiöse Erkrankungen, wie die Pityriasis versicolor alba, eine durch den Hefepilz Pityrosporum ovale ausgelöste Pilzerkrankung, können zu einer Hypopigmentierung der betroffenen Hautareale führen. Diese ist jedoch nach erfolgreicher antiinfektiöser, bzw. antimykotischer Therapie, voll reversibel (Abb. **C-21.8 c**).

Toxische Hypomelanosis: Verschiedene Substanzen können Hypopigmentierung der Haut zu erzeugen. Am verbreitetsten sind Hydrochinon-Derivate, (z. B. in „Bleichcremes"), benzylperoxidhaltige, azelainsäurehaltige, kojisäurehaltige Externa, Vitamin-A-Säure-Derivate oder topische Steroide (Abb. **C-21.8 d**).

C-21.8

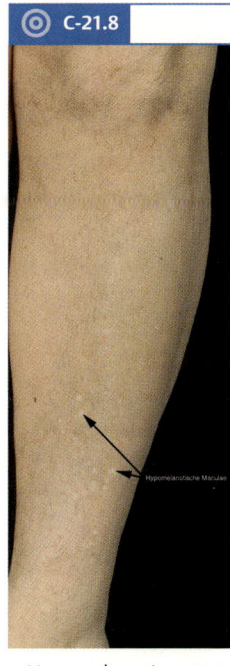
a Hypomelanosis guttata.

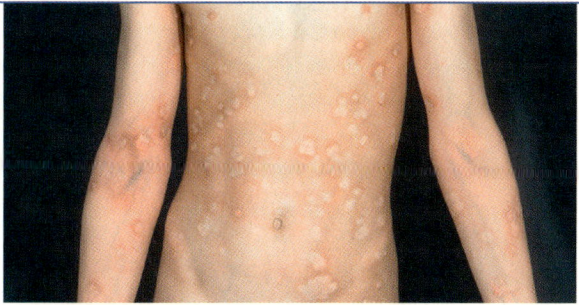
b Leukoderm nach Entzündung.

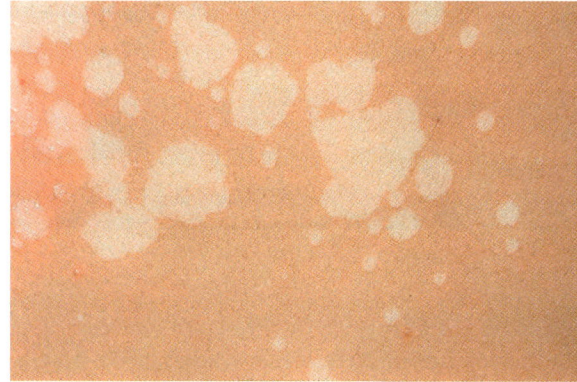
c Pityriasis versicolor alba.

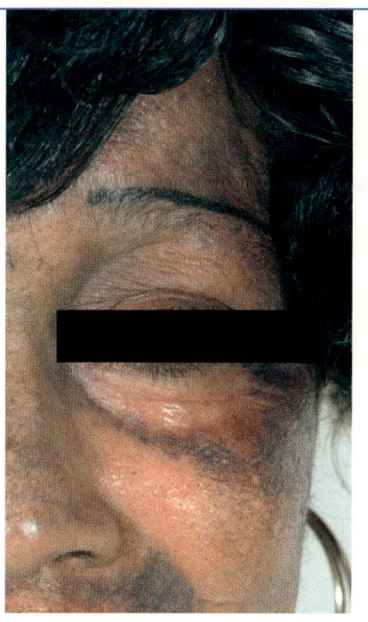
d Toxische Hypomelanosis.

21.3 Hyperpigmentierungen

Ebenso wie Hypopigmentierungen können Hyperpigmentierungen generalisiert oder umschrieben auftreten, anlagebedingt oder erworben sein. Die häufigste Ursache einer generalisierten Hyperpigmentierung ist neben der konstitutionellen Veranlagung (Hauttypen, s.o.) die UV-Exposition.

21.3.1 Erworbene generalisierte Hyperpigmentierungen

UV-induzierte Hyperpigmentierung (Bräune)

Sowohl die natürliche Sonnenbestrahlung als auch künstliche UV-Exposition („Sonnenbänke", medizinische Phototherapie) führen zu einer Induktion der Melanogenese (Abb. **C-21.9**). Dies geschieht besonders nach UV-B-Exposition, jedoch auch bei Exposition gegenüber langwelliger UV-A-Strahlung. Die melanogen wirksamen Dosen liegen hierbei weit unter der erythem- bzw. sonnenbrandrelevanten Schwelle.

▶ **Merke.** Eine gesunde Bräune gibt es nicht! Bräunung ist die sekundäre Folge eines UV-induzierten Zellschadens.

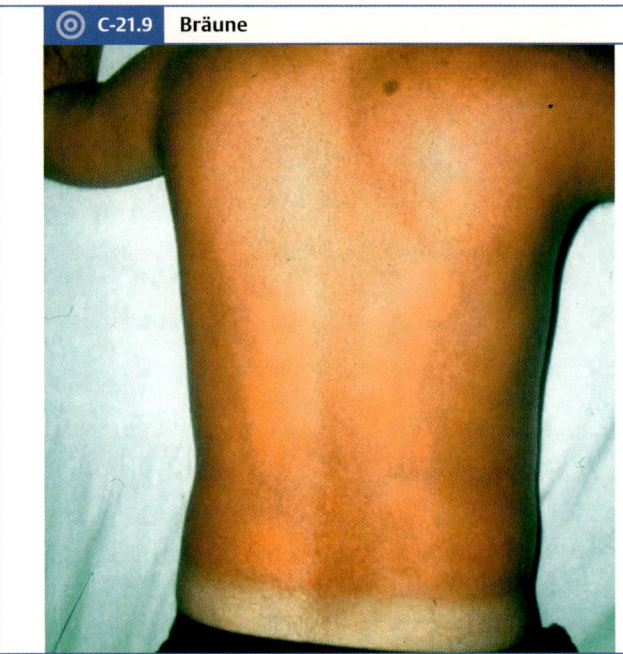

C-21.9 Bräune

Weitere, seltenere Ursachen

Hormonstörungen: Verschiedene hormonelle Dysregulationen führen zu einer Induktion der Melanogenese. Beispiele hierfür sind der Morbus Addison („Bronzediabetes"), ACTH oder MSH produzierende Tumoren (Paraneoplasie) bzw. Therapien mit diesen Substanzen.

Stoffwechselstörungen: Auch bei Leber- oder Niereninsuffizienz kann es sekundär zu einer generalisierten Hyperpigmentierung kommen. Ebenso können Ablagerungen in der Haut bei Stoffwechselstörungen mit Anreicherung von Eisen (Hämochromatose) oder Kupfer in der Haut und anderen Organen (Morbus Wilson) das klinische Bild einer generalisierten Hyperpigmentierung erzeugen.

Medikamenteninduzierte Hyperpigmentierung: Verschiedene Medikamente sind in der Lage generalisierte Hyperpigmentierungen zu induzieren. Hierzu gehören insbesondere die Therapie mit Zytostatika (Cyclophosphamid, MTX, 5-FU), Hydroxychloroquin, Arsen, Amiodaron, Hydantoin oder Clofazimine.

Dermatosen mit generalisierter Hyperpigmentierung: Im Rahmen verschiedener Dermatosen kann es ebenfalls zu generalisierten Hyperpigmentierungen kommen; hierzu gehören, z.B. das Sézary-Syndrom (Melanozyten), Erythrodermie verschiedenster Ursache, generalisierte Sklerodermien, generalisierte chronische photoallergische oder phototoxische Ekzeme.

21.3.2 Umschriebene Hyperpigmentierungen

Kongenitale umschriebene Hyperpigmentierungen

„Mongolenfleck": Eine häufige, besonders bei dunklen Hauttypen (Hauttyp IV und V) auftretende, kongenitale, dermale Hypermelanose. Klinisch zeigt sich typischerweise eine unscharf begrenzte, graublaue hyperpigmentierte Makula im unteren Sakral- oder Gesäßbereich (Abb. **C-21.10a** und s. auch S. 295).

Naevus Ota (okulodermale Melanose, Naevus fusoceruleus ophthalmomaxillaris): Auch hierbei handelt es sich um eine dermale Hypermelanose. Klinisch zeigt sich eine flächige, z.T. makulöse Hyperpigmentierung im Bereich des Versorgungsbereichs des ersten und zweiten Trigeminusastes, einschließlich der Sklera sowie der inneren Augenabschnitte (s.a. S. 295).

21.3 Hyperpigmentierungen

Naevus Ito (Naevus fusoceruleus deltoideoacromialis): Ähnelt Naevus Ota, tritt jedoch im Bereich der Schulter und Armregion auf (s.a. S. 295).

Incontinentia pigmenti (Bloch-Sulzberger): Hierbei handelt es sich um eine seltene kongenitale, x-chromosomal vererbte Systemerkrankung, die mit Hautveränderungen, aber auch Skelett- und Zahnanomalien sowie neurologischen Störungen einhergeht. Es werden 3 Stadien der Hautveränderungen unterschieden: vesikulös, verrukös/papillomatös und später pigmentiert. Die Pigmentierungen sind entlang der Blaschko-Linien angeordnet.

Beim **Gougerot-Carteaud-Syndrom** treten papillomatöse und retikuläre Hyperpigmentierungen insbesondere im Bereich der vorderen und hinteren Schweißrinne auf.

Lentigo simplex: Solitäre, scharf begrenzte Hyperpigmentierung, auch multiples Auftreten möglich (Abb. **C-21.10b**), dann häufig im Rahmen von Fehlbildungssyndromen, z. B. Peutz-Jeghers-Syndrom oder Cronkhite-Canada-Syndrom (intestinale Polypose, assoziiert mit multiplen Lentigines).

LEOPARD-Syndrom: Lentigines, EKG-Störungen, okulärer Hypertelorismus, Pulmonalstenose, abnormale Genitalien (Hypogonadismus), retardiertes Wachstum und Deafness (Taubheit).

Café-au-lait-Fleck: Hierbei handelt es sich um eine umschriebene milchkaffeebraune, meist unregelmäßig, jedoch scharf begrenzte hyperpigmentierte Macula (Abb. **C-21.10c**). Assoziierte Syndrome, bei denen solche Makulä gehäuft auftreten sind: Neurofibromatose (von Recklinghausen) und andere seltenere Syndrome (s. auch S. 294).

Naevus Ito: Ähnelt Naevus Ota, lokalisiert an der Schulter und Armregion

Incontinentia pigmenti: Hyperpigmentierungen entlang der Blaschko-Linien mit Skelett-/Zahnanomalien und neurologischen Störungen.

Gougerot-Carteaud-Syndrom: Papillomatöse/retikuläre Hyperpigmentierungen in der vorderen und hinteren Schweißrinne

Lentigo simplex: Solitäre, scharf begrenzte Hyperpigmentierung

Café-au-lait-Fleck: Milchkaffeefarbene scharf begrenzte hyperpigmentierte Makula.

C-21.10 Beispiele für kongenitale umschriebene Hyperpigmentierungen

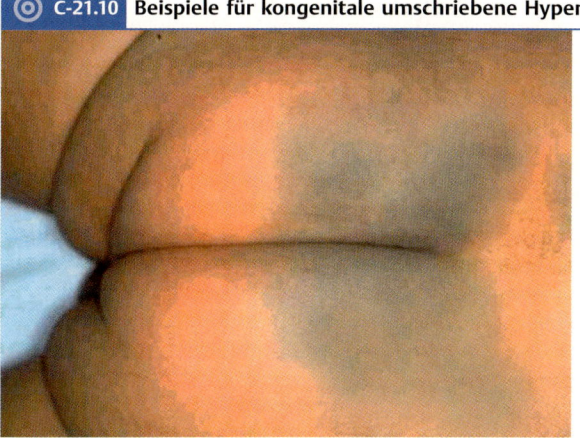

a „Mongolenfleck".

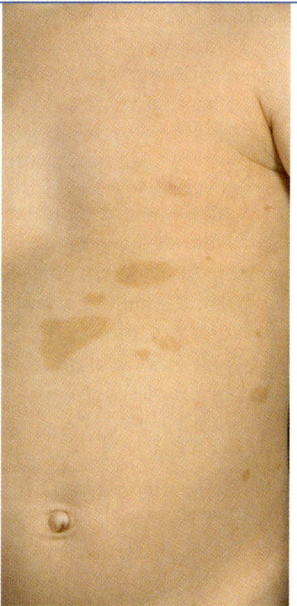

c Café-au-lait-Fleck.

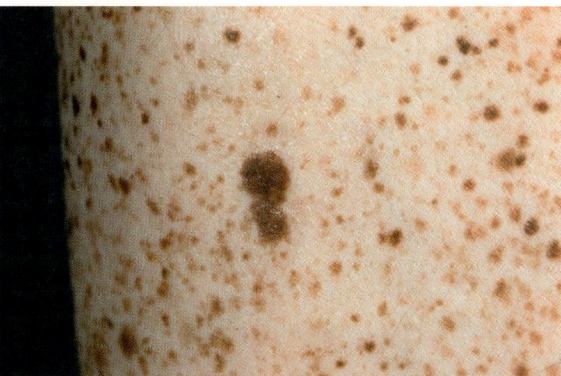

b Lentigines.

Erworbene umschriebene Hyperpigmentierungen

Epheliden (Sommersprossen): Epheliden sind auf umschriebene Hautareale begrenzte, disseminierte, bräunlich-pigmentierte Makulä, die typischerweise an lichtexponierten Stellen bei hellhäutigen Individuen (insbesondere Hauttyp I) auftreten (Abb. **C-21.11 a**). Ursächlich wird eine verstärkte Melanogenese, insbesondere induziert durch oxidativen Stress, angenommen. **Therapie:** Konsequenter UV-Schutz.

▶ **Merke.** Bei Epheliden kommt es nicht zu einer Vermehrung der Melanozyten!

Lentigines solares (Lentigines seniles, Altersflecken): Die Ursache ist eine chronische UV-Exposition, daher sind typische Lokalisationen dieser scharf begrenzten hellbraunen Makulä die Handrücken, Unterarme oder der Gesichtsbereich. **Therapie:** Lasertherapie und nachfolgend konsequenter UV-Schutz (Abb. **C-21.11 b**).

Melasma (Chloasma): Diese umschriebene Hyperpigmentierung tritt typischerweise im Bereich von Schläfen, Stirn, Wangen bzw. perioral auf (Abb. **C-21.11 c**). Ein gehäuftes Auftreten wird während der Schwangerschaft, bei Einnahme oraler Kontrazeptiva und bei hormonproduzierenden Tumoren beobachtet. UV-Exposition führt zu einer weiteren Verstärkung der Hyperpigmentierungen. **Therapie:** Konsequenter UV-Schutz, Unterbrechen des hormonellen Einflusses, ggf. chemische depigmentierende Agenzien, wie z. B. Hydrochinon, Vitamin-A-Säure, Azelainsäure, Hydrocortisonpräparate.

Postinflammatorische Hyperpigmentierung: Eine Vielzahl dermatologischer Erkrankungen (z. B. Lichen ruber, chronische Ekzeme etc.) hinterlässt in den betroffenen Arealen hyperpigmentierte Makulä als Residuum. Diese bleiben oft über viele Jahre bestehen.

Erythema dyschromicum perstans (Ashy-Dermatosis): Entspricht einer postinflammatorischen, häufig lokalisierten, jedoch auch selten generalisiert auftretenden Hyperpigmentierung. Klinisch zeigen sich flache, kleine, konfluierende, z. T. unscharf begrenzte, graubraune Herde (Abb. **C-21.11 d**).

Medikamenteninduzierte Hyperpigmentierungen: Diese treten z. B. nach einer Minocyclin-(Akne)-Therapie auf. Hyperpigmentierungen entstehen hierbei z. B. in Akne-Narben oder in lichtexponierten Arealen. Nach Zytostatika-Gabe (z. B. Alkylanzien) kommt es häufig zu linearen Hyperpigmentierungen im Verlauf der zur Infusion genutzten Venen oder aber auch zu Nagelhyperpigmentierungen. Anti-Malariamittel (z. B. Hydoxychloroquin) verursachen gelegentlich graubraune Hyperpigmentierungen, sowohl diffus im Gesicht als auch im Bereich der Nägel.

C-21.11 Erworbene umschriebene Hyperpigmentierungen

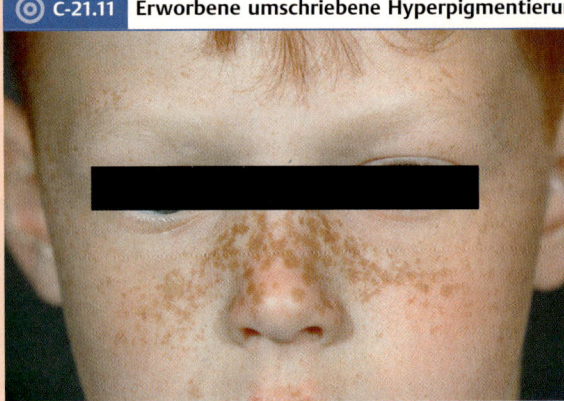
a Epheliden.

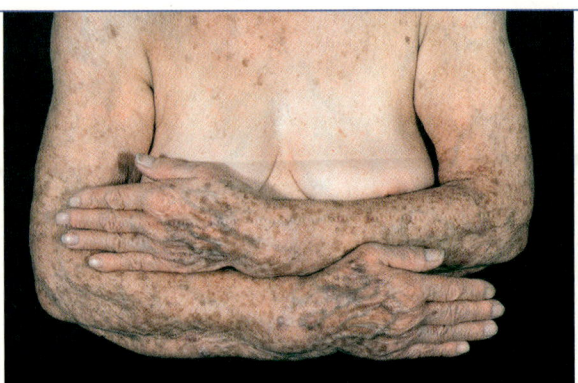
b Lentigines solares.

Fortsetzung ▶

C-21.11 Fortsetzung

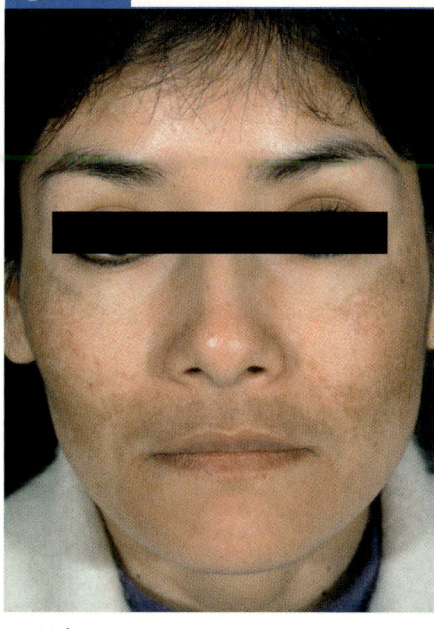

c Melasma.

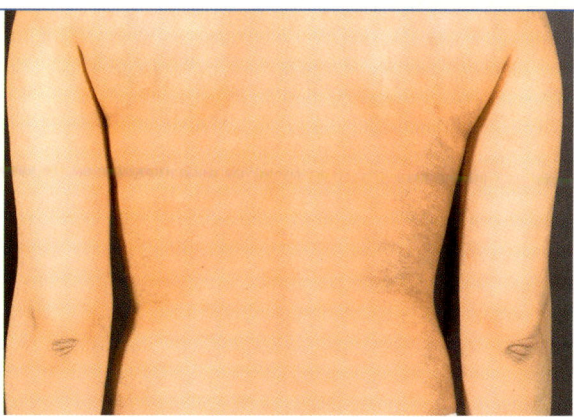

d Ashy-Dermatosis.

Toxische Hyperpigmentierungen

Berloque-Dermatitis: Diese entspricht einer phototoxischen Dermatitis, die durch Kontakt mit lichtsensibilisierenden Substanzen ausgelöst wird, wie sie z. B. in verschiedenen Pflanzen oder Parfüms enthalten sind. Klinisch zeigt sich häufig eine bizarre, streifenförmige Verteilung, entsprechend der unmittelbaren Kontaktstellen, z. B. mit den Pflanzen oder dem Parfüm und anschließender Photoexposition. (Abb. **C-21.12**). **Therapie:** Topische Steroide, konsequenter UV-Schutz, ggf Versuch mit „Bleichcremes".

Melanodermitis toxica Riehl: Dies ist eine chronische phototoxische Reaktion, die nach Kontakt mit Teeren, Ölen und anderen Kohlenwasserstoffen, selten auch Kosmetika, auftritt. **Therapie:** Konsequente Expositionsprophylaxe, konsequenter UV-Schutz.

Argyrose: Diese lokalisierte graubraune Hyperpigmentierung entsteht nach Kontakt mit silberhaltigen Externa (z. B. Silbernitrat in Ätzstiften oder silberhaltigen Pflastern zur Wundheilung). Auch andere Metalle können bei chronischer Exposition zu einer Hyperpigmentierung der Haut führen. Hierzu gehören insbesondere auch Goldsalze, Eisen, Arsen, Quecksilber oder Blei. **Therapie:** Kontakt meiden. Exzision, Laser.

Toxische Hyperpigmentierungen

Berloque-Dermatitis: Phototoxische Dermatitis durch Kontakt mit lichtsensibilisierenden Substanzen bes. in Pflanzen.

Melanodermitis toxica Riehl: Chronische phototoxische Reaktion nach Kontakt mit Teeren und Ölen.

Argyrose: Lokalisierte graubraune Hyperpigmentierung nach Kontakt mit silberhaltigen Externa.

C-21.12 Berloque-Dermatitis

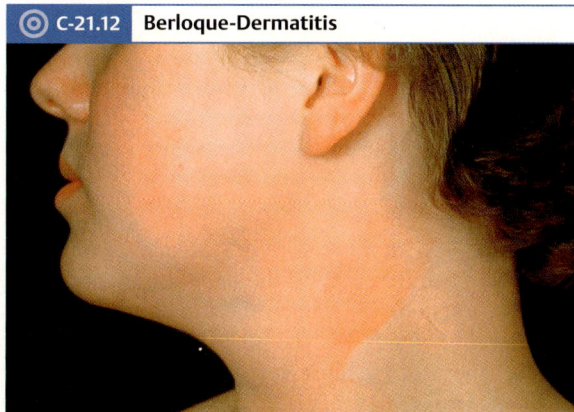

22 Nagelveränderungen

22.1 Anatomie des Nagels und morphologische Veränderungen

Anatomie des Nagels

Das Nagelorgan (Nagelplatte, Nagelbett, Nagelmatrix, umgebende Strukturen) entwickelt sich aus einer Einstülpung der Epidermis und dem umgebenden Gewebe. Die Nagelplatte wächst aus den dorsalen und ventralen Anteilen der Nagelmatrix, etwa 1 mm in 10 Tagen, und schiebt sich dabei über das Nagelbett. Nagelbett und Nagelplatte bleiben fest verzahnt (Anatomie s. Abb. **C-22.1**).

Die Nagelplatte besteht im Wesentlichen aus Keratinen, die hier in einer einzigartigen Mischung aus epithelialen (weichen) und Haar- (harten) Keratinen vorliegen, sowie glycin- und tyrosinreichen Matrix-Proteinen. Sie ist aus drei horizontalen Schichten, einer dünnen dorsalen Schicht, einer dickeren Intermediärschicht und einer ventralen Schicht aufgebaut, produziert von den dorsalen und ventralen Anteilen der Nagelmatrix. Die Zellen der Nagelmatrix proliferieren kontinuierlich – im Gegensatz zur zyklischen Proliferation der Haarfollikel-Matrix – aber es sind natürliche Schwankungen bekannt. Die Nägel wachsen in der Jugend und an den Fingern schneller als im Alter und an den Zehen, üblicherweise auch im Sommer mehr als im Winter.

Morphologische Veränderungen

Morphologische Auffälligkeiten bei Nagelkrankheiten sind Verformungen, Farbänderungen und Änderungen der Dicke der Nagelplatte. Diese können anlagebedingt, erworben oder Begleitsymptome von Hauterkrankungen darstellen und reversibel oder irreversibel auftreten. Krankheiten des Nagels können die Nagelplatte selbst betreffen. Beruhen diese auf einer Matrixstörung, wandern sie mit dem Nagelwachstum nach distal. Pathologische Prozesse können auch im Nagelbett lokalisiert sein, dann sind sie stationär, oder die umgebenden Strukturen betreffend.

C-22.1 Aufbau und Anatomie des Nagels und des Nagelbettes

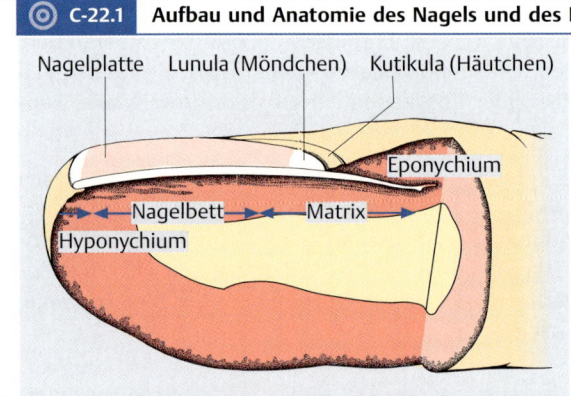

22.2 Läsionen der Nagelplatte mit Matrixbeteiligung

Die Proliferation der Nagelmatrix wird durch schwere Systemerkrankungen, lokale Infektionen und Zytostatika beeinflusst. Wird die kontinuierlichere Proliferation der Matrixzellen gestört, entstehen Veränderungen in der Nagelplatte. Eine massive kurze Wachstumsstörung der Matrix führt zu einer Querrille (s. Abb. **C-22.2a**), eine umschriebene Störung nur weniger Matrixzellen führt bei kurzer Einwirkdauer zu einem Punkt.

Hier sind besonders die **Tüpfel** zu nennen – viele punktförmige reine Erosionen wie „gehämmert" (Abb. **C-22.2 b**). Dies ist besonders **charakteristisch für Psoriasis vulgaris, Lichen ruber und Alopecia areata**.

Ist ein umschriebenes Trauma von längerer Dauer, entsteht eine **longitudinale Dystrophie** – hier ist besonders an **Tumoren in der Nagelmatrix** zu denken!

Lang anhaltende Störungen der gesamten Matrix führen zur völligen **Onychodystrophie** (s. Abb. **C-22.2 c**) oder Zerstörung der Matrix mit resultierender **Anonychie**. Rezidivierende Traumen der gesamten Nagelmatrix führen entsprechend zu unterschiedlichen Rauhigkeiten in der Nagelplatte, die Trachyonychie genannt wird.

Meist durch unsachgemäße Maniküre mit Verletzung der mittleren Matrixteile bedingt, ist die **Dystrophia mediana canaliformis**, eine in der Mitte des Nagels gelegene regelmäßig wiederholte Querrillenbildung (Abb. **C-22.2 d**).

Tüpfelnägel typisch für Psoriasis vulgaris u. a.

Longitudinale Störungen sind verdächtig auf **Tumoren.**

Onychodystrophie ist ein schwerer Schaden.

Dystrophia mediana canaliformis ist eine in der Mitte des Nagels gelegene regelmäßige Querrillenbildung.

22.3 Läsionen der Nagelplatte ohne Matrixbeteiligung

Verdickung der Nägel

Die Nagelverdickung ist meist bedingt durch subunguale Hyperkeratosen, die verursacht sind durch eine Reihe von Erkrankungen u. a. Infektionen, Psoriasis, Ekzeme oder ohne jede Ursache.

Onychoschisis

Die Onychoschisis ist die distale Spaltung der drei Nagellamellen (Abb. **C-22.2 e**). In den meisten Fällen bleibt die Ursache unklar, kann jedoch durch multiple Traumen ausgelöst sein.

Koilonychie

Die Koilonychie kann erblich bedingt sein, tritt auch bei Anämien auf oder betrifft die Großzehen während der Kindheit (Abb. **C-22.2 f**).

Uhrglasnägel

Sie sind häufig mit einer trommelschlegelartigen Vergrößerung der Endphalanx verbunden, meist bedingt durch lokale Gefäßveränderungen, entweder anlagebedingt oder erworben bei verschiedenen Lungenerkrankungen.

Nagelfehlbildungssyndrome

Es gibt eine Reihe von Syndromen, die mit Nagelfehlbildungen verbunden sind: Pachyonychia congenita ist eine autosomal-dominante Genodermatose (Gendefekt betrifft Keratin 17, Chromosom 17) mit dystrophen Nägeln u. a. (Abb. **C-22.2 c**)

Farbstörungen der Nagelplatte

Die Nagelmatrix enthält Melanozyten, die bei der kaukasischen Gruppe im Gegensatz zu mehr dunkelhäutigen ethnischen Gruppen kein Melanin produzieren. **Hellbraun bis schwärzliche Längsstreifen** in der Nagelplatte sind bedingt durch Hämatome, oft ist das Trauma nicht erinnerlich. Veränderungen der Art können auch durch subunguale Nävi (Abb. **C-22.2 g**) oder maligne Melanome (Abb. **C-22.2 h**) entstehen. Kontrollen und Biopsien sind nötig zur Klärung! Inhomogene, oft vom Rand ausgehende **braunschwarze Verfärbungen** treten bei Mischinfektionen des Nagels durch Bakterien (u. a. Pseudomonas und Pilze) auf, die von distal in die Nagelplatte und in die Nagelmatrix einwachsen (Abb. **C-22.2 i**).

Leukonychie Weiße Flecken in der Nagelplatte. Diese häufigste Farbänderung hat keinen Krankheitswert (sie beruht wahrscheinlich auf harmlosen Störungen in der Nagelmatrix).

22.3 Läsionen der Nagelplatte ohne Matrixbeteiligung

Verdickung der Nägel

Onychoschisis

Ursache oft unklar.

Koilonychie

Viele Ursachen.

Uhrglasnägel

Nagelfehlbildungssyndrome

Farbstörungen der Nagelplatte

Bräunlich-schwarze Längsstreifen sind tumorverdächtig!

Leukonychie harmlos!

Yellow-Nail-Syndrom: Das Yellow-Nail-Syndrom ist eine gelbliche Verdickung der Nägel bei pulmonalen Störungen, bei chronischer Lymphstauung der Endphalangen und bei mechanischer Überlastung.

Nagelveränderungen durch das Nagelbett

Onycholyse Onycholyse ist das Auflösen der Verzahnung von Nagelplatte und Nagelbett und kann gleichmäßig von distal erfolgen oder distal-lateral betont. Am häufigsten bei Psoriasis, chronischen Ekzemen, Pilzinfektionen oder chronischer Abnutzung. In vielen Fällen jedoch ungeklärt und bildet sich nach einer gewissen Zeit zurück.

Onycholysis totalis Kann infolge von schweren Allgemeininfektionen, auch Psoriasis und toxischer epidermaler Nekrolyse (TEN) auftreten, selten infolge von Medikamenten (u. a. Retinoide, Antibiotika) (Abb. **C-22.2 j**).

Subunguale Hämatome sind Blutablagerungen zwischen Nagelplatte und Nagelbett, die nach distal mitwachsen. Wichtige Differenzialdiagnose von subungualen malignen Melanomen!

Paronychie

Paronychien sind Entzündungen des Paronychiums (proximal der Nagelplatte) (Abb. **C-22.2 k**) und Panaritien schließen die weitere Umgebung, auch Fingerkuppe, mit ein. Durch diese Entzündungen kann die Nagelplatte gestört werden.

Diagnostik: Die makroskopische Befundung mit gezielter bakteriologischer und mykologischer Diagnostik stehen im Vordergrund, wobei befallene Nagelstücke zur Kultivierung verwendet werden müssen. Zur Klärung von subungualen Prozessen oder Tumoren kann eine Stanze durch die Nagelplatte hindurch oder bei proximaler Lage des Befundes eine Biopsie aus der Nagelmatrix durchgeführt werden.

Therapie Störungen der Nagelplatten sind nicht zu behandeln. Konsequent sollte jedoch eine Rückfettung der Nagelplatte, eine Pflege der perionychialen Haut und ein Schutz vor Traumen gewährleistet sein. Paronychien sind durch Ausschaltung der Traumen als Eintrittspforten, antibiotische Therapien und evtl. chirurgische Maßnahmen zu behandeln. Pilzbefall des Nagelorgans kann lokal mit antimykotischem Nagellack und Creme oder systemisch antimykotisch behandelt werden. Die Therapie des Nagelorgans im Rahmen von Systemkrankheiten ist die Therapie der Grundkrankheit (siehe dort).

C-22.2 Nagelveränderungen

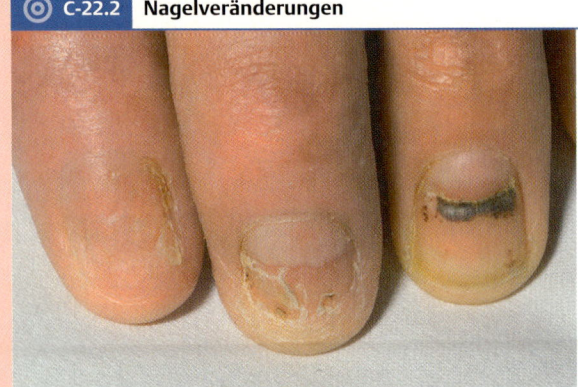

a Wachstumsstörungen der Nagelmatrix mit Querrille in der Nagelplatte.

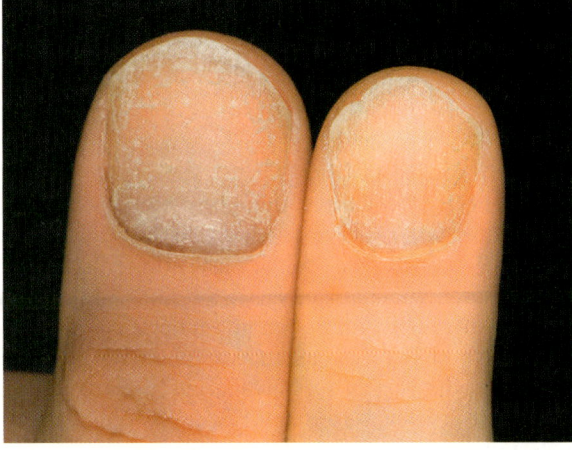

b Umschriebene Störung weniger Matrixzellen → Tüpfelnägel.

Fortsetzung ▶

C 22.3 Läsionen der Nagelplatte ohne Matrixbeteiligung

C-22.2 Fortsetzung

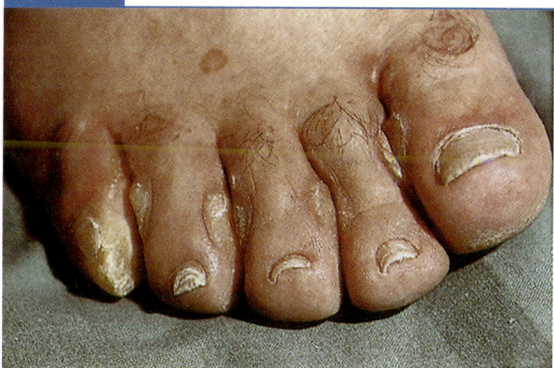

c Nageldystrophie und umschriebene hyperkeratotische Polster bei **Pachyonychia congenita.**

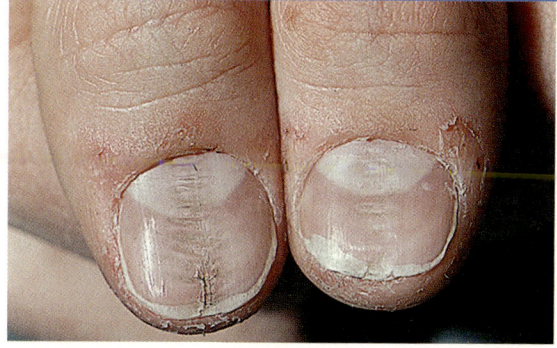

d **Dystrophia canaliformis mediana.** Dauerhafte Nagelwachstumsstörung nach Verletzung des Nagelbettes.

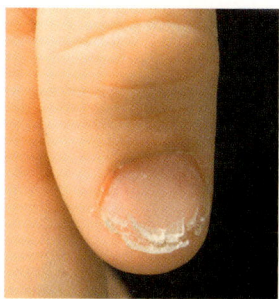

e Onychochisis (distale Spaltung der drei Nagellamellen).

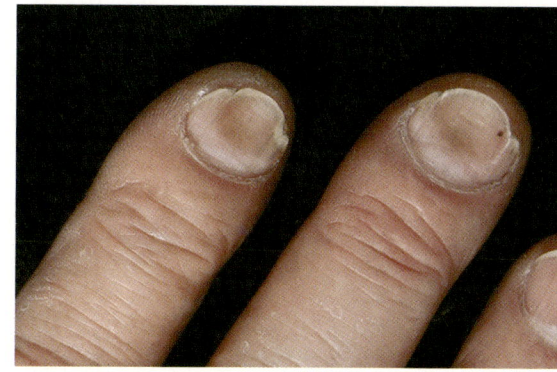

f Koilonychie.

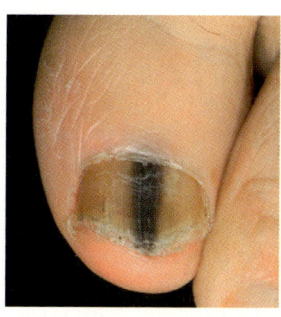

g Subungualer Nävus.

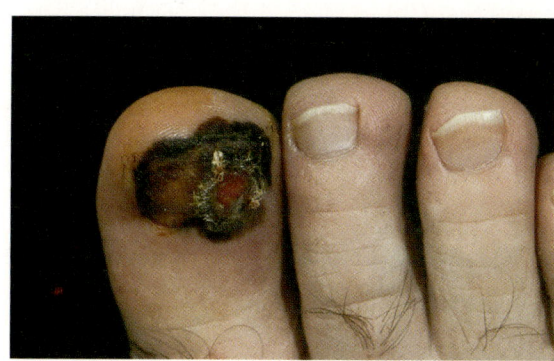

h **Akrolentiginöses Melanom.**

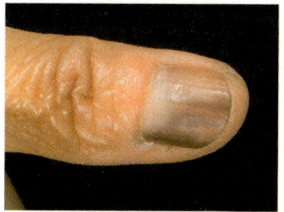

i Braun-schwarze Nagelverfärbungen bei Mischinfektion durch Bakterien.

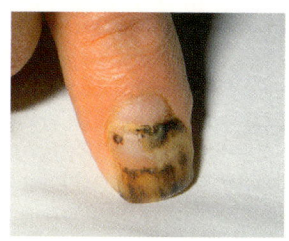

j Onycholysis totalis.

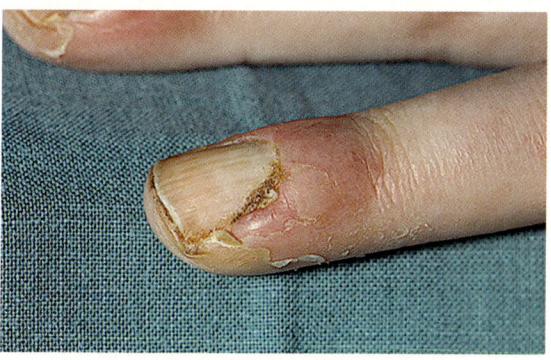

k Akute **Paronychie** nach Verletzung bei inadäquater Nagelpflege mit Ausdehnung zum subungualen Panaritium.

23 Andrologie

Die Andrologie ist die Lehre von der Physiologie und Pathologie der männlichen Sexualorgane. Der Schwerpunkt liegt auf der Diagnostik und Therapie der männlichen Fertilitätsstörungen. Neben den Störungen der Zeugungsfähigkeit werden auch Störungen der Beischlaffähigkeit (erektile Dysfunktion) endokrinologische Störungen einschließlich der Problematik der Seneszenz des Mannes und die Gynäkomastie diagnostiziert und behandelt. Die Andrologie ist ein Spezialgebiet, mit dem sich in deutschsprachigen Ländern zunächst Dermato-Venerologen beschäftigt haben. Heute wird die Andrologie auch von Urologen und Endokrinologen vertreten.

Seit 2004 ist eine führungsberechtigte Zusatz-Weiterbildung „Andrologie" für diese Fachgruppen in die Weiterbildungsordnung aufgenommen worden.

Ungewollte Kinderlosigkeit ist stets das **gemeinsame** Problem des betroffenen Paares. Es kann zu erheblichen psychischen Belastungen des Einzelnen und der partnerschaftlichen Beziehung führen.

Diagnostik und Therapie müssen in interdisziplinärer Zusammenarbeit (Andrologie, Gynäkologie, Humangenetik, Psychologie/Psychosomatik) erfolgen.

In Deutschland bleiben ca. 10–20 % der Ehepaare vorübergehend oder dauernd ungewollt kinderlos. Organische oder psychische Ursachen hierfür lassen sich entweder nur bei der Frau, nur beim Mann oder bei beiden finden.

23.1 Anatomie und Physiologie der männlichen Reproduktionsorgane

Zum männlichen Genitale gehören der Penis mit der Harnröhre, die beiden Hoden (Testes) und die Adnexorgane Nebenhoden (Epididymis), Samenleiter (Ductus deferens), Bläschendrüsen (Glandulae vesiculares), Vorsteherdrüse (Prostata) und die Cowper-Drüsen.

Der **Hoden** besteht aus zwei Zellsystemen:
- den **Leydigzellen** im interstitiellen Hodengewebe, die das endokrine Organ darstellen. Sie synthetisieren überwiegend **Testosteron**
- den **Tubuli seminiferi**, den mehr als ca. 700 Hodenkanälchen, die aus Keimepithel und Sertolizellen bestehen. Hier finden die **Spermatogenese** und die **Spermiogenese** statt.

Das **Keimepithel** besteht aus den verschiedenen Reifungsstufen der Spermatogenese: A- und B-Spermatogonien, Spermatozyten I und II, frühen und späten Spermatiden. Die **Sertolizellen**, die als Stütz- und Ammenzellen bezeichnet werden, haben eine intensive Stoffwechsel- und Phagozytoseaktivität, synthetisieren Enzyme, Steroide, androgenbindendes Protein und das Peptidhormon **Inhibin B**. Die Tubuli seminiferi sind über die 8–12 Ductuli efferentes mit dem **Nebenhoden** verbunden, einem einzigen geknäuelt verlaufenden Gang von 3–6 m Länge. In ihm findet die Spermatozoenreifung statt, d. h. es entwickelt sich die Fähigkeit zur Progressivmotilität und Befruchtung. Am Ende des Nebenhodens werden die reifen Spermien gespeichert und, falls keine Ejakulation stattfindet, phagozytiert. Der Spermatogenesezyklus dauert 74 Tage, dazu kommt noch die 7–14-tägige Reifung im Nebenhoden.

Die paarig angelegten **Bläschendrüsen** produzieren ein alkalisches Sekret, das etwa 60 % des Ejakulatvolumens ausmacht und u. a. Fruktose, Prostaglandine, Trypsin-Inhibitoren und Lactoferrin enthält. Die Sekretion der Bläschendrüsen ist androgenabhängig.

Die **Prostata** sezerniert ein saures Sekret, das etwa 30 % des Ejakulatvolumens ausmacht und u. a. saure Phosphatasen, Proteasen und andere Enzyme enthält. Unter Androgeneinfluss werden auch Zink, Magnesium und Lysozyme ausgeschieden.

Die Inhaltsstoffe der Sekrete der akzessorischen Geschlechtsdrüsen sind für die Vitalität und Langzeitmotilität der Spermien und die Verflüssigung des Seminalplasmas nach der Ejakulation von Bedeutung.

23.2 Endokrine Regulation der männlichen Reproduktionsorgane

Die Regulation der endokrinen (Leydigzellen) und exokrinen (Tubuli seminiferi) Hodenfunktion erfolgt über einen negativen Rückkopplungs-Mechanismus. An diesem Regelkreis sind Kortex – Hypothalamus – Hypophysenvorderlappen – Gonaden beteiligt (Abb. C-23.1). Aus dem Hypothalamus wird pulsatil (alle 90 Minuten) **Gonadotropin-releasing-Hormon (GnRH)** freigesetzt, das die Sekretion von **luteinisierendem Hormon (LH)** und **follikelstimulierendem Hormon (FSH)** aus dem Hypophysenvorderlappen steuert. LH reguliert die Androgenproduktion über LH-Rezeptoren an den Leydigzellen, FSH die Spermatogenese über FSH-Rezeptoren an den Sertolizellen. Die Biosynthese des **Testosterons** aus Cholesterin findet in den Leydigzellen statt. Testosteron (T) erreicht seine Zielorgane entweder direkt (Tubuli seminiferi und Nebenhoden) oder über den Blutstrom. Im Blut ist Testosteron zu ca. 98 % an sexualhormonbindendes Globulin (SHBG) oder Albumin gebunden. Nur das freie Testosteron (2 %) ist biologisch aktiv.

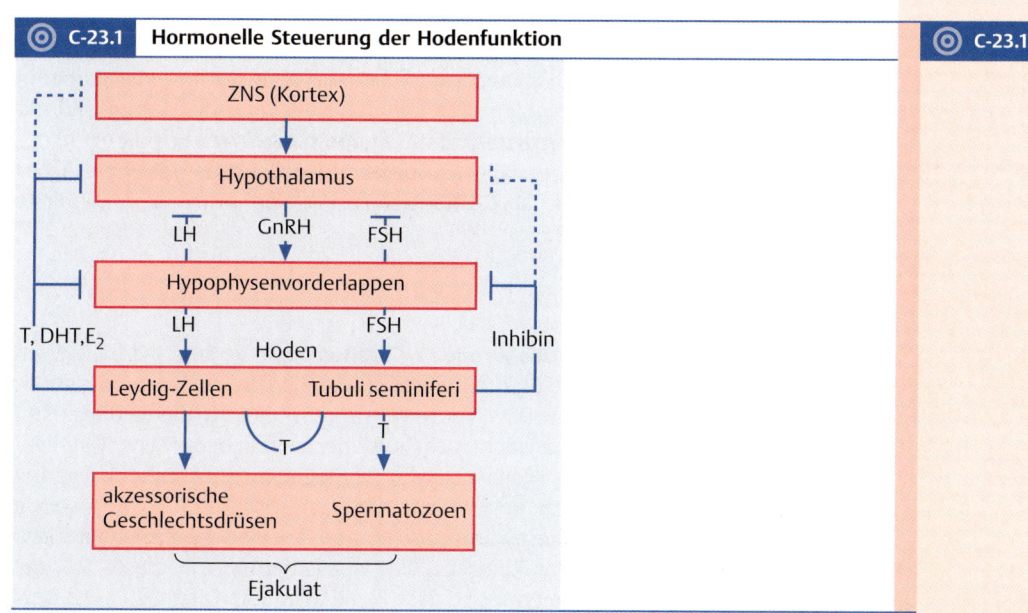

C-23.1 Hormonelle Steuerung der Hodenfunktion

In den meisten Zielzellen wird Testosteron durch die 5α-Reduktase zu Dihydrotestosteron (DHT), einem ebenfalls aktiven Hormonmetaboliten, umgewandelt. Androgene stimulieren u. a. die Spermatogenese und die Funktion der akzessorischen Geschlechtsdrüsen. Testosteron wird mithilfe von Aromatasen zu Östrogenen (E_2) abgebaut, die zusammen mit Testosteron und Dihydrotestosteron eine Rückkopplungsfunktion auf die GnRH- und LH-Sekretion im Hypothalamus-Hypophysenbereich haben.

Die Sertolizellen sezernieren ein Peptidhormon, das **Inhibin B**, das die Sekretion von FSH hemmt. Störungen des hormonellen Regelkreises, der LH-, FSH- und Androgen-Rezeptoren und der beteiligten Organe können zu einer Fertilitätsstörung führen.

23.3 Ursachen männlicher Fertilitätsstörungen

Die möglichen Ursachen sind in Tab. **C-23.1** zusammengefasst.

C-23.1	Ursachen von männlichen Fertilitätsstörungen

- *primärer Hodenschaden*
  - angeboren
  - erworben
- *sekundärer Hodenschaden*
- *extratestikuläre Störungen*
  - Störungen im Verlauf der ableitenden Samenwege
  - Störungen der akzessorischen GeschlechtsdrüsenEjakulationsstörungen
- *immunologische Faktoren*
- *endokrinologische Störungen*
- *physikalische und chemische Noxen, Arzneimittelnebenwirkungen*
- *psychosoziale Faktoren*
- *Infertilität ohne nachweisbare Ursache*
- *Erektile Dysfunktion, Orgasmusstörungen*

23.3.1 Primärer Hodenschaden

Darunter versteht man eine angeborene oder erworbene Störung der Funktion des Hodengewebes, die entweder das Tubulussystem oder die Leydigzellfunktion oder beides betrifft. Im Spermiogramm findet man je nach Schweregrad der Störung eine Oligozoospermie, Oligoasthenoteratozoospermie oder eine Azoospermie (zur Nomenklatur s. Tab. **C-23.3**, S. 560).

Angeborene Störungen

Chromosomenanomalien

Chromosomenaberrationen des X- oder Y-Chromosoms: Sie sind die häufigsten Chromosomenanomalien. An erster Stelle steht das **Klinefelter-Syndrom** mit der häufigsten Konstellation XXY. Das Syndrom tritt bei 1:500 Knabengeburten auf und kann durch eunuchoiden Hochwuchs mit eher weiblichem Fettverteilungsmuster und primärem hypergonadotropem Hypogonadismus gekennzeichnet sein. Die Hoden sind in der Regel klein und fest (Abb. **C-23.2**). Testosteron kann erniedrigt sein (Synthesestörung), FSH und LH sind gegenregulatorisch erhöht. Häufig entspricht das klinische Bild von Patienten mit dieser Störung nicht dem klassischen Phänotypus, so dass keine adäquate Diagnostik erfolgt.
In Abhängigkeit vom Vorliegen von Mosaiken, d.h. dem Auftreten von verschiedenen Zell-Linien (47, XXY/46, XY) in einem Individuum sind vollständige Tubulosklerosen mit Leydigzell-Hyperplasien ebenso nachweisbar wie eine fokal noch erhaltene Restspermatogenese.
Die Mehrzahl der Patienten mit Morbus Klinefelter weist keine Spermatozoen im Ejakulat auf, auch wenn es vereinzelt gesicherte Vaterschaften von betroffenen Männern gibt. Bei Azoospermie kann eine Hodenbiopsie mit testikulärer Spermatozoenextraktion (Nachweis testikulärer Spermatozoen in 20–45%) und nachfolgender ICSI (S. 565) diskutiert werden.
Wegen der Osteoporosegefahr muss eine frühzeitige Testosteronsubstitution eingeleitet und lebenslang durchgeführt werden.

Deletionen auf dem langen Arm des Y-Chromosoms (Yq11.21–23): Bei **Azoospermie** und **hochgradiger Oligozoospermie** ist die molekular-biologische Abklärung hinsichtlich des Vorliegens von Deletionen auf dem langen Arm des Y-Chromosoms von Bedeutung. Bei ungefähr 15% der Männer mit nicht-obstruktiver Azoospermie oder hochgradiger Oligozoospermie wird eine Mikro-

C-23.2 Klinefelter-Syndrom

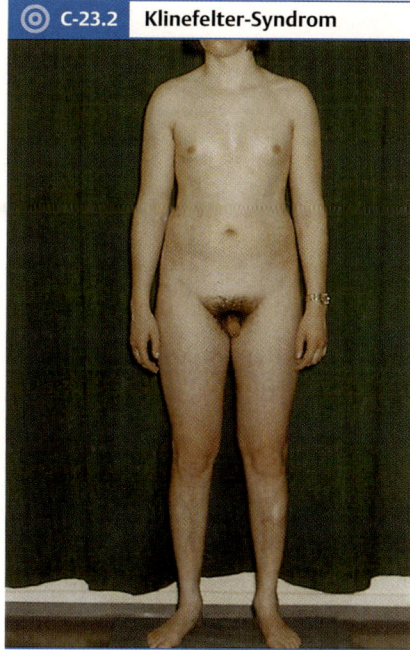

deletion in der Yq11.21–23-Region gefunden (de-novo-Mutationen). Ca. 60 % dieser Region entfallen auf die sog. AZF-Region (Azoospermie-Faktor, AZF a, b, c). Männer mit einer Deletion in AZFa und AZFb haben eine Azoospermie, wohingegen eine Deletion in AZFc eine Azoospermie oder eine Oligozoospermie zur Folge haben kann. In jeder AZF-Region sind mehrere Gene für die Steuerung der Spermatogenese verantwortlich (z. B. RBM (RNA binding motif)) in der AZFb-Region; DAZ-Gen (Deleted in AZoospermia) in der AZFc-Region.

AZF-Mutationen können im Rahmen von Schwangerschaften durch intrazytoplasmatische Spermatozoeninjektion (ICSI) vom Vater auf den Sohn übertragen werden.

Mutation des CFTR-Gens: → **Kongenitale bilaterale Aplasie des Ductus deferens (CBAVD):**

Besteht bei **obstruktiver Azoospermie** der **Verdacht auf eine Fehlanlage der Samenwege**, muss eine **Mutation des CFTR-Gens** (cystic fibrosis transmembrane conductance regulator gene) ausgeschlossen werden. Eine homozygote Mutation eines CFTR-Gens auf Chromosom 7 führt zur Erkrankung der zystischen Fibrose. Ungefähr 1 von 2500 Neugeborenen ist betroffen und ca. 4 % der Bevölkerung sind heterozygote Träger der Mutation. Die CBAVD tritt bei 1 von 5000 ansonsten gesunden Männern auf; bei infertilen Männern steigt die Häufigkeit auf 2 % und bei Männern mit obstruktiver Azoospermie auf 5 % an. 10 % der Patienten mit CBAVD weisen Nierenmalformationen auf. Bisher sind mehr als 500 Mutationen des CFTR-Gens bekannt. Die häufigste Mutation ist die ΔF508 Mutation. Die Bedeutung der CFTR-Gen-Diagnostik bei Männern mit CBAVD liegt darin, durch die Untersuchung der Partnerin das Risiko für Nachkommen mit dem Vollbild einer zystischen Fibrose abschätzen zu können und eventuell von der Hodenbiopsie abzuraten.

Defekte Gene auf X-Chromosom und Chromosom 8 → **Kallmann-Syndrom und idiopathischer hypogonadotroper Hypogonadismus:**

Beim Kallmann-Syndrom und idiopathischen hypogonadotropen Hypogonadismus (IHH) führt eine gestörte Sekretion von GnRH zu einer ausbleibenden Stimulation der Hypophyse mit niedrigen Serum-Spiegeln von FSH und LH. Dadurch erfolgt auch keine Stimulation der Spermatogenese und Testosteronproduktion im Hoden. Es handelt sich um relativ seltene Erkrankungen. Bei Männern treten sie mit einer Häufigkeit von 1:8000 bis 1:10000 auf.

Beide Erkrankungskomplexe können vererbbar sein. Defekte Gene wurden auf dem X-Chromosom (KAL-Gen) und dem Chromosom 8 identifiziert. Die Erkrankung kann autosomal-dominant, autosomal-rezessiv und X-chromosomal-rezessiv vererbt werden (meist spontane Mutationen).

Die zur Diagnose führenden Symptome sind klinische Zeichen eines Hypogonadismus und eine **Riechstörung** (beim Kallmann-Syndrom).

Die Klinik zeigt eine große Variabilität. In der Regel werden die Patienten zunächst wegen einer ausbleibenden oder nur gering ausgeprägten Pubertät vorgestellt. Die Hodengröße liegt unter 5 ml, der Penis ist unterentwickelt, die sekundäre Behaarung (Bartwuchs, Pubesbehaarung, Axillarbehaarung) fehlt oder ist nur ansatzweise vorhanden, das Fettverteilungsmuster ist weiblich. Patienten mit IHH und Kallmann-Syndrom sind infertil und können unbehandelt Spätfolgen des Hypogonadismus (z. B. Osteoporose) entwickeln.

Deletion eines Genes auf Chromosom 15 → Prader-Labhart-Willi-Syndrom:

Dies ist eine andere sehr seltene Störung der GnRH-Sekretion und ist gekennzeichnet durch Muskelhypotonie, Kleinwuchs, Hypogonadismus, Oligophrenie, faziale Dysmorphien, Adipositas und Diabetes mellitus Typ II.

Eine sehr seltene Störung der GnRH-Sekretion ist das **Prader-Labhart-Willi-Syndrom**.

Spermatozoendefekte

Genetisch bedingte Defekte in der Spermatogenese bzw. Spermiogenese können zu Infertilität führen.

Bei der **Globozoospermie** fehlt das Akrosom. Die Spermien im Ejakulat sehen rund aus. Durch den Mangel an Penetrationsenzymen sind die Spermien nicht befruchtungsfähig.

Beim **Immotile-Cilia-Syndrom** fehlt ein ATPase-haltiges Protein im Dyneinmolekül, das für die fibrilläre Beweglichkeit des Spermatozoenschwanzes und der Bronchialzilien notwendig ist. Die Patienten haben chronische Bronchialinfekte, unbewegliche Spermien und in 50% zusätzlich noch einen Situs inversus (Kartagener-Syndrom).

Bei der **Globozoospermie** fehlt das Akrosom. Die Spermien sind rund.

Beim **Immotile-Cilia-Syndrom** fehlt ein Protein im Dyneinmolekül, das für die fibrilläre Beweglichkeit notwendig ist.

Hodendystopie

Bei 4–6% der Jungen sind ein oder beide Hoden bei der Geburt noch nicht ins Skrotum deszendiert. Dieser **Maldescensus testis** (Kryptorchismus) kann entweder durch eine fetale Entwicklungsstörung des Hodens bedingt sein oder nur auf einer mangelnden hormonellen Stimulierung des Deszensus beruhen. Bleibt der Deszensus aus, muss der Hodenhochstand bis zum Ende des 2. Lebensjahres behandelt werden (S. 562), da das Hodengewebe durch die höhere Temperatur im Leistenkanal oder in der Bauchhöhle irreversibel geschädigt werden kann und außerdem dystope Hoden häufiger maligne entarten. Germinale Aplasien (fehlendes Keimepithel), Störungen der Testosteron-Biosynthese, 5α-Reduktasemangel und Androgenrezeptordefekte sind weitere bisher bekannte angeborene Störungen, die zur Infertilität führen.

Bei 4–6% der Jungen besteht bei der Geburt ein **Maldescensus testis** (Kryptorchismus). Der Hodenhochstand muss bis zum Ende des 2. Lebensjahres behandelt werden (S. 562), da das Hodengewebe durch die höhere Temperatur im Leistenkanal irreversibel geschädigt werden kann. Dystope Hoden entarten häufiger maligne.

Erworbene Störungen

Tubulusinsuffizienz

Das Keimepithel ist außerordentlich empfindlich für exogene und endogene Noxen. Meist lassen sich die Ursachen nicht mehr eruieren. Bekannte Ursachen für **eine reversible Schädigung** des Keimepithels sind **Medikamente** (z. B. Nitrofuran, Cotrimoxazol, Gentamicin und Salazosulfapyridin) oder auch eine **Varikozele**. Eine **irreversible Schädigung** des Keimepithels kann durch eine Mumpsorchitis oder andere **Virusinfekte** (z. B. Masern, Grippe) entstehen. Oft wird die Gonadenbeteiligung im Rahmen einer generalisierten Infektionskrankheit gar nicht erkannt. Schäden der Gonaden nach Herniotomie und Orchidopexie, durch Zytostatika oder Radiatio sind bekannt. Relevante Umweltschadstoffe sind z. B. Schwermetalle, chlorierte Kohlenwasserstoffe, toxische Konzentrationen von Pflanzenschutzmitteln oder Alkohol.

Das Keimepithel ist außerordentlich empfindlich für exogene und endogene Noxen. Medikamente, Genussgifte, Infektionen, Umweltschadstoffe, Operationen, Traumen und Varikozele können zu einer reversiblen oder irreversiblen Tubulusinsuffizienz führen.

Traumen (Verletzungen, Quetschungen oder Operationen), Nikotinkonsum, Wärmeschäden und Durchblutungsstörungen, z. B. bei Arteriosklerose oder Diabetes mellitus, können ebenfalls zur Tubulusinsuffizienz führen.

Leydigzellinsuffizienz

Im Kindesalter (**präpuberal**) führt die Leydigzellinsuffizienz durch den Androgenmangel zu eunuchoidem Hochwuchs, mangelhafter Entwicklung primärer und sekundärer Geschlechtsmerkmale und der Muskulatur.
Die **postpuberale** Leydigzellinsuffizienz kann durch den Androgenmangel zu Potenzstörungen und Infertilität führen. Eine kombinierte Tubulus- und Leydigzellinsuffizienz entsteht bei Schädigung beider Hodenkompartimente, z. B. durch eine Antiandrogenbehandlung oder Anabolika.

23.3.2 Sekundärer Hodenschaden

Sekundäre Hodenschädigungen werden durch Störungen der übergeordneten hormonellen Regulationszentren im Hypothalamus oder Hypophysenvorderlappen verursacht. Tritt die Störung **präpuberal** auf, wird die körperliche und psychische Entwicklung gestört (Eunuchoidismus). Bei der **postpuberalen** Störung bleiben die Körperproportionen unbeeinflusst, es kommt jedoch zu einer Rückbildung der sekundären Geschlechtsmerkmale und Spermatogenesehemmung.

23.3.3 Extratestikuläre genitale Störungen

Außerhalb der Hoden gelegene genitale Störungen können ebenfalls zu Fertilitätsstörungen führen. Hierzu gehören:

- **Verschlüsse oder Stenosen** der ableitenden Samenwege, die entweder angeboren sind oder nach Entzündungen entstehen, s. z. B. Mutationen des CFTR-Gens. Bei komplettem Verschluss kommt es zur Azoospermie.
- **Störungen des Spermatozoentransportes** können zu unvollständiger oder fehlender Ejakulation führen. Eine **Emissionsstörung** ist das Ausbleiben des Spermatozoentransportes und der Sekrete der Bläschendrüsen in die hintere Harnröhre, während bei **retrograder Ejakulation** infolge einer Störung des Blasenhalsverschlusses postejakulatorisch Spermatozoen im Urin nachweisbar sind. Ursachen können sein: Rückenmarksverletzungen, Neuropathien bei multipler Sklerose oder Diabetes mellitus, postoperativ nach retroperitonealer Lymphadenektomie, Prostataresektionen, Blasenhalsoperationen, kongenitale Missbildungen, Urethralklappen, Urethralstrikturen oder Medikamente (Psychopharmaka, Antihypertensiva). Klinisch können Ejakulationsstörungen durch eine Aspermie (Ejaculatio deficiens, „trockener Orgasmus") imponieren. Sie müssen abgegrenzt werden von Orgasmusstörungen (z. B. Anorgasmie), die überwiegend psychogen bedingt sind und bei denen die Ejakulationsstörung auf den ausbleibenden Orgasmus zurückgeführt wird.
- **Störungen der akzessorischen Geschlechtsdrüsen,** z. B. Sekretionsstörungen der Prostata oder Bläschendrüsen während und nach Entzündungen, Störungen der Spermienreifung im Nebenhoden, die zu Motilitäts- und Vitalitätsstörungen führen, oder biochemische Veränderungen des Seminalplasmas, die zu Viskositätsstörungen führen.
- **Varikozele:** Bei ca. 25 % der andrologischen Patienten besteht eine – meist linksseitige – Varikozele (Abb. **C-23.3**) im Bereich der V. testicularis (Plexus pampiniformis). Dieser renotestikuläre Reflux von venösem Blut kann bei einem Teil der Männer zu einer Spermatogenese- und Motilitätsstörung führen.

23.3.4 Immunologische Fertilitätsstörungen

Die Bildung von Spermatozoen-Autoantikörpern kann zur Agglutination der Spermatozoen führen und die Penetration der Spermien durch den Zervikalmukus sowie die Fertilisierung der Eizelle erschweren.

23.3.5 Psychische Ursachen der Infertilität

Psychische Faktoren können zu Fertilitätsstörungen führen, z. B. durch gestörte Partnerbeziehung, pathologische Stresssituationen und Angst, ambivalentes Verhalten gegenüber Kinderwunsch und Frustration durch langjährige Kinderlosigkeit und erfolglose Therapie.

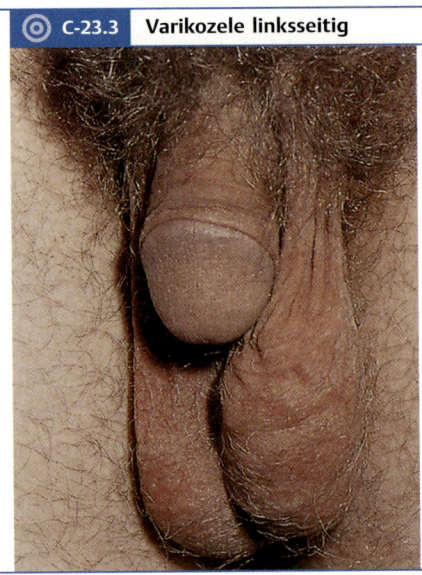

C-23.3 Varikozele linksseitig

23.3.6 Infertilität ohne nachweisbare Ursache

Trotz verbesserter Diagnostik bleibt bei ca. einem Drittel der infertilen Männer die Ursache der Fertilitätsstörung ungeklärt.

23.4 Andrologische Diagnostik

23.4.1 Anamnese

Zu Beginn der Behandlung sollte ein ausführliches **Gespräch mit dem Paar** geführt werden, in dem die partnerschaftliche Beziehung und der Stellenwert des Kinderwunsches in der Beziehung des Paares sowie der Ablauf der Diagnostik angesprochen werden.
Anamnestisch von Bedeutung sind: Dauer des gemeinsamen Kinderwunsches, Häufigkeit des Geschlechtsverkehrs und Abstimmung mit dem Ovulationstermin; Schwangerschaft oder Kinder aus vorausgegangenen Beziehungen; Störung der Libido, Erektion oder Ejakulation; schwere Allgemeinerkrankungen, insbesondere endokrinologische Erkrankungen; Verletzungen und Entzündungen im Genitalbereich (Urethritis, Prostatovesikulitis, Epididymitis); verspäteter Hodendeszensus, Operationen von Leistenhernien und Hodenhochstand; Angaben über Nikotin- und Alkoholabusus, Medikamenteneinnahme und besondere Exposition (Berufsanamnese, Hobby) gegenüber chemischen und physikalischen Noxen (erhöhte Temperaturen und ionisierende Strahlen).

23.4.2 Klinische Untersuchung

Bei der körperlichen Untersuchung sind die Beurteilung der Körperproportionen, die sekundären Geschlechtsmerkmale und der Genitalbefund von besonderer Bedeutung. Bei der Palpation des Hodens sollten das Hodenvolumen über 15 ml (Bestimmung durch Orchidometer nach Prader), die Konsistenz prall-elastisch und die Oberfläche glatt sein. Kleine, weiche Hoden weisen auf eine Schädigung des Keimepithels hin. Inhomogene derbe Knoten sind verdächtig für einen Hodentumor. Eine **Hodenektopie** besteht bei perinealer, kruraler oder transkruraler Lage des Hodens. **Pendelhoden** weisen normalerweise eine intraskrotale Lage auf; bei Reiz (z. B. Kälte) können sie aber durch den Kremasterreflex zum äußeren Leistenring gehoben werden. Der **Gleithoden** ist durch eine ständige Lage vor dem äußeren Leistenring definiert, wobei eine manuelle Reponierung in das Skrotalfach möglich ist, der Hoden dann aber automatisch in den Leistenkanal zurück gleitet. Ein Leistenhoden liegt im Leistenkanal.

Der Nebenhoden ist homogen weich und gut vom Hoden abgrenzbar. Samenstrang und Gefäße sind getrennt palpabel. Wichtig ist der Ausschluss einer Varikozele durch Palpation und durch Doppler-Ultraschalluntersuchung mit Valsalva-Pressversuch zum Nachweis des venösen Refluxes. Die Varikozele wird nach WHO in 4 Grade eingeteilt:

- Grad 0: Subklinische Varikozele (Nachweis nur durch Ultraschall-Doppler-Untersuchung).
- Grad I: Tastbare Varikozele unter Valsalva-Pressmanöver (s.u.).
- Grad II: Tastbare Varikozele.
- Grad III: Sichtbare Varikozele im Stehen und im Liegen.

Die Prostata wird rektal palpiert. Sie ist normalerweise kastaniengroß, gut gegen die Umgebung abgrenzbar, von prall-elastischer Konsistenz und in der Mitte durch den Sulcus geteilt.

Zur klinischen andrologischen Untersuchung gehören auch die Inspektion und Palpation der Brustdrüsen.

23.4.3 Apparative Diagnostik

Ultraschall-Doppler- und Duplexsonographie: Der venöse Reflux zur Beurteilung einer Varikozele lässt sich mit der Ultraschall-Doppler- oder der Duplexsonographie während Erhöhung des Bauchdruckes (Valsalva-Manöver) erfassen.

Hodensonographie: Sie ermöglicht eine exakte Größenbestimmung und Beurteilung des Echomusters des Hodenparenchyms.

Die transrektale Sonographie kann sinnvoll sein bei der differenzialdiagnostischen Abklärung der Azoospermie (z. B. Urticulus-Zysten). Daneben können Veränderungen von Prostata und Bläschendrüsen erkannt werden.

Röntgenuntersuchungen/kernspintomographische Untersuchungen: Sie kommen bei speziellen Indikationen in Betracht, z. B. Mammographie oder MRT bei V.a. Prolaktinom.

23.4.4 Laboruntersuchungen

Spermiogramm

Materialgewinnung und Zusammensetzung

Für das Spermiogramm wird das Ejakulat nach einer 4–5-tägigen sexuellen Karenz durch Masturbation gewonnen. Es setzt sich aus den Spermatozoen und Rundzellen (Vorstufen der Spermiogenese, Entzündungszellen und Epithelien) und dem Seminalplasma, das aus Nebenhoden und akzessorischen Geschlechtsdrüsen entstammt, zusammen.

Beurteilung

- **Ejakulatvolumen:**
Normale Menge ≥ 2 ml. Eine Hyposemie (pathologisch erniedrigtes Ejakulatvolumen) kann auf eine unvollständige Ejakulation oder auf eine Minderfunktion der akzessorischen Drüsen hinweisen. Eine Hypersemie (pathologisch erhöhtes Ejakulatvolumen > 6 ml) auf eine vermehrte Sekretion bei Entzündungen, die Aspermie (fehlendes Ejakulat nach Orgasmus) weist meist auf eine retrograde Ejakulation oder zentrale Verschlüsse hin.

---

der Adnexorgane und der Ausschluss einer Varikozele.

23.4.3 Apparative Diagnostik

Die körperliche Untersuchung wird ergänzt durch die **Dopplersonographie des Plexus pampiniformis** und **sonographische Untersuchungen des Skrotalinhaltes.**

23.4.4 Laboruntersuchungen

Spermiogramm
Materialgewinnung und Zusammensetzung

Ejakulatuntersuchung nach 4–5-tägiger Karenz. Das Ejakulat besteht aus Spermatozoen und Rundzellen sowie dem Seminalplasma.

Beurteilung

- **Ejakulatvolumen:**
Normale Menge ≥ 2 ml.

23.4.5 Mikroskopische Untersuchung des Ejakulats

- **pH-Wert:**
Normalwert ≥ 7,2. Bei Entzündungen der akzessorischen Drüsen steigt der pH-Wert auf über 8,0. Bei Verschluss der Bläschendrüsen sinkt der pH-Wert unter 7,0. Ein erniedrigter pH kann auch bei unvollständiger Ejakulation auftreten.

- **Verflüssigungszeit:**
Nach der Ejakulation wird das Sperma zunächst viskös. Innerhalb von längstens 60 Minuten wird das Seminalplasma flüssig, so dass die Spermien ihre Progressivmotilität erreichen. Viskositätsstörungen (Viskosipathie) treten z. B. bei Entzündungen auf.

23.4.5 Mikroskopische Untersuchung des Ejakulats

- **Spermatozoenmotilität:**
Sofort nach Verflüssigung wird ein Tropfen Ejakulat auf einen Objektträger gebracht, mit einem Deckgläschen bedeckt und bei 400facher Vergrößerung die Beweglichkeit der Spermien mikroskopisch beurteilt. Für die Routineuntersuchung genügt die prozentuale Schätzung der Beweglichkeit.
Zur besseren Standardisierung hat die WHO die Motilität in insgesamt 4 Kategorien eingeteilt:
a) schnelle progressive Motilität (≥ 25 µm/s bei 37 °C; ≥ 20 µm/s bei 20 °C)
b) langsame oder träge progressive Motilität
c) nicht progressive Motilität (< 5 µm/s)
d) Immotilität
Eine normale Motilität liegt vor, wenn die Motilität (WHO a und b) ≥ 50 % oder die schnelle progressive Motilität (WHO a) ≥ 25 % beträgt.
Nach 4 Stunden darf die Zahl der beweglichen Spermien nicht mehr als 15 % abgefallen sein (Langzeitmotilität).
Die Verminderung der Beweglichkeit der Spermien nennt man **Asthenozoospermie**.

- **Spermatozoenzahl:**
Die Anzahl der Spermien pro ml Ejakulat wird in einer Zählkammer bestimmt. Die Gesamtzahl der Spermien im Ejakulat sollte über 40×10^6 liegen, die Spermienkonzentration größer als 20×10^6/ml Ejakulat sein.
Spermienkonzentrationen unter 20×10^6/ml werden als **Oligozoospermie** bezeichnet. Sind auch nach Zentrifugation keine Spermien im Ejakulat nachweisbar, wird dies **Azoospermie** genannt.
Bei normalem Hodenvolumen und normaler Hodenkonsistenz besteht der Verdacht auf eine Verschlussazoospermie, bei kleinen Hoden und erhöhtem FSH-Wert im Serum auf einen primären Hodenschaden.
Weitere Zellen im Nativejakulat werden **Rundzellen** genannt, sie können entweder Zellen der Spermatogenese/Spermiogenese oder Entzündungszellen sein. Man kann sie durch Spezialfärbungen unterscheiden. Wenige Erythrozyten können passager im Ejakulat vorkommen. Bei Hämatospermie muss eine weitere Abklärung eingeleitet werden.

- **Peroxidase-Färbung:**
Die Identifikation der Granulozyten kann mit der **Peroxidase-Methode** erfolgen. Bei Nachweis von mehr als 1×10^6 Leukozyten/ml sollte immer eine mikrobiologische Diagnostik erfolgen.

- **Spermienvitalität:**
Die Vitalität der Spermien wird mit der Eosinfärbung oder der Quellungsfähigkeit der Spermienflagellen in hypoosmolarer Lösung geprüft. Sind die Membranen intakt, färben sie sich nicht mit Eosin und quellen in hypoosmolarer Lösung auf. Sind alle Spermien abgestorben, bezeichnet man das als **Nekrozoospermie**.

23.4 Andrologische Diagnostik

- **Morphologie:**
Ähnlich einem Blutausstrich wird die Spermienmorphologie nach Färbung (z. B. nach Papanicolaou oder Shorr) mikroskopisch beurteilt. Mehr als 15 % sollten normal geformt sein (Abb. **C-23.4a**). Die pathologischen Formen werden differenziert. Sind mehr als 85 % pathologische Formen vorhanden, bezeichnet man das als **Teratozoospermie** (Abb. **C-23.4b**). Fehlt bei allen Spermien das Akrosom, handelt es sich um eine genetische Fehlbildung (Globozoospermie, s. S. 554). Der Einfluss von exogenen Schädigungen auf die Spermienmorphologie ist noch weitgehend unerforscht.

- **Spermatozoenautoantikörper:**
Im nativen Ejakulat können Agglutinationen beobachtet werden, die von unspezifischen Agglutinationen (Agglomeration) von Spermien mit Epithelien, Leukozyten und Zelldetritus abgegrenzt werden müssen. Agglutinationen weisen auf Spermatozoenautoantikörper hin. Der MAR-Test (mixed antiglobulin reaction test) dient dem Nachweis von spermiengebundenen Autoantikörpern.

- **Morphologie:**
Die Spermienmorphologie wird im gefärbten Ausstrichpräparat mikroskopisch beurteilt. Über 15 % der Spermien sollten normal geformt sein (Abb. **C-23.4a**). Sind mehr als 85 % pathologische Formen vorhanden, bezeichnet man das als **Teratozoospermie** (Abb. **C-23.4b**).

- **Spermatozoenautoantikörper:**
Bildung von Autoantikörpern gegen Spermien führt zur Agglutination. Spermiengebundene Antikörper können z. B. mit dem **MAR-Test** nachgewiesen werden.

C-23.4 Mikroskopische Untersuchung des Ejakulates

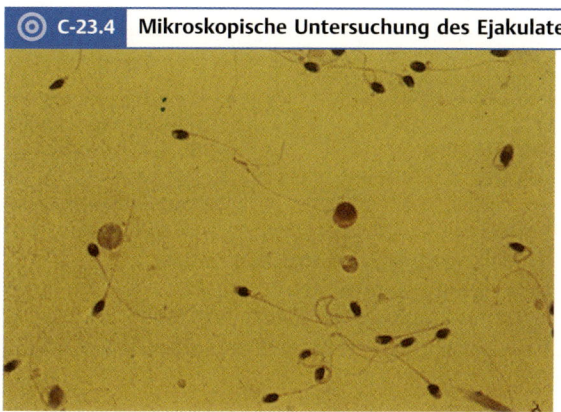

a Normozoospermie: Papanicolaou-Färbung mit reifen Sparmatozoen und zwei Spermiogenesezellen.

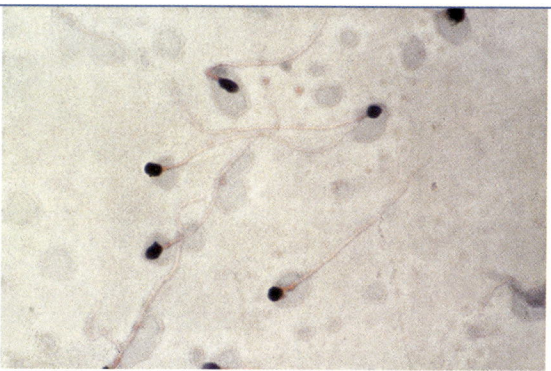

b Akrosomale Störung mit Rundkopfspermien und Flagellumstörung.

23.4.6 Biochemische Untersuchungen des Seminalplasmas

Im Seminalplasma kann eine Vielzahl von Enzymen und Substraten aus den Nebenhoden und akzessorischen Drüsen bestimmt werden. **Fruktose** wird in den Bläschendrüsen bei ausreichender Androgenstimulierung gebildet. Ist die Fruktosekonzentration erniedrigt, kann das auf einer Entzündung, Fehlbildung der Bläschendrüsen oder einem Testosteronmangel beruhen.
Die **α-Glukosidase** ist ein im Nebenhoden sezerniertes Enzym und kann im Seminalplasma bestimmt werden. Niedrige Werte weisen auf Verschlüsse im Bereich der samenableitenden Wege hin.
Die **Granulozytenelastase** ist ein objektiver Indikator der Granulozytenaktivität im Seminalplasma und somit eine sehr spezifische und sensitive Methode der Entzündungsdiagnostik (Normalwert: < 250 ng/ml). Andere Entzündungsmarkersubstanzen sind Interleukin 6 oder 8 oder der Tumornekrosefaktor-α.
Die Normalwerte des Spermiogramms sind in Tab. **C-23.2**, die Nomenklatur der Ejakulatvariablen ist in Tab. **C-23.3** zusammengestellt.

23.4.6 Biochemische Untersuchungen des Seminalplasmas

Klinisch relevante biochemische Untersuchungen im Ejakulat sind die Bestimmung von Fruktose, Granulozytenelastase und α-Glukosidase.

Die Normalwerte des Spermiogramms und die Nomenklatur sind in Tab. **C-23.2**, und Tab. **C-23.3** zusammengefasst.

C-23.2 Normalwerte des Spermiogramms nach 4- bis 5-tägiger sexueller Karenz

Volumen	≥ 2,0 ml
pH	≥ 7,2
Viskosität	Verflüssigung innerhalb von 60 min
Spermienkonzentration	≥ 20×10^6/ml
Spermiengesamtzahl	≥ 40×10^6/Ejakulat
Spermienbeweglichkeit	≥ 50 % Progressivbeweglichkeit (WHO a und b) oder ≥ 25 % schnelle lineare Progressivbeweglichkeit (WHO a) innerhalb von 60 min nach Ejakulation
Spermienmorphologie	≥ 15 % normale Morphologie
Spermienvitalität	≥ 75 % vital
Leukozyten	< 1×10^6/ml
Fruktose	≥ 30 µmol/ml Ejakulat
MAR-Test	< 50 % Spermatozoen an Partikel gebunden

C-23.3 Nomenklatur der Ejakulatparameter

Normozoospermie	normales Ejakulat wie definiert in Tab. **C-23.2**
Oligozoospermie	< 20×10^6 Spermien/ml
Asthenozoospermie	< 50 % Spermien mit schneller und mäßiger Progressivmotilität oder < 25 % Spermien mit schneller linearer Progressivmotilität
Teratozoospermie	< 15 % normal geformter Spermien
Azoospermie	keine Spermien im Ejakulat
Aspermie	kein Ejakulat nach Orgasmus

23.4.7 Spermatozoenfunktionstests

Das **Spermiogramm** ermöglicht – abgesehen von der Azoospermie – keine sichere Fertilitätsprognose. Spermatozoenfunktionstests erlauben eine bessere Beurteilung der Befruchtungsfähigkeit der Spermien.

Häufiger eingesetzte Spermatozoenfunktionstests sind Untersuchungen von akrosomaler Reaktion, Akrosinaktivität, Chromatinkondensation und Bindung an die Zona pellucida.

Das **Spermiogramm** ermöglicht – abgesehen von der Azoospermie – keine sichere Fertilitätsprognose. Durch funktionelle Tests soll eine bessere Aussage über die Befruchtungsfähigkeit der Spermatozoen möglich werden.

Es ist heute bekannt, dass 25–30 % der Männer mit Kinderwunsch reduzierte Spermatozoenfunktionen aufweisen, die sich mit dem Routinespermiogramm nicht nachweisen lassen.

Klinisch relevante Funktionstests sind:
- **Chromatinkondensation:** Während der Spermatogenese verdichtet sich das im Spermatozoenkopf enthaltene genetische Material (Chromatinkondensation). Ist die Chromatinkondensation gestört, sind solche „unreifen" Spermatozoen in ihrer Fertilisierungskapazität beeinträchtigt.
- **Akrosinaktivität:** Akrosin ist ein Enzym, das im Akrosom, der lysosymalen „Kappe" des Spermatozoons, enthalten ist und die Penetration der Samenzelle durch die Zona pellucida ermöglicht.
- **Akrosomale Reaktion (AR)**
  Die akrosomale Reaktion ist ein exozytotischer Prozess, in dessen Verlauf durch Fusionen der Plasmamembran und äußeren akrosomalen Membran akrosomale Enzyme aus der vorderen Kopfkappe der Samenzelle freigesetzt werden. Erst dann ist das Spermatozoon in der Lage, die Zona pellucida der Eizelle zu penetrieren.
- **Hemizona Assay (HZA)**
  Die Bindung der Spermatozoen an die Zona pellucida wird durch den sog. Hemizona Assay untersucht.

23.4.8 Hormonanalyse

Bei Oligo- oder Azoospermie wird die endokrine Funktion des Hypothalamus-Hypophysenvorderlappen-Hoden-Regelkreises überprüft. Man bestimmt zunächst die **Basissekretion von FSH, LH, Prolaktin und Testosteron.** Hiermit kann zwischen primärem und sekundärem Hypogonadismus unterschieden werden. Erhöhte FSH-Werte sprechen für eine Tubulusinsuffizienz (S. 554). Erniedrigte FSH- und LH-Basalwerte weisen auf einen sekundären Hodenschaden bei Störung der Hypothalamus- oder Hypophysenfunktion hin.
Zur Differenzierung zwischen hypothalamischen und hypophysären Störungen wird der **GnRH-Test durchgeführt:** 30 Minuten nach GnRH-Injektion kommt es zu einem 1,5–2fachen FSH- und 2–5fachen LH-Anstieg im Serum. Ist der Anstieg zu gering oder verzögert, spricht dies für eine Hypophysenstörung. Bei überschießendem Anstieg besteht der Verdacht auf eine beginnende gonadale Insuffizienz.
Ist die Stimulation der Hypophyse für längere Zeit ausgeblieben (z. B. Kallmann-Syndrom, IHH) kann im „Kurzzeit"-GnRH-Test ein Anstieg der Gonadotropine zunächst ausbleiben. Dann sollte zunächst eine (z. B. einwöchige) pulsatile Stimulation der Hypophyse durch eine GnRH-Pumpe erfolgen.
Mit dem **HCG-Test** kann die Funktion der Leydig-Zellen und somit die endokrine Reservekapazität des Hodens überprüft werden. Seine klinische Aussagekraft bei der weiteren Abklärung eines Hypogonadismus ist aber mit Ausnahme von Sonderindikationen (z. B. Anorchie, Pubertas tarda) eingeschränkt. Bei Erwachsenen werden 5000 I.E. HCG i. m. oder s. c. appliziert und davor sowie nach 72 Stunden die Testosteronkonzentrationen im Serum bestimmt. Die Steigerung nach HCG sollte ca. den Faktor 1,5–2,5 betragen.
Eine **Hyperprolaktinämie** kann durch exogene Faktoren (körperliche Betätigung, Stress, opulente Mahlzeiten, Medikamente) bedingt sein, tritt jedoch auch bei Hypophysenadenomen und anderen endokrinen Störungen (Hypothyreose) auf. Sie kann mit Zeichen des Hypogonadismus, Gynäkomastie, Erektionsstörungen und seltener auch mit Spermatogenesehemmung einhergehen.
Ein **Testosteronmangel** bei erhöhtem LH weist auf eine Leydigzellinsuffizienz hin.
Die Hormondiagnostik ermöglicht die Einteilung in drei Gruppen:
- **Hypergonadotroper Hypogonadismus:** Die Basissekretion von FSH ist erhöht. Es handelt sich um einen in der Regel nicht therapierbaren primären Hodenschaden.
- **Hypogonadotroper Hypogonadismus:** Die Gonadotropin-Basissekretion ist erniedrigt oder durch GnRH nicht ausreichend stimulierbar. Es handelt sich um einen meist therapierbaren sekundären Hodenschaden.
- **Normogonadotroper Hypogonadismus:** Testosteron ist bei normalen Gonadotropinen erniedrigt.

23.4.9 Chromosomenuntersuchung

Ungefähr 2–5 % der Männer einer Infertiltätssprechstunde weisen chromosomale Störungen auf. Bei Männern mit eingeschränkter Fertilität scheint in 30 % eine genetische Ursache wahrscheinlich. Hierbei entfällt der überwiegende Anteil auf gonosomale Alterationen und nur ein geringer Anteil auf autosomale Veränderungen. 15 % der Patienten mit Azoospermie weisen eine Chromosomenstörung auf (überwiegend Klinefelter-Syndrom).
Indikationen für eine humangenetische Untersuchung sind hypergonadotroper (und hypogonadotroper) Hypogonadismus, Azoospermie, hochgradige Oligozoospermie und obstruktive Azoospermie bei V. a. CBAVD (S. 553).
Zudem werden humangenetische Beratungen vor Verfahren der assistierten Reproduktion wie z. B. ICSI empfohlen.
Die genetische Abklärung umfasst je nach Indikation das Karyogramm sowie molekularbiologische Untersuchungen von bestimmten Deletionen (z. B. auf dem langen Arm des Y-Chromosoms oder im CFTR-Gen).

23.4.10 Hodenbiopsie

Für eine intrazytoplasmatische Spermatozoeninjektion (ICSI) wird als Minimalanforderung nur noch ein vitales Spermatozoon pro Eizelle benötigt. Dadurch haben sich auch die Indikationen für Hodenbiopsien geändert. Die wichtigste andrologische Indikation für Hodenbiopsien ist heute die **Azoospermie**. Durch sie kann **zwischen einer obstruktiven (Transportstörung) und nicht-obstruktiven (Produktionsstörung)** sicher unterschieden werden. Gleichzeitig haben Hodenbiopsien bei Nachweis von testikulären Spermatozoen auch eine therapeutische Bedeutung. Nach Möglichkeit sollten immer testikuläre Gewebestückchen oder testikuläre Spermatozoen in flüssigem Stickstoff kryokonserviert werden, um den Patienten bei noch erhaltener Spermatogenese einen zweiten Eingriff zu ersparen.

23.5 Therapie der männlichen Fertilitätsstörungen

Bei der Therapie der Kinderlosigkeit ist eine Vielzahl von Faktoren zu beachten. Therapieziel ist die Verbesserung der Konzeptionschancen eines Paares, die schließlich zur Schwangerschaft führt.

▶ **Merke.** Die Koordinierung der gynäkologischen und andrologischen Therapie ist sehr wichtig.

23.5.1 Operative Therapie

Maldescensus testis

Die Behandlung des Hodenhochstandes sollte bis spätestens Ende des 2. Lebensjahres erfolgreich abgeschlossen sein. Führt eine **Hormontherapie mit LH-RH und HCG** nicht zum Erfolg, ist eine operative **Orchidopexie** notwendig. Bei länger bestehendem Hodenhochstand ist die Wahrscheinlichkeit für eine Schädigung des Keimepithels höher.

▶ **Merke.** Die operative Behandlung des Leisten- oder Bauchhodens ist auch im Erwachsenenalter noch indiziert, da retinierte Hoden eine erhöhte Wahrscheinlichkeit (6×–20×) für maligne Entartung haben.

Varikozele

Die Varikozele ist eine tast- und/oder sichtbare Erweiterung der Venen des Plexus pampiniformis und kann primär und sekundär auftreten. Klinisch werden vier Schweregrade unterschieden (S.). Da die Varikozele nur bei einem Teil der Männer zu einer Fertilitätsstörung führt, bzw. bei Männern mit Fertilitätsstörungen nicht immer ursächlich damit im Zusammenhang steht, gibt es noch keinen allgemein gültigen Konsens bezüglich der Therapieindikationen. Bei reduzierter Spermaqualität, vermindertem Hodenvolumen auf der Seite der Varikozele und einer höhergradigen Varikozele mit doppler- oder duplexsonographischem Reflux sollte die Indikation zur Therapie aber großzügiger gestellt werden.

Therapieoptionen sind die retrograde Sklerosierung, antegrade Sklerosierung sowie operative Verfahren wie die hohe Ligatur der Vena spermatica interna oder auch die mikrochirurgische minimal invasive Technik.

Verschlüsse der samenableitenden Wege

Bei angeborenen oder erworbenen Verschlüssen der Nebenhodenkanälchen oder der Samenleiter kann z.B. eine mikrochirurgische **Epididymovasostomie oder Tubulovasostomie** durchgeführt werden. Die Aussichten auf erfolgreiche Rekanalisierung sind umso besser, je distaler der Verschluss liegt. Am besten sind die Ergebnisse bei Rekonstruktion der Samenleiter (Vaso-Vasostomie) nach Samenleiterunterbrechung (Vasektomie). Hier werden auch noch nach mehr als 10 Jahren noch Durchgängigkeiten von mehr als 70% erreicht. Einschränkend wirken sich aber immunologische Sterilitätsfaktoren (Nachweis von Spermatozoenautoantikörpern) nach Vasektomie aus.

Bei nicht rekonstruierbarer, obstruktiver Azoospermie sind nur die mikrochirurgische Entnahme von Nebenhodenspermatozoen (mikrochirurgische epididymale Spermatozoenaspiration, MESA) oder die operative Entnahme testikulärer Spermatozoen (testikuläre Spermatozoenextraktion, TESE) möglich.

Bei nicht-obstruktiver Azoospermie als Folge von Hodenschäden ist dagegen nur die TESE möglich.

23.5.2 Medikamentöse Therapie

Hormontherapie

Therapie des Kallmann-Syndroms und des idiopathischen hypogonadotropen Hypogonadismus

Die Therapie des Kallmann-Syndroms und IHH richtet sich danach, in welchem Alter behandelt werden soll und ob aktueller Kinderwunsch besteht. Alleinige Therapie mit Testosteron, z.B. in der Pubertät, führt nicht zu einem Hodenwachstum, da das Hodenvolumen maßgeblich von der Stimulation des Keimepithels durch FSH abhängig ist. In diesem Falle hat es sich bewährt, zunächst mit einer GnRH-Pumpe oder einer kombinierten Stimulationstherapie mit FSH und HCG (LH-Wirkung) zu beginnen. Die GnRH-Pumpe stimuliert die Hypophyse und damit die körpereigene Produktion der Gonadotropine FSH und LH.

Natürlich kann der Hoden auch direkt mit einer Kombination von FSH (HMG, hochgereinigtes FSH, rekombinantes FSH) und LH (HCG) stimuliert werden.

Eine Stimulationstherapie mit GnRH-Pumpe oder FSH/LH ist immer dann notwendig, wenn aktueller Kinderwunsch besteht. Besteht kein Kinderwunsch mehr, sollte schon aus Kostengründen auf die Testosteronsubstitution übergegangen werden.

Testosteronsubstitutionstherapie:

Für die Testosteronsubstitution stehen drei verschiedene Applikationswege zur Verfügung: oral, intramuskulär und transdermal.

– Intramuskuläre Applikation:

Testosteronenantat ist eine veresterte Form des körpereigenen Testosterons. Die Veresterung erfolgt, um die Absorption nach intramuskulärer Injektion (250 mg alle 2–4 Wochen) zu verlangsamen und so die Verfügbarkeit des Hormons nach einmaliger Injektion über einen längeren Zeitraum sicherzustellen. Der Nachteil dieser Therapieform besteht darin, dass zunächst über mehrere Tage nach der Injektion suprapshysiologische Testosteronkonzentrationen erreicht werden.

Testosteronundecanoat ist ebenfalls eine veresterte Form des natürlichen Testosterons in öliger Lösung. Zur Behandlung des Hypogonadismus erfolgen die Injektionen im Abstand von 10–14 Wochen. Im Gegensatz zu der intramuskulären Applikation von Testosteronenantat werden nach den Injektionen in der Regel keine suprapshysiologischen Testosteronwerte im Serum erreicht.

– Orale Applikation

Testosteronundecanoat steht auch zur oralen Gabe zur Verfügung (120–160 mg/Tag). Durch die Veresterung wird die Substanz so lipophil, dass sie aus dem Gastrointestinalsystem in die Lymphbahn aufgenommen wird. Nach oraler Aufnahme werden die höchsten Plasmakonzentrationen von Testosteronundecanoat im Durchschnitt nach 4 Stunden gemessen.

– Transdermale Applikation

Testosteronpflaster werden an der nicht-skrotalen Haut appliziert. Dem Pflaster werden sog. Enhancer beigemengt werden, welche die Resorption von Testosteron erhöhen, aber den Nachteil irritativer Nebenwirkungen unter den okklusiven Bedingungen aufweisen. Um den täglichen Testosteronbedarf eines Mannes zu decken, müssen 2 oder 3 Pflaster aufgetragen werden.

Testosterongel wird bevorzugt am Morgen dünn auf die unversehrte Haut an Armen, Schultern oder Bauch aufgetragen. Auf die Möglichkeit einer Übertragung von Testosteron (cave! Kinder, Frauen) bei engem Körperkontakt ist zu achten.

Kontraindikationen der Therapie mit Testosteron:

Eine Substitution mit Testosteron ist kontraindiziert bei Männern mit Prostata- oder Mammakarzinom. Vorsicht ist wie bei allen anderen Testosteronpräparaten bei schweren Leber-, Nieren- oder Herzerkrankungen (Ödemneigung) oder vorbestehendem Bluthochdruck (weiterer Anstieg) geboten. Weiterhin kann die Androgenbehandlung zu einer Anhebung des Hämoglobin- und Hämatokritwertes führen sowie eine Schlafapnoeneigung verstärken. Bei Jugendlichen mit noch nicht abgeschlossenem Längenwachstum führt eine gesteigerte Testosteronzufuhr zu einem verfrühtem Verschluss der Epiphysenfugen und kann somit einen Minderwuchs verursachen.

– Effekte der Testosteronsubstitution:

Eine Normalisierung der Testosteronwerte im Serum kann alle bei Hypogonadismus auftretenden Symptome und betroffenen Körperfunktionen beeinflussen (Libido, Erektionsfähigkeit, Antrieb, Stimmung, Muskelmasse, Muskelstärke, Knochendichte, Behaarung).

Die Prostata als weiteres testosteronabhängiges Organ zeigt unter Therapie mit Testosteron Größenwachstum bis zu dem Volumen, das normogonadale, gleichaltrige Männer aufweisen.

Bei Blutuntersuchungen fällt ein Anstieg der Erythrozytenzahlen, des Hämoglobins und des Hämatokrits auf. Die Auswirkungen auf den Fettstoffwechsel sind uneinheitlich. Das HDL-Cholesterin kann leicht absinken, das LDL-Cholesterin zunehmen.

Entsprechende klinische Untersuchungen und Kontrollen der Blutwerte sind daher zu empfehlen.

Prolaktinsenker

Die medikamentöse Therapie der Hyperprolaktinämie erfolgt entweder mit dem Dopaminagonisten **Bromocriptin** oder dem dopaminerg wirksamen Serotoninrezeptor-Antagonisten **Metergolin** sowie den länger wirksamen Dopaminagonisten **Qinagolid**, **Cabergolin** oder **Lisurid**.

Antiöstrogen (z. B. Tamoxifen)

Tamoxifen bindet kompetitiv an Steroidrezeptoren im Hypothalamus und führt zu einer Erhöhung des GnRH-Spiegels und zum Anstieg von FSH und LH. Als andrologische Indikation für Tamoxifen wurde daher die Oligozoospermie bei normogonadotropen Patienten definiert. Heilversuche bzw. Studien wurden mit täglichen Dosierungen von 5–40 mg Tamoxifen durchgeführt. In fast allen größeren Studien zeigten sich signifikante Zunahmen der LH-, FSH- und Testosteronkonzentrationen im Serum. Die klinischen Erfolge in verschiedenen Studien waren uneinheitlich. Der Einfluss auf die Schwangerschaftsraten blieb bei vielen Studien unberücksichtigt.

Tamoxifen wird auch bei der Therapie der Gynäkomastie des Mannes eingesetzt.

Empirische Behandlung männlicher Fertilitätsstörungen

Endokrinologische Störungen, Adnexitis oder retrograde Ejakulation lassen sich kausal therapieren. Die insbesondere vor Einführung von IVF und ICSI durchgeführten empirischen Therapien bei männlichen Fertilitätsstörungen werden aufgrund des fehlenden Nachweises der Wirksamkeit in kontrollierten Studien nur noch in ausgewählten Einzelfällen durchgeführt.

Auch die Behandlung eines immunologischen Sterilitätsfaktors des Mannes (Nachweis von Spermatozoen-Autoantikörpern) mit Glukokortikoiden ist aufgrund der Datenlage der vorliegenden Studien nicht mehr allgemein zu empfehlen.

Antibiotisch-antiphlogistische Therapie

Bei Nachweis von entzündlichen Veränderungen im Genitaltrakt sind eine möglichst frühzeitige Erregerdiagnostik und gezielte antibiotische Therapie notwendig. Bei chronischen Entzündungen kann die zusätzliche Behandlung mit nicht steroidalen Antiphlogistika gelegentlich erfolgversprechend sein.

Retrograde Ejakulation

Die medikamentöse Therapie der retrograden Ejakulation kann mit dem **Alpha-Sympathomimetikum Midodrin** (Kontraindikation: Hypertonie) oder dem **anticholinerg wirksamen Imipramin** erfolgen. Alternativ sind eine Alkalisierung des Urins und Gewinnung der Spermatozoen aus dem postejakulatorischen Urin (zuvor Osmolarität durch Trinken von Mineralwasser reduzieren!) möglich.

23.5.3 Intrauterine Insemination

Intrauterine Insemination ist die instrumentelle Übertragung von aufbereiteten Spermatozoen in den Uterus. Hierzu wird eine Fraktion hochmotiler Spermatozoen durch Aufbereitungstechniken gewonnen. Bei andrologischer Indikation betragen die Schwangerschaftsraten pro Zyklus nach IUI 10–15%. Spermatozoenfunktionsstörungen und reduzierte morphologische Qualität der Spermatozoen verringern die Erfolgschancen. Der Vorteil dieses Verfahrens ist die exakte Abstimmung mit dem Ovulationstermin. Meist erfolgt das Verfahren im stimulierten Zyklus der Partnerin.

23.5.4 In-vitro-Fertilisation (IVF) und intrazytoplasmatische Spermatozoeninjektion (ICSI)

Bei der In-vitro-Fertilisation (IVF) werden nach hormoneller Stimulation der Frau ultraschall-gesteuert und transvaginal die Follikel punktiert und Eizellen entnommen. Die Fertilisierung der Eizellen findet dann außerhalb des Körpers unter Laborbedingungen statt; nach ca. zwei Tagen erfolgt der Transfer der fertilisierten Oozyten in den Uterus (Embryotransfer, ET).
Nach dem deutschen Embryonenschutzgesetz dürfen nicht mehr als drei Embryonen übertragen werden, um das Risiko von Mehrlingsschwangerschaften zu reduzieren.
Indikationen für IVF sind die tubare Infertilität bei der Frau (Eileiterverschlüsse), immunologische Sterilitätsfaktoren (Spermatozoenantikörper), Endometriose, ungeklärte Infertilität.
Ein weiteres Verfahren der assistierten Reproduktion ist die **intrazytoplasmatische Spermatozoeninjektion** (ICSI), bei der ein einzelnes Spermatozoon in das Zytoplasma von Oozyten injiziert wird. Dieses Verfahren ist bei hochgradiger Oligozoospermie, Asthenozoospermie, Teratozoospermie und vor allem bei Spermatozoenfunktionsstörungen indiziert (überwiegend andrologische Indikationen!). Die Fehlbildungsrate bei den durch dieses Verfahren gezeugten Kindern ist nach neueren Untersuchungen gegenüber der Normalbevölkerung geringfügig, aber signifikant erhöht. Hierbei ist zu berücksichtigen, dass chromosomale und genetische Störungen bei Patienten der Fertilitätssprechstunde häufiger sind.
Besteht eine irreversible Störung der männlichen Fertilität, sollte eine ausführliche Beratung über Möglichkeiten einer **Adoption** und über die **heterologe Insemination** (Insemination mit Fremdsperma) gesprochen werden.
Testikuläre Spermatozoen können ebenso wie ejakulierte oder epididymale Spermatozoen für eine intrazytoplasmatische Spermatozoeninjektion verwendet werden. Die klinischen Schwangerschaftsraten pro Embryotransfer sind

nach ICSI mit ejakulierten oder testikulären Spermatozoen ähnlich. Der Nachweis motiler testikulärer Spermatozoen erhöht die Wahrscheinlichkeit für den Eintritt einer Befruchtung oder Schwangerschaft, da Beweglichkeit als Vitalitätsparameter verwendet werden kann.

23.5.5 Kryospermakonservierung

Sperma kann in flüssigem Stickstoff bei −196 °C über Jahre gelagert (Kryosperma) und nach dem Auftauen für Methoden der assistierten Reproduktion verwandt werden. Eine Anwendungsmöglichkeit ist die prophylaktische Spermakonservierung bei vorhersehbarem Verlust der Zeugungsfähigkeit, z. B. durch Zytostatika, Röntgenbestrahlung und Hodentumoren.

23.5.6 Psychotherapie

Bei psychischen Auffälligkeiten eines Partners oder bei Beziehungsstörungen sollte frühzeitig eine Psychotherapie einsetzen. Sind die Störungen durch die Belastung der Sterilitätsdiagnostik und Therapie aufgetreten, ist eine Therapiepause oft entlastend. Infertilität kann psychisch bedingt sein, aber auch durch die jahrelangen unerfüllten Hoffnungen sekundär zu psychischen Störungen führen, die therapiebedürftig sind.

23.6 Hypogonadismus bei älteren Männern („late onset hypogonadism")

Mit zunehmendem Alter tritt eine Vielzahl hormoneller Veränderungen bei Männern auf (z. B. langsame Abnahme des Testosterons im Serum, Zunahme des SHBG, dadurch Abnahme des freien Testosterons). Im Gegensatz zur Menopause der Frau setzen die altersbedingten endokrinologischen Veränderungen beim Mann aber nicht innerhalb eines relativ kurzen Zeitraums ein, sondern entwickeln sich kontinuierlich über Jahrzehnte. Im amerikanischen und deutschsprachigen Raum wird häufig das Synonym „partielle Androgendefizienz des alternden Mannes" (PADAM) verwendet. Ein modernerer Begriff ist „late onset hypogonadism".

Die mittleren Testosteronkonzentrationen nehmen zwischen dem 4. und 7. Lebensjahrzehnt um ca. 1 % pro Jahr ab, bleiben aber dennoch häufig innerhalb der für gesunde Männer geltenden Normwerte. Nur ca. 20 % der 60–80jährigen Männer haben einen echten Hypogonadismus mit einem Serum-Testosteronspiegel unter 12 nmol/l. Eine unkritische Einnahme oder Verschreibung von Testosteron bei älteren Männern ist demnach ohne vorhergehende endokrinologische Abklärung abzulehnen (Risiko Prostatakarzinom)

23.7 Diagnostik und Therapie der erektilen Dysfunktion

23.7.1 Anamnese

Die Anamnese bei Hinweisen auf erektile Dysfunktion umfasst Fragen nach Libido, Frequenz des Geschlechtsverkehrs, aktbezogenen, partnerbezogenen, situationsbezogenen, primären oder sekundären nach anfänglich normaler Erektion bestehenden Störungen, akut oder chronisch aufgetretener Symptomatik, Masturbationsverhalten, morgendlichen Erektionen und Ejakulationsstörungen (z. B. vorzeitiger oder fehlender Orgasmus). Die Familien-, Berufs- und sonstige Sozialanamnese sollte immer mit erhoben werden. Hierbei muss auch auf Aspekte der Sexualaufklärung durch Schule und Elternhaus eingegangen werden.

Wichtig sind auch Hinweise auf Allgemeinerkrankungen (Tab. **C-23.4**) oder die Einnahme von Medikamenten (Tab. **C-23.5**), die mit Erektionsstörungen einhergehen können.

C-23.4 Allgemeinerkrankungen und erektile Dysfunktion

Erkrankung	Häufigkeit von assoziierter Dysfunktion
Hypertonie	8–10 %
aortoiliakale Erkrankungen	8–70 %
koronare Herzkrankheit	57–64 %
Diabetes mellitus	35–75 %
Niereninsuffizienz	38–80 %
Neurologische Erkrankungen	
Hypogonadismus	
Hyperprolaktinämie	
Hypothyreose	5–50 %
Morbus Cushing	70 %
Lebererkrankungen (Alkoholkrankheit)	28–36 %
Radikale Prostatektomie	43–100 %
Rektumamputation	15–100 %
Psychiatrische Erkrankungen	

C-23.5 Beeinträchtigung der Erektionsfähigkeit durch Medikamente

- Antihypertensiva (z. B. Clonidin, Guanethidin, Dihydralazin, β-Rezeptorenblocker)
- Diuretika (z. B. Spironolacton)
- Lipidsenker (Clofibrinsäure)
- H2-Blocker (Cimetidin)
- Psychopharmaka
- Hormone (Östrogene, Antiandrogene)
- Opiate
- Sonstige (Anticholinergika, Immunsuppressiva)

23.7.2 Klinische Untersuchung

Die klinische Untersuchung umfasst die Beurteilung von Hodenvolumina, Ausprägung sekundärer männlicher Geschlechtsmerkmale, Prostataveränderungen, fibrösen Bindegewebssträngen im Bereich der Schwellkörper und sonstigen äußeren Veränderungen am Genitale. Zusätzlich sollten Blutdruck, Becken- und Beinpulse und die Brustdrüsen (Gynäkomastie?) beurteilt werden.

23.7.3 Labordiagnostik

Die Labordiagnostik umfasst Bestimmungen von Testosteron, Prolaktin, prostataspezifischem Antigen, Schilddrüsenhormonen, GOT, GPT, Gamma-GT, Triglyceriden, Cholesterin, Glukose und Kreatinin. Bei Libidostörungen können auch die Bestimmungen von LH und Östradiol sinnvoll sein.

23.7.4 Apparative Diagnostik

Die apparative Diagnostik beinhaltet je nach Indikation Doppler-/Duplexsonographie der Penisgefäße, selektive Penisangiographie, Pharmakokavernosographie, Kavernosometrie und nächtliche Tumeszenzmessung.
Die diagnostische Schwellkörperinjektion erfolgt mit vasoaktiven Substanzen, z. B. Prostaglandin E1 (5–20 µg).

Die diagnostische Schwellkörperinjektion erfolgt mit vasoaktiven Substanzen, z. B. Prostaglandin E1 (5–20 µg).

23.7.5 Medikamentöse Therapie

- Yohimbin ist ein aus der Rinde des Yohimbebaumes gewonnenes Indolalkaloid und wirkt als α_2-Rezeptorantagonist.

- Sildenafil, Tadalafil und Vardenafil sind spezifische Hemmer der Phosphodiesterase vom Typ 5 (PDE-5) mit sehr hoher klinischer Wirksamkeit.

Zur Quantifizierung des Blutabflusses und röntgenologischen Darstellung der Schwellkörper können (Pharmako)Kavernosographie und Kavernosometrie indiziert sein.

23.7.5 Medikamentöse Therapie

Eine endokrinologisch bedingte erektile Dysfunktion oder Libidostörung bei Hypogonadismus oder Hyperprolaktinämie kann durch entsprechende Medikamente zur Substitution des Testosterons bzw. Senkung des Prolaktinspiegels behandelt werden.

– Yohimbinhydrochlorid

Yohimbin wirkt als α_2-Rezeptorantagonist. Beste Wirksamkeit zeigt das Präparat bei leicht- bis mittelgradig organisch oder psychogen bedingten Potenzstörungen.

– Sildenafil

Sildenafil ist ein spezifischer Hemmer der Phosphodiesterase vom Typ 5 (PDE-5). Es verstärkt die relaxierende Wirkung von Stickstoffmonoxid auf die glatte Schwellkörpermuskulatur. Nach oraler Einnahme werden maximale Blutkonzentrationen innerhalb von 30 bis 60 Minuten erreicht. Die klinische Wirksamkeit ist sehr hoch mit Ansprechraten bis über 80%. Durch Interferenz mit der PDE-6 können dosisabhängig und reversibel Sehstörungen auftreten. Sildenafil verstärkt die blutdrucksenkende Wirkung von Nitraten und Stickstoffmonoxid-Donatoren. Daher ist die Einnahme von nitrathaltigen Medikamenten und NO-Donatoren (z. B. Molsidomin, Nitroprussidnatrium u.s.w.) eine absolute Kontraindikation für den Einsatz von Sildenafil.

– Tadalafil

Tadalafil ist ebenfalls ein selektiver Hemmer der Phosphodiesterase vom Typ 5 (PDE-5). Die höchste Konzentration wird nach 2 Stunden erreicht. Da die Halbwertszeit 17,5 Stunden beträgt, ist das Zeitfenster der Wirksamkeit länger als das von Sildenafil. Die Wirksamkeit selbst ist vergleichbar.

– Vardenafil

Vardenafil ist ein selektiver Hemmer der Phosphodiesterase vom Typ 5 (PDE-5), der bei etwas schnellerem Wirkungseintritt bezüglich Halbwertszeit und Wirkungsdauer dem Sildenafil vergleichbar ist.

– Apomorphin

Apomorphin ist ein Dopamin-Rezeptor-Antagonist mit zentraler Wirkung. Klinische Studien haben gezeigt, dass die Wirksamkeit deutlich unter der der Phosphodiesterase-Hemmer liegt.

24 Psychodermatologie

24.1 Einleitung

Der Einfluss psychischer Faktoren auf verschiedene Dermatosen wird nach wie vor kontrovers diskutiert und Psychodiagnostik sowie Psychotherapie in unterschiedlichem Umfang in die dermatologische Arbeit integriert. Bewährt hat sich hier die Liaison-Psychodermatologie mit einer intensiven Zusammenarbeit zwischen Dermatologie und Psychosomatik.

24.1.1 Systematik und Nomenklatur

▶ **Definition:** Die Psychodermatologie beschäftigt sich mit den Hautkrankheiten, die durch psychische Faktoren verursacht werden oder bei denen psychische Faktoren eine Rolle für die Ausprägung oder den Verlauf spielen. Der dem Patienten bewusste Anteil psychischer Faktoren variiert dabei sehr stark (Abb. C-24.1), mit ein Grund für Probleme bei der Klassifikation der einzelnen Entitäten.

Psychodermatologische Erkrankungen im engeren Sinn sind Krankheiten wie Dermatozoenwahn oder Artefakte, denen eine psychische Störung oder eine psychische Erkrankung zugrunde liegt. **Psychodermatosen im weiteren Sinn** sind Hauterkrankungen wie Lichen planus, Atopisches Ekzem, Psoriasis, Herpes-Infektionen, bei denen psychische Faktoren mit für Entstehung oder Verlauf bedeutsam sein können.

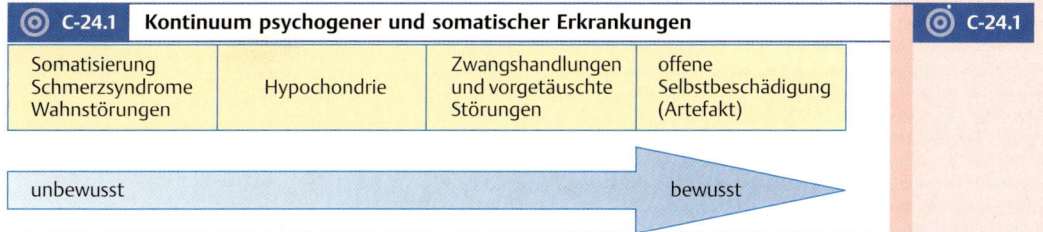

C-24.1 Kontinuum psychogener und somatischer Erkrankungen

24.1.2 Klassifikation und Einteilung

Eine inzwischen klassische Einteilung psychodermatologischer Krankheitsbilder in zwei Gruppen stammt von Whitlock (1976):

Hautveränderungen als Folge psychischer Störungen oder psychiatrischer Krankheitsbilder
- Dermatozoenwahn
- Taktile Halluzinosen
- Olfaktorische Halluzinosen
- Dysmorphophobie
- Artefaktkrankheiten
- Münchhausen- und Münchhausen-by-proxy-Syndrom
- Somatoforme Störungen (z. B. Glossodynie)
- Psychogene Purpura

Die psychische Störung (Psychose, Depression, Angststörung, Zwangsstörung oder Phobie) ist hier die Grunderkrankung, deren Symptome sich an Haut, Schleimhaut oder den Hautanhangsgebilden manifestieren.

Gruppe 2: Hauterkrankungen mit psychischer Belastung und psychischer Beeinträchtigung.

Psychische Belastungen als Folgeerscheinung bei chronischen oder akuten Hauterkrankungen
- Akne
- Atopisches Ekzem (Neurodermitis)
- Psoriasis (Schuppenflechte)
- Urtikaria
- Alopecia areata
- Lichen planus
- Sklerodermie/Morphaea
- Viruserkrankungen (Herpes simplex, Herpes genitalis)
- Lupus erythematodes
- Maligne Hauttumoren
- Ulcus cruris

Diese Hautkrankheiten belasten die Patienten psychisch durch Schmerzen (z. B. Dermatitis ulzerosa), Juckreiz (z. B. Urtikaria, Atopisches Ekzem), Spannungsgefühl und Einschränkung der Beweglichkeit (z. B. Sklerodermie), Stigmatisierungsgefühl (z. B. Psoriasis, Lupus erythematodes), Angst vor dem Verlust des Arbeitsplatzes (z. B. Ekzem) oder den Folgen einer Krebserkrankung (z. B. Melanom).

Zahlreiche Untersuchungen belegen eine Minderung der Lebensqualität durch Einschränkungen in verschiedenen Lebensbereichen (Arbeitsausübung, soziales Umfeld, Partnerschaft) sowie durch den chronisch-rezidivierenden oder chronisch-stationären Erkrankungsverlauf mit häufigen Arztbesuchen und Krankenhausaufenthalten. Es verwundert nicht, dass mehr als 30% aller Patientinnen und Patienten dermatologischer Kliniken psychische oder psychiatrische Störungen oder Begleiterscheinungen zeigen.

- Psychische Belastungen treten auf durch:
- Schmerz
- Juckreiz
- Stigmatisierung und Angst vor Ablehnung
- Lebensbedrohlichkeit der Erkrankung
- Scham und sexuelle Hemmungen
- Partnerschaftskonflikte
- Ängste in der sozialen Interaktion
- Berufsunfähigkeit
- Behinderung
- Einschränkungen bei alltäglichen Tätigkeiten
- Chronisch-rezidivierender oder chronisch-stationärer Verlauf

24.1.3 Epidemiologie

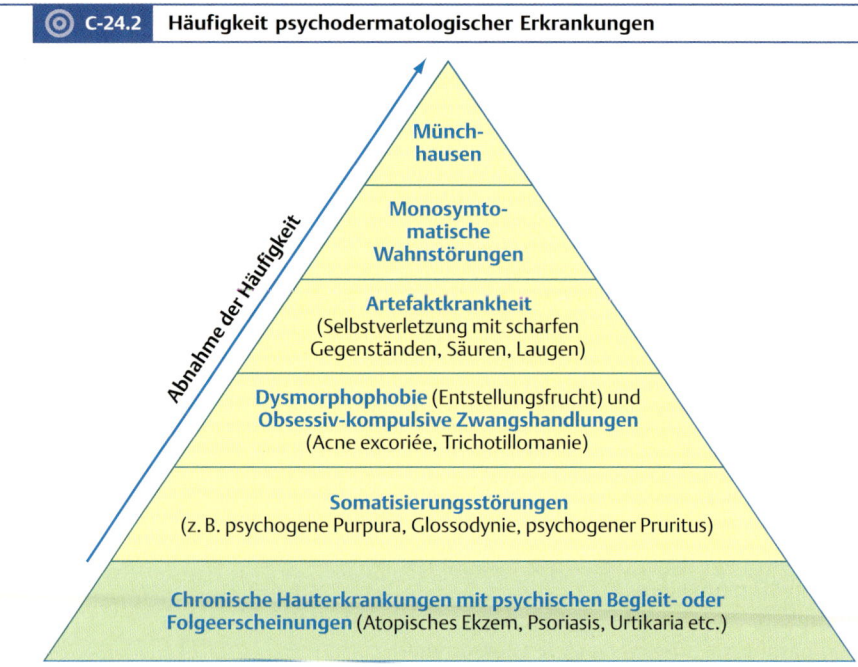

C-24.2 Häufigkeit psychodermatologischer Erkrankungen

Chronische Hauterkrankungen mit psychischen Folgeerscheinungen sowie Somatisierungsstörungen sind häufig.

Chronische Hauterkrankungen mit psychischen Begleit- oder Folgeerscheinungen sind häufig. In diese Gruppe gehören chronische Hauterkrankungen wie Psoriasis und Atopische Dermatitis. Ebenfalls häufig sind Somatisierungsstörungen, besonders in Form des psychogenen Pruritus (Pruritus sine materia), der psychogenen Purpura oder der Glossodynie.

Weniger häufig sind Patienten mit körperdysmorphen Störungen, die vor allem in Form der Entstellungsfurcht auftritt (Dysmorphophobie). Die Patienten befürchten, durch Hautveränderungen oder Hauterkrankungen entstellt oder verunstaltet zu sein, ohne dass tatsächlich eine Dermatose vorhanden ist.

Patienten mit obsessiv-kompulsiven Zwangserkrankungen manipulieren oftmals Haut oder Haare. Klinische Korrelate sind die Acne excorieé und die Trichotillomanie.

Sehr viel seltener sind Artefaktkrankheiten, bei denen die Patienten ihre Haut auf unterschiedliche Art und Weise manipulieren, reizen oder verletzen. Zu den sehr seltenen psychodermatologischen Erkrankungen zählen auch monosymptomatische Wahnstörungen, vor allem in Form des Dermatozoenwahns und des Münchhausen-Syndroms. Beide Erkrankungen basieren auf einer illusionären Verkennung der Wirklichkeit mit psychotischen oder präpsychotischen Wahrnehmungsinhalten.

Bei der Mehrzahl der Psychodermatosen ist der psychische Grundkonflikt nicht bewusst, die Patienten können keine Ursache ihrer Symptome benennen. Sie suchen deshalb auch dermatologischen und nicht psychologischen oder psychiatrischen Rat. Abb. **C-24.1** zeigt das Kontinuum der Bewusstheit über psychischen Ursachen der dermatologischen Symptome.

Weniger häufig sind körperdysmorphe Störungen.

Selten sind obsessiv-kompulsive Zwangserkrankungen mit Selbstmanipulation.

Sehr selten sind Artefaktkrankheit oder „Münchhausen-Syndrom" sowie monosymptomatische Wahnstörungen (Dermatozoenwahn).

24.2 Chronische Hautkrankheiten mit psychischen Folgebelastungen

24.2.1 Chronisch-entzündliche Hauterkrankungen

Besonders belastend für Patienten mit **Neurodermitis, Psoriasis, Urtikaria** und **Lichen planus**, gelegentlich auch solche mit **Lichen sclerosus et atrophicans**, ist der quälende Juckreiz. Es kommt zu Schlaflosigkeit, Gereiztheit, Nervosität und Konzentrationsstörungen mit einer deutlichen Einschränkung der Lebensqualität. Nicht minder belastend ist die Stigmatisierung, der Patienten mit sichtbaren Hauterkrankungen (besonders Psoriasis und Neurodermitis) ausgesetzt sind. Die Ablehnung durch die Mitmenschen führt dazu, dass die Betroffenen soziale Aktivitäten und körperliche Nähe meiden.

Die Angst vor Entstellung findet sich auch bei Patienten mit **Alopezia areata,** die durch den Verlust ihrer Haare eine Störung im Selbstbild erleiden.

Chronischer Schmerz kann ebenfalls eine starke psychische Belastung sein, besonders bei der **Dermatitis ulcerosa** und beim **Ulcus cruris.** Zusätzlich zu den Schmerzen wirkt sich auch die Mobilitätseinschränkung als Stressor aus.

24.2.2 Psychische Belastung durch Hautkrebs

Eine besondere psychische Belastung stellt die Konfrontation mit der Diagnose „Melanom" dar, da diese relativ häufige Krebsart als besonders bösartig gilt. Auch andere, seltenere maligne Tumoren (Merkelzell-Karzinom, Lymphome, Sarkome etc.) mit ernster Prognose sind psychisch sehr belastend. Dazu kommt die Belastung durch die diagnostische Maßnahmen („Apparatemedizin") sowie durch Operation und Chemotherapie. Bei der Erstdiagnose „Hautkrebs" ist das psychologische Geschick des behandelnden Arztes sehr wichtig, da es mit über die Krankheitsverarbeitung und über die Bereitschaft des Patienten zur Behandlung entscheidet.

24.2 Chronische Hautkrankheiten mit psychischen Folgebelastungen

24.2.1 Chronisch-entzündliche Hauterkrankungen

Folgen von **Neurodermitis, Psoriasis, chronischer Urtikaria** können sein: Juckreiz, Schlaflosigkeit, Nervosität, Konzentrationsstörungen, Stigmatisierung(sängste), Ablehnung, Einschränkungen im Alltag, sexuelle Hemmungen, Unsicherheit, Scham, Schuldgefühle.

Bei **Alopezia areata** können Angst vor Entstellung und Ablehnung sowie ein gestörtes Körperselbstbild auftreten.
Bei **Dermatitis ulzerosa/Ulcus cruris** besteht die Gefahr chronischer, manchmal extremer Schmerzen und Mobilitätseinschränkung.

24.2.2 Psychische Belastung durch Hautkrebs

Hautkrebs führt zu Belastung durch diagnostische und therapeutische Maßnahmen, sowie zu Ängsten und Unsicherheit.

24.3 Somatisierungsstörungen

Häufigste Symptome einer Somatisierungsstörung sind **Juckreiz**, vor allem lokalisiert, und **Missempfindungen oder Brennen** an Haut und Schleimhaut („**Glossodynie**") ohne somatisches (morphologisches) Korrelat. Sehr selten ist eine **psychogene Purpura** (Einblutungen nach Bagetelltraumen oder an bestimmten Stellen wie den Handflächen als „Stigmatisierungs-Syndrom").

Auffällig ist eine depressive Grundstimmung, die sich bei vielen Patienten durch Schlafprobleme, verstärktes Schlafbedürfnis, sozialen Rückzug, Anhedonie, Appetitlosigkeit und Freudlosigkeit, suizidale Gedanken oder Suizidversuch, Hoffnungslosigkeit und Antriebsarmut äußert. Die Somatisierungsstörungen wurden früher den Konversionsneurosen zugerechnet.

Bei der Therapie dieser Patienten steht die psychologische oder psychiatrische Betreuung im Vordergrund, bei „larvierter" oder manifester Depression ist eine medikamentöse Behandlung angezeigt.

24.3.1 Körperdysmorphe Störungen

Dysmorphophobie

Klinik: Die Patienten leiden unter der Vorstellung, eine entstellende Hauterkrankung oder einen unangenehmen Körpergeruch zu haben, ohne dass ein entsprechender Befund vorliegt.

Die Wahrnehmung der Patienten ist auf das vermeintlich entstellte Körperteil oder Hautareal fixiert, eine realistische Einschätzung der bestenfalls einem Minimalbefund entsprechenden Veränderungen ist nicht möglich. Als häufigstes Symptom wird Haarausfall angegeben, nicht selten sind aber auch Missempfindungen und „Veränderungen" im Kopf- und Genitalbereich der Auslöser für einen Arztbesuch.

Epidemiologie: Das „dysmorphische Syndrom" tritt häufiger bei Frauen als bei Männern auf.

Diese Erkrankung gehört in den Formenkreis der phobischen Störungen (Angststörungen), weshalb diese Störung auch als „dermatologische Nicht-Krankheit" („dermatological non-disease") bezeichnet wurde.

Wie extrem sich die Angst vor Entstellung durch eine Hauterkrankung auswirken kann ist in Abb. **C-24.3** dargestellt.

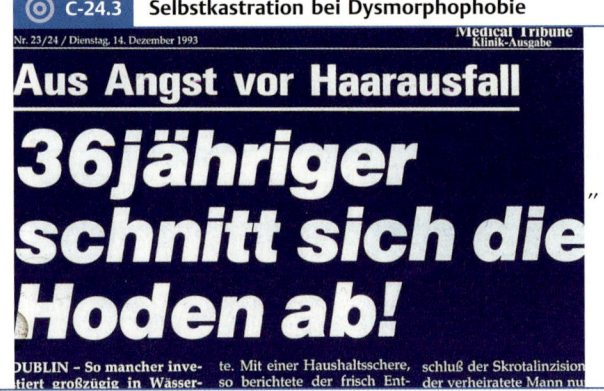

C-24.3 Selbstkastration bei Dysmorphophobie

Differenzialdiagnose: Eine Verwechslung mit Haut- oder Schleimhauterkrankungen sowie mit einer echten Alopezie ist bei sorgfältiger Untersuchung kaum möglich.

Patienten mit wahnhaften Denk- und Erlebnisinhalten (präpsychotische Symptomatik) können, abhängig vom Störungsbild, auch zum Formenkreis monosymptomatischer Wahnstörungen gerechnet werden. Dies gilt besonders für olfaktorisch-halluzinöse Symptome bei Patienten, die über besonders üblen Körpergeruch (ohne somatisches Korrelat) klagen.

Psychologische Aspekte: Die Erkrankung beruht auf einer Störung der intrapsychischen Körperrepräsentation bzw. des Körper-Selbst. Psychopathologisch finden sich sowohl neurotische Persönlichkeitsstörungen mit narzisstischer Fixierung auf den Körper und einer Desintegration der Körperwahrnehmung, als auch präpsychotische Zustände mit wahnhafter Symptomatik.

Psychologischer Aspekt: Störung des intrapsychischen Körper-Selbst

Obsessiv-kompulsive Zwangshandlungen

Diese artefiziellen Veränderungen an Haut, Schleimhaut oder Hautanhangsgebilden sind Folge gewohnheitsmäßiger Manipulation. Meist handelt es sich um **Dermatosen**, die durch zwanghafte Manipulation **aggraviert sind,** vor allem:
- Prurigo nodularis, Lichen simplex oder Lichen sclerosus et atrophicans (Kratzen)
- Akne (Ausdrücken oder Kratzen)
- Cheilitis, Perlèche, periorales Ekzem (Schlecken)
- Knöchelpolster (Reiben)
- Handekzeme (übermäßig häufige Händereinigung oder Desinfektion)

Abzugrenzen sind diese Störungen von den so genannten **Para-Artefakten**, bei denen die Symptomatik allein auf der Manipulation beruht.

Obsessiv-kompulsive Zwangshandlungen

Obsessiv-kompulsive Zwangshandlungen führen zu Veränderungen an Haut, Schleimhaut, Haaren und Nägeln. Oft besteht eine Dermatose, die durch Manipulation aggraviert wird.

Trichotillomanie und Trichoteiromanie

Klinik: Der Haarverlust bei Trichotillomanie ähnelt nur bei flüchtigem Betrachten einer Alopezia areata. Das Spektrum reicht von kleinen, umschriebenen Arealen mit unterschiedlich kurzen Haarstümpfen bis hin zur fast vollständigen Alopezie. In diesen Bereichen werden die Haare knapp über der Kopfhaut abgedreht. Histologisch erscheint eine Trichomalazie. Die Haare werden abgerissen oder abgekaut, selten auch verschluckt.

Die Trichotillomanie kann bei Patienten, die ihre Haare aufessen, durch die Bildung so genannter Trichobezoare (Haarballen) im Magen-Darm-Trakt kompliziert werden. Diese Trichobezoare aus unverdauten Haaren können zum Darmverschluss führen.

Diagnose: Diagnostisch wegweisend ist das klinische Bild mit kurzen, „stoppelartigen", fest sitzenden Haaren (Abb. **C-24.4**), im Trichogramm findet sich ein erhöhter Anteil dystropher Haare. Im Einzelfall ist eine histologische Untersuchung sinnvoll.

Differenzialdiagnose: Es sollten Alopezia areata (s. S. 524) sowie die vernarbende Alopezie (s. S. 528) ausgeschlossen werden.

Trichotillomanie und Trichoteiromanie

Klinik: Die Haare werden knapp über der Kopfhaut abgedreht, die Haarstümpfe sind noch vorhanden (Auflichtmikroskopie!), histologisch erscheint das Bild einer Trichomalazie.
Haare werden abgerissen oder abgekaut, selten auch verschluckt. Ist letzteres der Fall, können Trichobezoare als Komplikationen auftreten.

Diagnose: Typisches klinisches Bild mit unterschiedlich kurzen, „stoppelartigen", ausgesprochen zugfesten Haaren.

Differenzialdiagnose: Alopezia areata (s. S. 524), vernarbende Alopezie (s. S. 528).

C-24.4 Trichotillomanie: Alopezia areata-ähnliches Bild.

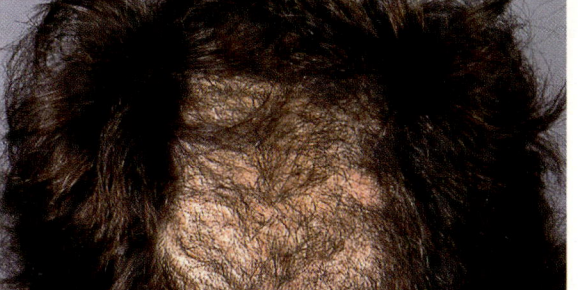

Partielle Alopezie mit unterschiedlich langen Resthaaren.

C-24.4

Psychologische Aspekte s. Acne excoriée.

Therapie: Schwierig.

Acne excoriée

Klinik: An Acne excoriée muss bei Aknesymptomen jenseits des Pubertätsalters gedacht werden. Auffällig ist eine gespannt-nervöse Grundhaltung der Patienten.

Diagnose: Es fehlen die für die Akne üblichen Papeln und entzündlichen Pusteln.

Psychologische Aspekte: Trichotillomanie und Acne exoriée sind Ich-dystone Störungen. Die Patienten erleben ihre Symptome als störend, können sie jedoch nicht willentlich kontrollieren. Mögliche Grundstörungen: Depression, Zwangsstörung

Therapie: Verhaltenstherapie.

24.3.2 Vorgetäuschte Störungen

Artefaktkrankheit

▶ **Definition**

Klinik: Vielfältige Hautveränderungen (Ödeme, Blasen, Ulzera, Erythem, Purpura, Papeln) ohne klare Zuordnung zu bekannten Dermatosen.

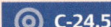

Diagnose: Diagnoseweisend sind häufiger Arztwechsel in der Anamnese, rezidivierende Symptomatik, gut zugängliche Lokalisation, wiederholte Behandlung ohne Erfolg, asymmetrische Verteilung der Veränderungen, kein generalisiertes Auftreten der Beschwerden, unter Okklusion schnelles Abheilen.

Psychologische Aspekte: s. Acne excoriée.

Therapie: Die Trichotillomanie ist therapeutisch schwer zu beeinflussen, der Zugang zu den Patienten schwierig.

Acne excoriée

Klinik: Bei Patientinnen mit einer Akne jenseits des Pubertätsalters muss an eine Acne excoriée gedacht werden. Die „Pickel" und Narben im Gesicht oder am Kopf sind durch Kratzen bedingt. Die Akne muss dann verstanden werden als Zwangsstörung bei nervöser, angespannter Grundhaltung.

Diagnose: Bei diesen Patienten finden sich keine für die Akne üblichen Papeln und entzündlichen Pusteln (S. 472).

Psychologische Aspekte: Auffällig ist bei Patienten mit Trichotillomanie und Acne excoriée eine nervöse, angespannte Grundhaltung. Es handelt sich um Zwangshandlungen: Die Patienten können das Kratzen oder das Ausreißen ihrer Haare nicht unterdrücken. Es wird zur schlechten Gewohnheit, zum Zwang. Zwänge sind, im Gegensatz zu wahnhaften Überzeugungen, Ich-dyston. Das bedeutet, dass sich die Patienten ihres Verhaltens bewusst sind, dieses aber nicht kontrollieren können.

Therapie: Eine Verhaltenstherapie, die an den Gewohnheitshandlungen ansetzt, kommt in Betracht.

24.3.2 Vorgetäuschte Störungen

Artefaktkrankheit

▶ **Definition:** Unter Artefakt versteht man selbstbeschädigendes Verhalten, das darauf abzielt, sichtbare Verletzungen zu verursachen oder Schmerz auszulösen.

Klinik: Die Patienten kommen mit verschiedenen Hautveränderungen in dermatologische Behandlung. Diese Veränderungen passen von der Morphe und dem Verteilungsmuster jedoch nicht zu üblichen Dermatosen (Abb. **C-24.5**).

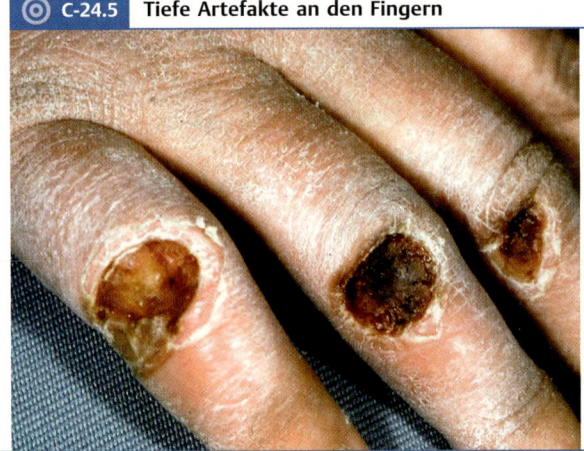

C-24.5 Tiefe Artefakte an den Fingern

Diagnose: Anamnestisch keine Hinweise auf frühere Hauterkrankungen, häufiger bis sehr häufiger Arztwechsel. Die Hautveränderungen finden sich in der Regel an gut zugänglichen Stellen (Kopf, Brust, Extremitäten) und sind ausgesprochen therapieresistent. Bei Rechtshändern finden sich die Veränderungen eher in der linken Körperhälfte, nur bei etwa 10 % aller Fälle sind die manipulativ verursachten Hautveränderungen symmetrisch, nur in etwa 5 % generalisiert. Unter Okklusivverbänden heilen die Veränderungen rasch ab.

Bei Verletzungen im Genitalbereich ist außer an selbstbeschädigendes Verhalten auch an einen sexuellen Missbrauch zu denken, vor allem bei Kindern.

Psychologische Aspekte: Artefaktpatienten sind oft phantasievoll und geschickt bei der Erzeugung von Symptomen, sodass diese manchmal nur schwer von „echten" Hauterkrankungen zu unterscheiden sind. Auftreten oder Verhalten der Patienten geben manchmal einen ersten Hinweis auf eine autoagressive Manipulation der Haut. Die Diagnose ist schwierig, da die Patientinnen und Patienten nicht zugehen (können), dass sie die Hautveränderungen selbst ausgelöst haben.

Bei den Artefakt-Patienten handelt es sich in der Regel um Menschen mit einer Borderline-Persönlichkeit. Solche Personen wechseln spontan und unkontrolliert zwischen extremen Stimmungen. Sie können binnen kürzester Zeit zwischen fröhlicher und aggressiver, gelassener oder deprimierter Stimmung wechseln. Die aggressiven Impulse können sich sowohl in Angriffsverhalten, als auch in Autoaggression (Selbstbeschädigung bis hin zum Suizidverhalten) äußern. Man geht davon aus, dass diese Patienten nicht über ein reifes Selbst verfügen. Wahrscheinlicher als eine Art der Stressverarbeitung ist eine Störung der Integration, oft ausgelöst durch eine traumatische Erfahrung (körperliche Gewalt, Missbrauch, Vergewaltigung, auch in der Kindheit). Die Selbstbeschädigung kann einerseits als „Schrei nach Hilfe oder Zuwendung" interpretiert werden, andererseits könnte die Schmerzempfindung die letzte Möglichkeit sein, sich selbst zu fühlen und somit eine Selbstwahrnehmung auszulösen.

Psychologische Aspekte: Patienten gehen geschickt vor, die Simulation oft täuschend echt!

Oft handelt es sich um sog. Borderline-Persönlichkeiten: typisch ist ein Wechsel zwischen extremen Stimmungen. Aggressive Impulse können sich dabei sowohl in Angriffsverhalten als auch in Autoaggression (Selbstbeschädigung bis hin zum Suizidverhalten) äußern. Man geht davon aus, dass diese Patienten nicht über ein reifes Selbst verfügen.

Münchhausen-Syndrom

▶ **Definition:** Diese Bezeichnung, die an den berühmten „Lügenbaron" Karl-Friedrich Hieronymus von Münchhausen-Bedenwerder erinnert, beruht auf der Fähigkeit der Patienten, erfundene oder selbst zugefügte Leiden glaubhaft darzustellen. Das DSM-III-R (Diagnostic and Statistical Manual for Mental Disorders, 1987) verwendet statt des Begriffs „Münchhausen Syndrom" die Bezeichnung „vorgetäuschte Störung" und fordert folgende Kriterien:

Münchhausen-Syndrom

◀ Definition

„Plausible Präsentation von körperlichen oder psychopathologischen Symptomen, die offensichtlich unter der willentlichen Kontrolle des Patienten stehen und so stark sind, dass ärztliche Behandlung nötig ist. Das Ziel des Betroffenen besteht offensichtlich darin, die Patientenrolle zu übernehmen und ist nicht im Lichte der persönlichen Lebensumstände anders verständlich."
Man unterscheidet:
- Akute, vorgetäuschte Störung mit körperlicher Symptomatik.
- Akute, vorgetäuschte Störung mit psychischer Symptomatik.
- Chronische, vorgetäuschte Störung mit körperlicher Symptomatik.
- Chronische, vorgetäuschte Störung mit psychischer Symptomatik.

Patienten präsentieren plausible Symptome, die so stark sind, dass eine Therapie notwendig erscheint.

Eine seltene Sonderform der vorgetäuschten Störung ist das erweiterte Münchhausen-Syndrom (Münchhausen in Vertretung, Munchausen by proxy). Hier sind es vor allem Mütter, die Krankheitssymptome (Hautveränderungen) bei ihrem Kind verschlimmern, auslösen oder vortäuschen, ein Verhalten, das als Kindesmisshandlung einzustufen ist. Schwer persönlichkeitsgestörte Frauen suchen hier über die Manipulation der Kinder Aufmerksamkeit und Zuwendung. Die Diagnose ist schwierig, da diese Mütter oft medizinischen oder paramedizinischen Berufen angehören und entsprechend geschickt vorgehen. Die pathologische Identifikation mit dem „Aggressor Mutter" erschwert die Diagnose der Störung

Erweitertes Münchhausen-Syndrom als seltene Sonderform. Mütter provozieren Hautveränderungen bei ihren Kindern und suchen so Zuwendung und Aufmerksamkeit (Kindesmisshandlung!). Die Mütter gehören oft medizinischen Berufen an.

24.3.3 Monosymptomatische Wahnstörungen

▶ **Synonym.** Dermatozoenwahn, chronisch-taktile Halluzinose, delusional parasitosis.

Epidemiologie: Der Dermatozoenwahn gehört zu den häufigsten psychiatrischen Störungen, die mit Hautveränderungen einhergehen und mit denen Allgemeinärzte und Dermatologen konfrontiert werden. Bei Patienten mit Dermatozoenwahn handelt es sich oft um ältere, sozial depravierte Menschen, wobei Frauen häufiger betroffen sind als Männer.

Klinik: Kardinalsymptom eines Dermatozoenwahns ist die unkorrigierbare, subjektive Gewissheit des Patienten, in, unter oder auf der Haut mit Parasiten befallen zu sein, ohne parasitologische oder dermatologische Beweise. Typisch für die Wahnstörung ist, dass die Patienten die vermutete Ursache ihrer Hautveränderungen nicht verheimlichen. Die Schilderung der Beschwerden steht ganz im Vordergrund, die tatsächlichen Hautveränderungen sind eher geringfügig. Taktile Halluzinationen wie Juckreiz, Kribbeln und Krabbeln sind für den Patienten quälend und real. Bei einem Teil der Patienten kommt es auch zu einer visuellen (Wahn-)Wahrnehmung der Parasiten. Diese werden dann gesammelt und Ärzten sowie Kammerjägern als „Beweis" mitgebracht (Abb. **C-24.6**). Seltener sind akustische, olfaktorische oder gustatorische Phänomene. Patienten, die auf aggressive Weise versuchen, die Parasiten zu vertreiben, zeigen manchmal bizarre, an eine Artefaktstörung erinnernde Hautveränderungen.

Differenzialdiagnose: Eine Verwechslung mit echten parasitären Hauterkrankungen wie der Scabies ist kaum möglich

C-24.6 Dermatozoenwahn: Präsentation gefangener „Insekten"

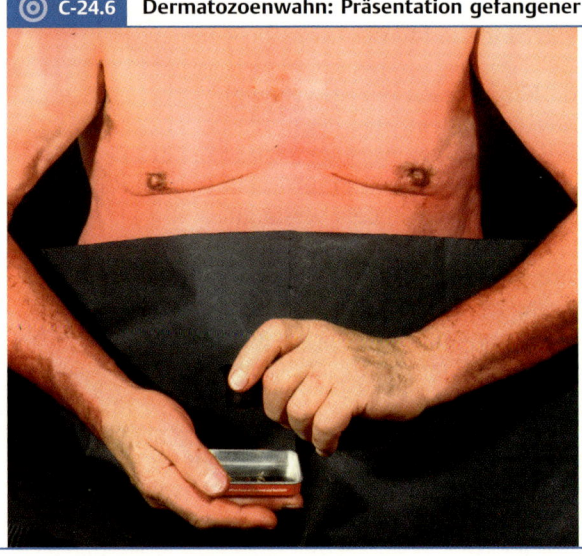

Psychologische Aspekte: Ein therapeutischer Ansatz ist die soziale Reintegration, kombiniert mit einer neuroleptischen Medikation. Durch Neuroleptika wird die positive Wahnsymptomatik gemildert oder behoben. Um die Motivation zu einer psychopharmakologischen Therapie zu erreichen, kann in Analogie zur allergologischen Hyposensibilisierung dem Patienten die Notwendigkeit einer Medikation mit einem Neuroleptikum vermittelt werden.

Weiterführende Literatur

Braun-Falco, O., Plewig, G., Wolff, H. H.: Dermatologie und Venerologie, 5. Auflage. Springer, Berlin, Heidelberg 2005.
Elder, D., Elenitsas, R., Jaworsky, C., Johnson, B.: Lever's Histopathology of the Skin, Lippincott-Raven, 8. Auflage, 1997.
Freedberg, I. M., Eisen A. Z., Wolff, K., Austen, F., Goldsmith, L. A., Katz, S. I., Fitzpatrick, T. B. (Hrsg.): Fitzpatrick's Dermatology in General Medicine. McGraw-Hill Book Company, 6. Auflage, 2003 (Vol. 1–2).
Freudenberger, T.: Dermatologie: Krankheitslehre mit pflegerischen Aspekten. Thieme, Stuttgart 1993.
Gloor, M.: Dermatologische Externatherapie. Springer, Berlin, Heidelberg 2000.
Grigoiru, D., Delacrétaz, J., Borelli, D.: Lehrbuch der medizinischen Mykologie. Huber, Bern 1984.
Kappert, A.: Lehrbuch und Atlas der Angiologie, 12. Auflage. Huber, Bern 1987.
Plewig, G., Kligman, A. M.: Acne. Morphogenesis and Treatment. Springer, Berlin, Heidelberg 1975.
Roitt, J. M.: Leitfaden der Immunologie, 4. Auflage. Blackwell, Berlin 1993.
Rook/Wilkinson/Ebling's Textbook of Dermatology, Blackwell Science. 6. Auflage, 1998 (Vol. 1–4).
Schnyder, U. W.: Histopathologie der Haut, 2. Auflage. Springer, Berlin, Heidelberg 1978.
Steigleder, G. K.: Dermatologie und Venerologie, 6. Auflage. Thieme, Stuttgart 1992.
Stein, E.: Proktologie. Lehrbuch und Atlas. 4. Auflage. Springer, Berlin, Heidelberg 2003.
Stüttgen, G., Haas, N., Mittelbach, F., Rudolph R.: Umweltdermatosen. Springer, Wien 1982.
Wuppermann, Th.: Varizen, Ulcus cruris und Thrombose, 5. Auflage. Springer, Berlin, Heidelberg 1986.

Zeitschriften

Aktuelle Dermatologie. Thieme, Stuttgart.
Archives of Dermatological Research. Springer, Berlin, Heidelberg.
Dermatology. Karger, Basel.
Der Hautarzt. Springer, Berlin, Heidelberg.
Photodermatology, Photoimmunology & Photomedicine. Munksgaard, DK-Kopenhagen.
Journal der Deutschen Dermatologischen Gesellschaft. Blackwell GmbH, Berlin.

Quellenverzeichnis

Abbildungen

A-2.1 Hof, H.; Dörries R.: Medizinische Mikrobiologie, 3. Aufl., Thieme, Stuttgart 2005
A-2.2 Hof, H.; Dörries R.: Medizinische Mikrobiologie, 3. Aufl., Thieme, Stuttgart 2005
A-2.3 Hof, H.; Dörries R.: Medizinische Mikrobiologie, 3. Aufl., Thieme, Stuttgart 2005
A-2.4 Hof, H.; Dörries R.: Medizinische Mikrobiologie, 3. Aufl., Thieme, Stuttgart 2005
A-2.5 Hof, H.; Dörries R.: Medizinische Mikrobiologie, 3. Aufl., Thieme, Stuttgart 2005
C-1.7 E. G. Jung, Mannheim
C-1.12 c, d E. G. Jung, Mannheim
C-1.24 a E. G. Jung, Mannheim
C-2.1 nach Leung
C-2.2 nach Braun-Falco, Plewig, Wolff
C-4.12 E. G. Jung, Mannheim
C-5.7 Seeliger, H.P; Heymer T (Hrsg.): Diagnostik pathogener Pilze des Menschen und seiner Umwelt, Thieme, Stuttgart 1981
C-5.58 b Hof, H.; Dörries R.: Medizinsche Mikrobiologie, 3. Aufl., Thieme, Stuttgart 2005
C-5.71 a nach Gelderblom
C-5.71 b nach Helm und Goebel
C-6.6 a Sitzmann, F. C. (Hrsg.): Pädiatrie, Thieme, Stuttgart 2002
C-6.5 b E. G. Jung, Mannheim
C-7.17 E. G. Jung, Mannheim
C-9.4 b Fritsch P. (Hrsg.): Dermatologie und Venerologie, 2. Aufl., Springer, Berlin 2004
C-10.3 E. G. Jung, Mannheim
C-10.4 E. G. Jung, Mannheim
C-10.10 E. G. Jung, Mannheim
C-11.11 a–d E. G. Jung, Mannheim
C-11.11 e Sitzmann, F. C. (Hrsg.): Pädiatrie, Thieme, Stuttgart 2002
C-11.11 f–j E. G. Jung, Mannheim
C-13.1 Henne-Bruns, D., Dürig, M. Kremer, B.: Chirurgie, Thieme, Stuttgart 2001

Tabellen

C-2.2 nach Hanifin und Rajka
C-3.1 nach American College of Rheumatology 1982
C-23.2 nach WHO Laborbuch Andrologie 1999
C-23.3 nach WHO Laborbuch Andrologie 1999

Sachverzeichnis

Halbfette Seitenzahl: Auf dieser Seite wird das Stichwort ausführlich besprochen.

Ein Buch ist so gut wie sein Sachverzeichnis. Aus diesem Gedanken heraus und mit Wünschen zahlreicher Leser nach der Aufnahme eines Glossars konfrontiert, entstand das **qualitative Sachverzeichnis**. Reine Glossare haben den Nachteil, dass der Leser häufig vergeblich nachschlägt und dann doch in das Sachverzeichnis umsteigen muss: In den meisten Fällen wird die vorgefundene Definition ausreichen, um das Symptom oder Zeichen in Erinnerung zu rufen.

Sollte keine Definition vorgefunden werden, oder diese für die aktuellen Bedürfnisse zu knapp sein, so weist die Seitenzahl auf die Textstelle im Buch hin. Die Begriffe wurden sorgfältig ausgewählt und von den Autoren dieses Bandes definiert. Bitte helfen Sie uns durch konstruktive Kritik, die Auswahl und den Inhalt der Definitionen an den Bedürfnissen der Leser auszurichten.

A

Ablagerungskrankheit 419
Abstoßungsreaktion 27
Abszess 34
– intertriginöser 475
– periproktitischer 500
Abszessspaltung 57
Abt-Letterer-Siwe-Syndrom 367
Abtragungslaser 68
ACA (Anti-Centromer-Antikörper) 186
Acanthosis nigricans 385
Acanthosis nigricans maligna 347
ACE (Angiotensin-Converting-Enzym) 373
Acetylsalicylsäure-Additiva-Intoleranz 117
Aciclovir 217, 224
– lokal 72
– systemisch 81
Acidum salicylicum 74
Acitretin 83, 354
Acne **472**
– aestivalis 477
– comedonica 474
– conglobata 475
– Effloreszenzen 472
– excoriée 574
– excoriée des jeunes filles 476
– fulminans 475
– inversa 233, **475**
– mechanica 477
– medicamentosa 476
– Narben 91
– necroticans 477
– neonatorum 476
– papulopustulosa 474
– Tetrade 476
– Therapie 477
– venenata 476
– vulgaris 472
Acquired immunodeficiency syndrome s. AIDS **283**, 340
Acrodermatitis chronica atrophicans 245
Acrodermatitis papulosa eruptiva infantilis 221

Acrokeratosis (psoriasiformis) Basex 348
Adalinpurpura 147
Adapalen 73
Adenokarzinom, Hautmetastasen 343
Adenoma sebaceum 434
Aderhautmelanom 329
Aderlass 420
Aderlasstherapie 444
ADI = Ichthyosis vulgaris 446
Adnexe 44
Adrenalin 124
Advantan 71
Aerius 82
Aethoxysklerol 489
AHA = α-Hydroxysäure 91
AIDS (acquired immunodeficiency syndrome) **238**, 340
– definierende Erkrankung 283
– disseminiertes Kaposi-Sarkom 340
– related complex 283
airborne contact dermatitis 131

Akantholyse 45

Intraepidermale Spalt-und Blasenbildung durch Verlust der intrazellulären Haftstellen (Desmosomen).

Akanthose 14, 45, 415

Verdickung der Epidermis, vornehmlich des Stratum spinosum.

Akne s Acne S. **472**
Aknenormin 83
Akrodermatitis, papulöse, infantile 221
Akrodynie 504, 507
Akrogerie 438
Akrolentiginöses Melanom **326**, 549
Akrosinaktivität 560
Akrosklerodermie 182
Akrosklerose 181
Akrosomale Reaktion 560
Akrosyringium 11

Akrozyanose 182, 503
Aktinfilamente 5
Aktinomykose 233
Aktinomyzeten 233
Albinismus 105, **531**
Albinismus, okulo-kutaner 536
Aldara 72
Alefacept 86
Alexandritlaser 65
Alfason 71

Alkaliresistenztest 14

Hautfunktionstest zur Prüfung der Schutzfunktion gegen lokale Belastung mit Natronlauge (0,5N).

Allergene 20
– inhalative s. Inhalationsallergen 166

Allergie 110

Erworbene, spezifische Änderung der Reaktionsfähigkeit des Organismus gegenüber Fremdsubstanzen infolge einer immunologischen Reaktion. Es werden die Allergietypen I–IV unterschieden.

– Diagnostik 111
– Syndrom, orales 168
Allergische Reaktionen
– vom anaphylaktischen Typ 116
– vom Immunkomplex-Typ 125
– vom Soforttyp 116
– vom Spättyp 129
– vom zytotoxischen Typ 125
Allethrin 265
Allylamine 202ff
ALM = Akrolentiginöses malignes Melanom **326**, 549
Alopecia areolaris 276
Alopecia mucinosa 430
Alopecia androgenetica der Frau 522
Alopecia androgenetica des Mannes 520

Alopecia areata 524
– psychische Folgebelastung 571
Alopecia areata atrophicans s. Pseudopelade Brocq 528
Alopecia areata diffusa 526
Alopecia areata totalis 526
Alopecia triangularis congenita 518
Alopezie 517
– diffuse
    – erworbene 518
    – erworbene chronische 519
    – kongenitale 517
    – nicht temporäre 524
– druckbedingte 527
– progressive, diffuse, erworbene 520
– telogene 519
– zirkumskripte 524
    – postinfektiöse 527
    – traumatische 527
    – vernarbende 527
    – zugbedingte 527
Altersflecken 544
Altershaut 103
Alterspemphigoid 390
Alterswarze 290
Ambisexualhaare 516
Ambisome 82
Amciderm 71
Amcinonid 71
Amevive 86
Aminoglykoside 81
AMM (amelanotisches malignes Melanom) 328
Amoxicillin 243, 363
Ampho-Moronal 72
Amphotericin B
– lokal 72
– systemisch 82
Ampicillin-Exanthem 146
Amputation 339
Amyloidose 426
Amyloidosis cutis nodularis atrophicans Gottron 427
Amyloidtumor 427
ANA (antinukleäre Antikörper) **176**, 186, 417
Anästhesie
– Infiltrations- 56
– Kryo- 56

– Leitungs- 57
– Regional- 57
– topische 56
– Tumeszenz- 56

Anagenphase 515

Wachstumsphase von Terminalhaaren (mehrere Jahre).

Anal
– ekzem 496
– erosionen 500
– falte 497
– fissur 500
– fistel 500
– karzinom 316, 500
– rhagaden 500
Anamnese 30
Anaphylaktische Reaktionen 111, **116**
– Akuttherapie 171
– Gradeinteilung 125
– Prodromalsymptome 124
Anaphylaktoide Reaktion 125
Anastomosen, arteriovenöse 13

ANCA (Anti-Neutrophilen-Zytoplasma-Antikörper) 508

Anti-Neutrophilen-Cytoplasma-Antikörper. Gruppe von Antikörpern, die bei entzündlichen Gefäßerkrankungen auftreten.

Androgene 473, **551**
Andrologie 550
Angiitis, nekrotisierende s. Periarteriitis nodosa 508
Angina specifica 276
Angioödem 122, **123**
Angiofibrome 304
Angioidstreaks 460
Angiokeratome 304
Angiolipome 304
Angiolupoid Brocq-Pautrier 371
Angiome, eruptive 304
Angioneurotisches Ödem 122
Angiopathie, organische 507
Angiosarkom 338
Angiotensin-Converting-Enzym 373
Angulus infectiosus 204
Ankylose 466
Anonychie 547
Anthralin 74, 470
Anthrax 248
Antiöstrogen 564
Anti-Centromer-Antikörper 186
Anti-Neutrophilen-Zytoplasma-Antikörper (ANCA) 508
Antiandrogene 478
– orale 524
Antiandrogenmittel, lokal wirksam 522
Antibiotika
– lokal 73
– systemisch 80
Antihistaminika 368
– sedierende 164
– systemische 82
Antikörper 22
– antinukleäre **176**, 186, 417
– Anti-Neutrophilen-Zytoplasma 508
– borrelienspezifische 245
– gegen Langerhans-Zellen 6

Antimykotika
– lokal 72, **202**
– systemisch 81, **203**
Antipruriginosa 411
Antiretrovirale Therapie 287
Aphthen 36
– genitale 407
– orale **223**, 407
Aphthoid von Pospischill-Feyrter 223
Aphthose 407
Apomorphin 568
ARA-Kriterien, systematischer Lupus erythematodes 174
ARC (AIDS-related complex) 283
Arcus venosus dorsalis 485
Argon-Ionen-Laser 65
Argyrose **419**, 545
Arndt-Gottron-Syndrom 432
Arsenexposition 319
Arsenkeratose 307
Artefaktkrankheit 574
Arterien-Krankheiten 501
Arterienverschluss, progredienter 511
Arteriitis cranialis (Arteriitis temporalis) 509
Arteriolen 13
Arteriolitis 509
Arteriosklerose 511
– vorgezogene 461
Arthritis gonorrhoica 270
Arthritis urica 422
Arthus-Typ-Reaktion 126
Arzneiexanthem 101
Arzneimittelexanthem **146**, 414
– fixes 150
Arzneimittelreaktionen 143
Ascomyceten 196
Ashy-Dermatosis 544
Aspermie 557, **560**
Asthenozoospermie 558
Asthma bronchiale, allergisches 168
Atarax 82
Ataxia teleangiectatica 502
Atazanavir 287
Atherom 34, **293**
Atopie 158
Atosil 82
Atrichie 517
Atrophie 36, 45
Atrophie blanche 493
Aufbau der Haut, Histologie 43
Aufklärung
– Laserbehandlung 65
– präoperativ 55
Auflichtmikroskopie 39
Auslösephase 131
Auspitzphänomen 468
Australischer Standard 76
Austrocknung 13
Autoimmunerkrankungen 27, 173
AVK = Arterielle Verschlusskrankheit 511
Azathioprin **84**, 129, 508
Azelainsäure **92**, 478
Azithromycin 281
Azole 202
Azoospermie 558, **560**

B

Bacillus anthracis 248
Bakterien, grampositive 230
Balanitis 204
– circinata 406
Balneo-Helio-Therapie 54
Band, marginales 5
Bartholinitis 269
Basaliom 313, **319**
– destruierendes 321
– exulzerierendes 321
– initiales 320
– metatypisches 322
– mikroskopisch kontrollierte Chirurgie 323
– pigmentiertes 321
– slerodermiformes 320
– solides 320
– superfizielles 322
– zikatrisierendes 320
Basalioma exulcerans 321
Basalioma terebrans 321

Basalmembran 7

Epidermale, komplex zusammengesetzte Grenzmembran zwischen Epidermis und Dermis. Sie dient der mechanischen Verankerung und kontrolliert den Austausch von Zellen und Molekülen. In ihrem Bereich erfolgt die subepidermale Blasenbildung.

Basalmembran-Antikörper 391
Basalzelle 4
Basalzellkarzinom 100, **319**
Basalzellnävussyndrom 320
Basex-Acrokeratosis 348
Basidiomyceten 196
Batrafen 72
Bazin-Krankheit 254
Becker-Nävus 294
Befundbeschreibung 37
Begleitamyloidose 426
Behçet-Erkrankung 407
Beinumfangsdifferenz 492
Beinvenensystem
– oberflächliches 485
– tiefes 485
Benigne Tumoren 290
Benzathin-Penicillin G 279
Benzoylperoxid 478
Benzylbenzoat 263
Berloque-Dermatitis 194, **545**
Besnier-Boeck-Schaumann, Morbus 370
Betamethasondipropionat 71
Betamethasonvalerat 71
Betnesol-V 71
Bettwanze 266
Bifonazol 72
Biofanal 72
Biologicals 85
Biopsie 57
– Normalbefund 43
Birbeck-Granula **6**, 367
β-Karotin 442
Bläschen 33
Bläschendrüse 550
Blaschko-Linien 2
Blase 33 **102**
– akantholytische 381
– diabetische 514

– Differenzialdiagnose 102
– Erkrankungen 381
– subepidermale 8
Blasenbildung 8
– autoimmunologisch bedingte 8
– mechanisch bedingte 190
Blastomyces dermatitidis 209
Blastomykose, europäische 208
Blatter 217
Blauer Nävus 295
Blepharitis 479
Bloch-Sulzberger, Morbus 543
Blow-out-Ulkus 488, **493**
Blue-Rubber-Bleb-Naevus 304
Blutgefäß-Plexus, subpapillärer
– oberflächlicher 13
– tiefer 13
Blutungsneigung 99
B-Lymphozyten 22
Boeck-Sarkoid 370
Borderline-Persönlichkeit 575
Borkenkrätze 263
Borrelia-burgdorferi
– Antikörper 268
– Anzucht 246
– Infektion **242**, 267
– Lymphozytom **245**, 362
– Isolierung 243
Botryomykom 304
Botulinumtoxin, Faltenbehandlung 87
Bourneville-Pringle, Morbus 434
Bowen, Morbus 230, **308**
B-Symptome 508
Bradykinin 24
Breitspektrumantimykotika 202
bridging 116
Brivudin 81
– Erythrodermie 449
– Morbus 351
– Pseudopelade 528
Bronzediabetes **419**, 542
Brustdrüsenausführungsgänge, Karzinom 310
Bubo 275
Bulbus 8
Bullöses Pemphigoid 102, 384, **390**
Bulla s. Blase 33
Burckhardt-Alkaliresistenztest 14
Burnet-Hypothese 28
Burrow-Ecke 60
Buruli-Ulkus 255
Buschke-Fischer, Keratose 454
Buschke-Löwenstein-Kondylome 229
Busse-Buschke-Krankheit 208
Bypass-Operationen, Unterschenkelvenen 489
B-Zell-Lymphom 350
– großzelliges der unteren Extremität 360
– Immunozytom 359
– Keimzentrumslymphom 358
B-Zell-Pseudolymphom 363

C

C1-Esterase-Inhibitor
– Mangel 18, **123**
– synthetischer 124
Cadherine 381
Café-au-lait-Fleck 104, 294, 434, 540
Calcineurin-Inhibitoren **70**, 164
Calcinosis cutis **184**, 188
Calcinosis universalis 421
Calcipotriol **72**, 417, 470
Calcitriol 72
Candida albicans 203
– Fluconazol-resistente 206
Candida-Paronychie 205
Candio-Hermal 72
Canesten 72

Canities 531

Ergrauen und Weißverfärbung der Haare als physiologischer Altersvorgang.

CAP-RAST-Verfahren 115
Capillaritis alba 493
Carcinoma in situ 309 ff
CBAVD = Kongenitale bilaterale Aplasie des Ductus deferens 553
CD30-Aktivierungsantigen 356
Ceftriaxon 243, 270, 281
Celestan-V 71
CEP (Porphyria erythropoetica congenita) 442
Cephalosporin **80**, 270
Cetirizin 82
CFTR-Gen-Mutation 553
Chancroid s. Ulcus molle 280
Chediak-Higashi-Syndrom (CHS) 537
Cheilitis actinica 438
Cheilitis granulomatosa 376
Chemical Peeling 91
Chemo-Radiotherapie 318
Chemolumineszenz-Assay 115
Chickenpox 214
Chlamydia trachomatis, Nachweis 273
Chlamydieninfektion
– beim Mann 272
– genitale 271
– okulogenitale 272
– perinatale 272
Chloasma 544
Chloroquin 181, 444
Chlorpromazin 82
Chromatinkondensation 560
Chromosomenaberration 552
Chromosomenuntersuchung 561
Chronisch-taktile Halluzinose 576
Chronisch-venöse Insuffizienz 493
CHS = Chediak-Higashi-Syndrom 537
Chymotrypsin 24
Cicatrix 36
Ciclopiroxolamin 72
Ciclosporin A **84**, 510
Cidofovir 81
Cignolin 470
Cimex lectularius 266
Cimikose 266
Ciprofloxacin 270

Cisplatin 318
Clark-Level 330
Claudicatio intermittens 511
Clemastin 82
Clobetasolpropionat 71
Clobetasonbutyrat 71
Clocortolonpivalat 71
Clofazimin **85**, 257
CMC (chronisch mukokutane Kandidose) 205
CO_2-Laser 65
Coccidioides immitis 209
Cockett-Gruppe 487
Collerette 405
Collerette-Schuppung 348
Commonwarts 227
Compound-Nävi 296
Condylomata
– lata 276
– plana 289
– acuminata 228
– gigantea Buschke-Löwenstein 229
– plana 229
Coombs und Gell 110
Cordes H 71
Cordylobia antropophaga 261
Cornu cutaneum 306
Corona phlebectatica 494
Corona venerea 276
Corynebacterium minutissimum 231
Corynebacterium tenue 232
Cotrimazol 72
Coxsackie-Virus-Infektion 210
Craurosis penis 418
Craurosis vulvae 417
Credé-Prophylaxe 269
Cremes 70
CREST-Syndrom 183
Cromoglicinsäure 368
Crosse 485
Crosti-Gianotti-Syndrom 222
CRST-Syndrom 183
Cryptococcus neoformans 208
– Nachweis 208
CTCL = cutanes T-Zell-Lymphom 352
Curatoderm S 72
Cutis hyperelastica 458
Cutis marmoratas Livedo reticularis 504
CVI (Chronisch-venöse Insuffizienz) 493
Cyclophosphamid **84**, 509
Cyproteronacetat 524

D

D-H-S-System: 196
DADPS = Diaminodiphenylsulfon 85
Daivonex S/C 72
Daktar 72
Dapson **85**, 257
Darier, Morbus 456
Darier-Zeichen 368
DC-Syndrom (De-Sanctis-Cacchione-Syndrom) 437
Deckverband 77
Decoderm 71
Defäkation, schmerzhafte 500
Dehnungsplastik 59
Dellwarze 209
Delusional parasitosis 576

Demodikose 481
Denie-Morgan-Fältelung 162
Depigmentierung 401
Dermabrasion 58
Dermalogen 89
Dermatitis
– aktinische, chronische 364
– ammoniacalis 136
– atopische **158**, 224
– atrophicans lipoides diabetica 377
– exfoliativa neonatorum Ritter von Rittershain 240
– herpetiformis Duhring 102, 384, **394**
– periorale 107, **482**
– Verteilungsmuster 483
– pratensis 194
– rosazeaartige, periorale 482
– seborrhoische 140
– solaris 192
– ulcerosa 509
– psychische Folgebelastung 571
Dermatobia hominis 261
Dermatochirurgie 55
Dermatofibrosarkom 337
Dermatoliposklerose 493
Dermatome 216
Dermatomyositis 187
Dermatop 71
Dermatophyten 196
Dermatophyteninfektion 197
Dermatophytose 197
Dermatosen, umschriebene 415
Dermatoskop 39
Dermatoskopie 39
– Kriterien von Hauttumoren 40
– Naevus 40
Dermatozoenwahn 576
Dermis 11
– Histologie 43
– Papillen 13
Dermite ocre 493
Dermographismus 39
– weißer 159
Dermopathie, diabetische 514
Dermoxin 71
Dermoxinale 71
Desferoxamin 420
Desloratidin 82
Desmogleine 381
Desmoplakin I 389

Desmosomen 4

Interzelluläre Haftstellen der Keratinozyten.

Desoximetason 71
Deuteromyceten 196
Dexamethason 71
Dextranmonomere 89
DHT = Dihydrotestosteron 551
Diabetes insipidus 367
Diabetes mellitus, Hautveränderungen 513
Diagnostik
– allergologische 111
– mykologische 206
– präoperative 56
Diaminodiphenylsulfon 85
Diaskopie 39
Diclofenac 193
Didanosin 81
Differin C/G 73
Diflucan 82

Difluocortolonvalerat 71
Dihydrotestosteron 551
Dimetinden 82
Dioxin-Akne 477
Diprosis 71
Diprosone 71
Disseminiertes Kaposi-Sarkom bei AIDS (DKS) 340
Dithranol **74**, 470
DNS (Syndrom der dysplastischen Nävi) 325
DNS-Reparationsmechanismen 314
DNS-Veränderung, UVB-Licht-bedingte 436
dog-ear 60
Dornwarzen 228
Douglan Salbe 71
Doxycyclin 243, 255, 273, 363
Drüsen, apokrine 10
Drainage 57
Dreitagefieber 220
Druckurtikaria 118
Druse 234
Dubreuilh, Morbus 311
Duhring, Morbus 394
Dunstekzem 131
Duplex-Sonographie 487
Dyshidrosiformes Handekzem 106
Dyshidrotisches Ekzem 141, **143**

Dyskeratose 307

Fehlerhafte Keratinsynthese unter vorzeitiger Verhornung einzelner Keratinozyten, die zur Auflockerung des epidermalen Gefüges mit suprabasaler Spaltbildung führt, z. B. bei Dyskeratosis follicularis (Darier).

Dyskeratosis bullosa hereditaria 396
Dyskeratosis follicularis 457
Dysmorphophobie 572
Dysplasie, ektodermale 531
Dystopia cantorum 537
Dystrophia canaliformis mediana 549

E

EAA = Exogen Allergische Alveolitis 128
Ebastel 82
Ebastin 82
EBD = Epidermolysis bullosa dystrophica 452
Ebenol 71
EBJ = Epidermolysis bullosa junctionalis 452
EBS = Epidermolysis bullosa simplex 451
ECF = eosinophiler chemotaktischer Faktor 24
ECHO-Viren 211
Econazol 72
Ecthyma
– terebrans 236
– contagiosum 213
– infectiosum 213
Ecural 71
Eczema
– craquele 138

– herpeticatum 162, **224**
– molluscatum 210
– verrucatum 227
Efalizumab 85 f
Effektorphase 131
Effloreszenzen 31

Effluvium 517

Dynamischer Vorgang des Haarausfalls.

– anagen-dystrophisches 518
– telogenes 519
Ehlers-Danlos-Syndrom 458 f
Eigenfett 89
Einschlusskörperchen 210
– eosinophile 212
– Konjunktivitis 272
Eisenüberladungs-Syndrom 419
Eiterkokken 234
Ejakulat
– Diagnostik, immunologische 559
– pH-Wert 558
– Volumen 557
Ejakulation, retrograde 555 ff
Ekchymose **97**, 458
Ekthyma s. Ecthyma

Ekzem 105, 160

Eine nicht kontagiöse Epidermodermitis, klinisch charakterisiert durch Rötung, Knötchen, Bläschen, Nässen, Schuppenbildung, Lichenifikation und histopathologisch durch herdförmige Spongiose, Akanthose und Parakeratose. Subjektiv besteht ein mehr oder weniger ausgeprägter Juckreiz.

– atopisches 158
– dyshidrotisches 141, **143**
– endogenes 158
– Lokalisation 107
– nummuläres 139, **140**
– seborrhoisches 107, 140, **141**
– subtoxisch-degeneratives 137
– superinfiziertes 241
– traumiteratives 137
Ekzemkrankheiten 129
Elastikaplexus 12 f
Elastin 12
elastische Fasern, Histologie 43, **44**
Elastorrhexis generalisata 460
Elektrokaustik 58
Elephantiasis 237
Elidel 164
Elidel Salbe 71
EMLA-Creme 56
Emmert
– Phenol- 59
– Plastik 59
Emovate 71
Enanthem 37
Enbrel 86
Endarteriitis Heubner 277
Endomysium-Antikörper 395
Endotheliom, malignes, bei chronisch elefantiatischem Lymphstau 339
Endoxan 84
Enfuvirtid 287

Enteropathie, glutensensitive 394
Entzündungsreaktion, akute 18
EORTC = European Organization for Research on Treatment of Cancer 350
Eosinophiler chemotaktischer Faktor 24
Eosinophilie 159
Epheliden 294
Epi-Pevaryl 72
Epidermalzysten 293
Epidermis 3
– Histologie 43
– Parenchym 4
– Widerstandsfähigkeit 5
Epidermodysplasia verruciformis 229

Epidermolyse 451

Spalt- und Blasenbildung im Bereich der dermo-epidermalen Verbindung.

– hereditäre 451 ff
Epidermolysis
– acuta toxica 152
– bullosa dystrophica 452
– bullosa dystrophica Pasini 398
– bullosa junctionalis 452
 – Typ Herlitz 452
 – Typ Non-Herlitz 452
– bullosa simplex 451
 – Typ Dowling Meara 452
 – Typ Köbner 452
 – Typ Weber-Cockayne 451
 – Typ Hallopeau-Siemens 452
Epidermolytische Ichthyosen 449 f
Epidermophyton floccosum 197
Epidermophyton species 197
Epidermotropismus 353
Epididymitis gonorrhoica 269
Epididymovasostomie 563
Epikutant 134

Epikutantest 114

Epikutaner Läppchentest (Patchtest), in der Regel an der Rückenhaut angebracht zur Diagnose von allergischen Kontaktekzemen (allergische Reaktion vom Spättyp).

Epithelioma
– adenoides cysticum 293
– spinocellulare 313
– basocellulare 319
– contagiosum 209
– molluscum 209
Epitope 45
EPP (erythropoetische Protoporphyrie) 440
Erbium-YAG-Laser 65
Erbkrankheit 433 f
Erektile Dysfunktion 566
Erfrierung 190
Erntekrätze 264
Erosion **35**, 99
Erregereigenschaften, pathogene 230
Erregereintrittspforte 230
Eruption, varizelliforme, Kaposi 224
Erysipel 236

Erysipela scarcinomatosum 343
Erysipeloid 247
Erysipelothrix rhusiopathiae 247
Erythem 36
– fliederfarbenes 188
– nekrolytisch migratorisches 348
Erythema
– chronicum migrans 244
– contusiforme 148
– dyschromicum perstans 544
– exsudativum multiforme 101–102, 151, **152**, 414
– gyratum repens Gammel 348
– induratum 254
– infectiosum **219**, 413
– migrans 268
 – -Krankheit 242
– multiforme 151
– necroticans migrans 348
– nodosum 148, **149**, 370, 407
– nodosum leprosum 257
Erythrasma 231
Erythrocyanosis crurum puellarum 504
Erythrodermie 36,
– T-Zell 355
– Brocq 449
– psoriatisches 465
Erythrodonie 442
Erythrokeratodermien 456
Erythromelalgie 505 f
Erythromycin 273
Erythroplasie Queyrat 309
Erythrozytendiapedese 128
Espundia 259
Etanercept 86
Ethambutol 251
Etretinat 83
Eumelanin 535
Eunuchoidismus 555

Exanthem 37, 107, 399

Durch eine Vielzahl von Einzelelementen, teils mit charakteristischer Verteilung, am ganzen Körper bedingter „Ausschlag".

– akropapulöses 414
– disseminiertes 173
– lichtprovoziertes 408
– monomorphes 399
– polymorphes 399
– pustulöses 406
– Scharl 249
– syphilitisches 276
Exanthema subitum 220
Exfoliatin 235, **240**
Exkoriation 35
Exkoriationen 35
Exogen Allergische Alveolitis 128
Exsikkation 103
Exsikkationsekzem **138**, 139
Exsikkationsekzematid 103
Exzision, einfache 59

F

Fötor 386
Fünfte Krankheit 219
Facies leontina 360
Fadenpilzinfektion, Diabetiker 514
Faltenaugmentation 89
Faltenbehandlung 87
Famciclovir 81
Famvir 81
Farb-Duplex-Sonographie 487
Farbstofflaser 65
Fasern
– argyrophile 12
– dermale 12
– elastische 12
Fasziitis, nekrotisierende 237
Faulecken 225
Favus 199
Fazialisparese, periphere 376
Feer-Krankheit 507
Feigwarzen 228
Felderhaut 2
Fenistil 82
Ferrochelatasedefekt 441
Fertilitätsstörung, männliche 550 ff
– immunologische 555
– psychische Faktoren 556
– Therapie 562
Fettstoffwechselstörung 424
Feuchtwarzen 228
Feuermal 301
Fexofenadin 82
Fibrilline 12

Fibroblasten 11

Dominierende Zellen des dermalen Bindegewebes, spindelförmig mit langen Zellfortsätzen bilden sie ein Netz. Sie bilden und sezernieren die Bausteine für die extrazelluläre Synthese der Kollagenfasern, der Retikulinfasern, der elastischen Fasern und der dermalen Matrix.

Fibrome 291
Fibromuzinose 431
Fibrosarkom **336**, 435
Fibrose 45
Fibrozyt 11
Filaggrin 5
Filariosen 261
Filzlaus 265
Finasterid 522
Fingerarterienspasmus, anfallsartiger 506
Fistelkomedonen 474
Fitzpatrick-Hauttypen 534
Flachwarzen 226
Flatwarts 226
Flechtenbildung 37
Fleck 31
Fleck, umschriebener 104
Floh 266
Fluconazol 82
Flucortolon 84
Flumetasonpivalat 71
Fluocinolonacetonid 71
Fluocortolon 71
Fluodinoid 71
Fluorandrenolon 71
Fluorchinolone 81

Fluoreszenz, karminrote 231
Fluoreszenz-Treponema-Antikörpertest 278
Fluoreszenzstrahler 49
Fluorozyten 442
Fluorouracil 318
Fluprednidenacetat 71
Fogo selvagem 387
Fokussuche, bei Urtikaria 121
Folliculitis barbae 238
Follikularkeratose 456
Follikulitis 207, **238**
– bakterielle, gramnegative 242
– superfizielle 238
– tiefe 238
Fontaine-Stadieneinteilung, arterielle Verschlusskrankheit 512
Foscarnet 81
Frühsommer-Meningoenzephalitis 267
Frenulum-Plastik 418
Fruktose im Seminalplasma 559
FSH (follikelstimulierendes Hormon) 551
FSH-Basalwert 561
FTA-Test (Fluoreszenz-Treponema-Antikörpertest) 278
Fußinfekt, bakterieller, gramnegativer 242
Fußsohlenwarzen 228
Fulcin S 82
Fumarsäure 470
Fumarsäureester 83
Fungata 82
Fungi imperfecti 196
Furunkel 238
Furunkulose 238
Fusionsinhibitoren 287

G

Günther, Morbus 442
Gürtelrose 215
Galenik 73
Gamaschenulkus 493
Gametentransfer 565
Gamma-Hexachlorocyclohexan 263
Ganciclovir 81
Gangrän 507, 511 f
– diabetische 513
– Ursachen 507
Gastroenteritis, allergische 166
Gefäßhyperreaktivität 479
Gefäßnävi 301
Gefäßveränderungen, Laserbehandlung 65
Gele 70
Gelenküberstreckbarkeit 458
Genitalleukoplakie 312
Genitalpapeln, bowenoide 346
Genitalschleimhautatrophie 417
German measles 219
Geschlechtsdrüsen, akzessorische 551
Geschlechtskrankheit s. Sexuell übertragbare Krankheit 268
Geschwür 35
Gesichtsdermatose, entzündliche 479
Gesichtserysipel 237
Gesichtsfurunkel 239
Gianotti-Crosti-Syndrom 221
Gicht 422

Gingivostomatitis herpetica 101, **223**

Glasspateldruck 38
Diagnostisches Phänomen zur Beurteilung der Eigenfarbe entzündlicher Hautveränderungen.

Gleithoden 557
Globozoospermie 554
Glossodynie 572
gloves and socks-Syndrome 220
Glukagonom-Syndrom 348
Glukokortikoide **84**, 129
α-Glukosidase 559
GM-CSF 26
GnRH (Gonadotropin-releasing-Hormon) 551
GnRH-Test 561
Goltz-Gorlin-Syndrom 320
Gonokokken
– Infektion, disseminierte 270
– Nachweis 270
– Sepsis 270
Gonorrhö 268
Gottron, Morbus 438
Gottron, Erythrokeratodermie 456
Gougerot-Carteaud-Syndrom 543
Grönblad-Strandberg-Syndrom 460
Grübchennägel 525
Grützbeutel 293
Graft versus Host Reaktion 27
Graham-Little-Lasseur-Syndrom 401
Granula, neurosekretorische 7

Granulom
Chronisch entzündliche Gewebereaktion, welche histopathologisch charakterisiert ist durch gruppierte Anhäufungen von Makrophagen, von Epitheloidzellen und Riesenzellen. Ein Randsaum anderer Entzündungszellen und eine bindegewebige Stromareaktion können fakultativ auftreten und entsprechend der Ätiologie variabel dazutreten. Zentral kann oft eine Nekrose oder Nekrobiose beobachtet werden.

– eosinophiles, der Knochen 367
– tuberkuloides 252
Granuloma
– anulare **374**, 514
– fissuratum 190
– nitidum 378
– pediculatum 304
– pyogenicum 304
– teleangiectaticum 304
– trichophyticum Majocchii 197
Granulomatöse Erkrankung 370
Granulomatosis disciformis chronica et progressiva 378
Granulozyten 18
– basophile 24
– eosinophile 19
– neutrophile 18
Granulozytenelastase 559
Greaves-Test 121

Griseofulvin **82**, 203
Gumma, tuberkulöses 254
Gummen 277
Gummibandligatur 499
Gyrasehemmer 270, 273

H

Hämangiolymphosarkom 339
Hämangiome 301, **303**
Hämangiosarkom 338
Hämbiosynthesestörung 439
Hämochromatose **419**, 542
Hämorrhagien 97
Hämorrhoidektomie 499
Hämorrhoiden 498
Hämosiderinablagerung 105
Hämosiderinpigmentierung 291
Häutchen, letztes 468
Höhenklimakur 165
Hühnerauge 190
H-Lappenplastik 61
Haarausfall
– akuter 518
– kreisrunder 524
– männlicher 520

Haarbalg 9, 515
Äußerste, mesenchymal bindegewebige Hülle des Haarfollikels.

Haarbalgmilben 230, **264**
Haare
– Heterochromie 531
– kadaverisierte 518, 525
Haarfarbe, Veränderung 531
Haarfollikel 6, 8, 13, **44**, 515
– 5-alpha-Reduktase-Aktivität 520
– Untergang 516 f
Haarleukoplakie, orale 284
Haarmatrix **8**, 515
Haarschaft 9
– Veränderung
– erworbene 531
– exogene **516**, 531
Haartransplantation 62
Haartypen 8
Haarwasser, östrogenhaltiges 522, 524

Haarwurzel 9
Besteht aus den Trichozyten mit dem sich daraus bildenden intrakutanen Haarschaft; sie ist umgeben von den Wurzelscheiden.

– Scheide
– äußere 9
– innere 9
– Status 515
Haarzyklus 515
HAE = Hereditäres Angioödem 123
Haemophilus ducreyi 280
Hailey-Hailey, Morbus 396
Hakenwurmlarve 261
Halluzinose, chronisch-taktile 576
Halo-Nävus 297

Hand-foot-mouth-disease 210
Hand-Schüller-Christian-Krankheit 367
Handekzem, dyshidrosiformes 106
HANE = Hereditäres Angioneurotisches Ödem 122
Haptene 20
Harnstoff 74
Haupthistokompatibilitäskomplex-Proteine (MHC) 27
Hausfrauenekzem 137
Hausstauballergie 169
Haut
– Austauschfunktion 14
– histologischer Normalbefund **43**
– Reizaufnahme 14
– Schutzfunktion 13
– trockene 161
Hautamyloidose, makulöse 426
Hautanhangsgebilde 44
Hautatrophie 246, 417
Hautbarriere 16
Hautbarrierefunktion 103
Hautbesiedelung, mikrobielle 230
Hautblutungen 249
Hautdurchblutung, Regulation 501
Hautfauna 230
Hautflora 230
Hautfunktionstest 14
Hautgefäße 501
Hauthorn 395
Hautkrankheit, exanthematische 399
Hautkrebs, psychische Folgebelastung 571
Hautmetastasen s. Metastasen, kutane 342
Hautsarkoidose 371
Hauttuberkulose 250

Hauttyp 14, 534
Typeneinteilung der Haut entsprechend deren Pigmentierung und Bräunungsverhalten (I–VI).

Hautverletzbarkeit, erhöhte 443
Heerfordt-Syndrom 373
Hefemykose 203
– Therapie 206
Hefen 196
Hefepilze 230
Hefepilzinfektion, Diabetiker 514
Heiserkeit 421
Hemidesmosomen 8
Hemizona Assay 560
Hepatitis-B-Virus 221
Herbstkrätze 264
Hereditäres Angioödem 123
Hereditäres Angioneurotisches Ödem 122
Hermansky-Pudlak-Syndrom (HPS) 536
Herpangina Zahorsky 211
Herpes
– genitalis 225
– gestationis 393
– hominis-Virus-Typ-6 220
– Rezidiv 222
– simplex 102, **224**
– generalisierte Infektion 224
– labialis 225
– zoster 102, **215**

Herpetic pharyngitis 211
Hertoghe-Zeichen 162
Herxheimer-Syndrom 245
Heterochromia iridis 537
Heterochromie der Haare 531
Heubner-Sternkarte 214
Heuschnupfen 166
HHV-6 und 7 (Herpes-hominis-Virus-Typ-6) 220
Hiatus saphenus 485
Hidradenitis suppurativa 233
Hilfsmittel, technische 38
Himbeerzunge 249
Hirnsklerose, tuberöse 435
Hirsutismus 532
Histamin 24
Histaminfreisetzung 125
Histaminliberatoren 117

Histiozyten 11

Aus dem Knochenmark eingewanderte Monozyten, die in der Dermis differenzieren. Sie spielen bei der Phagozytose und der Granulombildung eine wesentliche Rolle (Makrophagen) und nehmen an immunologischen Reaktionen teil.

Histiozytome 291
Histiozytose 365
Histiozytosis X 366
Histologie, Normalbefund 43
Histoplasma capsulatum 209
Hitzeablation 58
Hitzemelanose 505
HIV
– Antikörper-Nachweis 286
– assoziierte Erkrankung 283
– Infektion 281
– Krankheit, akute 283
– Protease-Inhibitoren 287
HLA-B 17 462
HLA-B 27 466
HLA-B 57 462
HLA-B5 408
HLA-Cw 6 462
HLA-Dr 7 462
HLA-System 27

Hobelspan-Phänomen 207

Diagnostisches Kratzphänomen mit hobelspanartiger Ablösung eines parakeratotischen Schuppendeckels, bei Pityriasis lichenoides (303) und bei Pityriasis versicolor (110).

Hochdruckstrahler 49
Hochfrequenzstromgeräte 58
Hochgebirgsklima 55
Hoden 550
Hodendystopie 554
Hodenektopie 557
Hodenhochstand, Therapie 562
Hodenschaden
– primärer 552
– sekundärer 555
Hodgkin, Morbus 362
Hodgkin-Zellen 362
Holzspatel 38
Hormon
– follikel stimulierendes 551
– luteinisierendes 551
Hormonanalyse 561
Hormontherapie bei Fertilitätsstörung des Mannes 563
Hornpfropf 473
Hornzelle 4, 6 HPS = Hermansky-Pudlak-Syndrom 536
HPV (humane Papillomviren) 226
HSV 222
Humanes Immundefizienz-Virus s. HIV 281
Hutchinson-Gilford, Morbus 439
Hutchinson-Trias 280
Hyalinose 421
Hyaluronsäure, zur Faltenbehandlung 89
Hydra Fill 89
Hydrargyrose 419
Hydrochinon 92
Hydrocortison 71
Hydrocortisonacetat 71
Hydrocortisonbuyrat 71
Hydrogalen 71
Hydrokollidverband 77
Hydrolipidfilm 103
Hydrops fetalis 220
α-Hydroxysäuren 91
Hydroxyzin 82
Hylaform 89
Hymenopteren-Allergie 170
Hyperepidermopoese, Drosselung 469 f

Hypergranulose 44, 400

Verbreiterung des Stratum granulosum, z.B. bei Lichen ruber.

Hyperkeratose 14, 406, 415

Verdickung der Hornschicht. Man unterscheidet Retentions- und Proliferationshyperkeratosen.

– follikelassoziierte 456
– follikuläre 180
Hyperkeratose, epidermolytische s. epidermolytische Ichthyose 449
Hyperlipoproteinämie 424
Hyperparakeratose 44

Hyperpigmentierung 541, 415 f, 420, 444

Ist der vermehrte Pigmentgehalt der Haut; sie kann lokalisiert oder generalisiert auftreten.

– erworbene generalisierte 541
– kleinfleckige 433
– Therapie 92
– umschriebene 542
Hyperplasie, pseudokarzinomatöse 345
Hypersemie 557
Hypersiderinämie 420
Hypertrichose 294, 442, 444, 532
– ethnisch bedingt 532
– medikamentös bedingte 532
– nävoide 532
Hypertrichosis lanuginosa acquisita 348, 532
Hypogonadismus
– hypergonadotroper 561
– hypogonadotroper 561
– normogonadotroper 561
– bei älteren Männern 566
Hypomelanosis guttata idiopathica 540
Hypomelanosis Ito 537
Hypomelanosis, toxische 540
Hypopigmentierung
– erworbene 538
– genetisch bedingte 536
– postinfektiöse 540
– postinflammatorische 540
Hyposemie 557
Hyposensibilisierung 171
Hypothyreose 428
Hypotrichose 517
HZA = Hemizona Assay 560

I

Ichthyol 74
Ichthyol-Watteverband 239
Ichthyose
– bullosa Siemens 450
– epidermolytische 449 f
– hereditäre 445
– lamelläre 448
– symptomatische 451
– vulgaris 446
– X-chromosomal rezessive 447
Idiopathischer hypogonadotroper Hypogonadismus 553
IF = Immunfluoreszenz 45
IFN-γ (= Interferon-γ) 26
IfSG = Infektionsschutzgesetz 268
IgA 23
– Ablagerungen 394
– Dermatose, lineare 395
– Mangel 502
IgD 23
IgE 23
– Regulation, abnorme 158
IgG 23
– Paraproteinämie 431
IgM 23
IHH = idiopathischer hypogonadotroper Hypogonadismus 553
IL (Interleukin)-1 26
IL (Interleukin)-2 26
IL (Interleukin)-3 26
IL (Interleukin)-4 26
IL (Interleukin)-5 26
IL (Interleukin)-6 26
IL (Interleukin)-8 26
IL (Interleukin)-10 26
IL (Interleukin)-12 26
IL (Interleukin)-18 26
Imiquimod 72
Immotile-Cilia-Syndrom 554
Immunabwehr 231
Immunabwehrlage, zelluläre 287
Immundefekt, zellulärer 204
Immundefizit, humorales 502
Immunfluoreszenz 45
– bullöses Pemphigoid 47
Immunglobuline 22
Immunhistochemie 45
Immunhistopathologie 45
Immunität
– humorale 22
– zelluläre, herabgesetzte 158
Immunkomplex-Vaskulitis, nekrotisierende 407
Immunkomplexbildung 111
Immunlage bei Lepra 257
Immunmodulatoren, lokale 70
Immunmodulierende Stoffe 85
Immunosporin 84
Immunozytom 359
Immunreaktionen 110
Immunreaktion, zellvermittelte 111
Immunsuppressiva 84
Immunsystem
– angeborenes 16
– erworbenes 19
Immuntherapie, spezifische 171
Immurek 84
Impetiginisierung 241
Impetigo bullosa 398
In-vitro-Fertilisation 565
Incontinentia pigmenti 543
Incontinentia pigmenti achromians 537
Infekt, bakterieller, Diabetiker 514
Infektion
– bakterielle 230
– primäre 234
– sekundäre 241
– systemische 242
– opportunistische 283
– venerische s. sexuell übertragbare Krankheit 268
Infiltrat(Plaque)stadium, Mycosis fungoides 352
Infiltrate 45
Infiltrations-Anästhesie 56
Infliximab 86
Inhalationsallergene, nicht saisonale 169
Inhibin 550 f
Inokulationstuberkulose 251
Insektenstich
– Überempfindlichkeitsreaktion 170
– Reaktionen, bullöse 398
Insemination 565
– heterologe 565
Intense Pulse Light Technologie 68
Interferon- 354
Interleukin-1 26
Interleukin-2 26
Interleukin-3 26
Interleukin-4 26
Interleukin-5 26
Interleukin-6 26
Interleukin-8 26
Interleukin-10 26
Interleukin-12 26
Interleukin-18 26
Intoleranzprovokation 117
Intoleranzsyndrom 117

Intrakutantest 113

Zum Nachweis von Typ-I-Sofortallergien und auch von Typ-IV-Spättypallergien. Die sterile Allergenlösung wird mittels einer Tuberkulinnadel intrakutan appliziert. Als Kontrolle dient Histamin für die Sofortreaktionen (Ablesung nach 10–30 min). Die Spättypreaktion (Tuberkulinreaktion) wird nach 24–72 Stunden abgelesen.

Involucrin 5
Inzision 57
Iodoform-Tamponade 57
IPL = Intense Pulse Light Technologie 68
Irisblenden-Phänomen 504
Irisneurofibromatome 433
Irritantien, Ekzemauslösung 161
Ischämie 507, 511
Isoniazid 251
Isotretinoin 83
Ito-Nävus 295
Itraconazol 82
IVF = In-vitro-Fertilisation 565
Ixodes ricinus 242, **267**
Jadassohn-Lewandowsky-Syndrom 454
Jarisch-Herxheimer-Reaktion 280
Jellin 71
Jessner-Kanof, Morbus 363
Juckreiz s. Pruritus 14, **94**, 161, 222, 405
– Schwelle, herabgesetzte 159
– Stillung 74
Juliusberg-Pustulosis 224
Junktionsnävi 296
Junktionszone, dermoepidermale 8
Juvederm 89

K

Kälte-Urtikaria 118
Kälterezeptoren 14

Köbner-Phänomen 401, 463

Isomorpher Reizeffekt durch unspezifische (mechanische) Provokation bei Psoriasis (392), bei Lichen ruber (306), bei planen Warzen (129), und auch beim Ekzem (Kogoj-Phänomen, 50).

Köbner-Vitiligo 539
Körnerzelle 4
Körperdysmorphe Störungen 572
Kaban 71
Kachexie, Alopezie 524
Kala-Azar 259
Kallmann-Syndrom 553
Kallus 190
Kalzinose 420
– dystrophische 421
– idiopathische 421
– metastatische 421
Kandelabergefäße 501
Kandida-Ösophagitis 204
Kandidastomatitis 204
Kandidose 203
– genitale 204
– genitoglutäale 204
– interdigitale 205
– intertriginöse 204
– mukokutane, chronische 205
– orale 204
Kanzerogen 319
Kaposi-Sarkom 285, **340**
– disseminiertes (bei AIDS) 340
– klassisches, idiopathisches 341
Karbunkel 238
Kartagener-Syndrom 554

Karzinogen 314
Karzinogenese 226
Karzinom, spinozelluläres 313
Kasabach-Merritt-Syndrom 304

Katagenphase 515

14-tägige Übergangsphase zwischen Anagen- und Katagenphase von Terminalhaaren.

Keimepithel 550
Keimzentrumslymphom, kutanes 358
Keloidbildung 476
Keloide 292
Keratin 4f

Keratinozyten 3f

Die hauptsächliche Zellpopulation der Epidermis.

– Adhärenzverbindungen 5
– Synthesestadium 5
– Transformationsstadium 6
– Transplantation 62
Keratitis 480
Keratitis solaris 193
Keratoakanthom 344
Keratohyalingranula 5
Keratolyse 469
Keratolysis sulcata plantaris 232
Keratolytika **74**, 227
Keratoma sulcatum 232
Keratose, seborrhoische 290
Keratosis
– palmoplantaris diffusa 454
– palmoplantaris papulosa seu. maculosa 454
– palmoplantaris transgrediens 454
– actinica 306
– follicularis 456
– pilaris 456
– senilis 306
– solaris 306
Kerion Celsi 197, 199

Kerzentropfenphänomen 467

Diagnostisches Kratzphänomen bei Psoriasis zum Nachweis der Parakeratose. Die Hornschicht wird durch Kratzen aufgeraut und erscheint durch Lufteintritt aufgehellt (ähnlich wie nach Kratzen über Kerzentropfen), bei Psoriasis.

Ketokonazol 72
Ketotifen 82
Killerzellen, natürliche 19
Klappeninsuffizienz, Venen 487
Klavus 190
Kleiderlaus 265
Klimatherapie 53
Klinefelter-Syndrom 552
Klinischer Fall
– Acne papulopustulosa 479
– Basaliom 323
– Borrelia-burgdorferi-Infektion, chronische 247
– Chlamydieninfektion, postgonorrhoische 274
– Dermatitis, periorale 484

– Dermatitis ulcerosa 510
– Dermatomyositis 189
– Hyposensibilisierung 172
– Kaposi-Sarkom 288
– Larva migrans 262
– Lentigo maligna 323
– Lepra 259
– Lichen sclerosus et atrophicans 418
– Lichen Vidal 416
– malignes Melanom 336
– Morbus Reiter 407
– Mycosis fungoides 354
– Perianalvenenthrombose 500
– progressive systemische Sklerodermie 187
– Porphyria cutanea tarda 445
– Psoriasis 471
– Schwimmbadgranulom 255
– Spinaliom 319
– systemischer Lupus erythematodes 179
– Ulcus cruris 495
– Wiesengräserdermatitis 195
– Xanthelasmen 426
Klippel-Trenaunay-Syndrom 302
Klonale Selektionstheorie 19
Knöchelödem 493
Knötchen 32
– juckende 409
– rheumatische 379
Knötchenflechte 400
Knospe-Schema 354
Knoten 32, **33**
– paravakzine 212
– rheumatoide 379
Knotenrose 148
Koagulopathie 97
Koenen-Tumoren 435

Kogoj-Phänomen 131

Isomorpher Reizeffekt bei Ekzemen (vgl. Köbner-Phänomen).

Koilonychie 547, **549**
Kojisäure 92
Kokarden-Erythem 151
Kolbenhaare 525
Kollagen 12
– Abbau 12
– Biosynthese 12
– Defekt 458
– zur Faltenbehandlung 89, 91 88
– Fasern 12
– Färbung 12
– Fibrillen 12
– Synthesestörung 458
Kollodiumbaby 448, **449**
Koloskop 496
Komedo 473
Komplementfaktormangel 17
Komplementsystem 16
Kompressionsstrümpfe **78**, 495
Kompressionsverband 77, 491, **495**
Kondylome 226, **228**
– spitze 500
Kongenitale bilaterale Aplasie des Ductus deferens 553
Konjunktivitis 479
– postnatale 272
– solaris 193
Kontaktakne 476
Kontaktekzem 106
– allergisches 7, 130, **132**

– Streuherde 131
– irritatives 135
– kumulativ-subtoxisches 138
– perianales 496
– toxisches 135
Kontaktinfektion, genitale s. sexuell übertragbare Krankheit 268
Kontrazeptiva 478
Kopfhautdermatose 529
Kopflaus 264
Koplik-Flecke 218
Kortikosteroide **70**, 84, 177, 189, 508 f
– lokale 70, 164
– systemische 84
Kosmetikakne 477
Krätze 262
Krümelnägel 465
Kranzfurchen-Phlebitis 491
Krosse 485
Krosse-Insuffizienz 488
Kryo-Anästhesie 56
Kryochirurgie 59
Kryosperma 566
Kryotherapie 59
Kryptitis 500
Kryptokokkose 208
Kryptorchismus 554
Kupferdampflaser 65
Kupferfinne 479
Kupferrose 479
Kurretage 58
Kutikula 515

L

Läuse 264
Läusebiss 265
Löfgren-Syndrom 370
Lamina densa 8
Lamina lucida 8
Lamisil 82
Lamprene 257
Langer-Spaltlinien 2
Langerhans-Granula 367

Langerhans-Zellen 6, 19

Dendritische Zellen der suprabasalen Epidermis, monozytären Ursprungs, die aus dem Knochenmark einwandern. Sie enthalten Birbeck-Granula und spielen eine wesentliche Rolle bei der Antigenpräsentation zur allergischen Typ-IV-Reaktion.

Langerhans-Zell-Histiozytose 366
Lanugohaare 8
Lappenplastiken 59
Larva currens 261
Larva migrans 261
Larynxödem 124
LAS (Lymphadenopathiesyndrom) 283
Laser
– Alexandritlaser 65
– Argon-Ionen- 65
– CO2-Laser 65
– Nd, YAG-Laser 65
– Rubinlaser 65
– epilation 67
– koagulation, Teleangiektasie 502

– phototherapie 68
– therapie 64
  – Nachbehandlung 68
  – zur Faltenbehandlung 92
  – bei Hirsutismus 533
– Typen 65
late onset hypogonadism 566
Latexallergie 169
Laticort 71
Laufmilben 264
LCD = Liquor carbonis detergens 74
Leiomyome 293
Leishmanid, dermales 259
Leishmaniose 100, **259**
Leistenhaut 2
Leitsymptome 94
Leitungs-Anästhesie 57
Leitveneninsuffizienz 488
Lentigines seniles 544
Lentigines solares 544
Lentigo 325
– senilis 104
– simplex 294, **543**
– maligna-Melanom **311**, 327
Leopardsyndrom 543
Lepra 100, **256**
– Reaktion 256
– indeterminata 256
– lepromatosa 256
– tuberculoides 256
Lepromin-Test 257
Leukämide 361
Leukoderm 276
Leukonychie 547
Leukoplakie 312
Leukotriene 24
Leukozytoklasie 128
Levocetirizin 82
Levurose 203
Leydig-Zellen 550
Leydig-Zellinsuffizienz 555
– postpuberale 555
LH (luteinisierendes Hormon) 551
LH-Basalwert 561
Libman-Sacks-Endokarditis 174
Lichen
– amyloidosus 416, **426**
– Lichen chronicus 415
– myxoedematosus **431**
– myxomatosus 416
– nitidus 378
– planus, psychische Folgebelastung 571
– pilaris 456
– ruber 108, **400**
  – acuminatus 401
  – mucosae 101, 401
  – planus 400
  – verrucosus 401
– sclerosus et atrophicus 105, **417**
  – psychische Folgebelastung 571
– scrofulosorum 254
– simplex Vidal 107
– Vidal 415
Lichenifikation 36, 158, 160, 415
– umschriebene 415
Lichtdermatose
– polymorphe 408
– protoporphyrinämische 440
Lichtempfindlichkeit 437
Lichtreaktion, ekzematoide, chronische 364
Lichtreflexionsrheographie 487

Lichtschutz 409
– faktor 76
– filter 75
Lichtschwiele 14
Lichtterrassen 314
Lichturtikaria 118
Likuden 82
Lila-Krankheit s. Dermatomyositis 187
Lilacring 416
Lineare IgA-Dermatose 395
Lingua plicata 376
Linola H 71
γ-Linolensäure 164
Linton-Test 487
Lipoidproteinose 421
Lipome 293
Liposuktion 62
Lippengrind der Schafe 213
Lippenkarzinom 315
Lippenleukoplakie 312
Lisch-Knötchen 433
Livedo-Zeichen 100
Livedo
– racemosa 511
– reticularis 504
  – e calore 505
  – e frigore 505
  – mit Ulzeration 505
LMM (Lentigo-maligna-Melanom) 327
Locacorten 71
Lokalanästhesie 56
Lokaltherapie 69
Loose-Anagen-Hair-Syndrom 527
Lorano 82
Loratidin 82
Loricrin 5
Louis-Bar-Syndrom s. Ataxia teleangiectatica 502
LRR (Lichtreflexionsrheographie) 487
LSF = Lichtschutzfaktor 76
Lucio-Phänomen 257
Lues connata 280
Lues latens seropositiva 277
Lues maligna 277
Lues s. auch Syphilis 275
Lungenembolie 492
Lungenfibrose 373
– interstitielle diffuse 185
Lupusband **175**, 180
Lupus erythematodes
– chronisch diskoider 179
– disseminatus 173
– profundus 181
– visceralis 173
– integumentalis 179
– systemischer 173
Lupus panniculitis 181
Lupus pernio 371
Lupus vulgaris 251 f
Lutzner-Zellen 353
Lyell-Syndrom 152
– medikamentöses 241
– staphylogenes 240
Lyme-Borreliose 242
Lymphödem, chronisches 339
Lymph-Node-Dissektion 63
Lymphadenektomie, elektive 334
Lymphadenopathie, dermopathische 353
Lymphadenopathiesyndrom 283
Lymphadenosis benigna cutis 245, 268, **362**

Lymphadenosis cutis circumscripta 360
Lymphangiosarkom 339
Lymphangiosis carcinomatosa 343
Lymphangitis 237
Lymphknotenschwellung 237
– inguinale 273, 281
Lymphknotenvergrößerung, generalisierte 275
Lymphocytic infiltration of the skin 363
Lymphogranuloma inguinale 273
Lymphogranulomatose s. Hodgkin, Morbus 362
Lymphom, malignes 430
Lymphomatoide Papulose 357
Lymphome, maligne s. auch T-Zell-Lymphom und B-Zell-Lymphom 350
Lymphomstadium, generalisiertes 353
Lymphosarkom 339
Lymphozytom 362
Lymphsystem 485
Lymphtransportüberlastung 493

M

Münchhausen-Syndrom 575
M-Antigene 249
Maculae coeruleae 266
Madonnenfinger 182
Maeverin 56
Mafucci-Syndrom 304
Makula 31
– lokalisierte, DD 104
Makrocheilie 377
Makrolide 80

Makrophagen 11

Besonders phagozytär aktive Entzündungszellen monozytärer Herkunft, welche im Blut und im Gewebe vor allem bei chronischen Entzündungen gehäuft vorkommen.

Mal de Meleda, Keratose 454
Malassezia 206
Malassezia-Follikulitis 207
Maldescensus testis 554
– Behandlung 562
Male 294
Male pattern alopecia der Frau 522
Malignes Melanom, 323
– psychische Folgebelastung 571
Mallorca-Akne 477
Malum perforans 513
MALT = Mucous Associated Lymphoid Tissue 23
Mamillenveränderung, ekzematöse 310
Mammakarzinom, Hautmetastasen 342
Marginalzonenlymphome 359
Marisken 497
Masern 218
Masernexanthem 413
Massagebehandlung 482
Massenblutung 458
Mastozytom 368
Mastozytose 368

Mastzellen 11

Aus dem Knochenmark stammende, verstreut in die gesamte Epidermis verteilte Gewebemastzellen. Ihre Granula enthalten Histamin, Heparin, Serotonin und andere Mediatoren, welche bei der Entstehung allergischer und entzündlicher Prozesse eine Verstärkerrolle spielen.

– Nävus 368
– stabilisatoren 368
Matridex 89
Matrix
– dermale 12
– extrazelluläre 11
Measles 218
Mechanorezeptoren 13 f
MED = minimale Erythemdosis 51
Mediatoren, Mastzellen und basophile Granulozyten 24
Meissner-Tastkörperchen 13
Melanin 6
Melanin-Einheit, epidermale 6, 534
Melanodermitis toxica Riehl 545
Melanoerythrodermie 355
Melanogenese 535
Melanom
– akrolentiginöses 549
– benignes juveniles 297
– malignes 323
  – Aderhaut 329
  – akral lokalisiertes (ALM) 328
  – amelanotisches 325, **328**
  – anorektales 328
  – Auflichtmikroskopie 329
  – Breslow-Index 330
  – Clark-Level 330
  – Diagnostik 329
  – Exzisionsbiopsie 330
  – Fernmetastasierung 334
  – knotiges 326
  – Nachsorge 335
  – Lentigo maligna (LMM) 327
  – pagetoides 327
  – primär noduläres 326
  – Prognosebeurteilung 335
  – psychische Folgebelastung 571
  – Stadieneinteilung 330 f
  – Subtypen 326
  – Therapie 333
  – superfiziell spreitendes 327
Melanoma in situ 327
Melanose, okulodermale 542
Melanosis
– naeviformis 294
– circumscripta praeblastomatosa Dubreuilh 311
– praeblastomatosa Dubreuilh 327
Melanosomen 6

Sachverzeichnis

Melanozyten 6, 323

Dendritische Zellen der Basalschicht der Epidermis (aus der Neuralleiste eingewandert), welche in Melanosomen Melaninpigmente bilden und damit eine epidermale Melanineinheit versorgen.

– dermale 11
– Proliferation, intraepidermale, präkanzeröse 311
Melasma 104, **544**
Meldepflicht 217
– Anthrax 248
Melkerknoten 212
Melkerpocken 212
Melkersson-Rosenthal-Syndrom 376
membrane coating granules 5
Mendes da Costa, Erythrokeratodermie 456
Menschenfloh 266
Menthol 74
Mepivacain 56

Merkel-Zellen 7

Dendritische Zellen epidermalen Ursprungs in der Basalschicht der Epidermis mit neurosekretorischen Granula und Beziehungen zu Nervenfasern.

Mesaortitis 277
Meshen 61
Metallablagerung 419
Metalues 277
Metastase, malignes Melanom, Histologie 46
Methotrexat **84**, 318, 354
8-Methoxypsoralen, phototoxische Reaktion 194
Methylprednisolon 84
Methylprednisolonaceponat 71
Metronidazol **81**, 481
MHC = Hauptistokompatibilitätskomplex-Proteine 27
Miconazol 72
Micrografts 62
Microsporum 197
Microsporum species 197
MIF = Migrationsinhibierender Faktor 26
Mikrofilamente 5
Mikrokomedonen 473
Mikrosporie 198
Mikrostomie 182
Milbe **262**, 481
Milchschorf 160
Miliarlupoid, benignes 371
Milien 293
Milzbrand 248
Milzbrandsepsis 248
Mimikry, molekulare 463
Mimikry-Hypothese 28
Minigrafts 62
Minocyclin 478
Minoxidil 522, 524

Mitsuda-Reaktion 257

Intrakutaner Lepromintest.

Mizolastin 82
Mizollen 82
MKC (mikroskopisch kontrollierte Chirurgie) 323
Moisturizer 165
Molluscum-Körperchen 210
Molluscum contagiosum 209
Mometasonfuroat 71
Mondor-Krankheit 491
Mongolenfleck 295, 542
Monilethrix 529, **530**
Moniliasis 203
Monozyten 11
Monozyten-Makrophagensystem 19
Mopholoine 202
Morbilli 218
Moronal 72
Morphaea 416
Morpholine 202
Mosaik-Fungi 201
Mosaikwarzen 228
MPD = minimale phototoxische Dosis 50
MTX 84
Mucha-Habermann, Morbus 399
Mucinosis
– erythematosa reticularis 431
– follicularis 430
– papulosa seu lichenoides 431
Mucophanerosis intrafollicularis et seboglandularis **430**
Mucous Associated Lymphoid Tissue 23
Mundbodenphlegmone 239
Mundfäule 223
Mundsoor 204
Muskelveneninsuffizienz 488
Mutilation **253**, 442, 466
Muttermale 294
Mutterplatte 404
Muzinose 45, **428**
– erythematöse, retikuläre 431
– plaqueartige, kutane 431
Muzinosis follicularis 352
Myalgie 188
Mycobacterium leprae 256
Mycobacterium tuberculosis 250
Mycoplasma hominis 274
Mycosis fungoides 351 f
Mycosiszellen 353
Mycospor 72
Myiasis 261
Mykobakteriose 250
– atypische 255
Mykoplasmeninfektion, genitale 274
Mykose
– Diagnostik 206
– Therapie
 – systemische 202
 – topische 202
Mykosen 196
Myositis 188
Myxödem
– diffuses 428
– prätibiales 429
Myxodermia circumscripta symmetrica praetibialis 429
Myxodermia papulosa 431
Myxodermie 428
– diffuse, bei Hypothyreose 428
Myxomyceten 196

N

Nachtkerzensamenöl 164
Nävoxanthoendotheliom 365

Nävus 294

Umschriebene, gutartige Fehlbildungen der Haut auf dem Boden einer embryonalen Störung. Ein Nävus ist charakterisiert durch ein Zuviel oder ein Zuwenig von normal vorkommenden Zellen oder Strukturen der Haut.

– aktivierter 298
– atypischer 298
– blauer 295
– dermaler 296
– dermal melanozytärer 295
– dysplastischer 297
– epidermaler 299
– epidermal melanozytärer 294
– dermatoskopisches Bild 40
– melanozytärer 104
Nävuszellnävi **296**, 325
Naevus
– anaemicus 105
– araneus 303, **503**
– coeruleus 295
– depigmentosus 537
– flammeus 104, **301**
– fusco-coeruleus 295
– hypopigmentosus 537
– Ito 295, 543
– Ota 295, 542
– pigmentosus 294
– pigmentosus et pilosus 297
– sebaceus 300
– spilus 294
– teleangiectaticus 301
Nagel
– Anatomie 546
– Farbveränderungen 547
– Fehlbildungssyndrome 547
– Operationen 59
– Veränderung 546
– Verdickung 547
Nahrungsmittelallergene 165
Nahrungsmittelallergie 168
Nahrungsmittelunverträglichkeit 167
nappes claires 352
Narbe 36
– überschießende 292
– Gewebe 105
– Karzinom 442
– Sarkoidose 371
Nasenbluten 502
Natamycin 72
natural moisturizing factor 103
NCF = Neutrophiler chemotaktischer Faktor 24
Nd, YAG-Laser 65
Nebenhoden 550
Necrobiosis lipoidica 514
– diabeticorum 377
Neisseria gonorrhoeae s. Gonokokken 270
Nekrolyse, epidermale, toxische, staphylogene 240
Nekrose 35
Neotigason **83**, 403, 451, 470
Nerisona 71
Netherton-Syndrom 448

Neuralgie, postzosterische 215
Neurodermitis 158
– circumscripta 415
– psychische Folgebelastung 571
Neurofibrom 433 f
Neurofibromatosis generalisata 433
– Heterogenie 433
Neutrophiler chemotaktischer Faktor 24
Nichtsexualhaare 516
Niederdruckstrahler 49

Nikolski-Phänomen 381

Diagnostisches Zeichen der Neigung zur Blasenbildung. Durch seitlichen Schiebedruck lassen sich Blasen auslösen (Nikolski I) oder stehende Blasen lassen sich verschieben (Nikolski II).

Nissen 264
Nitroimidazol 81
Nizoral 72
NM (primär noduläres malignes Melanom) 326
Noduli rheumatosi 379
Nodus 33
Normozoospermie 560
Novocain 56
Nozizeption 14
Nuclear capping 534
Nukleosidanaloga 287
Nummuläres Ekzem 139, **140**
Nystatin 72
NZN (Nävuszellnävus) 325

O

Ölfleck des Nagels 465
Oberflächendesinfektion 73
OCA = okulo-kutaner Albinismus 536
Odland-Körper 5
Ofloxacin 273
Okklusiv-Verband 77 f
Oligoneuritis 256
Oligozoospermie 558 ff
Onchozerkose 261
Onychodystrophie 355, **547**
– totale 200
Onycholyse 465, **548**
Onycholysis haemorrhagica 190
Onychomykose 200, **493**
Onychoschisis 547
Ophiasis 526 f
Opsonisieren 19
OPTI = oraler Provokationstest auf Idiosynkrasie 122
Orchidopexie 562
Orf 215
Orientbeule 259
Orthohyperkeratose 44
Orthokeratose 4, 44
Osler, Morbus s. Teleangiektasie, hämorrhagische, hereditäre 502
Osler-Rendu, Morbus 302
Ota-Nävus 295
Oxatomid 82

P

Pachydermie 432, **441**
Pachyonychia congenita 549
Pachyonychia-congenita-Syndrom 454
PAF = Plättchenaktivierender Faktor 24
Paget, Morbus
– der Mamille 309
– extramammär 310
Paget-Zellen 310
Palmoplantarkeratosen 454
PAMP = Pathogen-assoziierte Molekularmuster 18
Panaritium 240
Panarteriitis nodosa s. Periarteriitis nodosa 508
Panophthalmie 392
Papel 32
– pigmentierte, des Penis 346
– urtikarielle, in der Schwangerschaft 412
– mit zentraler Delle 210
Papillarschlingen 13
Papillen, dermale 3
Papillomatos cutis carcinoides 345

Papillomatose 45

Vergrößerung und Vergröberung der Bindegewebspapillen, die in die Epidermis hineinragen und sekundär zu einer Verdickung derselben führen, so dass eine wellige Unebenheit der Hautoberfläche entsteht.

Papillomaviren
– humane **226**, 289
– humanpathogene 346
Papillon-Lefèvre-Syndrom 454
Papula 32
Papulose
– bowenoide 289
– bowenoide genitale 346
– lymphomatoide 357
Papulovesikuläres Syndrom, akrolokalisiertes, infantiles 222
Paracoccidioides brasiliensis 209

Parakeratose 44

Fehlerhafte und meist überstürzte Verhornung der Epidermis. Im Stratum corneum sind Zellkerne erhalten und das Stratum granulosum fehlt meistens, z.B. bei Psoriasis vulgaris und Ekzem.

Paralyse, progressive 277
Paraneoplasie **346**, 430
– bullöses Pemphigoid 390
– Schleimhautpemphigoid 392
Parapemphigus 390
Parapox-Virus 213
Parapsoriasis en plaques 351
Parapsoriasis guttata 400
Paronychia candidomycetica 205
Paronychie 548
– eitrige 240
Parvovirus B19 220
Pasten 70

Patchtest 134
Pathogen-assoziierte Molekularmuster 18
Pattern recognition receptors 18
Pautrier-Mikroabszesse 353
Payr-Zeichen 492
PDD = Photodynamische Diagnostik 42
PDT = Photodynamische Therapie 52
Pediculosis
– capitis 264
– pubis 265
– vestimentorum 265
Peeling 91
Pelade 524
Pemphigoid
– bullöses 390
– gestationis 393
– IgA- 395
– Antigen 1 389
– Gruppe 389
Pemphigus
– Antikörper 381
– chronicus benignus familiaris 396
– erythematosus 387
– foliaceus 386
– Gruppe 381
– paraneoplastischer 389
– seborrhoicus 387
– vegetans 385
– vulgaris 101 f, **381**
– Zellen 381
Pendelhoden 557
Penicillin 80, 249, 279, 417
Penicillin-Exanthem 146
Peniskarzinom 315
Penispapeln, pigmentierte 346
Perforansvenen-Insuffizienz 488
Perianalkarzinom 316
Perianalvenenthrombose 498
Periarteriitis nodosa 508
Perifollikulitis 238
– abszedierende 475
Perihepatitis acuta Fitz-Hugh-Curtis 269
Perlèche 204
Peroxidase 24
Peroxidase-Färbung 558
Perthes-Test 487
Petechie **97**, 126
Phänomen des letzten Häutchens 468
Phagozytensystem 18
Phakomatose 433 f
Pharyngitis vesicularis 211
Phenol-Emmert 59
Phenothiazine 82
Pheomelanin 535
Phlebitis migrans 491
Phlebitis saltans 491
Phlebochirurgie 63
Phlebodynamometrie 488
Phlebographie 488
Phlebologie 487
Phlebothrombose 492
Phlegmasia coerulea dolens 492
Phlegmone 239
Photoallergische Reaktionen 154
Photodermatitis pigmentaria 194
Photodynamische Diagnostik 42
Photodynamische Therapie 52
Photohämolyse 441
Photokarzinogenese 193
Photopatch-Test 156
Photosensibilisator 194

Phototherapie 48
– Indikationen 53
– UV-A- 51
– UV-B- 51
Photothermolyse, selektive 64
Phototoxische Reaktion 193 f
Phthiriasis 265
Phycomyceten 196
Piebaldismus 537
Pigmanorm 92
Pigmenthof 291
Pigmentinkontinenz 401
Pigmentpurpura, progressive 147
Pigmentstörungen 534
Pigmentveränderungen, Laserbehandlung 66
Pigmentverlust 105
Pili anulati 530
Pili recurvati 531
Pili torti 531
Pilonidalsinus 476
Pilus anulatus 530
Pilze 196
– biphasische 196, **209**
– humanpathogene 196
– Nomenklatur 196
Pilzinfektion, HIV-assoziierte 285
Pilzkultur 202
Pimafucin 72
Pimecrolimus **71**, 164
Pinkus-Haarscheiben 13 f
Pinkus-Tumor 322
Pitted keratolysis 232
Pityriasis
– alba 162
– lichenoides 108, **399**
– rosea 108, **404**
– varioliformis acuta 108
– versicolor 105, **206**
– alba 207
– rubra 207
Pityrosporon-Follikulitis 207
Pix Lithanthracis 74
Plättchenaktivierender Faktor 24
Plantarkeratose 406
Plantarwartse 228
Plaque 32
– erythematosquamöse 462
Plaque mère 404
Plaqueproteine 5
Plaques, urtikarielle, in der Schwangerschaft 412
Plaques muqueuses 276
Plasmagel 89
Plasminogenaktivator, rekombinanter 492
Plasmozytom 432
Plattenepithelkarzinom 100, **313**
– Hautmetastasen 343
Plethysmographie 488
Plexus haemorrhoidalis 498
Pocken 217
Podagra 422
Poikilodermatomyositis 188
Poikilodermie 37
Polidocanol 74
Poliose 531
Pollenallergie 166
Pollinose 166
Polyarteriitis nodosa s. Periarteriitis nodosa 508
Polyene 202
Polymilchsäure 89
Polymorphie, polymorphe 394
Polymyalgia-rheumatica-Komplex 509

Polyskleradenitis 275
Porphyria
– cutanea tarda 102, 398, **444**
– erythropoetica congenita **443**
– cutanea tarda 443
– erythropoetica congenita 442
Porphyrie 439
Porphyrinstoffwechsel 440
Porphyrinsynthesestörung 439
Portweinfleck 301
Pospischill-Feyrter-Aphthoid 223
Post-Kala-Azar-dermale-Leishmaniose 259
Post-Lyme-Syndrom 243
Postinfektiöse Erkrankung 405
Postthrombotisches Syndrom 492
PPK = Palmoplantarkeratosen 454
PPPP (Pruritic urticarial papules and plaques of pregnancy) 412
Präkanzerose 437
– aktinische 306
– bowenoide 308
– genitale 313
– melanotische 311
Prämelanosomen 6
Prämykosid 352
Prader-Labhart-Willi-Syndrom 554
Prednicarbat 71
Prednisolon **71**, 84, 377, 509
– lokal 71
– systemisch 84

Prick-Test 112, 167

Kutantest zum Nachweis von Typ-I-Sofortallergien. Ein Tropfen Allergenlösung wird auf die Haut gebracht und mit einer Nadel wird die Haut tangential angestochen, so dass die Allergenlösung mit den papillären Gefäßen Kontakt hat. Ablesung nach 5 bis 30 Minuten auf Rötung, Quaddelbildung und Pseudopodien.

Prilocain 56
Primäraffekt, syphilitischer 275
Primäreffloreszenzen 31
Primärkomplex
– syphilitischer 275
– tuberkulöser 251
Probe-Exzision 57
Procain 56
Progerie 439
Prokollagen 12
Proktologie 496
Proktoskop 496
Prolaktinsenker 564
Proliferationsgewebe 3
Proliferationshyperkeratose 473
Promethazin 82
Propionibacterium acnes 473
Prostaglandine 24
Prostata 550
Protein, kationisches, eosinophiles 159
Protopic 164
Protopic Salbe 71
Protoporphyrie, erythropoetische 440
Protoporphyrin-Fluoreszenz 441
Provokationstest 167

Provokationstestungen, bei Urtikaria 121
PRRs = pattern recognition receptors 18
Prurigo 409
Prurigo acuta 410
Prurigo nodularis Hyde 411
Prurigo simplex subacuta 410
Prurigo Besnier s.Dermatitis, atopische 158
Pruritic urticarial papules and plaques of pregnancy 412
Pruritus **94**, 405, 409
– Differenzialdiagnose 95
– durch Medikamente 97
– bei psychischen Erkrankungen 97
– Ursachen 95

Pseudo-Allergie 168

Zeigt klinisch die Symptome einer Allergie, ist aber nicht immunologisch bedingt.

Pseudoakanthosis nigricans 348
Pseudoallergie 110
Pseudofolliculitis barbae 531
Pseudokanzerose 344
Pseudolymphom 362
Pseudopelade Brocq 528
Pseudoxanthoma elasticum 460
Psoradexan 74
Psoralene 194
Psoralon MT S 74
Psorcutan S/C 72
Psoriasis 462
– arthropathica 462, **466**
– der Nägel 465
– Diagnostik 467
– geographica 465
– guttata 465
– inversa 463
– Kratzphänomene 467
– Lokaltherapie 469
– Phototherapie 470
– Prädilektionsstellen 463
– Prognose 471
– psychische Folgebelastung 571
– punctata 465
– pustulosa generalisata Typ Barber 467
– pustulosa generalisata Typ Zumbusch 467
– Rebound-Phänomen 469
– Therapie 469
– vulgaris 462 f
PSS (progressive systemische Sklerodermie) 181
Psychodermatologie 569
Psychogene Purpura 572
Psychotherapie 566
PTS s. Postthrombotisches Syndrom 492
Pulex irritans 266
Pulikose 266
Pulpitis sicca 162
PUPP (Pruritic urticarial papules and plaques of pregnancy) 412
Purinstoffwechselstörung 422
Purpura 97
Purpura chronica progressiva 148
Purpura jaune d'ocre 105
Purpura pigmentosa progressiva 105
Purpura senilis 104

Purpura, psychogene 572
Purpura, anaphylaktoide 126
Pustel 34
– follikulär gebundene 238
Pustula maligna 248
Pustulation, sterile 407
Pustulosis acuta varioliformis Juliusberg 224
PUVA = Psoralen und UV-A-Therapie 51

PUVA-Behandlung 51, 354, 364

Photochemotherapie mit Psoralen und anschließender UVA-Bestrahlung.

PUVA-Verbrennung 191
Pyoderma gangraenosum 509
Pyodermie **234**, 477
– ulzerierende, umschriebene 236
– vegetierende 385
Pyodermisierung 241
Pyrazinamid 251
Pyridone 202

Q

Quaddel 31, **32**, 120
Quecksilberablagerung 419
Queyrat-Erythroplasie 309
Quincke Ödem 18, **122**

R

13-cis Retinsäure **83**, 478, 481
Röntgenkeratose 307
Röteln 219
– embryopathie 219
– exanthem 413
Radiatio 100
Radio-Allergo-Sorbent-Test 167
Radiotherapie 318, 323
Raptiva 86
RAST (Radio-Allergo-Sorbent-Test) 167
RAST-Verfahren 115
Ratschow-Probe 512
Raynaud-Phänomen 174, 182, **506**
Rebound-Phänomen, bei Psoriasis 469
5-alpha-Reduktase 520
Regionalanästhesie 57
Reibetest 112
Reiter-Syndrom 405

Reizeffekt, isomorpher 401

Siehe Köbner-Phänomen (306) und Kogoj-Phänomen (50).

Rektosigmoidoskopie 496
Rektoskopie 496
REM-Syndrom (retikuläre erythematöse Muszinose) 431
Remicade 86
Repigmentierung, follikuläre 540
Resorption, perkutane 14
Respirationsallergie 166
Restylane 89

Reteleisten, epidermale 3, 13
Retentionshyperkeratose 473
Reticulin-Antikörper 395
Retikulinfasern 12
Retikuloid, aktinisches 364
Retinoid 73, **83**, 403, 470
Rezeptoren
– der Toll-Familie 18
– endozytische 18
– sezernierende 18
Rhagade 35
Rheumaknoten 379
Rhinitis
– allergische 166
– chronische 508
– vasomotorische 167
Rhinokonjunktivitis, allergische 166
Rhinopathie, hyperreflektorische 167
Rhinophym 479
Rhinosinusitis 167
Riesenkomedonen 293
Riesenpigmentnävus 297
Riesenporen 293
Riesenzell-Arteriitis 509
Riesenzellgranulom, juveniles 365
Rifampicin 251, 257
Ringelhaare 530
Ringelröteln **219**, 413
Roaccutan 83
Rollhaare 531
Rosazea 479
– erythematöse 480
– lupoide 481
– Verteilungsmuster 483
Roseola infantum 220
Rotationsplastiken 60
Rotfluoreszenz 442
Rotlauf 247
rtPA (rekombinanter Plasminogenaktivator) 492
Rubeola 219
Rubinlaser 65
Rumpel-Leede Test **98**, 249
Rumpfhautbasaliom 322
Rundzellen im Ejakulat 558

S

Säuglingsdermatitis, seborrhoische 141
Säuglingsglatze 527
Säureschutzmantel 13
S'zary-Syndrom 355
S'zary-Zellen 355
Sabouraud-Glukose-Agar 202
Salben 70
Salbentuch 77
Salbenverband 78
Salizylsäure 74
Salpingitis 279
SALT = Skin associated lymphoid tissue 23
Samenwegverschluss 555
– Behandlung 563
Sandflöhe **261**, 266
Sandimmun Optoral 84
Sarcoptes scabiei variatio hominis 262
Sarkoidose 370
– kutane 253
Scabies norwegica 263
Scandicain 56

Scarlatina 249
Schälbehandlung 477
Schafpocken, atypische 213
Schamberg, Morbus 147
Schanker
– harter s. Syphilis 275
– weicher s. Ulcus molle 280
Scharlach 249
Scharlachexanthem 413
Schaudinn-Hoffmann-Krankheit s. Syphilis 275
Schaufensterkrankheit 511
Schaumann-Körper 373
Schaumzellen 425
Schimmelpilze 196
Schlauchverband 77
Schleimdrüsenzysten 293
Schleimhaut
– Melanom 328
– Pemphigoid 102
– benignes 392
– vernarbendes 392
– Atrophie 417
– Mykose, Therapie, topische 202
– Veränderung, HIV-assoziierte 284
Schmerz
– dumpfer 14
– heller 14
Schmerzsinn 14
Schmetterlingserythem 173
Schmucktätowierung 423
Schmutztätowierung 423
Schock
– anaphylaktischer **124**, 170
– protrahierter 248
Schocksyndrom, toxisches 248
Schoenlein-Henoch-Purpura 126
Schorf 35
Schuppe 34
Schuppenflechte 462
Schuppenröschen 404
Schwangerschaftsdermatose 412
Schwartz-Test 487
Schwefel 74
Schweiß 11
Schweißdrüsen 13
– apokrine 44
– ekkrine **11**, 44
– Abszesse der Erwachsenen 233
– Zysten 293
Schweißgeruch 11
Schweinerotlauf des Menschen 247
Schwielenbildung 190
Schwimmbadgranulom 255
SCORAD (SCORing Atopic Dermatitis) 162

Scratchtest 112

Kutantest zum Nachweis einer Typ-I-Sofortallergie, Modifikation des Prick-Tests, wobei die Haut strichförmig geritzt wird.

Sculptra 89
Seabather`s eruption 261
Seborrhö **10**, 472
Seborrhoische Dermatitis 140
Seborrhoische Keratose 290
Seborrhoische Säuglingsdermatitis 142
Seborrhoisches Ekzem 141

Sebostase **10**, 159
Sebozyten 44
Seeklima, gemäßigtes 55
Sehnenscheidenphlegmone 239
Seitenastvarikose 488 f
Sekundärefloreszenzen 31
Seminalplasma, biochemische Untersuchung 559
Sempera 82
Senear-Usher-Syndrom 387
Sensibilisierungsphase 130
Sentinel-Lymph-Node-Dissektion 63
Sentinel-Lymphknoten 334
Sermaka 71
Serotonin 24
Sertoli-Zellen 550
Serumkrankheit 125
Serumtest, autologer bei Urtikaria 121
Sexualhaare 516
Sexually transmitted diseases s. sexuell übertragbare Krankheit 268
– bakterielle 268
– virale 281
Shave-Technik 495
Shingles 215
Sidenafil 568
Siderose **419**, 423
Silbereinlagerung 419
Sinus-cavernosus-Thrombose, septische 238
Sinus-pilonidalis-Zyste 500
Siros 82
Skabies 262
Skin associated lymphoid tissue 23
Skin-Rejuvenation 68
Skinoren 92
Sklerödem 514
Sklerodaktylie 182
Sklerodermie 105
– diffuse systemische 183
– Raynaud-Phänomen 507
– systemische, progressive 181
– zirkumskripte 416
Skleromyxödem 432
Sklerose **36**, 45
– tuberöse 538
Sklerosierung
– Hämorrhoiden 499
– Varizen 489
Skrofuloderm 254
SLE (systemischer Lupus erythematodes) 173
SLND = Sentinel-Lymph-Node-Dissektion 63
Sneddon-Syndrom 511
Soforttypreaktion, allergische 169
Somatisierungsstörung 572
Sommersprossen 104, 294, **544**

Sondenphänomen 253

Diagnostisches Phänomen zur Prüfung der Hautoberfläche. Positiv beim Einbrechen in nekrobiotische Granulome, z. B. bei tuberkulösem Granulom.

Sonnenbestrahlung, DNS-Veränderung 436
Sonnenbrand 192
Sonnencremes 75
Sonnenlicht, Hautreaktion 14

Sonographie 40
– Artefakte 41
– hochfrequente 41
– niederfrequente 41
Soor 203
Spalthauttransplantation 61
Spatel 38
Speckled leukoplakia 312
Spectinomycin 270
Speicheldrüsenzysten 293
Sperma
– Analyse, funktionelle 560
– Konservierung 566
– Verflüssigungszeit 558
Spermatozoen
– Defekt 554
– Funktionstests 560
– Injektion, intrazytoplasmatische 565
– Motilität 558
– Transportstörung 555
– Zahl 558
Spermien
– Morphologie 559
– Vitalität 558 -- 559
Spermiogenese 550
Spermiogramm 552, **557**
– Normalwerte 560
SPF = sun protection factor 76
Spider-Nävus 303, **503**
Spiegler-Zylindrome 293
Spinaliom 230, 306, **313**
– Entfernung, radikale 318
– nicht metastasierendes 344
Spindelhaar 529
Spindelzellnävus 297
Spinnennävi 303
Spitztumor 297

Spongiose 45

Umschriebene interzelluläre Ödembildung in der Epidermis, die zur Erweiterung der Interzellulärräume und zu spongiotischen Bläschen führt, z. B. bei Ekzemen.

Sporotrix schenkii 209
Sportmattenpilz 197
Squama 34
SSM (superfiziell spreitendes malignes Melanom) 327
SSSS (Staphylococcal scalded skin syndrome) 240
Stäbchen, säurefeste 251
Stachelzelle 4
Stachelzellkarzinom 313
Stammvarikose 485, 488
Standortflora 230
Staphylococcal scalded skin syndrome 240
Staphylococcus aureus 233 f, **238**
Staphylodermia superficialis circinata 348
Staphylodermien, bullöse 101
Staphylokokken, TSST-1 bildende 248
Status pseudopeladicus 528
Stauungsekzem 107, **493**
Stauungsinduration 493
STD (sexually transmitted diseases) s. sexuell übertragbare Krankheit 268
Steatocystoma multiplex 293
Steinkohlenteer 74
Steinschnittlage 499

Stereomikroskop 40
Sternberg-Zellen 362
Steroidakne 476
Steroide, lokale 70
Steroidagen, systemische 412
Steroidrosazea 481 f
Steroidsulfatasemangel-Syndrom 447
Stevens-Johnson-Syndrom 152
Stewart-Treves-Syndrom 339
Stillzeit 165
Stomatitis aphthosa **223**, 407
Stomatitis candidomycetica 204
Strahlen, ionisierende, Hautschädigung 191
Strahleneinwirkung 14
Strahlenschaden 190 f
Strahlentherapie 354
Stratum
– basale 3
– corneum **3**, 6
– granulosum 3
– papillare 13
– reticulare 13
– spinosum 3
Strep-A-Schnelltest 249
Streptokokken 249
– hämolysierende 234
Streptokokkengangrän 237
strippen 488
Strongyloidiasis 261
Strophulus adultorum 410
Strophulus infantum 410
Stuhlprobe, Diagnostik, mykologische 206
Sturge-Weber-Syndrom 302
Sub-Surfacing 68
Suberythrodermie 36
Subkutis, Histologie 43
Suggestivtherapie 227
Sugillationen 97
Sulfonamide 80
Sulfone 85
Sulfur praecipitatum 74
Summationsurtikaria 118
sun protection factor 76

SUP 470

Selektive UV-Therapie der Psoriasis.

Superantigene 20
Superinfektion 241
Sutton-Nävus 297
swimmers itch 261
Sycosis barbae 238
Syphilide 275
Syphilis 275
Syringom 293, 425
Systemischer Lupus erythematodes, arzneimittelinduzierter 179
Systemsklerose 181

T

Tätowierung 423
Tabes dorsalis 277
Tacalcitol 72
Taches bleues 266
Tacrolimus **71**, 164
Tadalafil 568
Talg 10
– Produktion 473

Talgdrüsen **10**, 44
– ektopische 10
– Nävus 300
– Follikulome 293
– Hypertrophie 480
Talgretentionszysten 293
Tapeziernagelphänomen 180
Taschenklappen, von Venen 485
Tastsinn 14
Tau, blutiger 468
Tavegil 82
Tazaroten 73
Teer 74
– Keratose 307
– Krebs 307
– Präparate 470
Tela subcutanea 13
Teleangiectasia hereditaria haemorrhagica 302
Teleangiektasie **37**, 501
– hämorrhagische, hereditäre 502
– konjunktivale 502
– lokalisierte 502
Telfast 82

Telogenphase 515

Ruhephase von Terminalhaaren (mehrere Monate).

Temperaturregulation 13
Temperatursinn 14
TEN (staphylogene toxische epidermale Nekrolyse) 240
TEN = Toxische Epidermale Nekrolyse 152
Tenniszehe 190
Teratozoospermie 559 f
Terbinafin 82
Terminalhaar **9**, 515
Terzolin 72
Testosteron 550 f
– enantat 563
– substitution 552
– Therapie 563
– undecanoat 563
Tetracain 56
Tetrazyklin **80**, 255, 478, 481
TGF-α- 26
Th1-Antwort 158
Th2-Antwort 158
Thalidomid 85
T-Helfer-Zellen **20**, 158
Therapeutische Lymph-Node-Dissektion 64
Thermorezeption 14
Thesit 74
Thiocarbamat 202
Thorazin 82
Thrombangiitis obliterans 513
Thrombektomie 492
Thrombolyse 492
Thrombophlebitis
– oberflächliche 491
– Phlebitis migrans 491
– superficialis 491
– V. thoracoepigastrica 491
Thrombozytopathie 97
Thrombozytopenie 97
Thrombus, venöser, Stichinzision 491
Tierfloh 266
Tierhaarallergie 169
Tiermilbe 264
Tigason 83
Tinea 197

– barbae profunda 197
– capitis 197, **199**
– corporis 198
– Mokassin-Typ 199
– palmoplantaris 199
– pedis interdigitalis 198
– profunda 197
– superficialis 197
– unguium 200
– versicolor 206
Tinset 82
TLND = Therapeutische Lymph-Node-Dissektion 64
T-Lymphozyten 20
TNM-Klassifikation 317
Tonofilamente 4f
Tophi 422
Topisolon mite 71
Topsym 71
Torsionshaare 531
Touton-Zellen 425
Toxic shock syndrome 248
Toxisch-epidermale Nekrolyse (TEN) 101, **153**
TPHA-Test (Treponema-pallidum-Hämagglutinationstest) 278
Transkriptase, reverse, Inhibitoren 287
Transmembranproteine 5
Transplantate 61
Transplantation
– Haar- 62
– Keratinozyten- 62
– Spalthaut- 61
– Vollhaut- 61
– – allogene 27
– – autologe 27
– – synerge 27
– – xenogene 27
Transpositionslappenplastik 61
Trendelenburg-Test 487
Treponema pallidum 275
– Nachweis 278
– Hämagglutinationstest 278
– Westernblot 278
Tretinoin C/S 73
Triamcinolonacetonid 71
Triamgalen 71
Triazole 203
Trichinose 189
Trichloressigsäure 91
Trichobacteriosis palmellina 232

Trichogramm 515

Methode zur mikroskopischen Untersuchung der Haarwurzeln und der Haare an einem Büschel epilierter Haare.

Trichoklasie 516
Tricholemmalzyste 293
Trichomycosis palmellina 232
Trichonodosis 531
Trichophyton 197
– mentagrophytes 197, 199f
– rubrum 197, 200
– schönleinii 199
– species 197
Trichoptilosis 516
Trichorrhexis
– invaginata 530
– nodosa 530
– invaginata 530
– nodosa 529
Trichothiodystrophie 530
Trichotillomanie 573

Tripper s. Gonorrhö 268
Trockene Haut 103
Trombicula autumnalis 264
Trombidiose 264
TSS (Toxic shock syndrome) 248
TSST-1 (Toxic-shock-syndrome Toxin 1) 248
Tuberöse Sklerose 538
Tuberculosis
– colliquativa cutis 254
– luposa cutis 252
– verrucosa cutis 251
Tuberkulid 250, **254**
Tuberkulintest 251
Tuberkulose 100
– kutane s. Hauttuberkulose 250
– Reinfektion 251
– sekundäre 254
Tuberkulostatika 251
Tubifast 77
Tubuli seminiferi 550
Tubulusinsuffizienz 554
Tüpfelnägel **465**, 525, 547
Tumbu-Fliege 261
Tumenol 74
Tumeszenz-Anästhesie 56
Tumor
– Antigen 346
– benigner 290
– Dicke, histopathologische Prognose-Klassifizierung 317
– epidermaler, Entwicklung 313
– escape 29
– fibroepitheliomatöser 322
– immunologie 28
– knoten 356
– semimaligner 319
Tungiasis **261**, 266
Typ-I-Reaktionen 116
Typ-II-Reaktionen 125
Typ-III-Reaktionen 125
Typ-IV-Reaktionen 129
Typ-IV-Reaktion, allergische 7
Typ-I-Kollagen 12
Typ-III-Kollagen 12
Typ-VII-Kollagen 12
Tyrosinase 535
Tyrosinase-related Protein 535

Tzanck-Test 384

Exfoliative Zytologie des Blasengrundes. Im Ausstrichpräparat finden sich große runde Keratinozyten mit ballonierender Degeneration, beim Pemphigus.

– positiver 381
T-Zell-Erythrodermie 355
T-Zell-Lymphom 351
– CD30-negatives 356
– großzelliges CD30-positives 356
– Lymphomatoide Papulose 357
– Mycosis fungoides 352
– pleomorphes klein-/mittelgroßzelliges 357
– Sézary-Syndrom 355
T-Zell-Pseudolymphom 363
T-Zell-Rezeptor-Rearrangement 353
T-Zellen, zytotoxische 22

U

U-Lappenplastik 61
Uhr-Glasnägel 547
Ulcus 35
– cruris
– – arteriosum 100
– – periphlebitisches 493
– – postthrombotisches 493
– – psychische Folgebelastung 571
– – Reinigung 495
– – venosum 100
– durum 275
– lymphogranulomatosum 362
– mixtum 100
– molle 280
– rodens 321
– terebrans 321
Ulkusverband 77
Ultralan 71
Ultraschall s. Sonographie 40
Ultraviolett-Phototherapie, selektive 470
Ulzera **35**, 99
– Differenzialdiagnose 100f
Umlauf 240
Unguis incarnatus = eingewachsener Nagel, Therapie 59
Unterhautfettgewebe 13
Untersuchung
– anorektale 496
– körperliche, andrologische 556
– phlebologische 487
– klinische 30
Urbach-Wiethe-Syndrom 421
Urea pura 74
Ureaplasma urealyticum 274
Urethritis anterior, eitrige, akute, beim Mann 269
Urethro-Prostatitis, chronische 269
Uroporphyrin-III-Decarboxylase-Defekt 443
Urtica 32
Urticaria
– papulosa chronica 410
– pigmentosa 368
– geographica 120
Urtikaria 116
– Acetylsalicylsäure-bedingte 117
– Auslöser 116
– cholinerge 118
– Druck- 118
– factitia 118
– idiopathische 119
– IgE-vermittelte 117
– Immunkomplex-vermittelte 117
– Kälte- 118
– Licht- 118
– pharmakologisch bedingte 117
– physikalische 118
– psychische Folgebelastung 571
– ungeklärter Ursache 119
– Wärme- 118
UV
– Empfindlichkeit 319
– Erythem 192
– Exposition 306, 311, 319, 324, 477
– Index 76
– Schutz 75
– Strahlung 48

– Testung 51
– Therapie 164
UVA-Bestrahlung 408
UVA-Strahlen, Hautschädigung 191
UVB-Strahlen, Hautschädigung 191
UVI = UV-Index 76

V

Vörner-Unna-Thost, Keratose 454
V-zu-Y-Plastik 61
v. Winiwarter-Bürger, Morbus s. Thrombangiitis obliterans 513
Vagantenhaut 265
Valaciclovir 81
Valsalva-Pressversuch 487
Valtrex 81
Vancomycin 81
Vardenafil 568
Varigloban 489
Varikophlebitis 491
Varikose-Syndrom 488
Varikozele **555**, 562
– Schweregrade 557
Variola 217
Varizellen 214
Varizellen-Zoster-Virus 214
– Reinfektion 215
Varizellenexanthem 413
Varizen
– Verödungsbehandlung 489
– Konvolute 489
– Operation 63
– Stripping 63
Vasculitis allergica 104, 126
Vaskulitis 100
– granulomatöse 508
– leukozytoklastische 126
– nekrotisierende 508
Vasopathie 97
VDRL-Test (Venereal disease research laboratory test) 278
Vegetationen 385
Velushaare 8
Venae perforantes 485
Vena saphena magna 485
– Thrombophlebitis 491
– Varikose 488
– Schweregrad 488
Vena saphena parva 485
– Varikose, Schweregrad 488
Vena thoracoepigastrica, Thrombophlebitis 491
Veneninsuffizienz, chronische s. Chronisch-venöse Insuffizienz 493
Venenklappen 485
Venenklappeninsuffizienz, Nachweis 487
Venenkrankheit 485
Venenstern 485
Venenstripping 63
Venenthrombose, tiefe 486, **492**
Venereal disease research laboratory test 278
Verätzung 190
Verödungsbehandlung, Hämorrhoiden 499
Verankerungsfibrillen 12
Verbände 77
Verbrennungswunde 190
Vergreisungssyndrom 438

Verhornung, orthokeratotische 4
Verletzungsanfälligkeit 417
Verletzungsmykose 209
Verruca, seborrhoica senilis 290
Verrucae
– planae juveniles 226
– plantares 228
– vulgares 227
Verrucosis generalisata 227, 229
Verschiebeplastik 60
Verschlusskrankheit, arterielle 511
– Oberschenkeltyp 511
Vesicula 33
Virchow-Trias 492
Virilisierung 532
Virustatika
– lokal 72
– systemisch 81
Vitamin D$_3$-Analogon 470
– lokal 72
Vitamin-A-Säure-Derivate, lokale 73
Vitiligo 105, **538**
Vobamyk 72
Vogelgesicht 438
Vollhauttransplantation 61
Volon A 71
Von-Hippel-Lindau-Syndrom 302
Von Recklinghausen, Morbus 433
Vorpostenfalte 497
Vulvakarzinom 316
Vulvovaginitis 204
Vulvovaginitis herpetica 223

W

Wächter 497
Wärme-Urtikaria 118
Wärmeabgabe 14
Wärmerezeptoren 14
Waardenburg-Syndrom 537
Wahnstörungen, monosymptomatische 576
Wanze 266
Waryen, flache 226
Warzen 226
– filiforme 227
– plane 226
– subunguale 227
– seborrhoische 291
– vulgäre 227
Wasserabgabe
– insensible 14
– sensible 14
Wasserpocken 214
Wasserverdunstung 13
Wasserverlust, transepidermaler 103
Wasting syndrome 283
Wegener-Granulomatose 508
Werlhof, Morbus 104
Werner-Syndrom 439

Wickham-Streifen 400, **402**

Weißliche Netzzeichnung durch Hypergranulose bei Lichen ruber.

Widmer-Stadieneintilung (CVI) 493
Wiesengräserdermatitis 194
Wildes Feuer 387
Wilson, Morbus 542
Windeldermatitis 136, **137**, 204
Windpocken 214
Winkelmann-Schema 354
Wiskott-Aldrich-Syndrom 99
Wollhaare 531
Wood-Licht 42
Wunden 99
Wundheilungsstörung 459
Wundrose 236

X

Xanthelasmen 424
Xanthochromia palmaris striata aut papulosa 424
Xanthogranulom, juveniles 365
Xanthoma 424
– eruptivum 424
– planum 424
– tendinosum et articulare 424
– tuberosum **424**
Xanthomatose 424
Xeroderma pigmentosum 436
Xerodermie 103
Xerosis 159
Xerosis cutis 103
XP (Xeroderma pigmentosum) 436
XRI = X-chromosomale rezessive Ichthyose 447
Xusal 82
XXY-Karyotyp 552
Xylocain 56
Xylonest 56

Y

YAG-Laser 65
Yellow-Nail-Syndrom 548
Yohimbinhydrochlorid 568

Z

Zaditen 82
Zecke 242, **267**
Zeckengranulom 267
Zehenzwischenraum-Mykose 198
Zellen, dermale 11
Zellorganellen, zytoplasmatische 5
Zentroblasten 359
Zentrozyten 359
Zerkariendermatitis 261
Zervixkarzinom 226
Zervizitis 269, **272**
Zidovudin 81
Zirkumskripte Sklerodermie 416
Zonula adhaerentes 5
Zorac 73
Zoster 215
– Enzephalitis 215
– generalisatus 215
Zostex 81
Zovirax
– lokal 72
– systemisch 81
Zugsalben-Verband 79
Zungenbändchensklerose 184
Zungenkarzinom 316
Zwangshandlungen, obsessivkompulsiv 573
Zyderm 89
Zylindrome, Spiegler 293
Zyplast 89
Zyrtec 82
Zyste **34**, 293
Zytokeratin 4
Zytokine 24 f
Zytoskelett 4
Zytotoxische Reaktion 111

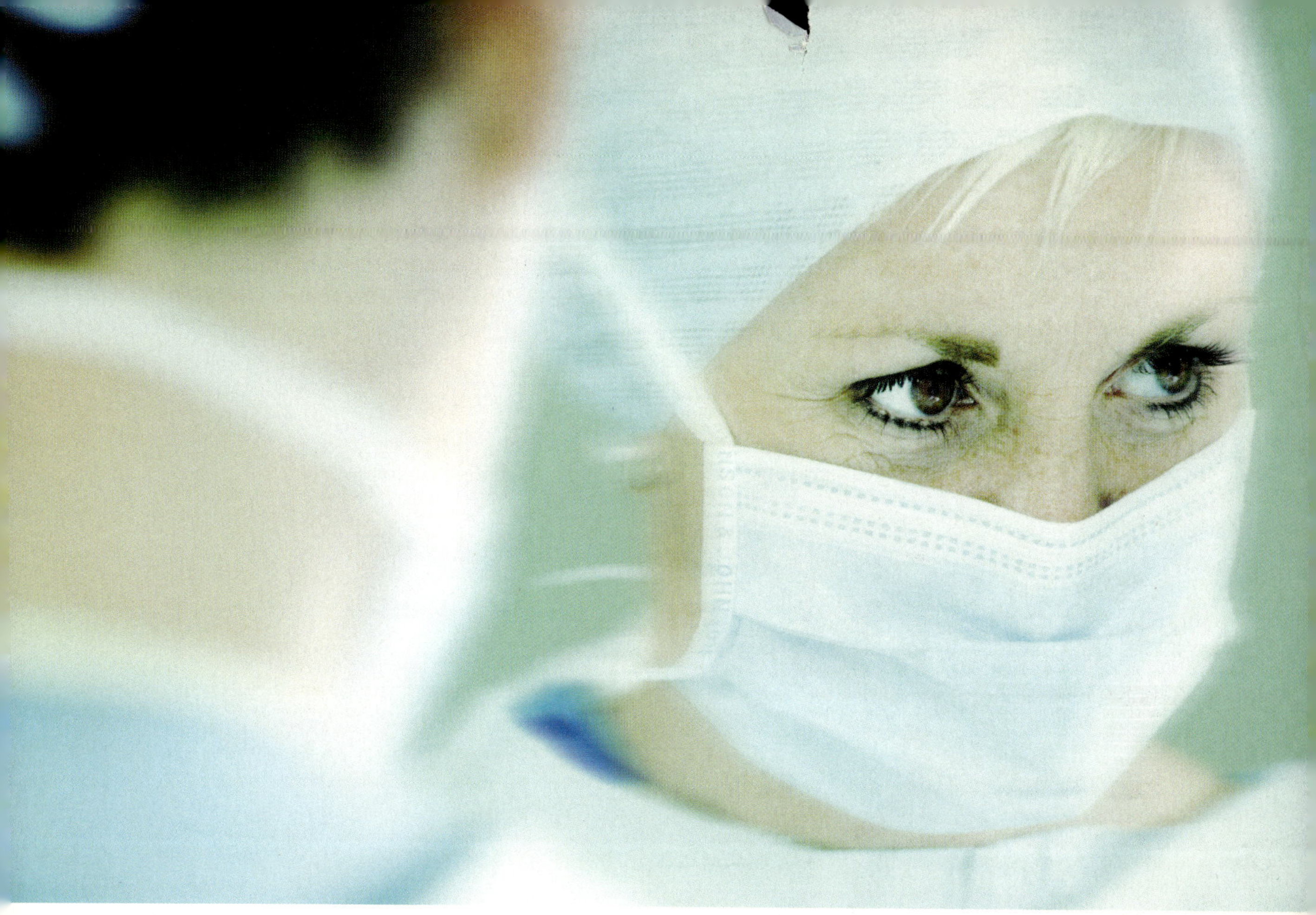

Sie sind für Ihre Patienten da.
Wir für Ihre Finanzen.

Unsere individuellen Finanzlösungen für Mediziner.

Als unabhängiger Finanzdienstleister entwickeln wir intelligente Vorsorge-, Absicherungs- und Geldanlagekonzepte, die sich auf die Ziele von Akademikern und anspruchsvollen Kunden konzentrieren. MLP bietet Ihnen damit integrierte Bank- und Versicherungsdienstleistungen, die perfekt zu Ihren Bedürfnissen und Zielen passen.
Rufen Sie uns an.

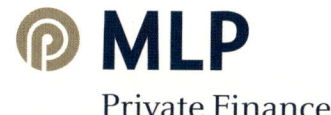

MLP Finanzdienstleistungen AG, Forum 7, 69126 Heidelberg
Telefon: (01803) 554400 (9 ct/Min.), www.mlp.de

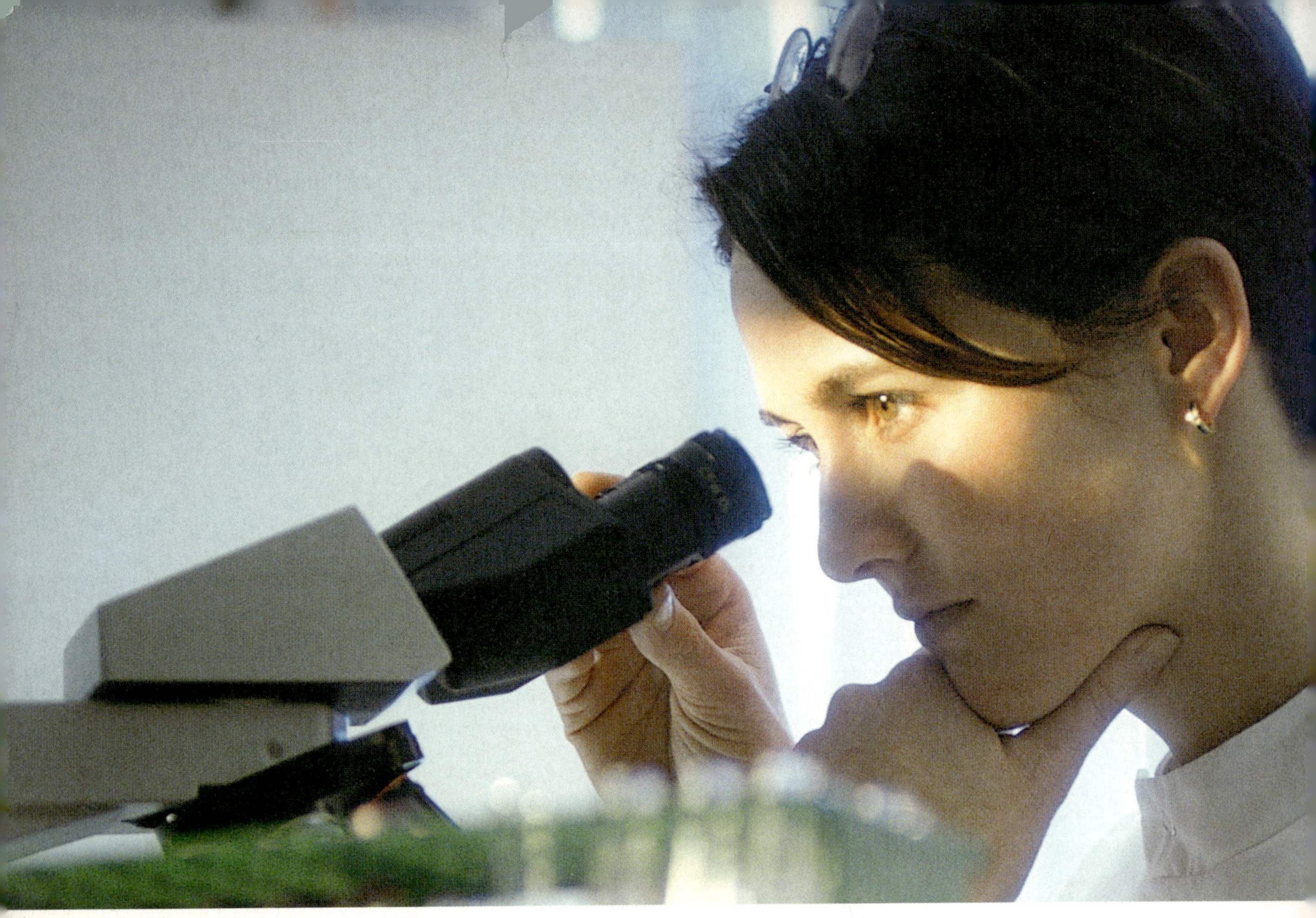

Die besten Rezepte für Einsteiger.

Wie Mediziner erfolgreich in den Beruf starten.

Wenn Sie als Mediziner Ihre Karriere starten, können Sie von Anfang an auf unsere Kompetenz zählen. So stellen wir mit MLP-Seminaren zum Berufsstart Ihre beruflichen Weichen schon von Beginn an auf Erfolg. Und begleiten Sie danach mit maßgeschneiderten Finanzlösungen durch Ihr Leben.
Rufen Sie uns an.

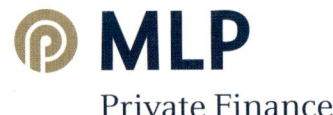

MLP Finanzdienstleistungen AG, Forum 7, 69126 Heidelberg
Telefon: (01803) 554400 (9 ct/Min.), www.mlp.de